“十四五”时期国家重点出版物出版专项规划项目

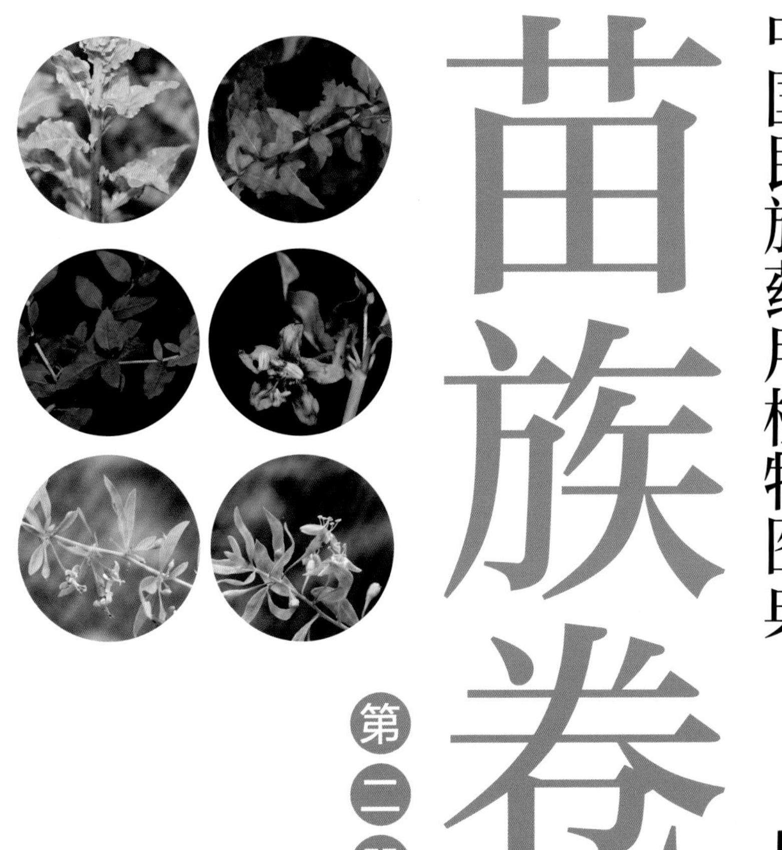

中国民族药用植物图典

苗族卷

第二册

总 主 编： 肖培根 诸国本

主　　编： 李其信 谢 宇 周重建

副 主 编： 齐 菲 杨 芳 马 华 刘士勋 高楠楠 项 红 孙 玉 薛晓月

编　　委： 马 楠 王 俊 王忆萍 王丽梅 王郁松 王梅红 卢 军 卢立东 田大虎 冯 倩 吕凤涛 刘 芳 刘 艳 刘士勋 刘卫华 刘立文 孙 宇 孙瑗琨 严 洁 李 惠 李远清 李俊勇 杨 帆 杨冬华 余海文 邹智峰 宋 伟 张 坤 张印辉 陈艳蕊 陈朝霞 罗建锋 郑小玲 赵白宇 赵卓君 段艳梅 饶 佳 秦 臻 耿赫兵 莫 愚 贾政芳 翁广云 郭春芳 黄 红 蒋思琪 程宜康 翟文慧 戴 峰 鞠玲霞 魏献波

图片摄影： 周重建 谢 宇 裴 华 邬坤乾 袁井泉 孙骏威 谢 言 钟炯平 李 萍 夏云海

CNS HK 湖南科学技术出版社 · 长沙

国家一级出版社 全国百佳图书出版单位

“十四五”时期国家重点出版物出版专项规划项目

《中国民族药用植物图典》丛书编委会

目录

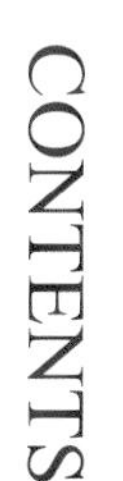

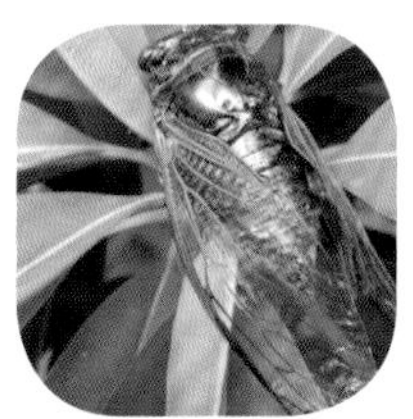

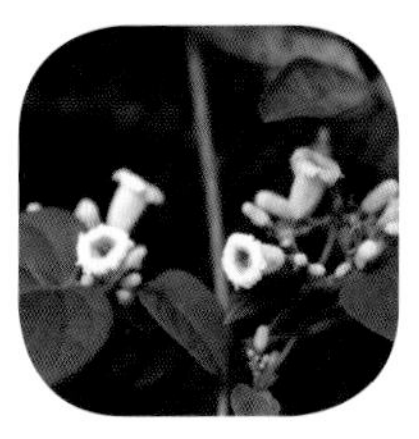

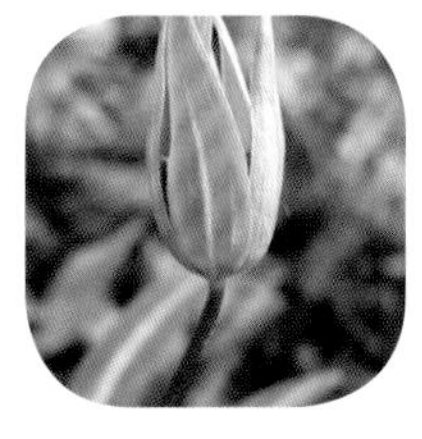

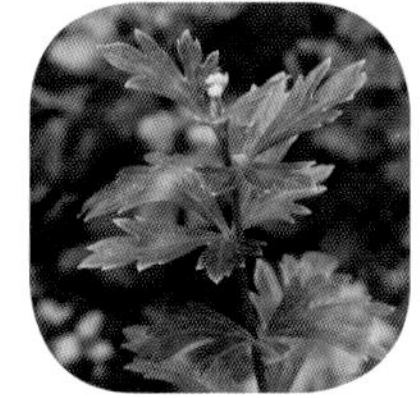

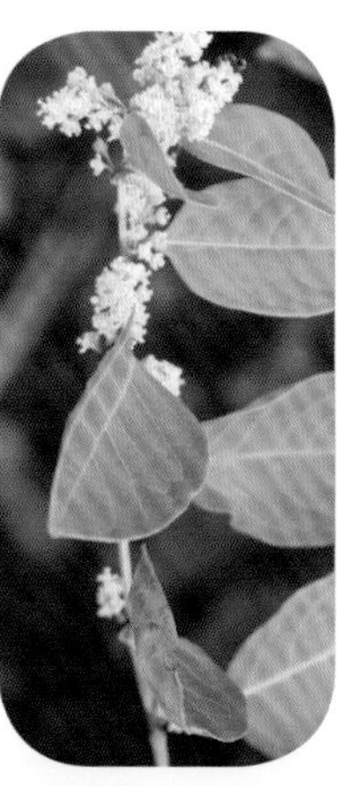

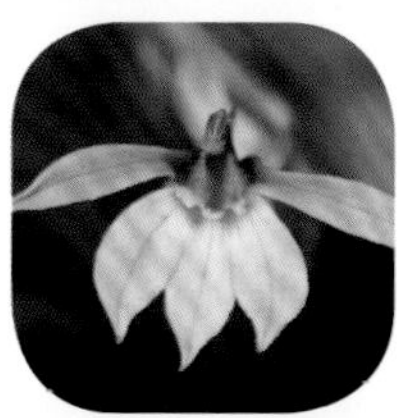

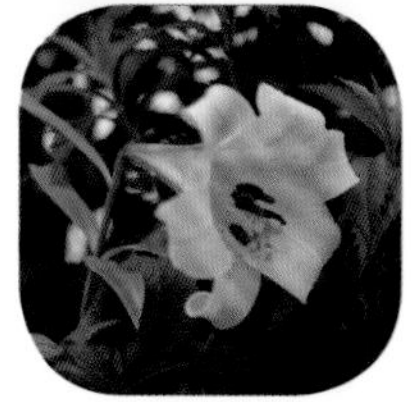

中国民族药用植物图典（第一辑）

苗族卷（第二册）

中国民族药用植物图典·苗族卷
中国民族药用植物图典·壮族卷
中国民族药用植物图典·藏族卷
中国民族药用植物图典·蒙古族卷
中国民族药用植物图典·水族卷
中国民族药用植物图典·维吾尔族卷

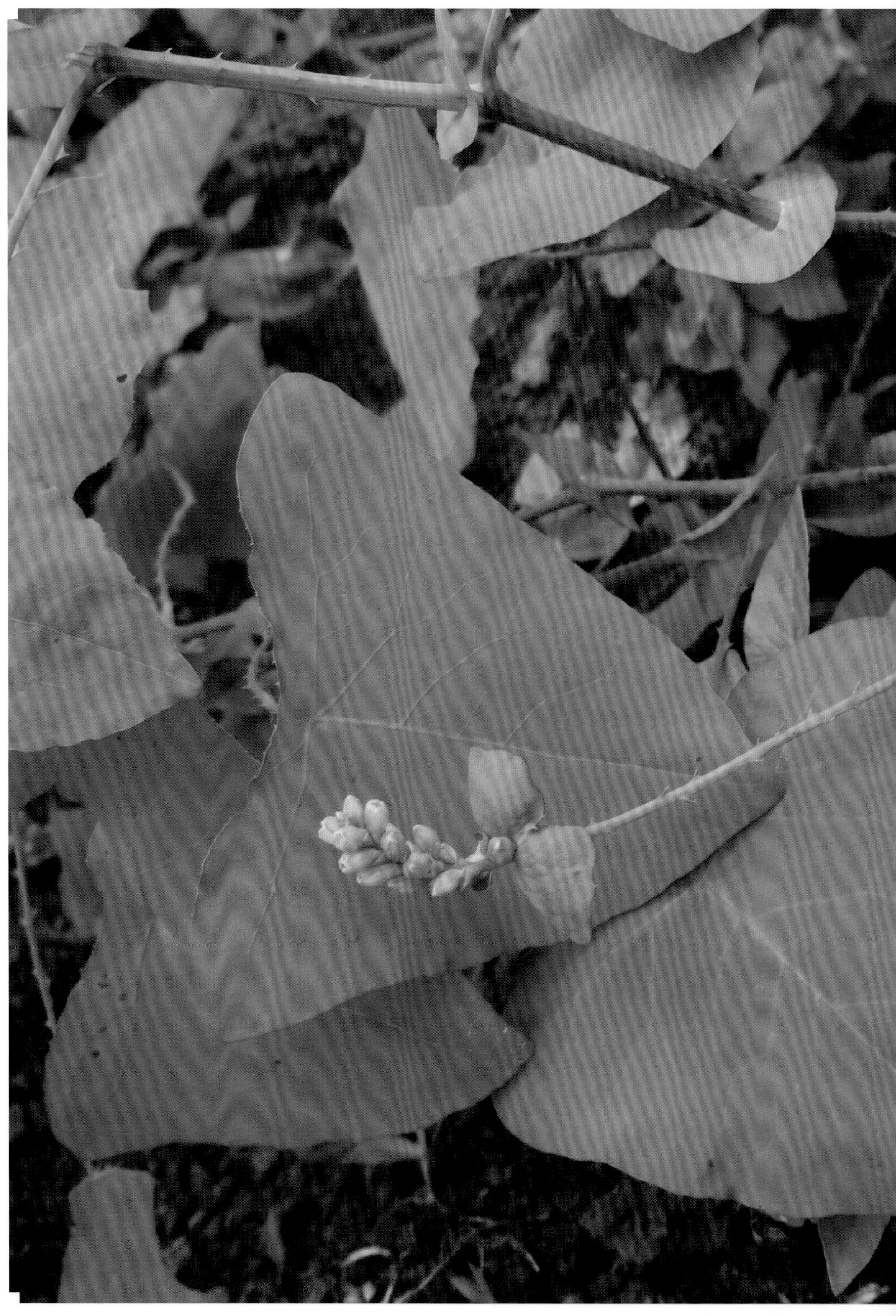

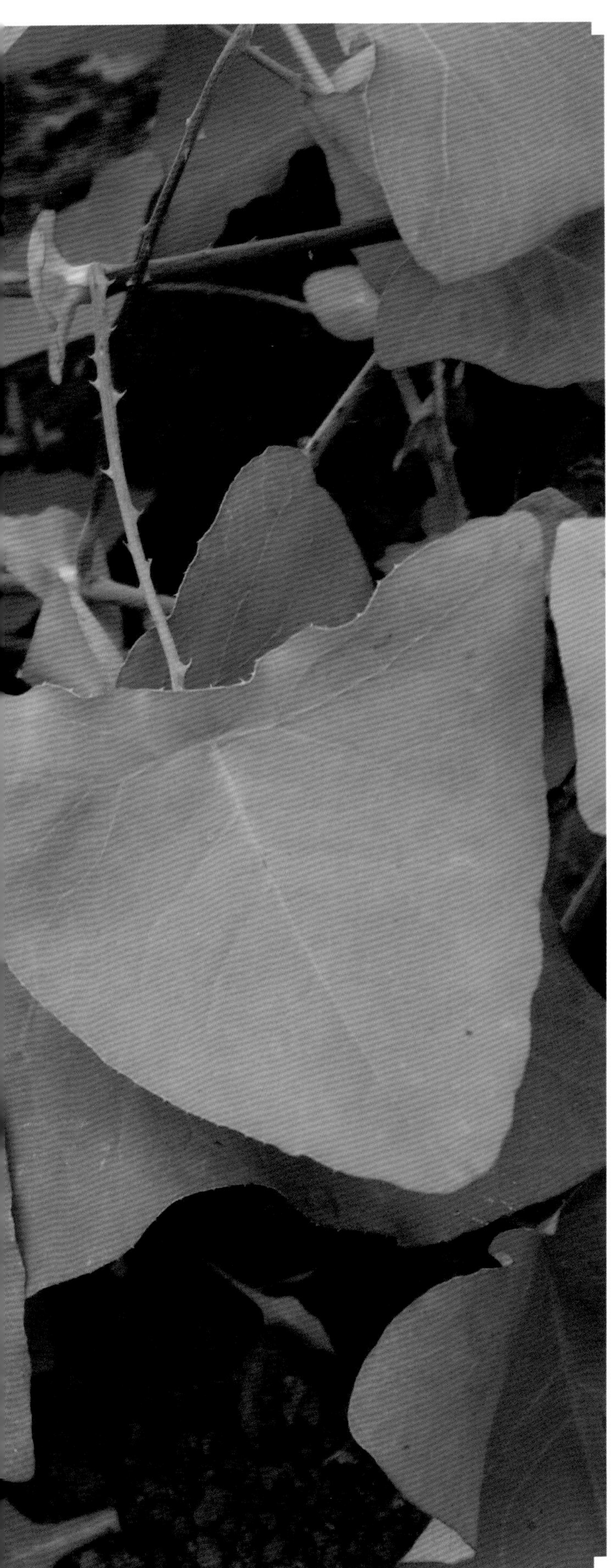

杠板归

【苗药名】加欧万囊。

【别　名】蛇倒退、刺蓼、犁头刺。

【来　源】本品为蓼科植物杠板归 *Polygonum perfoliatum* L. 的干燥地上部分。

【性味归经】味酸、苦，性冷。归热经。

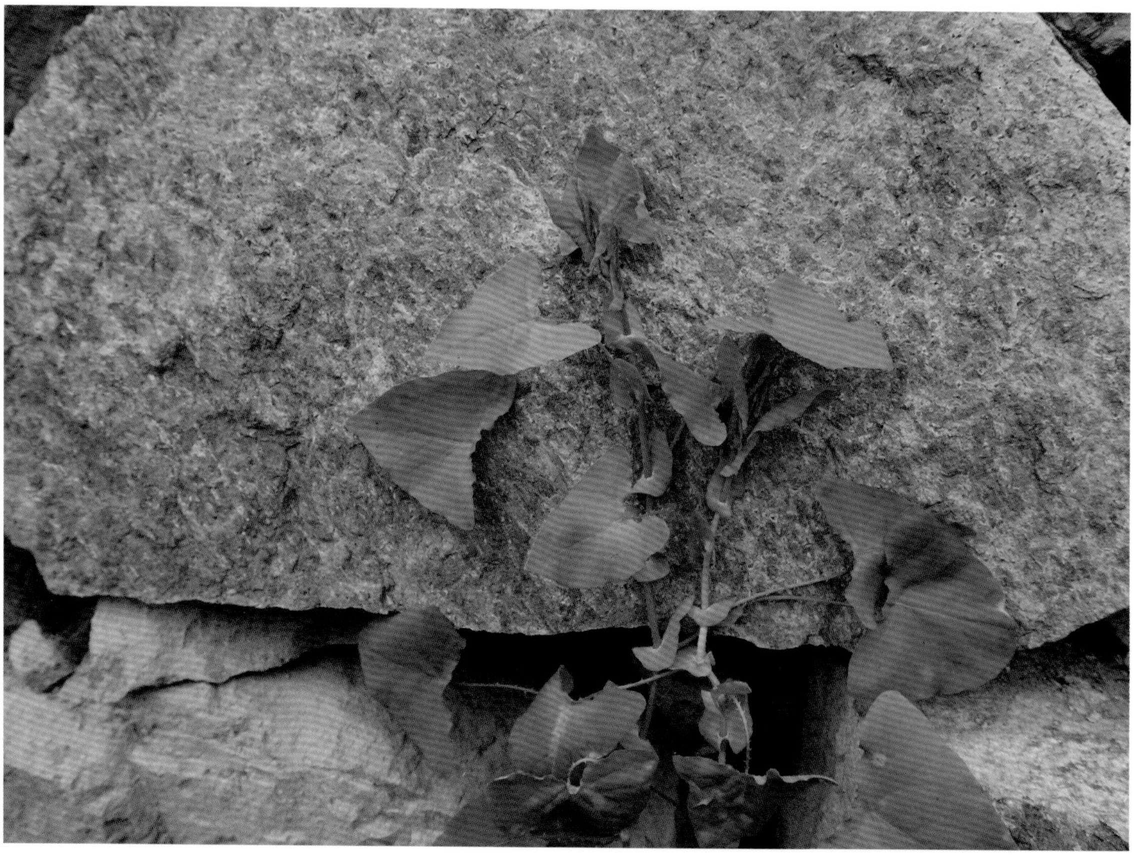

杠板归

识别特征

多年生蔓生草本植物，长 1 ~ 2 m。全株无毛；茎有棱，棱上有倒钩刺。叶互生；叶柄盾状着生，几与叶片等长；托叶鞘叶状，圆形或卵形，抱茎，直径 2 ~ 3 cm，叶片近三角形，长、宽均为 2 ~ 5 cm，淡绿色，下面叶脉疏生钩刺，有时叶缘也散生钩刺。短穗状花序顶生或生于上部叶腋，两性花；花小，多数，具苞，苞片圆形，花被白色或淡红色，5 裂，裂片卵形，果时增大，肉质，变为深蓝色；雄蕊 8；花柱 3 叉状。瘦果球形，暗褐色，有光泽。花期 6—8 月，果期 9—10 月。

生境分布

生长于荒芜的沟岸、河边及村庄附近。全国各地均有分布。

采收加工

夏、秋二季采收。割取地上部分，鲜用或晾干。

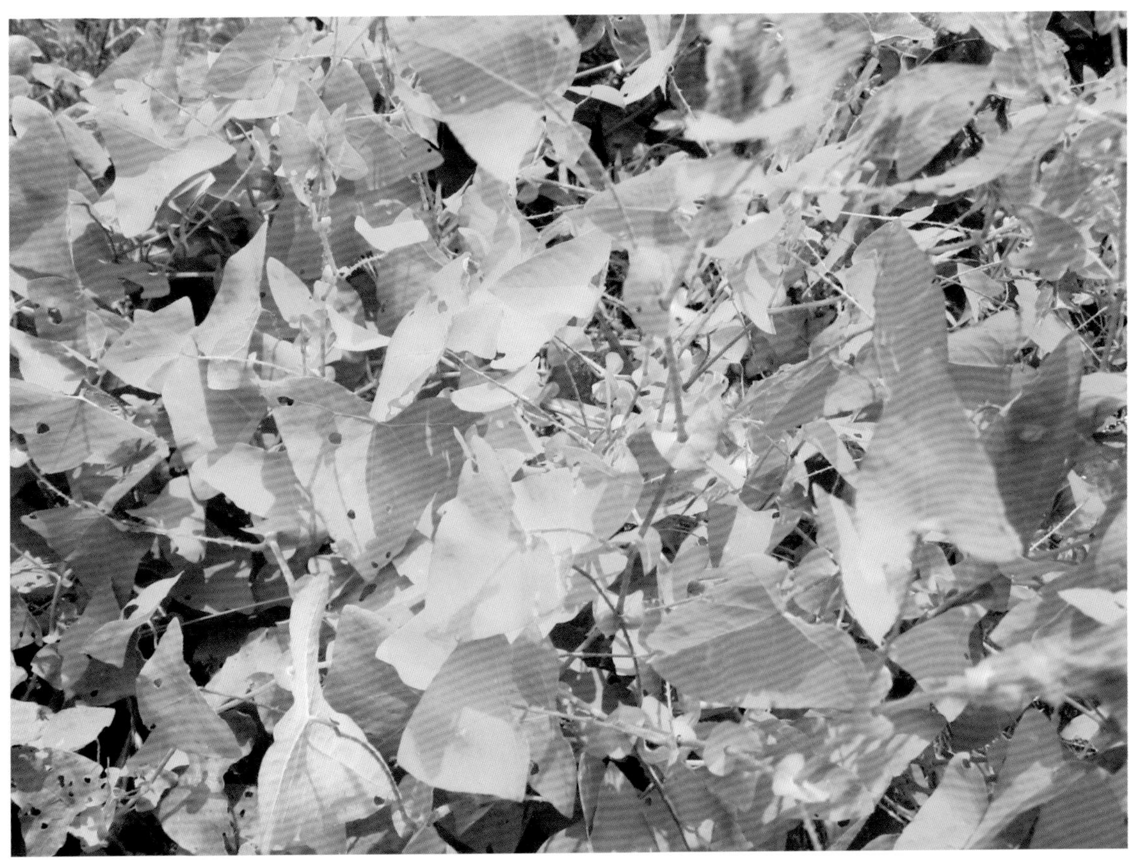

杠板归

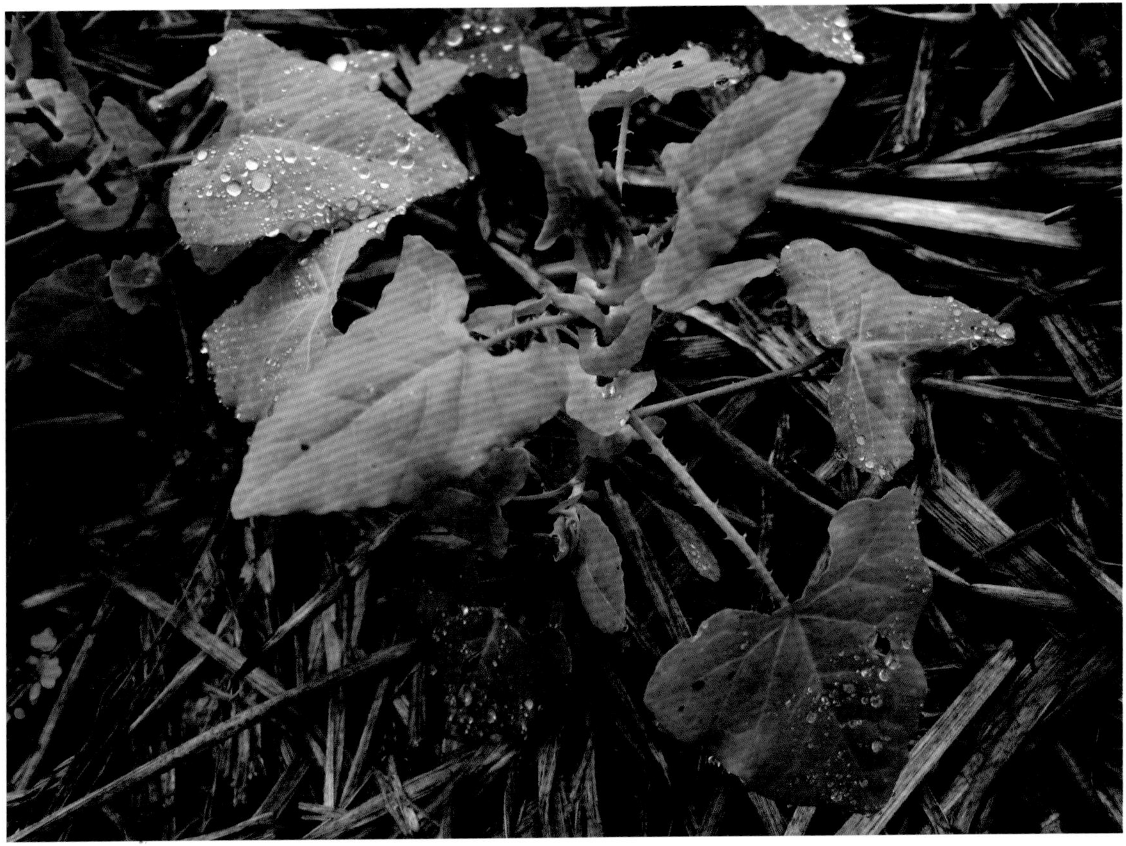

杠板归

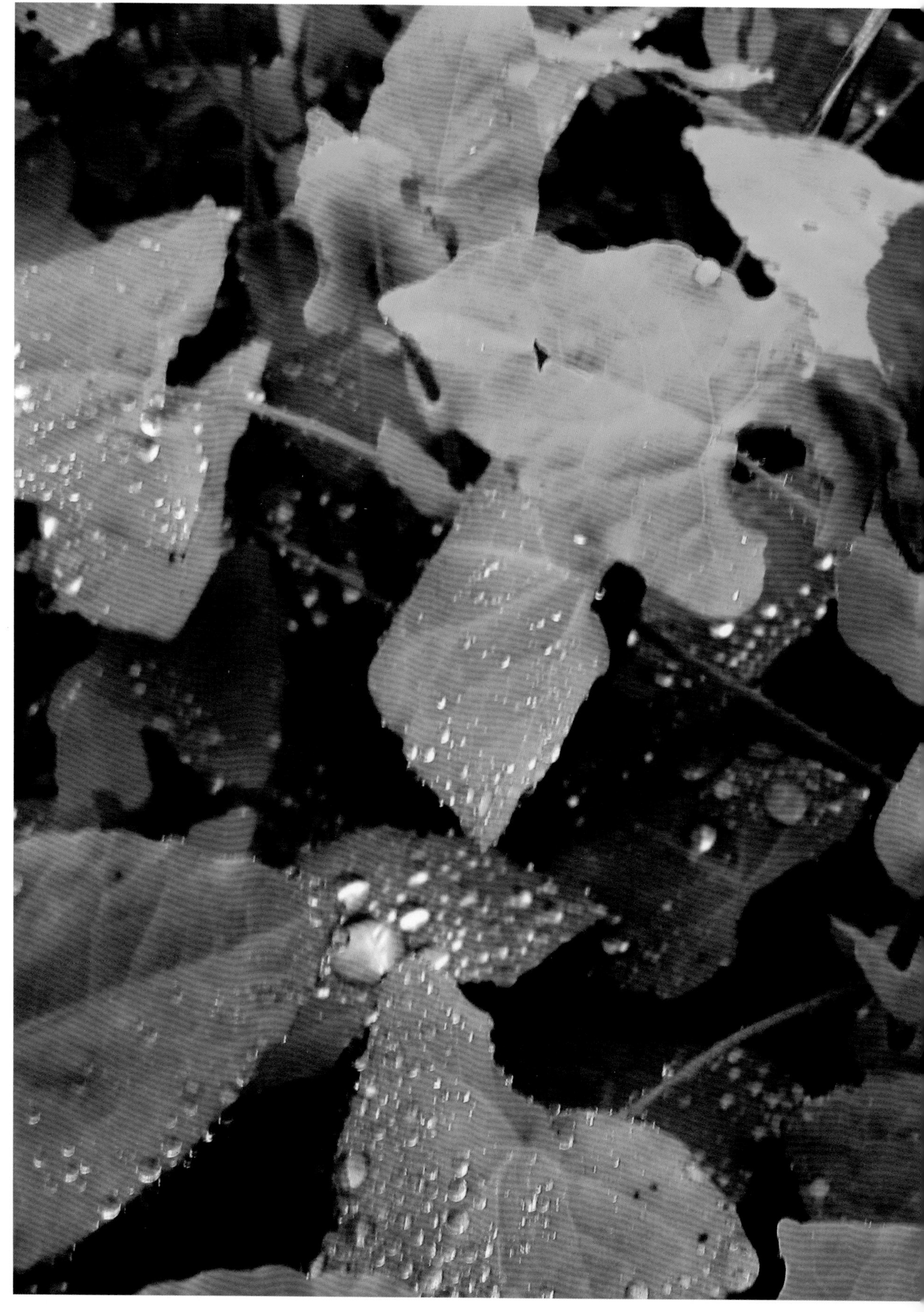

杠板归

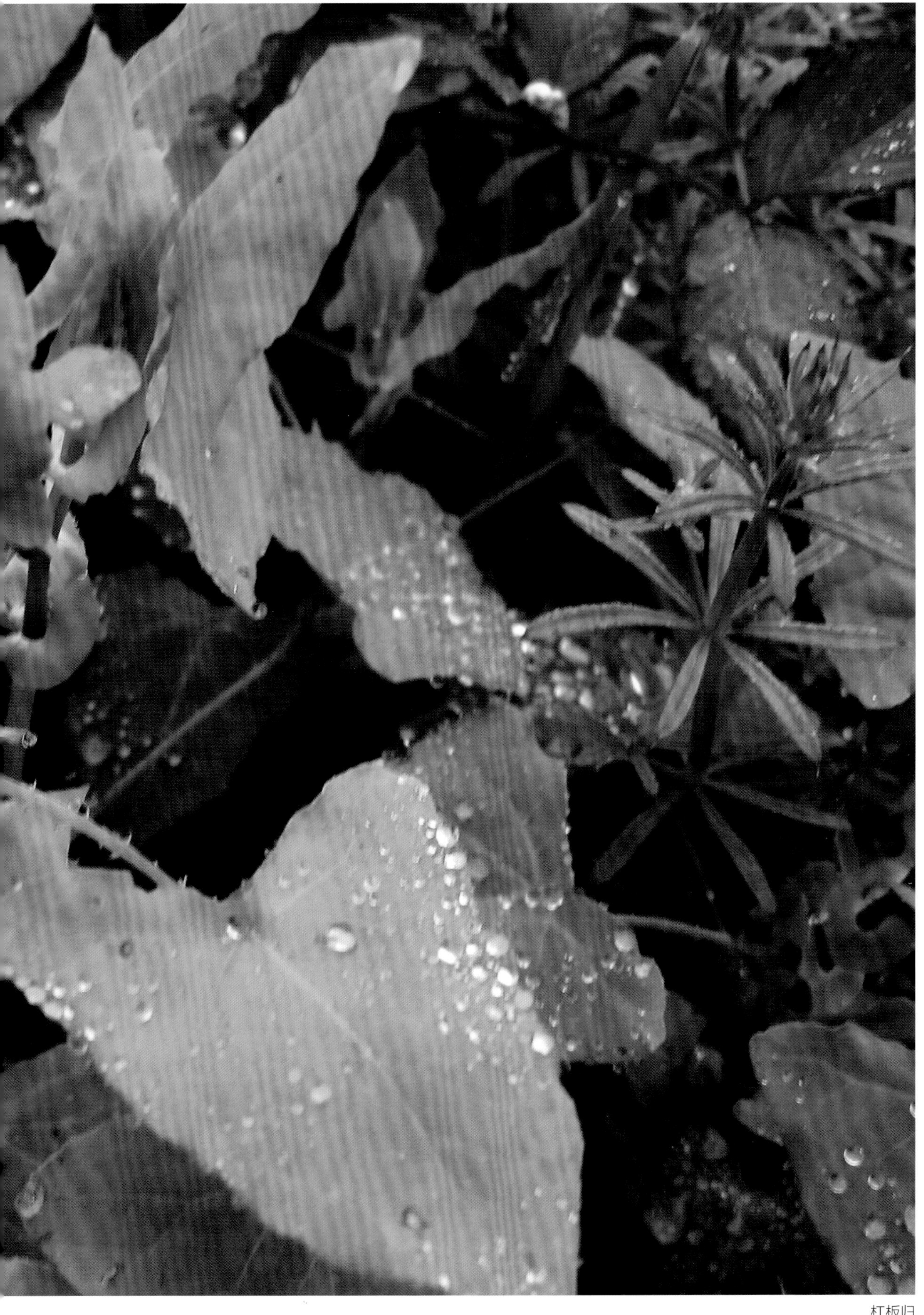

杠板归

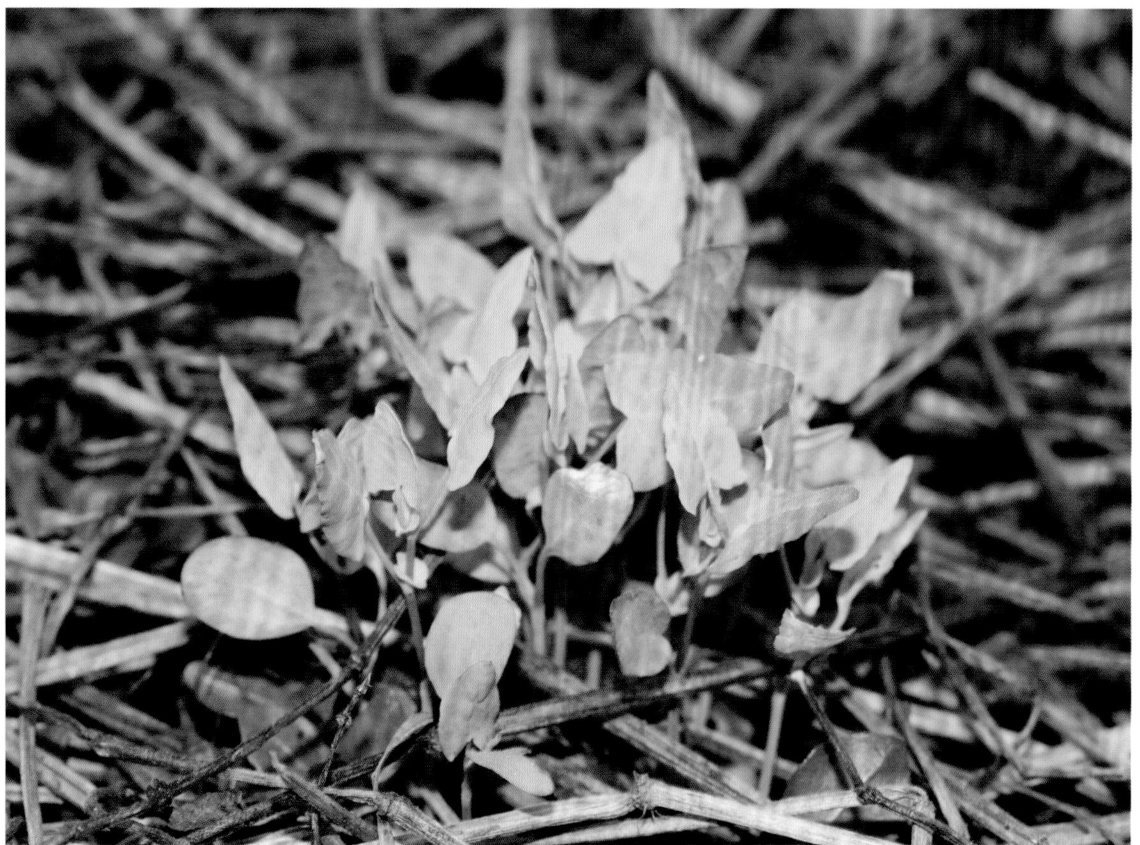

杠板归

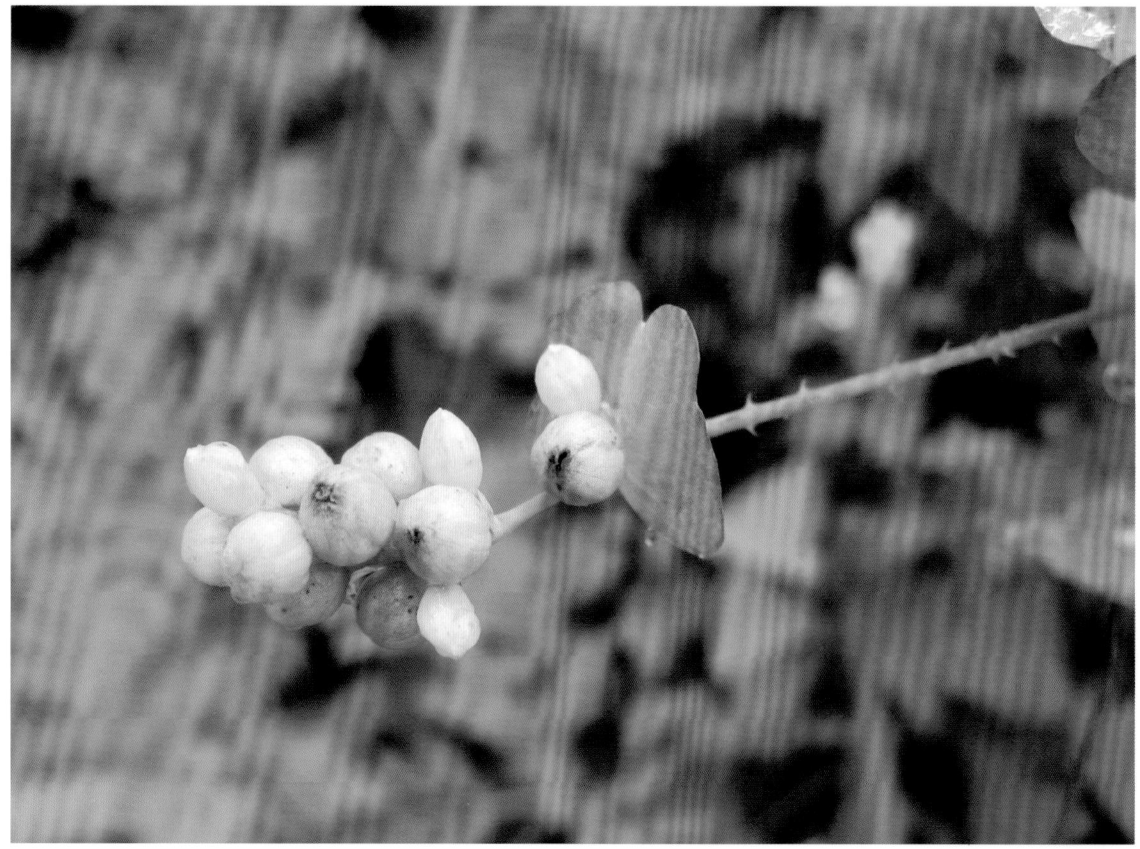

杠板归

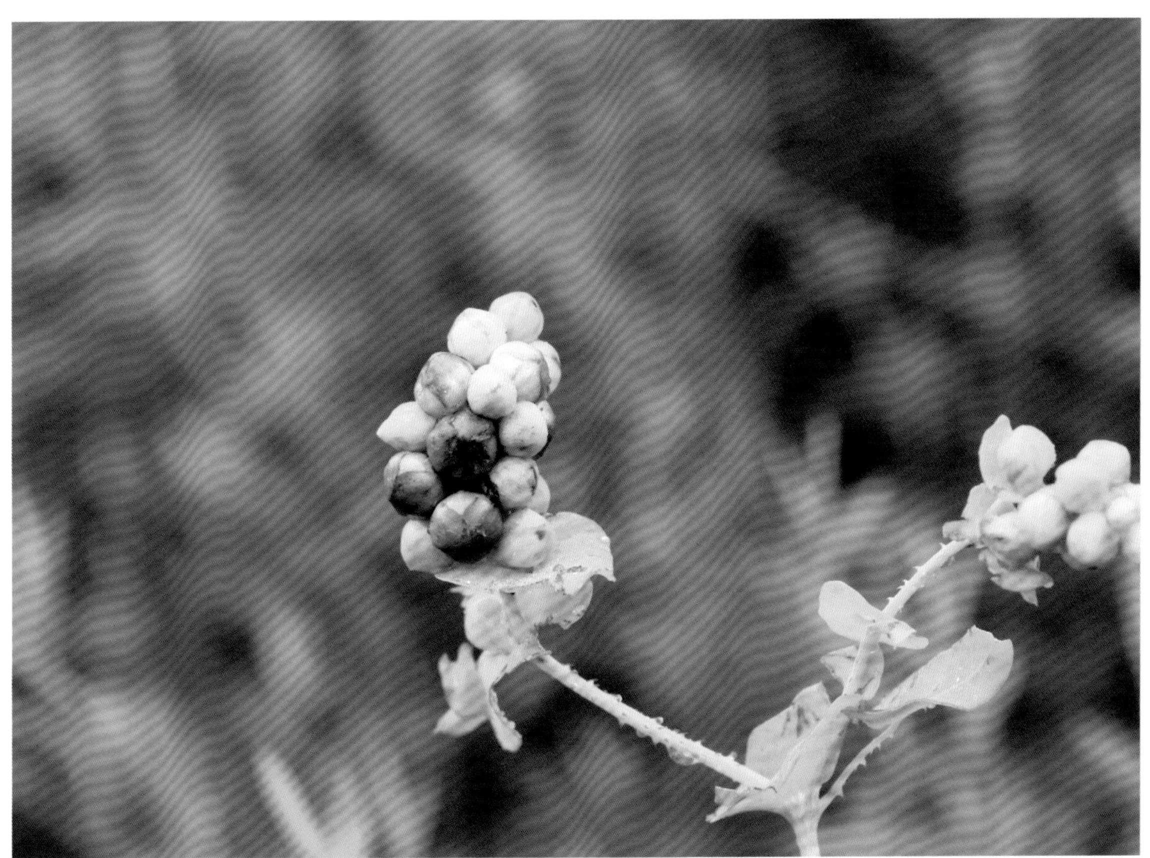

杠板归

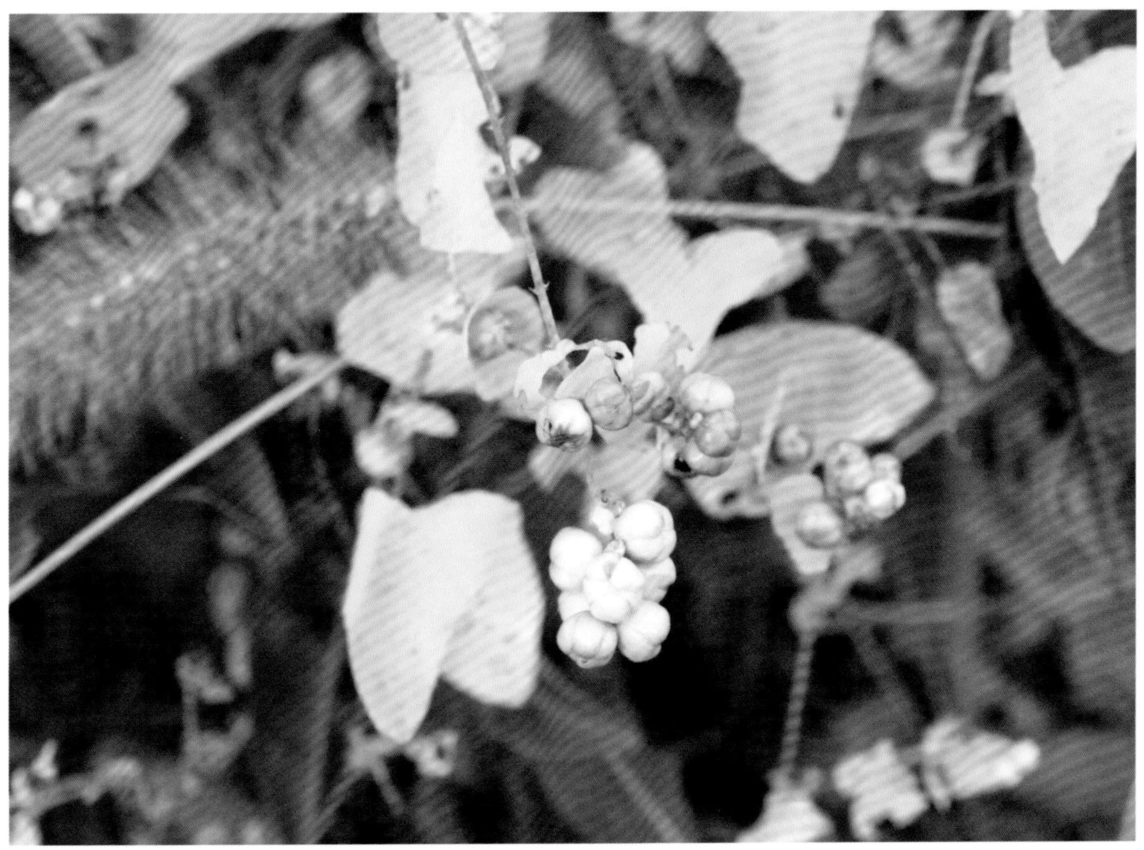

杠板归

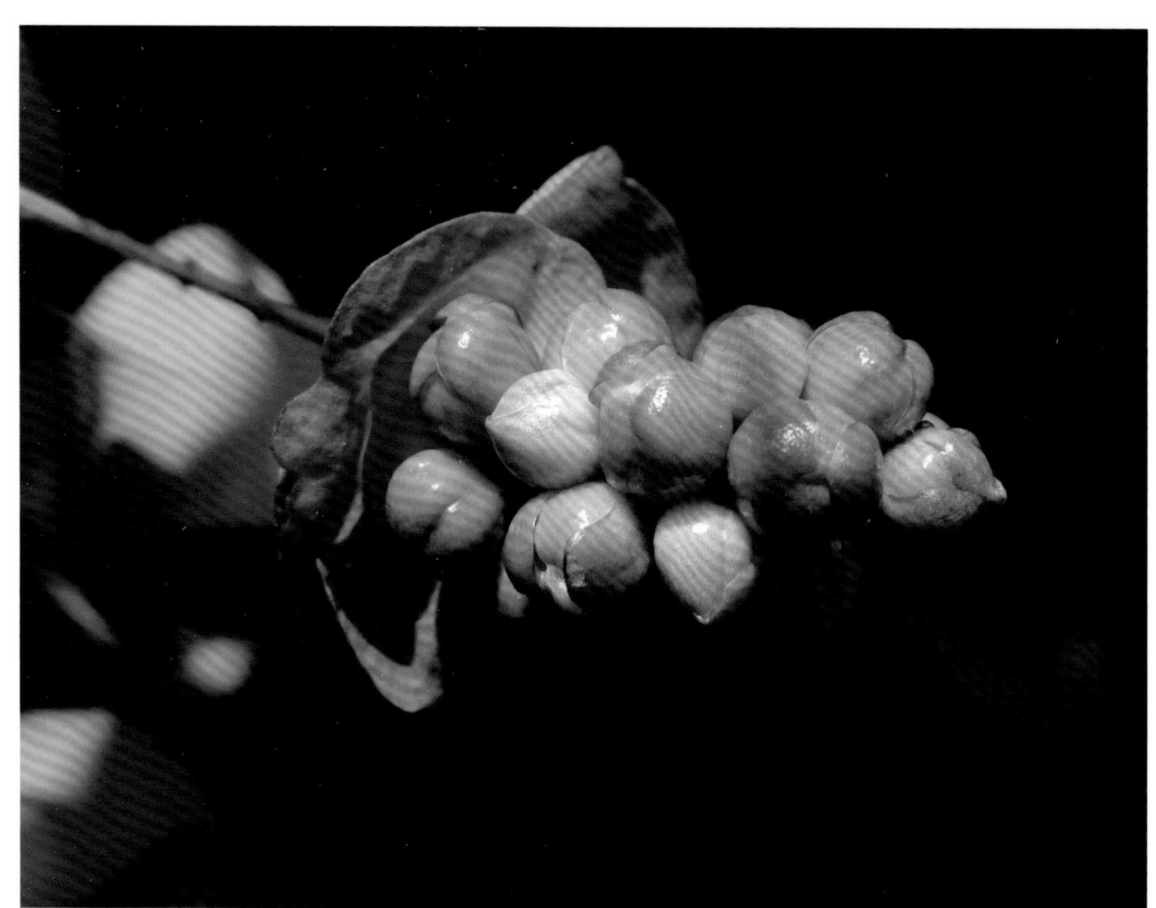

杠板归

药材鉴别

茎呈方形，有棱角，多分枝，直径可达 0.2 cm，表面紫红色、棕黄色或黄绿色，棱角上有倒钩刺，节略膨大，节间长 2 ~ 6 cm，断面纤维性，黄白色，有髓或中空。叶互生，有长柄，盾状着生；叶片多皱缩，展平后呈近等边三角形，灰绿色至红棕色，下表面叶脉及叶柄均有。倒生钩刺；托叶鞘包于茎节上或脱落。短穗状花序顶生于上部叶腋，苞片圆形，花小，多萎缩或脱落。气微，茎味淡，叶微酸。以叶多、色绿者为佳。

功效主治

清热解毒，利湿消肿，散瘀止血。主治感冒发热，泻痢，水肿，淋浊，带下，吐血，便血，疔疮痈肿，跌仆肿痛，蛇虫咬伤。

用法用量

内服：煎汤，10 ~ 15 g，鲜品加倍。外用：适量，捣烂敷或水煎熏洗。

民族药方

1．似麻风型的脱节癞　杠板归（红色）适量。煎水洗。另取辰砂草、墨旱莲、车前草（鲜者）各 45 g。水煎内服。

2．黄水疮　杠板归叶 30 g，冰片 1.5 g。研为细末混合，调麻油涂搽。

3．黄水疮，皮肤湿疹　杠板归适量。水煎洗患处。

4．蛇咬伤　鲜杠板归适量。捣烂敷患处。

5．小儿高热、惊风　杠板归 15 g。水煎服。

6．湿疹，脓疱疮　鲜杠板归全草 60 g。水煎服。

7．下肢关节肿痛　鲜杠板归全草 60 ~ 90 g。水煎服。

8．乳痈　鲜杠板归叶适量。洗净捣烂，敷贴于委中穴。

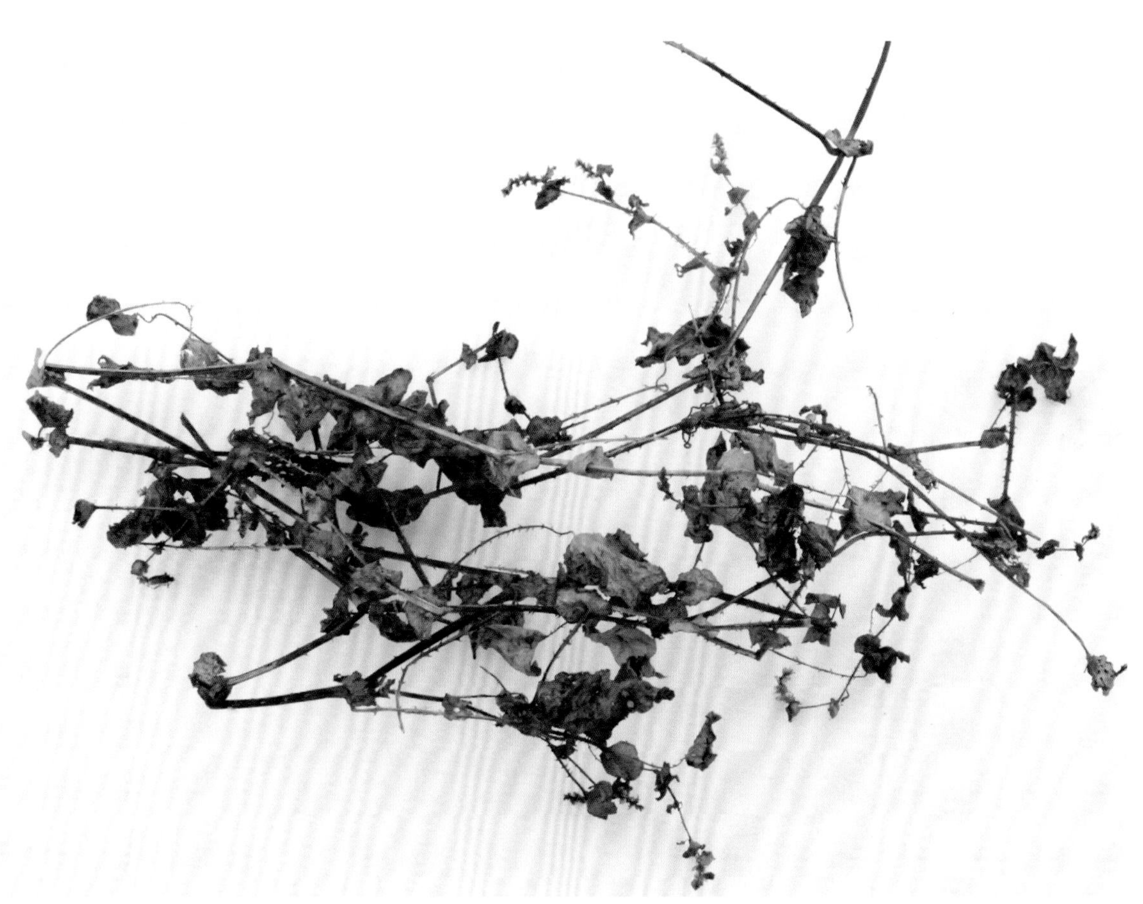

杠板归药材

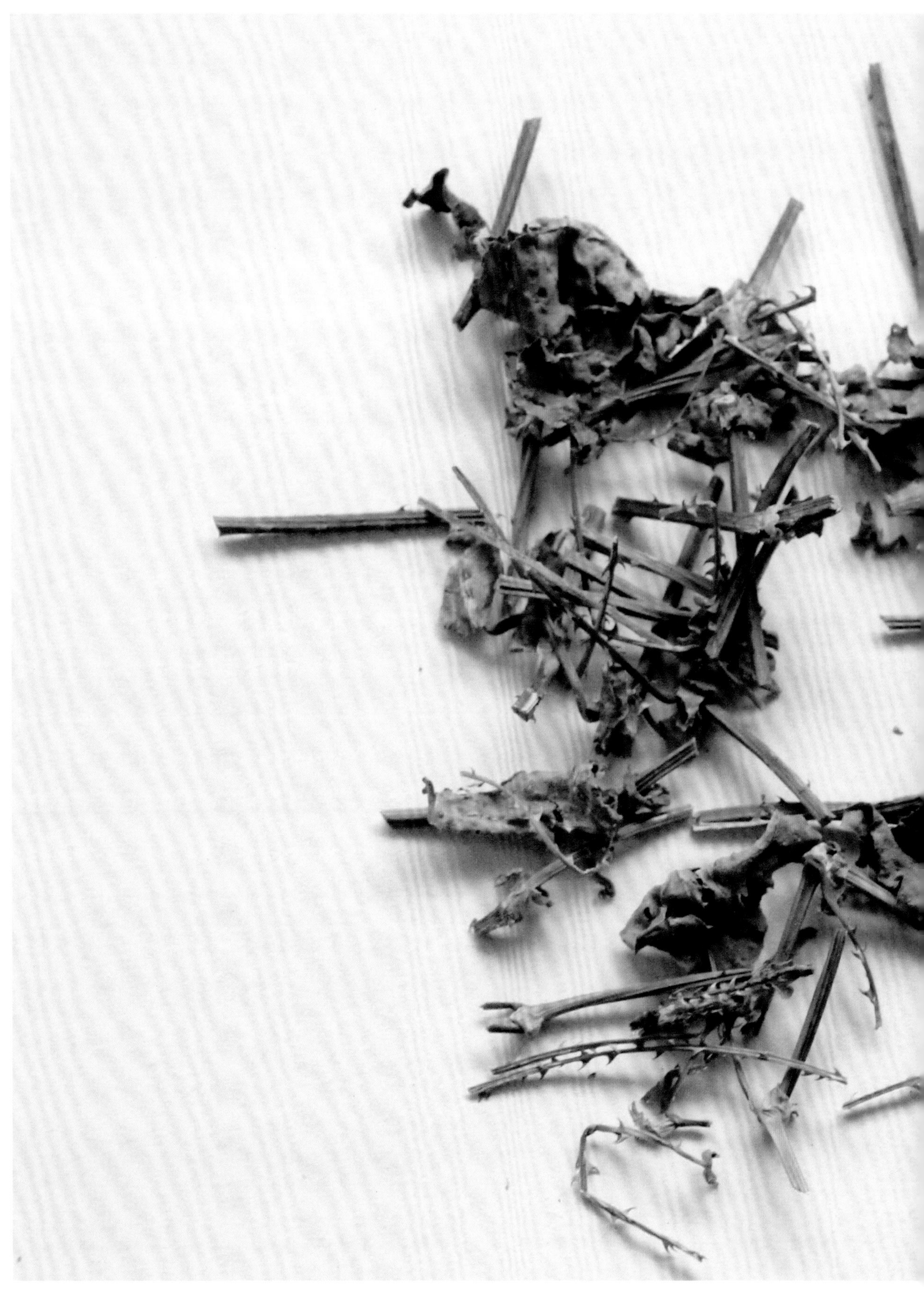

杠板归

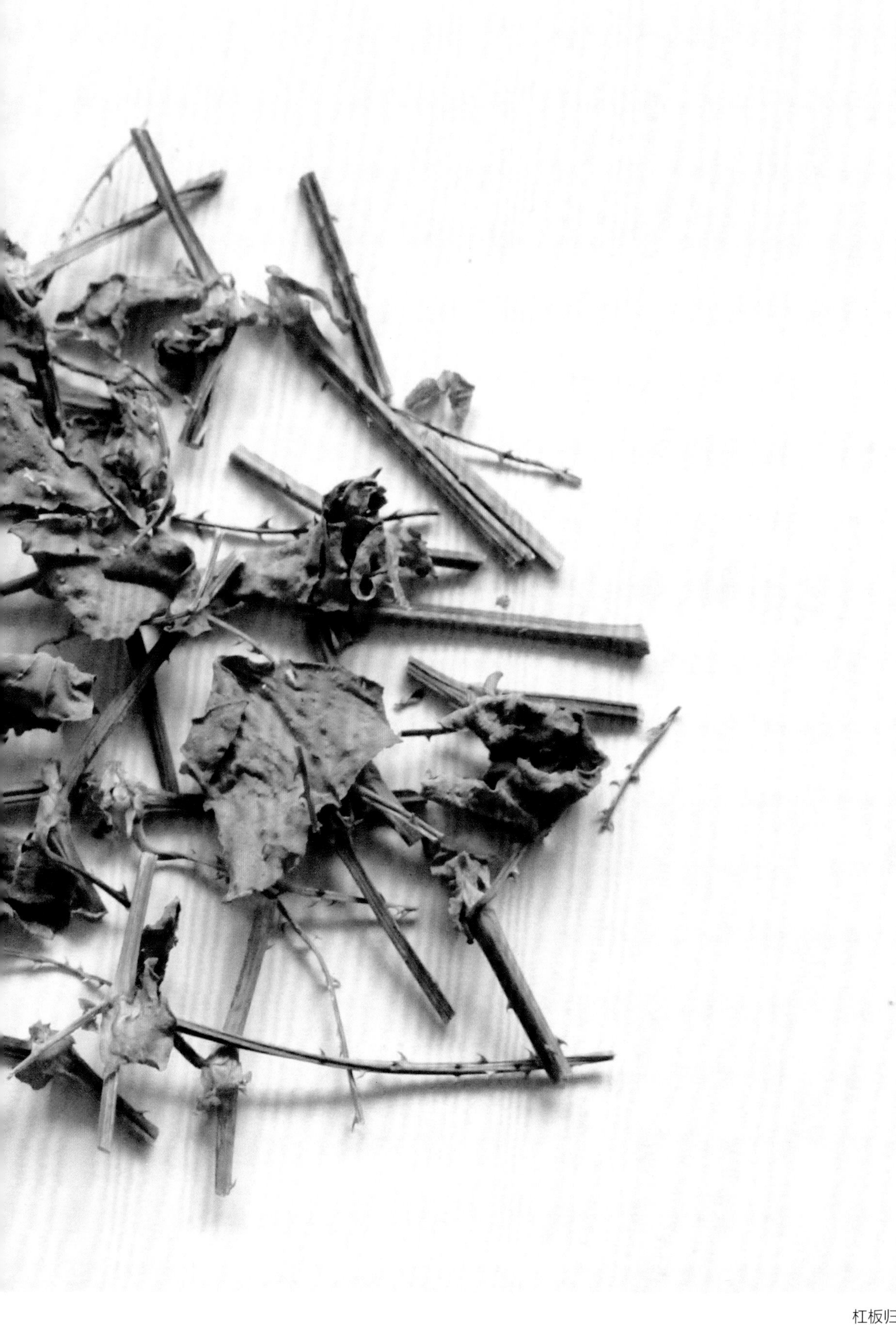

杠板归饮片

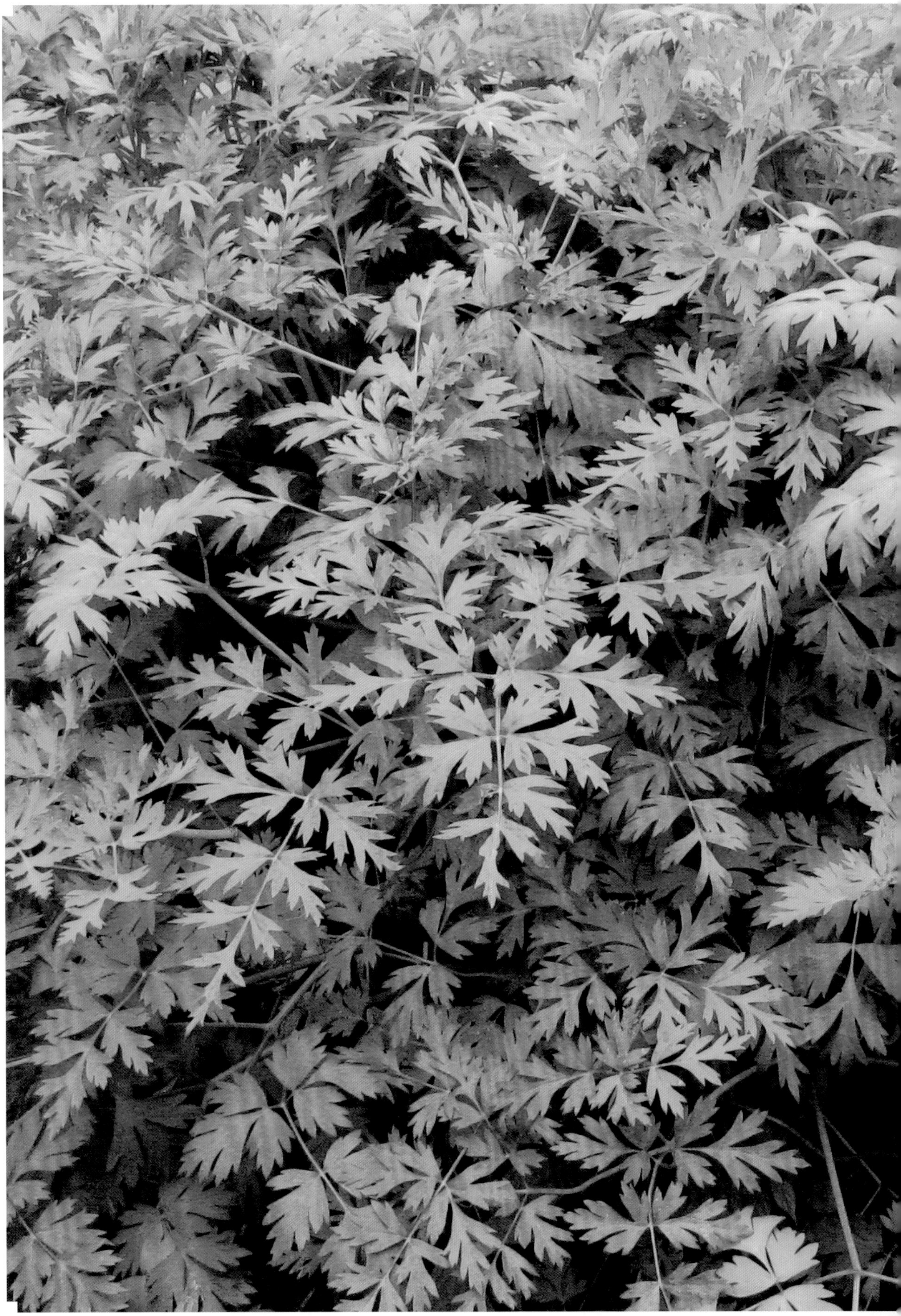

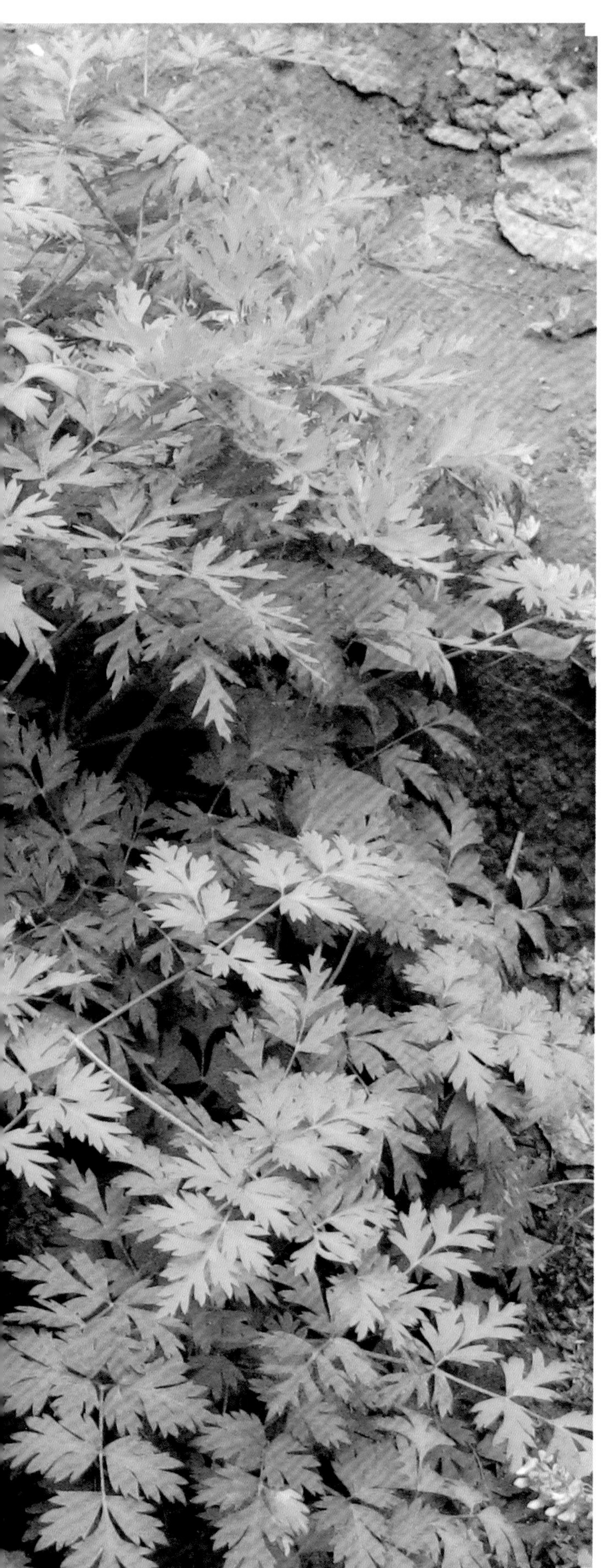

藁本

【苗药名】锐猛摆。

【别　名】西芎、藁茇、山茝、蔚香、微茎、藁板。

【来　源】本品为伞形科植物藁本 *Ligusticum sinense* Olive. 的根茎和根。

【性味归经】味麻、涩，性热。归冷经。

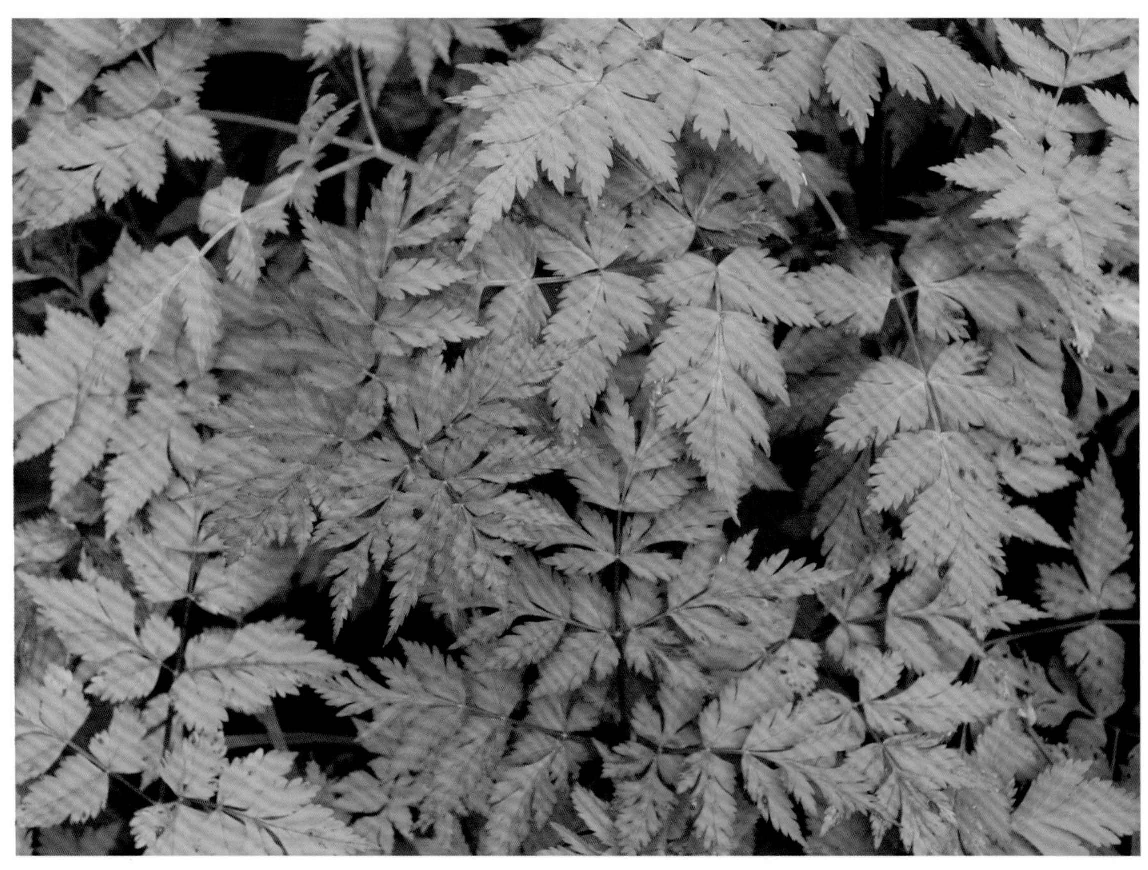
藁本

识别特征

多年生草本植物，高达 1 m。根茎发达，具膨大的结节。茎直立，圆柱形，中空，有纵直沟纹。基生叶，具长柄，柄长可达 20 cm；叶片轮廓三角形，长 10 ~ 15 cm，宽 15 ~ 18 cm，2 回 3 出式羽状全裂，第 1 回羽片轮廓长圆状卵形，长 6 ~ 10 cm，宽 5 ~ 7 cm，下部羽片具柄，柄长 3 ~ 5 cm，基部略膨大；末回羽片卵形，长约 3 cm，宽约 2 cm，先端渐尖，边缘齿状浅裂，有小尖头，两面无毛，仅脉上有短柔毛，顶生小羽片先端渐尖至尾状；茎中部叶较大。复伞形花序顶生或侧生；总苞片 6 ~ 10，线形至羽状细裂，长约 6 mm；伞辐 14 ~ 30，长达 5 cm，四棱形，有短粗糙毛；小伞形花序有小总苞片约 10，线形，长 3 ~ 4 mm；花白色，萼齿不清；花瓣倒卵形，先端微凹，具内折小尖头；雄蕊 5；花柱基隆起，花柱长，向外反曲。双悬果长圆卵形，长约 4 mm，宽 2.0 ~ 2.5 mm，先端狭，分生果背棱突起，侧棱扩大呈翅状，背棱棱槽内有油管 1 ~ 3，侧棱棱槽内有油管 3，合生面有油管 4 ~ 6，胚乳腹面平直。花期 7—9 月，果期 9—10 月。

生境分布

生长于海拔 1000 ~ 2700 m 的林下、沟边草丛中及湿润的水滩边。分布于陕西、浙江、江西、河南、湖南、湖北、四川等省区；贵州少见野生，且多栽培。

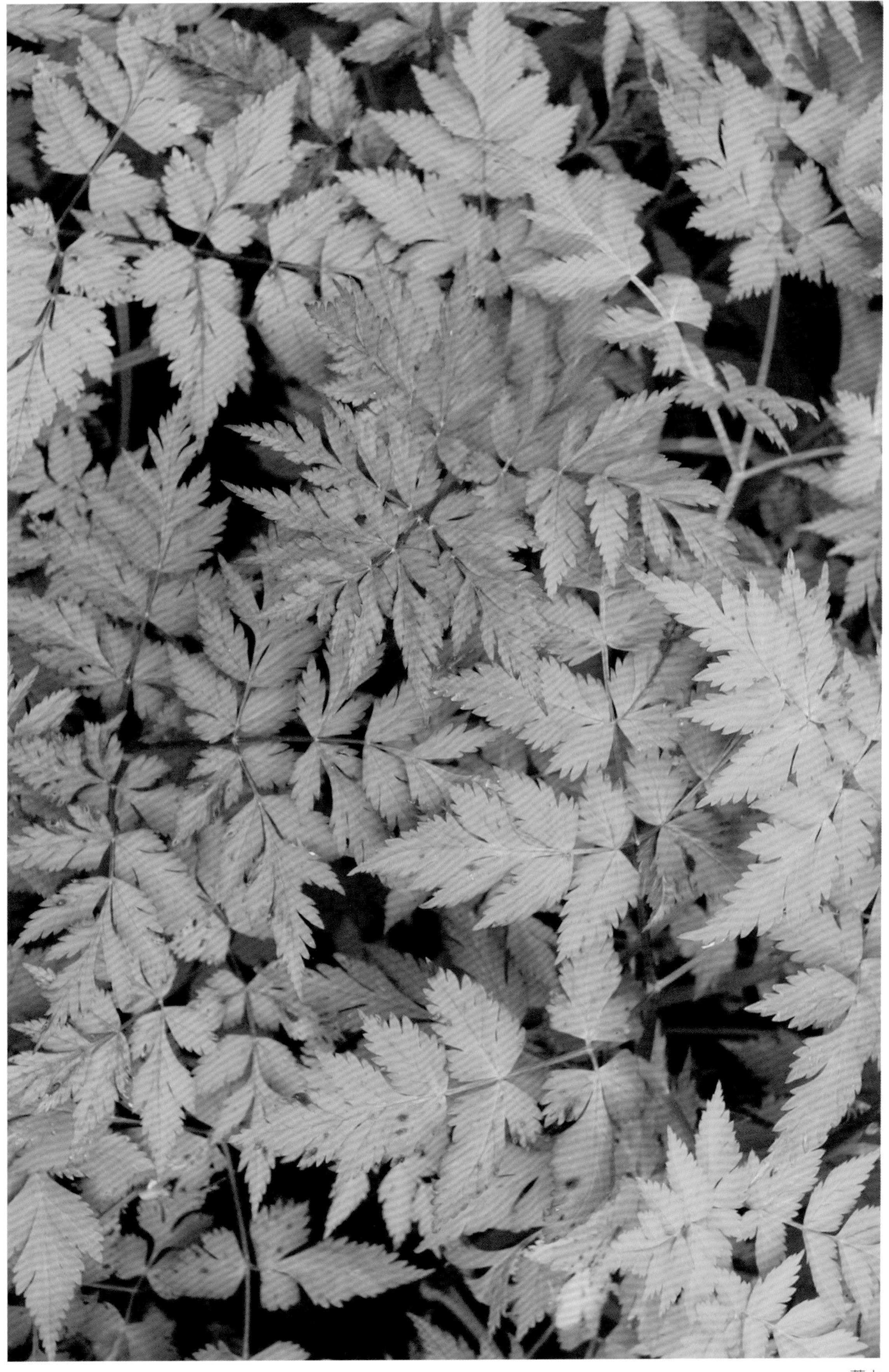

藁本

采收加工

栽种 2 年即可收获。在 9—10 月倒苗后，挖取地下部分，去掉泥土及残茎，晒干或炕干。

药材鉴别

根茎呈不规则结节状圆柱形，稍扭曲，略有分枝，长 3 ~ 10 cm，直径 1 ~ 2 cm。表面黄棕色或暗棕色，粗糙，具纵皱纹，栓皮易剥落，上端有一至数个圆孔状茎基，下侧有多数点状突起的根痕及残根。体轻，质较硬，易折断，断面黄色或黄白色，纤维性。气浓香，味辛、苦，微麻。

功效主治

祛风胜湿，散寒止痛。主治风寒头痛，巅顶头痛，风湿痹痛，疥癣，寒湿泄泻，腹痛，癥瘕。

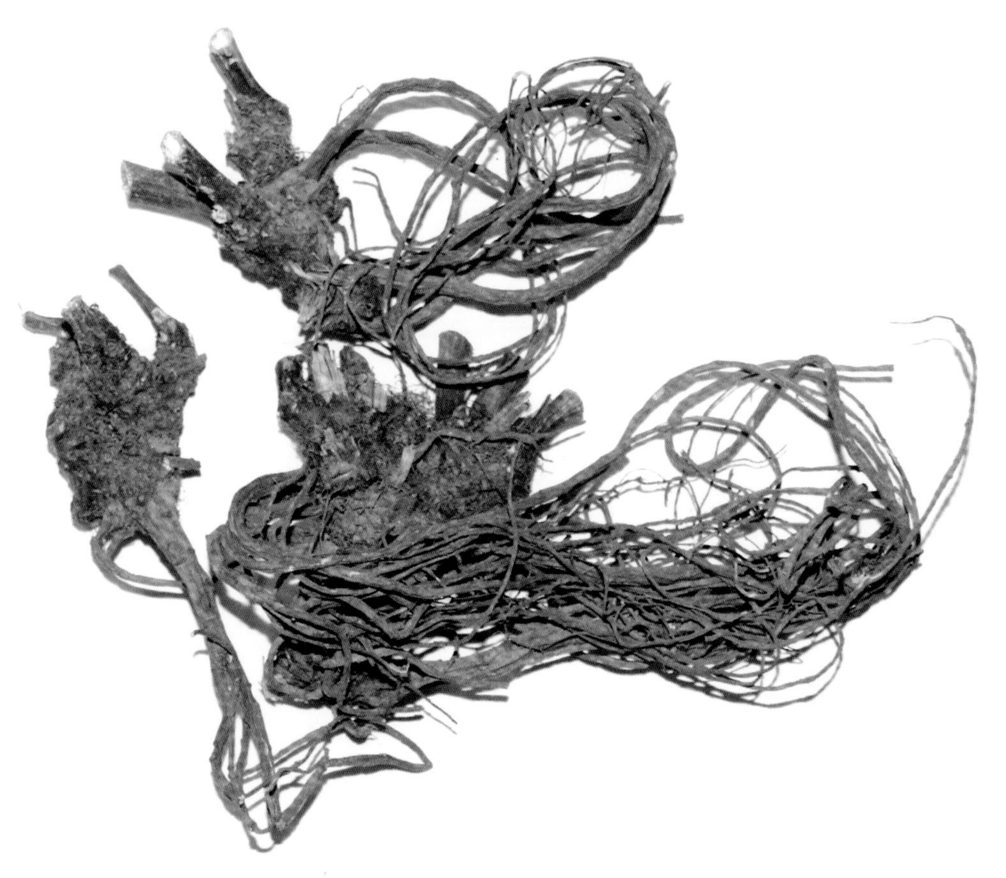

藁本药材

用法用量

内服：煎汤，3 ~ 10 g；或入丸、散。外用：适量，煎水洗；或研末调服。

民族药方

1. **头风痛**　藁本 10 g。水煎服。
2. **胃气胀痛**　藁本、苦荞头各 10 g。水煎服。
3. **疮痈溃烂**　藁本、千年耗子屎根各适量。捣烂外敷。
4. **跌仆疼痛**　藁本根、血三七各适量。捣烂外敷。

使用注意

阴血虚及热证头痛禁服。

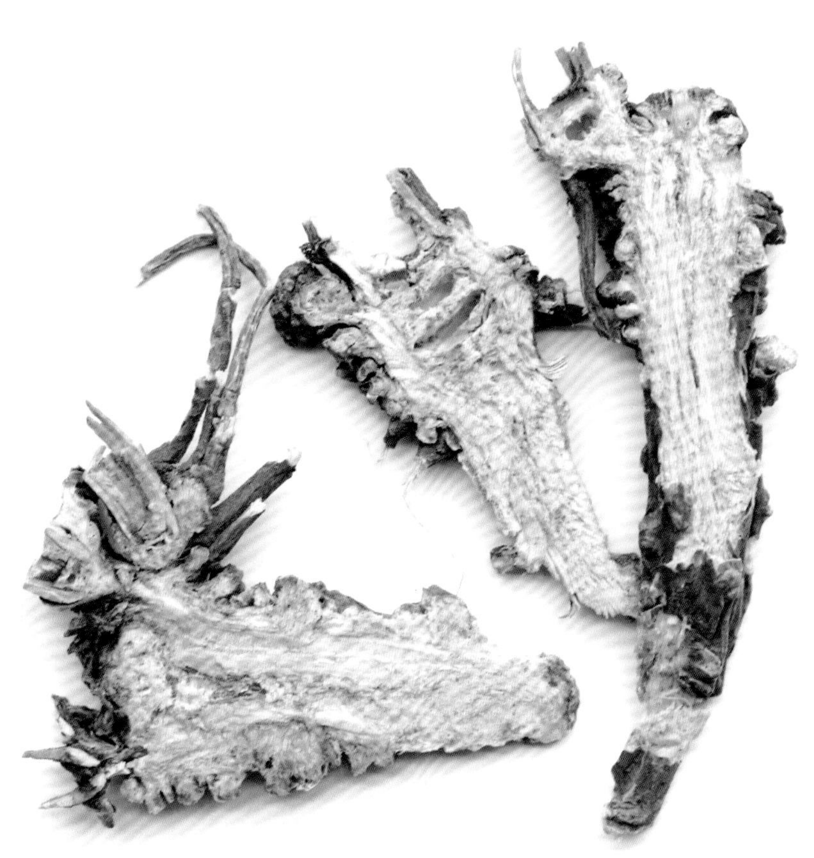

藁本饮片

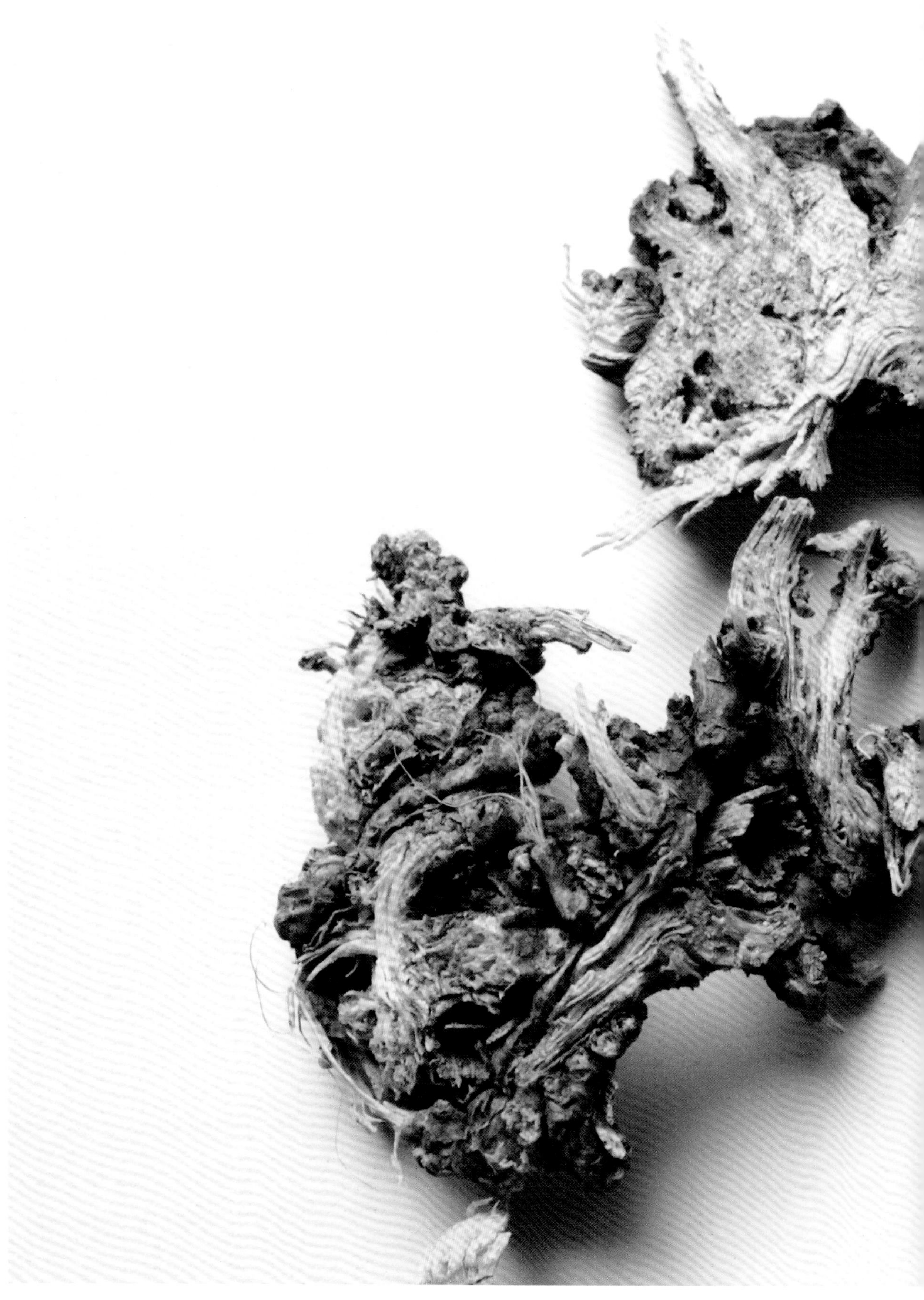

藁本

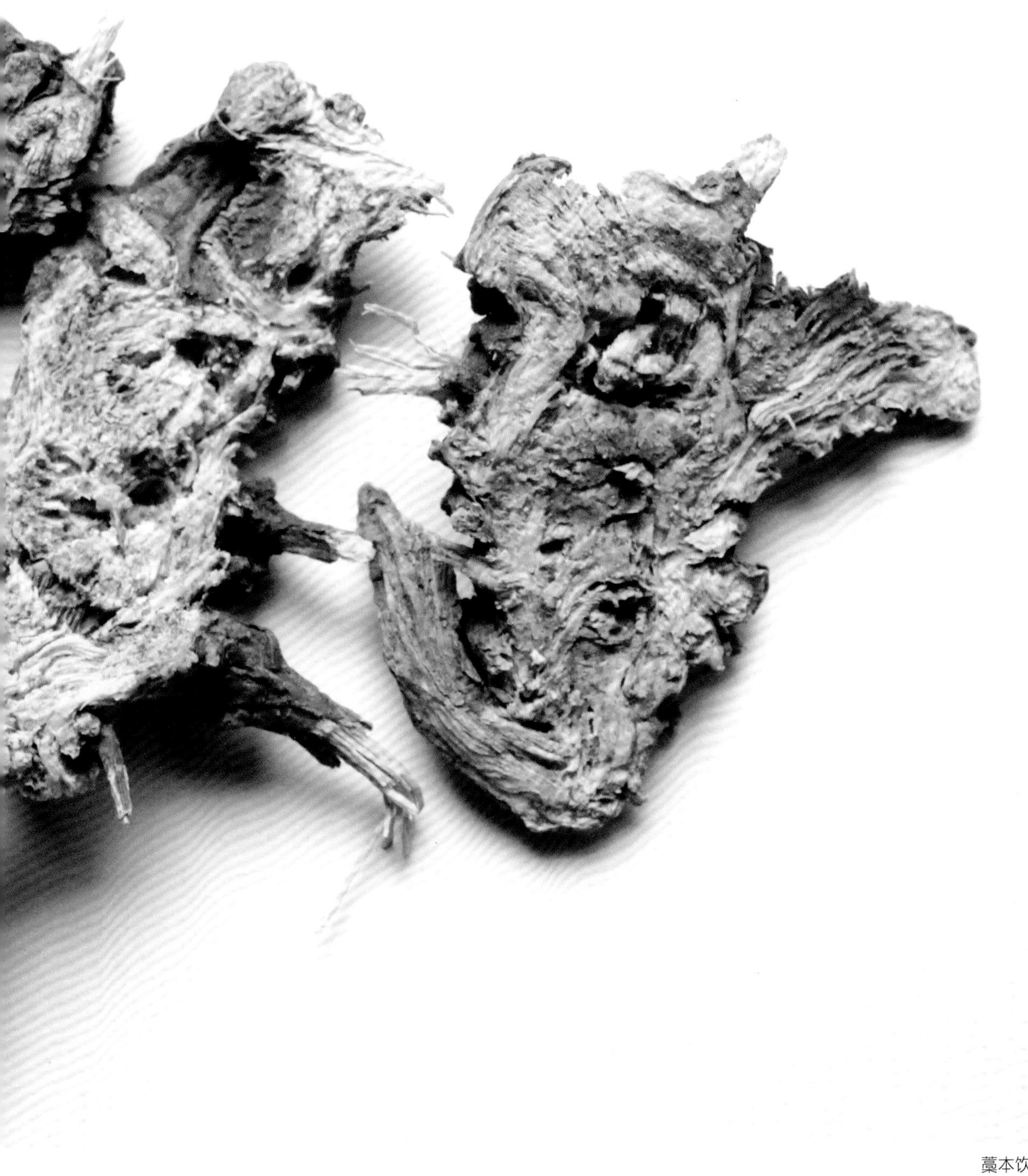

藁本饮片

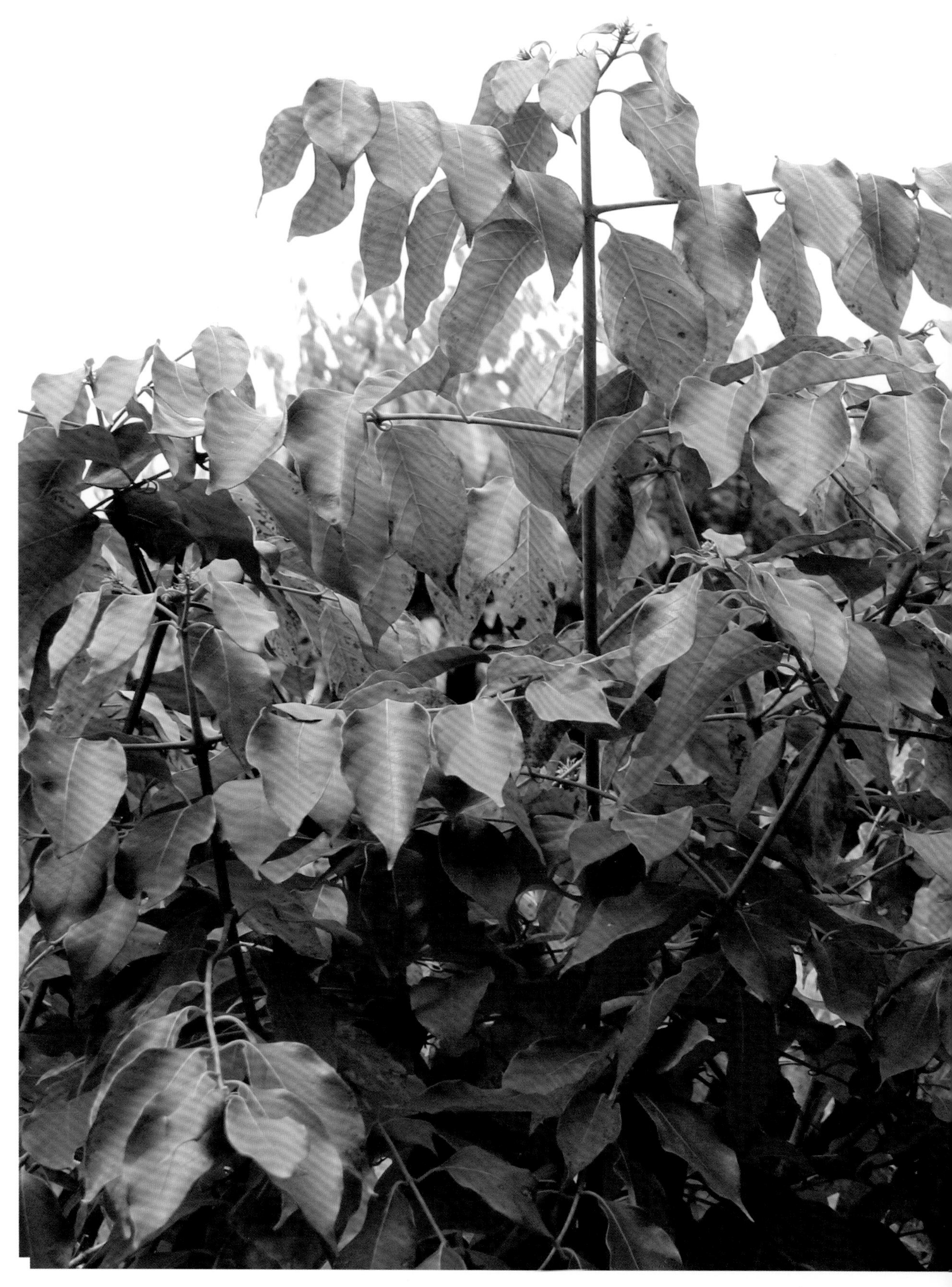

钩藤

【苗药名】孟介能。

【别　名】钓钩藤、钓藤勾、金钩藤、双钩藤。

【来　源】本品为茜草科植物钩藤 *Uncaria rhynchophylla*（Miq.）Jacks. 的带钩茎枝。

【性味归经】味甜，性冷。归热经。

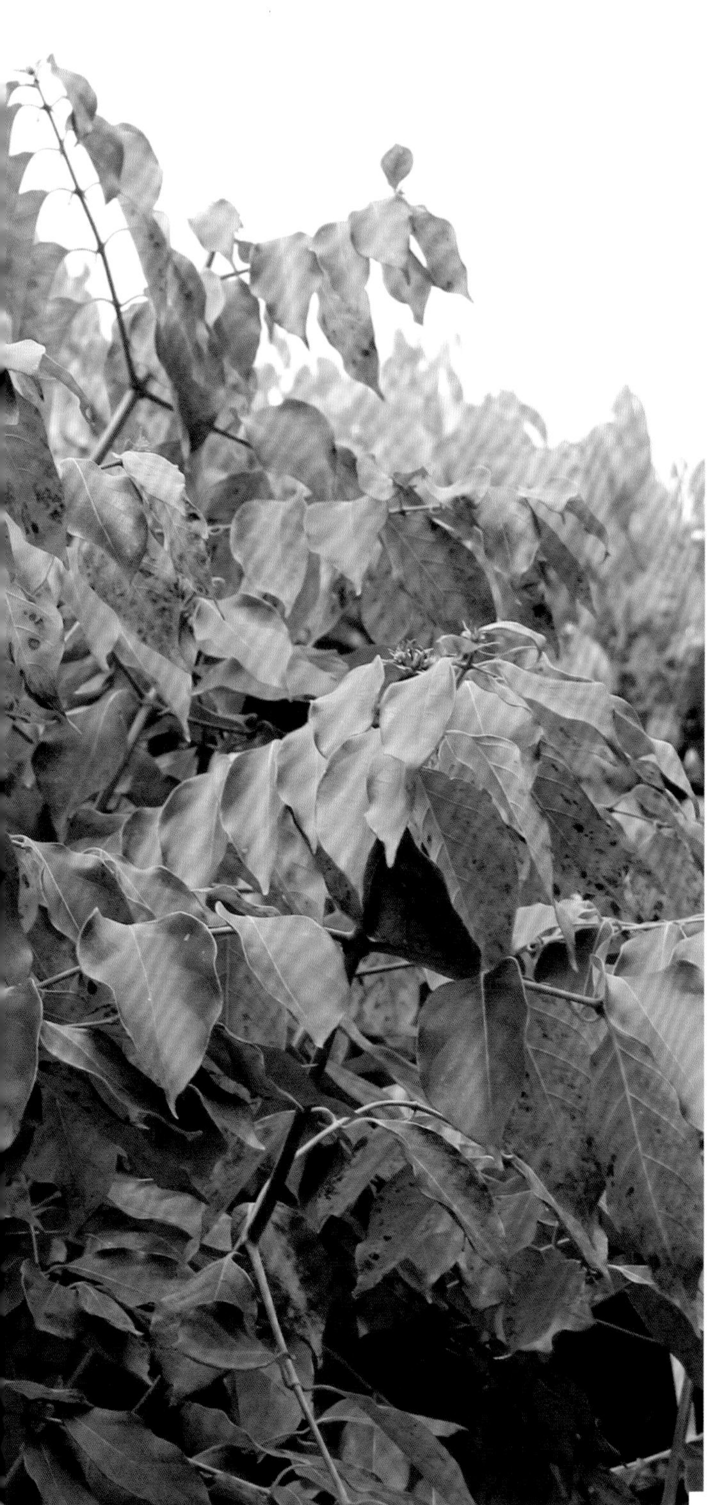

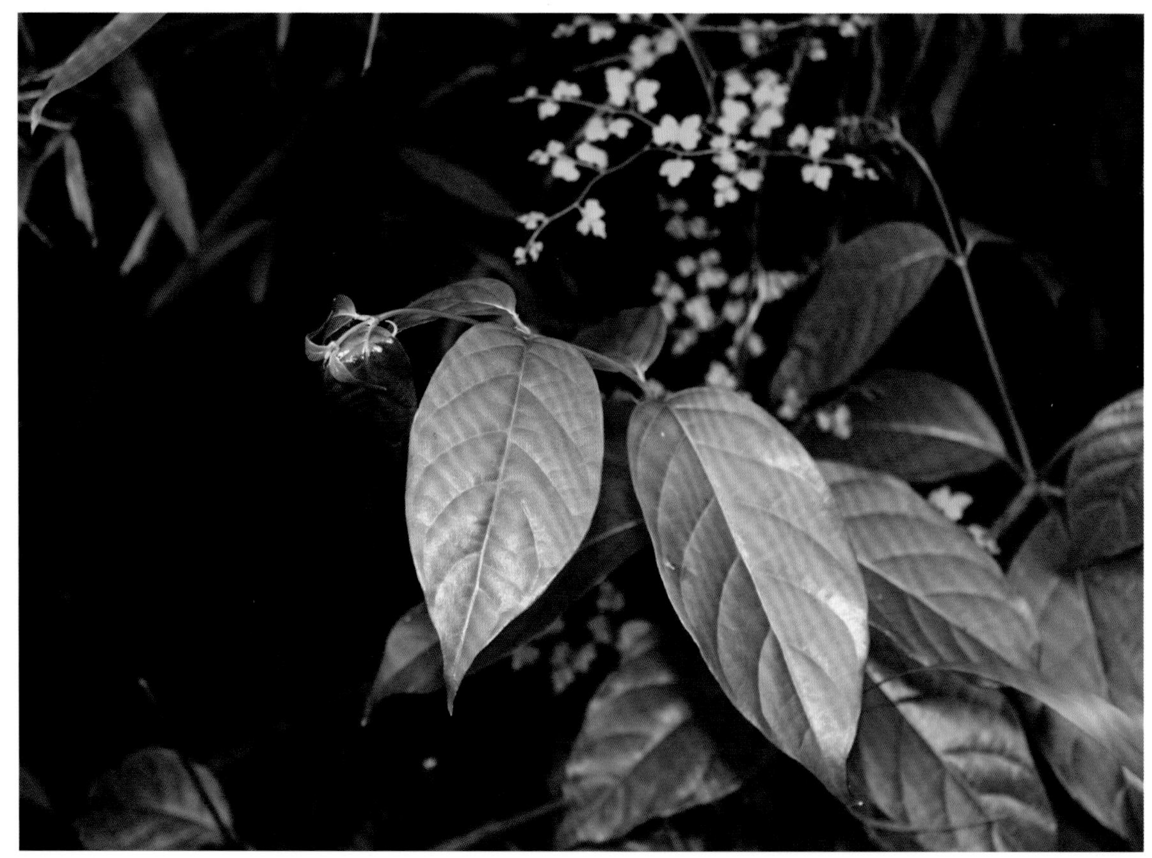

钩藤

识别特征

常绿木质藤本植物，长可达 10 m。小枝四棱柱形，褐色，秃净无毛。叶腋有成对或单生的钩，向下弯曲，先端尖，长 1.7 ~ 2.0 cm。叶对生；具短柄；叶片卵形、卵状长圆形或椭圆形，长 5 ~ 12 cm，宽 3 ~ 7 cm，先端渐尖，基部宽楔形，全缘，上面光亮，下面在脉腋内常有束毛，略呈粉白色，干后变褐红色；托叶 2 深裂，裂片条状钻形，长 6 ~ 12 mm。头状花序单个腋生或为顶生的总状花序式排列，直径 2.0 ~ 2.5 cm；总花梗纤细，长 2 ~ 5 cm；花黄色，花冠合生，上部 5 裂，裂片外被粉状柔毛；雄蕊 5；子房下位。蒴果倒卵形或椭圆形，被疏柔毛，有宿存萼。种子两端有翅。

生境分布

生长于山谷溪边的疏林中。分布于陕西、安徽、浙江、江西、福建、湖北、湖南、广东、广西、四川、贵州、云南等省区。

采收加工

栽后 3 ~ 4 年采收，在春季发芽前，或在秋后嫩枝已长老时，把带有钩的枝茎剪下，再用剪刀在着生钩的两头平齐或稍长剪下，每段长 3 cm 左右，晒干，或蒸后晒干。

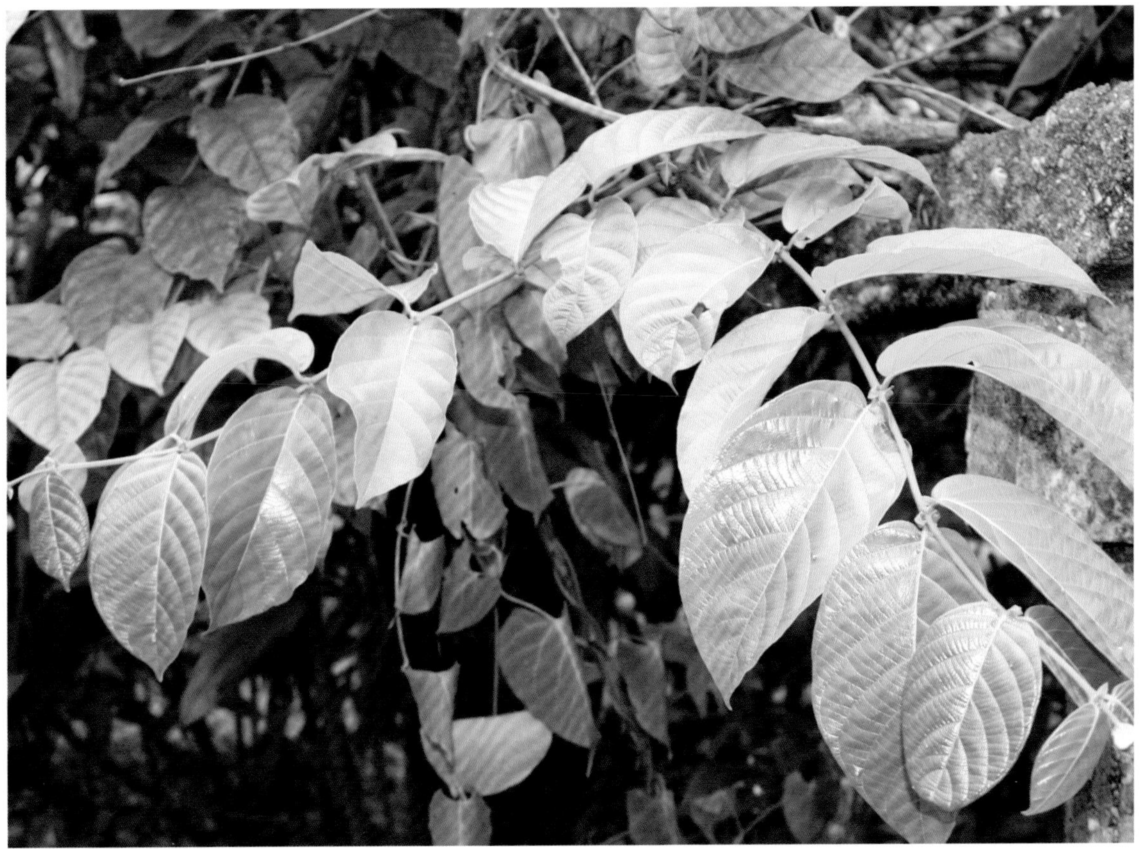

钩藤

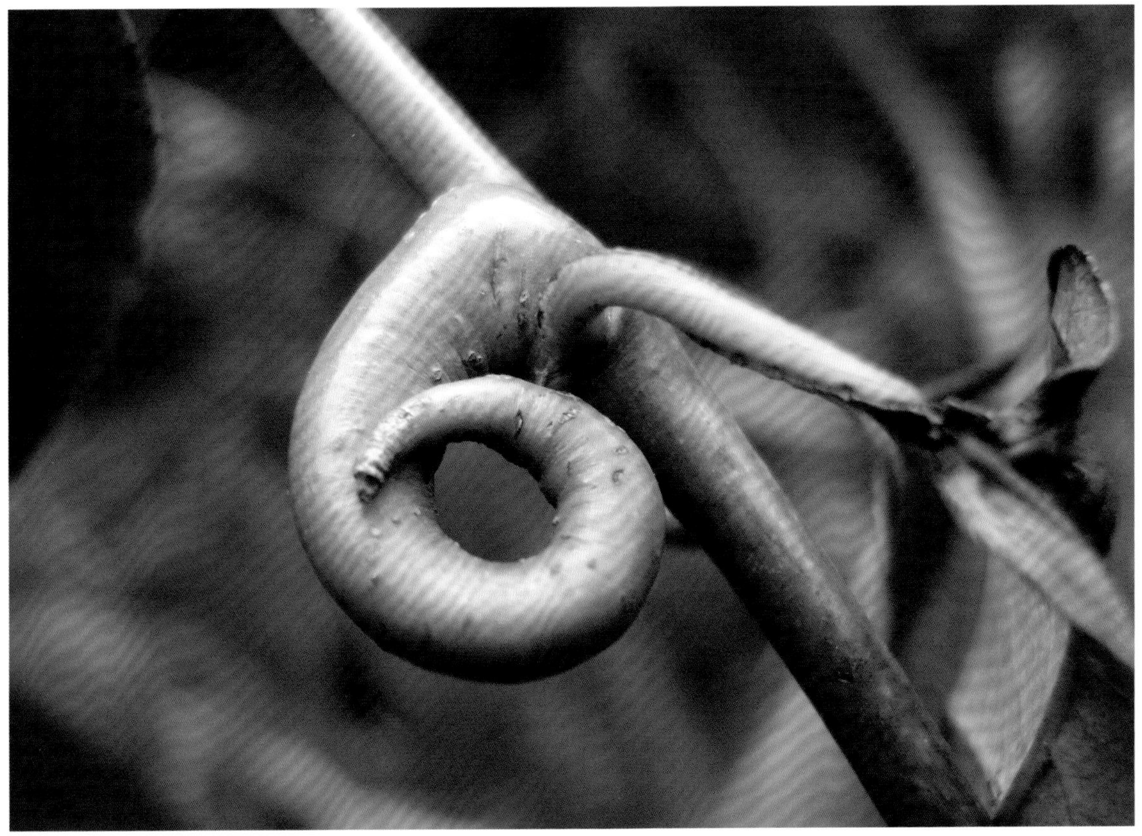

钩藤

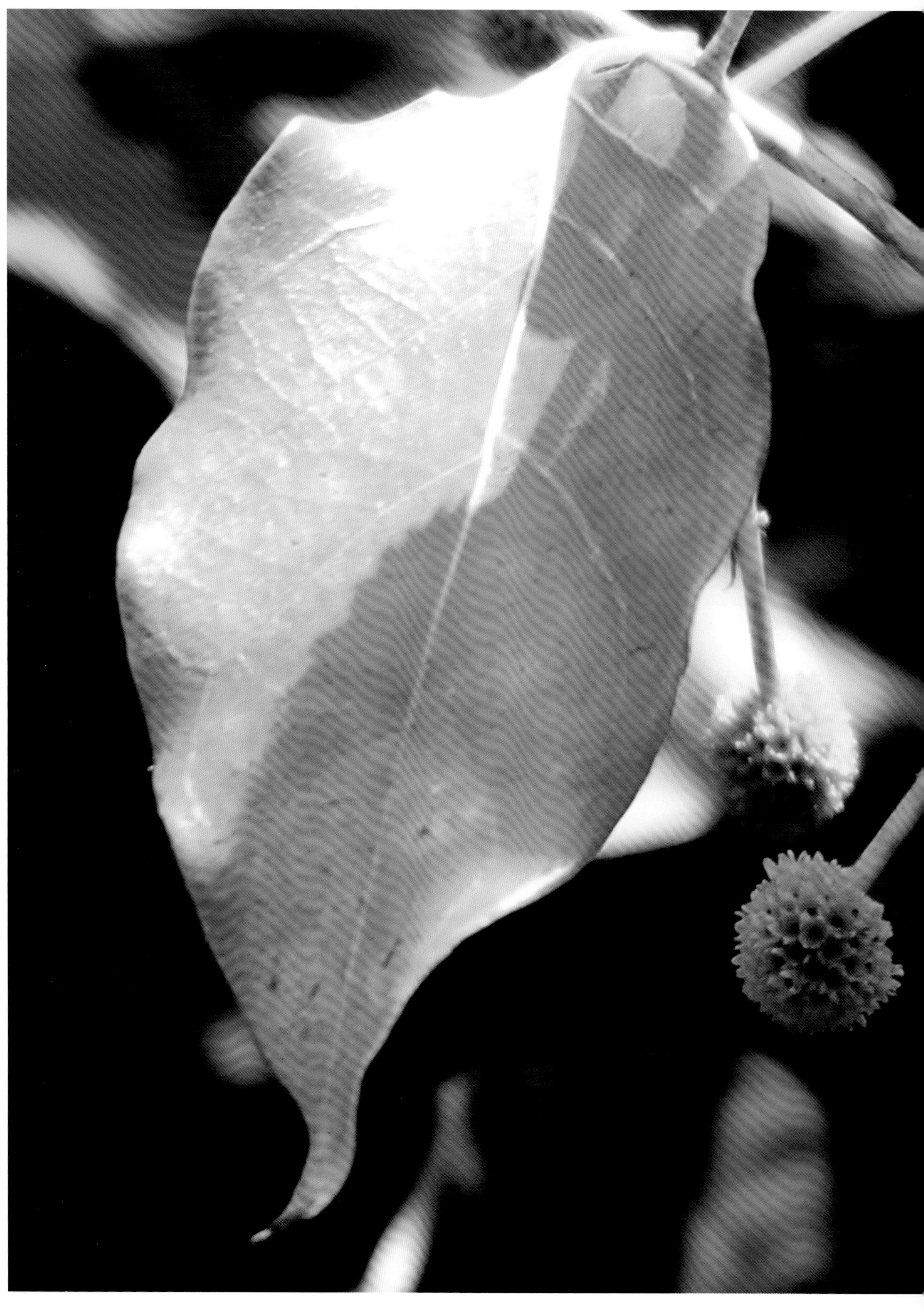

钩藤

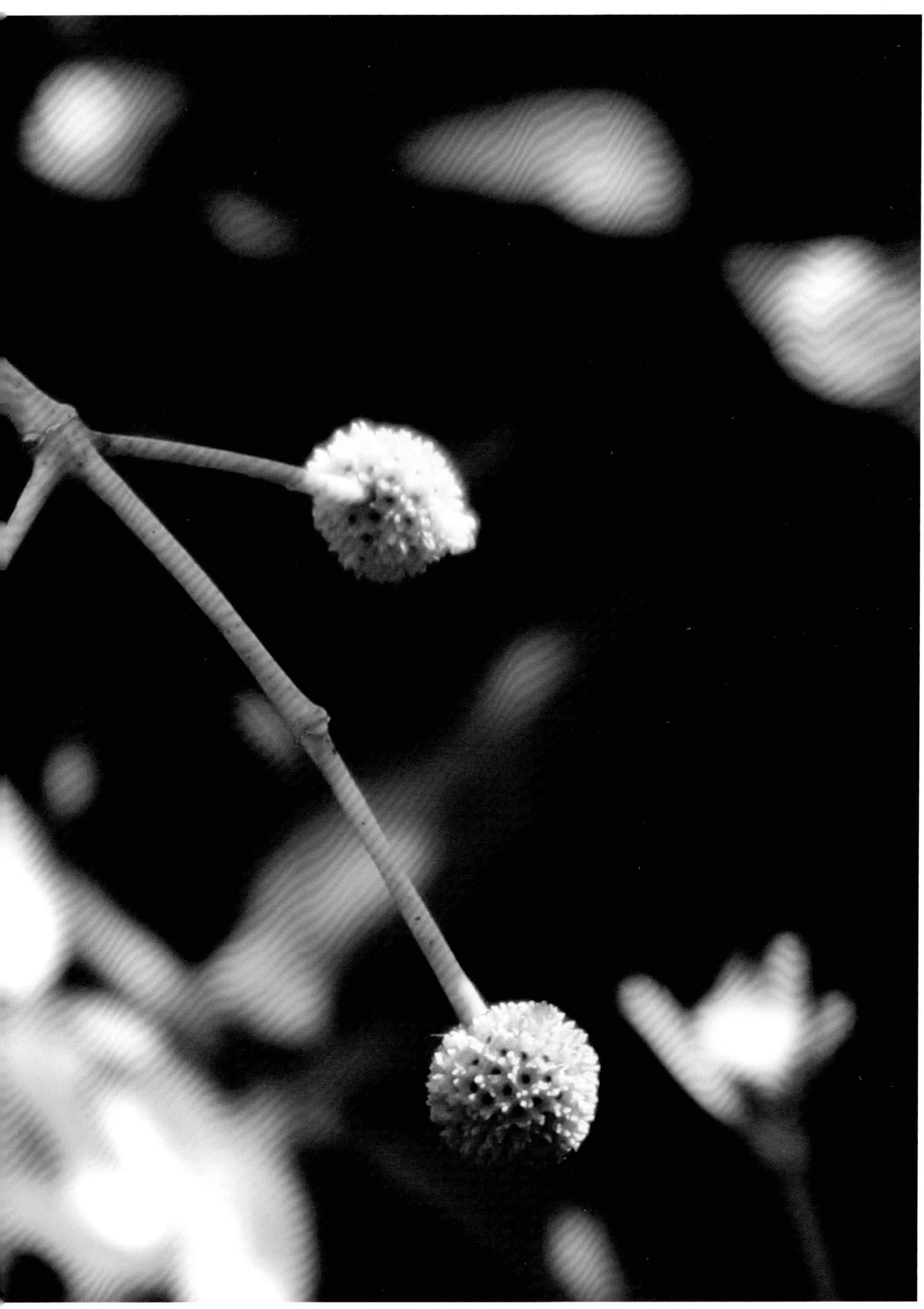

钩藤

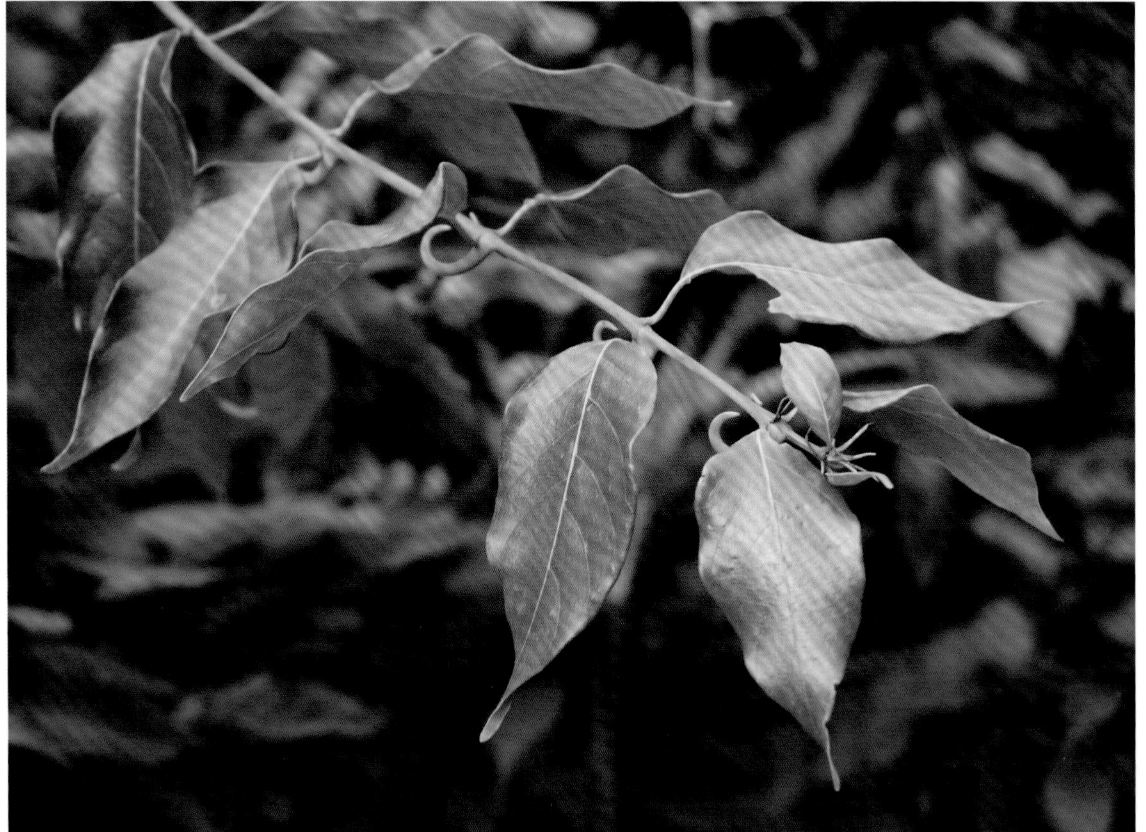

钩藤

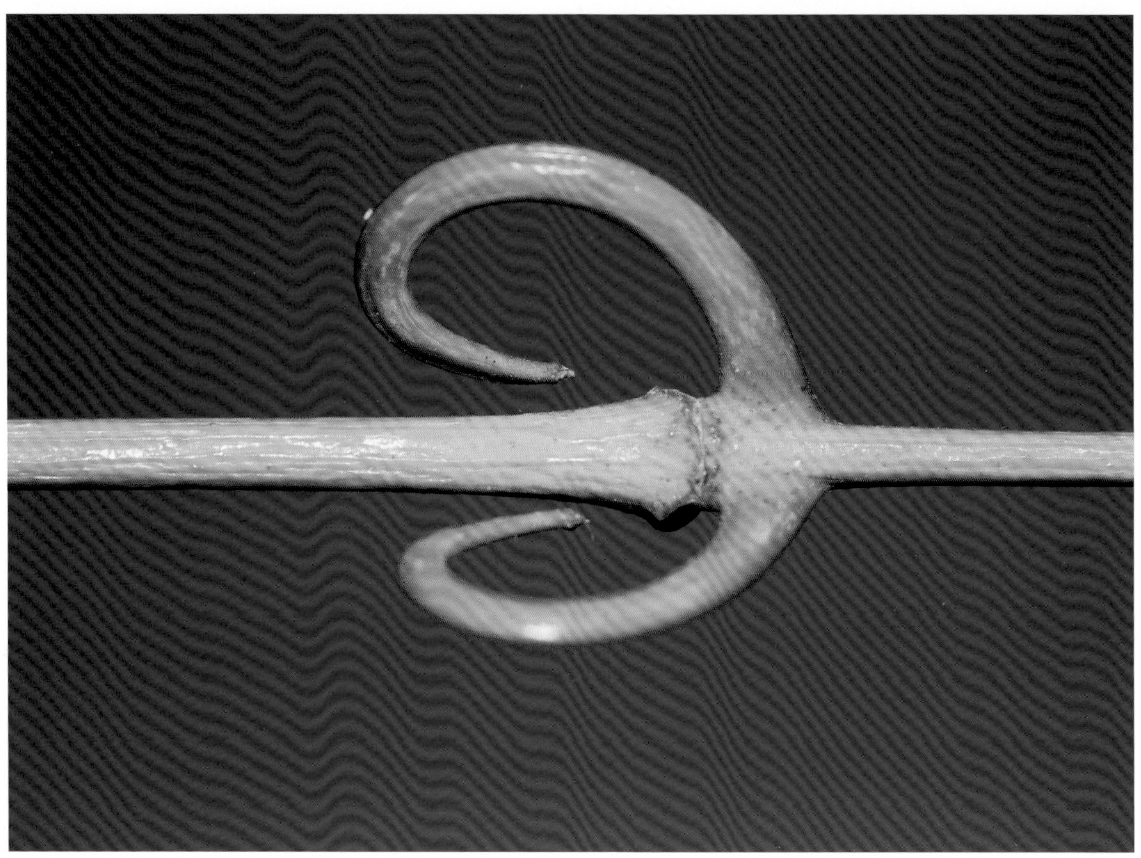

钩藤

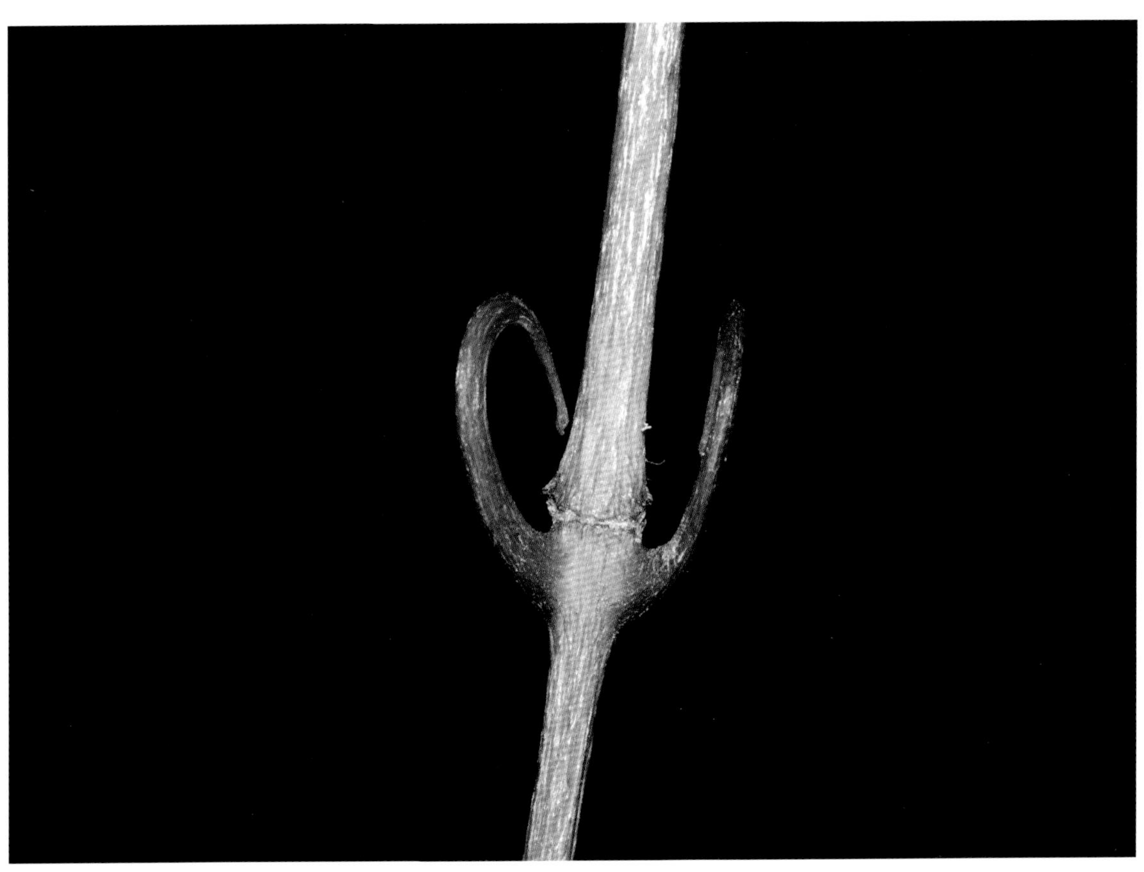

钩藤

药材鉴别

茎枝圆柱形或类方柱形，直径 2 ~ 6 mm。表面红棕色至紫棕色或棕褐色，上有细纵纹，无毛。茎上具略突起的环节，对生两个向下弯曲的钩或仅一侧有钩，钩长 1 ~ 2 cm，形如船锚，先端渐尖，基部稍圆。钩基部的枝上可见叶柄脱落后的凹点及环状的托叶痕。体轻，质硬。横切面外层棕红色，髓部淡棕色或淡黄色。气微，味淡。

功效主治

息风止痉，清热平肝。主治小儿惊风，夜啼，热盛动风，子痫，眩晕，头胀痛。

用法用量

内服：煎汤，6 ~ 30 g，不宜久煎；或入散剂。

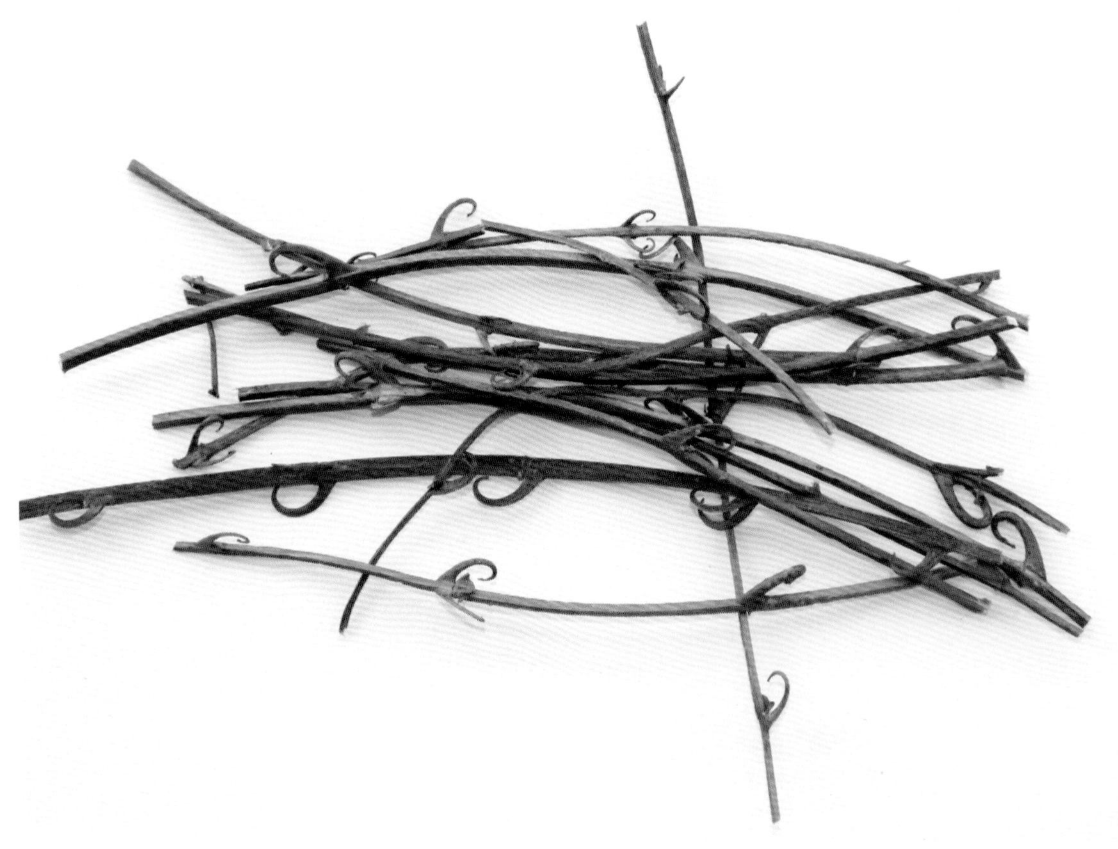

钩藤药材

民族药方

1．头痛久不愈 钩藤 21 g，鸡蛋 2 个。先煮鸡蛋后放钩藤，服时趁热气熏头部。

2．惊风 钩藤 6 ~ 15 g，六月雪 9 g。水煎服。

3．关节痛 钩藤叶、蛇含、蛇莓、生姜各适量。共捣烂，用桐油炒热，敷痛处。或鲜钩藤根 250 g。晒干，煮米饭吃。

4．小儿惊风 钩藤茎枝、排风藤、五匹风各 9 g，大过路黄、金银花、天麻各 6 g，水竹叶 20 张。煨水服，每日 3 次。

5．面神经麻痹 钩藤 60 g，鲜何首乌藤 125 g。水煎服。

6．呕血 钩藤、隔山消、鸟不落各 10 g。水煎服。

7．高血压 ①钩藤 30 g。加水 1000 ml，煎煮 10 分钟，早、晚分服，30 日为 1 个疗程。②钩藤 20 g。剪碎，加入少量冰片，布包，于每日晚睡前和晨起放入盆（或桶）内，加温水浴脚，每次 30 ~ 45 分钟，可不断加水，以保持水温。每日用 1 包，10 日为 1 个疗程。

8．百日咳 钩藤、薄荷各 6 g。水煎服，每日 1 剂。

使用注意

脾胃虚寒者慎服。

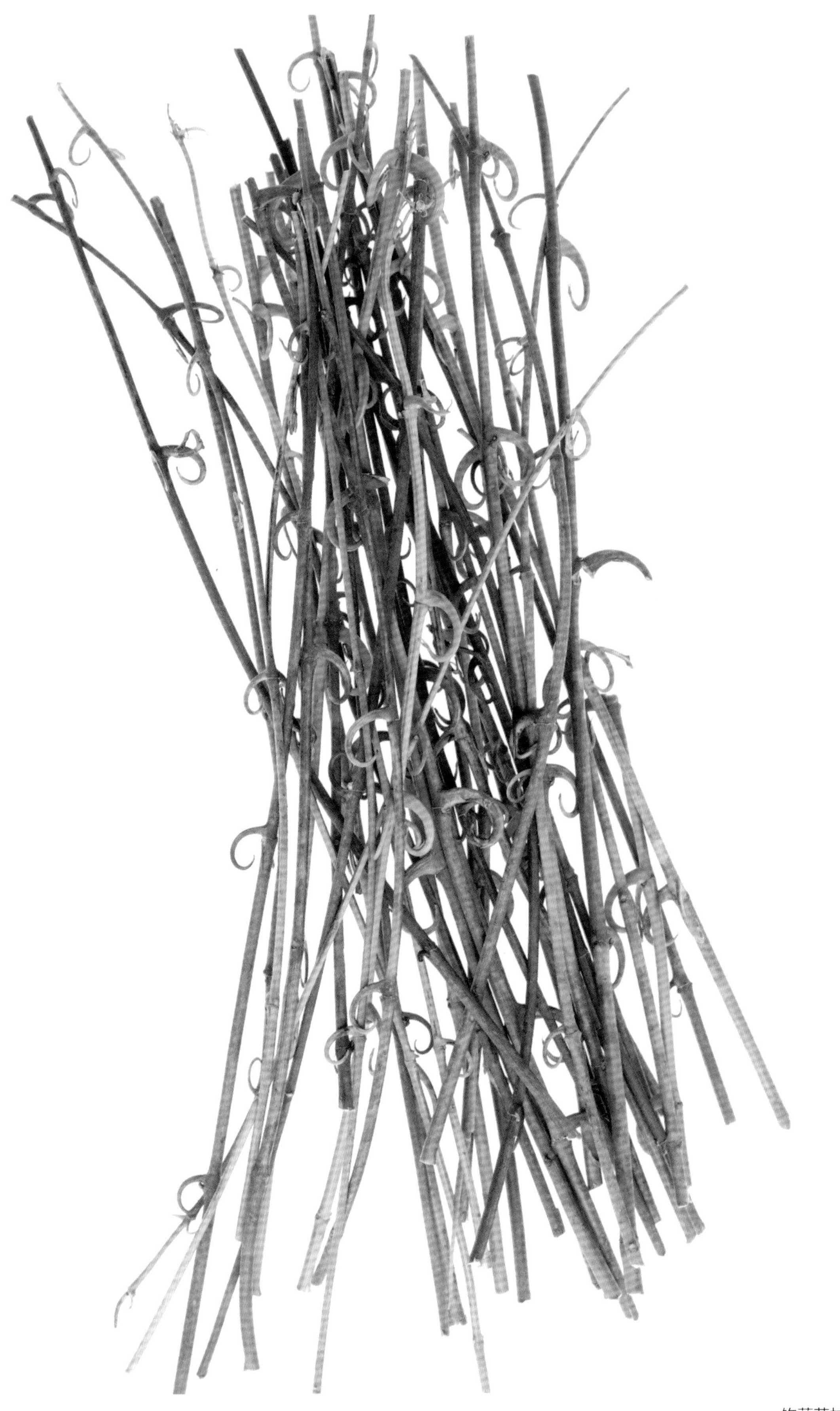

钩藤药材

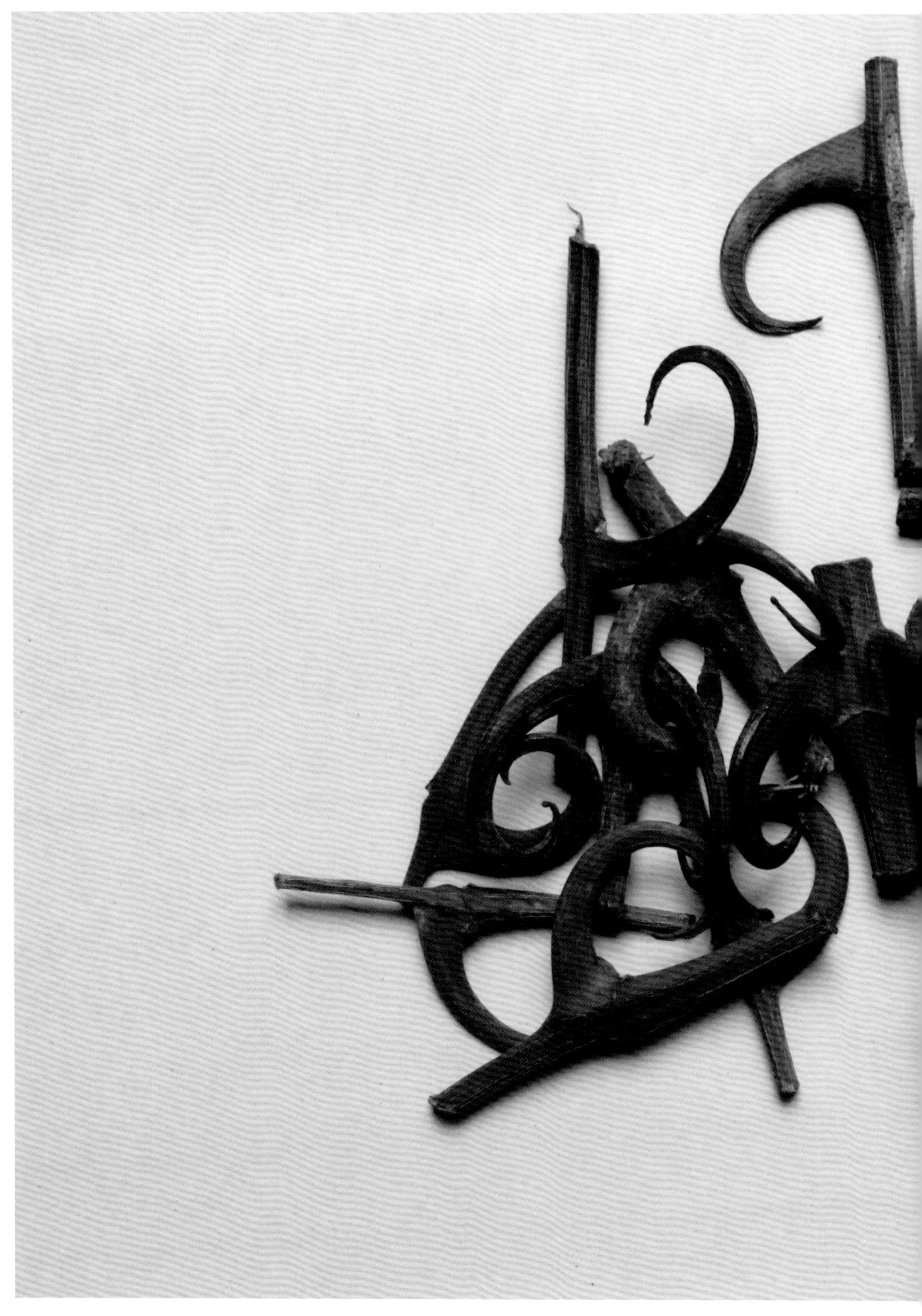

钩藤

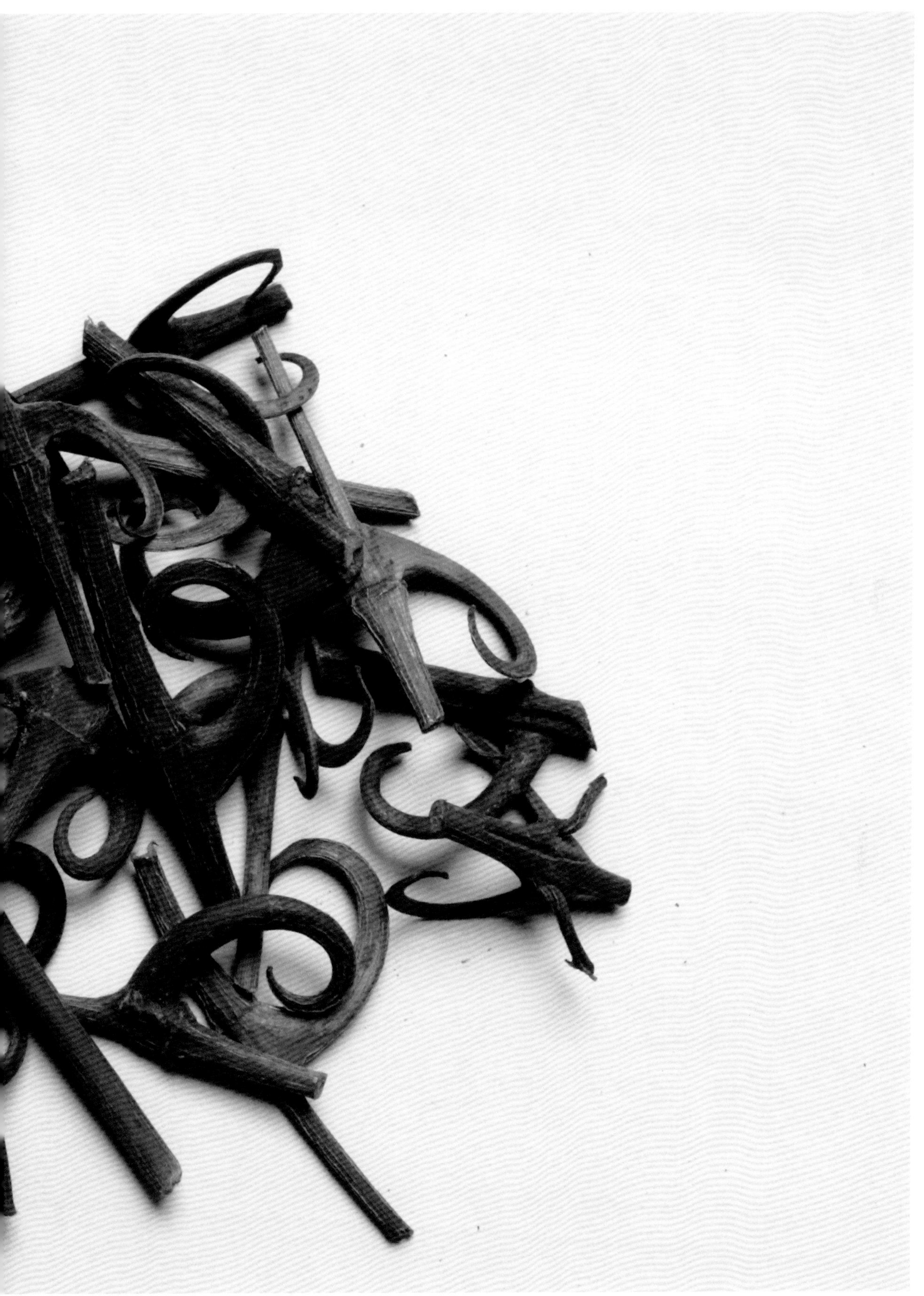

钩藤饮片

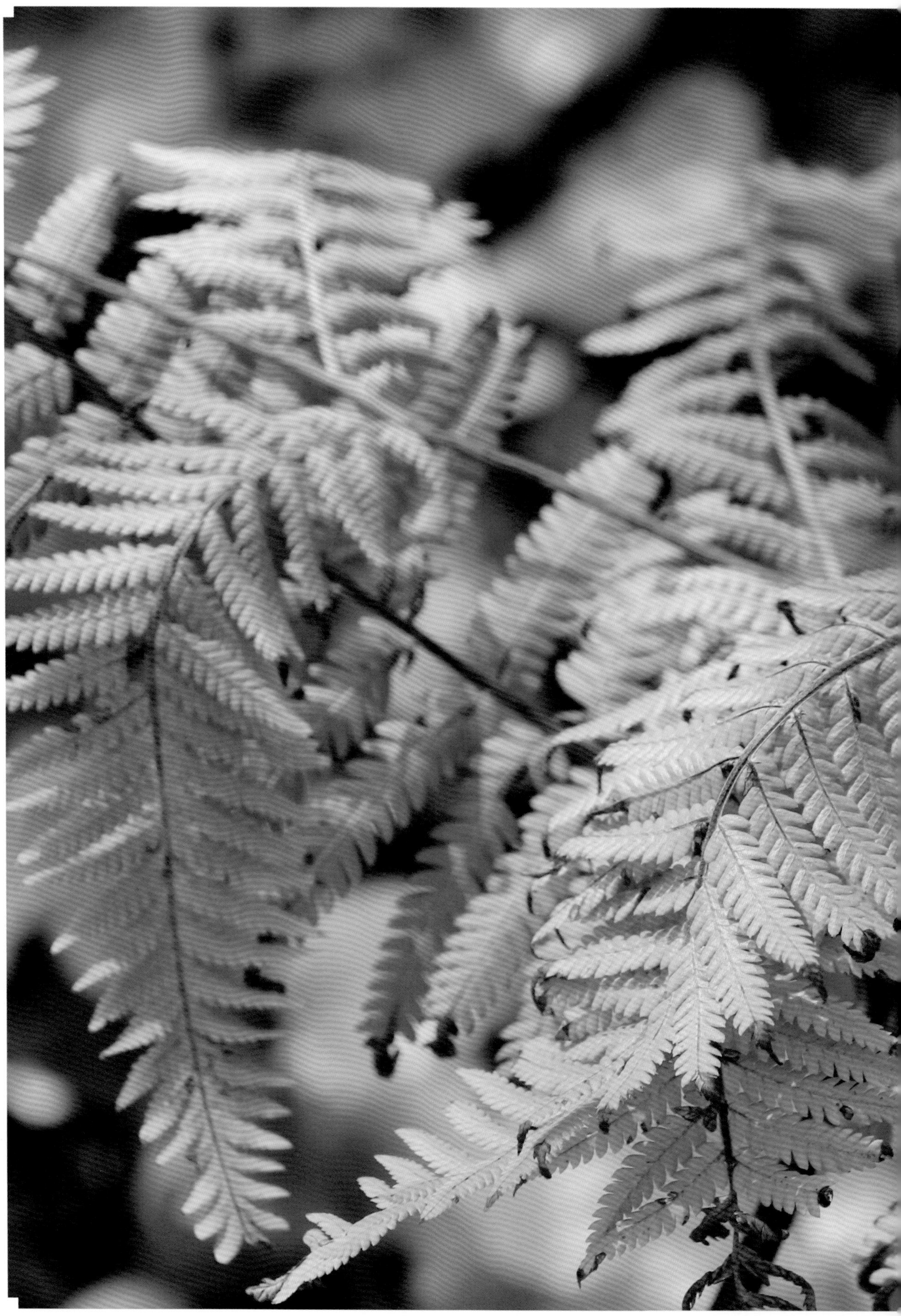

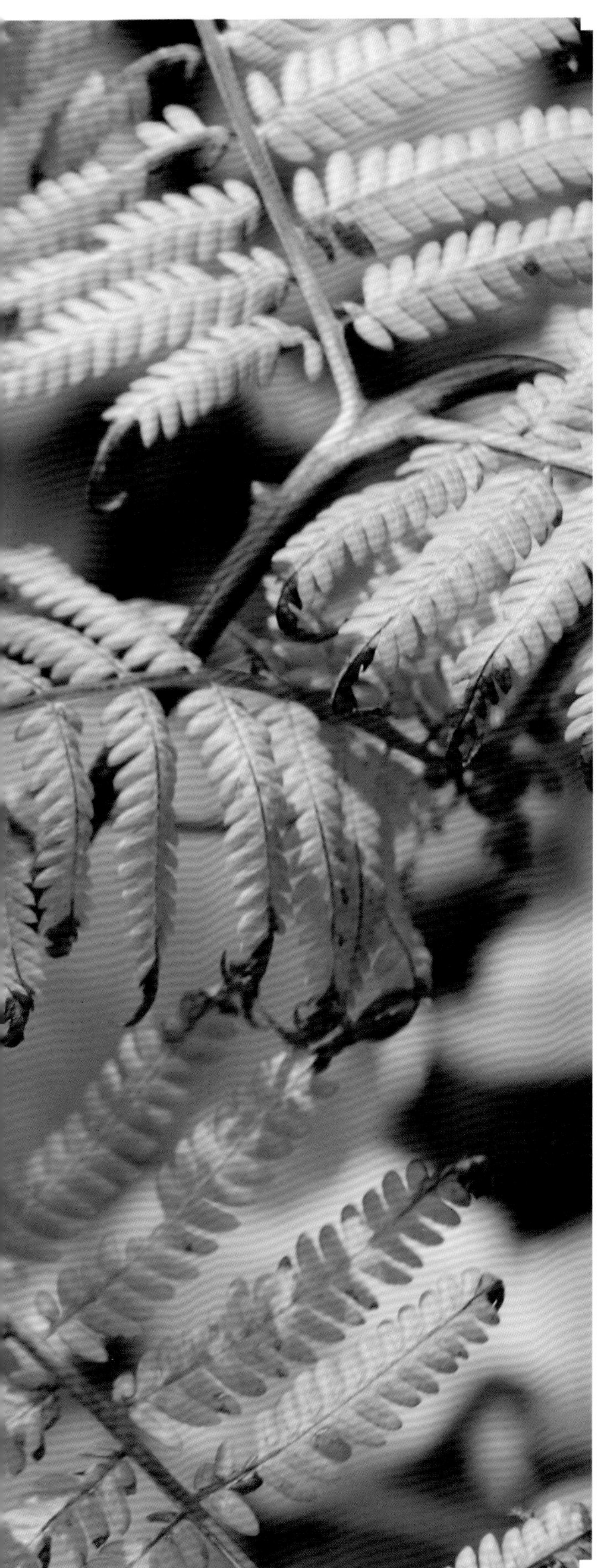

狗脊

【苗药名】窝有加溜。

【别　名】金毛狗、金毛狗脊。

【来　源】本品为蚌壳蕨科植物金毛狗 *Cibotium barometz*（L.）J. Smith 的根茎。

【性味归经】味苦、甜，性冷。归热经。

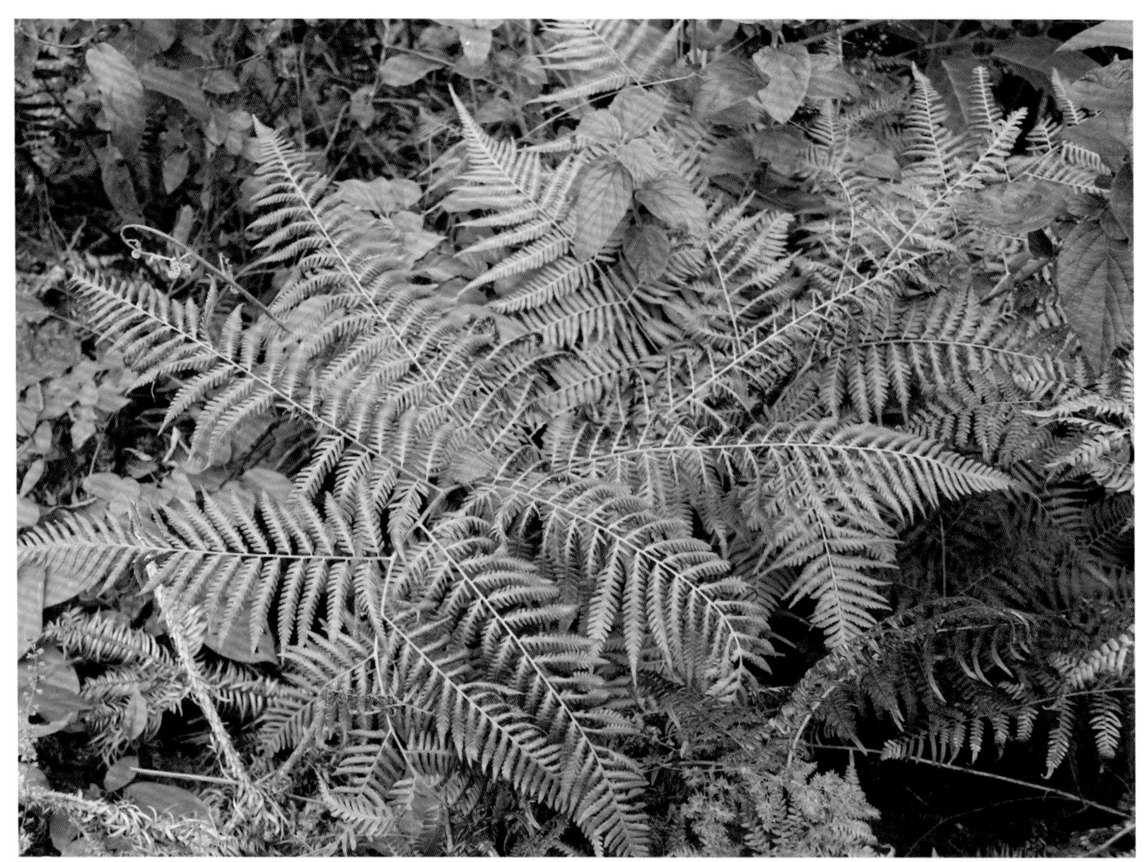
金毛狗

识别特征

大型土生蕨类植物，植株树状，植株高 2 ~ 3 m。根茎横卧，粗壮，直径 4 ~ 8 cm，密生金黄色节状长毛，有光泽，形如金毛狗头，顶端有叶丛生。叶柄长 1.0 ~ 1.2 m，基部粗 2 ~ 3 cm，腹面有浅纵沟，下部棕紫色；叶片革质或厚纸质，除小羽轴两面略有褐色短毛外，余皆无毛，阔卵状三角形，长宽几相等。3 回羽状深裂，羽片 10 ~ 15 对，互生，有柄，狭长圆形，长 50 ~ 60 cm，宽 20 ~ 25 cm；2 回羽片 18 ~ 24 对，互生，有短柄，线状披针形，长 13 ~ 15 cm，宽 2 ~ 3 cm；末回裂片 23 ~ 25 对，互生，狭长圆形或略呈镰刀形，长 1.0 ~ 1.8 cm，宽 3 ~ 5 mm，边缘有钝齿，幼时疏生黄色长毛，后渐脱落；叶脉羽状，侧脉分叉。孢子囊群位于裂片下部边缘，生于小脉顶端，囊群盖两瓣，形如蚌壳，长圆形。

生境分布

生长于山脚沟边及林下阴湿处酸性土壤中。分布于华南、西南及浙江、江西、福建、台湾、湖南等省区。

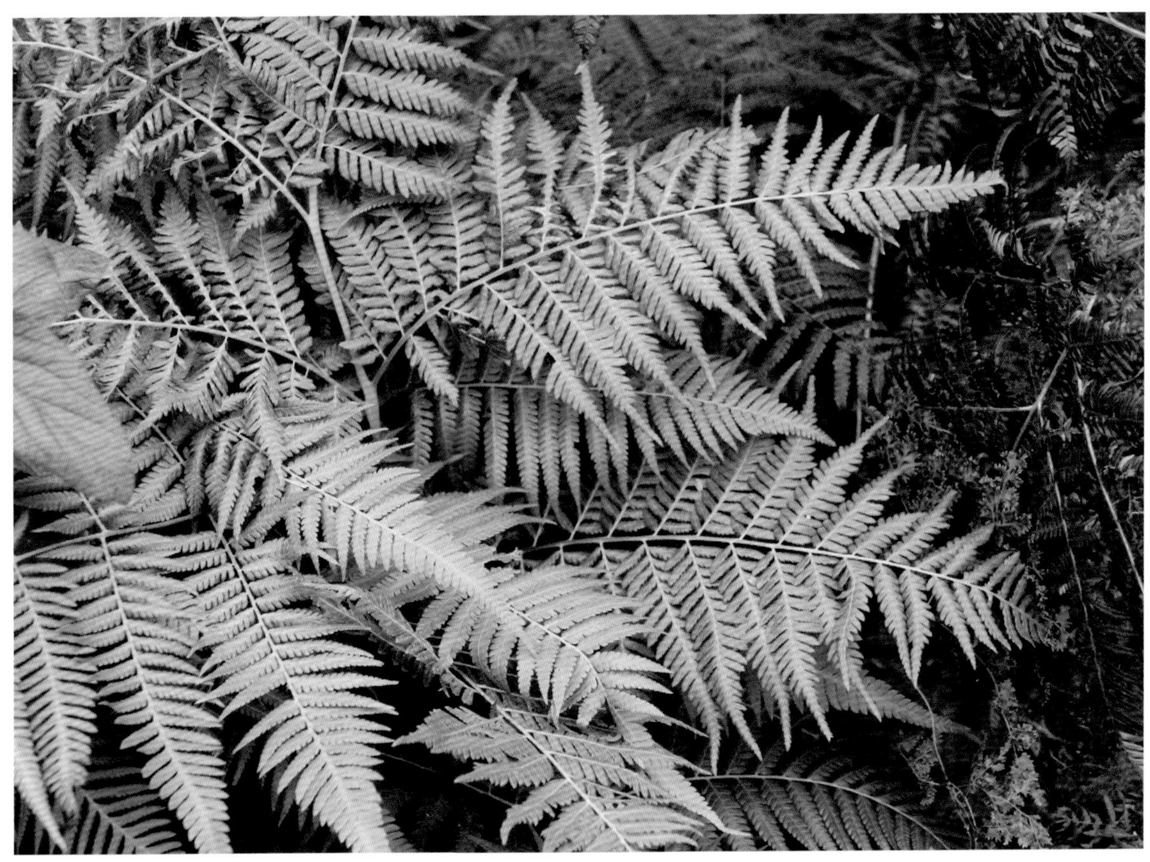

金毛狗

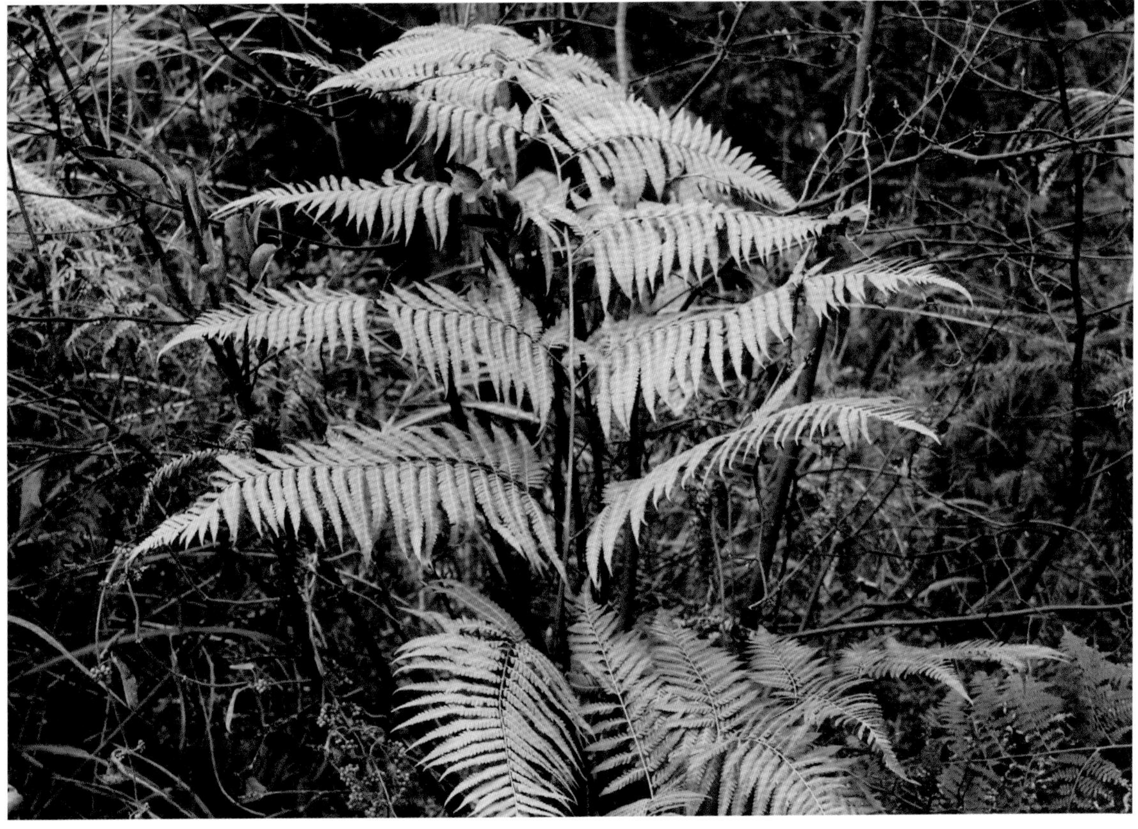

金毛狗

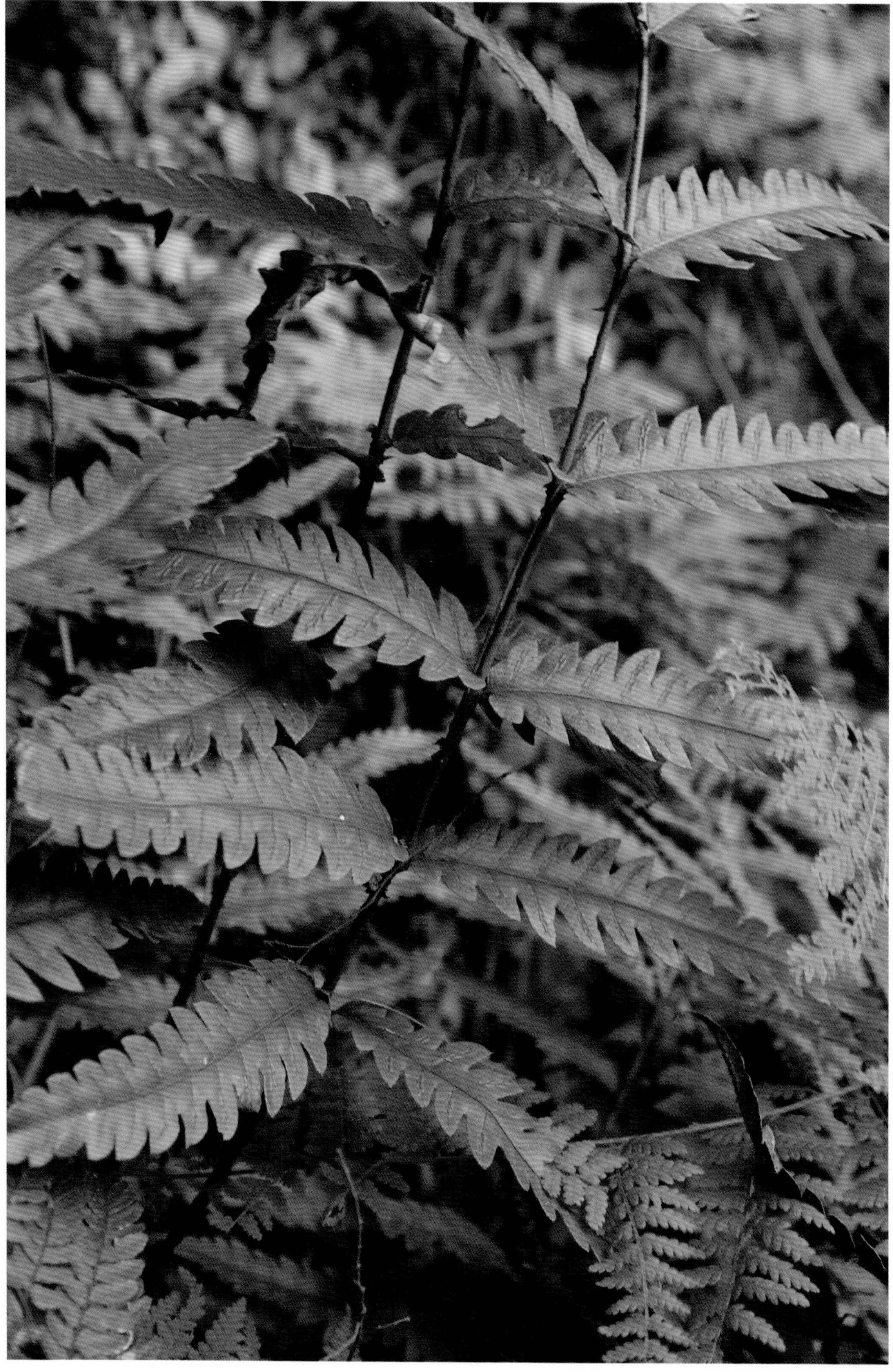

金毛狗

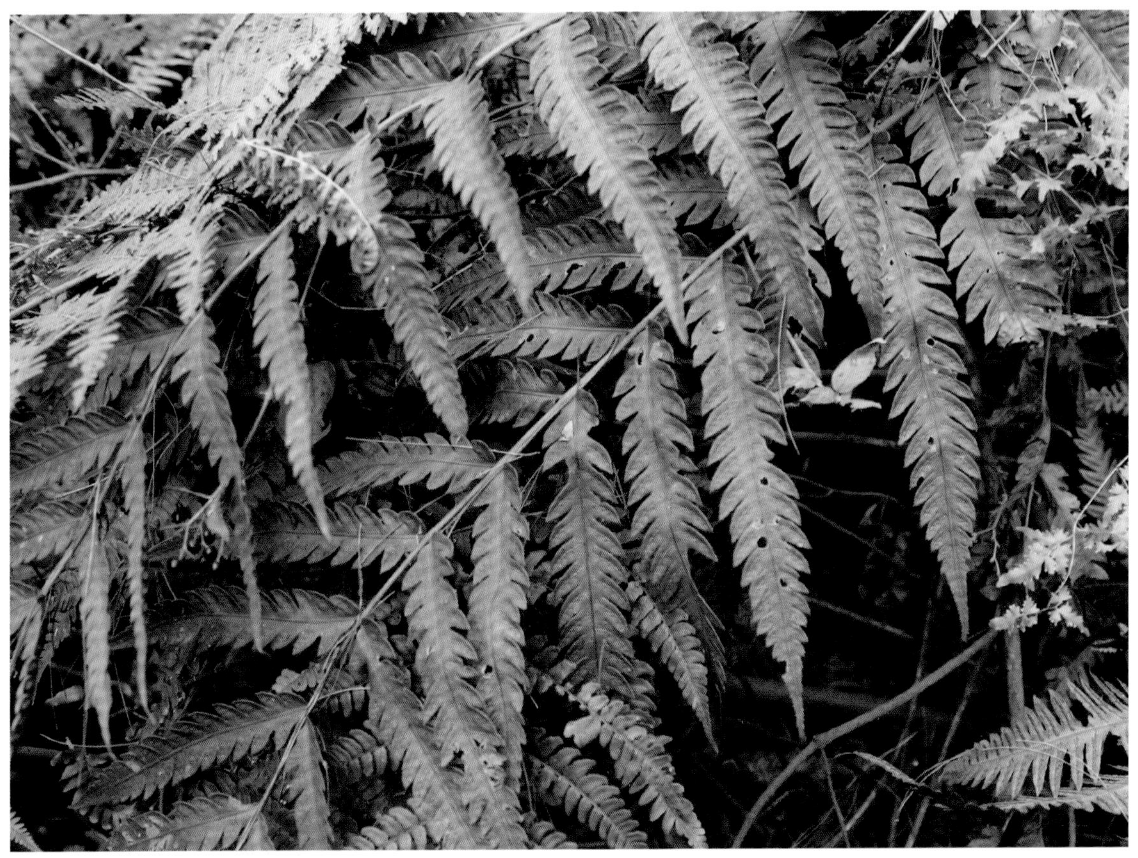

金毛狗

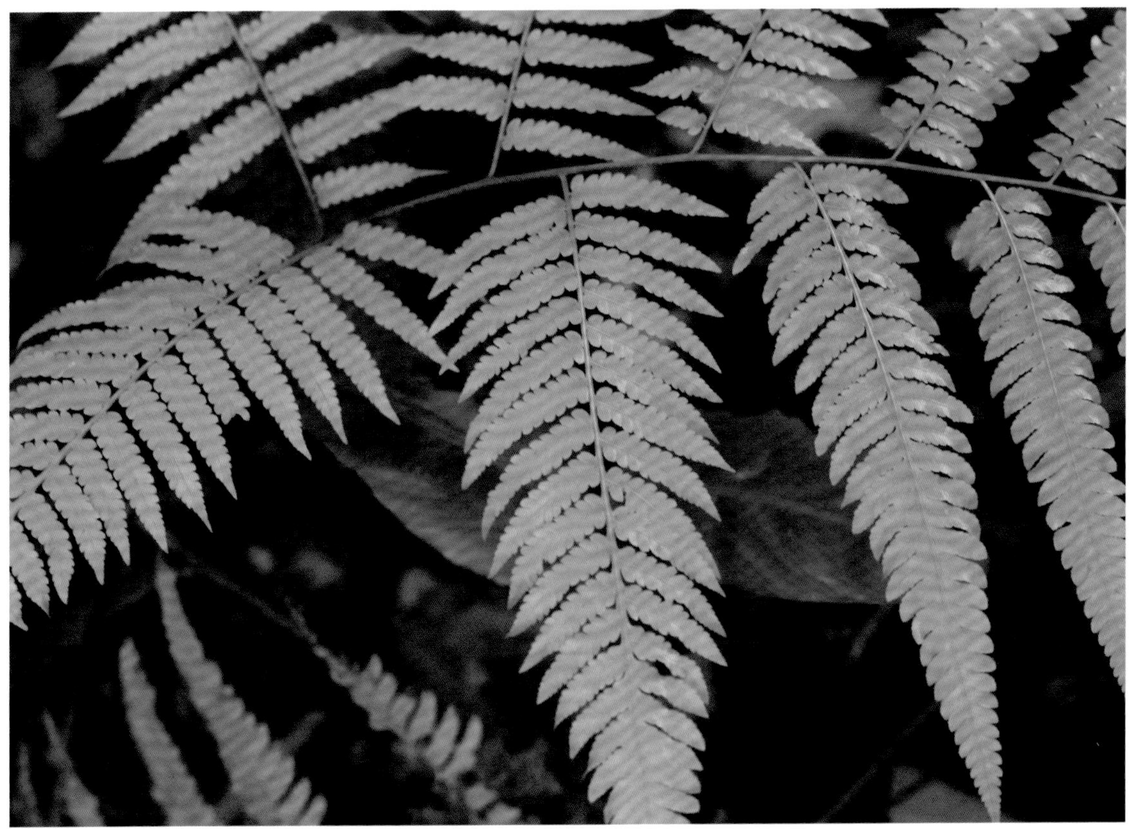

金毛狗

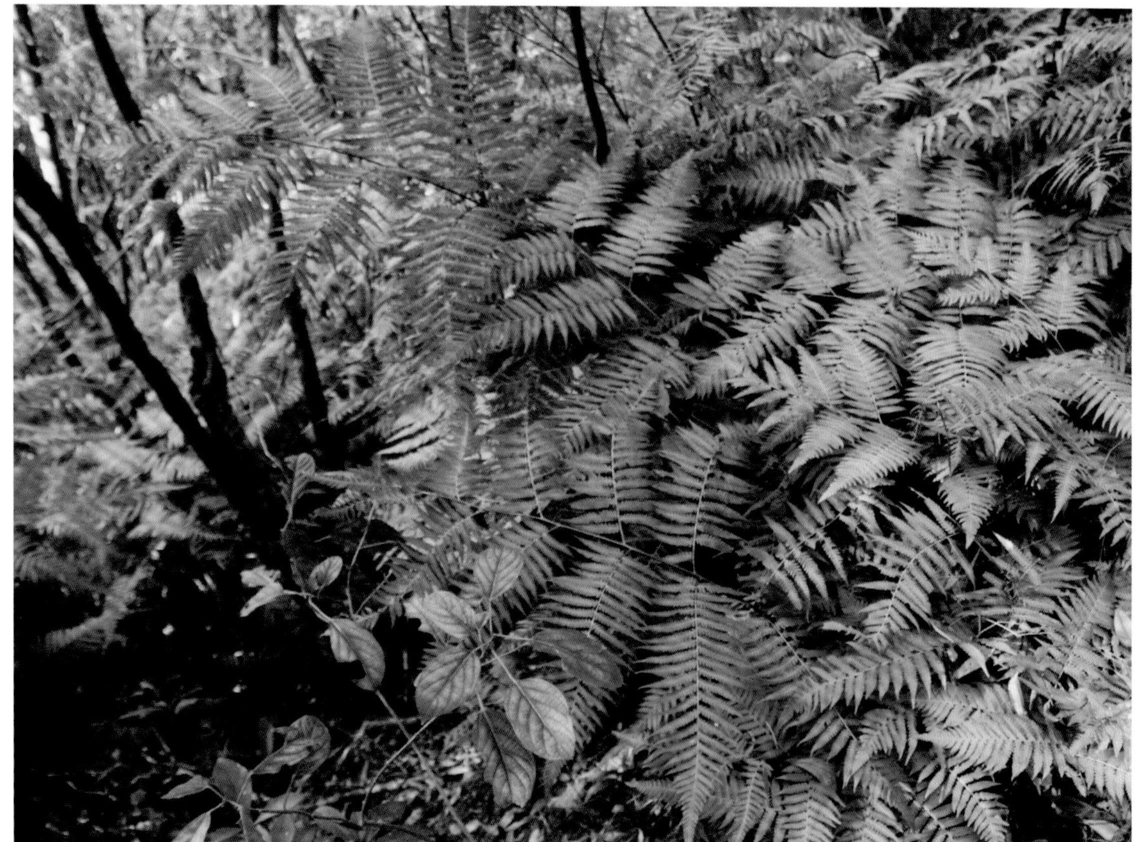

金毛狗

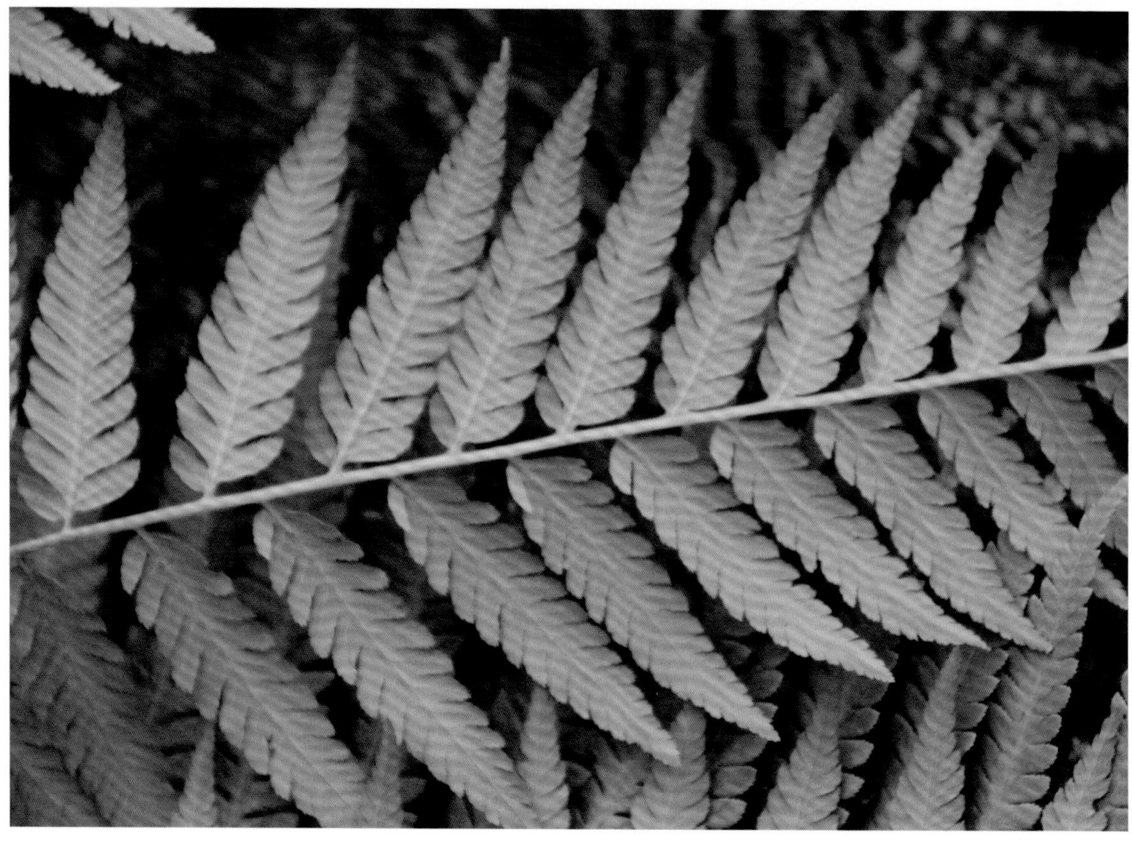

金毛狗

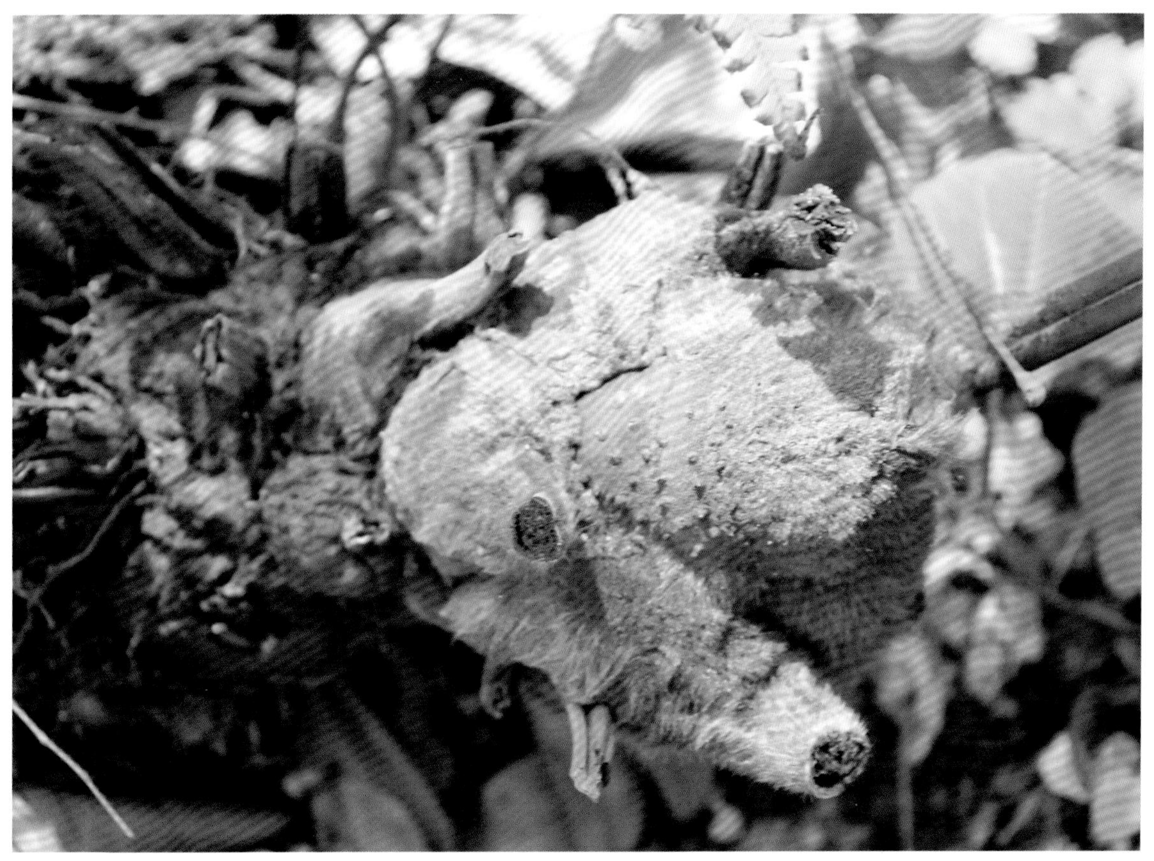

狗脊药材

药材鉴别

根茎呈不规则的长块状，长 10 ~ 30 cm，少数可达 50 cm，直径 2 ~ 10 cm。表面深棕色，密被光亮的金黄色茸毛，上部有数个棕红色叶柄残基，下部丛生多数棕黑色细根。质坚硬，难折断。气无，味微涩。

功效主治

强腰膝，祛风湿，利关节。主治肾虚腰痛脊强，足膝软弱无力，风湿痹痛，小便过多，遗精，妇女白带过多。

用法用量

内服：煎汤，10 ~ 15 g；或浸酒。外用：适量，鲜品捣烂外敷。

民族药方

1. 腰痛 金毛狗、淫羊藿、岩防风、刺五加各 15 g，徐长卿、杜仲各 20 g，凤仙花 10 g。水煎服或泡酒内服。

2. 尿频 金毛狗、刺五加、木瓜、杜仲各 10 g。水煎服。

3. 老年尿多 金毛狗脊根茎、蜂糖罐根、大夜关门、小棕根各 15 g。炖猪肉吃。

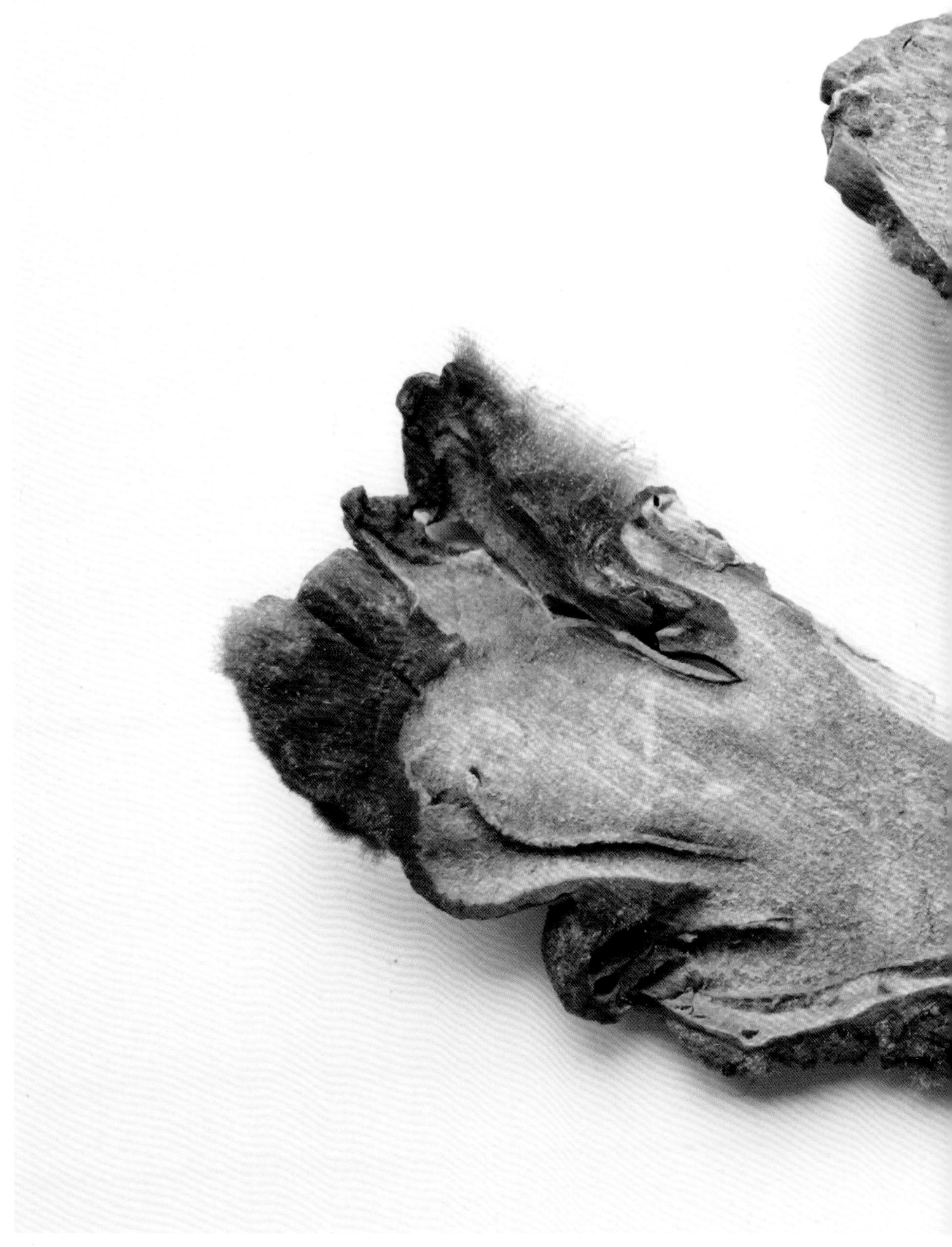

狗脊

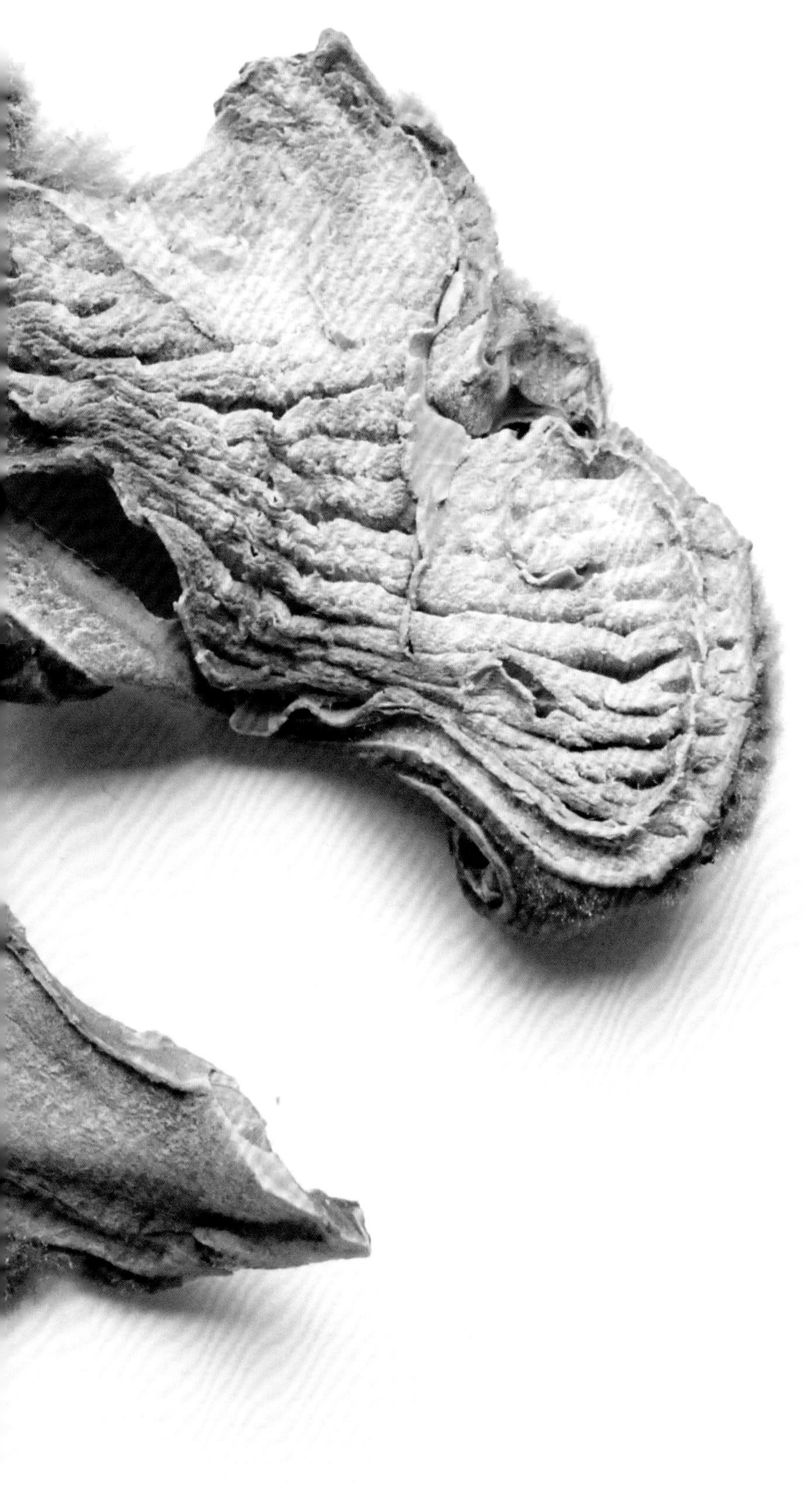

狗脊饮片

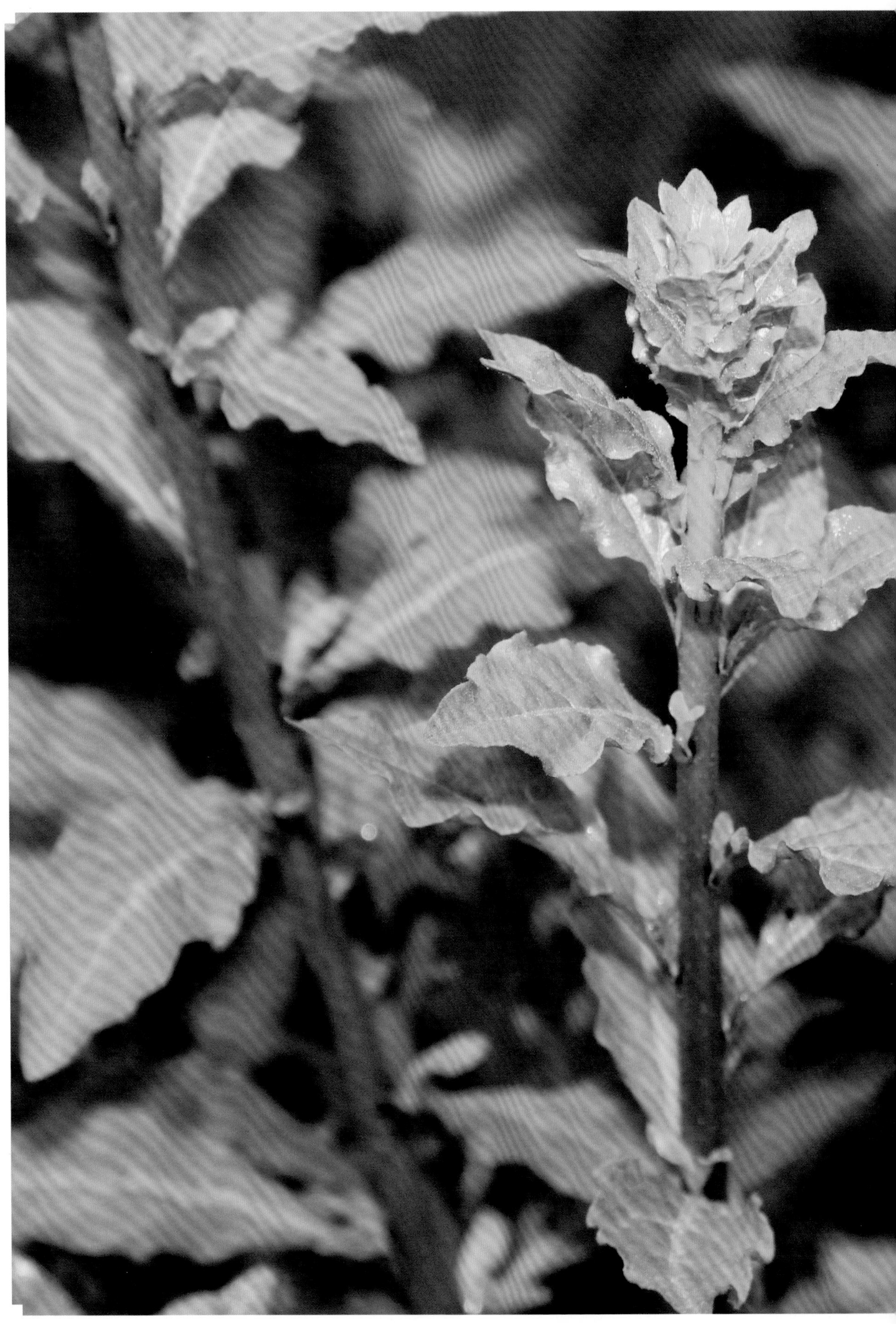

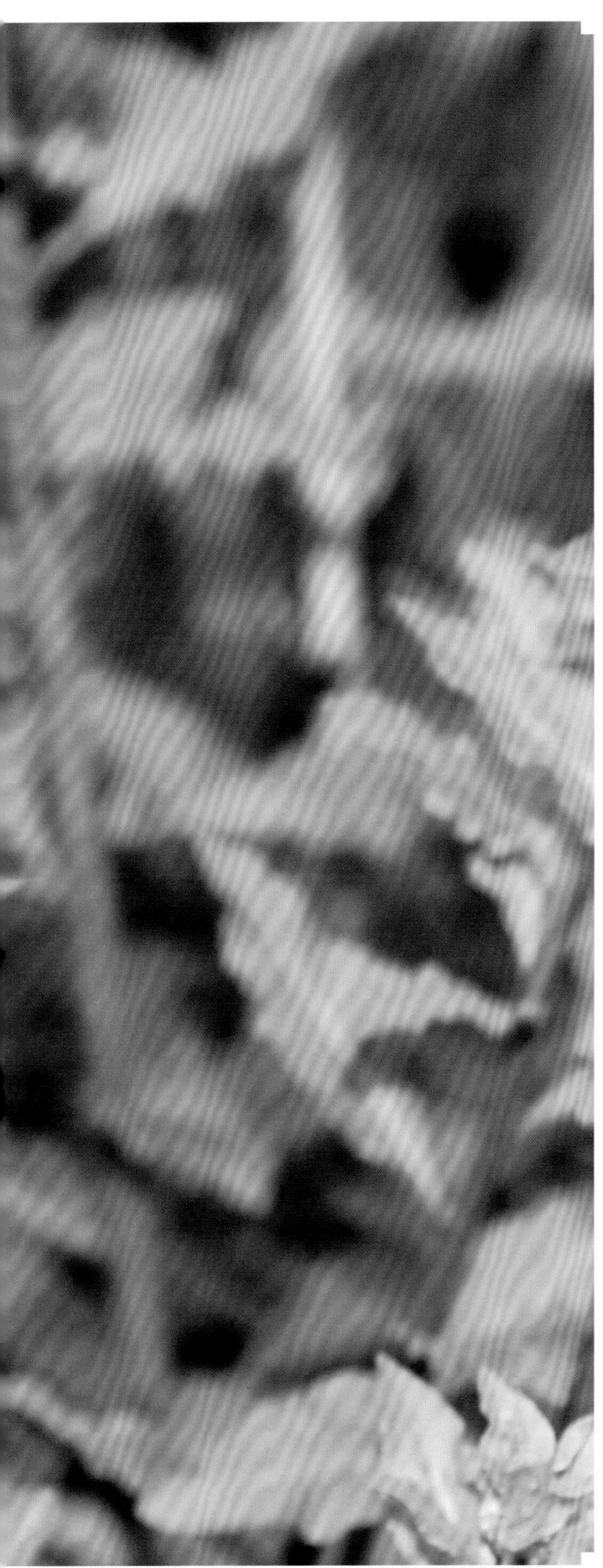

枸杞子

【苗药名】锐叉谋。

【别　名】扎才、杞子、杞果、止才玛、西杞果、甘枸杞、枸杞豆。

【来　源】本品为茄科植物宁夏枸杞 *Lycium barbarum* L. 的干燥成熟果实。

【性味归经】甘，平。归肝、肾、肺经。

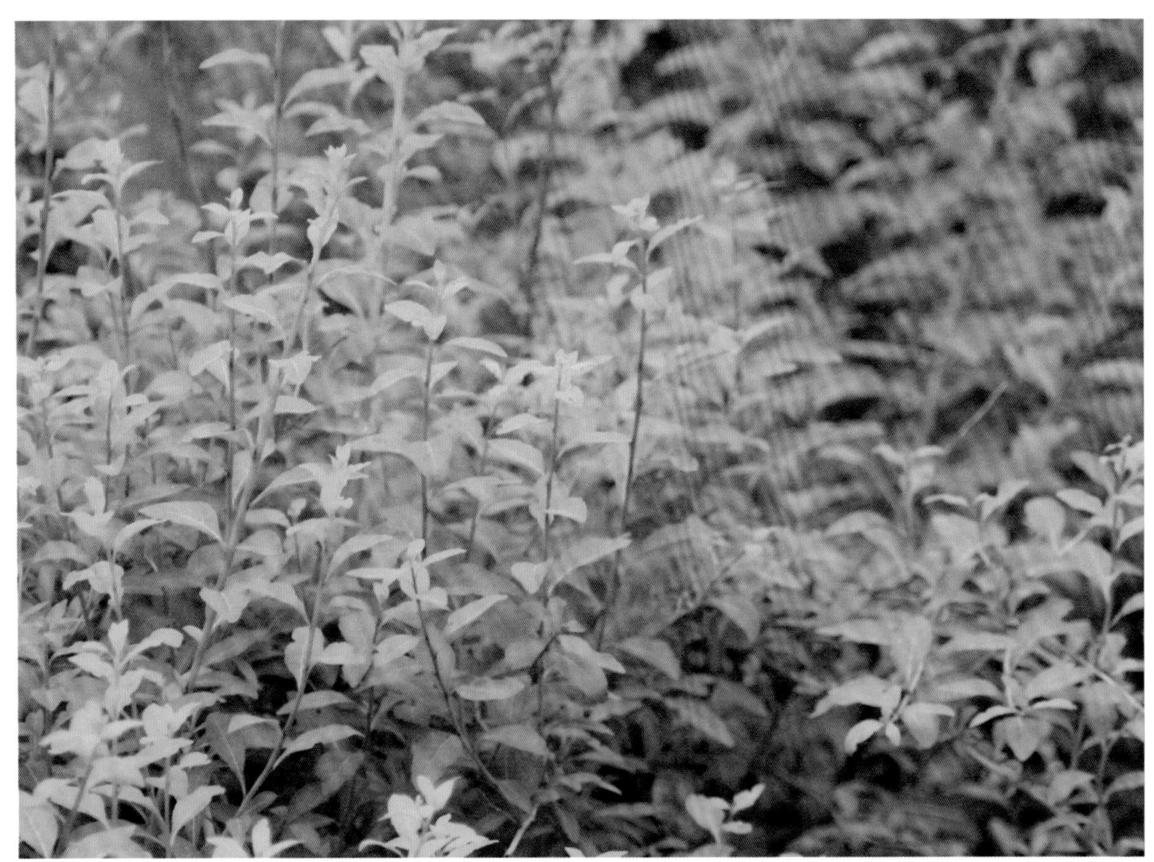

枸杞

识别特征

灌木，高 1 m 以上。枝细长，柔弱，常弯曲下垂，有棘刺。叶互生或簇生于短枝上，卵形、菱形或卵状披针形，长 1.5 ~ 5.0 cm，宽 5 ~ 17 mm，全缘；叶柄长 3 ~ 10 mm。花常 1 ~ 4 朵簇生于叶腋；花梗细；花萼钟状，长 3 ~ 4 mm，3 ~ 5 裂；花冠漏斗状，筒部稍宽但短于檐部裂片，长 9 ~ 12 mm，淡紫色，裂片有缘毛；雄蕊 5，花丝基部密生茸毛。浆果卵状或长椭圆状卵形，红色。种子肾形，黄色。花期 5—10 月，果期 6—11 月。

生境分布

生长于山坡荒地、路旁及村寨旁。全国大部分地区有分布。

采收加工

夏、秋二季果实呈橙黄色时采收，晾至皮皱后，再曝晒至外皮干硬，果肉柔软为度，除去果梗，生用或鲜用。

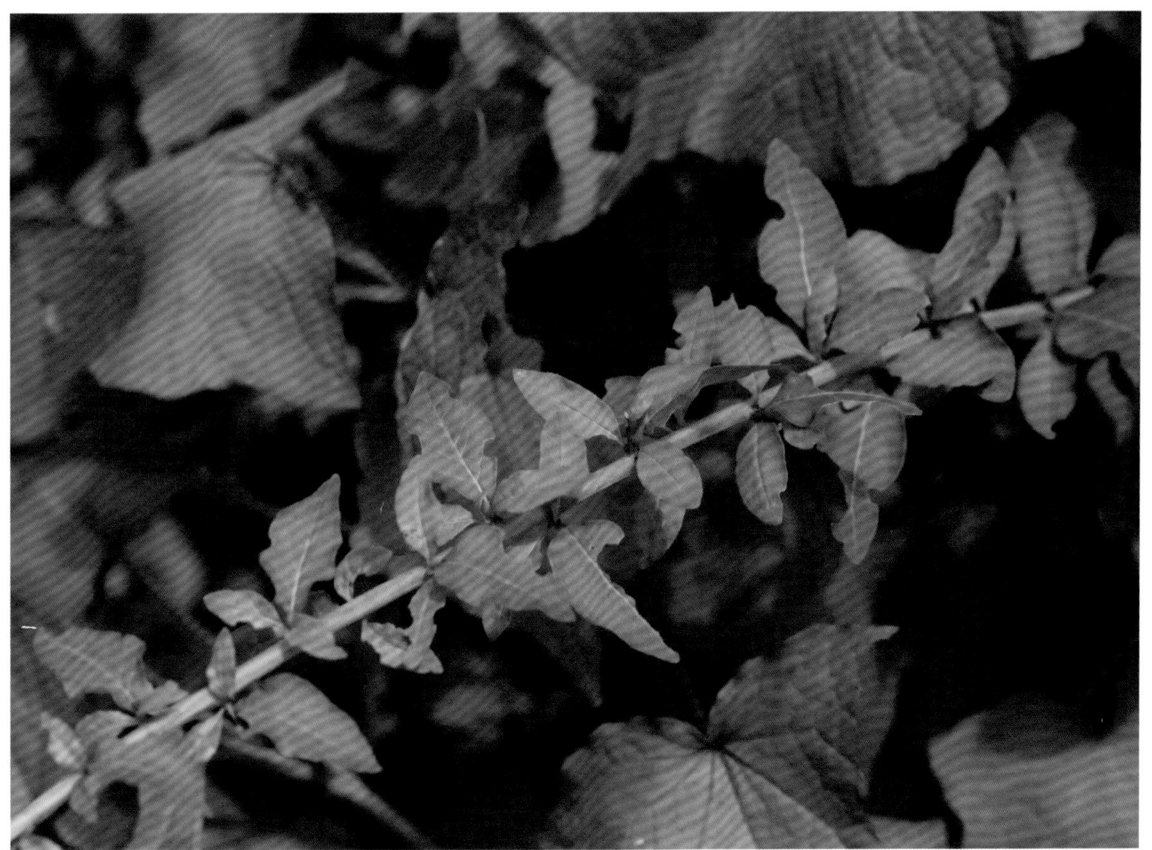

枸杞

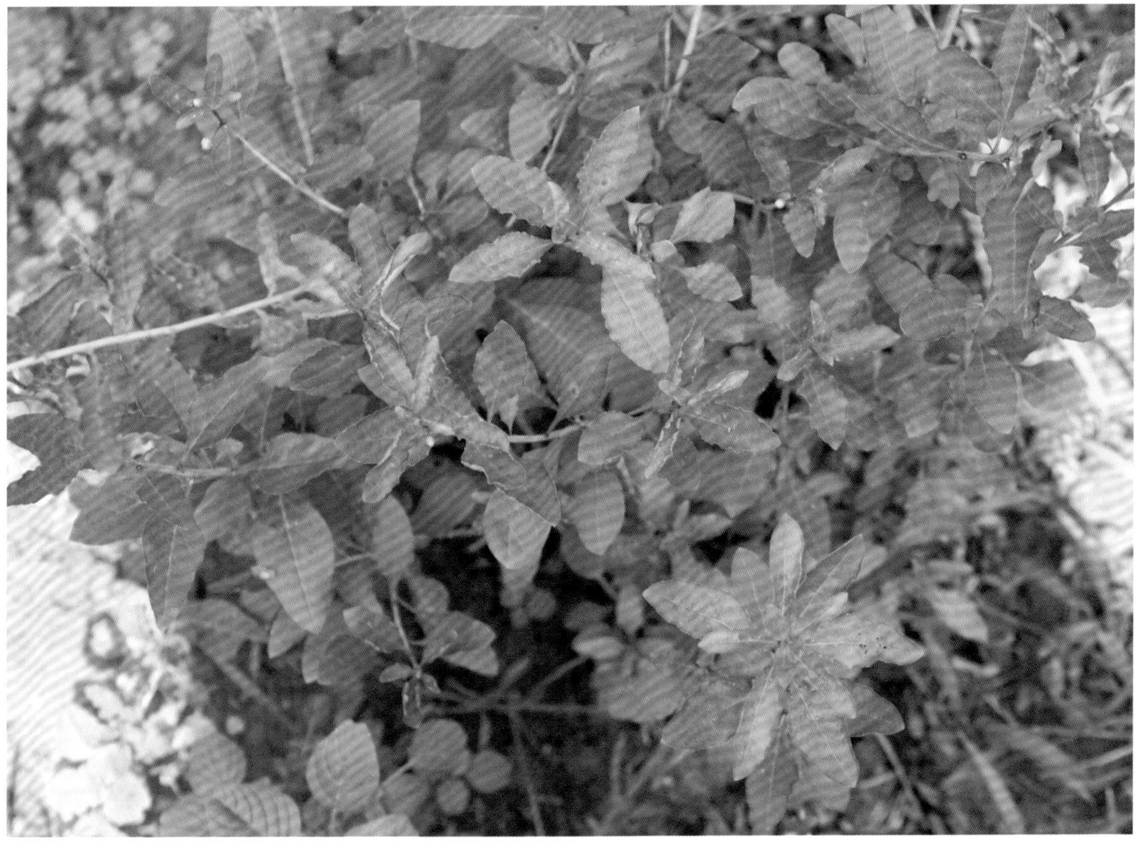

枸杞

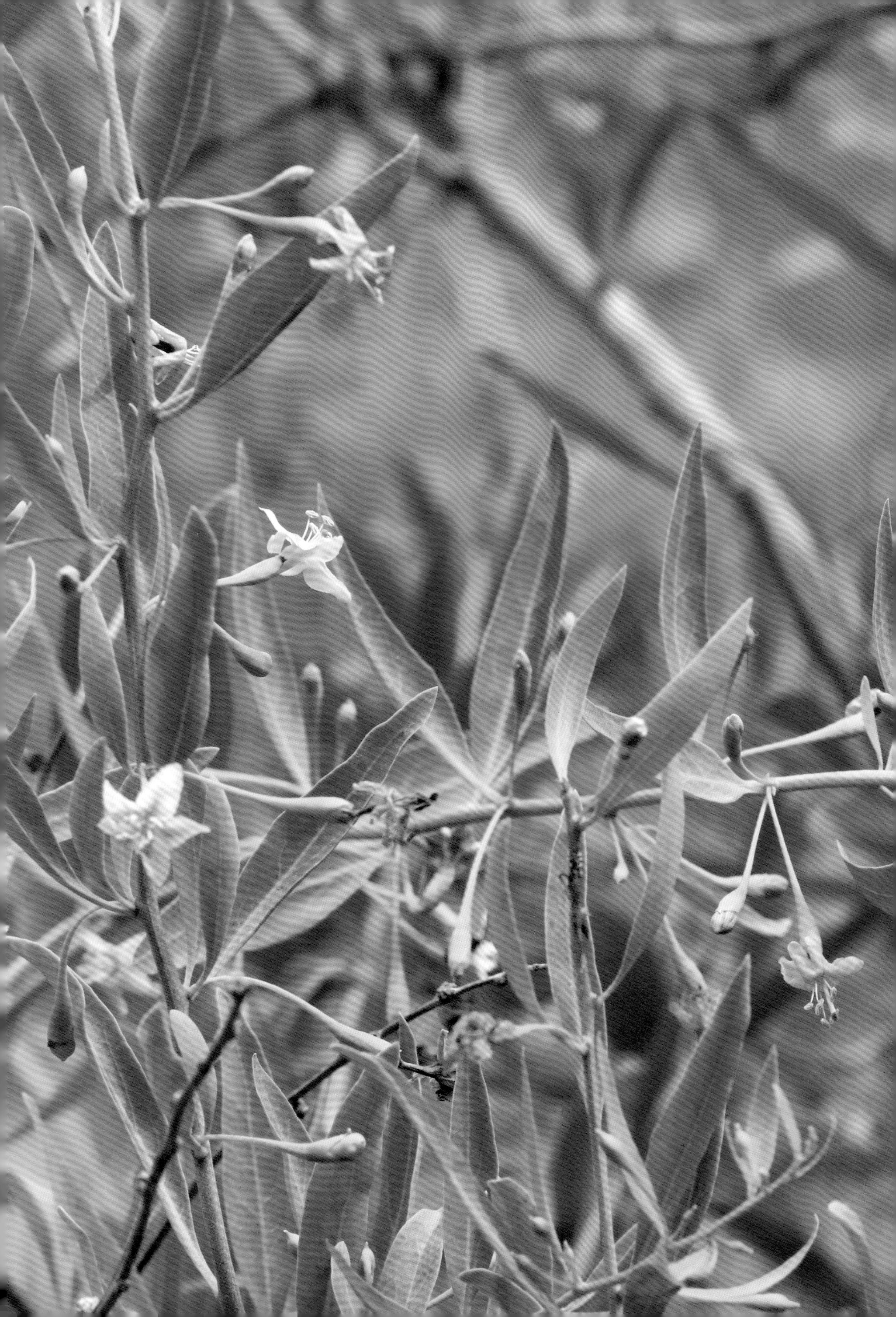

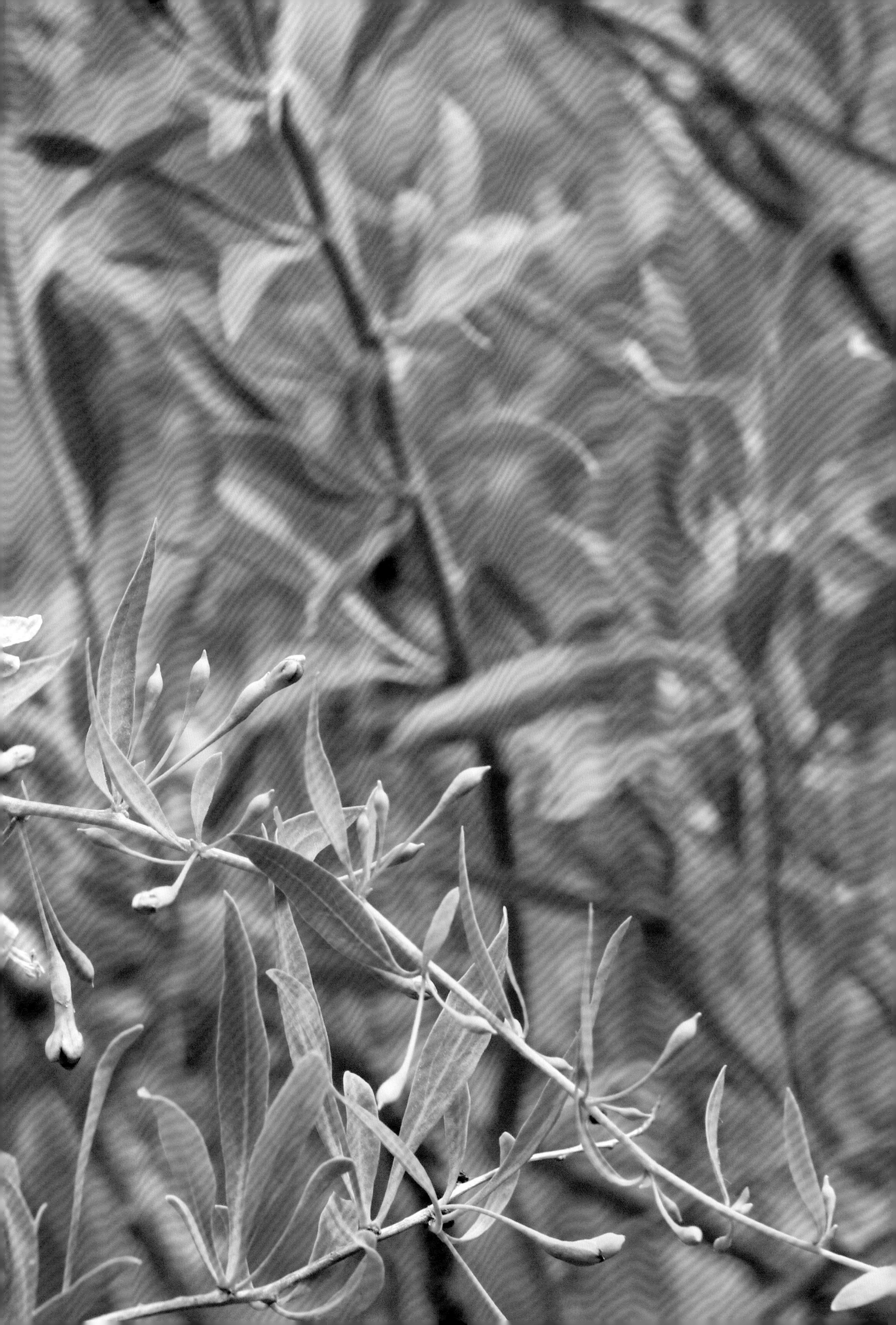

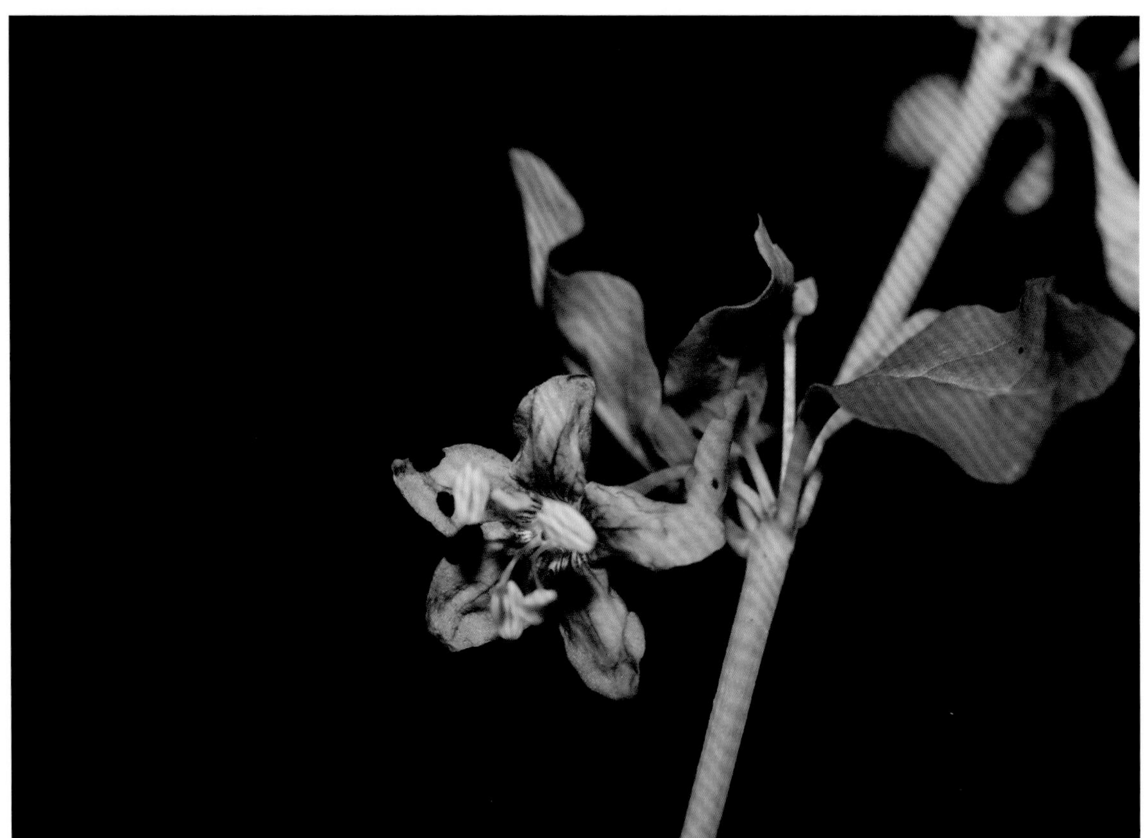

枸杞

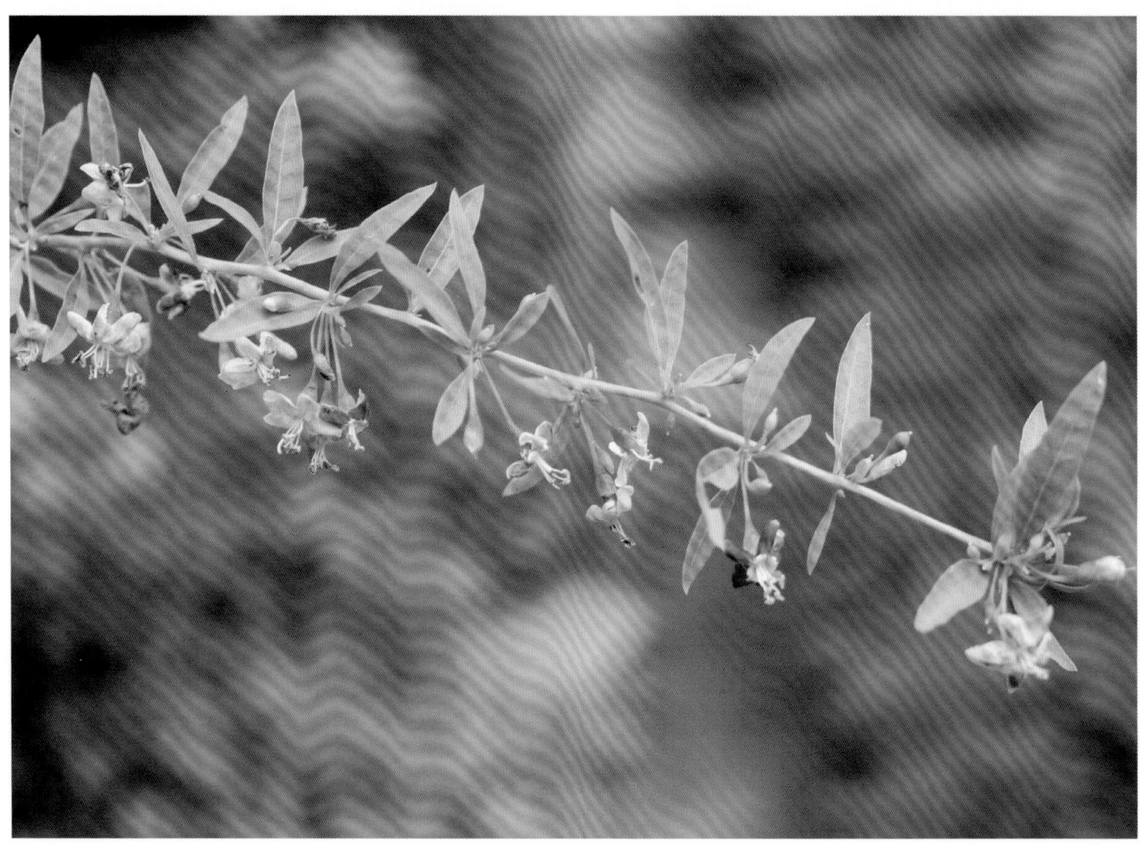

枸杞

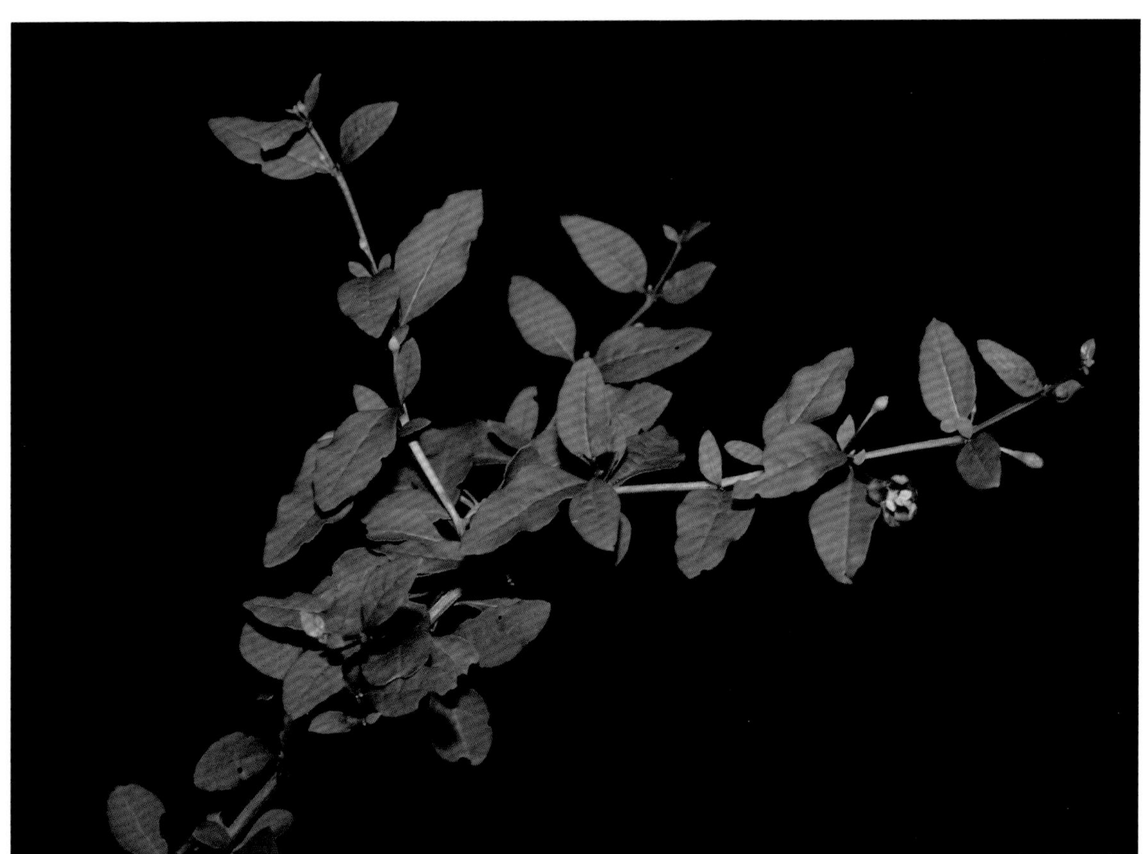

枸杞

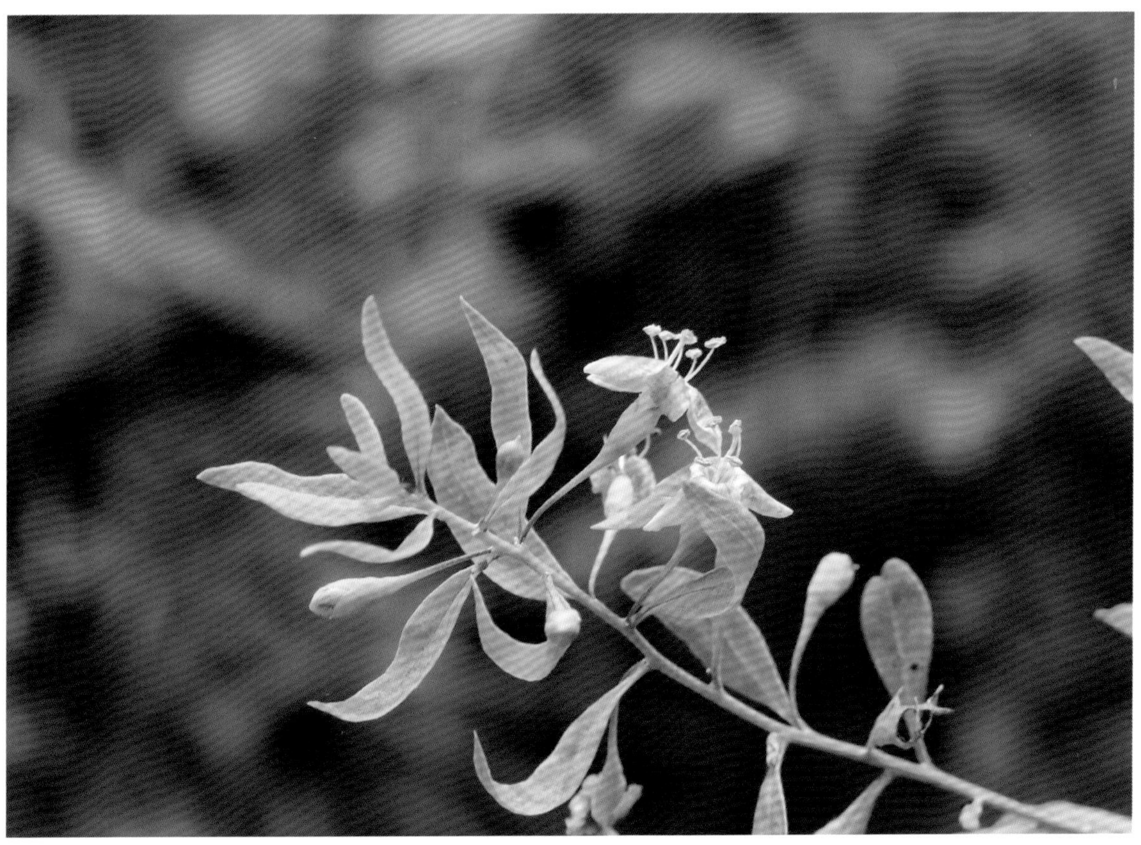

枸杞

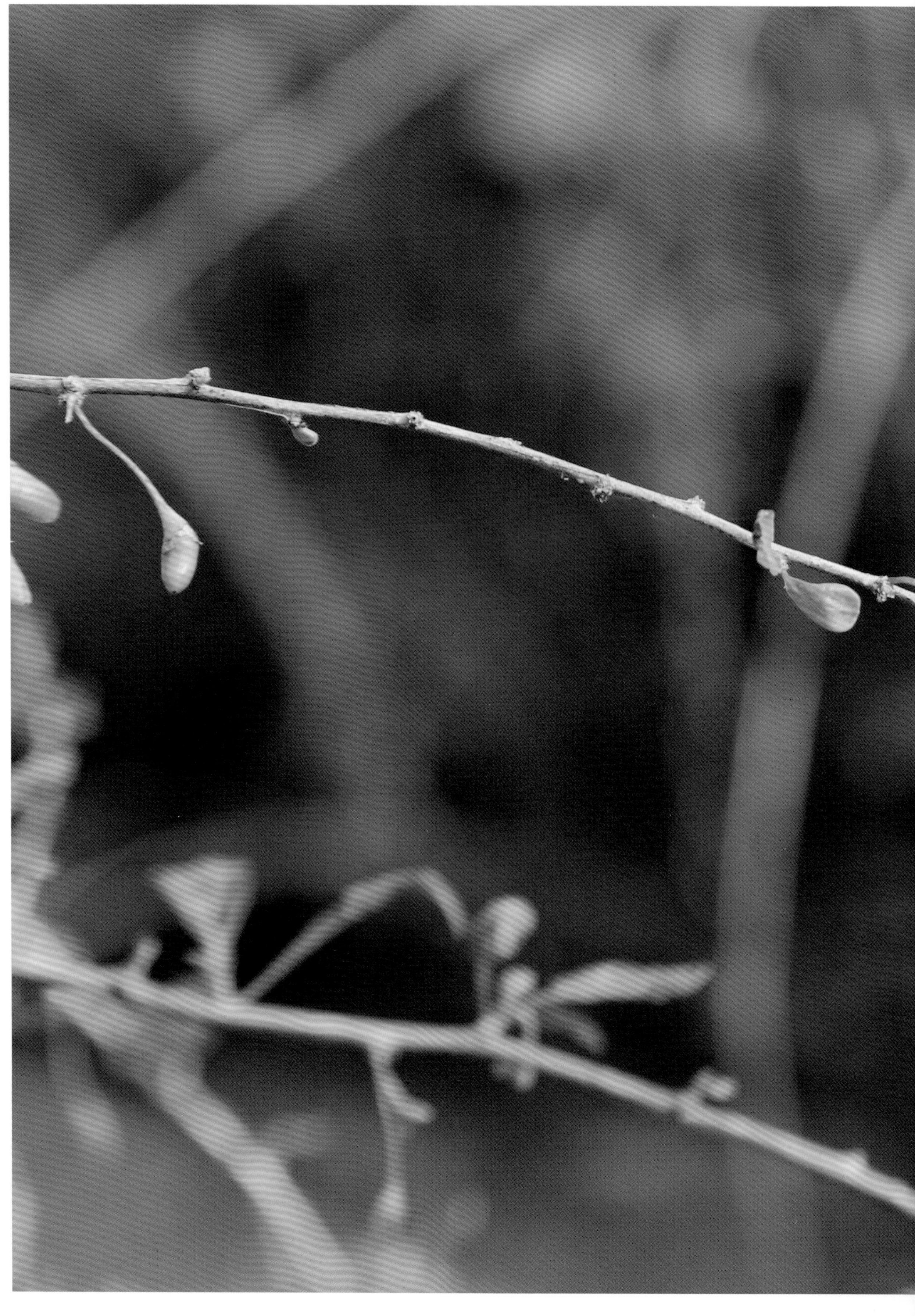

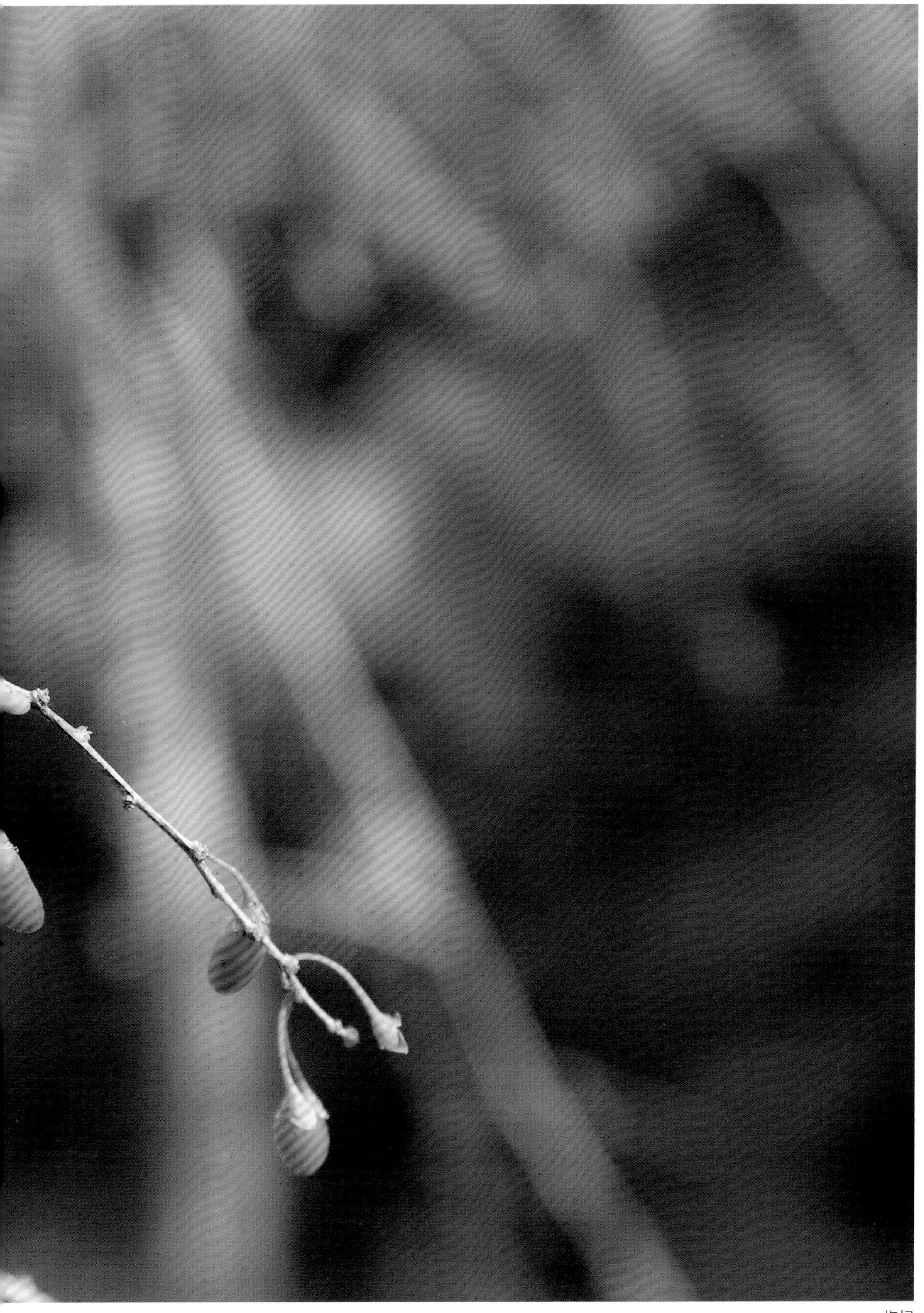

枸杞

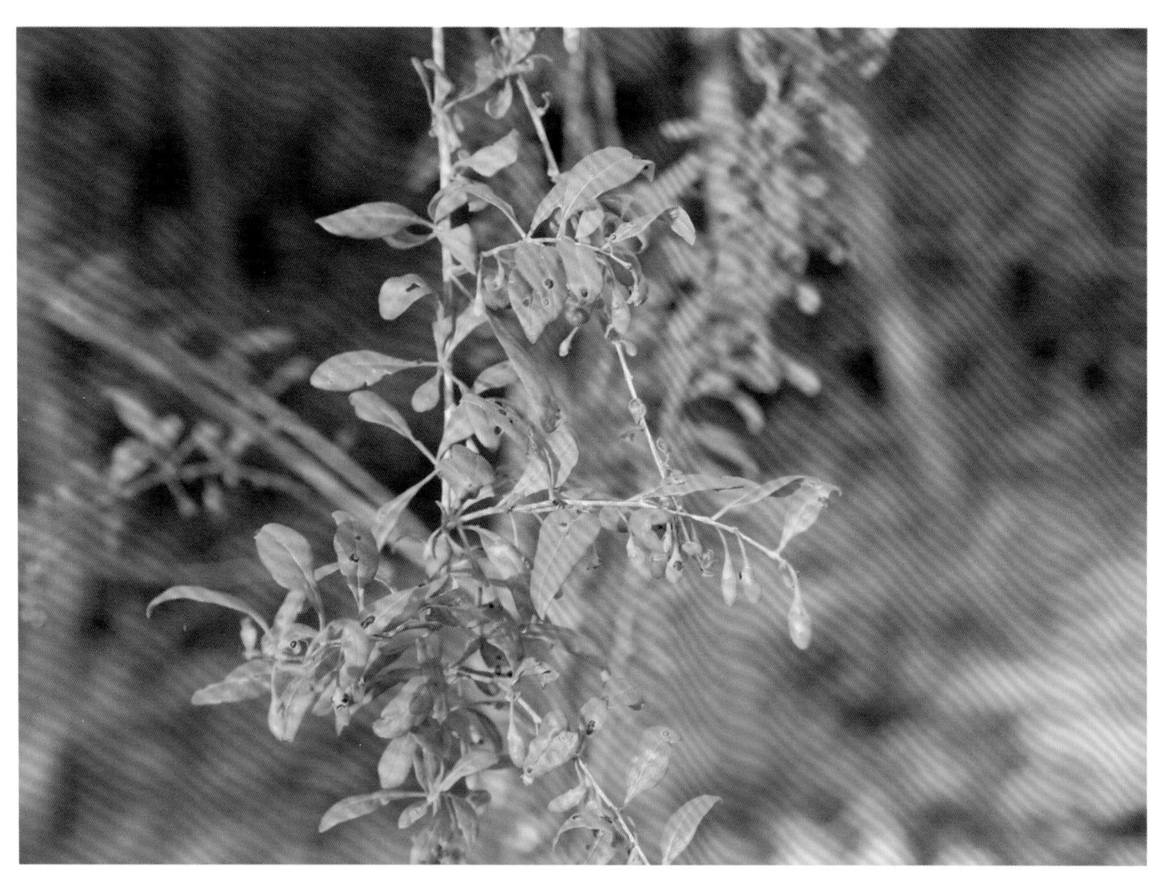

枸杞

药材鉴别

本品浆果长卵形或椭圆形，略扁，长 10 ~ 18 mm，直径 4.0 ~ 6.5 mm。表面鲜红色或暗红色，具不规则的皱纹，略带光泽。顶端有小突起状花柱痕，基部有白色果梗痕。质柔软滋润。横切面类圆形，由横隔分成 2 室，中轴胎座着生种子 20 ~ 50 粒，种子扁肾形，长 1.2 ~ 2.0 mm，宽 0.4 ~ 0.7 mm，黄色，有微细凹点，凹侧有明显的种脐。气无，味甜、微酸。

功效主治

清虚热，凉血。主治阴虚发热，盗汗，心烦，口渴，肺热咳喘，咯血，吐血，衄血，消渴。

用法用量

内服：煎汤，15 ~ 30 g（鲜品加倍）；或入丸、散、膏、酒剂。

民族药方

1．疖肿 枸杞子 15 g，凡士林 50 g。枸杞子烘脆研末，加凡士林制成软膏，外涂患处，每日 1 次。

2．妊娠呕吐 枸杞子、黄芩各 50 g。置于带盖大瓷杯内，用沸水冲泡，频频饮服。

3．男性不育 枸杞子 15 g。每晚嚼服，连服 1 个月为 1 个疗程，待精液常规检查正常后再服 1 个疗程，服药期间应戒房事。

4．肥胖病 枸杞子 15 g。用沸水冲泡当茶饮服，早、晚各 1 次。

5．老人夜间口干 枸杞子 30 g。每晚嚼服，10 个月为 1 个疗程。

6．身体虚弱，腰膝酸软 枸杞子、墨旱莲、桑椹各 20 g，女贞子 15 g。水煎服。

7．早期原发性高血压 枸杞子、白菊花各 15 g，生杜仲 20 g，桑寄生 25 g，生牡蛎 30 g。水煎服。

8．遗精，滑精 枸杞子、芡实各 20 g，补骨脂、韭菜子各 15 g，牡蛎（先煎）40 g。水煎服。

9．肝肾不足，头晕盗汗，迎风流泪 枸杞子、菊花、熟地黄、山药各 20 g，山茱萸、牡丹皮、泽泻各 15 g。水煎服。

10．肾虚腰痛 枸杞子、金毛狗脊各 20 g。水煎服。

使用注意

脾胃虚寒者慎服。

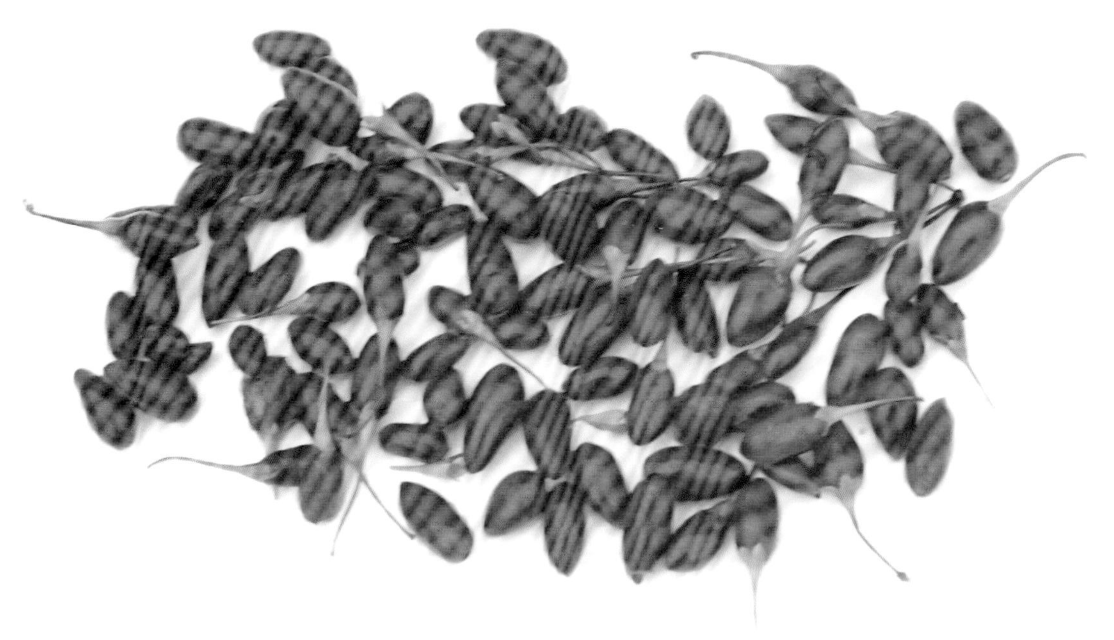

枸杞子药材

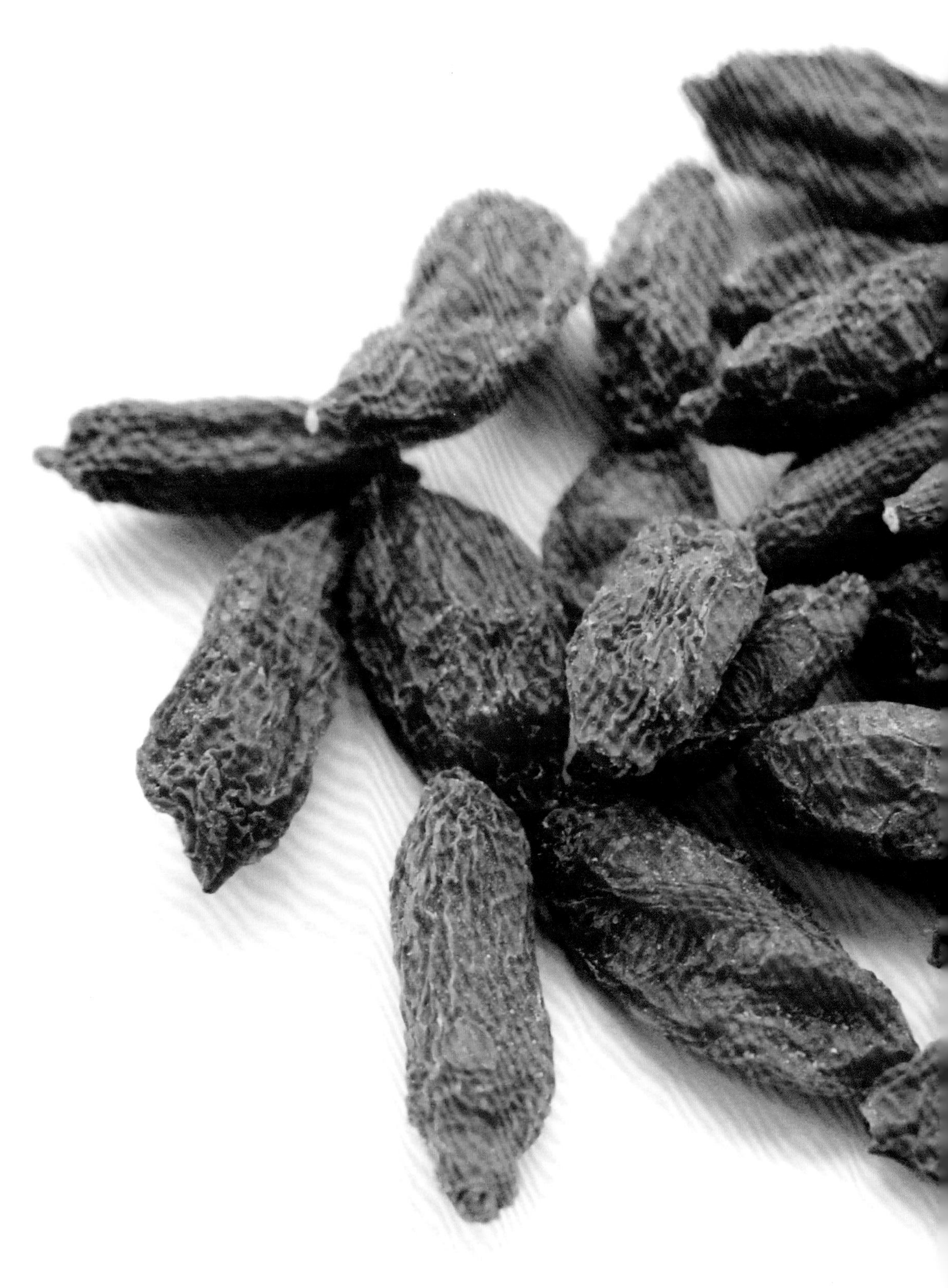

枸杞子

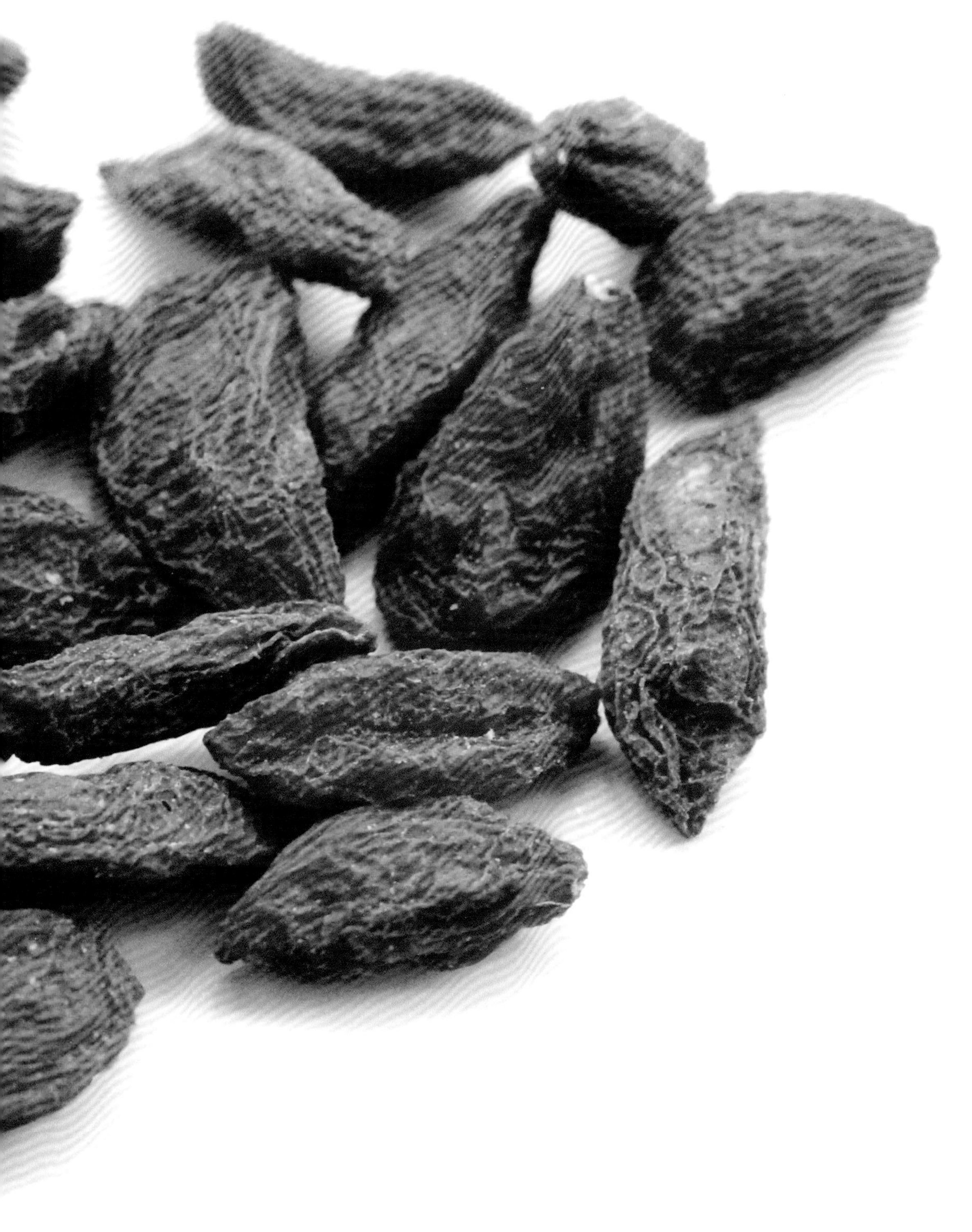

枸杞子饮片

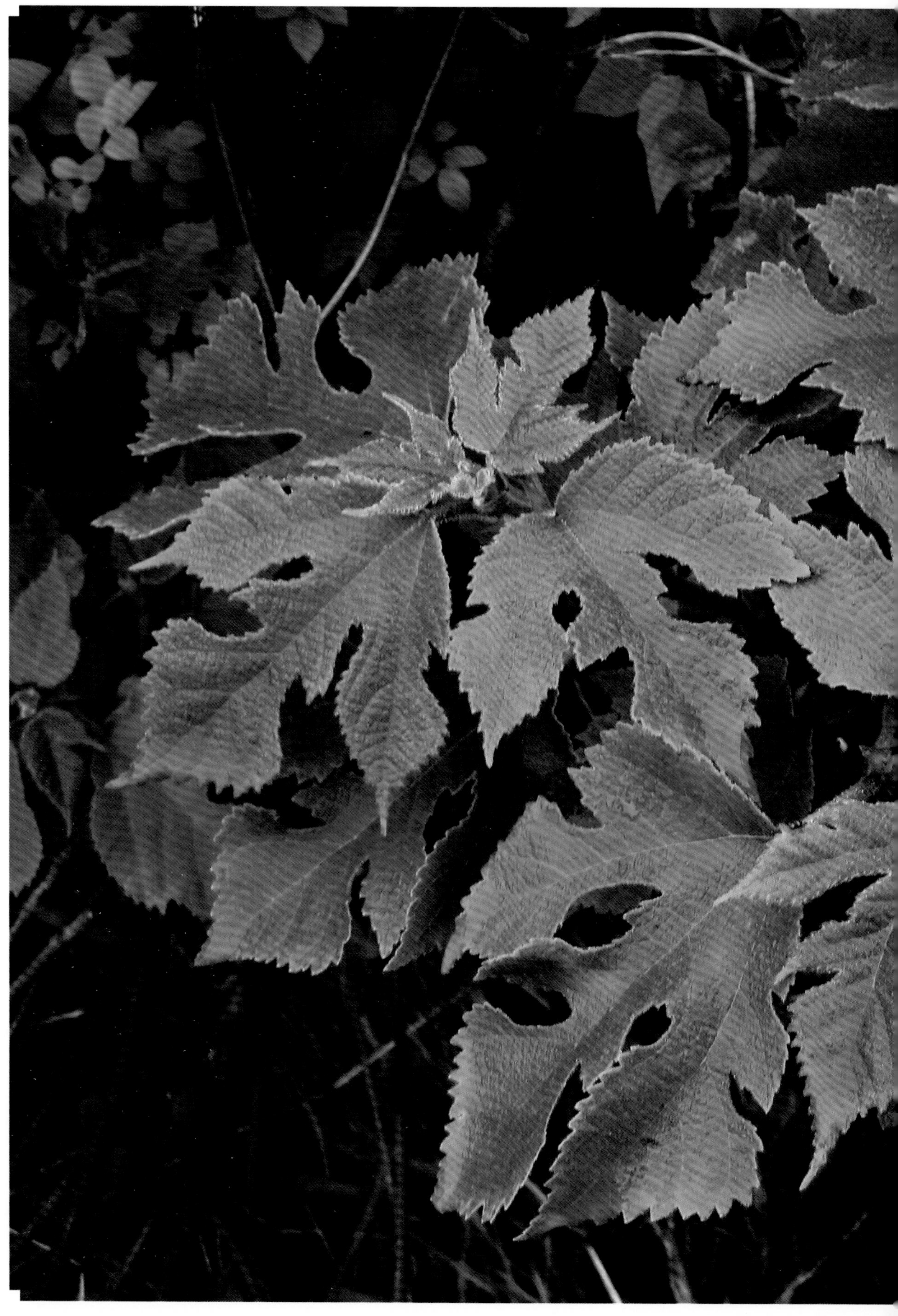

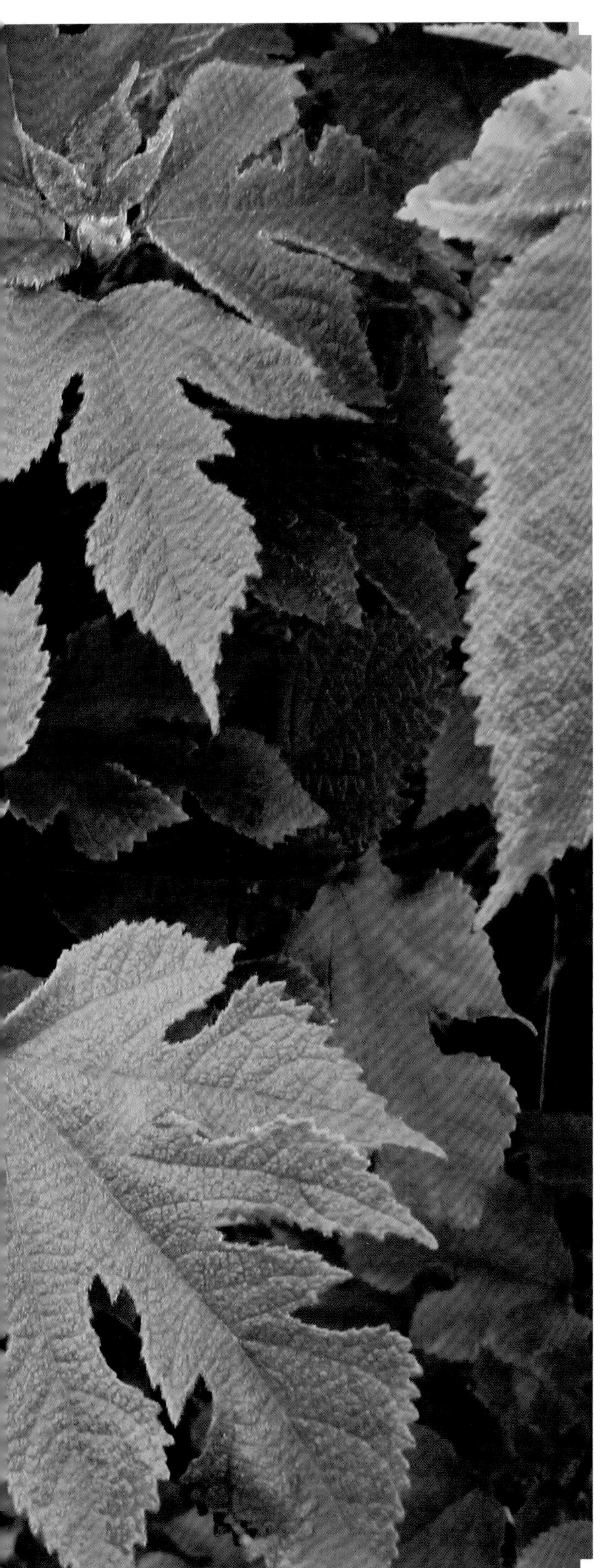

构树

【苗药名】绞寡。

【别　名】楮实子、楮实、楮桃。

【来　源】本品为桑科植物构树 *Broussonetia papyrifera*（L.）Vent. 的果实。

【性味归经】味甘，性冷。归热经。

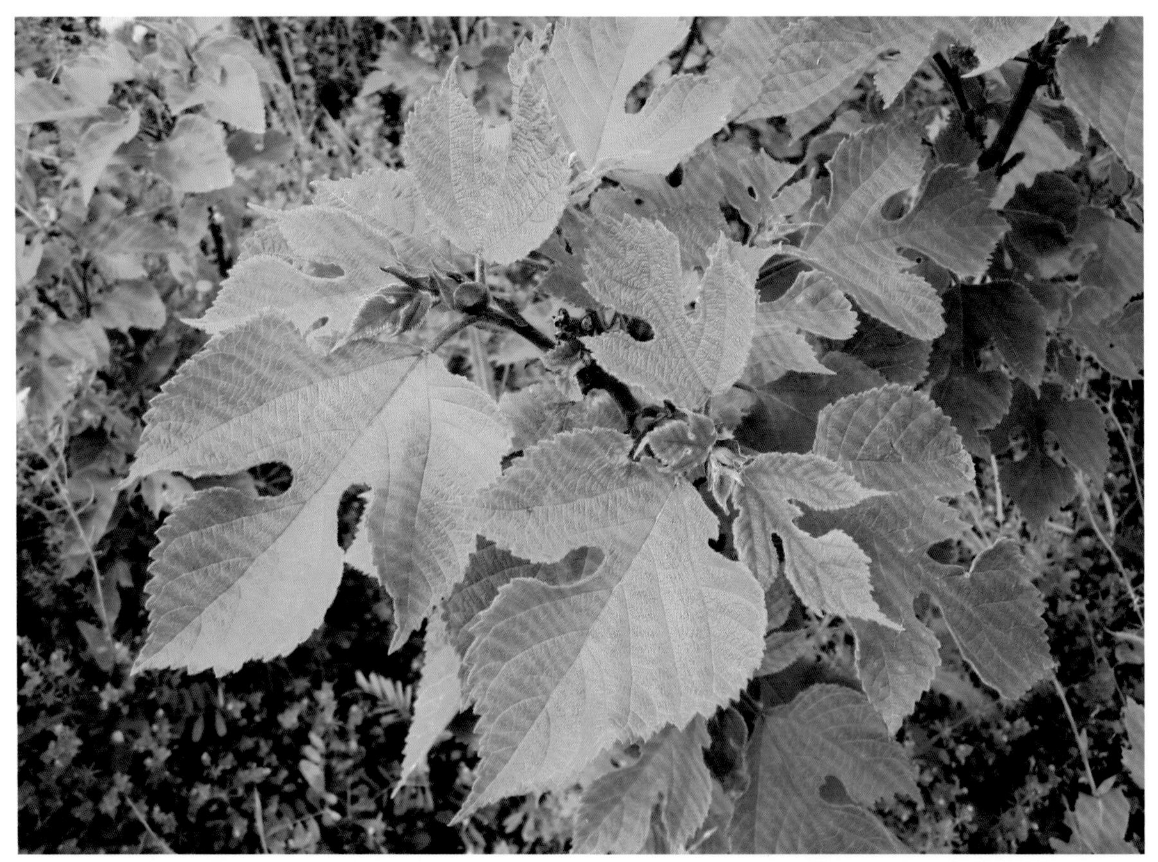

构树

识别特征

落叶乔木，高达 20 m。茎、叶具乳液，嫩枝被柔毛。叶互生；叶片卵形，长 8 ~ 18 cm，宽 6 ~ 12 cm，不分裂或 3 ~ 5 深裂，先端尖，基部圆形或心形，有时不对称，边缘锯齿状，上面暗绿色，具粗糙伏毛，下面灰绿色，密生柔毛；叶柄长 3 ~ 10 cm，具长柔毛；托叶膜质，早落。花单性，雌雄异株；雄花为腋生肉荑花序，下垂，长 5 cm，萼 4 裂；雄蕊 4；雌花为球形假头状花序，有多数棒状苞片，先端圆锥形，有毛，雌蕊散生于苞片间，花柱细长，丝状，紫色，方筒状卵圆形，为花萼所包被。聚花果肉质，球形，橙红色。花期 5 月，果期 9 月。

生境分布

生长于山坡林缘或村寨道旁。分布于华东、华南、西南及河北、山西、陕西、贵州等省区。

采收加工

夏季采收，鲜用或晒干备用。

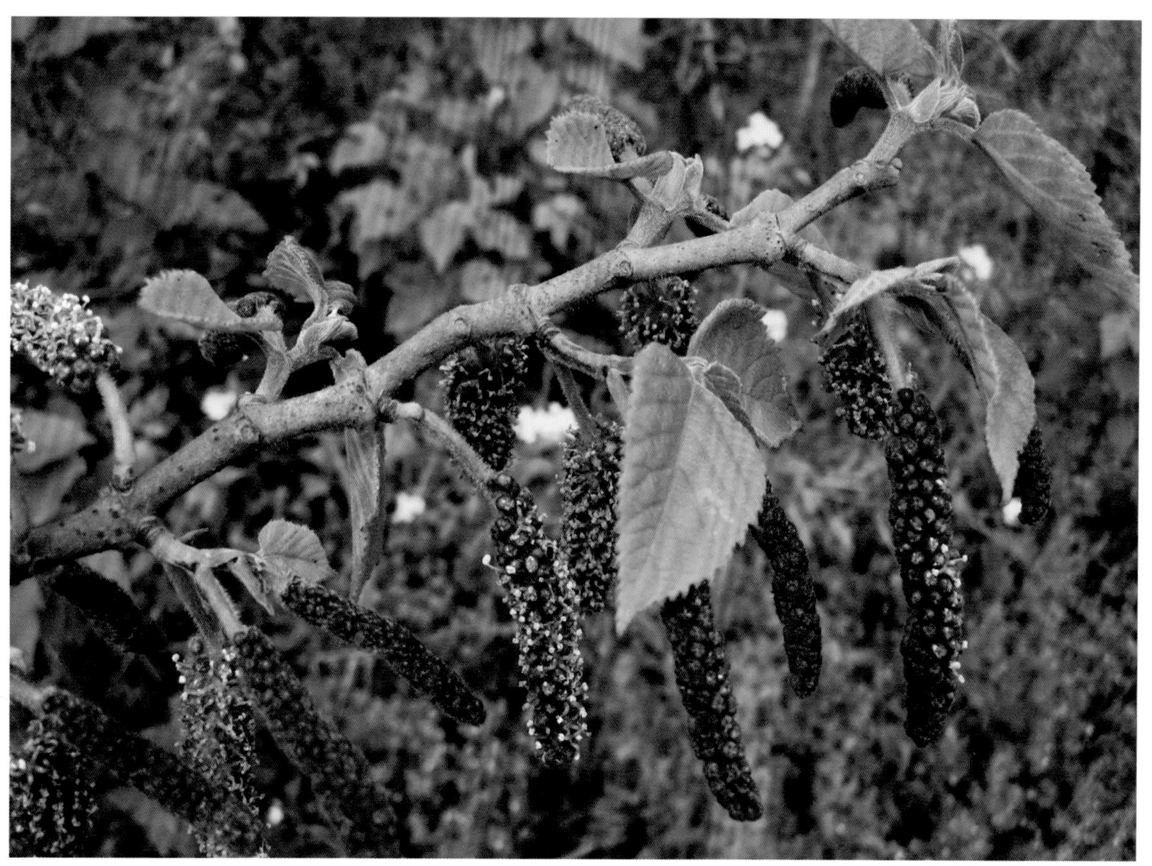

构树果实

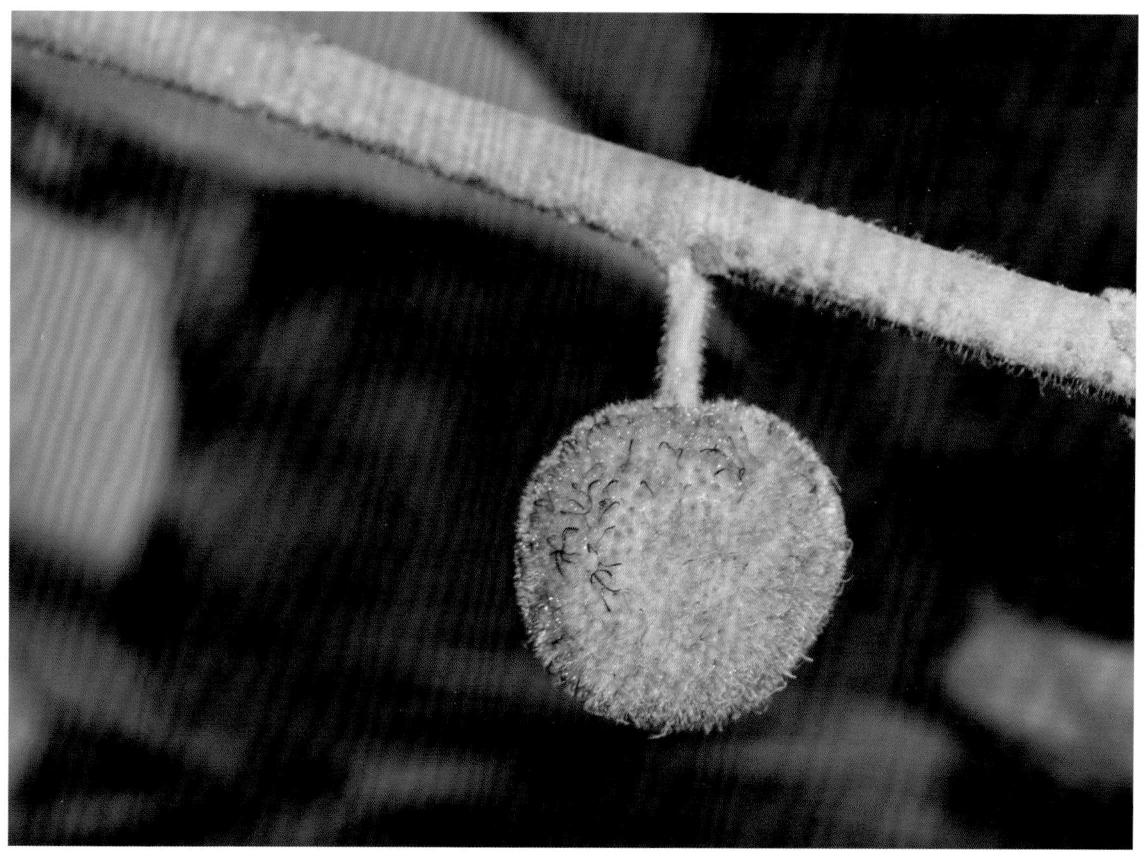

构树果实

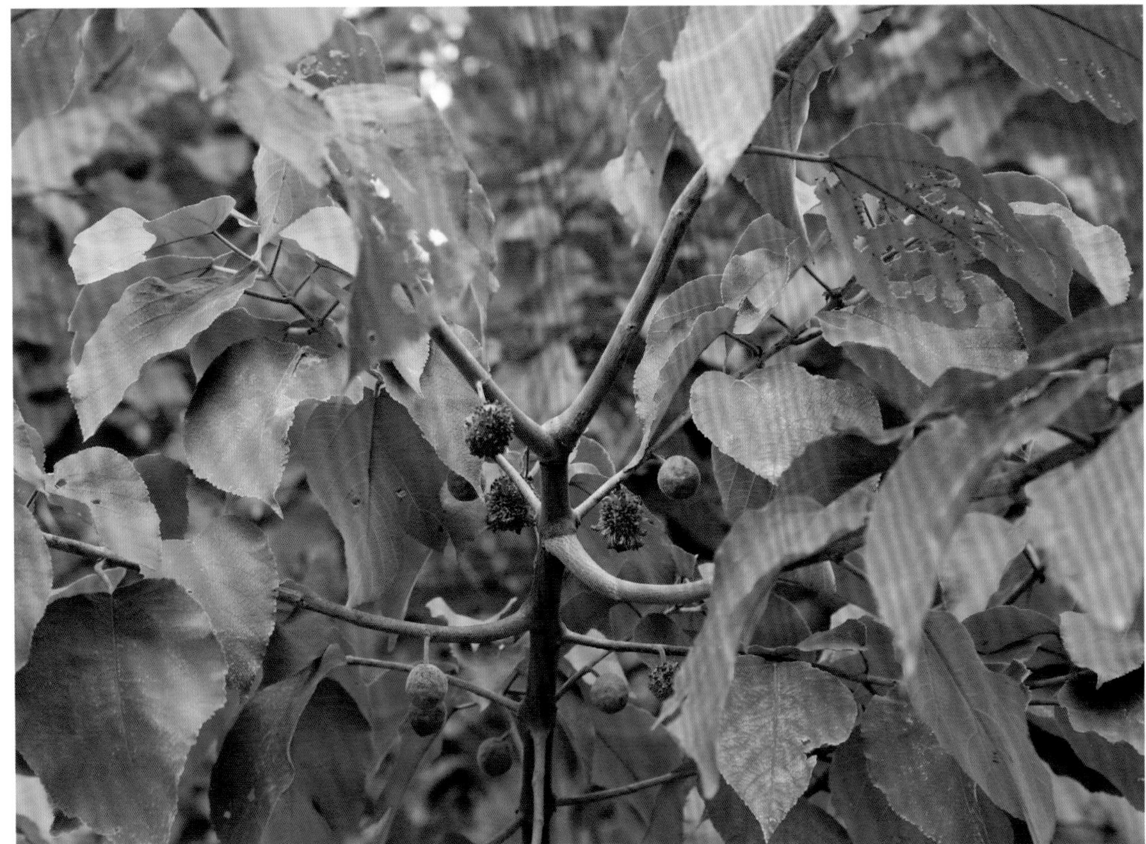

构树果实

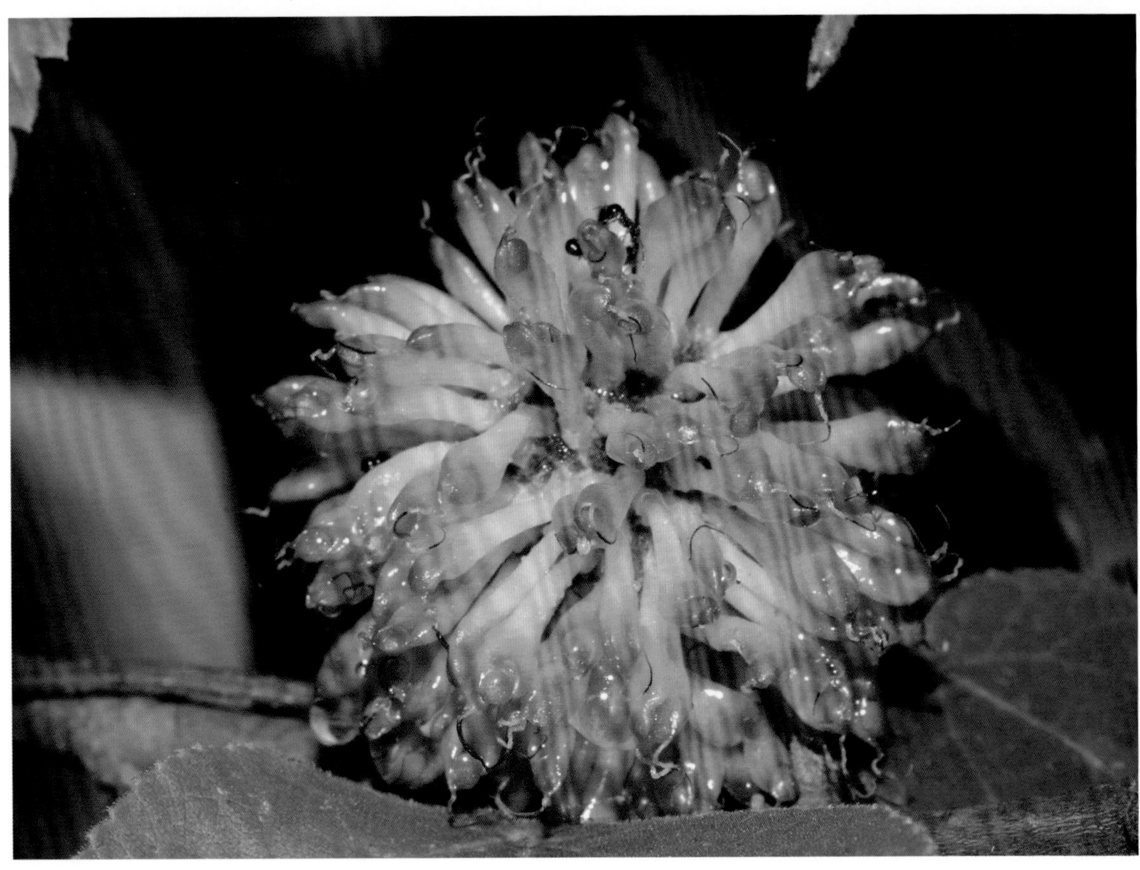

构树果实

药材鉴别

果实呈扁圆形或卵圆形，长 1.5 ~ 3.0 mm，直径约 1.5 mm，表面红棕色，有网状皱纹或疣状突起。一侧有棱，一侧略平或有凹槽，有的具子房柄。果皮坚脆，易压碎，膜质种皮紧贴于果皮内面；胚乳类白色，富油性。气微，味淡。

功效主治

清肝明目，滋肾益阴，催乳，健脾利水。主治目昏，目翳，肾虚腰膝酸软，阳痿，水肿，尿少，产后乳少。

用法用量

内服：煎汤，6 ~ 15 g；或入丸、散。外用：适量，捣烂外敷。

民族药方

1．头目眩晕，腰膝酸软　构树、杜仲、牛膝各 12 g，枸杞子、菊花各 9 g。水煎服。

2．催乳　构树 6 ~ 10 g。水煎服。

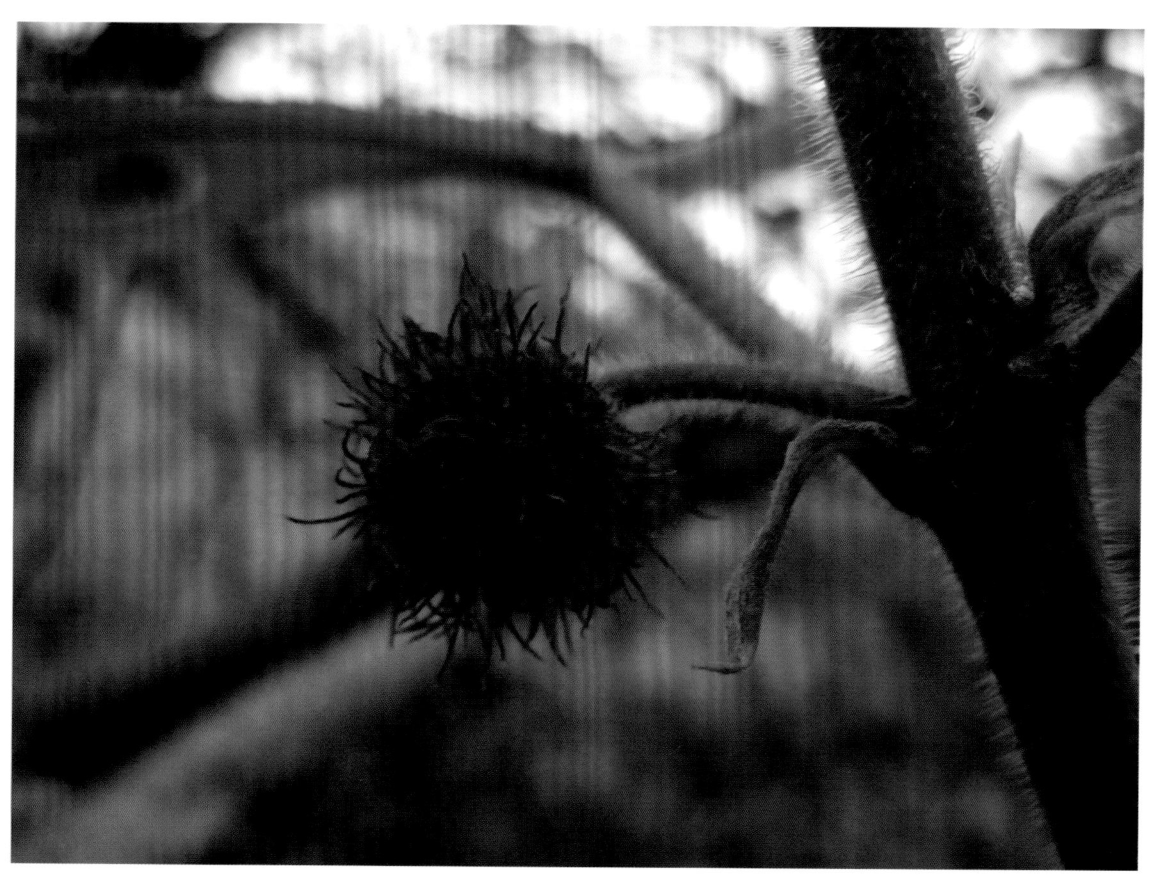

构树果实

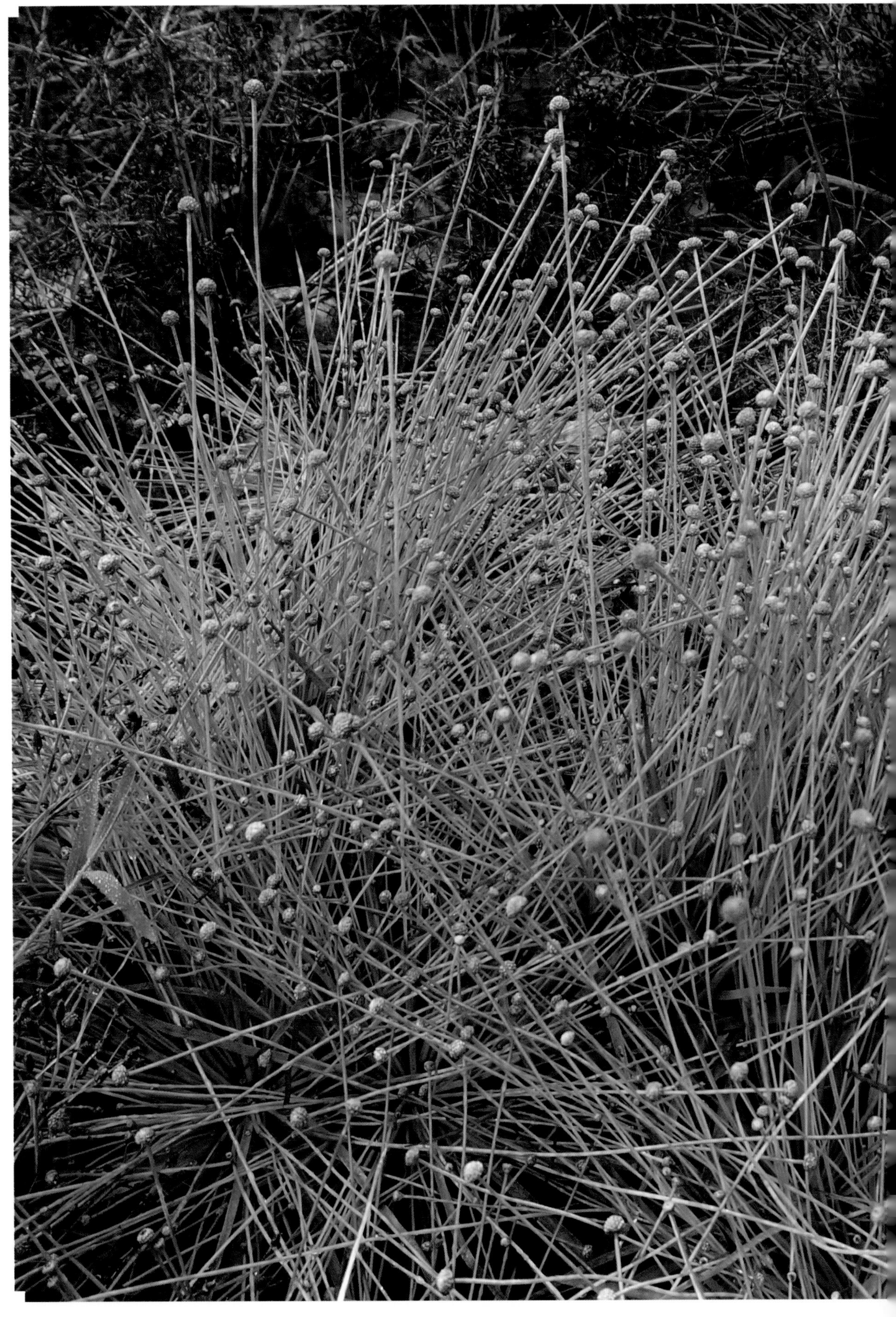

谷精草

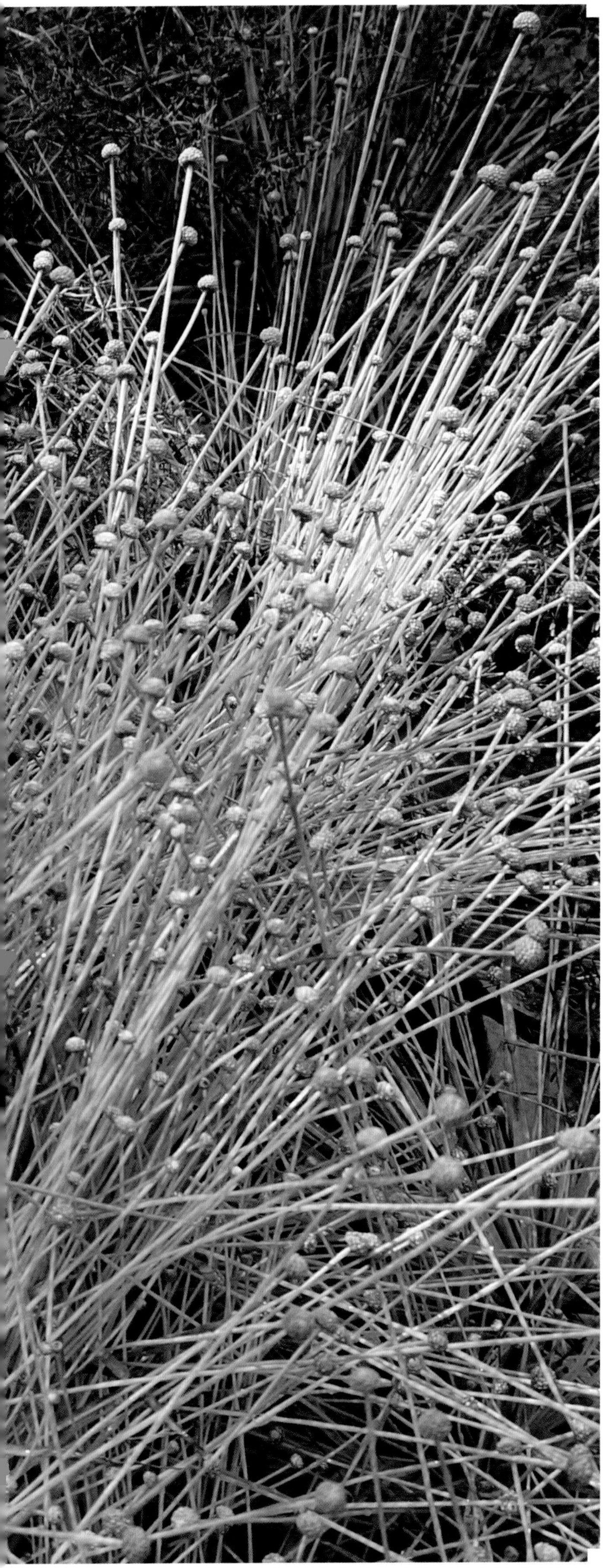

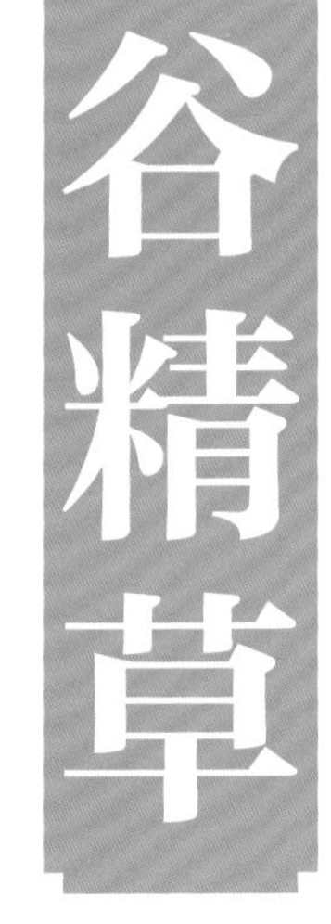

【苗药名】锐砍勾。

【别　名】佛顶珠、珍珠草、衣钮草、鼓槌草、谷精珠。

【来　源】本品为谷精草科植物谷精草 *Eriocaulom buergerianum* Koern. 的带花茎的头状花序。

【性味归经】味甜、微苦，性微冷。归热经。

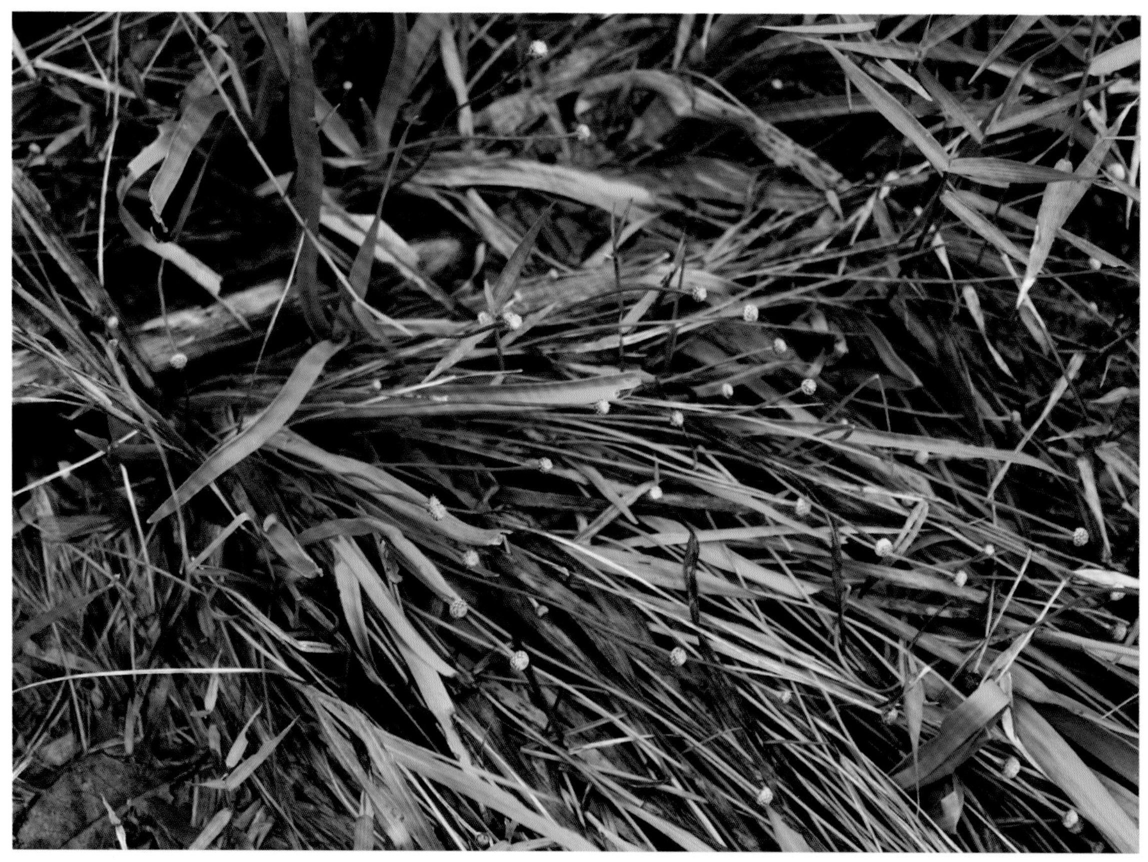

谷精草

识别特征

一年生草本植物，呈莲座状。须根多数，细软，稠密。无茎。叶基生，线状披针形，先端钝，长 6 ~ 20 cm，中部宽 3 ~ 4 mm，基部最宽可达 8 mm，有纵脉 10 余条，叶片上有纵横脉构成的透明小方格。总状花序半球形，花苞片数枚，倒卵形，长 2.0 ~ 2.5 mm，苞片背面上部及边缘密生白色棍状短毛；花单性，生长于苞片腋内，雌雄花生于同一花序上，萼片佛焰苞状；花瓣合成管，先端 3 裂，上方有黑色腺 1 枚；雄蕊 6，黑色；雌花多数生长于花序周围，花瓣 3，匙形，上方有黑色腺体 1 枚；子房 3 室。柱头 3 裂。蒴果三棱状球形，3 裂。

生境分布

生长于水稻或池沼边潮湿处。分布于贵州、安徽、江苏、浙江、广东、广西、湖南、湖北、云南、四川等省区。

采收加工

秋季采收，将花茎拔出，除净泥土杂质，晒干。

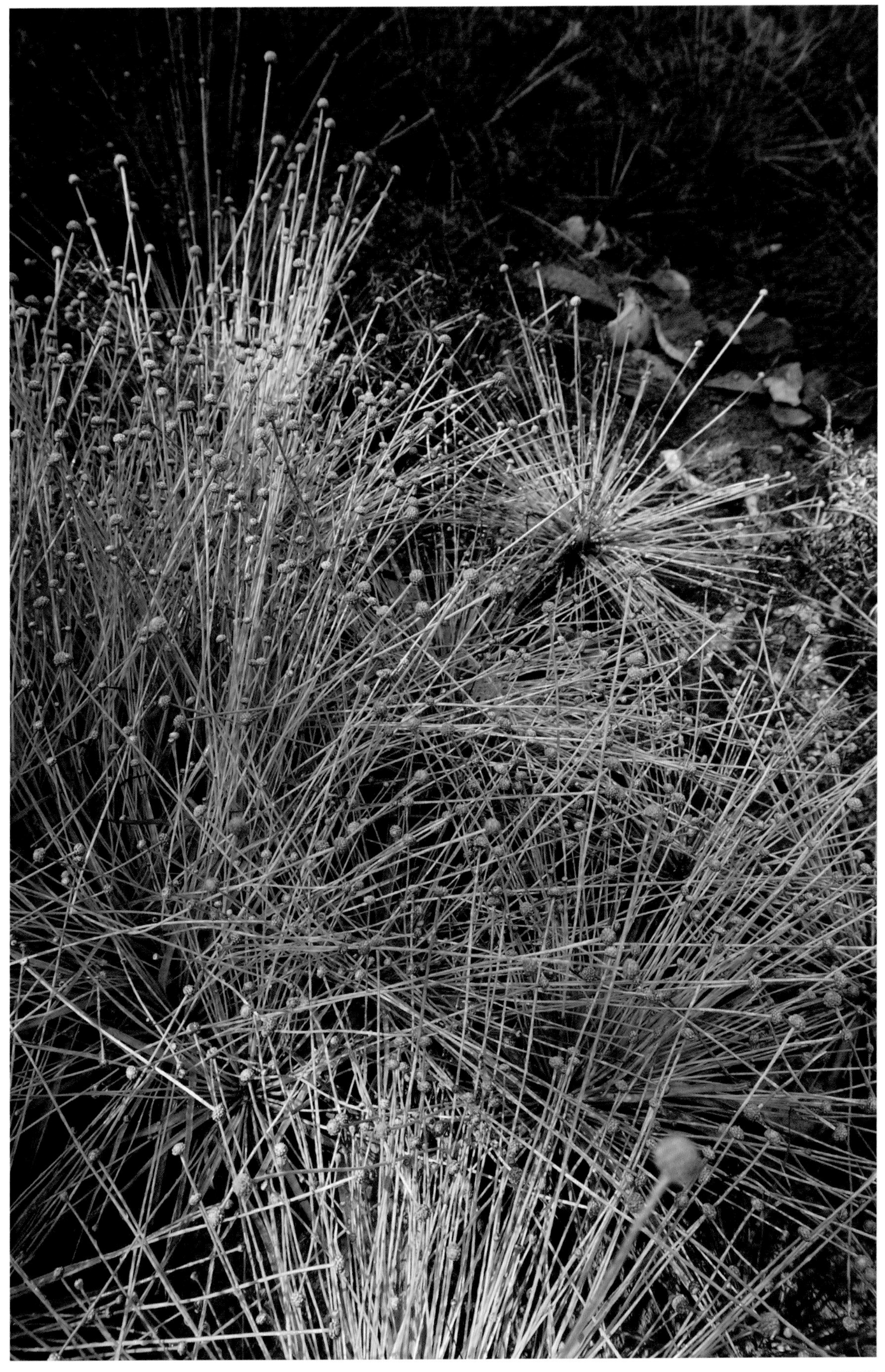

谷精草

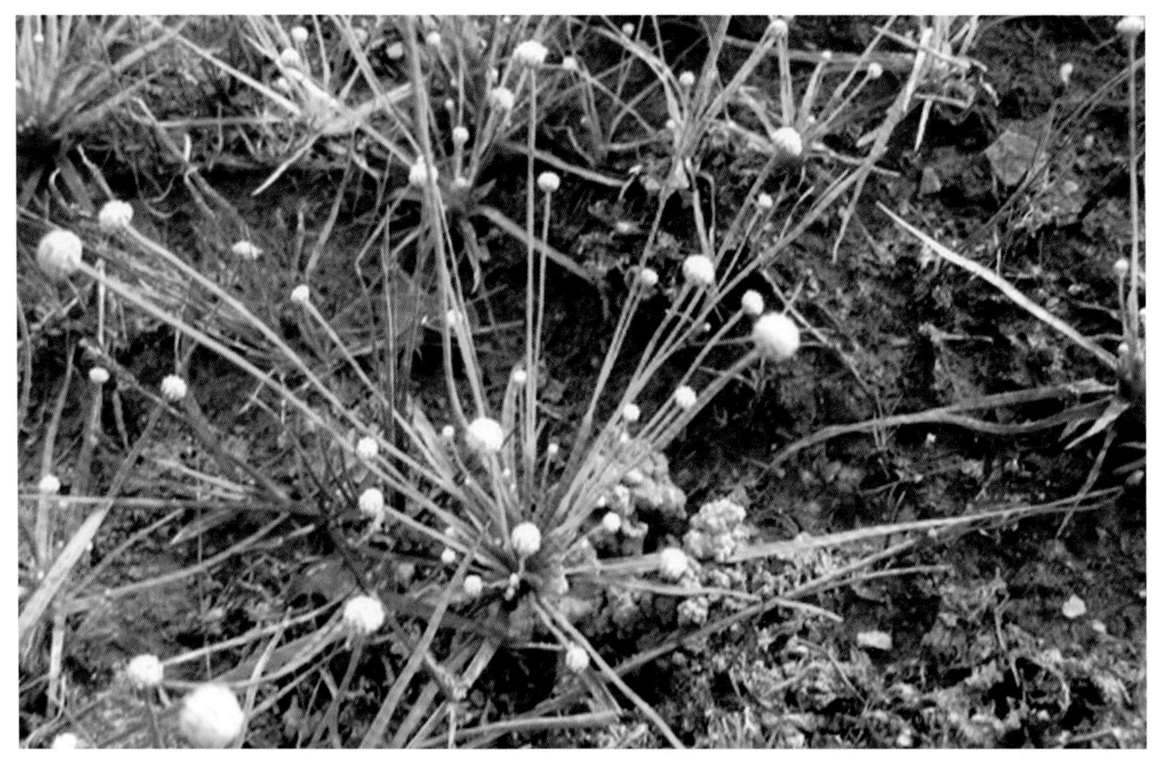

谷精草

药材鉴别

本品为带花茎的头状花序，多扎成小把。全体呈淡棕色。花茎纤细，长 14 ~ 24 cm，直径不及 1 mm，表面淡黄绿色，有 4 ~ 5 条扭曲棱线，质柔软，不易折断。头状花序半球形，直径 4 ~ 5 mm；底部有黄白色总苞，总苞片膜质，倒卵形，紧密排列成盘状。小花数十朵，灰白色，排列甚密，表面附有白粉。用手搓碎花序，可见多数黑色花药及细小灰绿色未成熟的果实。气微，味淡。以花序大而紧、色灰白，花茎短、色黄绿者为佳。

功效主治

祛风散热，明目退翳。主治目赤翳障，羞明流泪，雀目，头痛，鼻渊，牙痛及风疹瘙痒。

用法用量

内服：煎汤，9 ~ 12 g；或入丸、散。外用：适量，煎汤外洗；或烧炭存性，研末外撒；或为末吹鼻、烧烟熏鼻。

民族药方

1．脚转筋，目翳，目赤　谷精草适量，鸡肝 1 ~ 2 具。水炖服。

2．尿结　①谷精草、猪鬃草各 30 g。煨水服。②谷精草、猪鬃草、石韦各 16 g。水煎服，每日 1 剂，分 3 次服。

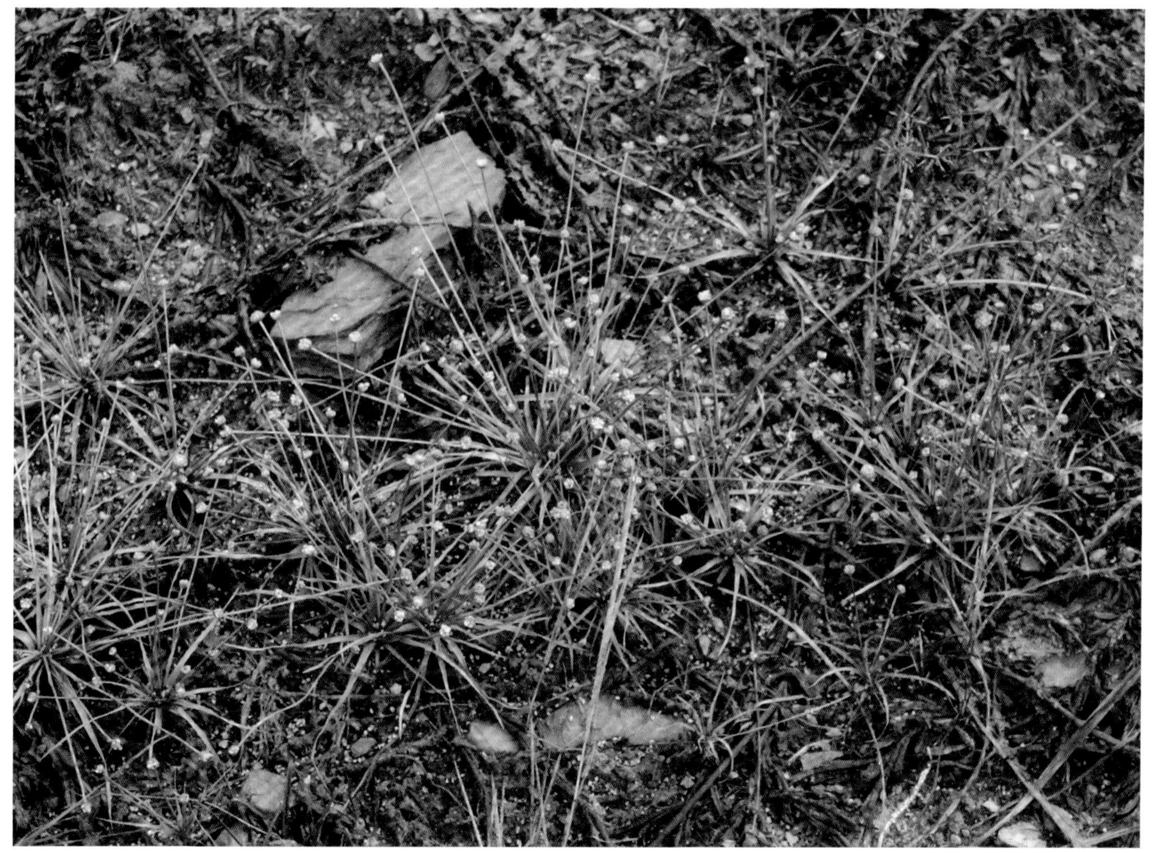

谷精草

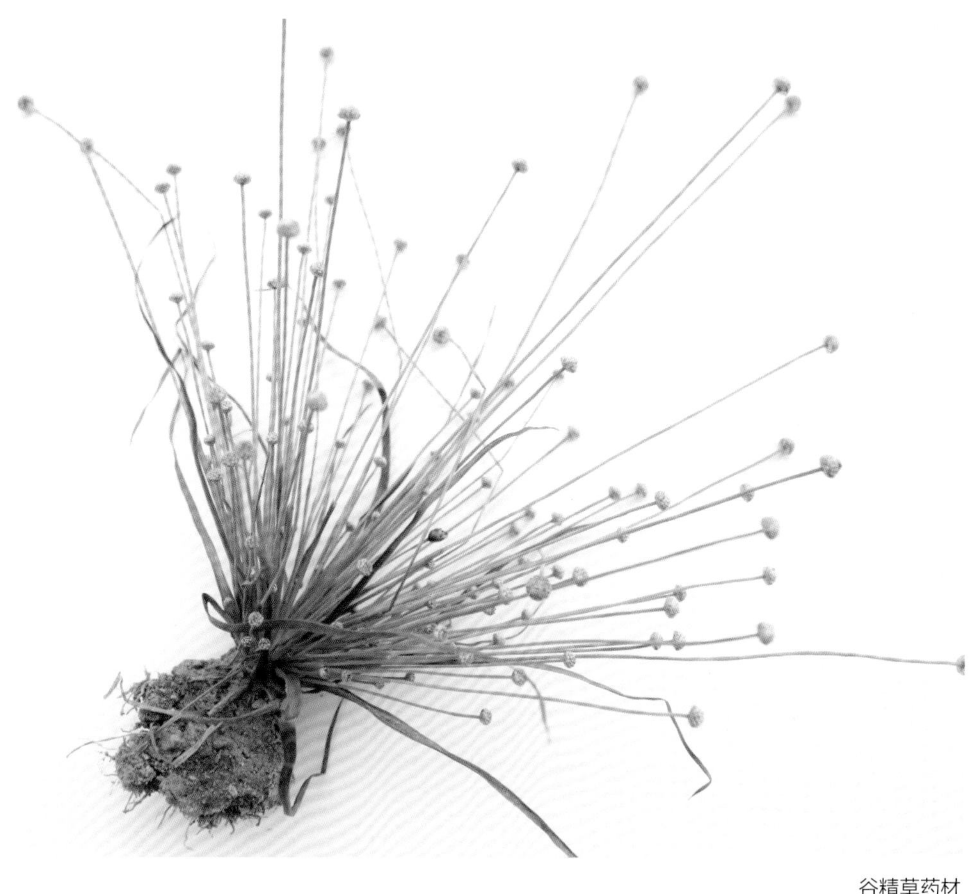

谷精草药材

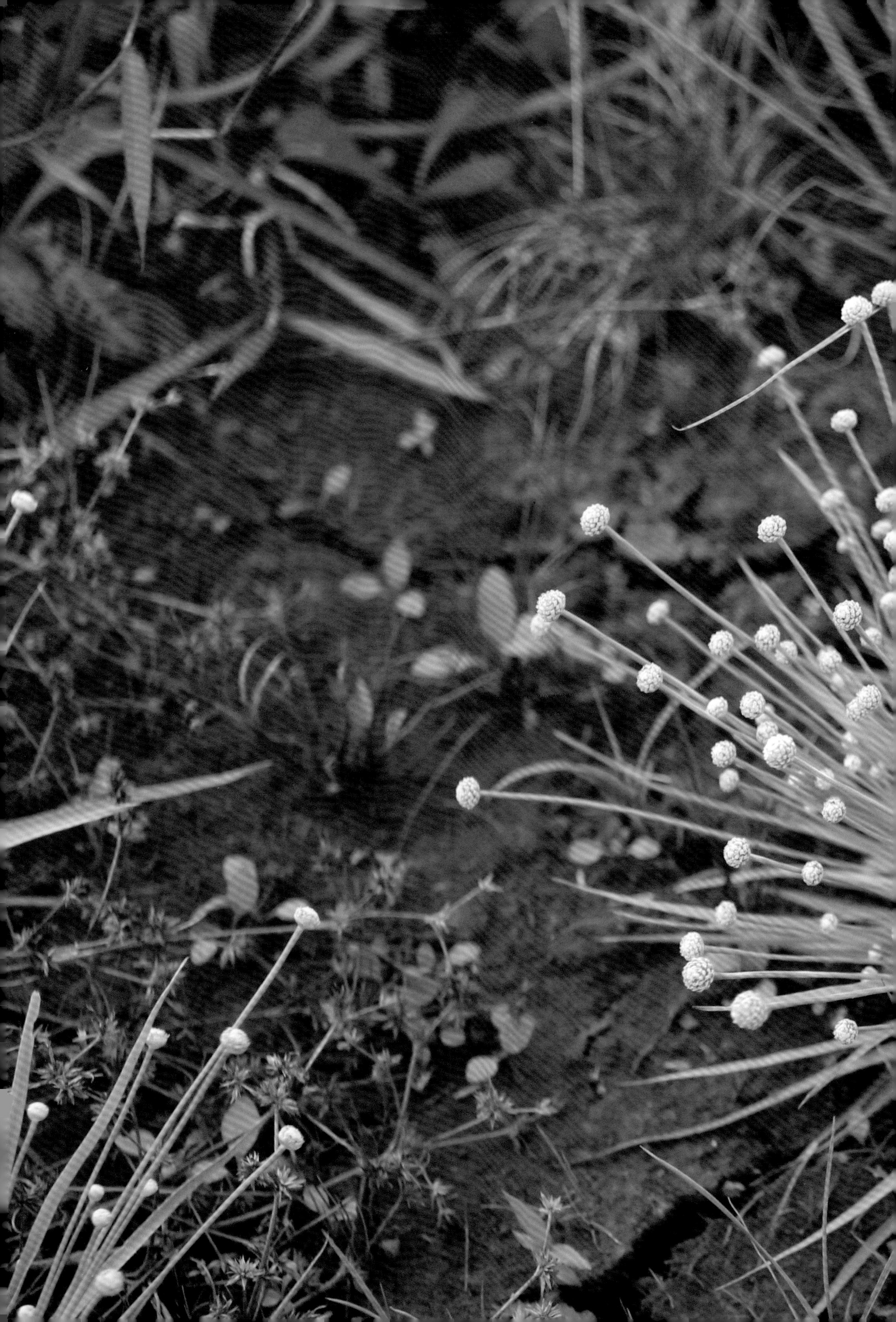

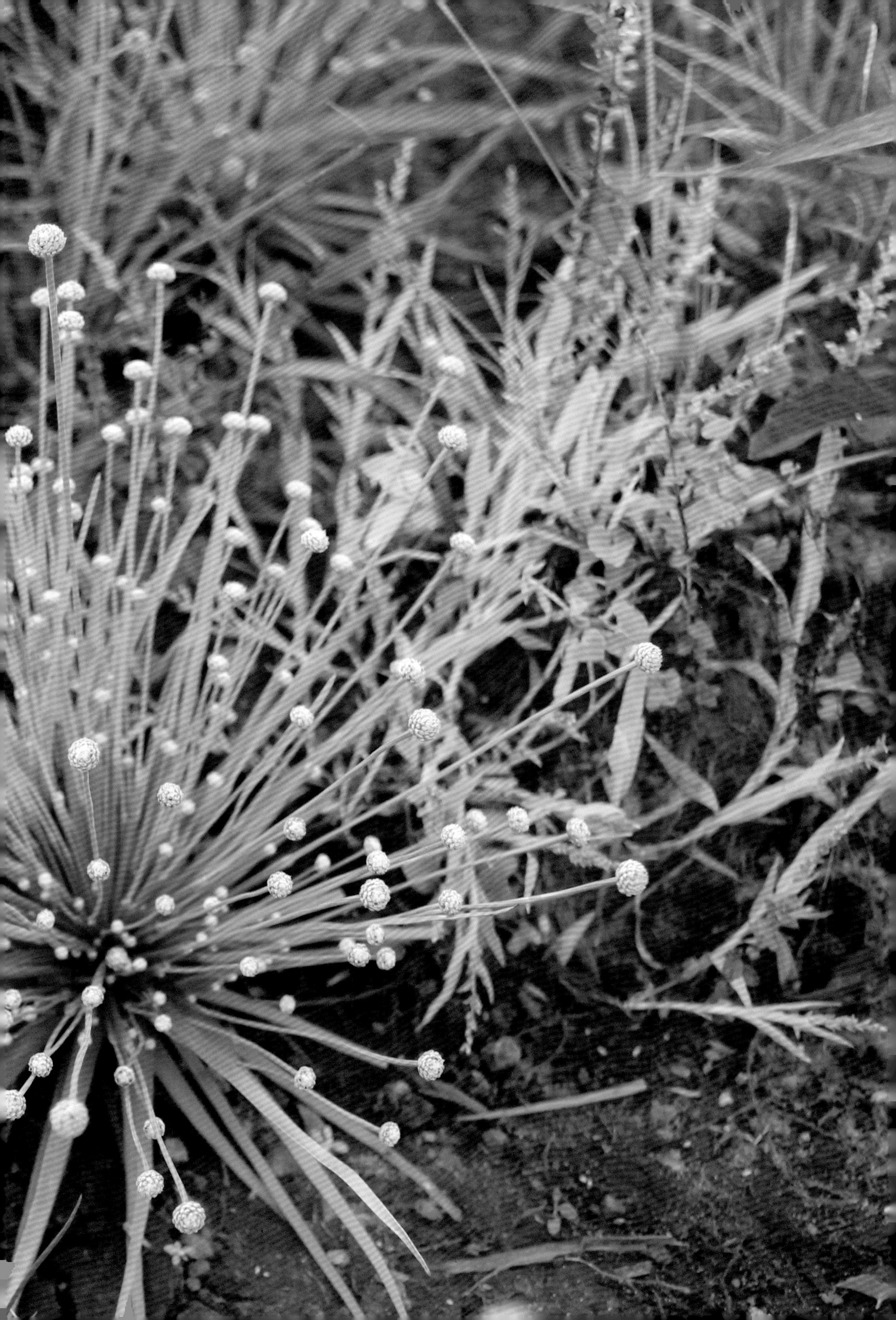

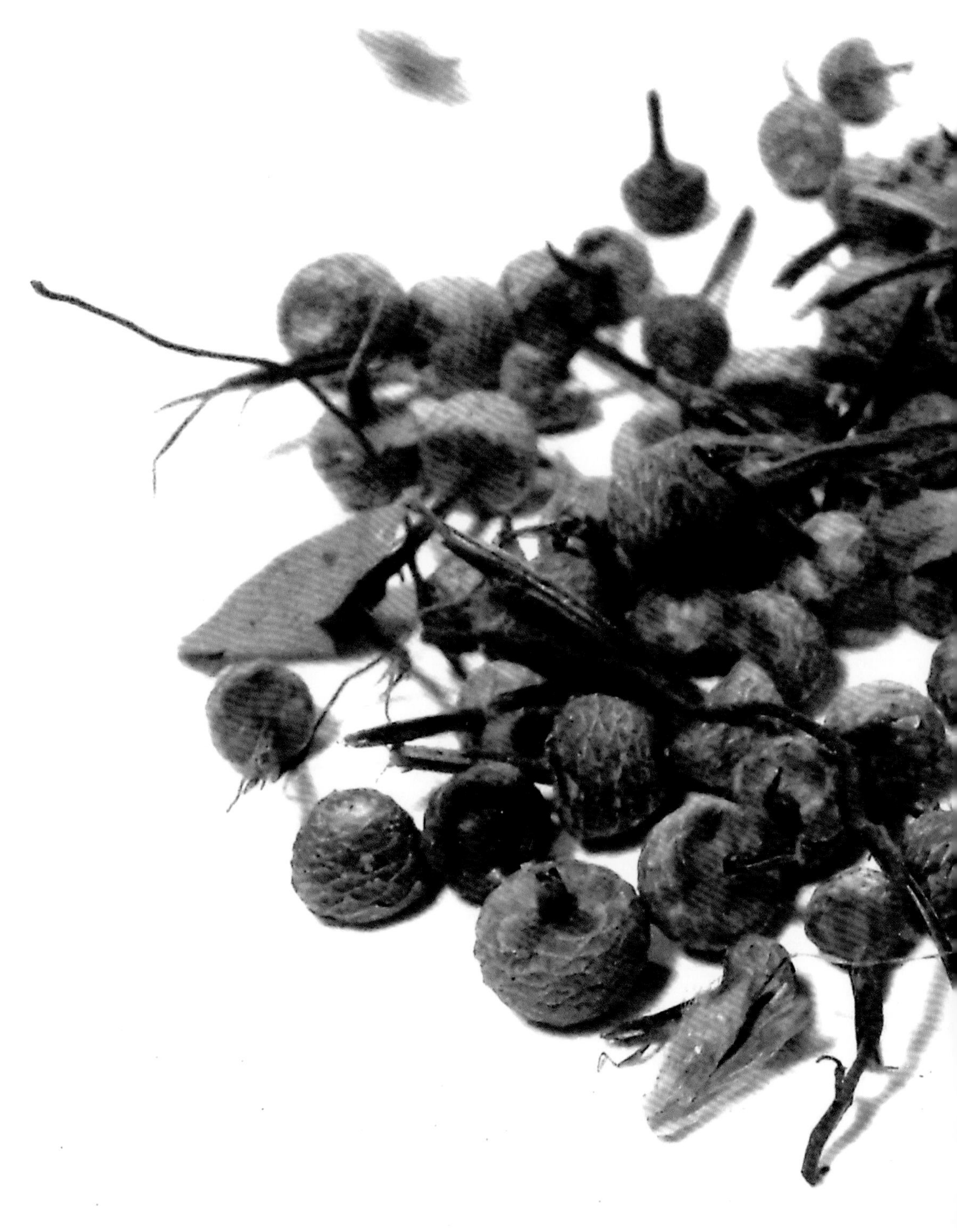

谷精草

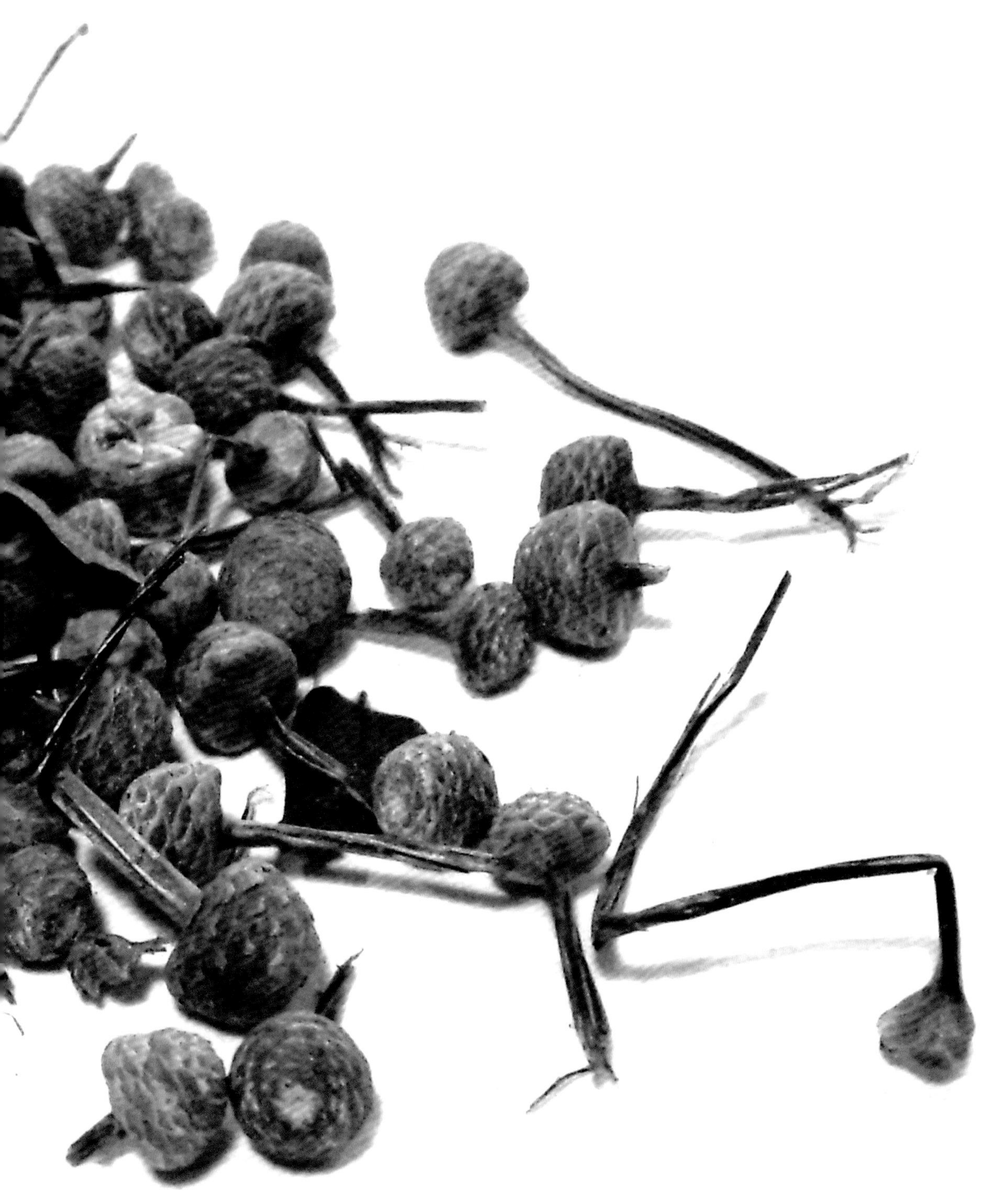

谷精草饮片

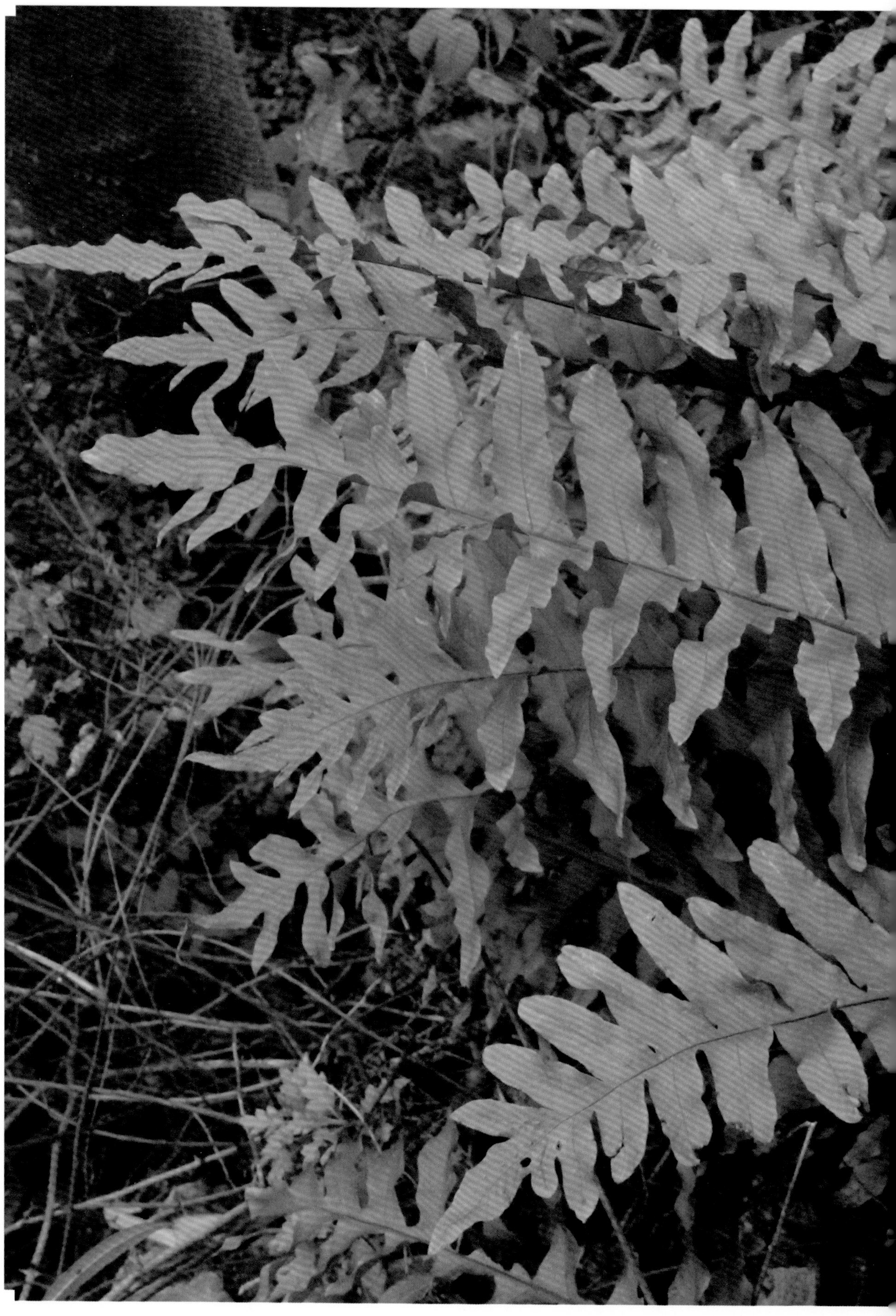

骨碎补

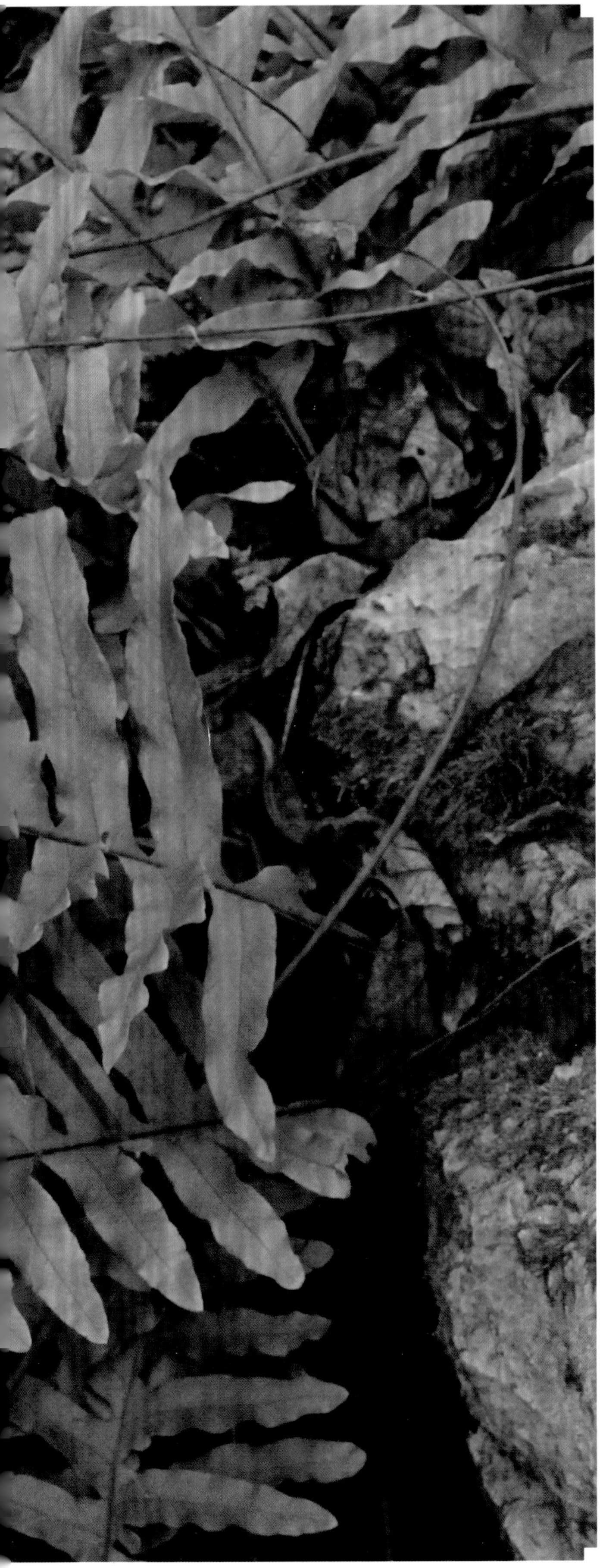

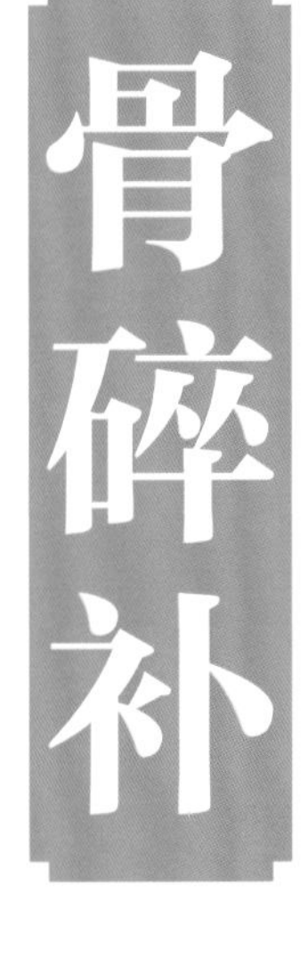

【苗药名】相豆炸。

【别　名】龙跌丹、累渣、爬岩姜。

【来　源】本品为槲蕨科植物槲蕨 *Drynaria fortunei*（Kunze）J. Smith 的根茎。

【性味归经】味苦、甜，性冷。归热经。

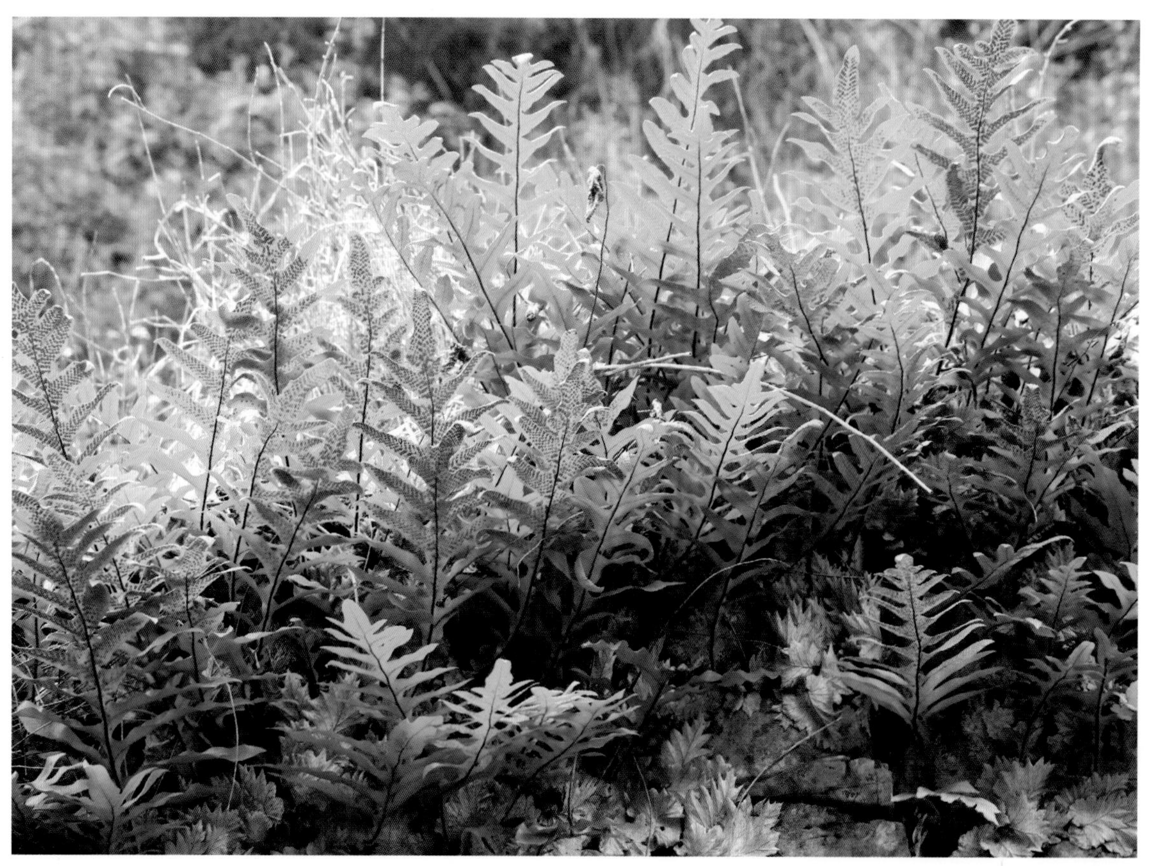

槲蕨

识别特征

附生草本植物，植株高达 25 ~ 40 cm，根状茎横生，粗壮肉质，密被钻状披针形鳞片，有绿毛。叶 2 型；槲叶状的营养叶灰棕色，卵形，无柄，干膜质，长 5 ~ 7 cm，宽约 3.5 cm，基部心形，背面有疏短毛，边缘有粗浅裂；孢子叶高大，纸质，绿色，无毛，长椭圆形，宽 14 ~ 18 cm，向基部变狭而成波状，下延成有翅膀的短柄，中部以上深羽裂；裂片 7 ~ 13 对，略斜上，长 7 ~ 10 cm，宽 2 ~ 3 cm，短尖头，边缘有不明显的疏钝齿；网状脉，两面均明显。孢子囊群圆形，着生于内藏小脉的交叉点上，沿中脉两侧排成 2 ~ 3 行，每个长方形的叶脉网眼中着生 1 枚，无囊群盖。

生境分布

生长于海拔 200 ~ 1800 m 的林中岩石或树干上。分布于西南及浙江、江西、福建、湖北、湖南、广东、广西、贵州等省区。

采收加工

全年均可采挖，除去泥沙，干燥，或燎去毛状鳞片。

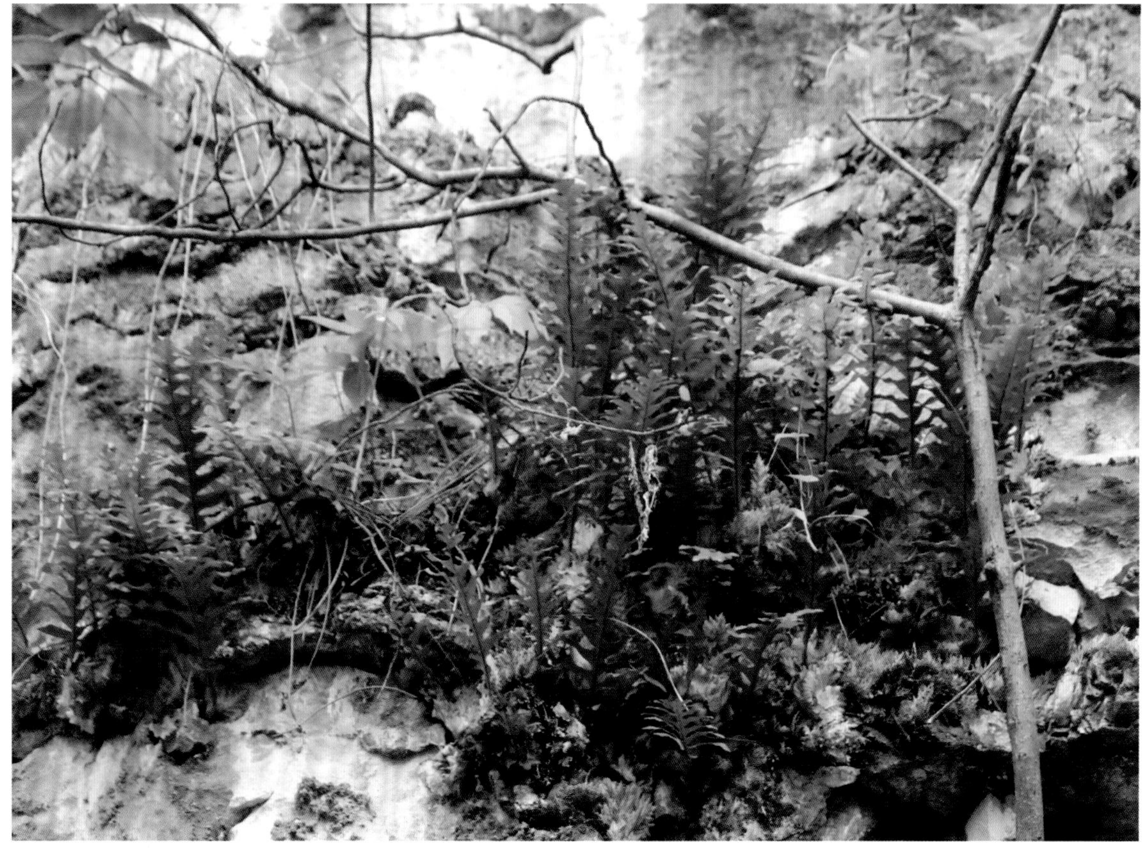

槲蕨

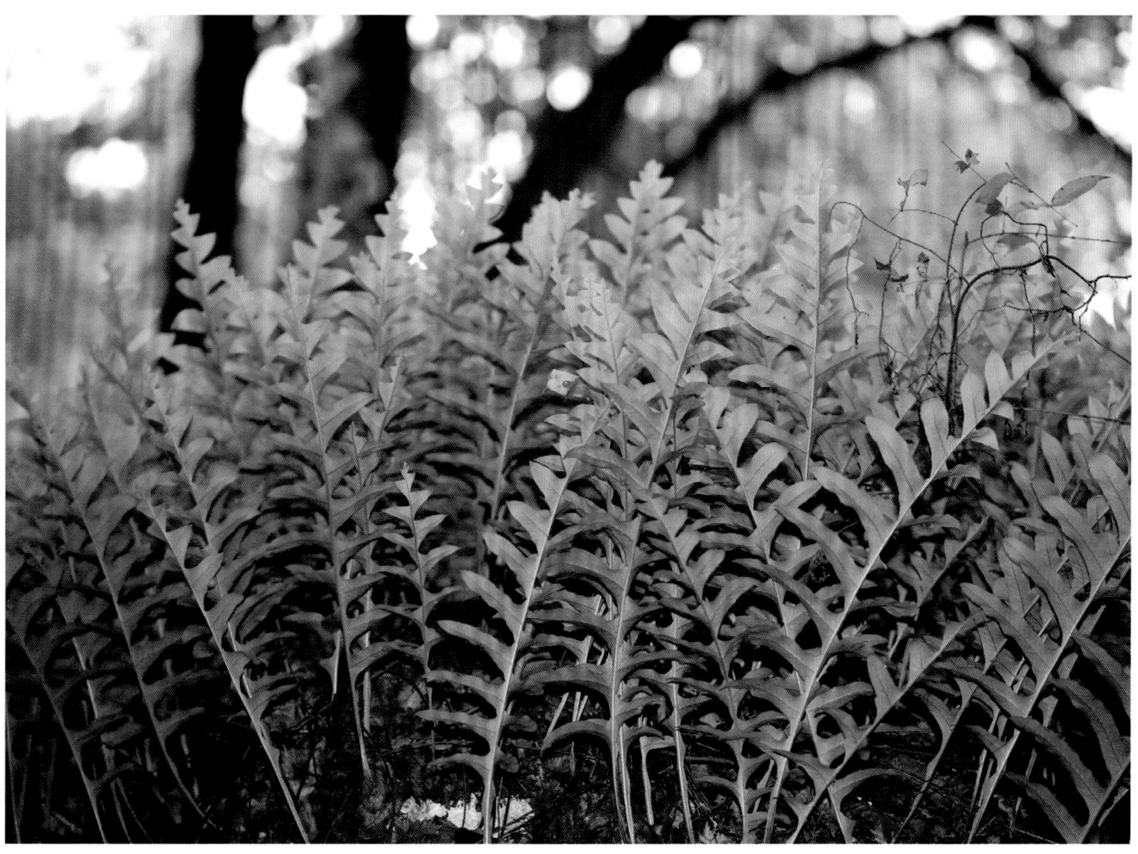

槲蕨

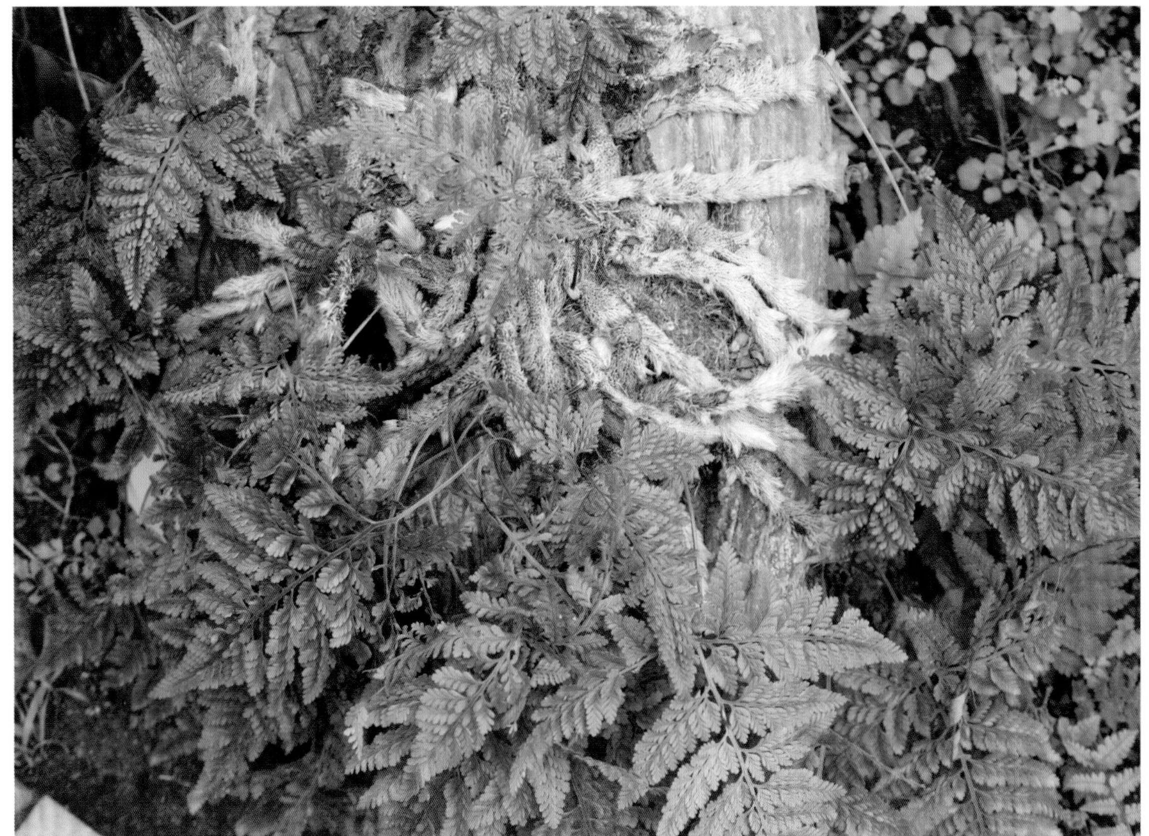

槲蕨

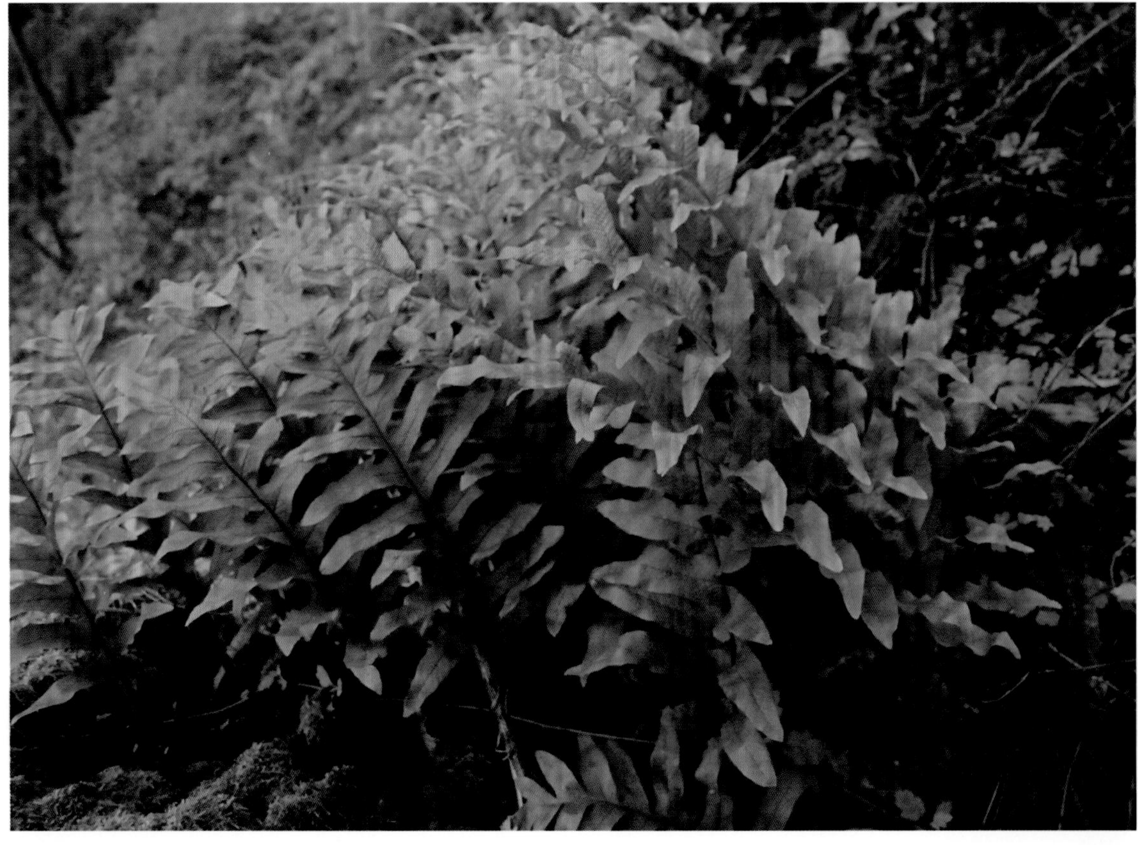

槲蕨

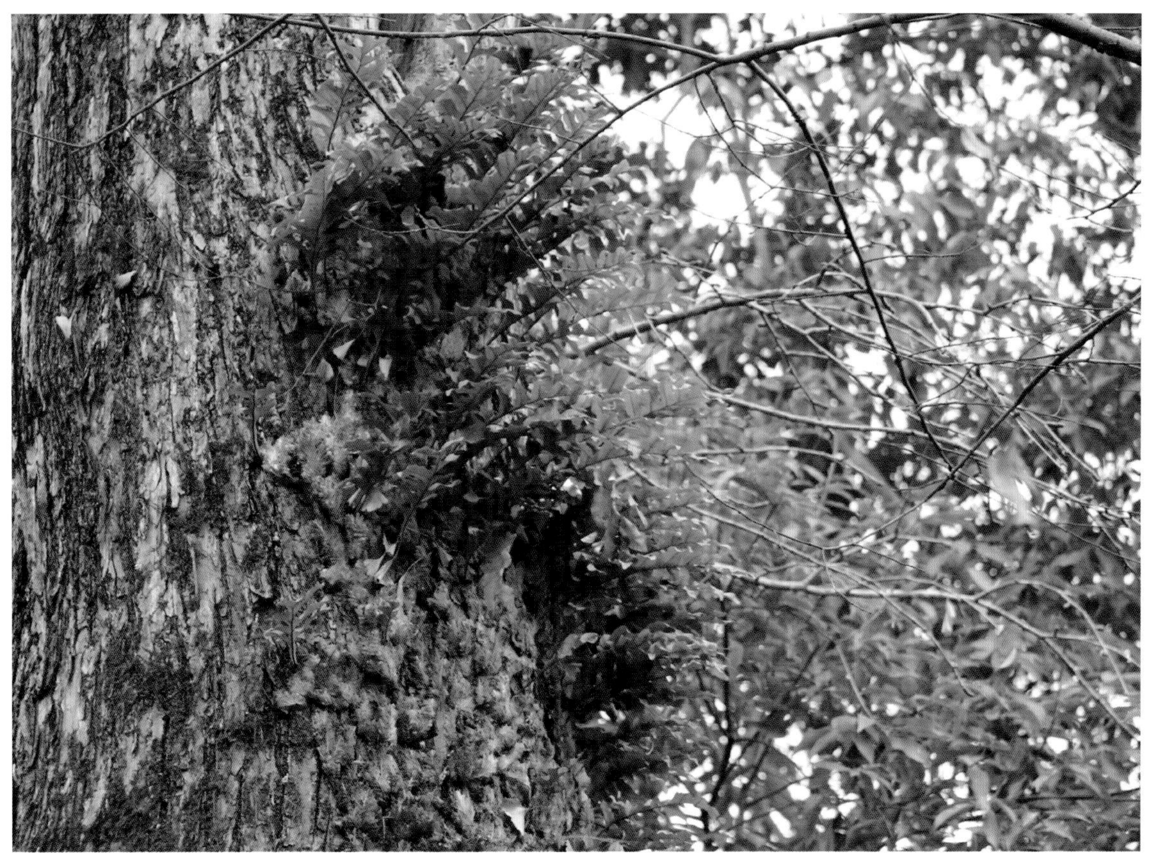

槲蕨

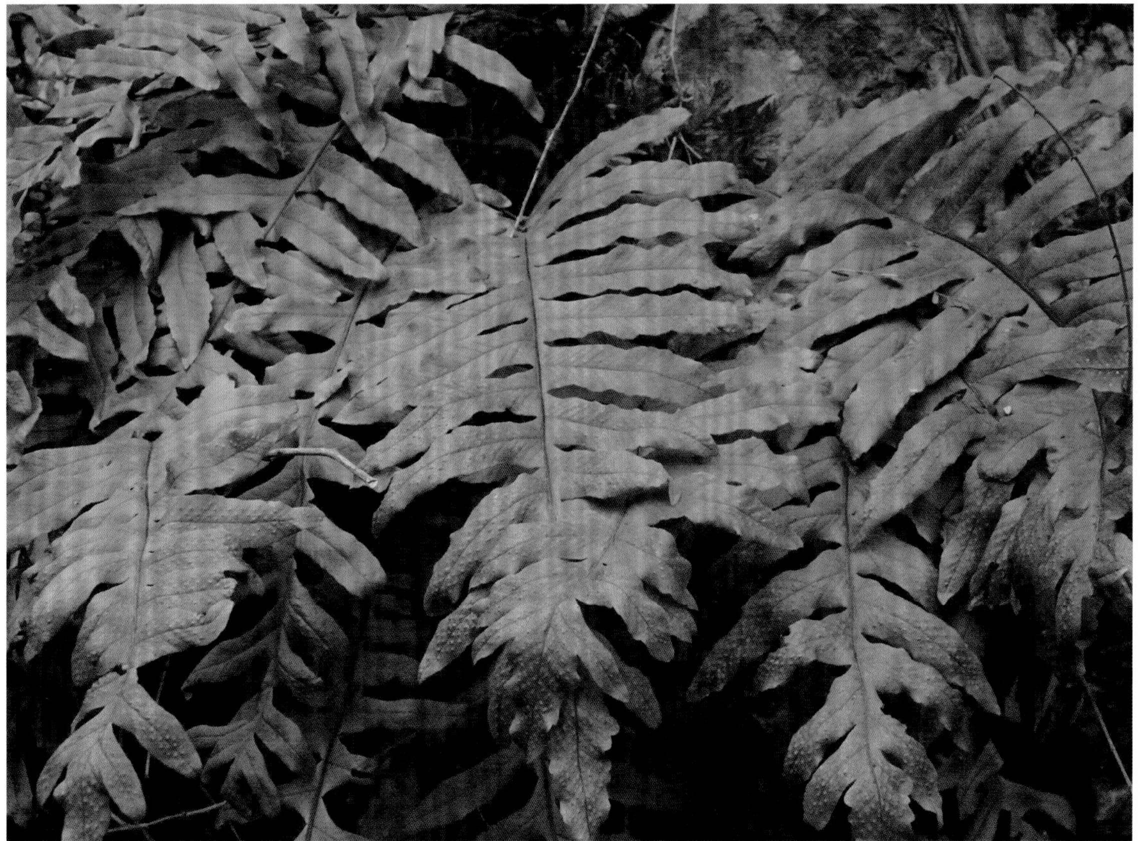

槲蕨

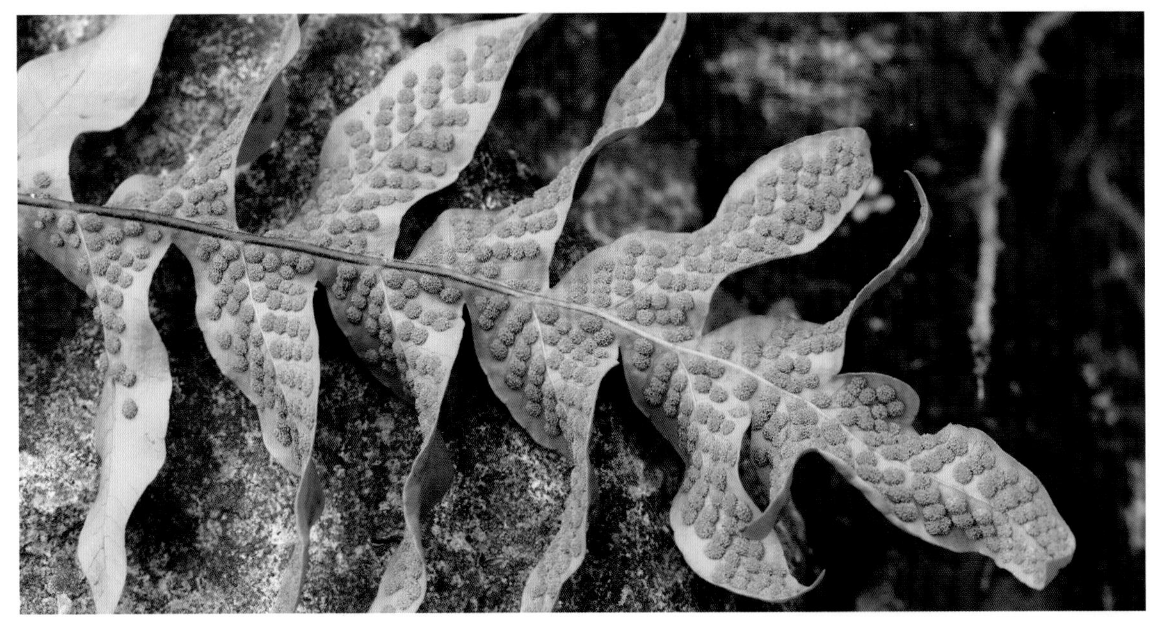

槲蕨

药材鉴别

根茎为不规则背腹扁平的条状、块状或片状，多弯曲，两侧常有缢缩和分枝，长 3 ~ 20 cm，宽 0.7 ~ 1.5 cm。表面密被棕色或红棕色细小鳞片，紧贴着呈膜质盾状；直伸者披针形，先端尖，边缘流苏状（睫毛），并于叶柄基部和根茎嫩端较密集。鳞片脱落处显棕色，可见细小纵向纹理和沟脊。上面有叶柄痕，下面有纵脊纹及细根痕。质坚硬，断面红棕色，有白色分体中柱，排成长扁圆形。气香，味微甜、涩。以条粗大、棕色者为佳。

功效主治

强筋骨，活血止痛。主治腰痛，五劳七伤，伤风感冒，足膝痿弱，耳鸣耳聋，牙痛，久泻，遗尿，跌仆骨折及斑秃。

用法用量

内服：煎汤，10 ~ 20 g；或入丸、散。外用：适量，捣烂敷或晒干研末敷；也可浸酒搽。

民族药方

1．强筋健骨　骨碎补 15 g，续断、淫羊藿各 10 g，熟地黄 8 g。水煎服。

2．伤风感冒　骨碎补 30 g，马兰 5 g。水煎服。

3．风湿骨痛　骨碎补 15 g，附子、木瓜各 9 g，虎骨（在火上用菜油烤焦）3 g。泡酒 500 ml，每日 2 次，每次 15 ~ 20 ml。

4．腰痛　骨碎补 30 g。炖肉吃，每日 2 次。

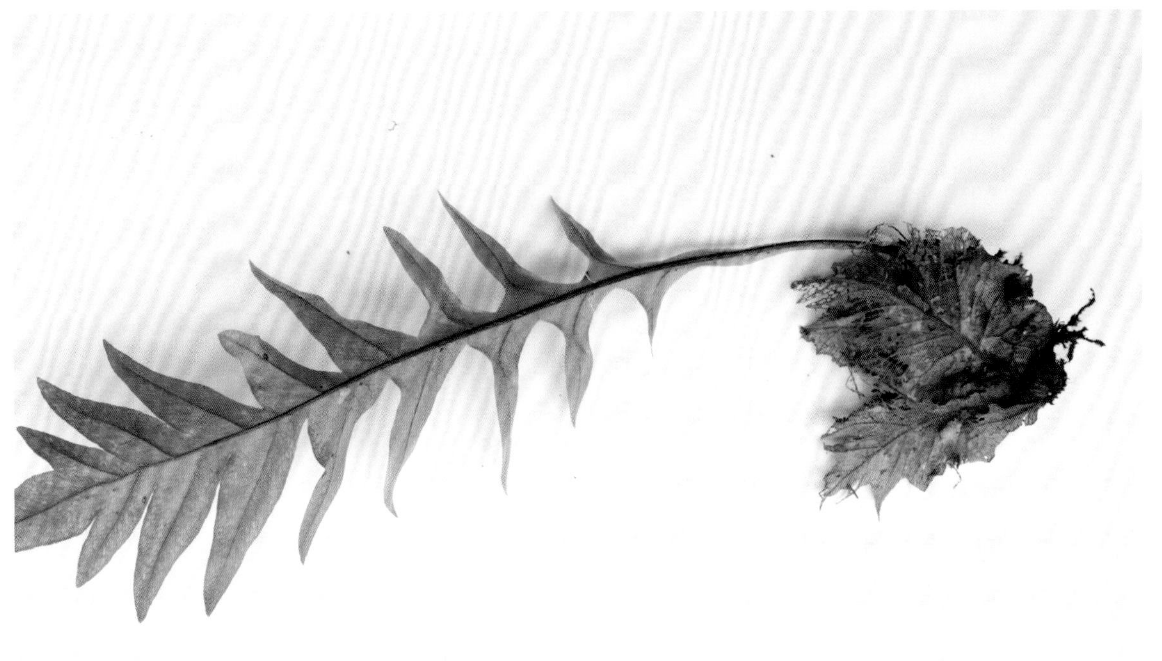

骨碎补药材

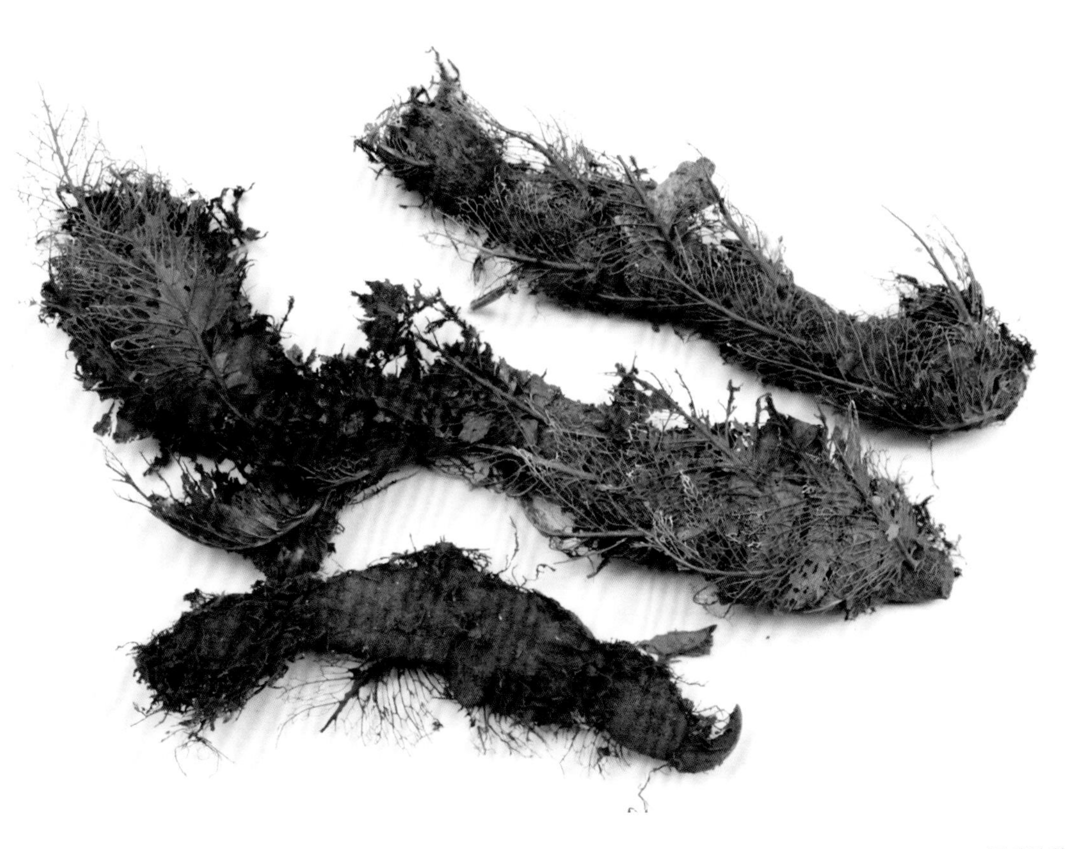

骨碎补药材

骨碎补药材

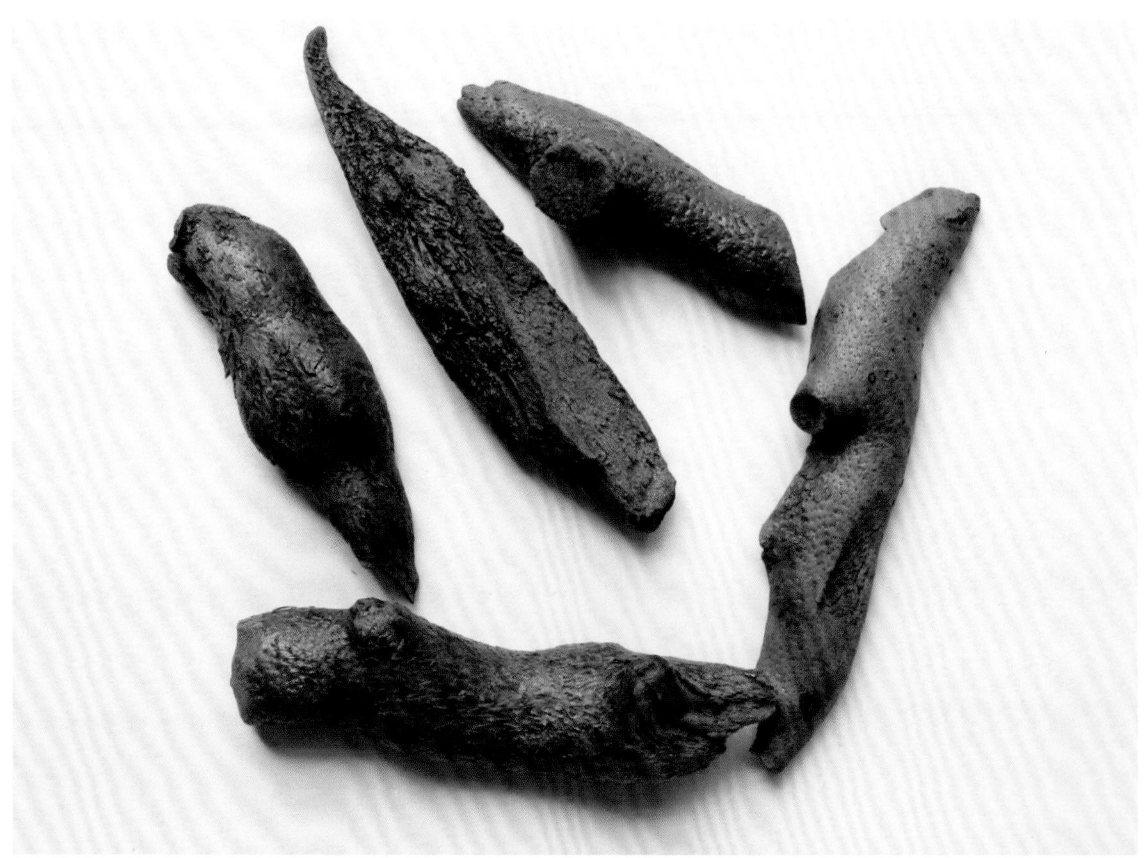

骨碎补药材

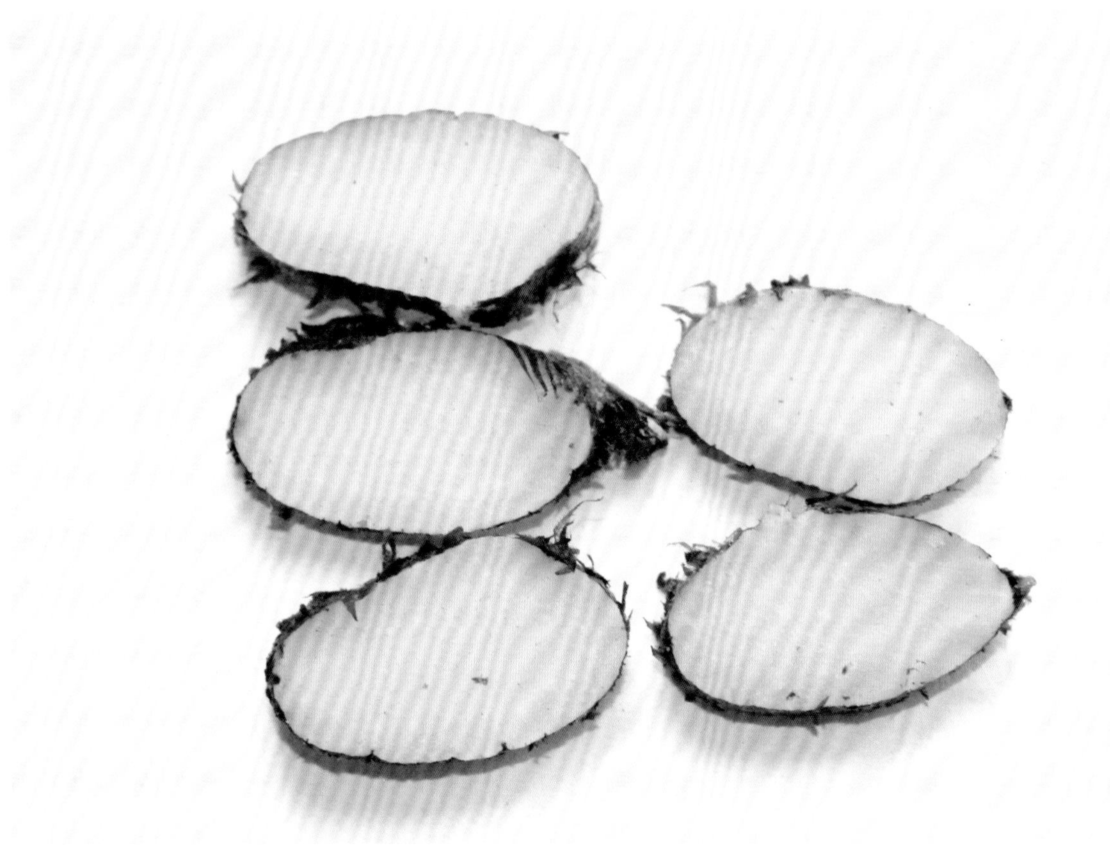

骨碎补（砂炒制）饮片

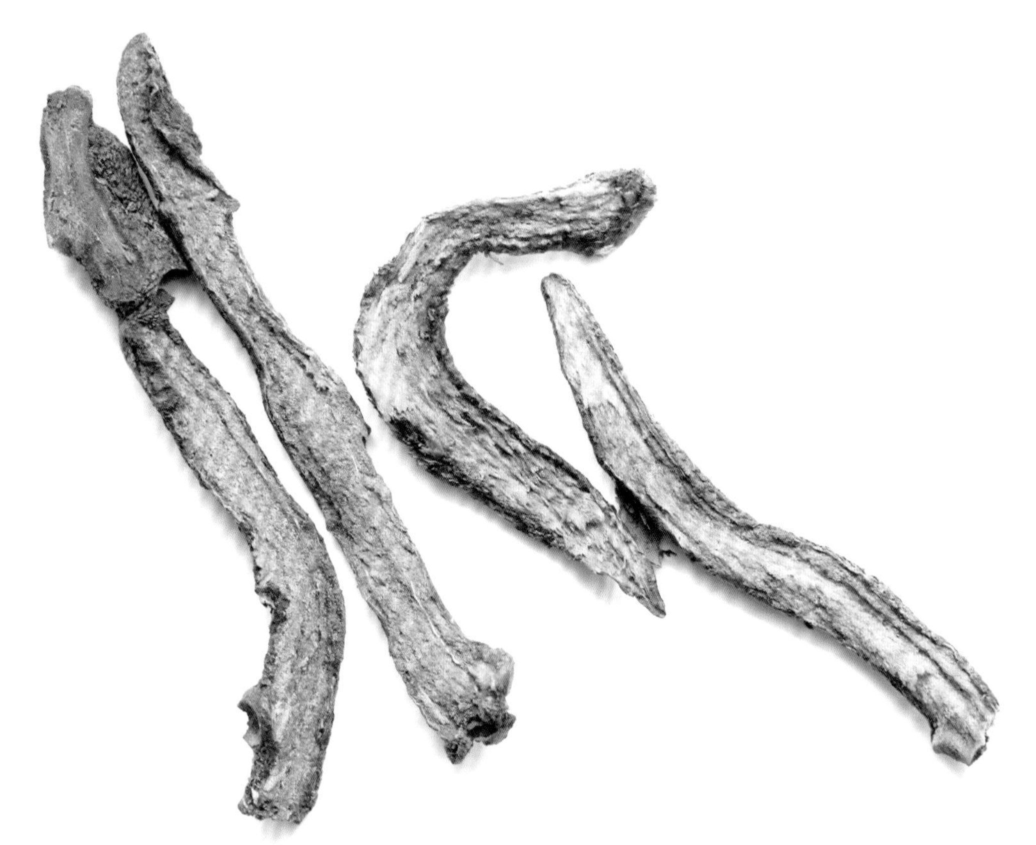

骨碎补药材

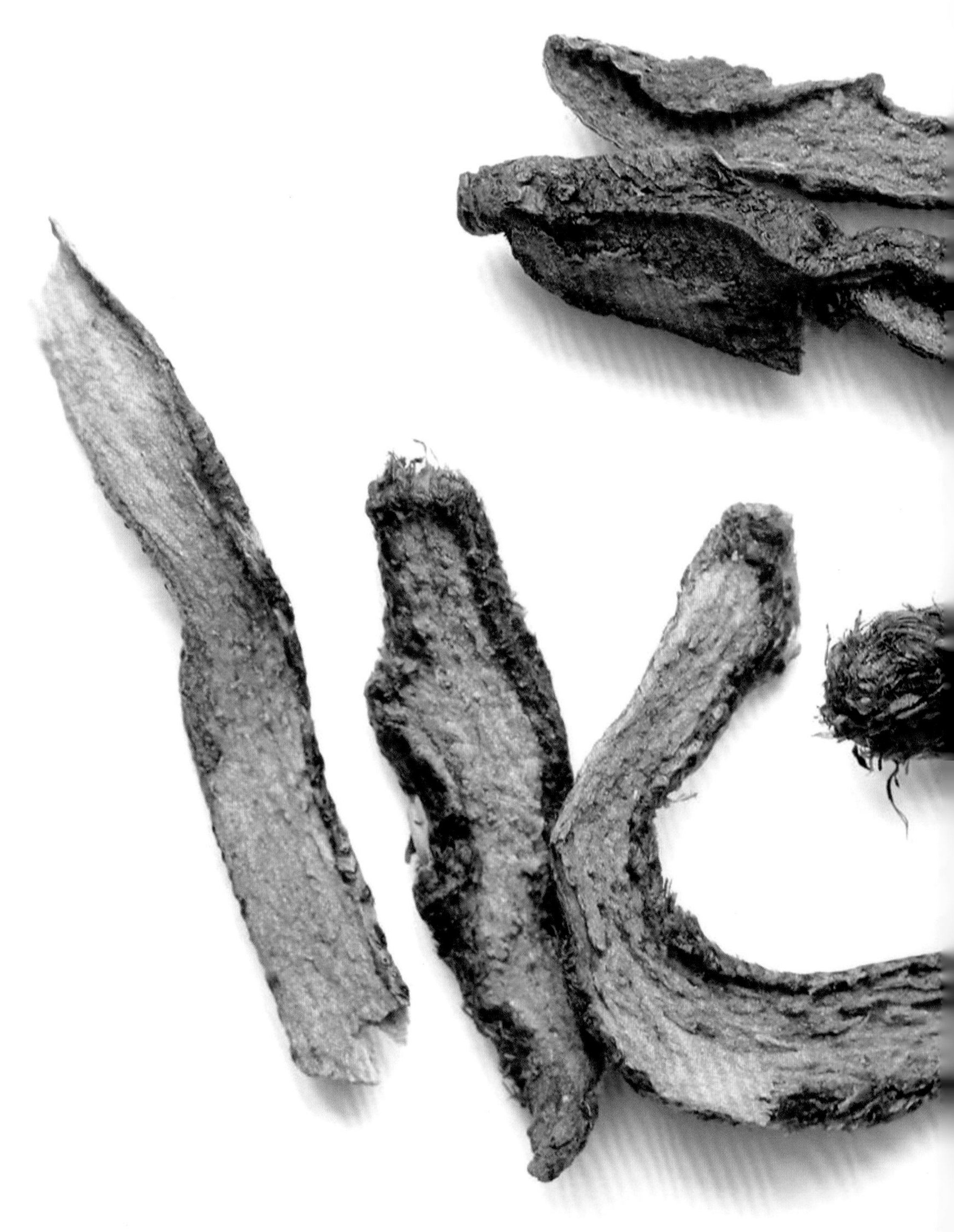

骨碎补

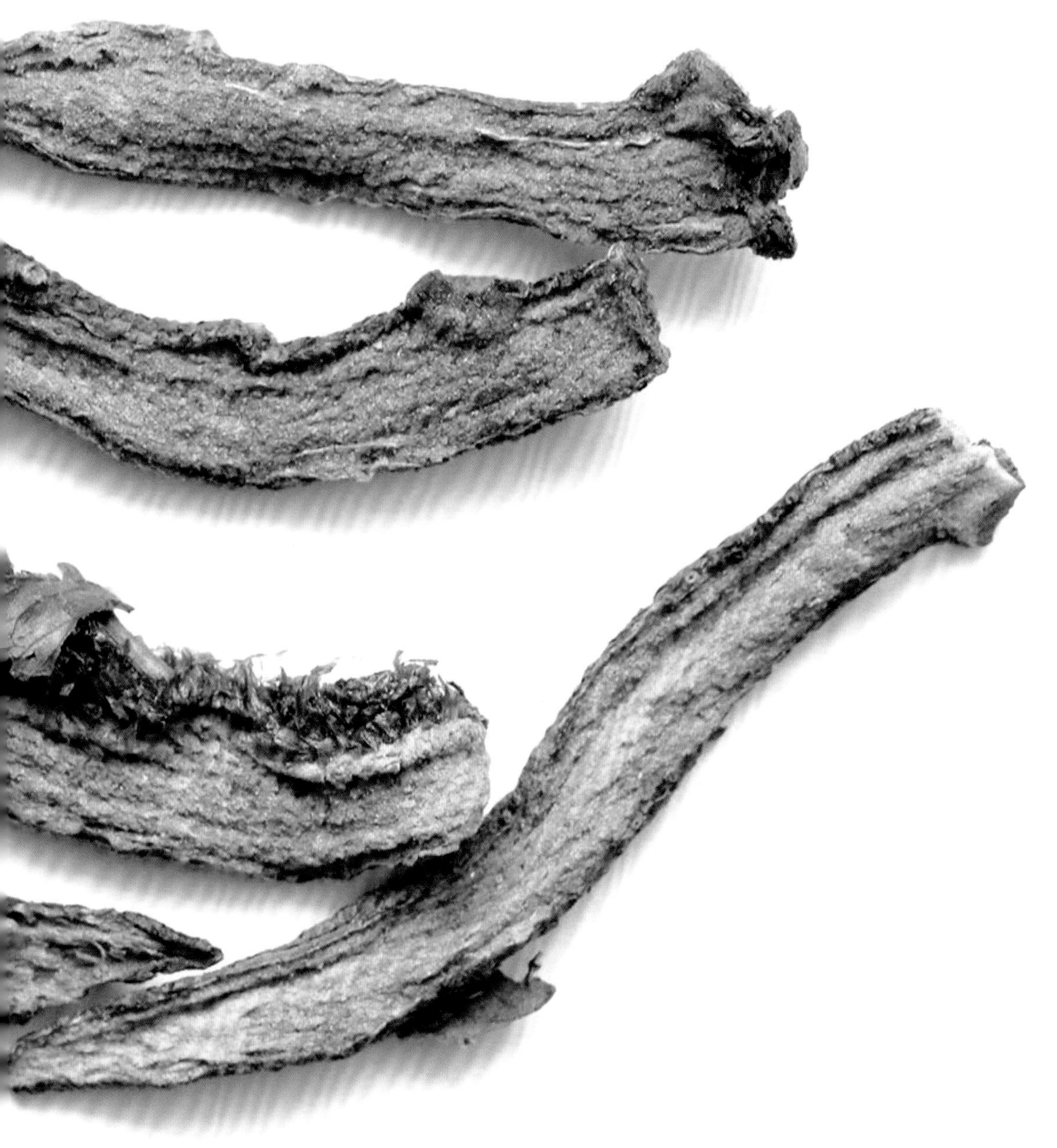

骨碎补饮片

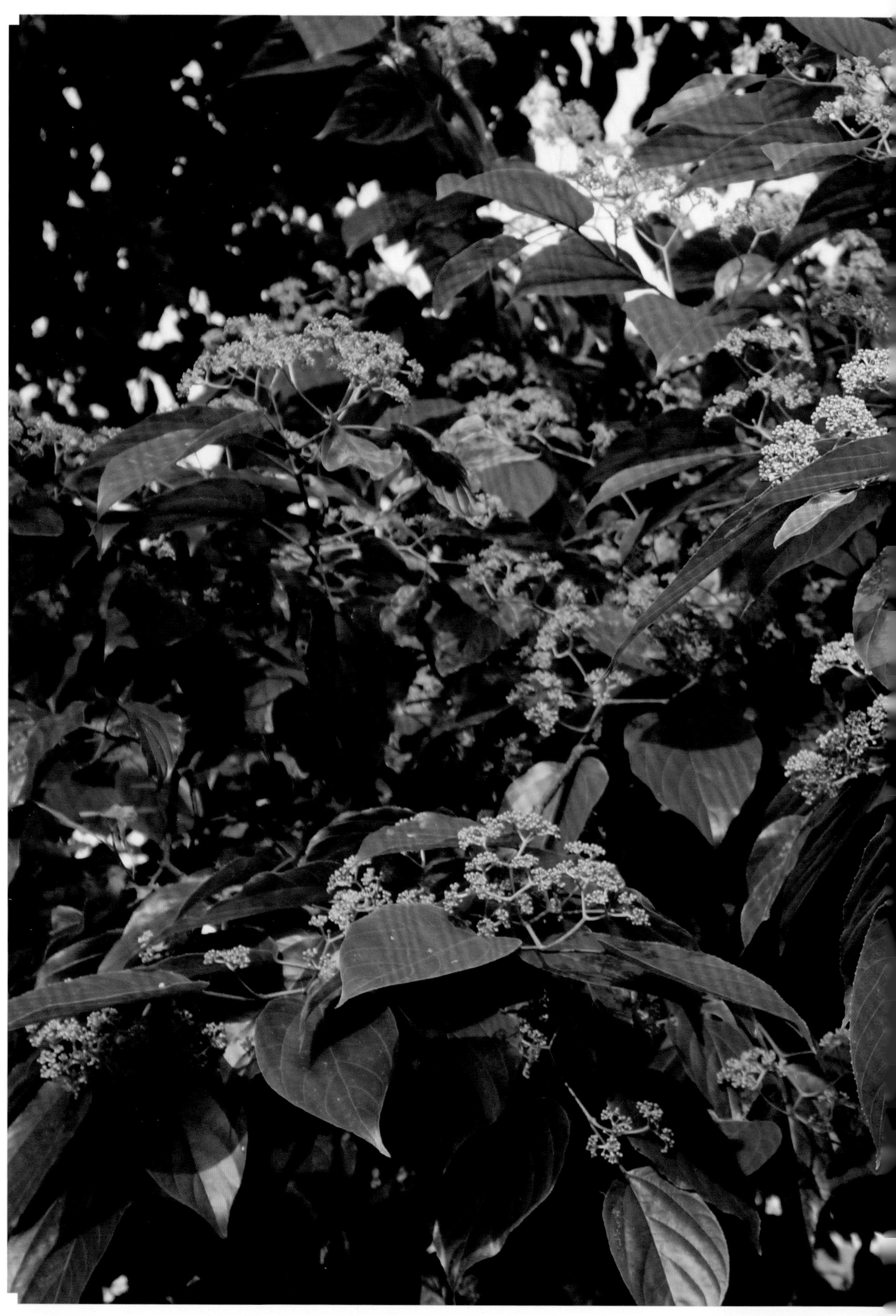

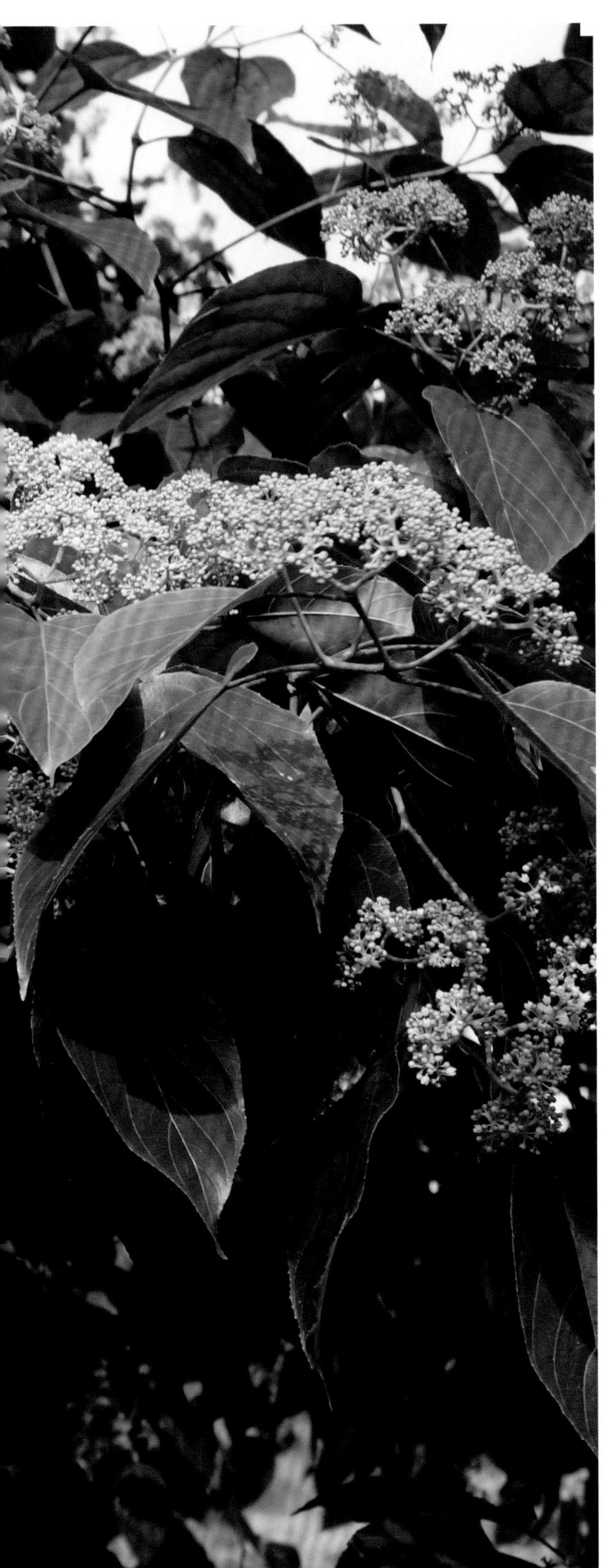

拐枣

【苗药名】比看枯。

【别　名】枸、鸡爪子、万字果、金果梨、鸡爪树、南枳椇。

【来　源】本品为鼠李科植物枳椇 *Hovenia acerba* Lindl. 的果实、种子或根。

【性味归经】味酸、甜、涩，性微热。归冷经、半边经。

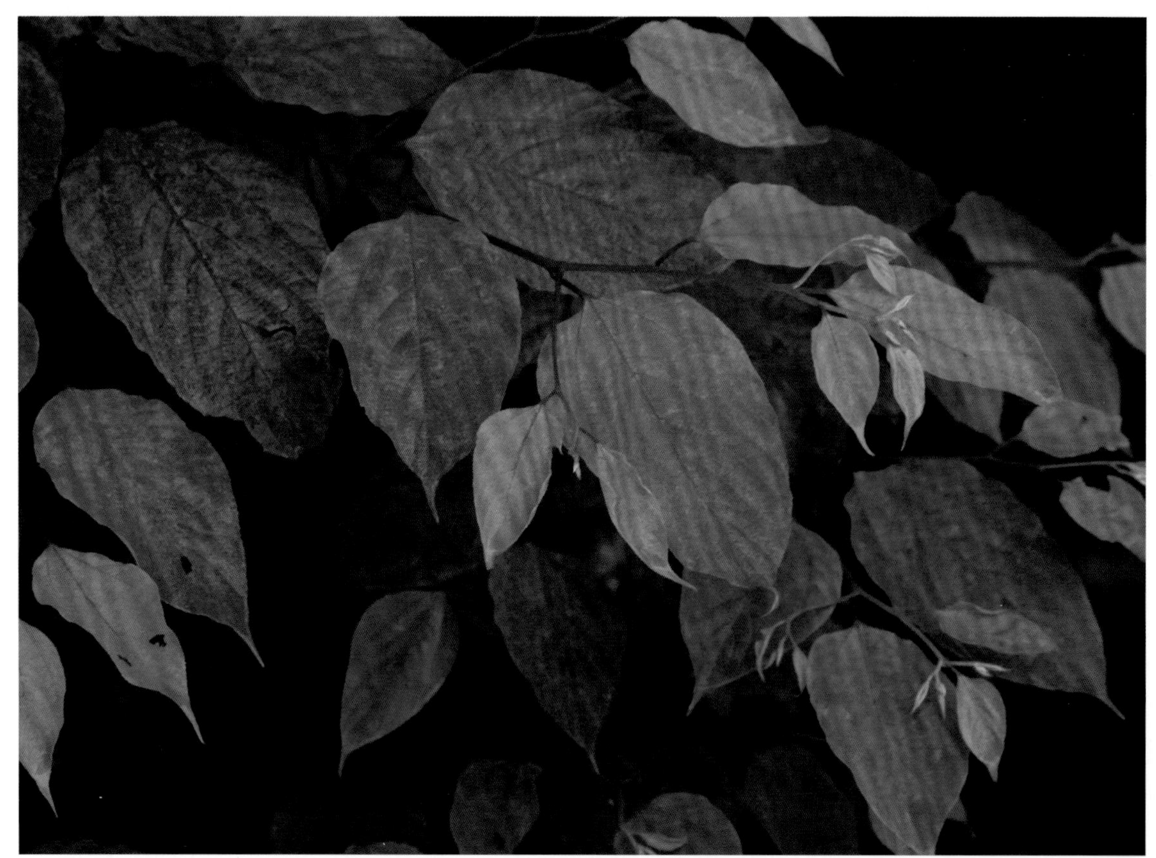

枳椇

识别特征

落叶乔木，高达 10 m。小枝红褐色。叶互生，广卵形，长 8 ~ 15 cm，宽 6 ~ 10 cm，先端尖或长尖，基部圆形或心形，边缘具锯齿。两面均无毛，或下面沿主脉或侧脉有细毛，基出 3 主脉，淡红色；叶柄具锈色细毛。聚伞花序腋生或顶生；花杂性，绿色，花梗长；萼片 5，近卵状三角形；花瓣 5，倒卵形，先端平截，中微凹，两侧卷起；雄蕊 5，雌蕊 1。果实为圆形或广椭圆形，灰褐色；果柄肉质肥大，红褐色，无毛，成熟后味甘可食。种子扁圆，红褐色。花期 5—7 月，果期 8—11 月。

生境分布

生长于山坡林缘或疏林中。分布于华北、华东、中南、华南及四川、云南、贵州等省区。

采收加工

10—11 月果实成熟时采收，打碎壳筛出种子。根全年可采，鲜用或晒干备用。

药材鉴别

种子暗褐色或黑紫色，直径 3.2 ~ 4.5 mm。

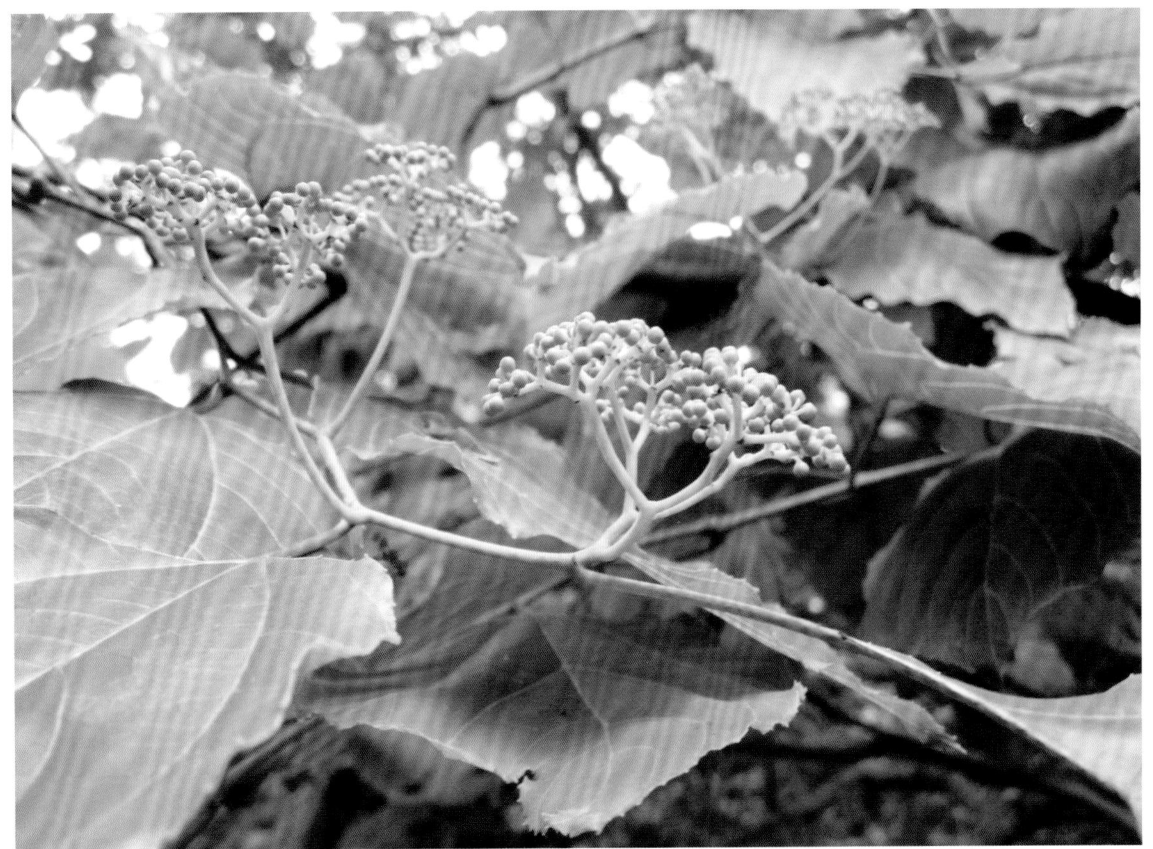

枳椇

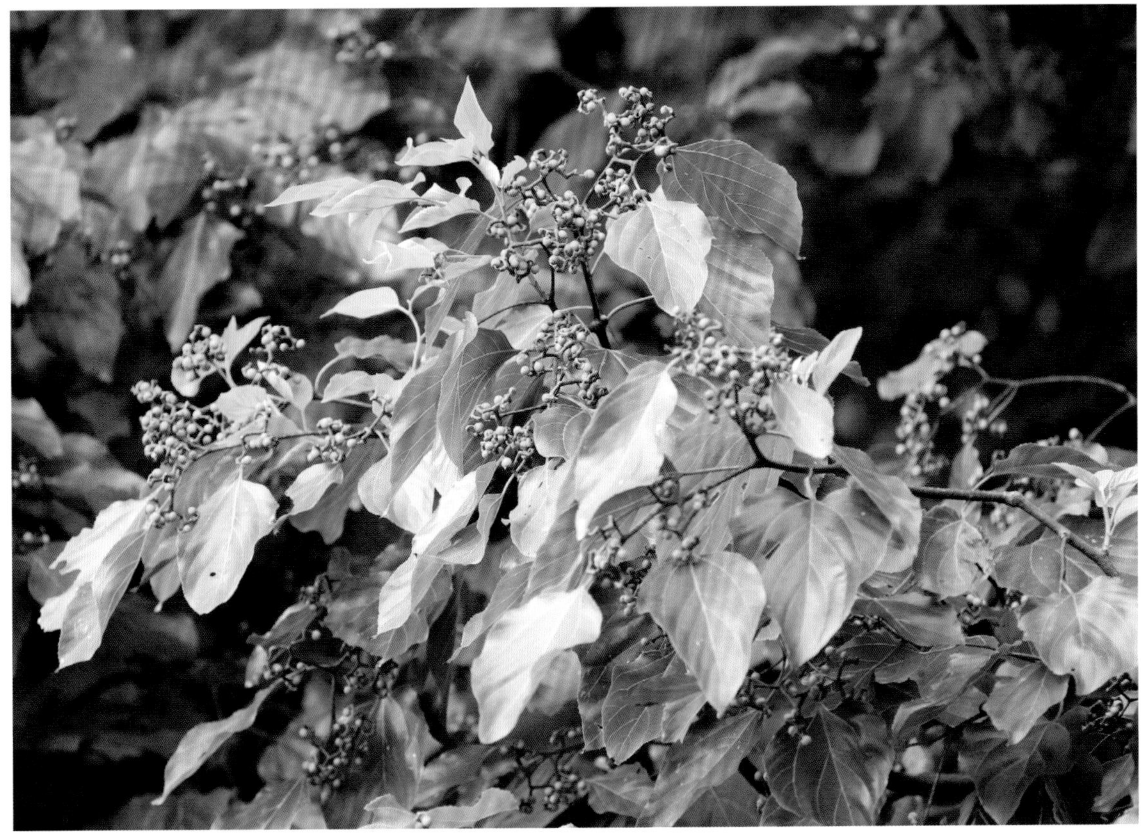

枳椇

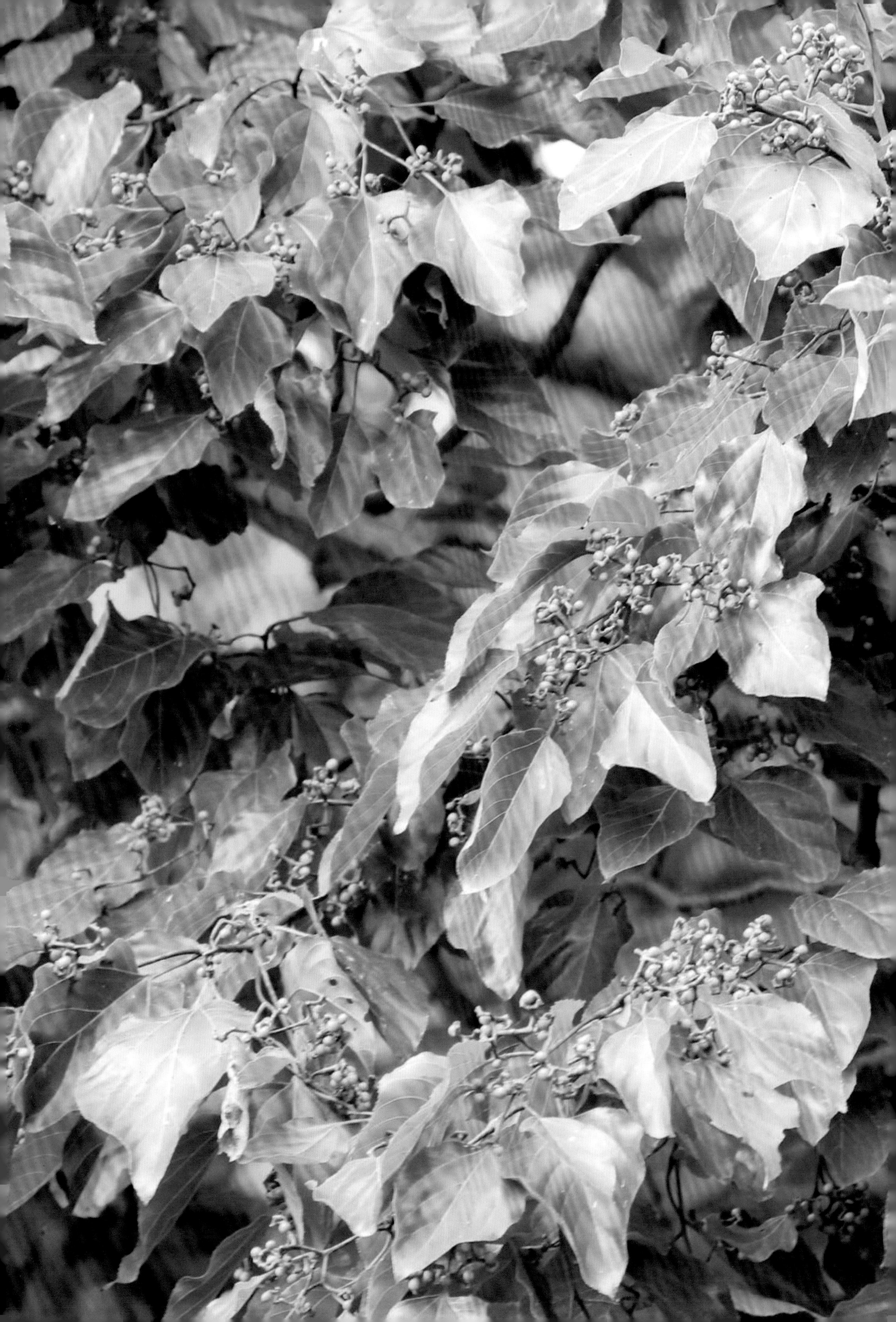

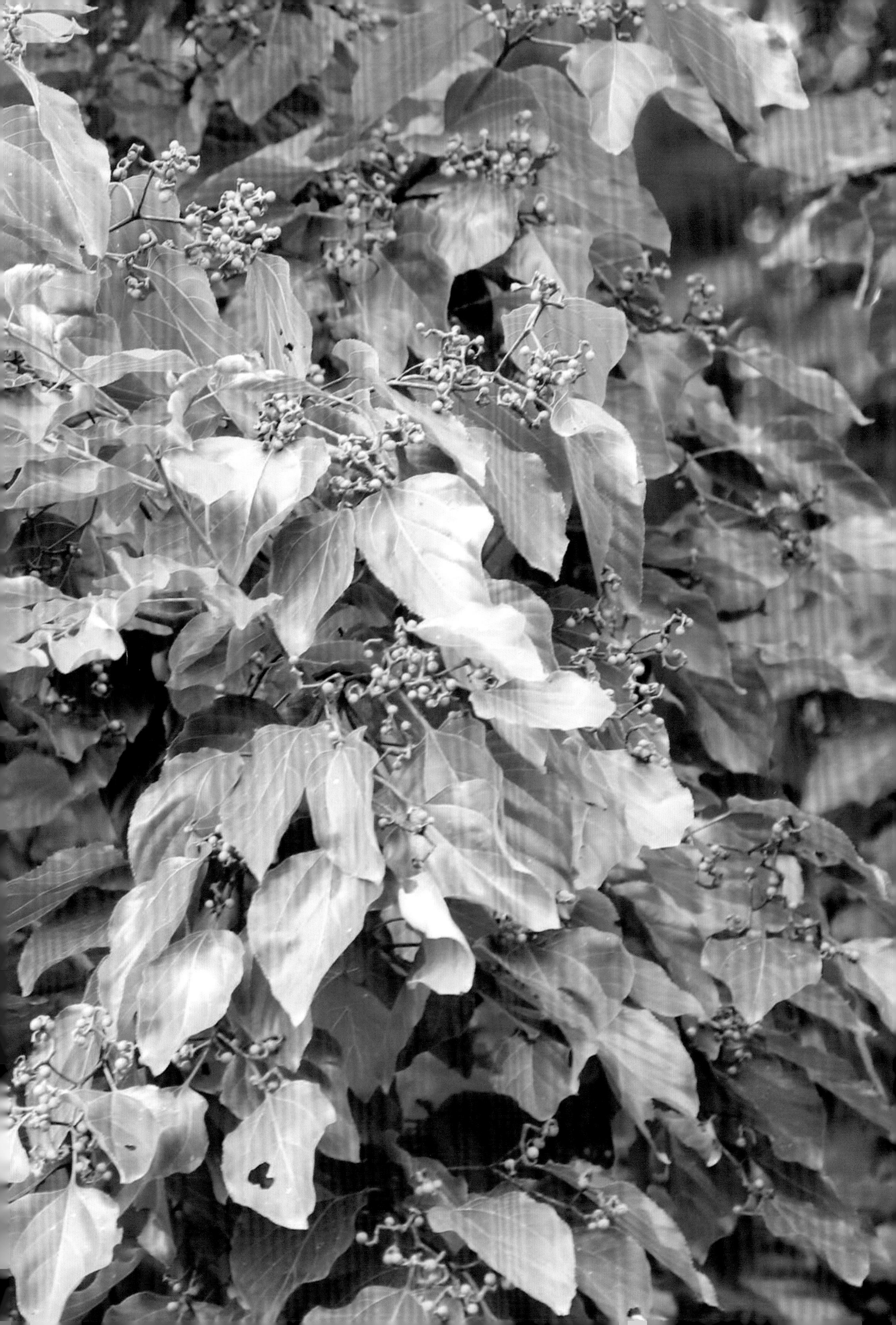

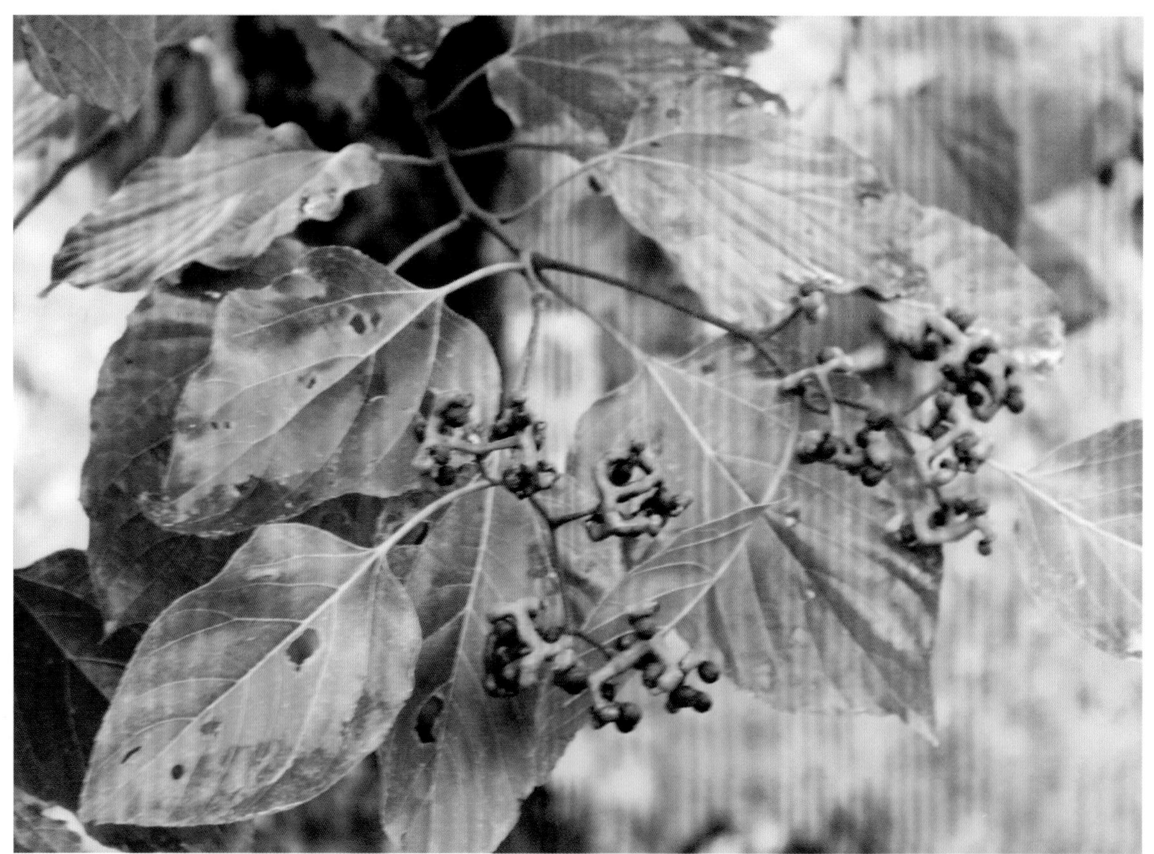

枳椇

功效主治

解酒毒，止渴除烦，止呕，利大小便，疏经络。主治酒毒，烦渴，呕吐，二便不利，脚转筋，风湿麻木。

用法用量

内服：煎汤，6 ~ 15 g；或泡酒服。

民族药方

1．酒毒 拐枣 30 g。水煎服。

2．脚转筋 拐枣 30 g，葛花 6 g。水煎服。

3．风湿麻木 拐枣 20 g，大血藤 15 g。水煎服。

4．风湿瘫痪 拐枣 150 g，紫薇树皮 15 g。泡酒 1000 ml，早、晚各服 15 ~ 30 ml。

5．小儿疳积 拐枣 9 g。研细末，蒸鸡肝吃。

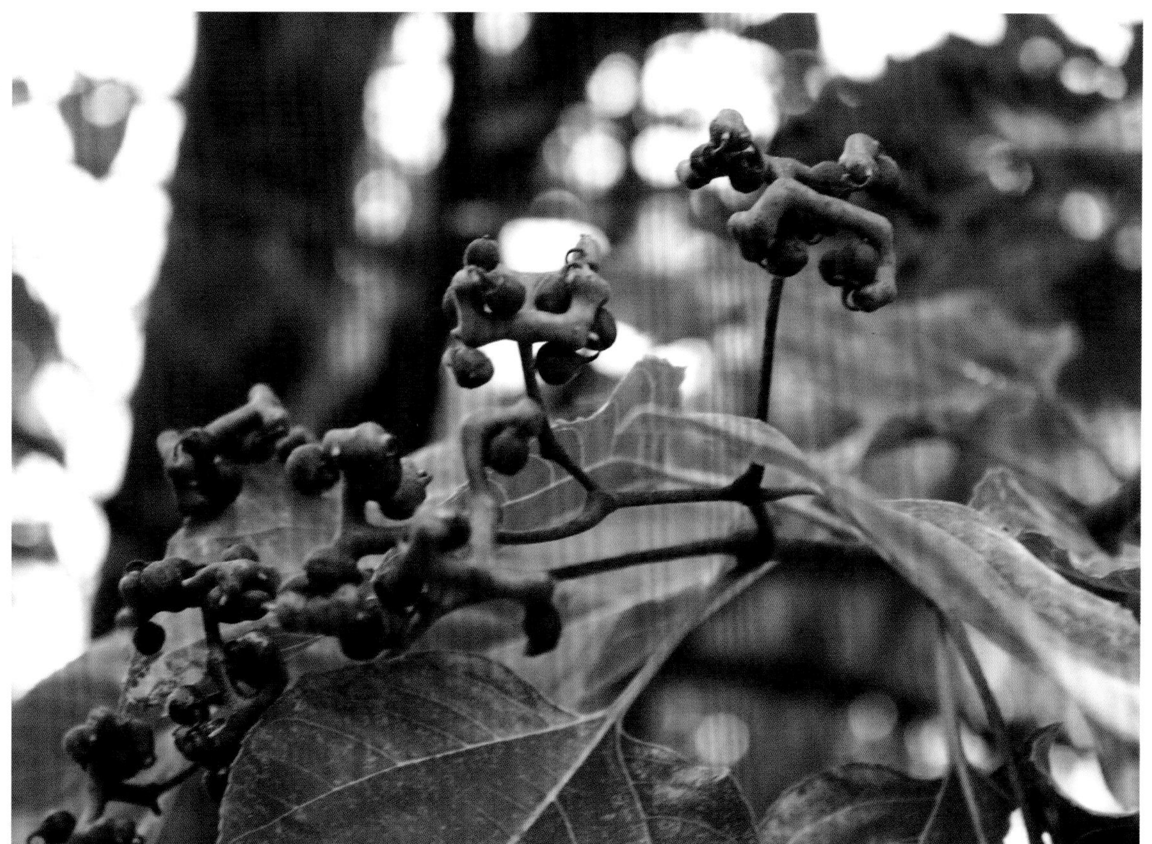

枳椇

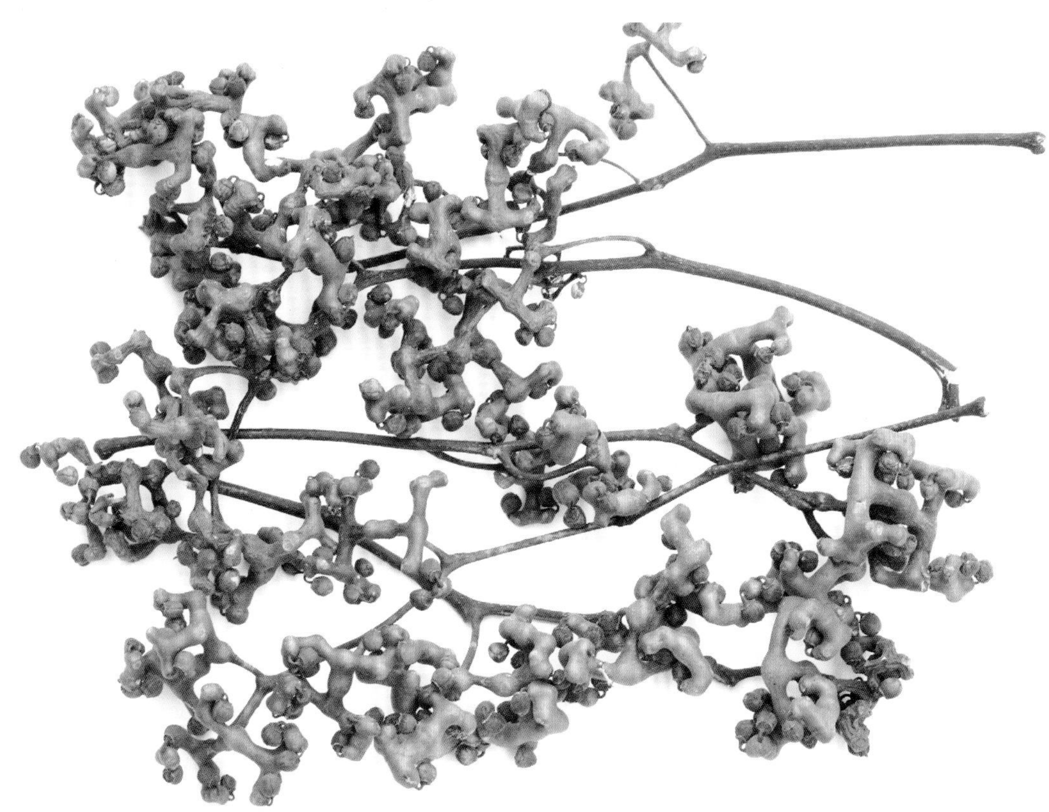

拐枣药材

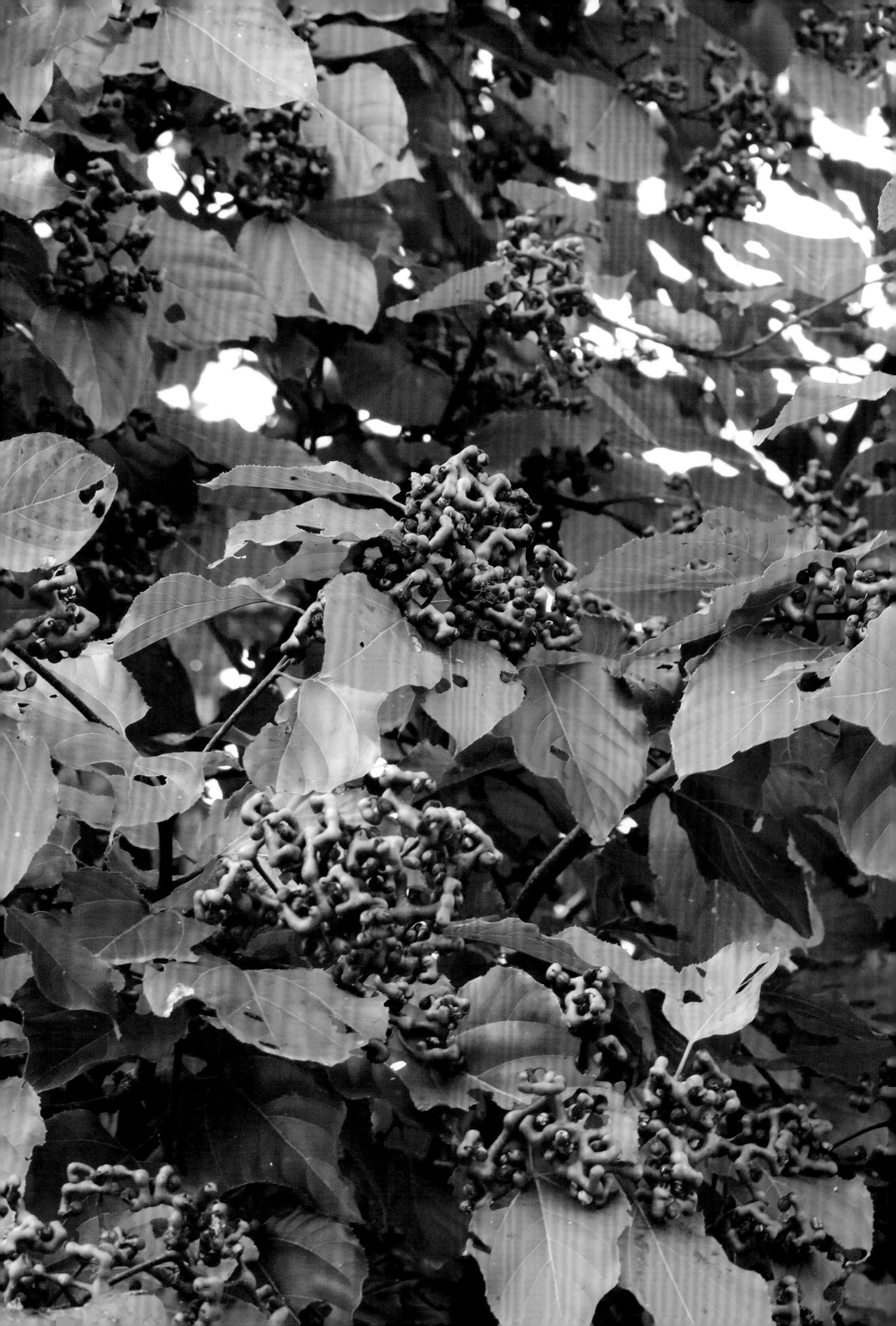

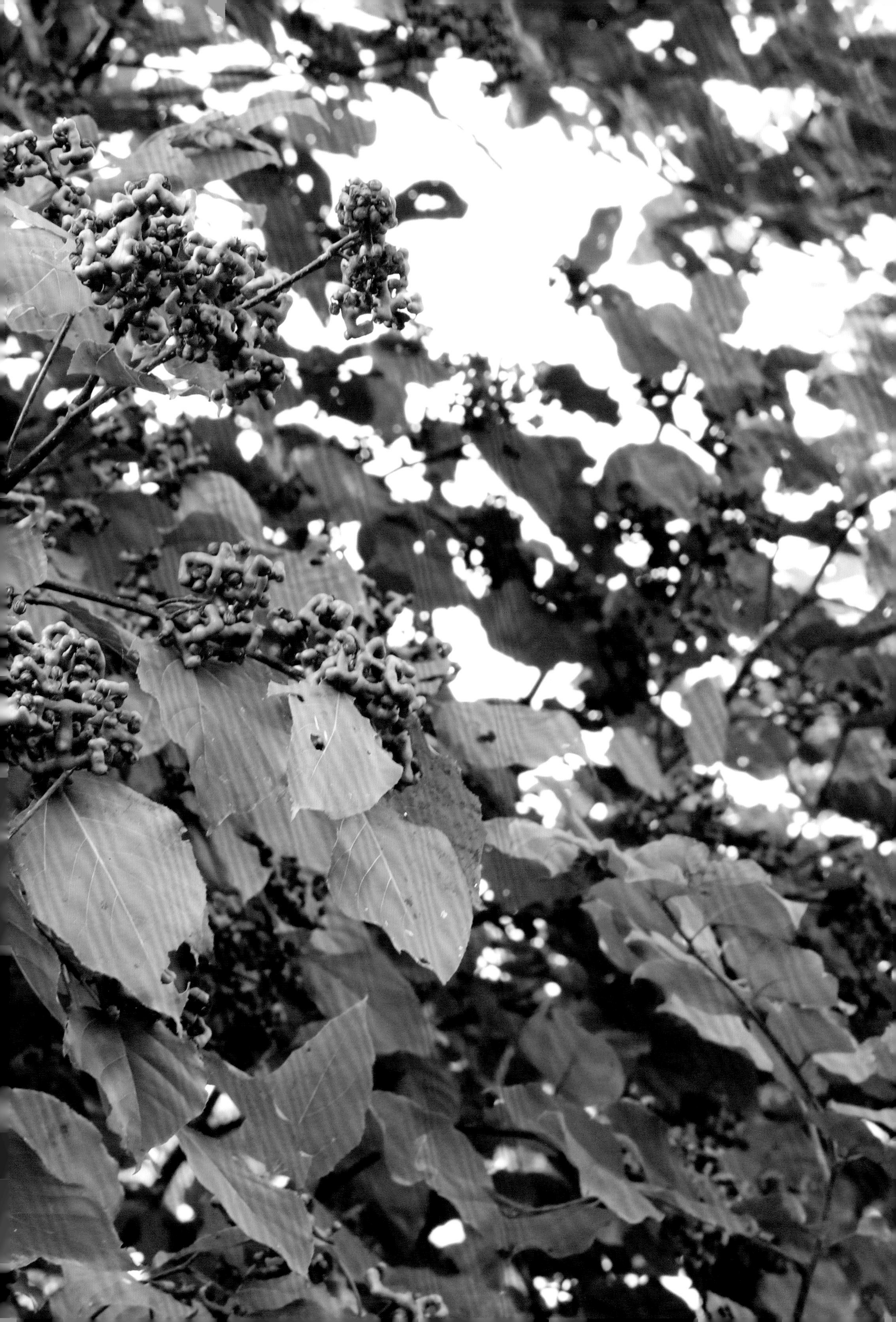

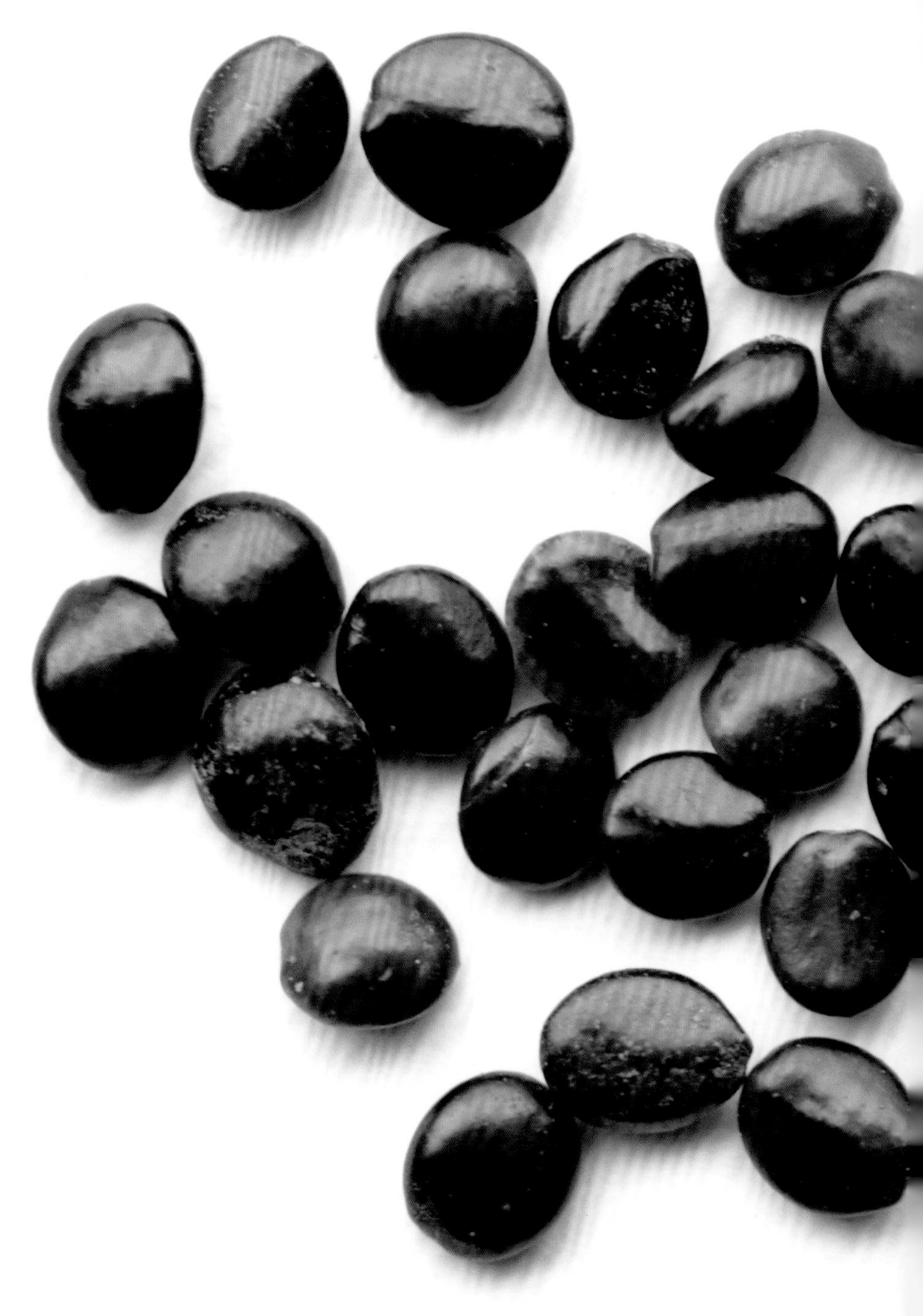

拐枣

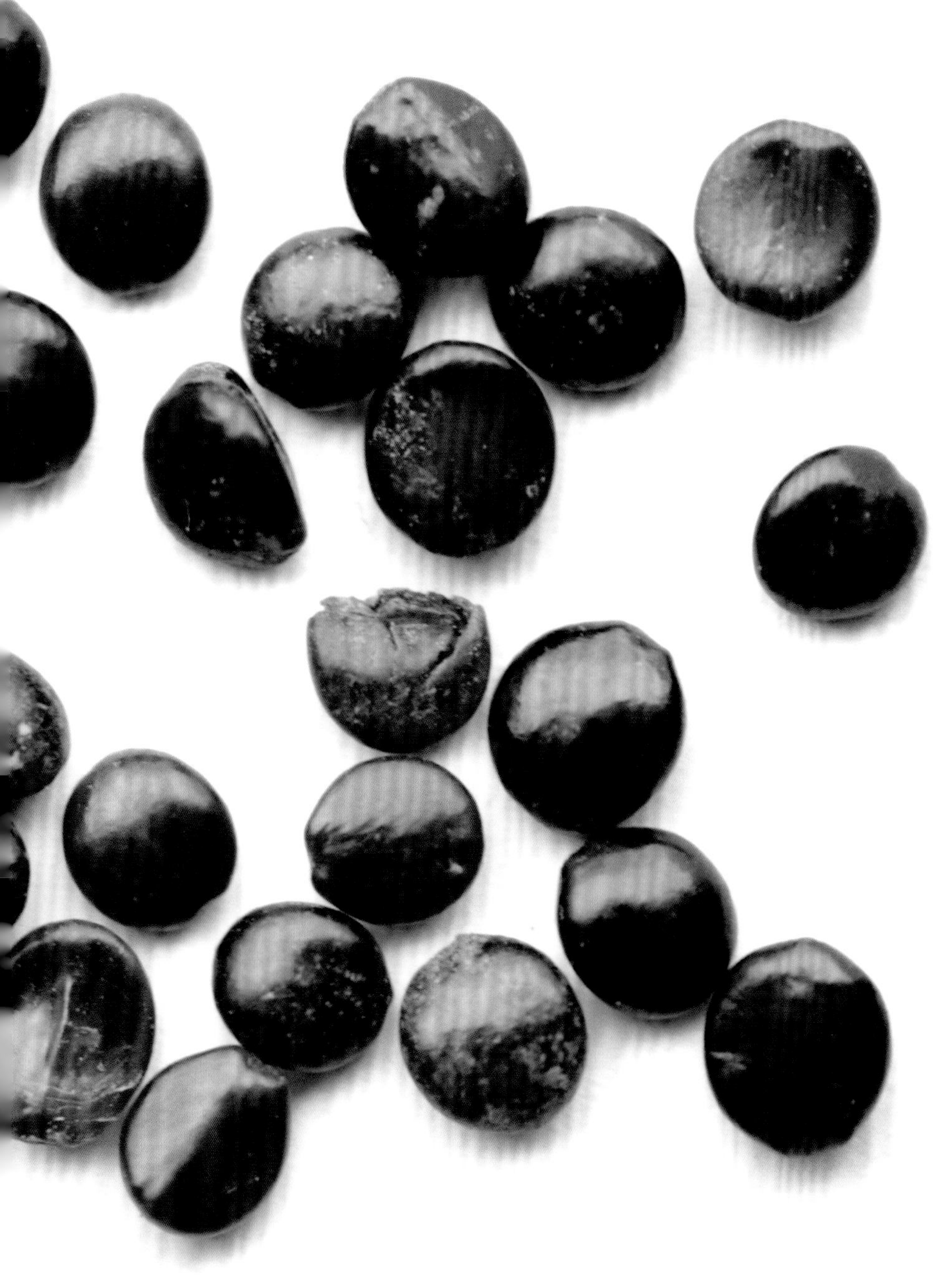

拐枣药材

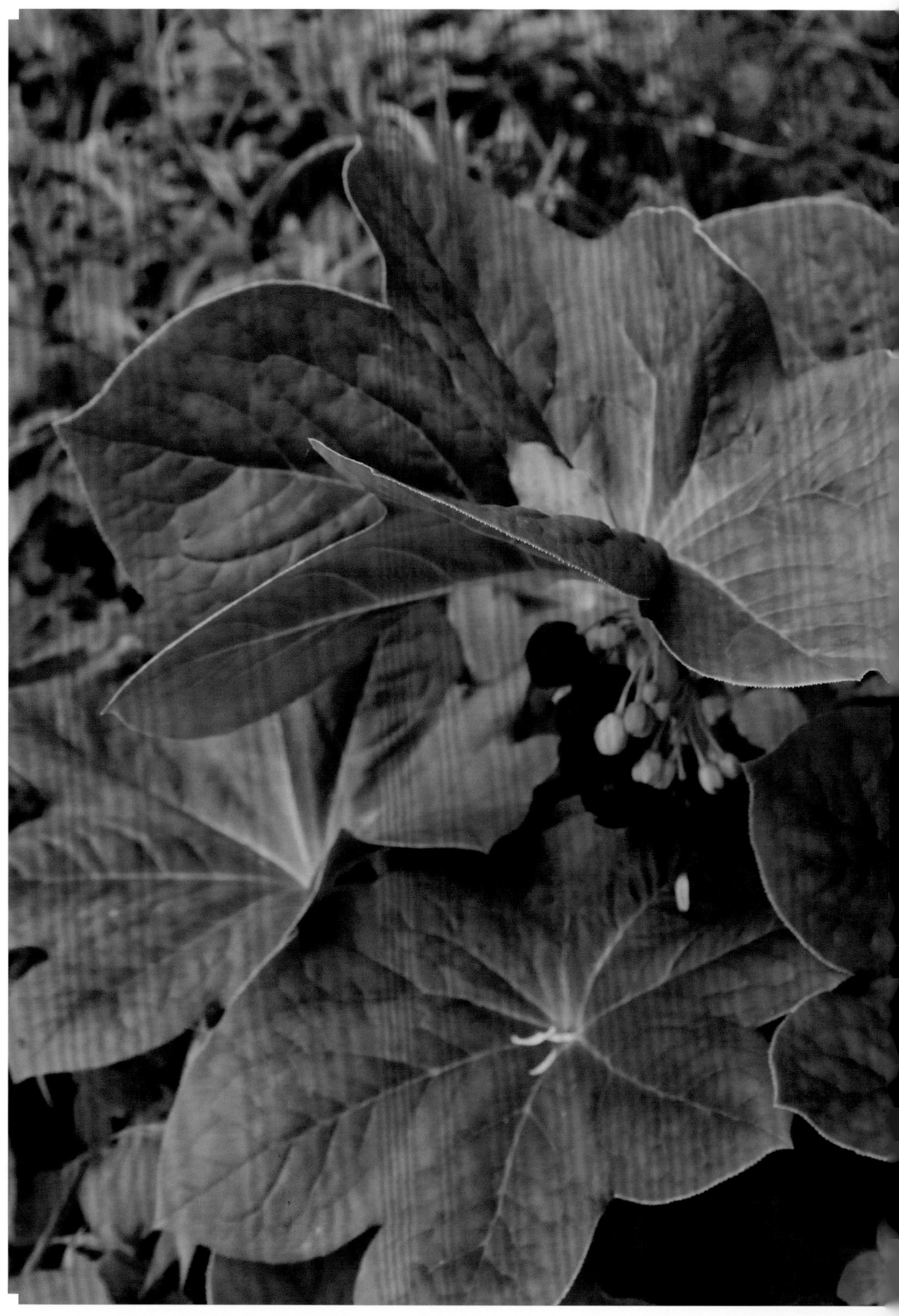

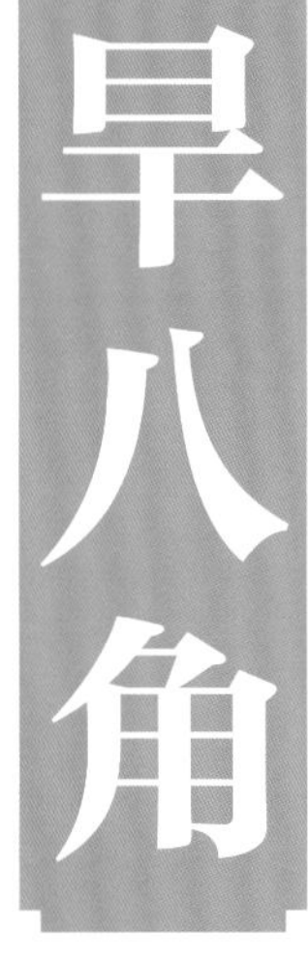

【**苗 药 名**】锐柰尿。

【**俗　名**】八角盘、白八角莲、独角莲、八角莲。

【**来　源**】本品为小檗科植物八角莲 *Dysosma versipellis*（Hance）M. Cheng ex Ying 的根茎。

【**性味归经**】味辛，性冷。归热经。

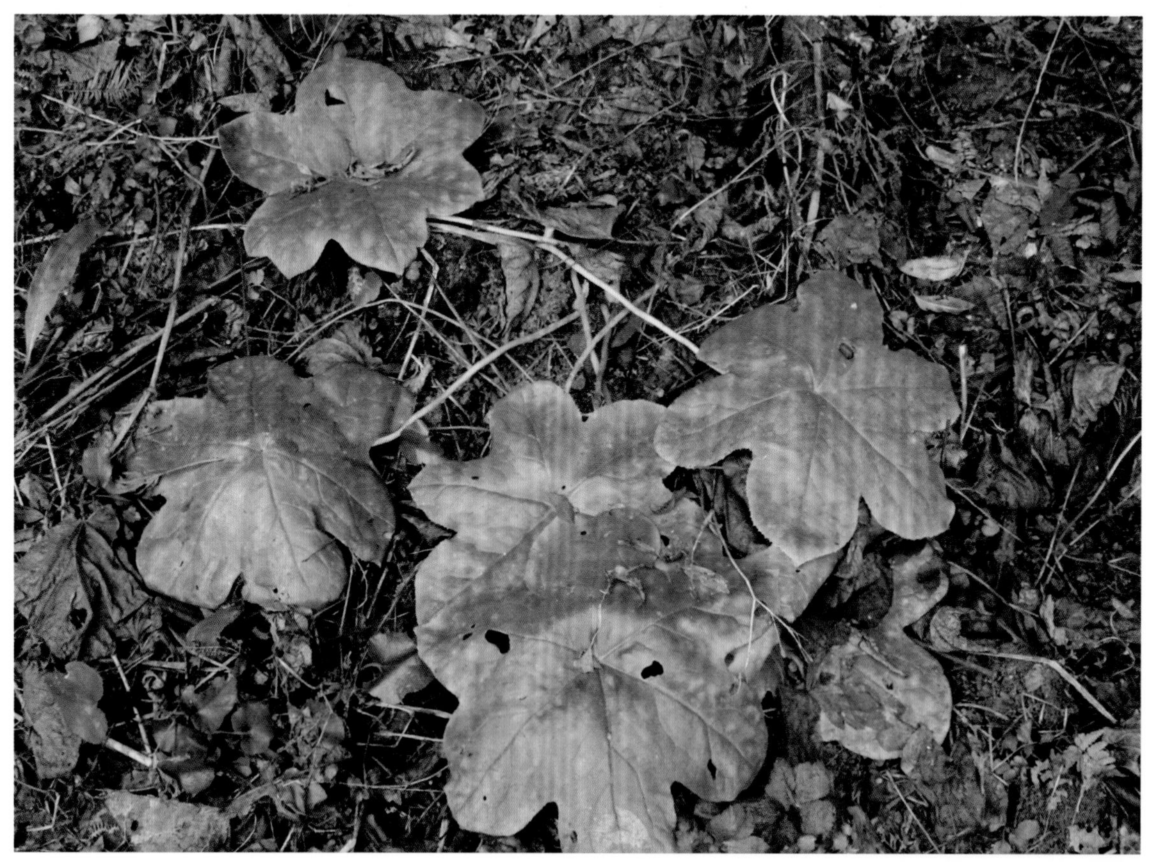

八角莲

识别特征

多年生草本植物，高达 1 m。根状茎粗壮，横生，结节状。茎不分枝，光滑无毛；茎生叶 2，在近茎顶端处相接；叶片盾状，圆形，直径达 30 cm，4 ~ 9 浅裂；裂片宽三角状卵圆形或矩圆形，边缘有针刺状细齿；花 5 ~ 8 朵簇生于近叶柄顶端离叶基 8 ~ 10 cm 处，下垂，深红色；萼片 6，外面被疏长毛；花瓣 6；雄蕊 6；子房上位，1 室，柱头盾状。浆果圆形。花期 3—6 月，果期 5—9 月。

生境分布

生长于海拔 300 ~ 2400 m 的阔叶林或竹林下阴湿处。长江以南各省区有分布。

采收加工

全年均可采，秋季为佳。全株挖起，除去茎叶。洗净泥沙，晒干或烘干，切忌受潮。鲜用亦可。

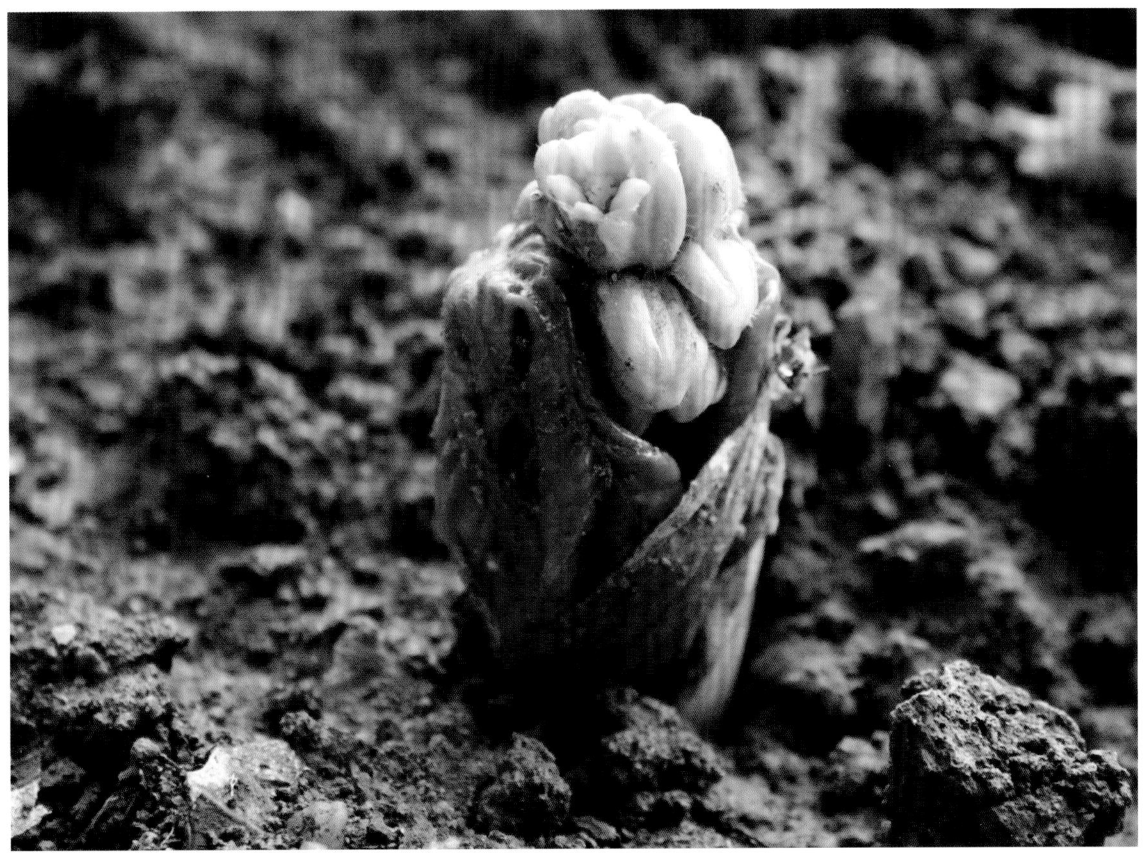

八角莲

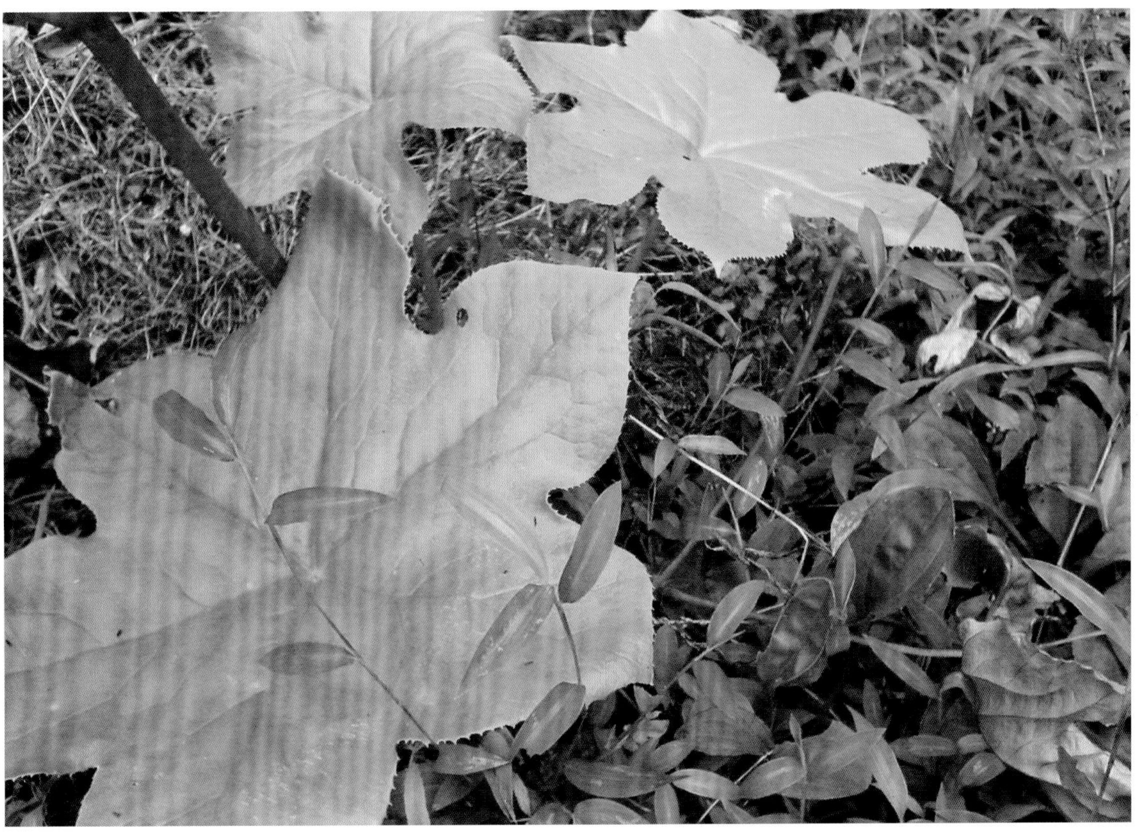

八角莲

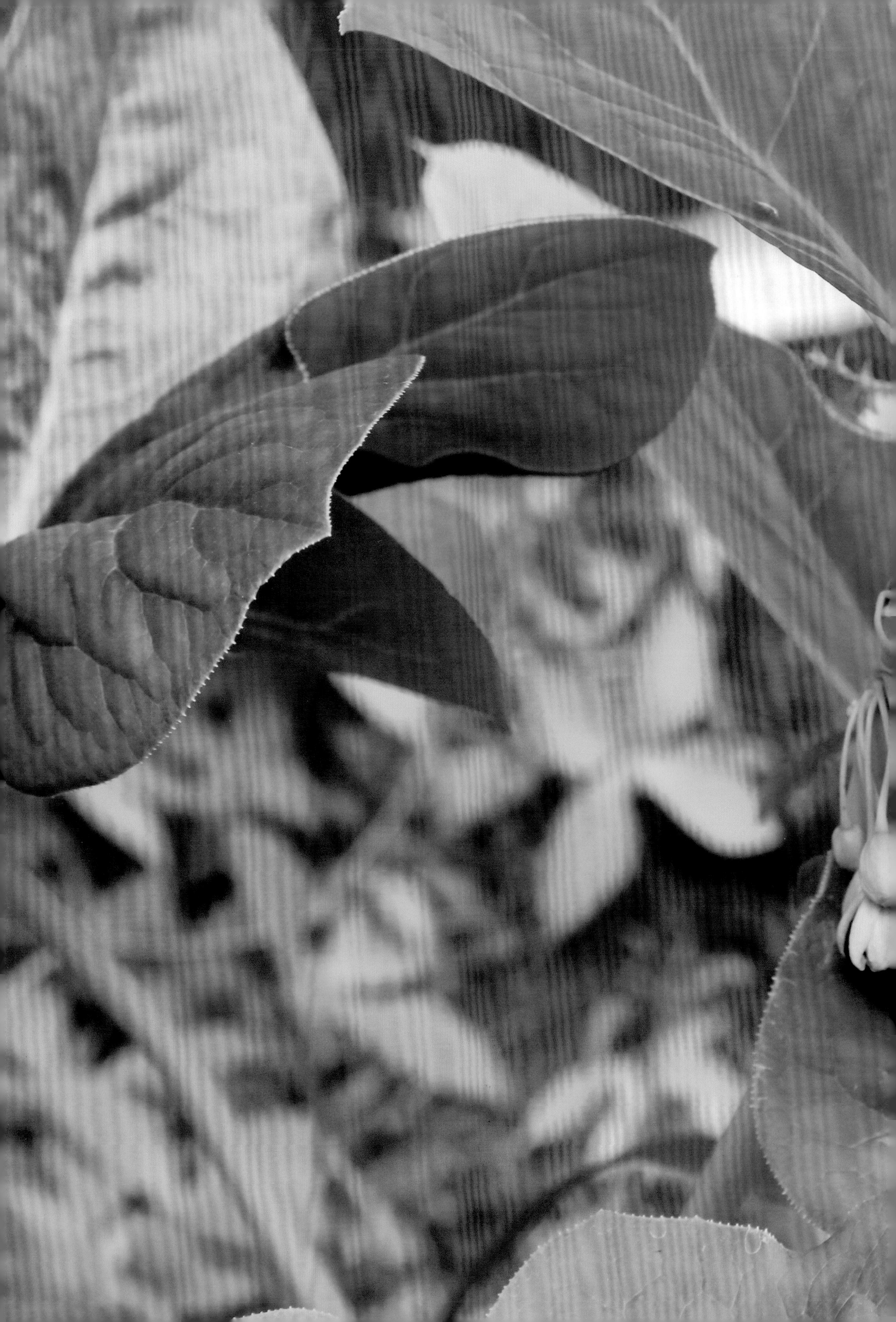

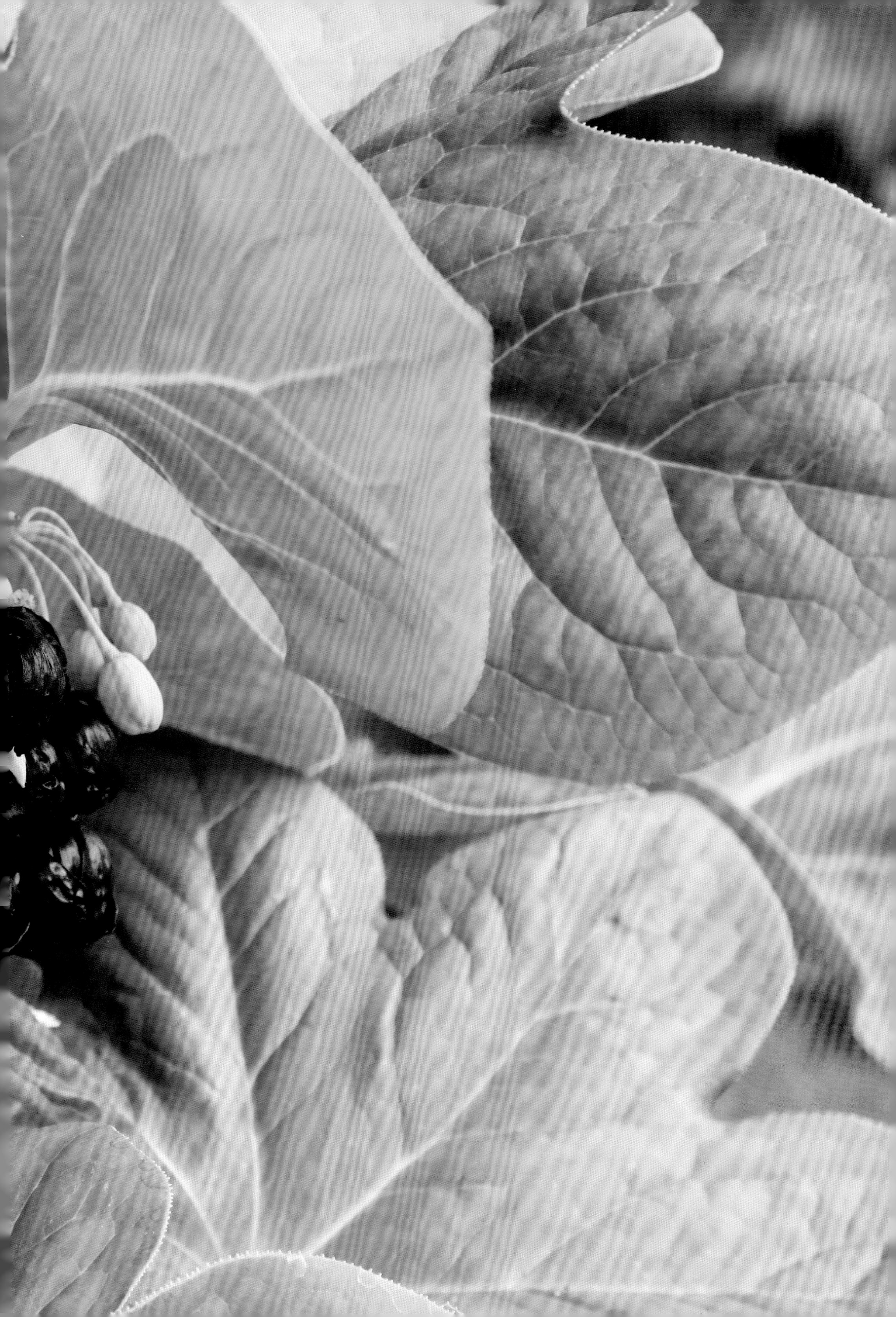

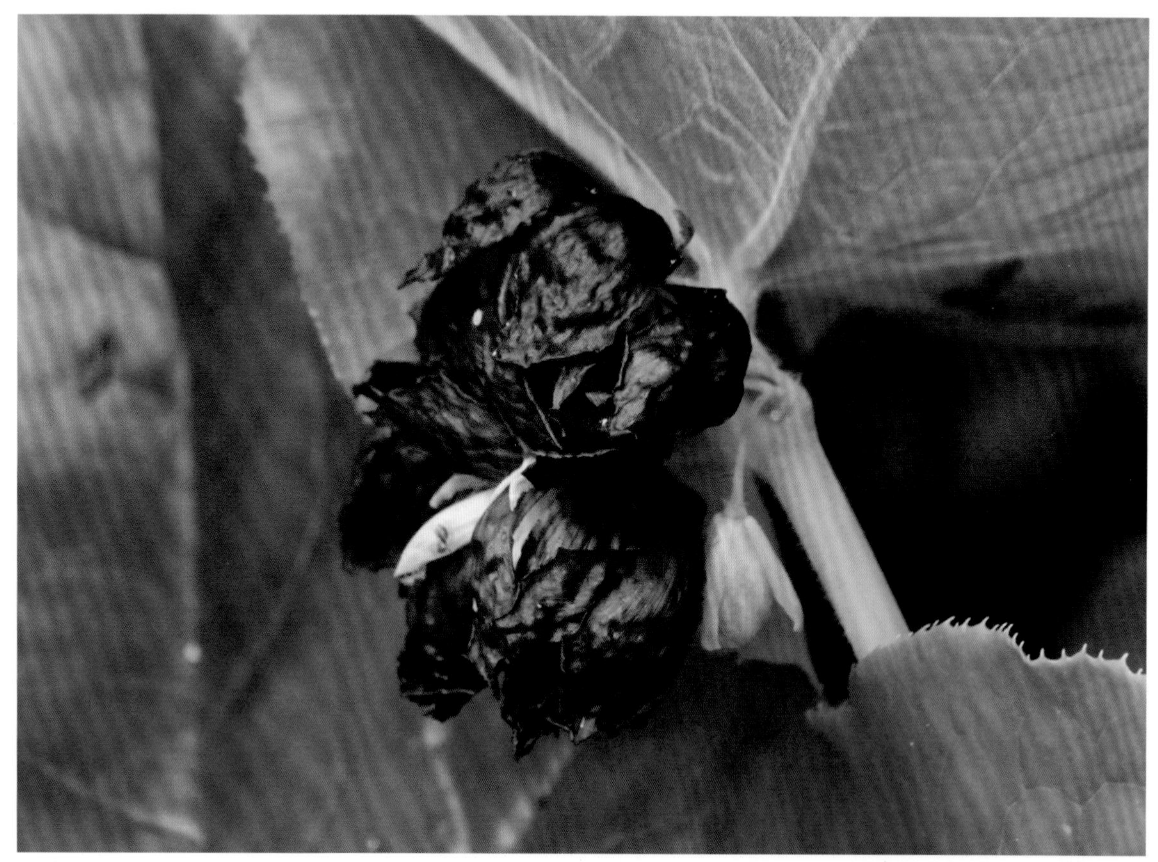

八角莲

药材鉴别

根茎横生，数个至数十个连成结节状，每一结节圆盘形，大小不一，直径0.6 ~ 4.0 cm，厚0.5 ~ 1.5 cm。表面黄棕色，上方具大型圆凹状茎痕，周围环节明显，同心圆状排列，色较浅，下方有环节及不规则皱纹或裂纹；可见圆点状须状根痕或须根，直径约1 mm，浅棕黄色。质极硬，不易折断，折断面略平坦，颗粒状，角质样，浅黄红色，横切面平坦，可见维管束小点环列。气微，味苦。

功效主治

化痰散结，祛瘀止痛，清热解毒。主治咳嗽，咽喉肿痛，瘰疬，瘿瘤，痈肿，疔疮，蛇毒咬伤，跌仆损伤，痹证。

用法用量

内服：煎汤，3 ~ 12 g；或磨汁；或入丸、散。外用：适量，磨汁或浸醋、酒涂搽；捣烂敷或研末调敷。

民族药方

1．慢性气管炎，跌仆损伤 旱八角 10 g，淫羊藿、黑骨藤各 5 g，八角枫 10 g，泡酒服。有毒，喝酒不能过量，睡前服一小杯。

2．脱肛 旱八角 10 g。将药切细，用甜酒煎熬，1 次服完。

3．无名肿毒 旱八角、野葵、蒲公英各等份。捣烂敷患处。

4．带状疱疹，单纯疱疹 旱八角适量。研末，醋调敷患处。

5．蛇毒咬伤 旱八角 9 ~ 15 g。捣烂，汁冲酒服，渣敷伤口周围。

6．胃痛 旱八角、山慈菇、矮霸王各 3 g。研末兑酒，分 3 次吞服。

7．瘰疬 旱八角 30 ~ 60 g，黄酒 60 ml。加水适量煎服。

8．体虚气弱，神经衰弱，痨伤咳嗽，虚汗盗汗 旱八角 9 g。蒸鸽子或炖鸡、炖猪肉 250 g 食用。

9．喉蛾 旱八角细末 0.6 g，薄荷 0.3 g。吹入喉中。

10．腮腺炎 旱八角注射液。每支 2 ml（含生药 8 g），肌内注射，成人每日 2 支，儿童每日 1 支，或加 10% 葡萄糖注射液 250 ml，静脉滴注，疗程 5 日。

11．流行性乙型脑炎 旱八角注射液（每 100 ml 含 40 g 生药）。成人每日 40 ml 加入 10% 葡萄糖注射液 250 ml 静脉滴注，疗程 5 ~ 7 日；儿童药量酌减。特别严重的病例临时作对症处理。

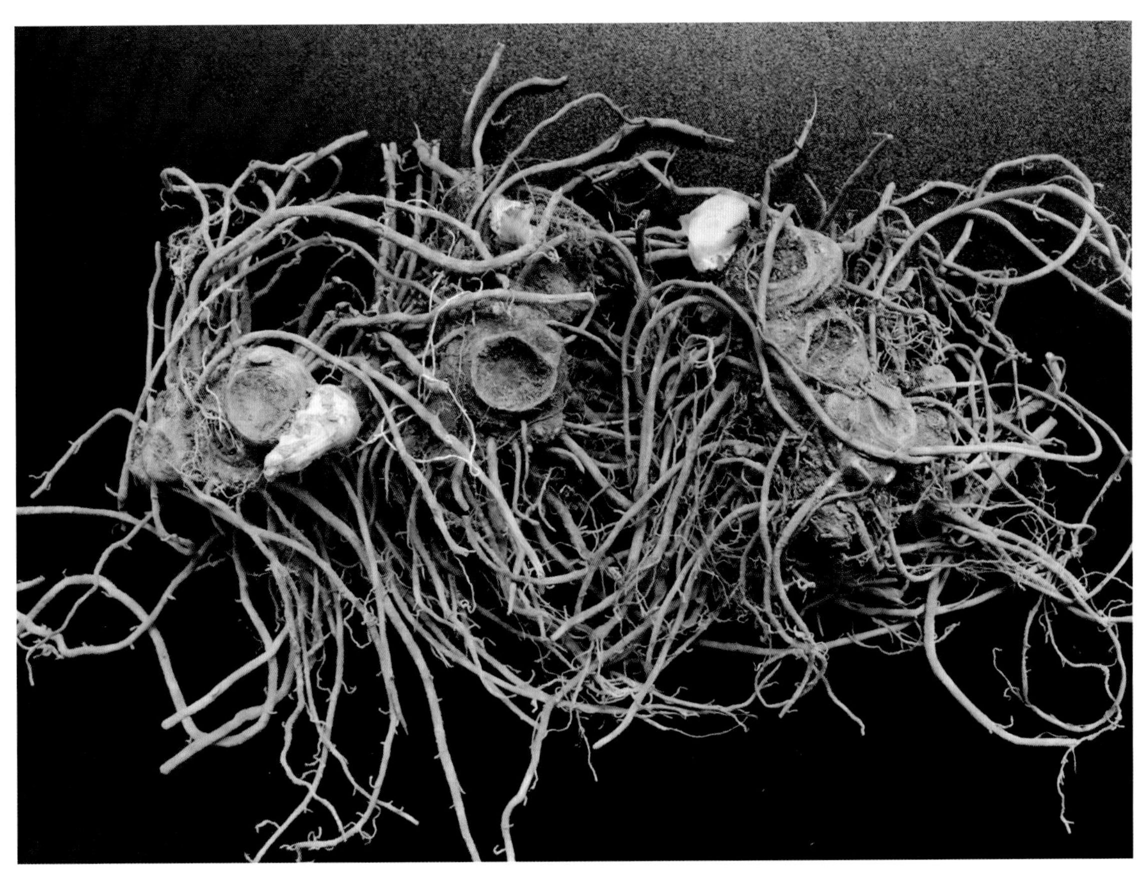

旱八角药材

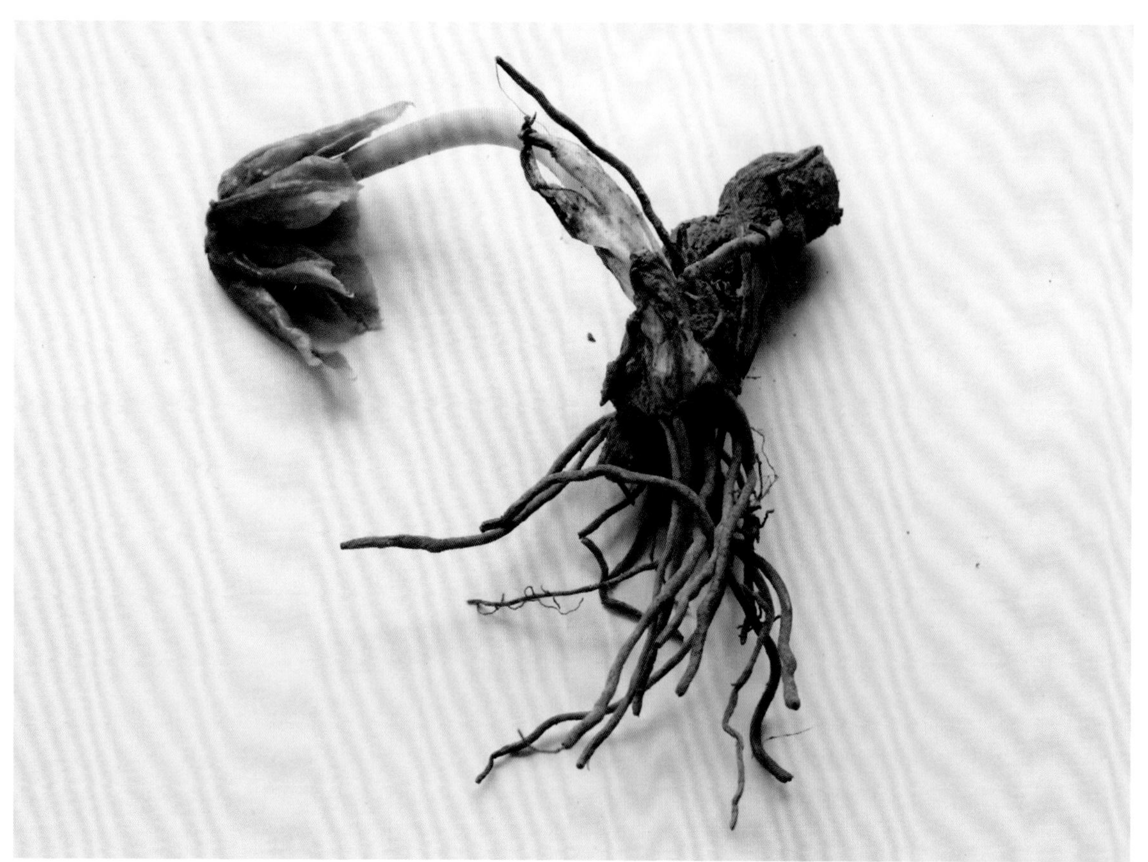

旱八角药材

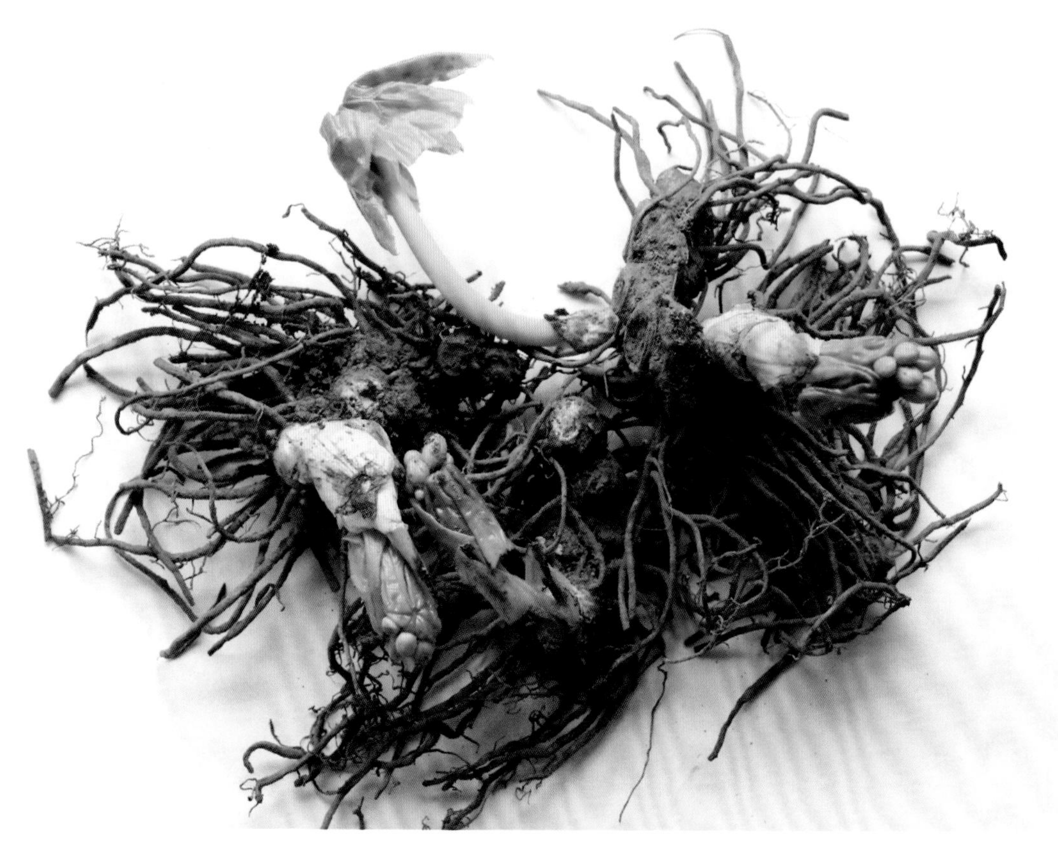

旱八角药材

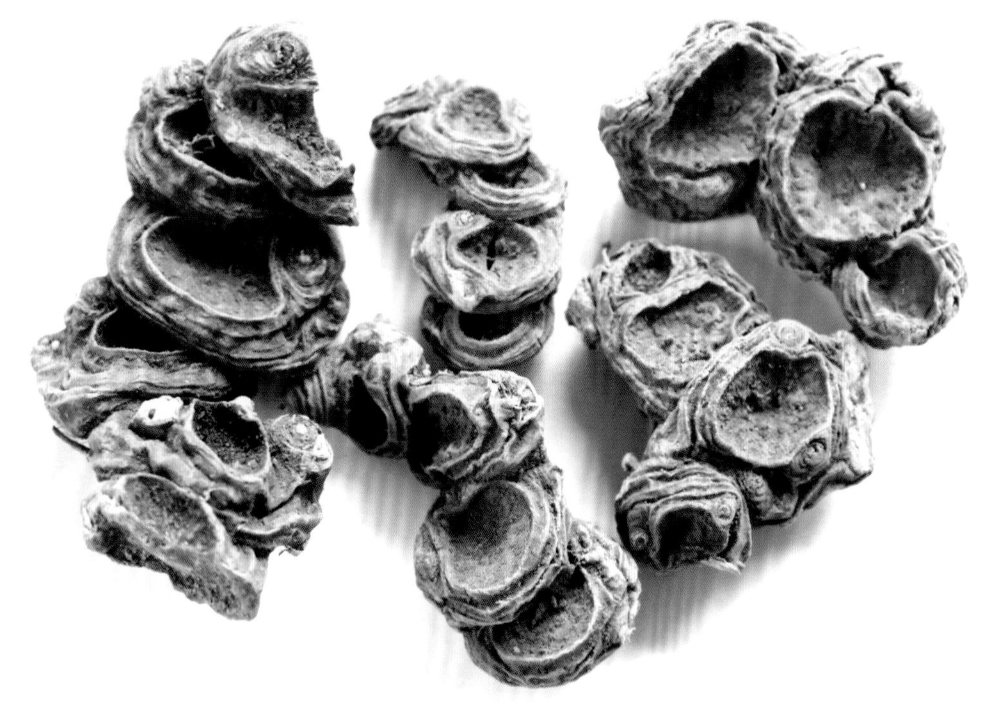

旱八角药材

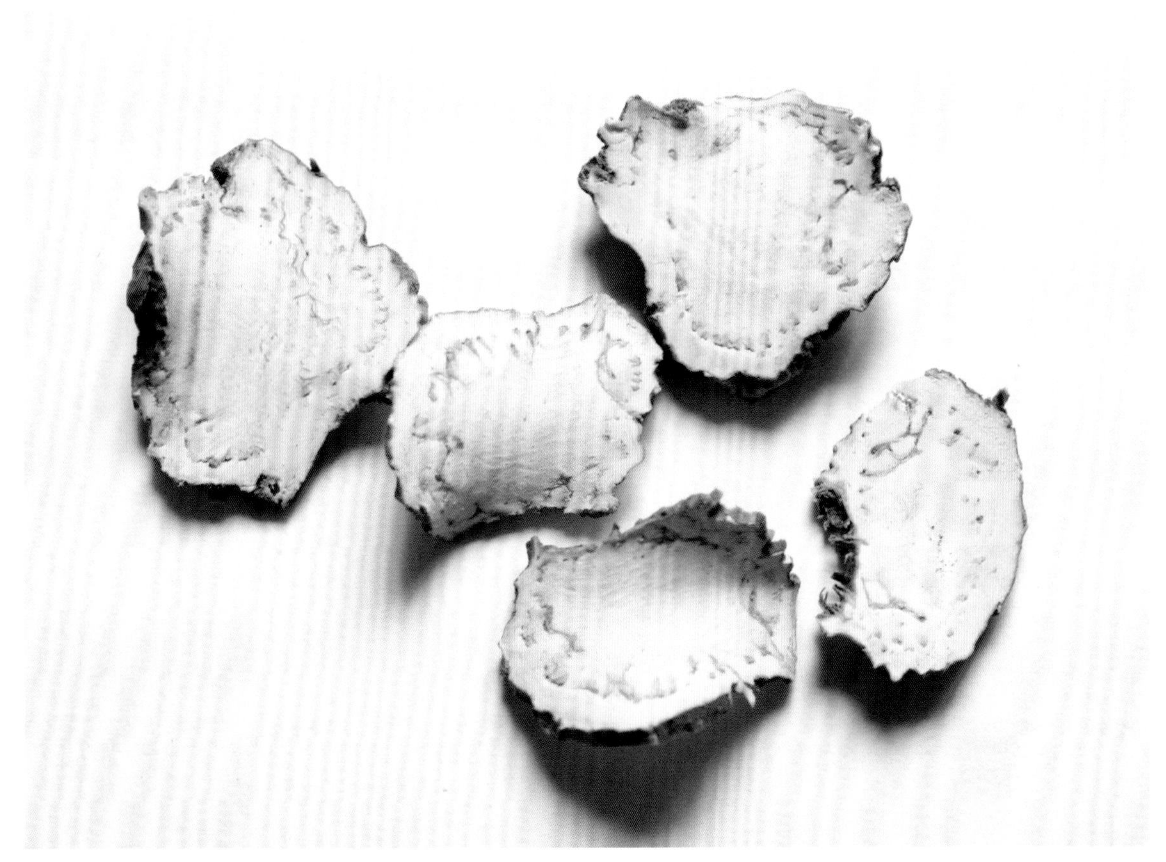

旱八角药材

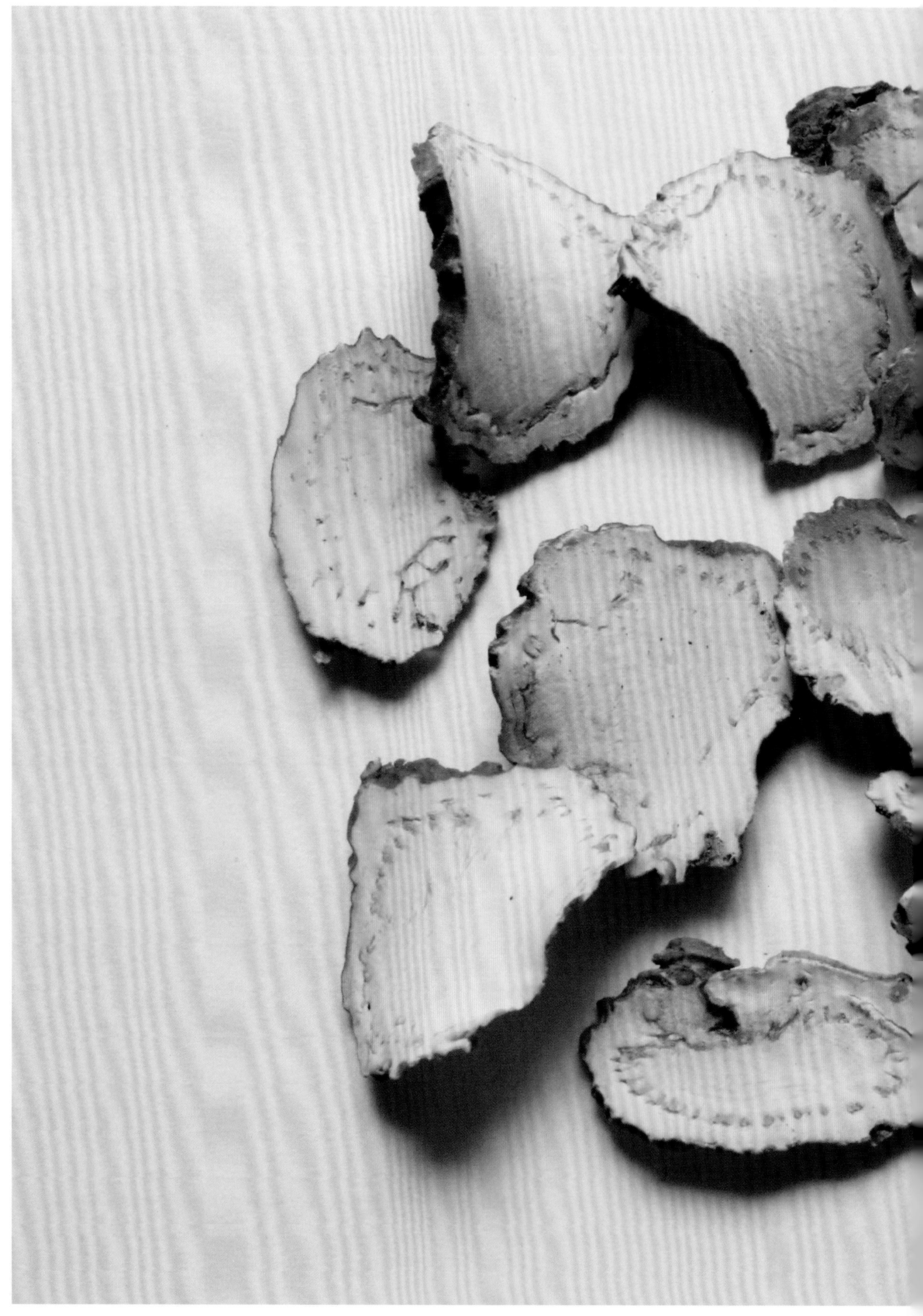

旱八角

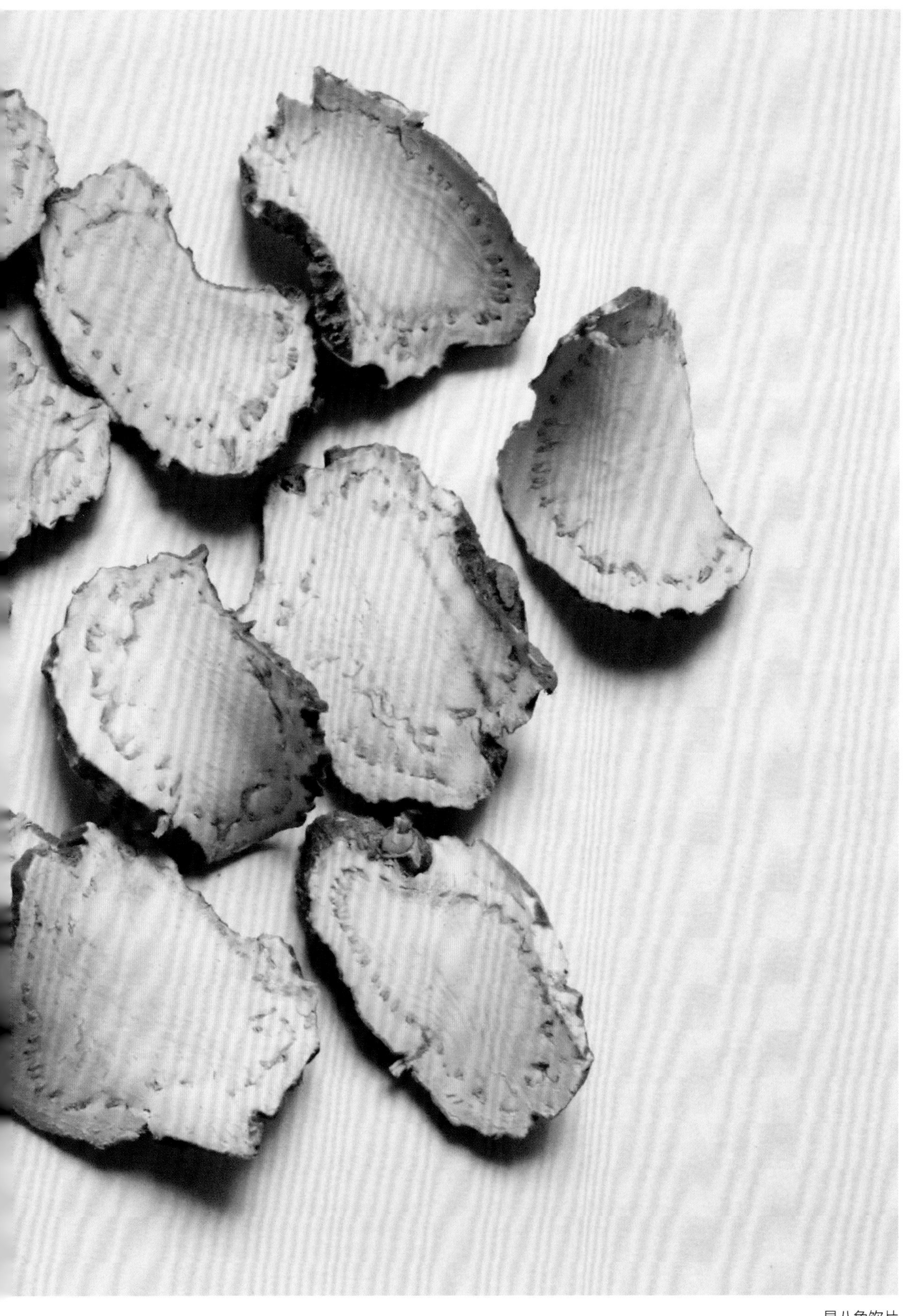

旱八角饮片

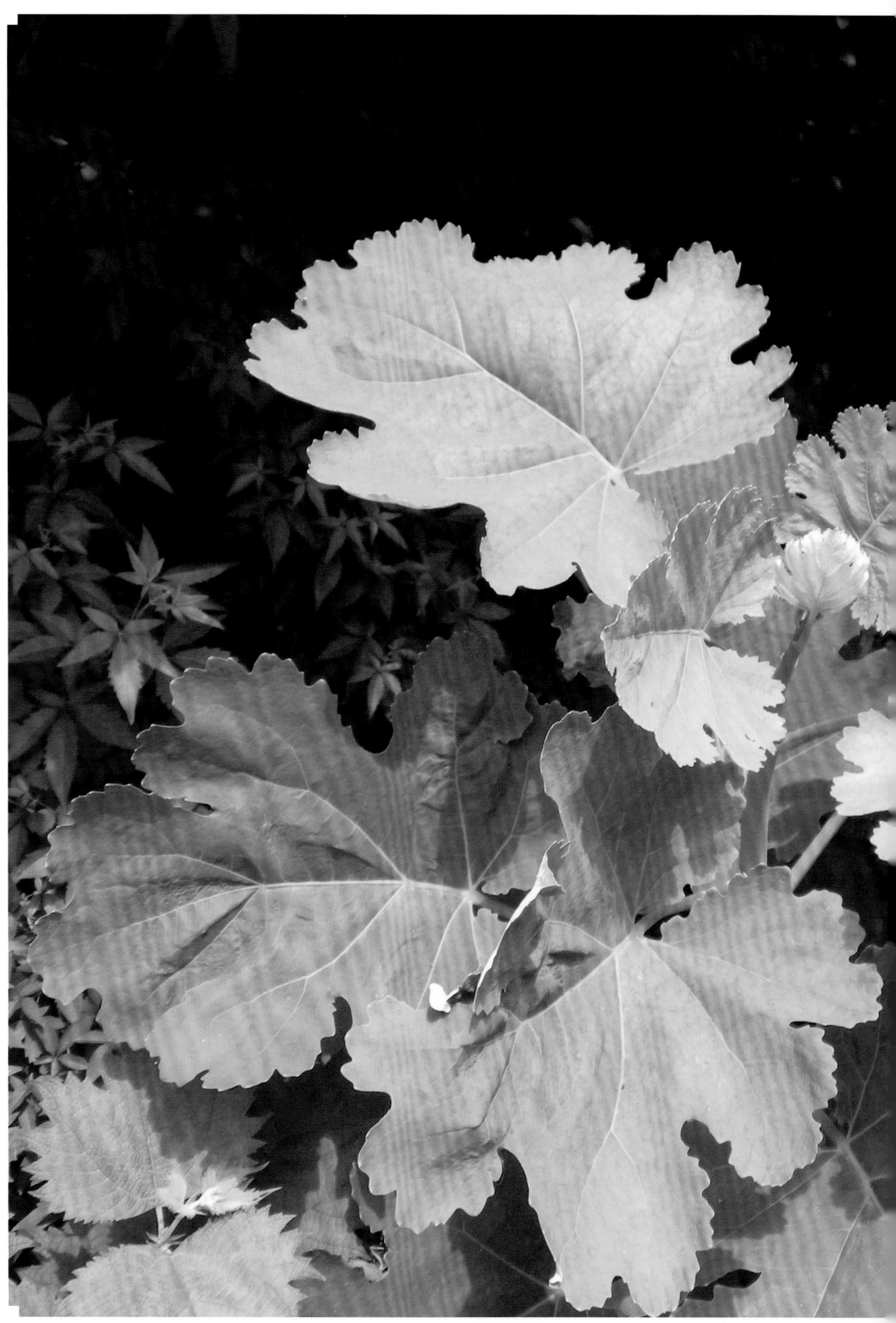

号筒杆

【苗 药 名】锐偏连。

【别　　名】落回、号筒草、勃勒回、山号筒、三钱三、号桐树。

【来　　源】本品为罂粟科植物博落回 *Macleaya cordata*（Willd.）R. Br. 的带根全草。

【性味归经】味苦，性寒；有大毒。归热经。

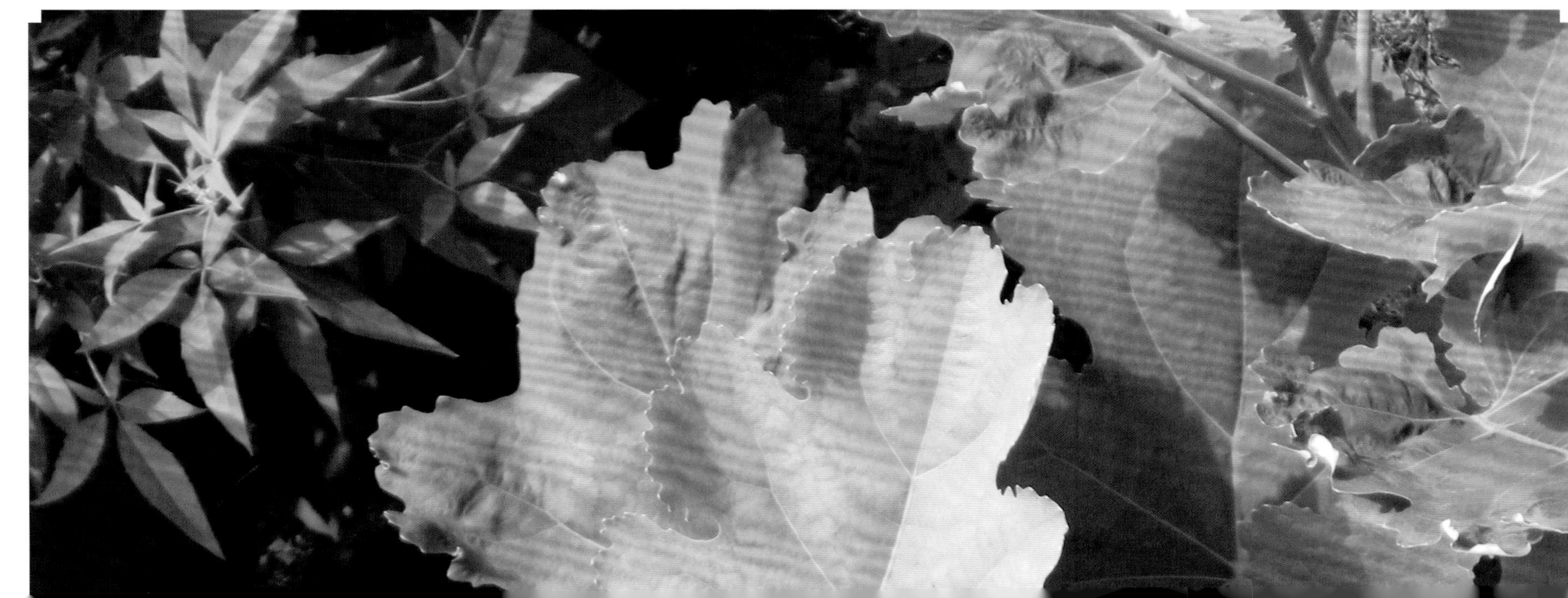

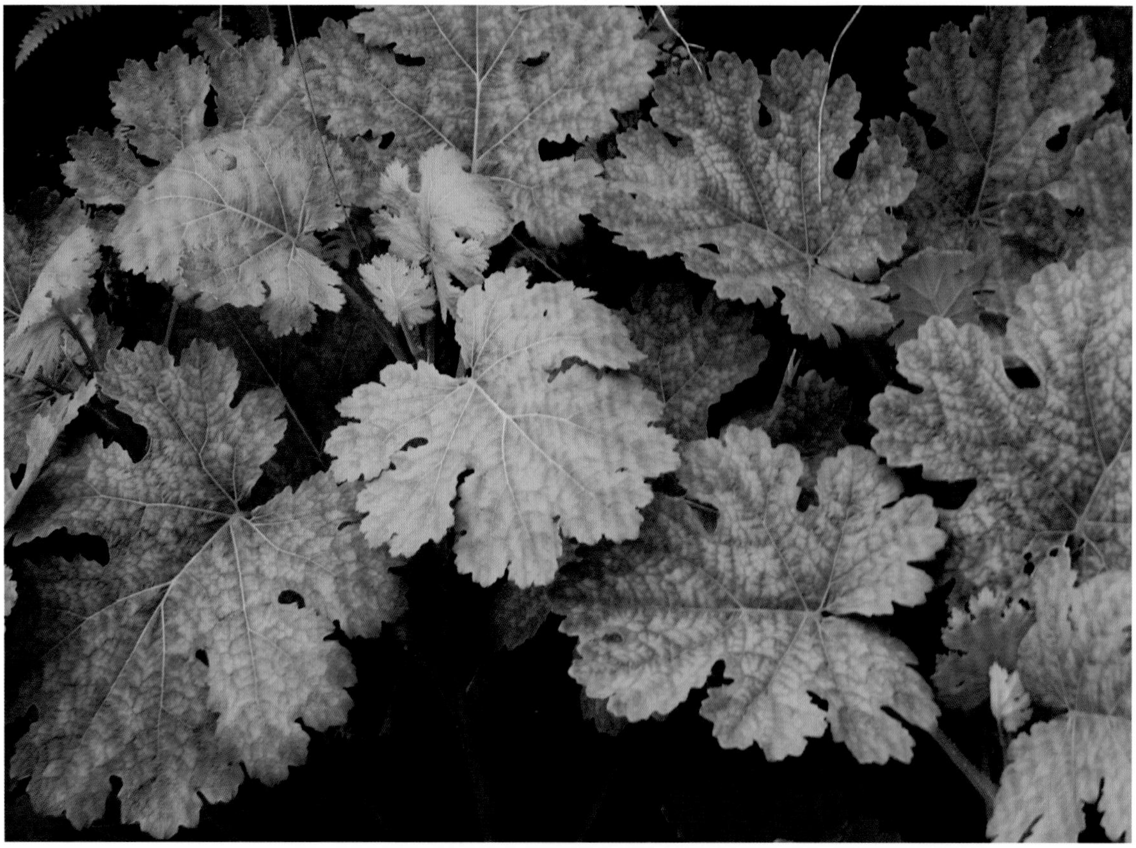

博落回

识别特征

多年生大型草本植物，高 1 ~ 4 m。根茎粗大，橙红色。茎绿色或红紫色，中空，粗可达 1.5 cm，上部多分枝，被白粉，无毛，折断有橙色浆汁流出。单叶互生，具叶柄，长 1 ~ 12 cm，叶片宽卵形或近圆形，长 5 ~ 27 cm，宽 5 ~ 25 cm，7 ~ 9 浅裂，上面绿色，无毛，下面具易脱落的细茸毛，多白粉，边缘波状或具波状牙齿。大型圆锥花序，长 15 ~ 40 cm，腋生或顶生，花多数；花梗长 2 ~ 7 mm；苞片狭披针形；萼片 2，倒卵状长圆形、船形，黄白色；花瓣无；雄蕊多数，花丝丝状，花药狭条形；子房倒卵形，无毛，柱头 2 裂。蒴果倒披针形，扁平，长约 2 cm，宽 5 mm，外被白粉；种子通常 4 ~ 6 枚，卵球形。花期 6—8 月，果期 7—10 月。

生境分布

生长于海拔 150 ~ 830 m 的丘陵或低山林、山野草坡、土坎、路旁。分布于贵州、四川、云南、湖南、江苏、安徽、福建、台湾等省区。

采收加工

夏、秋二季采收，除去杂质，鲜用或晒干。

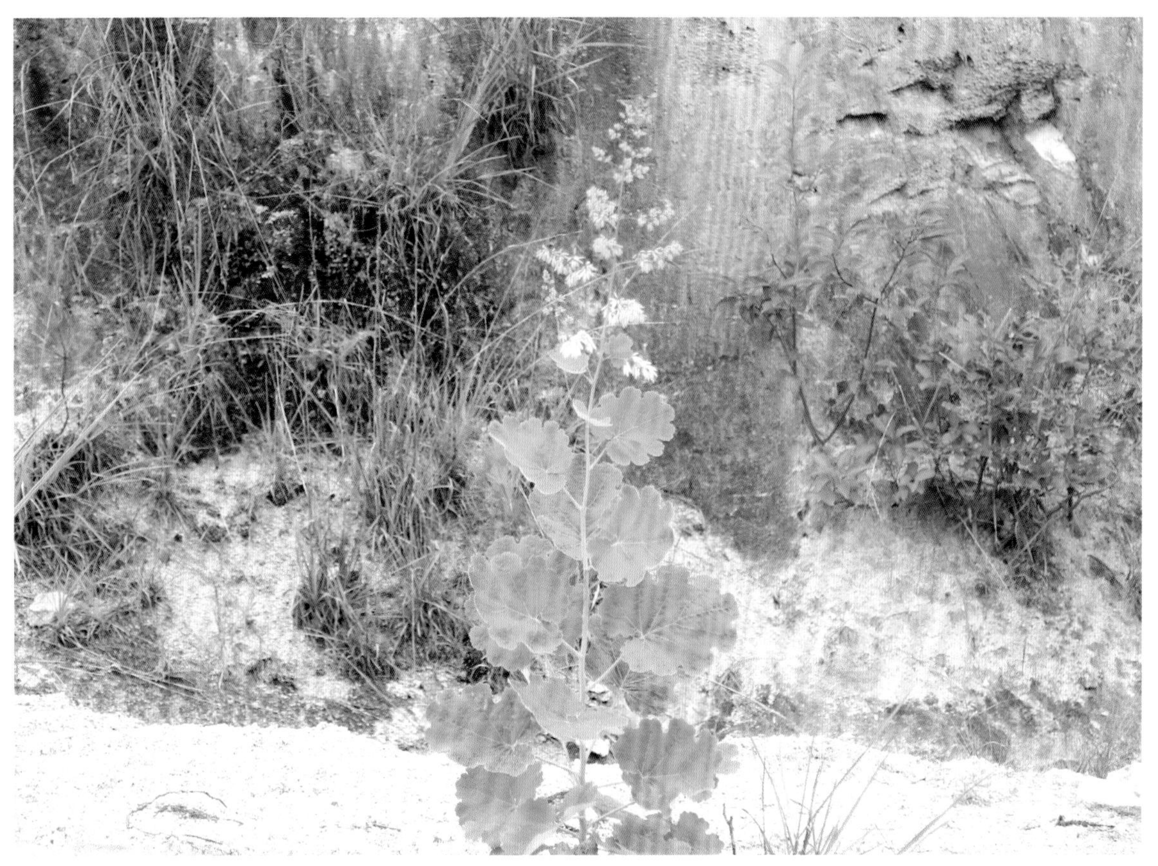

博落回

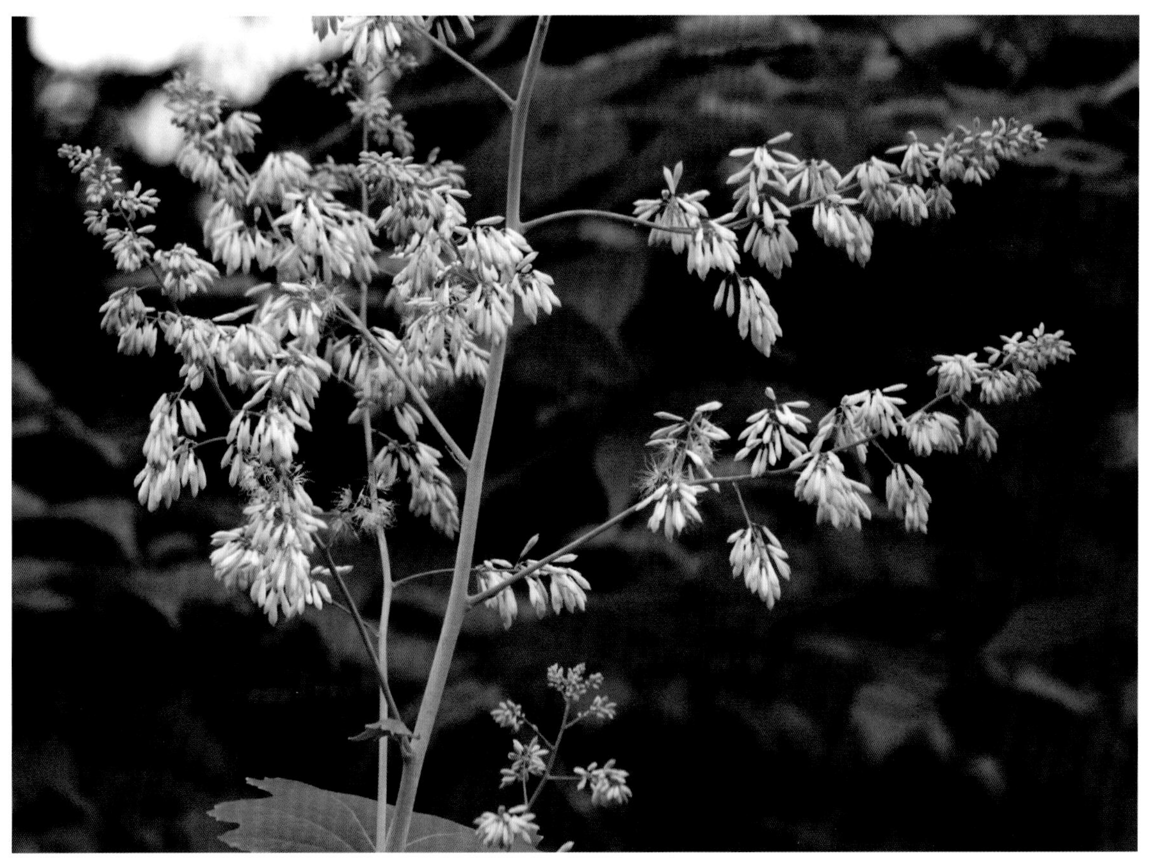

博落回

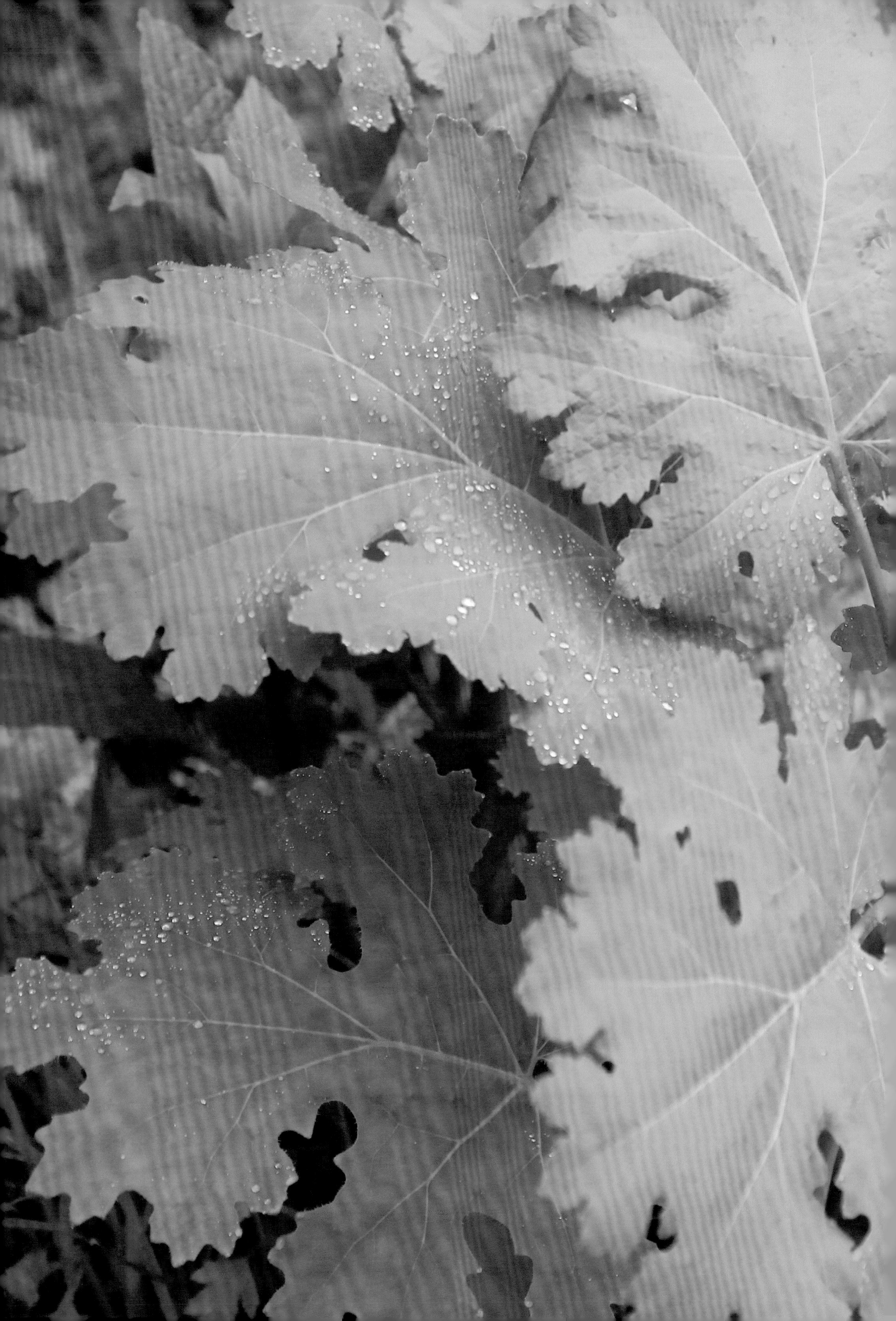

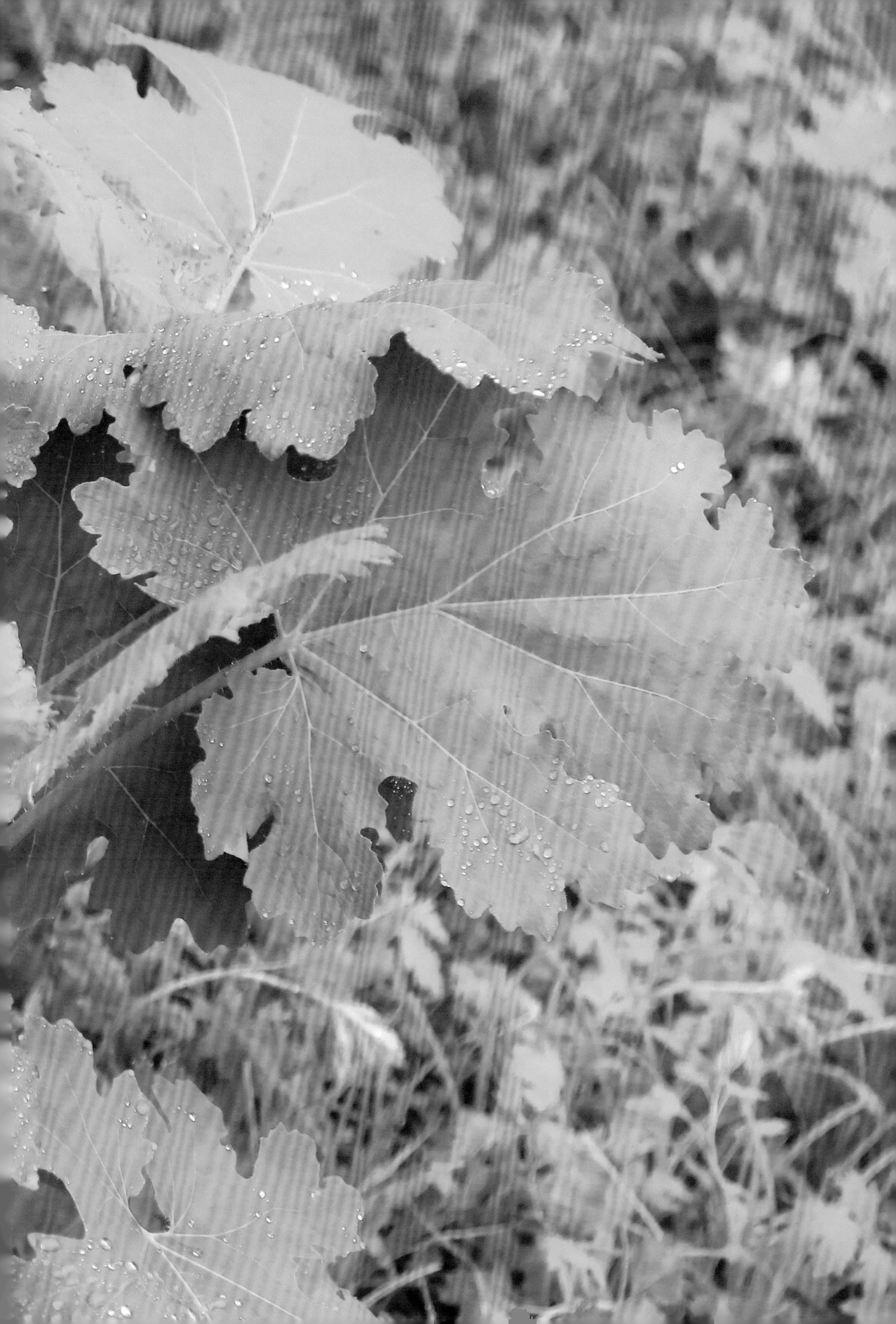

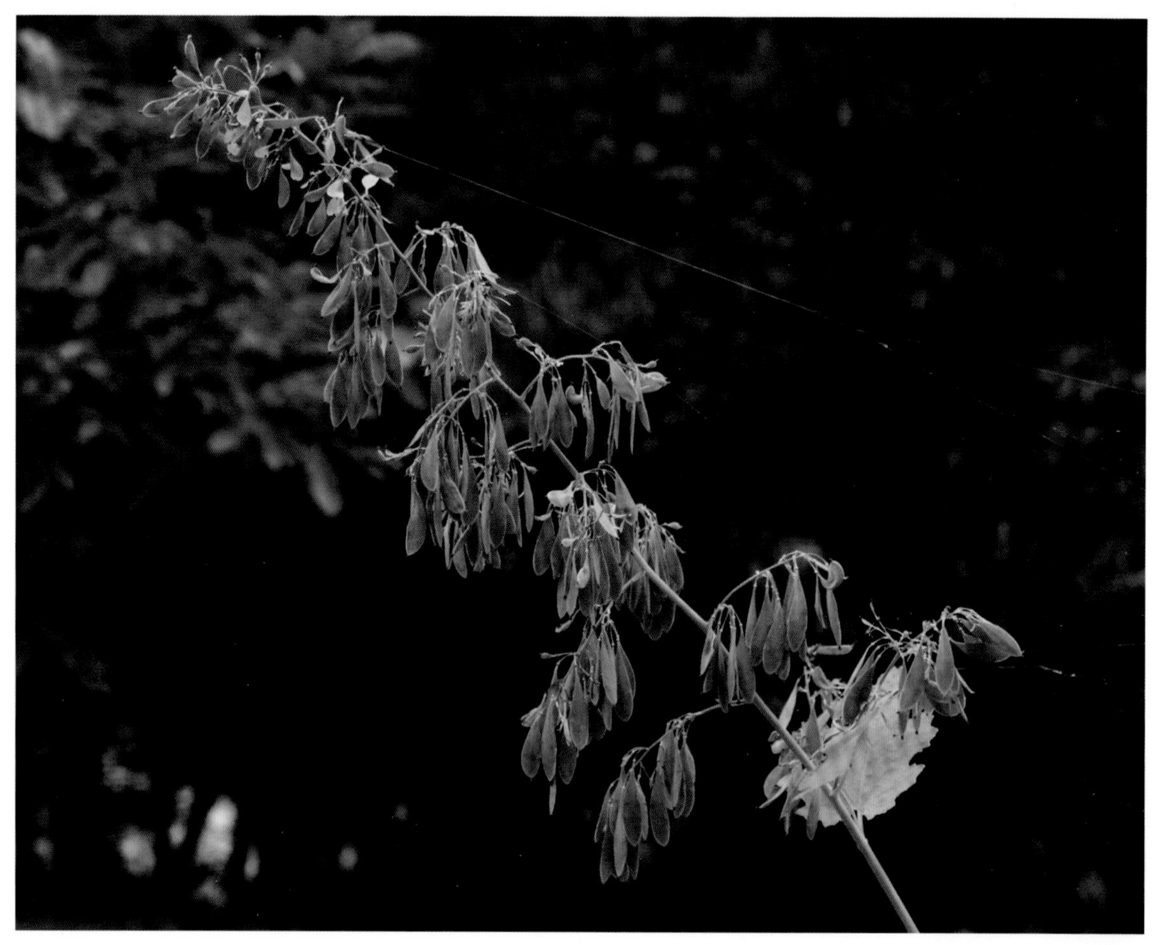

博落回

药材鉴别

根及根茎肥壮。茎圆柱形，中空，表面有白粉，易折断。单叶互生，有柄，柄基部略抱茎；完整叶片广卵形或近圆形，7 ~ 9 掌状浅裂，裂片边缘波状或具波状牙齿。花序圆锥状，花小，白色或淡红色，易脱落。蒴果狭倒卵形或倒披针形，扁平；种子 4 ~ 6 粒。

功效主治

活血散瘀，清热解毒，杀虫止痒。主治痈疮疔肿，痔疮，湿疹，蛇虫咬伤，跌仆肿痛，风湿关节痛，滴虫阴道炎，烧烫伤。

用法用量

外用：适量，捣烂外敷；或煎水熏洗；或研末调敷。

民族药方

1．腹痛，胃气痛 号筒杆 1.5 g。水煎服。

2．脱肛，子宫脱垂 号筒杆茎烧成炭（存性）。研末 0.6 g，枯矾 1 份，调菜油涂患处。

3．跌仆损伤 鲜号筒杆 60 g。泡酒 500 ml，外搽，严忌入口。

4．疥癞，顽癣，疔疮 鲜号筒杆适量。水煎外洗患处。

5．关节痛 号筒杆、透骨香各等份。水煎外洗。

6．滴虫阴道炎 鲜嫩号筒杆茎叶适量。切碎，加水熬成每 1 ml 含生药 25 g 的浸膏。于月经结束后，先用 1 ∶ 5000 高锰酸钾液 300 ~ 500 ml 冲洗阴道，然后用棉签蘸药反复涂搽阴道壁 2 ~ 3 次，或留置含药的阴道棉栓。每日用药 1 ~ 2 次，7 ~ 10 日为 1 个疗程，连用 3 个疗程。

7．痔疮合并感染 号筒杆、红藤、黄柏各 60 g。加水 2000 ml，煎取 1000 ml 药液，过滤去渣，取坐位趁热熏洗患部，每次 15 ~ 30 分钟，每日 2 ~ 3 次。

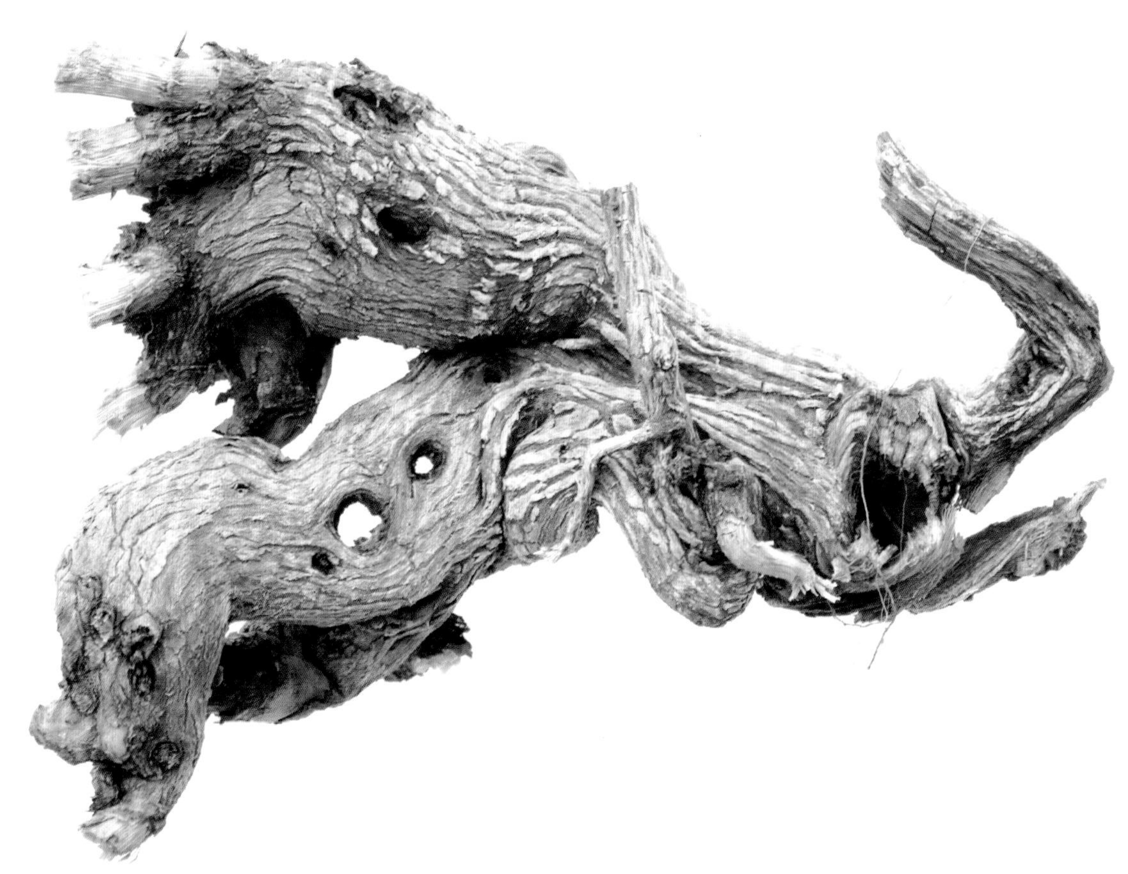

号筒杆药材

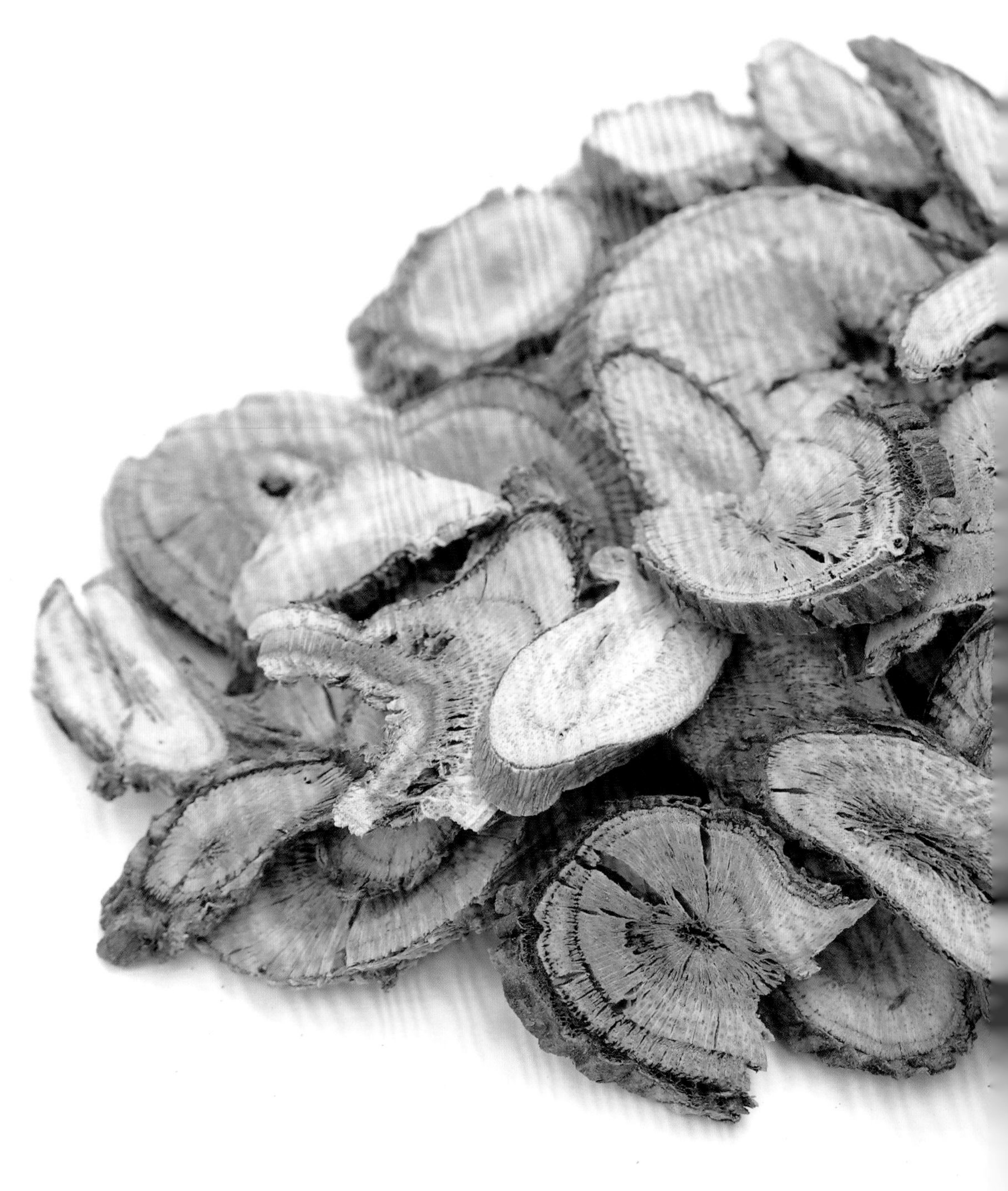

号筒杆

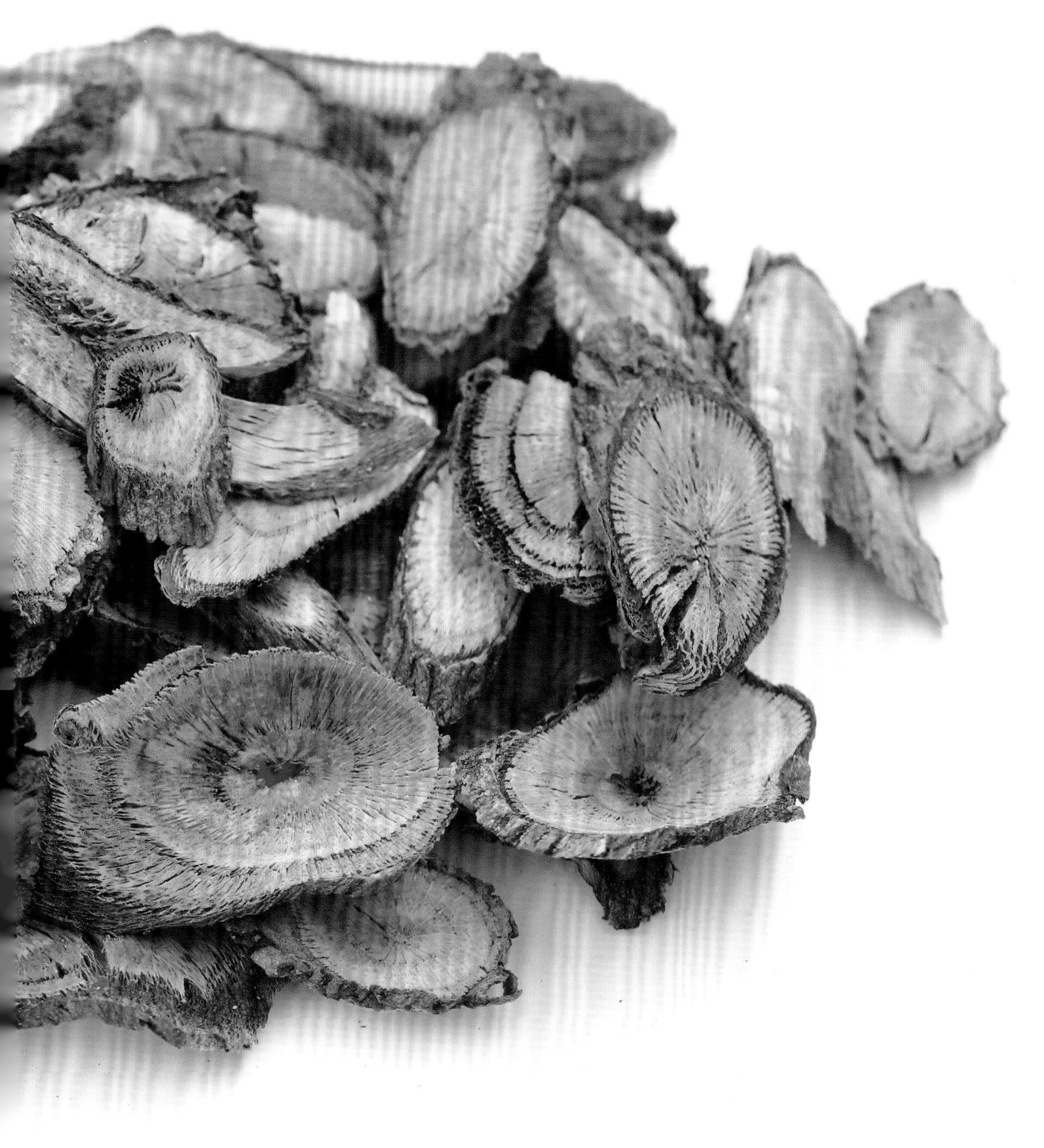

号筒杆饮片

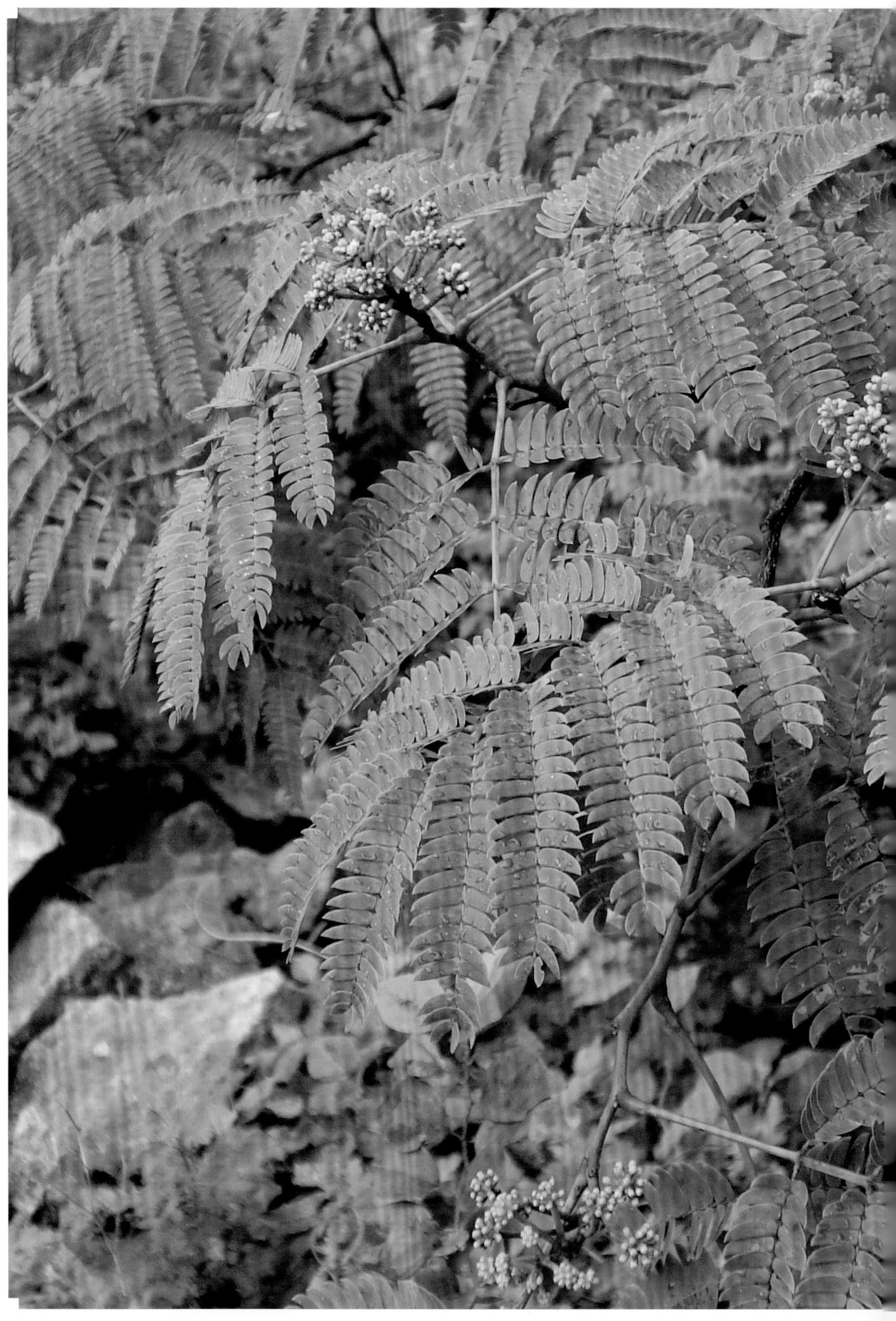

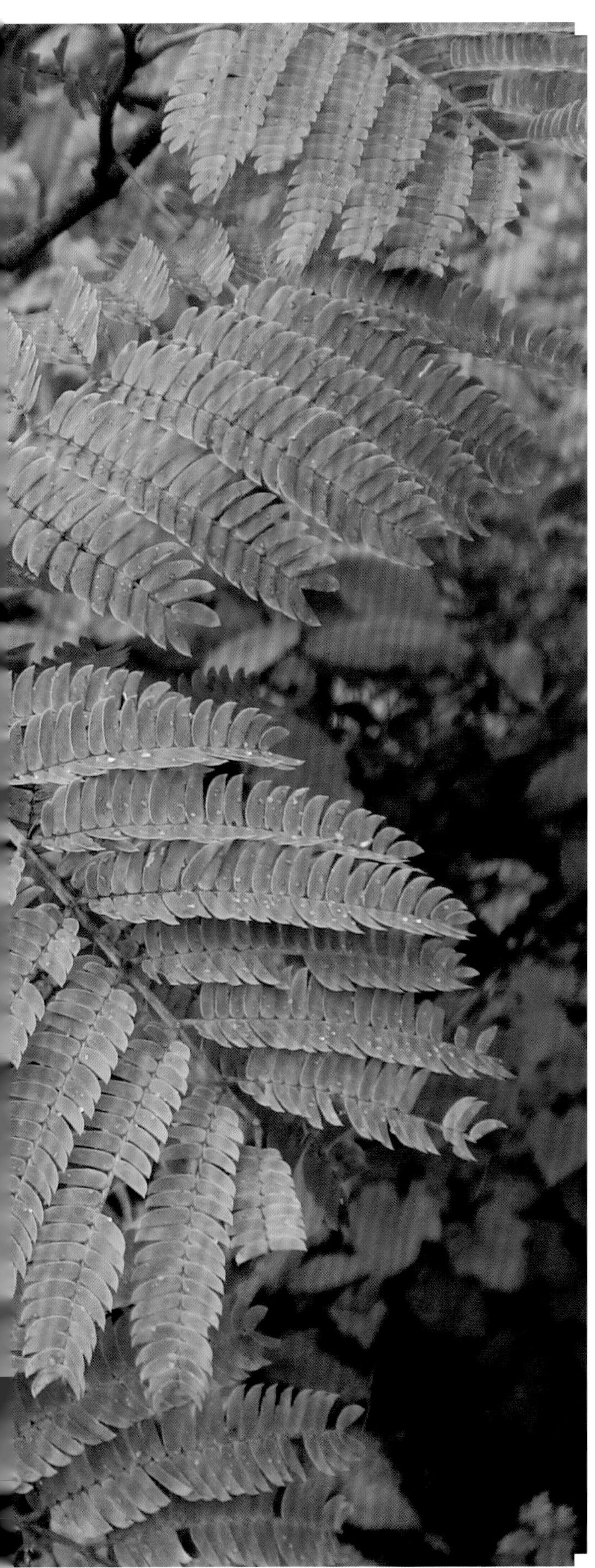

合欢

【苗 药 名】都比灭。

【别　 名】合昏皮、夜台皮、合欢木皮。

【来　 源】本品为豆科植物合欢 *Albizia julibrissin* Durazz. 的皮。

【性味归经】味麻、辣，性热。归冷经。

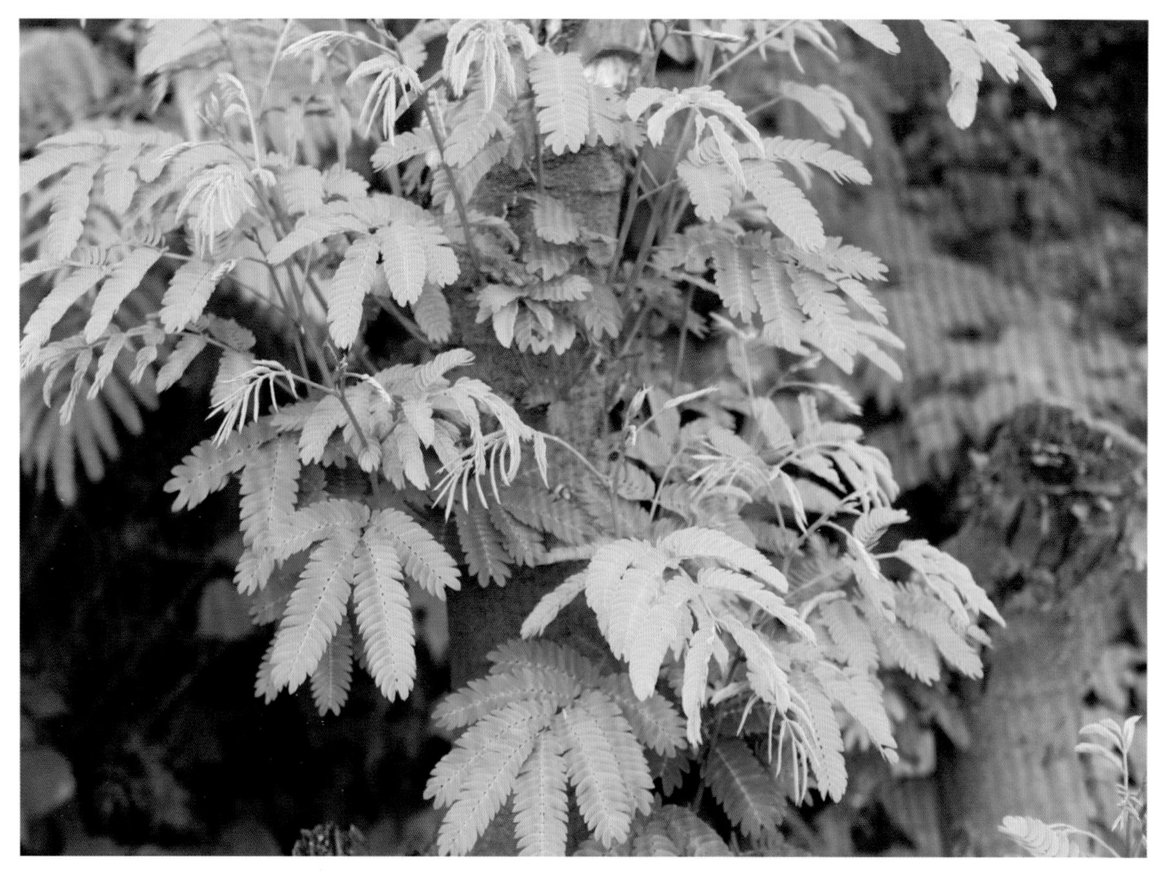

合欢

识别特征

落叶乔木，高达 16 m。树干灰黑色；小枝有棱角；嫩枝、花序和叶轴被茸毛或短柔毛。2 回双数羽状复叶，互生；总叶柄长 3 ~ 5 cm；叶长 9 ~ 23 cm，羽片 5 ~ 15 对；小叶 11 ~ 30 对，线形至长圆形，长 6 ~ 12 mm，宽 1 ~ 4 mm，先端短尖，基部截形，不对称，全缘，有缘毛，下面中脉具短柔毛，小叶夜间闭合；托叶线状披针形，较小，早落。头状花序生于枝端，总花梗被柔毛；花淡红色；花萼筒状，长约 2 mm，先端 5 齿裂，外被柔毛；花冠漏斗状，长约 6 mm，外被柔毛，先端 5 裂，裂片三角状卵形；雄蕊多数，基部结合，花丝细长，上部淡红色，长约为花冠管的 3 倍以上；子房上位，花柱几与花丝等长，荚果扁平，黄褐色，嫩时有柔毛，种子椭圆形而扁，褐色。花、果期 6—10 月。

生境分布

生长于山坡、路旁。分布于我国华南、西南、华东、东北及河北、河南等省区。

采收加工

夏、秋间剥皮，切断，晒干或炕干。

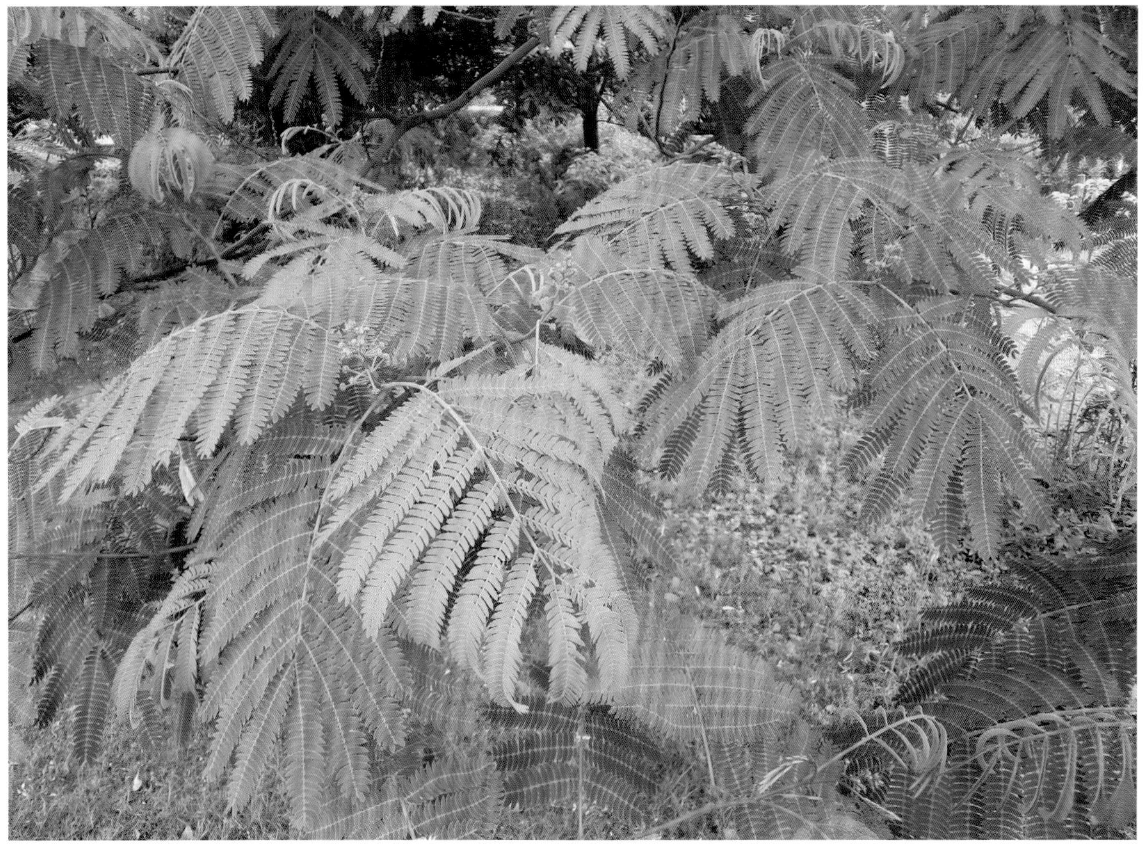

合欢

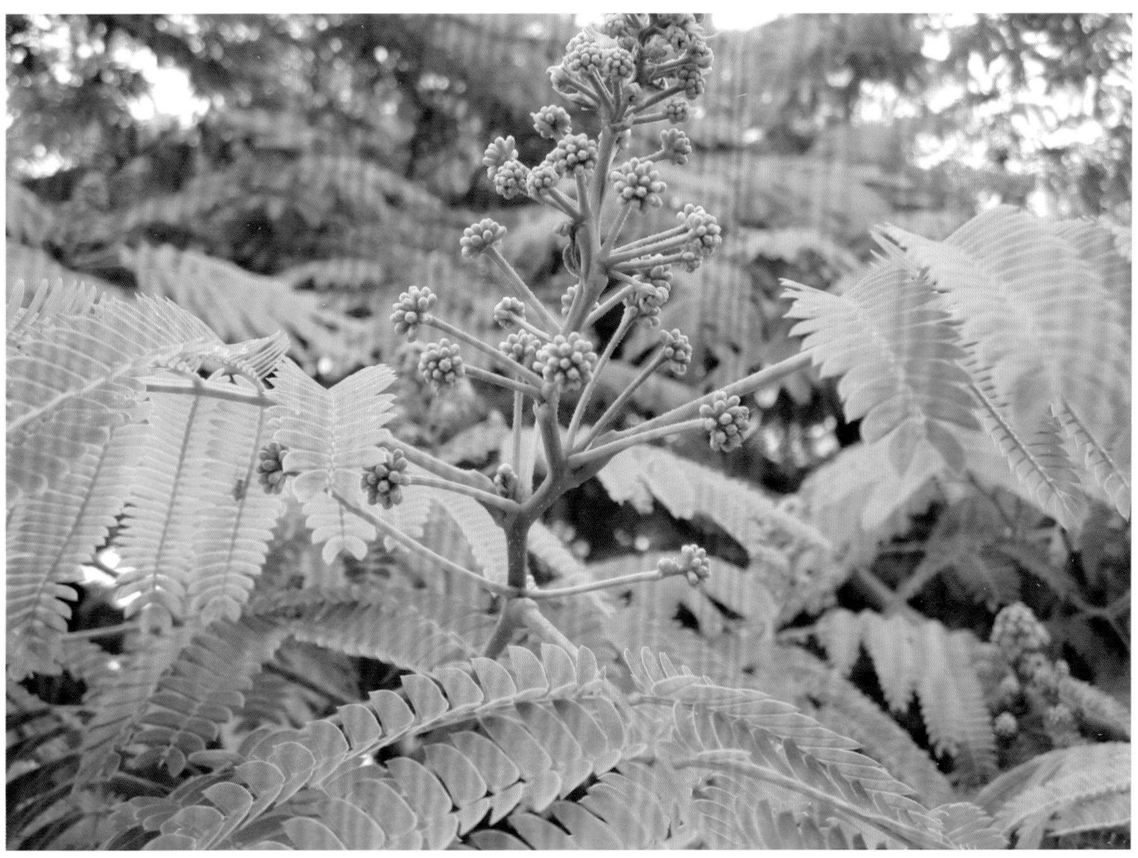

合欢

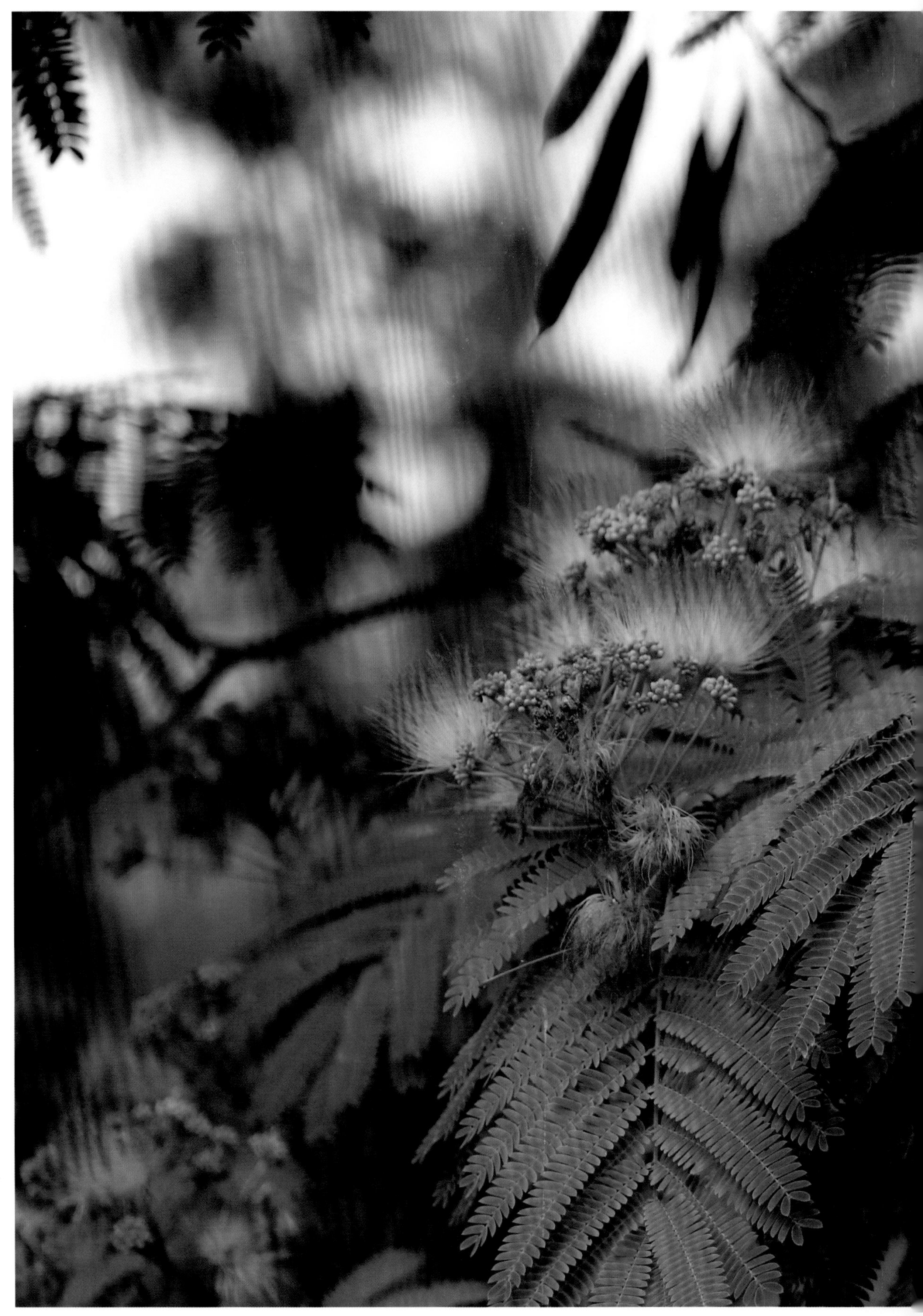

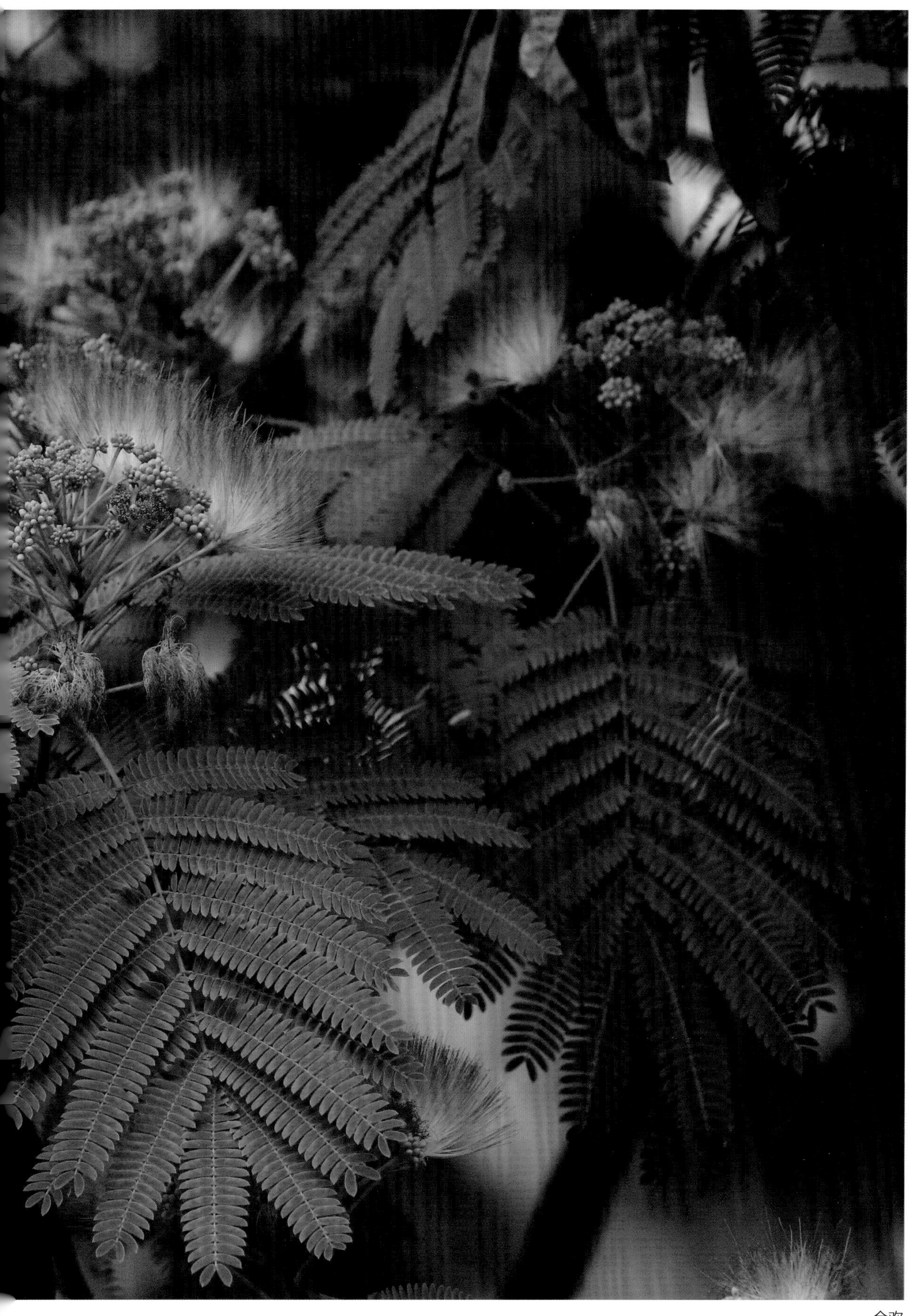

合欢

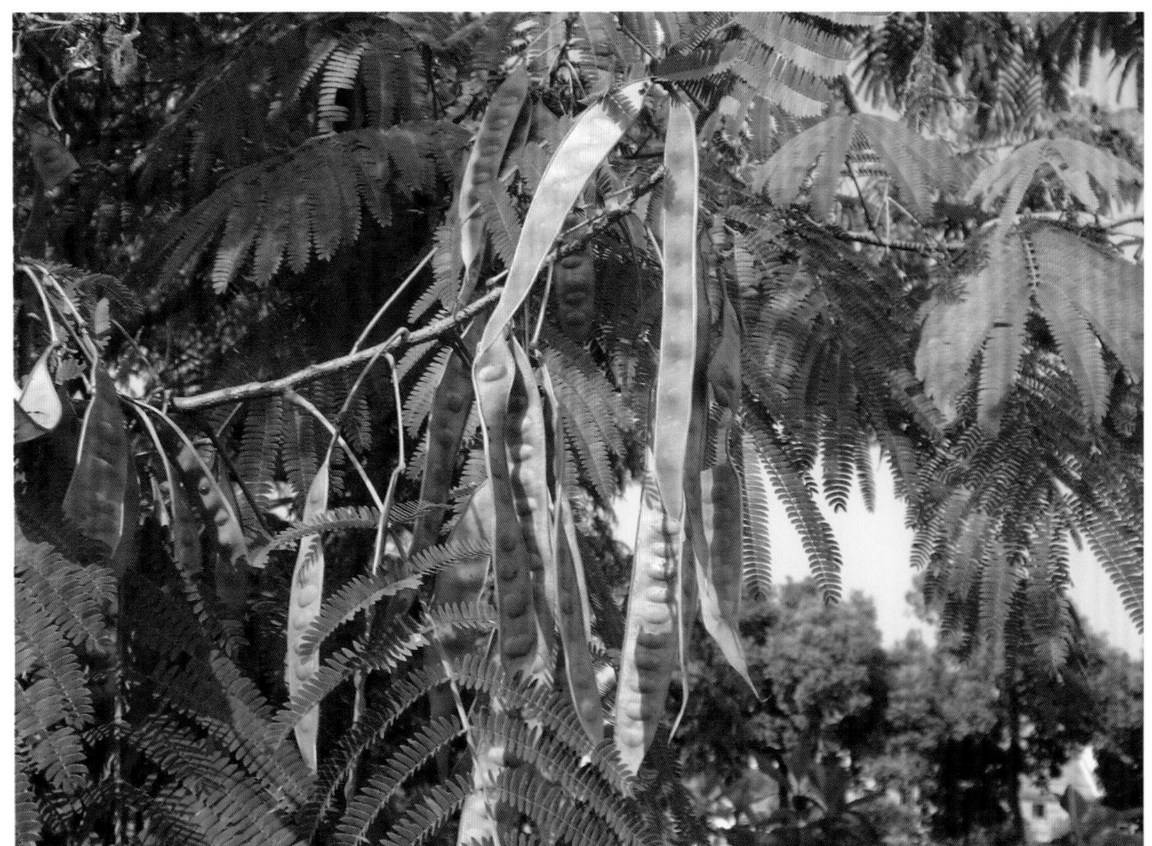

合欢

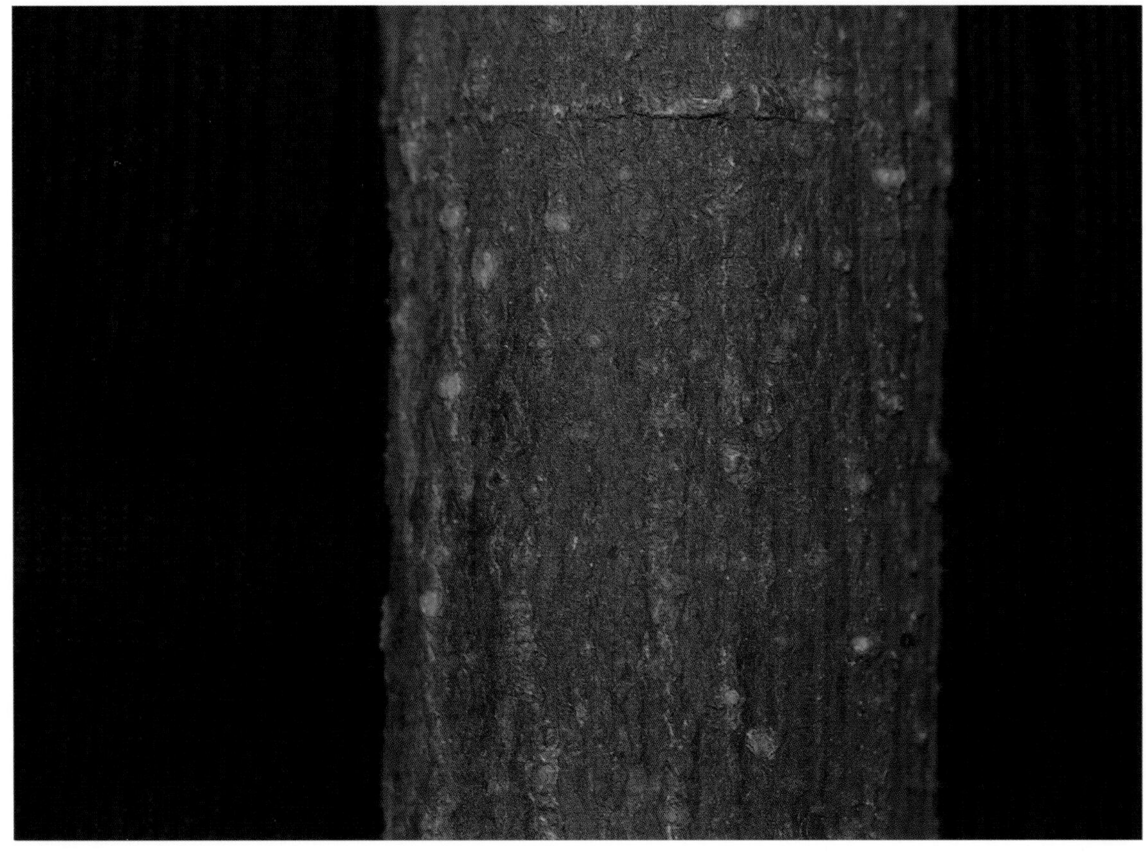

合欢皮

药材鉴别

本品呈浅槽状或卷成单筒状，长 40 ~ 80 mm，厚 1 ~ 3 mm。外表面灰褐色，稍粗糙，皮孔红棕色，椭圆形。内表面平滑，淡黄白色，有纵直的细纹理。质硬而脆，易折断，折断面裂片状。气微香，味微涩，稍刺舌，而后喉部有不适感。

功效主治

安神解郁，活血消痈。主治心神不安，忧郁，不眠，内外痈疡，跌仆损伤。

用法用量

内服：煎汤，10 ~ 15 g；或入丸、散。外用：适量，研末调敷。

民族药方

1. 跌仆损伤　合欢 15 g。水煎服。

2. 神经衰弱　逍遥散（加郁金、合欢、丹参）为基本方，临床辨证加减治疗神经衰弱。

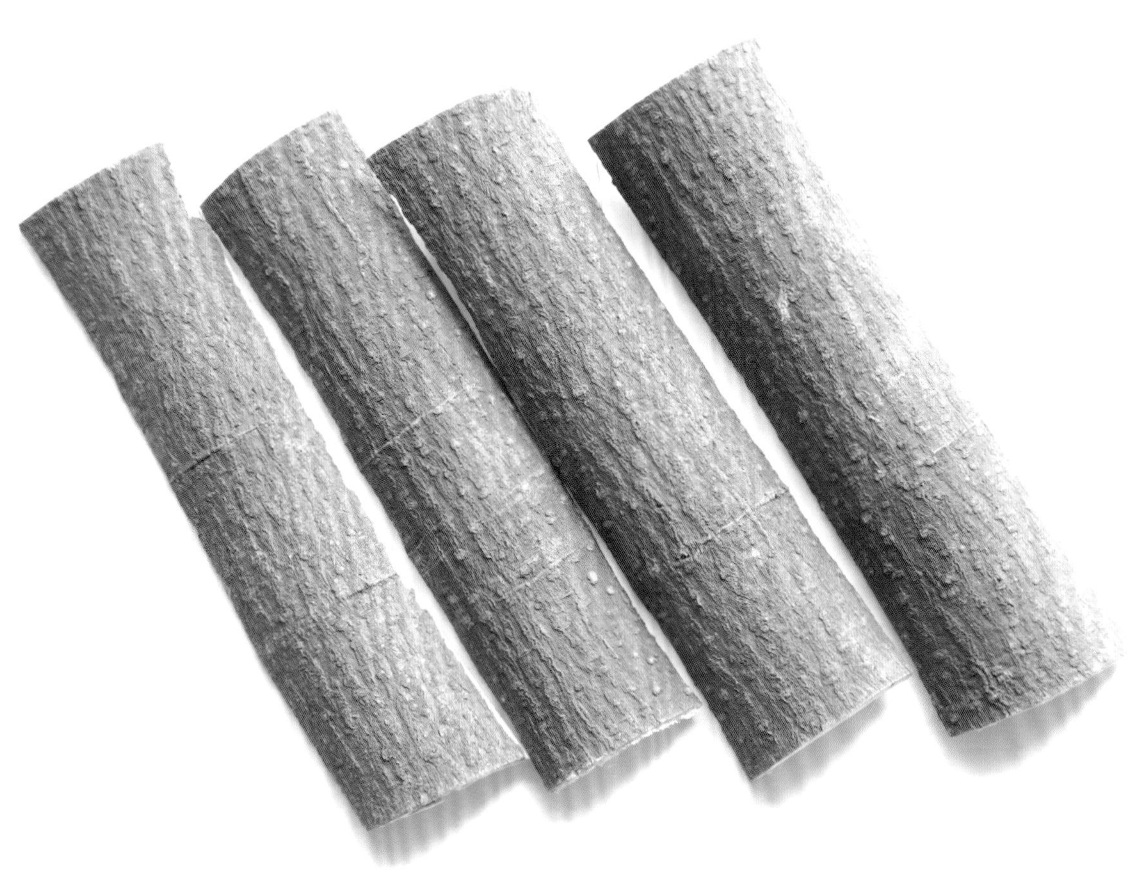

合欢皮药材

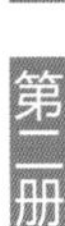

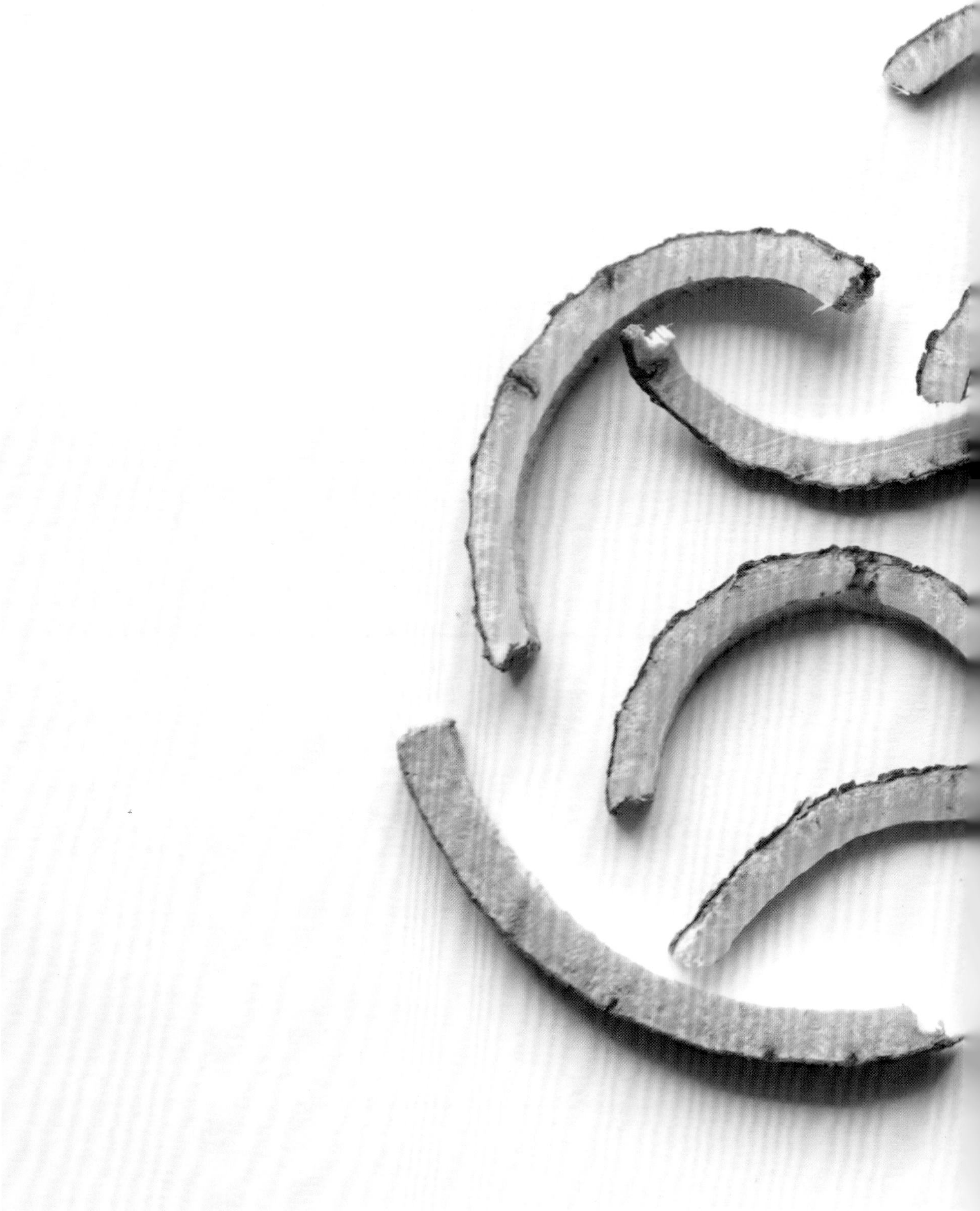

合欢

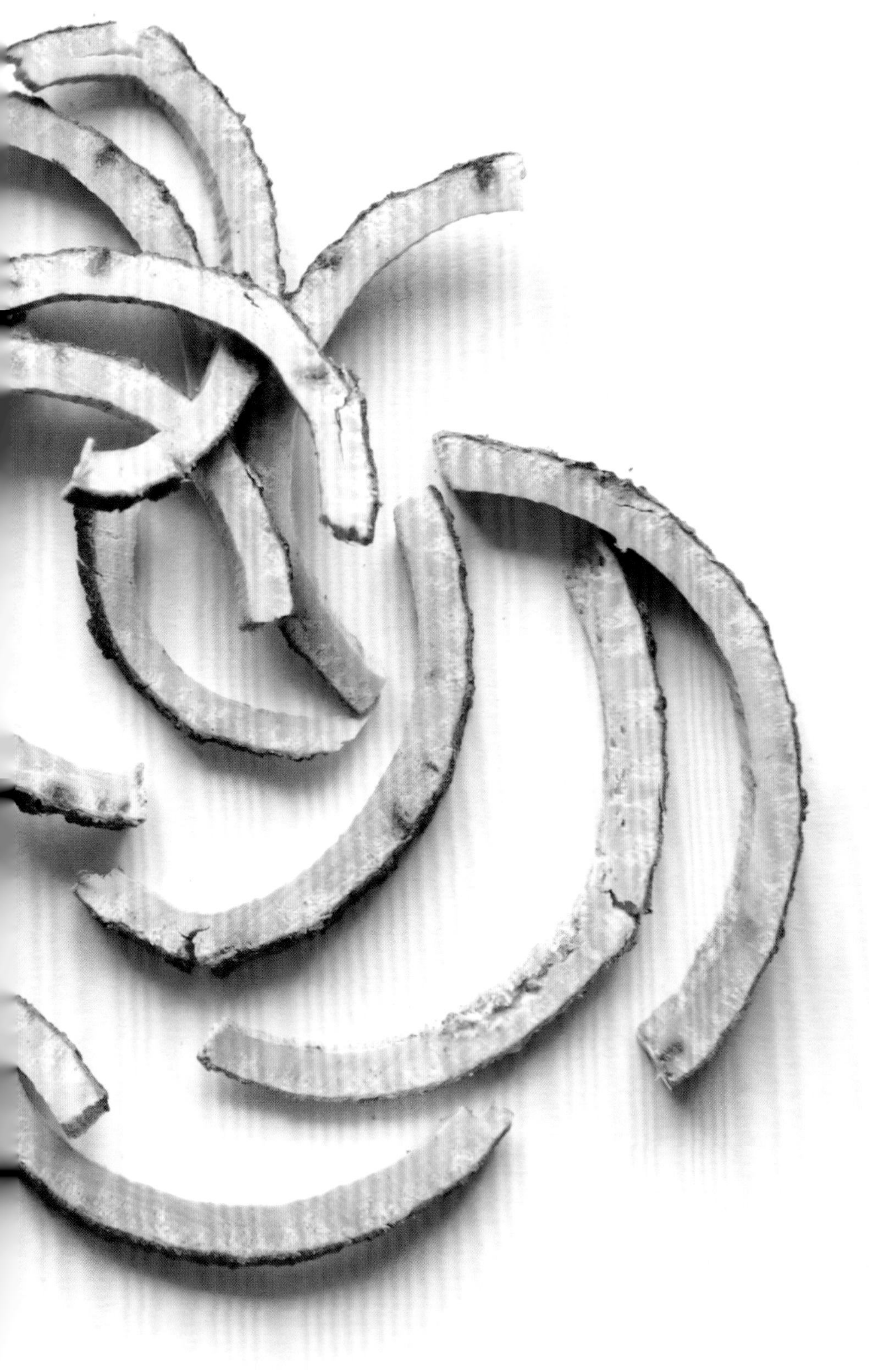

合欢皮饮片

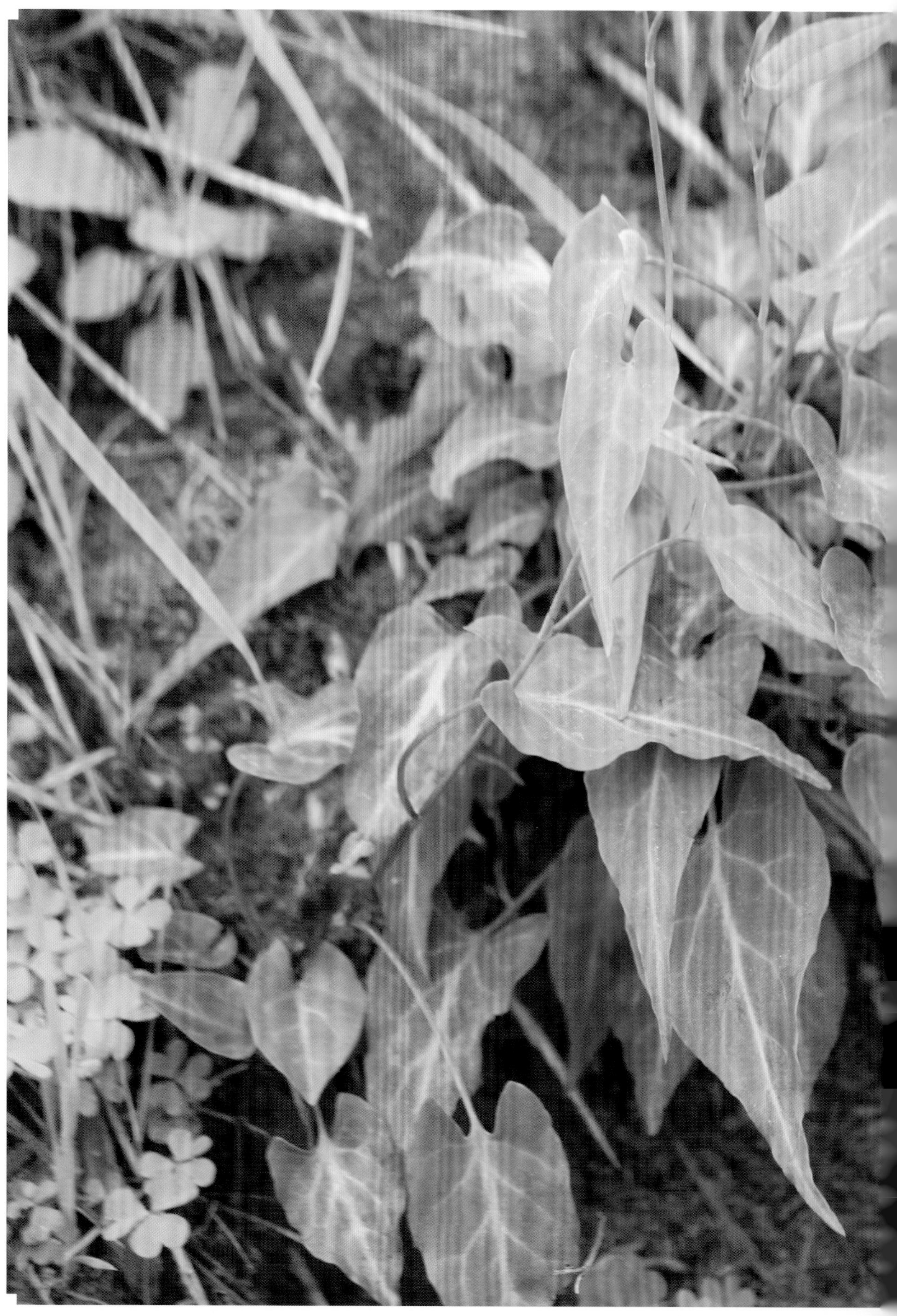

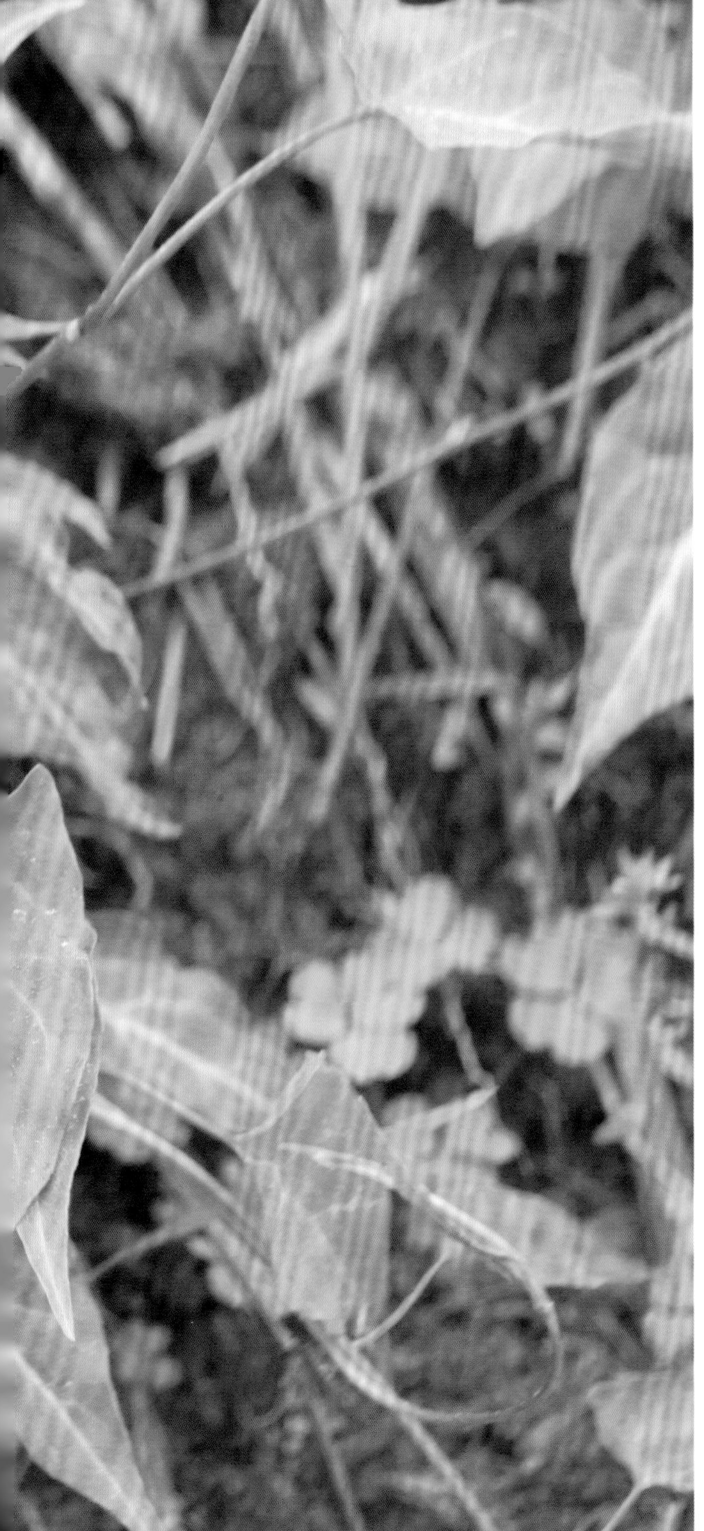

何首乌

【苗药名】窝朴翁。

【别　名】首乌、地精、赤敛、红内消、夜交藤根。

【来　源】本品为蓼科植物何首乌 *Polygonum multiflorum* Thunb. 的块根。

【性味归经】味苦、涩，性冷。归热经、快经。

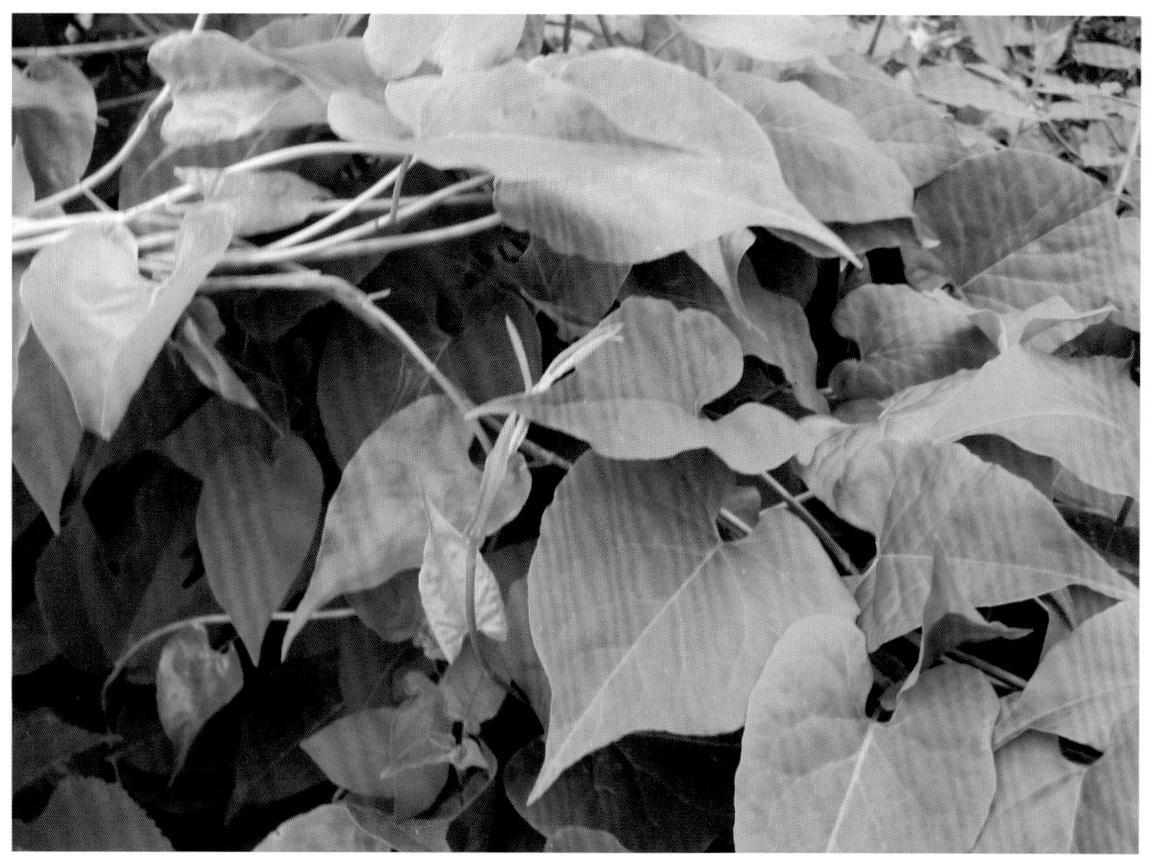

何首乌

识别特征

多年生缠绕藤本植物。植株高 3 ~ 4 m，根细长，末端为肥大的块根，外表红褐色至暗褐色。茎基部木质化，中空。叶互生，具长柄，托叶鞘膜质，褐色；叶片狭卵形或心形，长 4 ~ 8 cm，宽 2.5 ~ 5.0cm，先端渐尖，基部心形或箭形，全缘或微带波状，上面深绿色，下部浅绿色，两面均光滑无毛。圆锥花序。小花梗具节，基部具膜质苞片；花小，花被绿白色，5 裂，大小不等，外面 3 片的背部有翅；雄蕊 8，不等长，短于花被；雌蕊 1，柱头 3 裂，头状。瘦果椭圆形，有 3 棱，黑色，光亮，外包宿存花被，花被具明显的 3 翅。花期 8—10 月，果期 9—11 月。

生境分布

生长于草坡、路边、山坡石隙及灌木丛中。分布于华北、中南及河北、山西、陕西、甘肃、台湾、四川、云南、贵州等省区。

采收加工

培育 3 ~ 4 年即可采收，但以 4 年收产量较高，在秋季落叶后或早萌发前采挖。除去茎藤，将根挖出，洗净泥土，大的切成 2 cm 左右的厚片，小的不切。晒干或烘干即成。

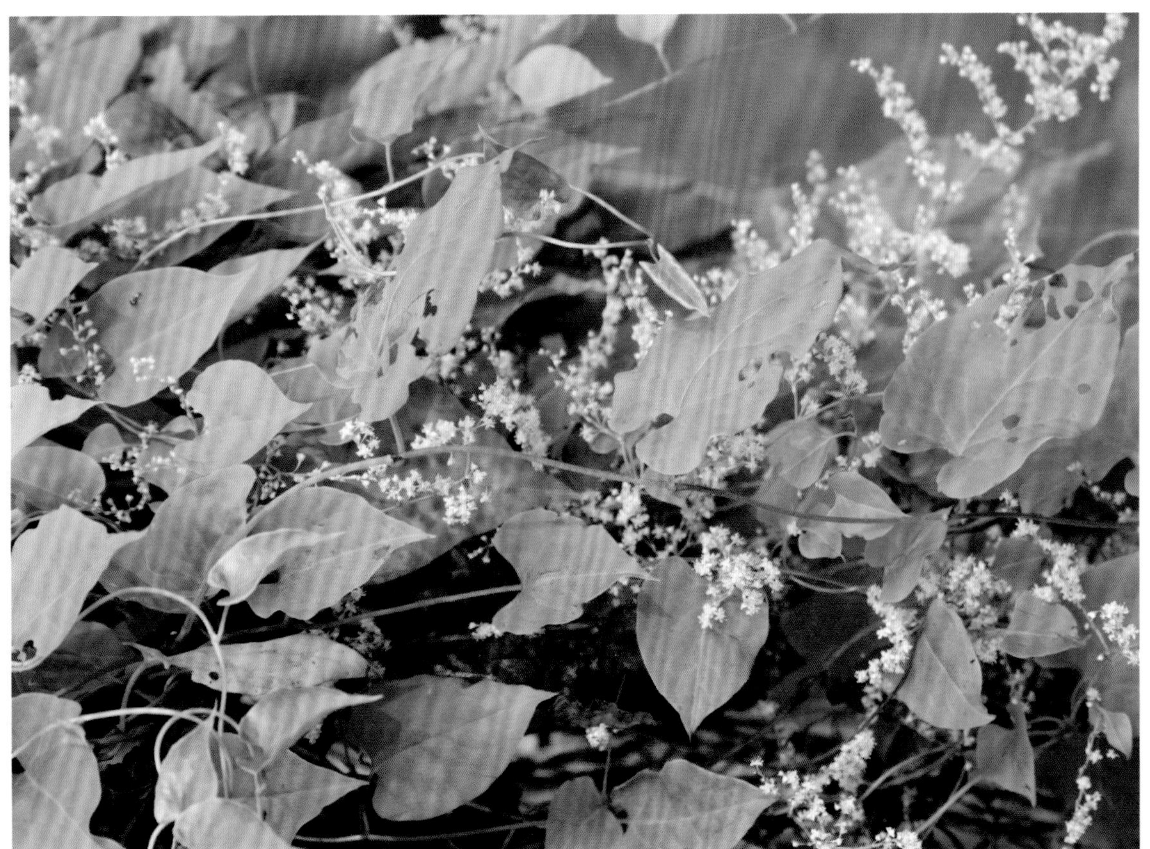
何首乌

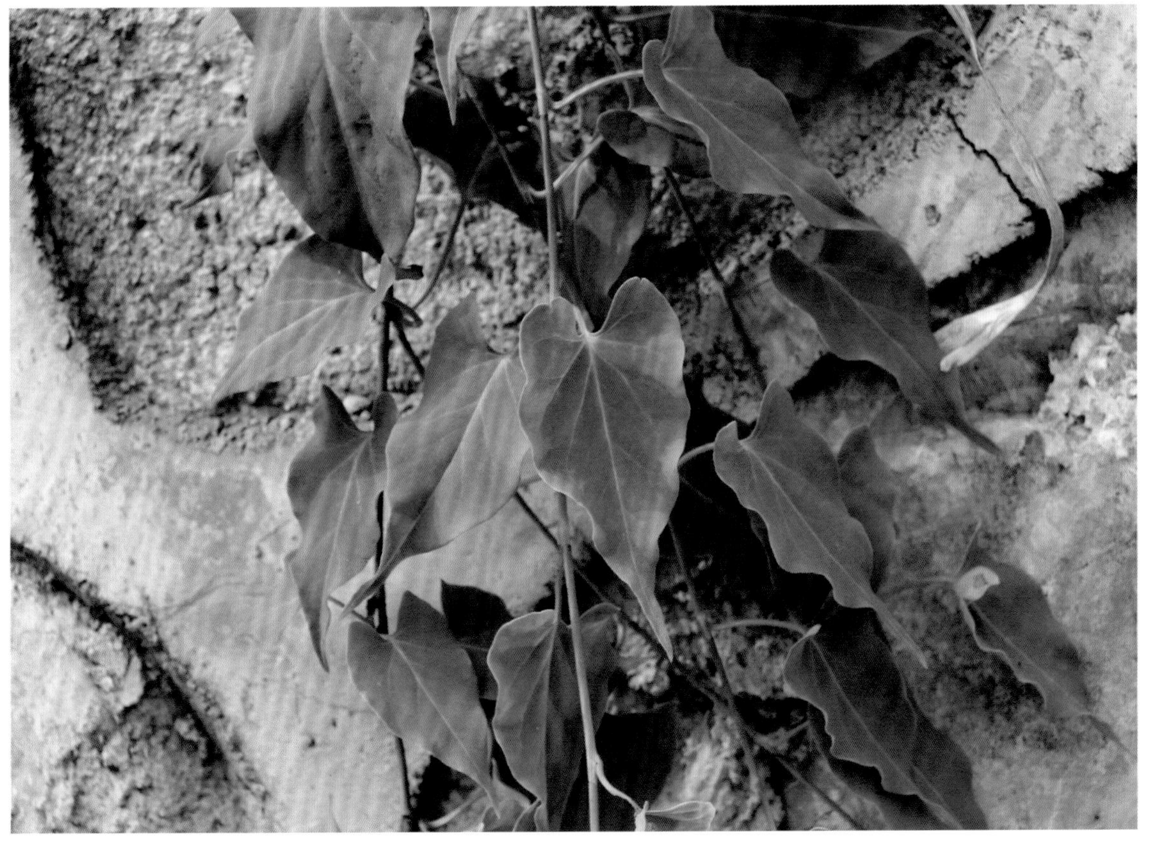
何首乌

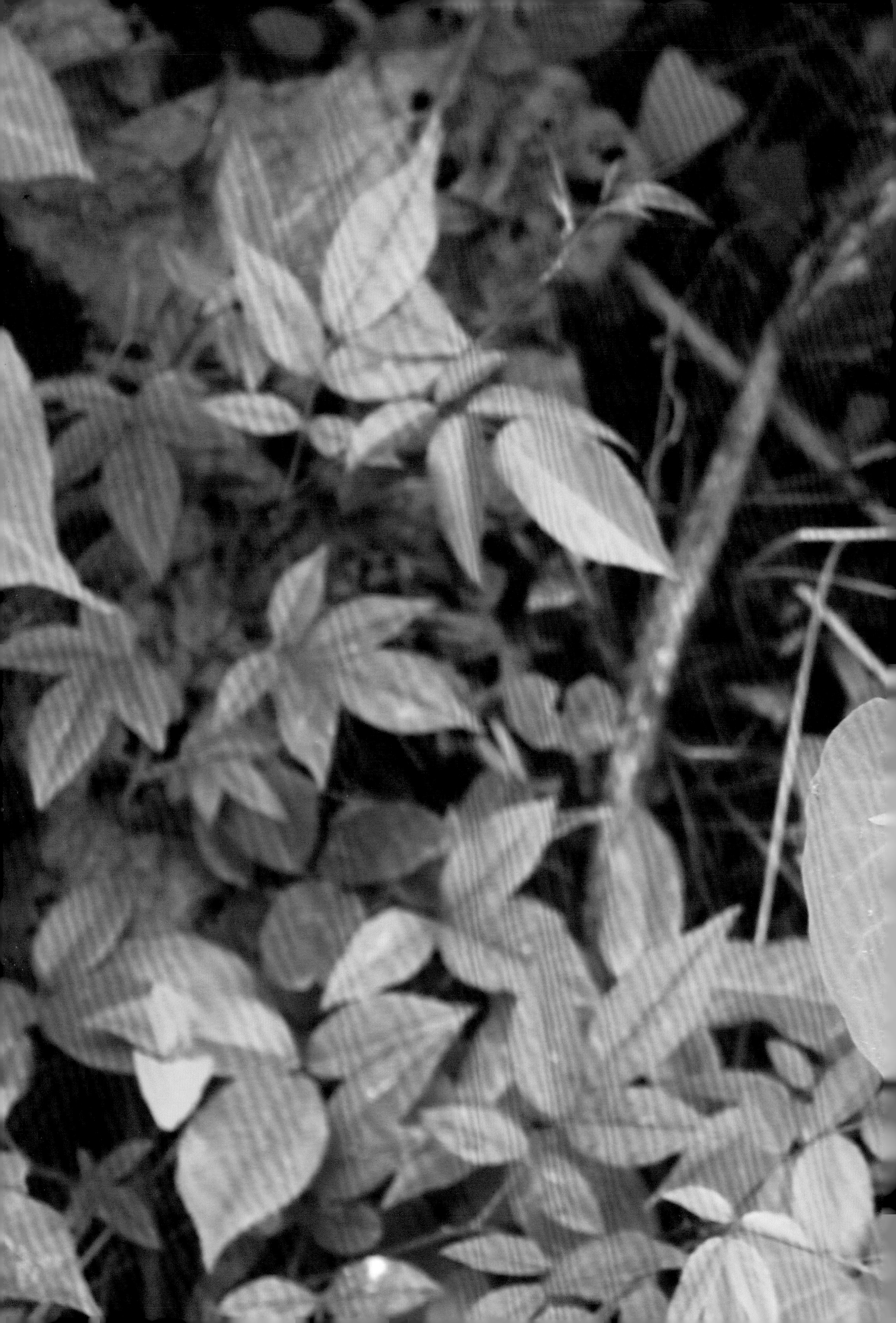

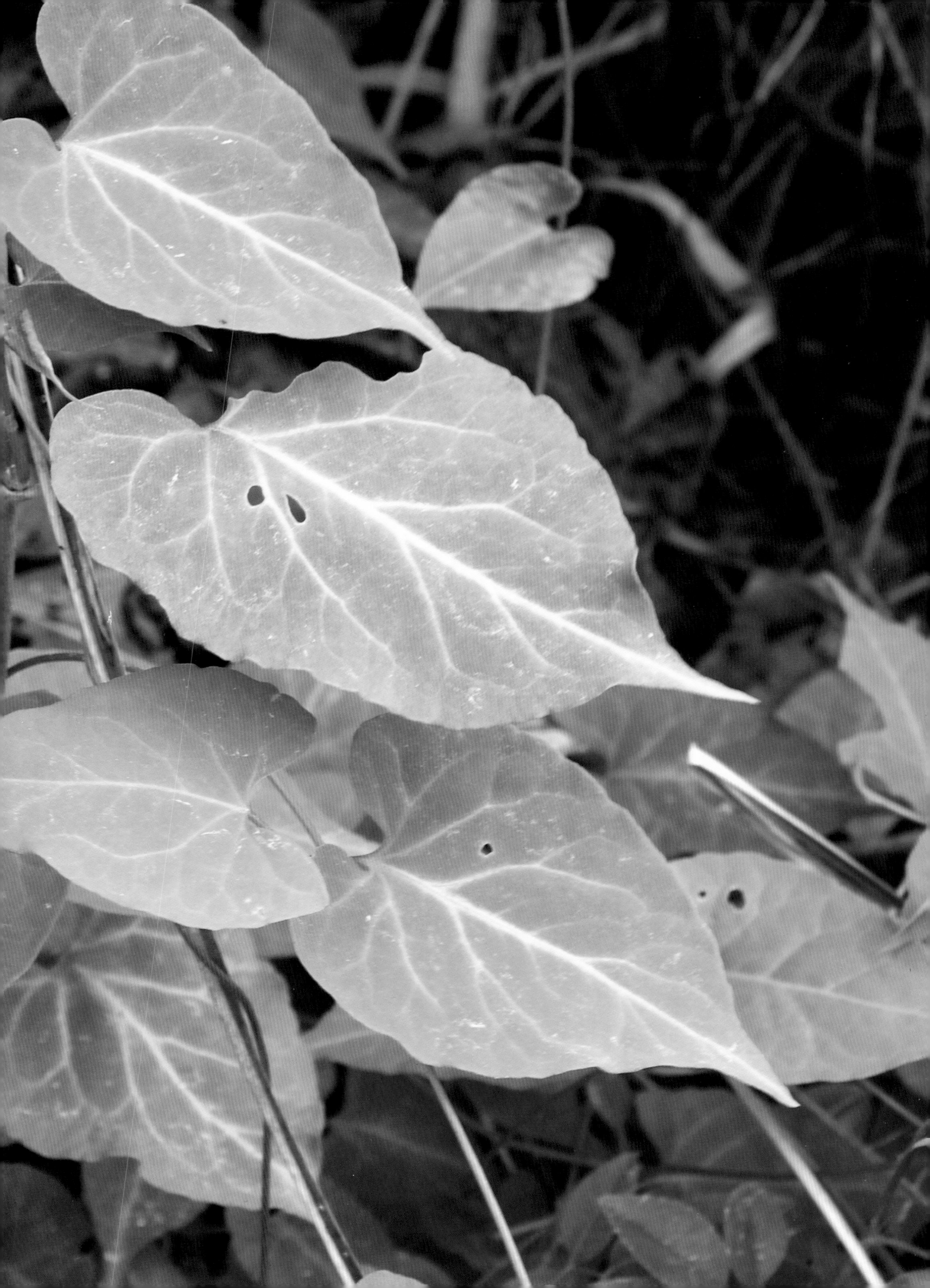

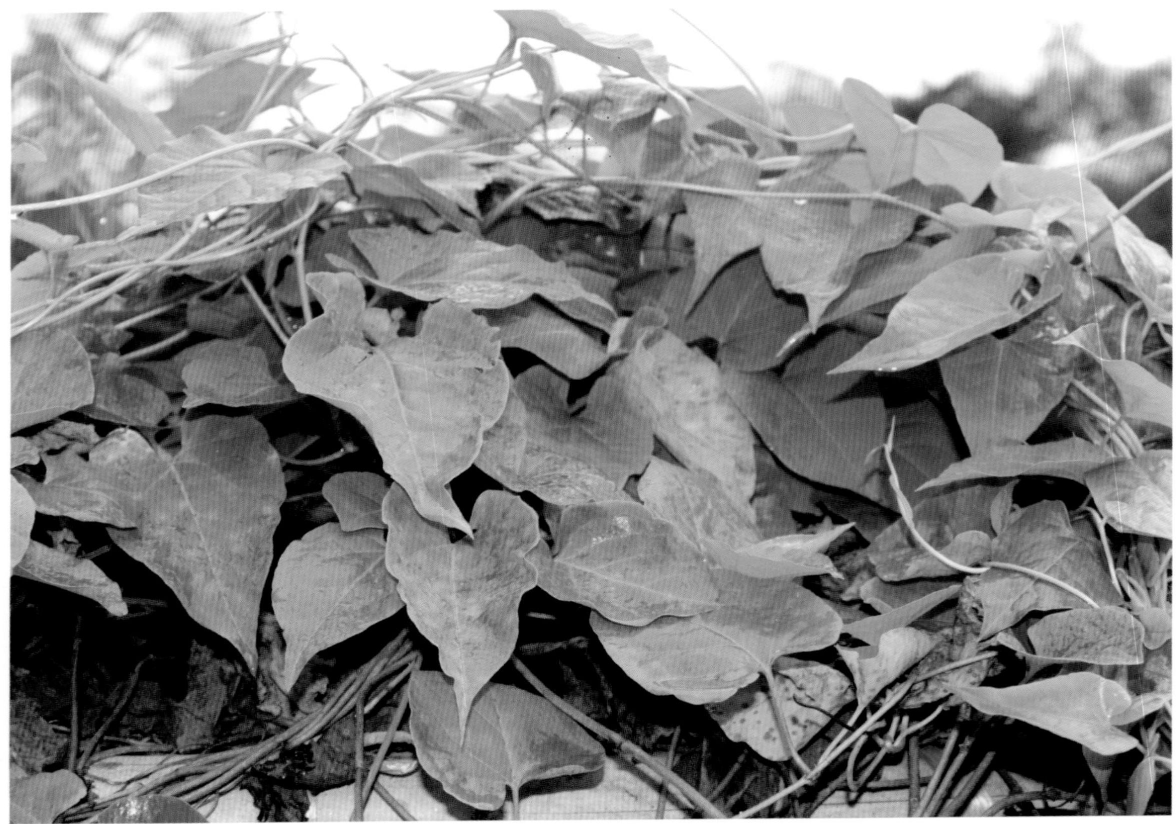
何首乌

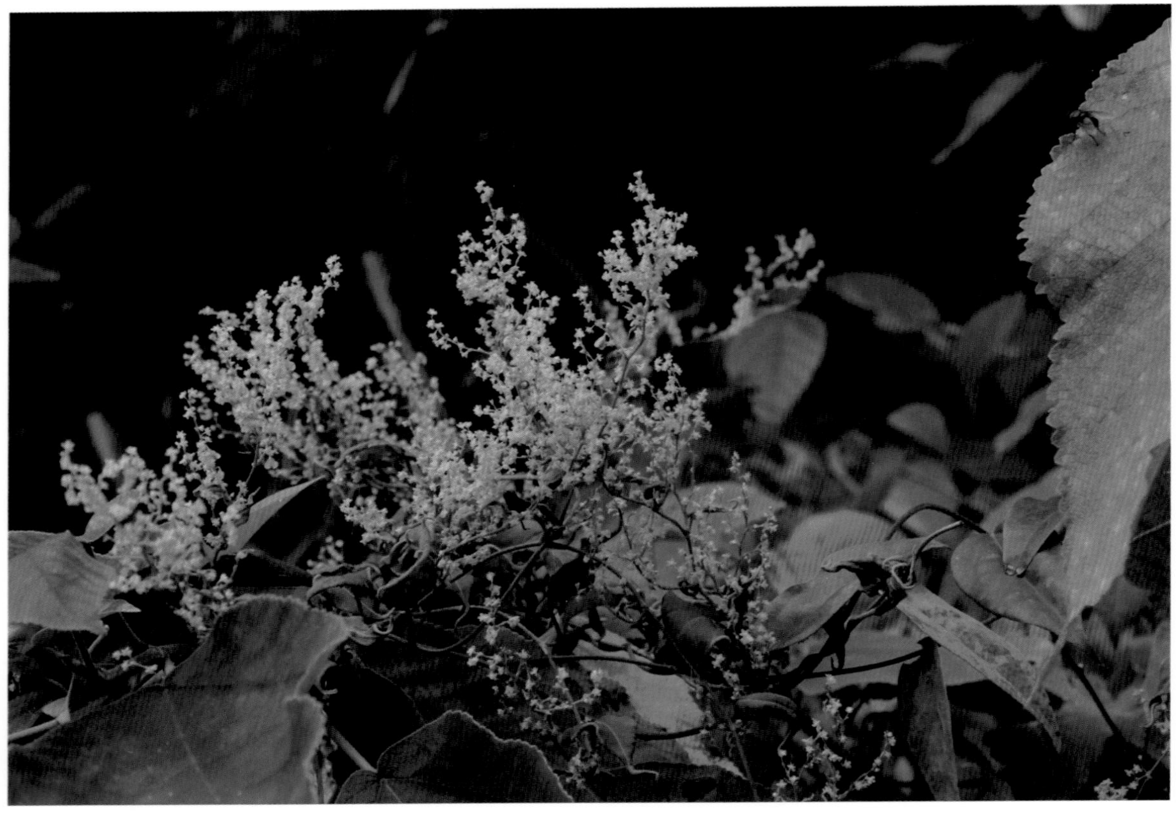
何首乌

药材鉴别

何首乌块根呈纺锤形或团块状，一般略弯曲。长 5 ~ 15 cm，直径 4 ~ 10 cm。表面红棕色或红褐色，凹凸不平，有不规则的纵沟和致密皱纹，并有横长皮孔及细根痕。质坚硬，不易折断。切断面淡黄棕色或红棕色，粉性，皮部有类圆形的异型维管束呈环状排列，形成“云锦花纹”，中央木部较大，有的呈木心。气微，味微苦而甘涩。以体重、质坚实、粉性足者为佳。

功效主治

养血滋阴，润肠通便，截疟，祛风，解毒。主治头晕目眩，心悸，失眠，贫血，须发早白，遗精，白带，便秘及疮痈，瘰疬，痔疮。

用法用量

内服：煎汤，10 ~ 20 g；可入丸、散剂。外用：适量，煎水洗、研末撒或调涂。

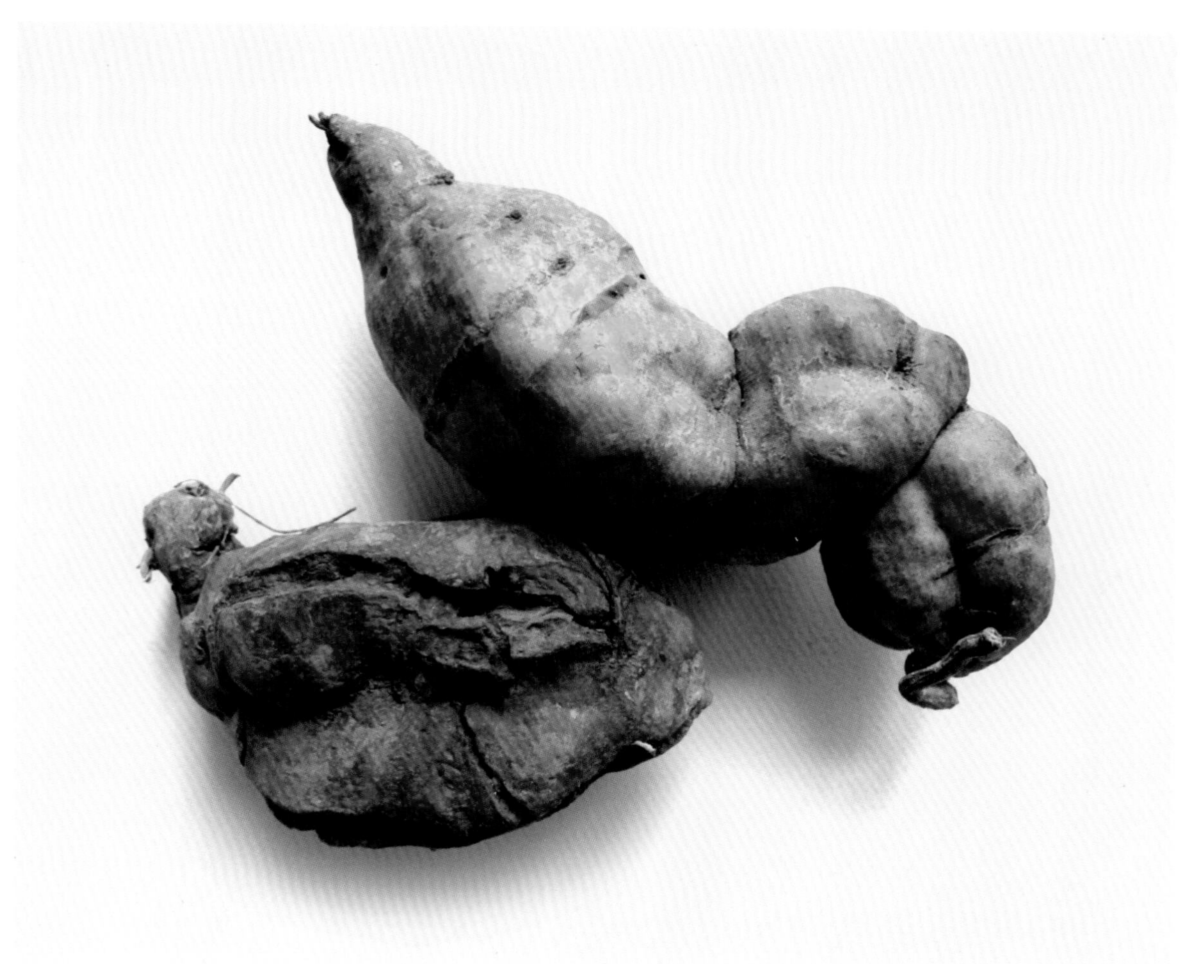

何首乌药材

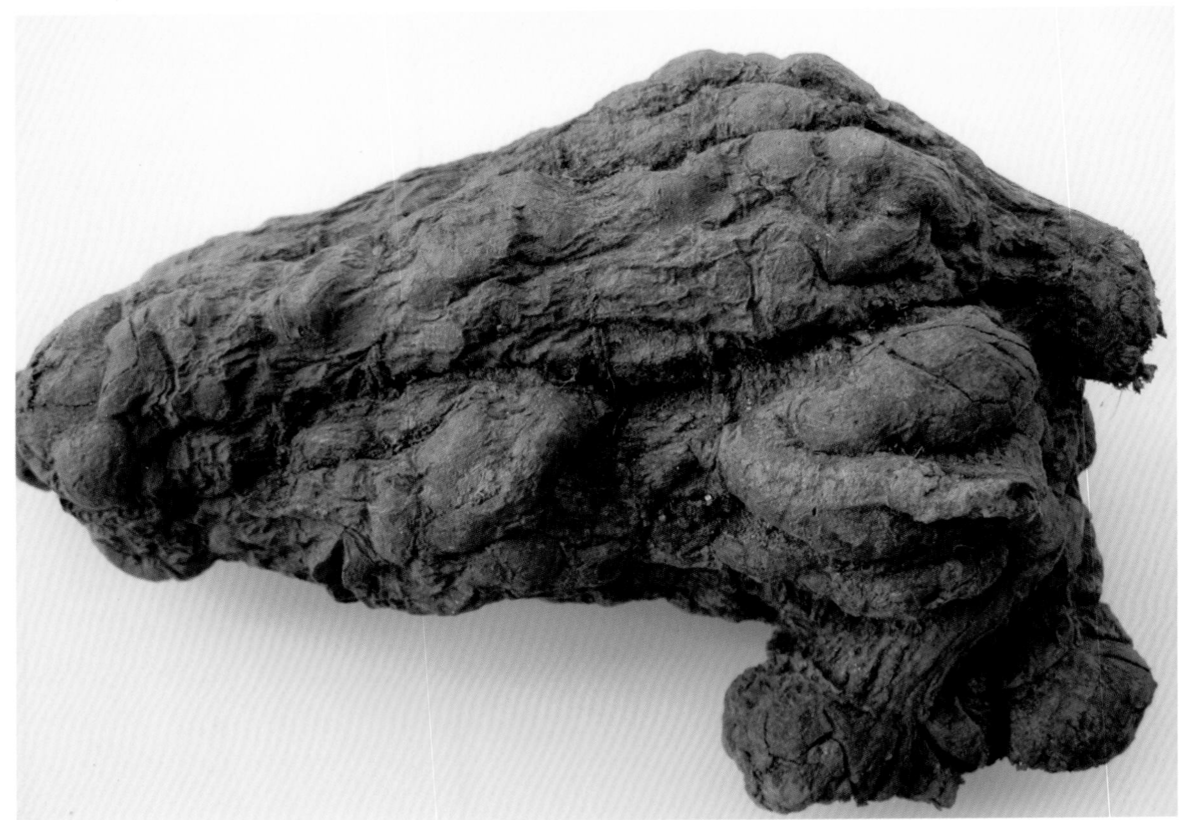

何首乌药材

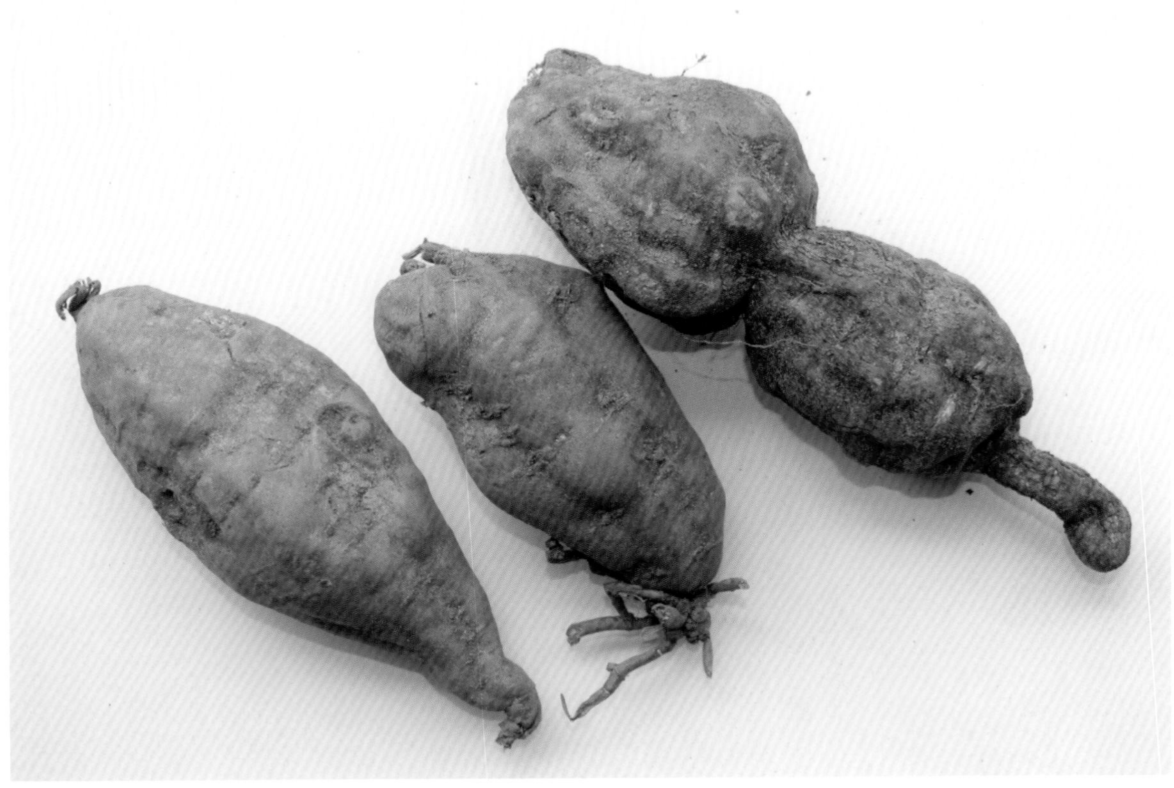

何首乌药材

民族药方

1．头晕，面黄 何首乌 20 g。炖猪脚吃。

2．血虚发白 何首乌、鸡血藤各 15 g。水煎服。

3．腰酸遗精 何首乌 15 g，牛膝、菟丝子、补骨脂、枸杞各 9 g。水煎服。

4．疟疾 何首乌 20 g，甘草 2 g（小儿酌减）。浓煎 2 小时后，分 3 次饭前服用。

5．遍身疮肿痒痛 何首乌、防风、苦参、薄荷各等份。水、酒各半煎后，热洗。在避风处睡一觉。

6．疔疮肿毒 何首乌嫩叶适量。口嚼后敷患处。

7．遗精 何首乌根、大叶关门根、臭牡丹根、螺蛳肉干末各 15 g，猪肾 1 副。文火炖服。

8．梦遗 何首乌、螺蛳肉各 16 g，猪外肾（雄猪鞭）1 副。共捣烂，炖汤内服，1 次服完。

9．肾虚腰痛 何首乌、八月瓜各 10 g，双肾草 16 g。水煎服，每日 1 剂，分 3 次服。

10．发落不生 何首乌、麦冬全草、伏龙肝（灶心土）各 31 g，吴茱萸 10 g。水煎服，每日 1 剂，分 3 次服，连服 10 剂。另用巴岩姜磨醋搽头，每日 3 次。

11．新旧伤痛 何首乌 31 g，猕猴桃根 16 g。泡酒，早、晚各服 16 ml。

12．淋巴癌（九子疡） 何首乌适量，凤仙花叶 10 片。何首乌炕干研末内服，每日 3 次，每次 3 g，连服半个月。另外，每日用凤仙叶捣烂包患处。

13．虚弱停经 何首乌、当归各 16 g，红枣 5 个，马蹄当归 10 g。水煎服。

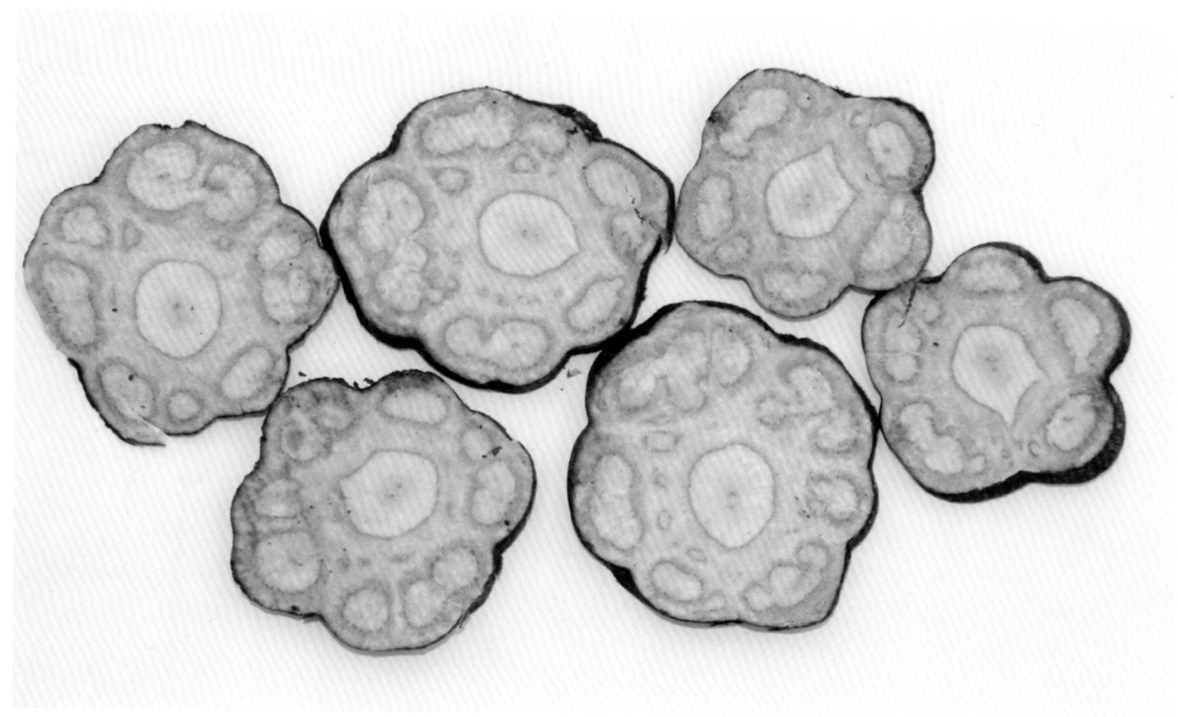

何首乌饮片

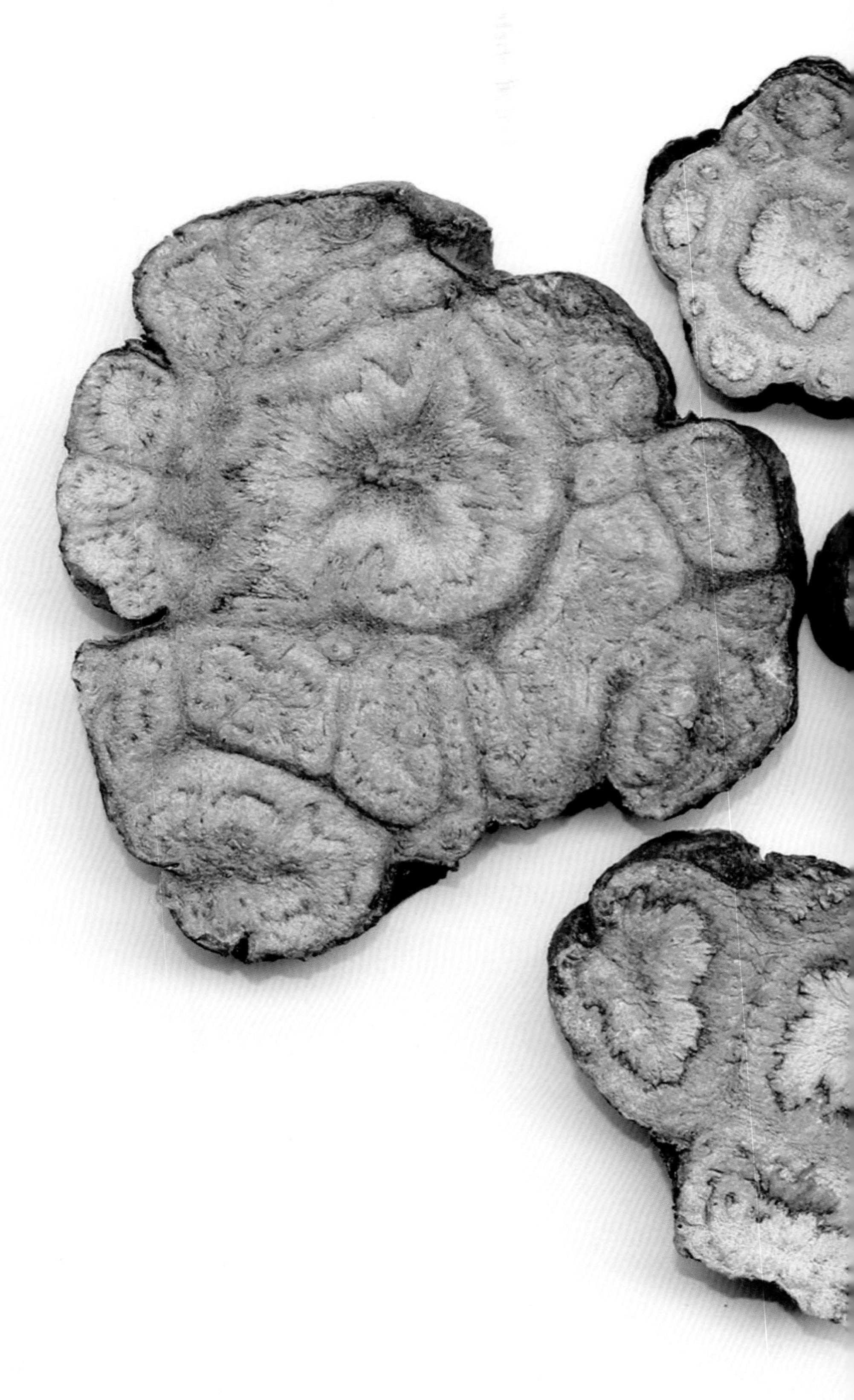

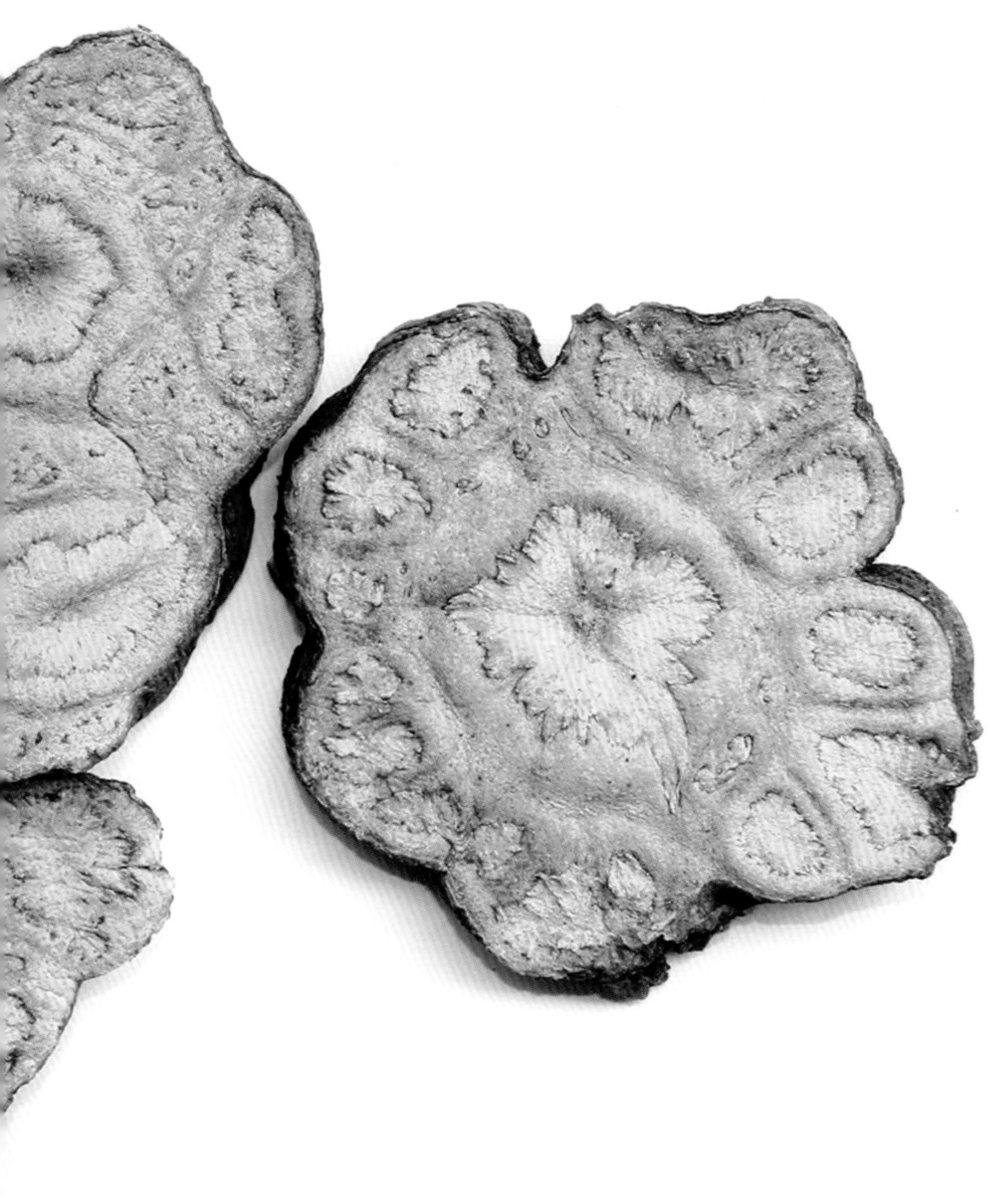

何首乌饮片

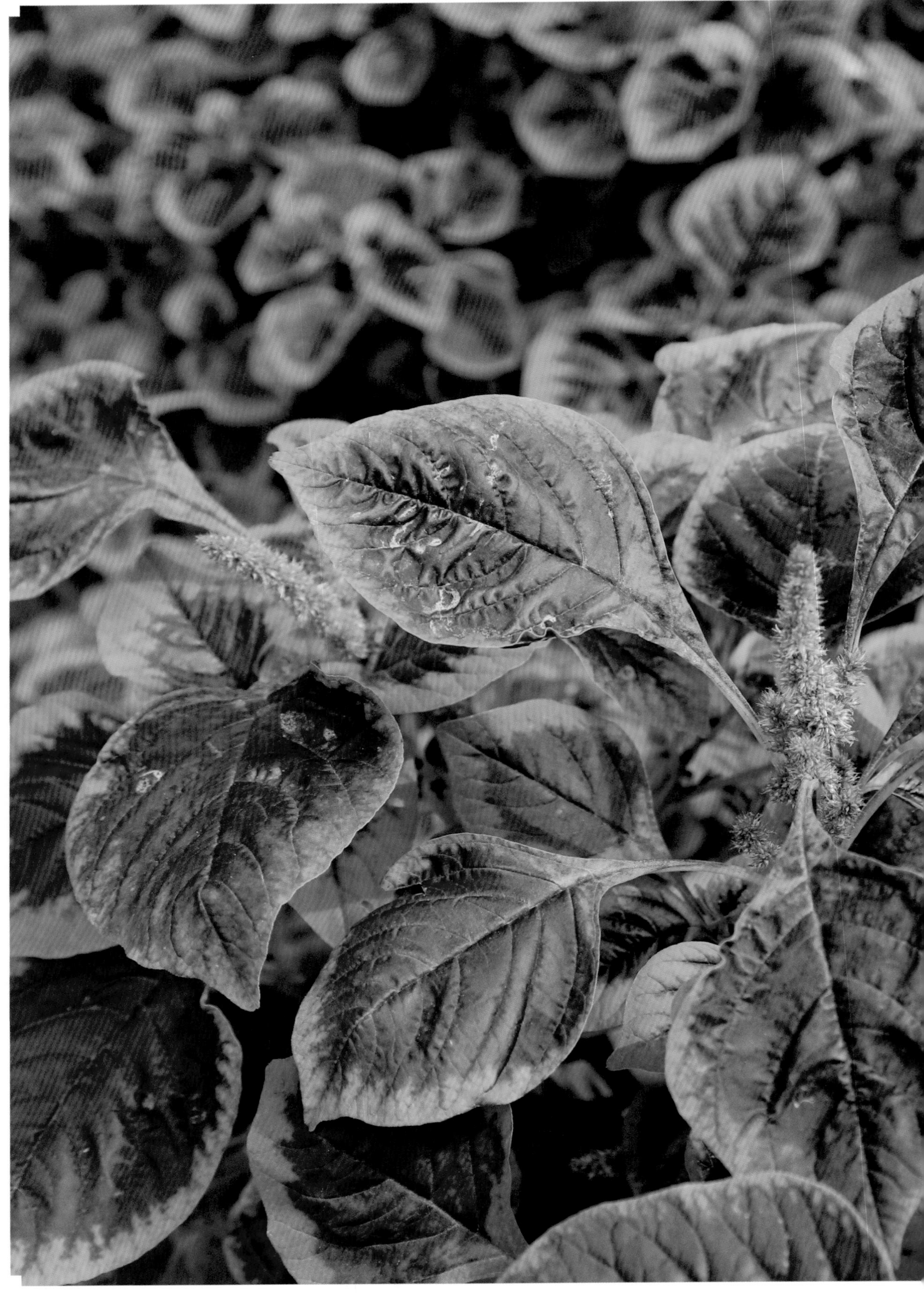

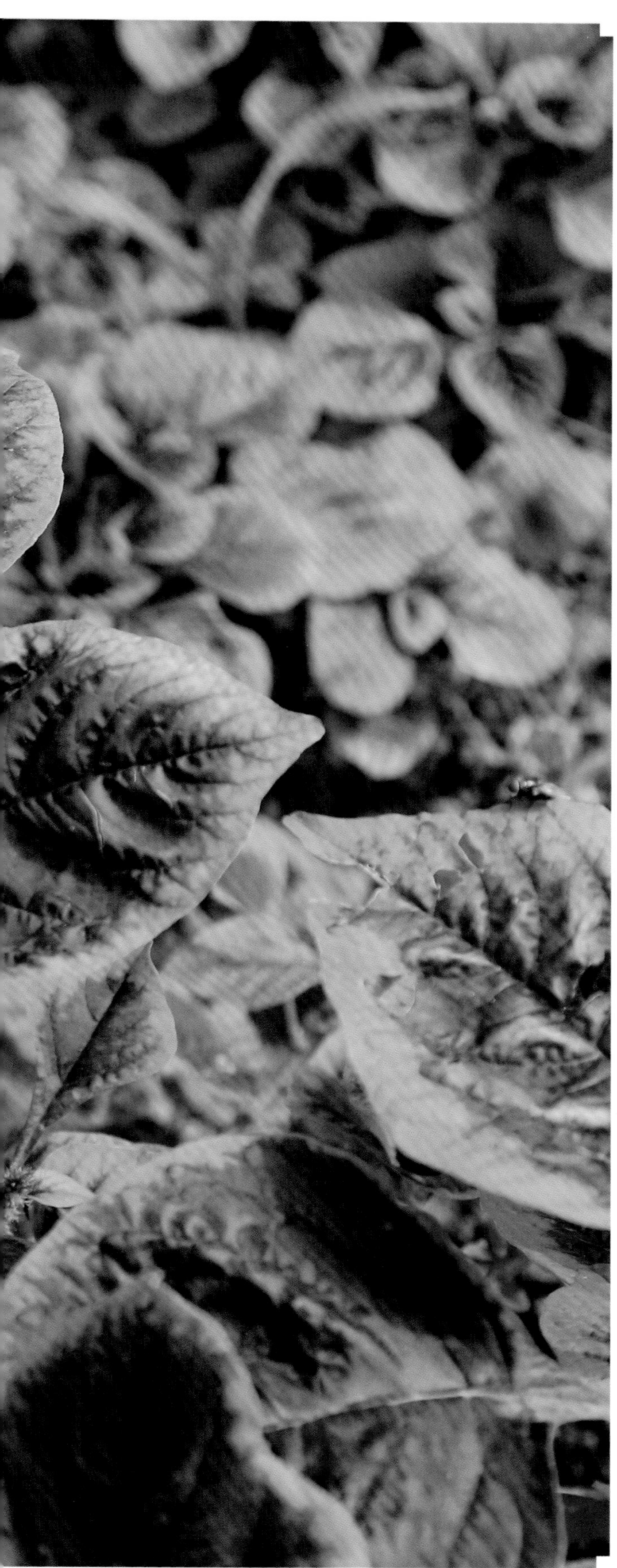

红苋菜

【苗药名】窝根学。

【别　名】人苋、苋菜、红人苋、十样锦、雁来红、青香苋。

【来　源】本品为苋科植物苋 *Amaranthus tricolor* L. 的茎叶。

【性味归经】味甜、涩，性冷。归热经。

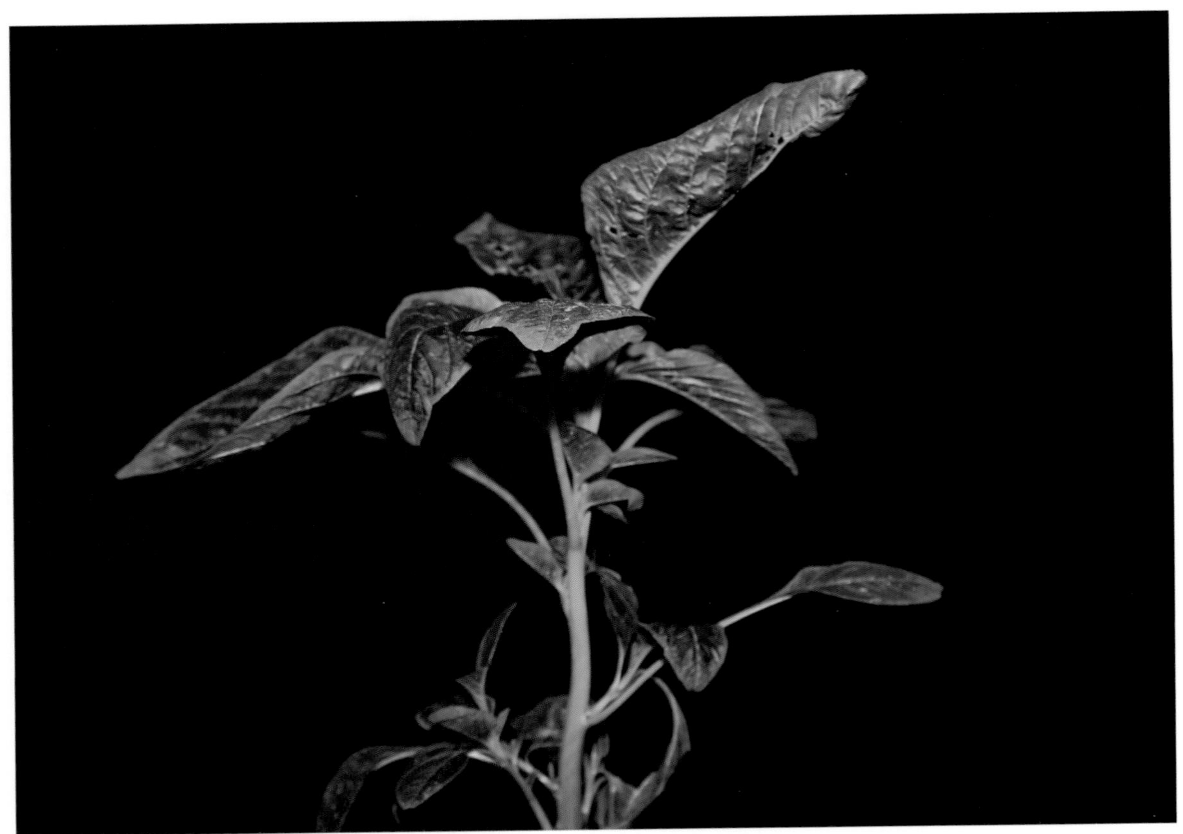

苋

识别特征

一年生草本植物，高 80 ~ 150 cm。茎通常分枝。叶互生，绿色或红色，卵状椭圆形至披针形，长 4 ~ 10 cm，宽 2 ~ 7 cm，先端钝头或微凹，基部广楔形，全缘或波状，无毛；叶柄长 2 ~ 6 cm。花单性或杂性，密集成簇，花簇球形，腋生或密生成顶生下垂的穗状花序；苞片和小苞片干膜质，卵状披针形；花被片 3，矩圆形，具芒尖；雄花的雄蕊 3；雌花的花柱 2 ~ 3。胞果卵状长圆形，种子黑褐色，近于扁圆形，平滑有光泽，边缘钝。花期 5—8 月，果期 7—9 月。

生境分布

全国各地均有栽培。

采收加工

夏、秋二季采收，洗净，鲜用或晒干。

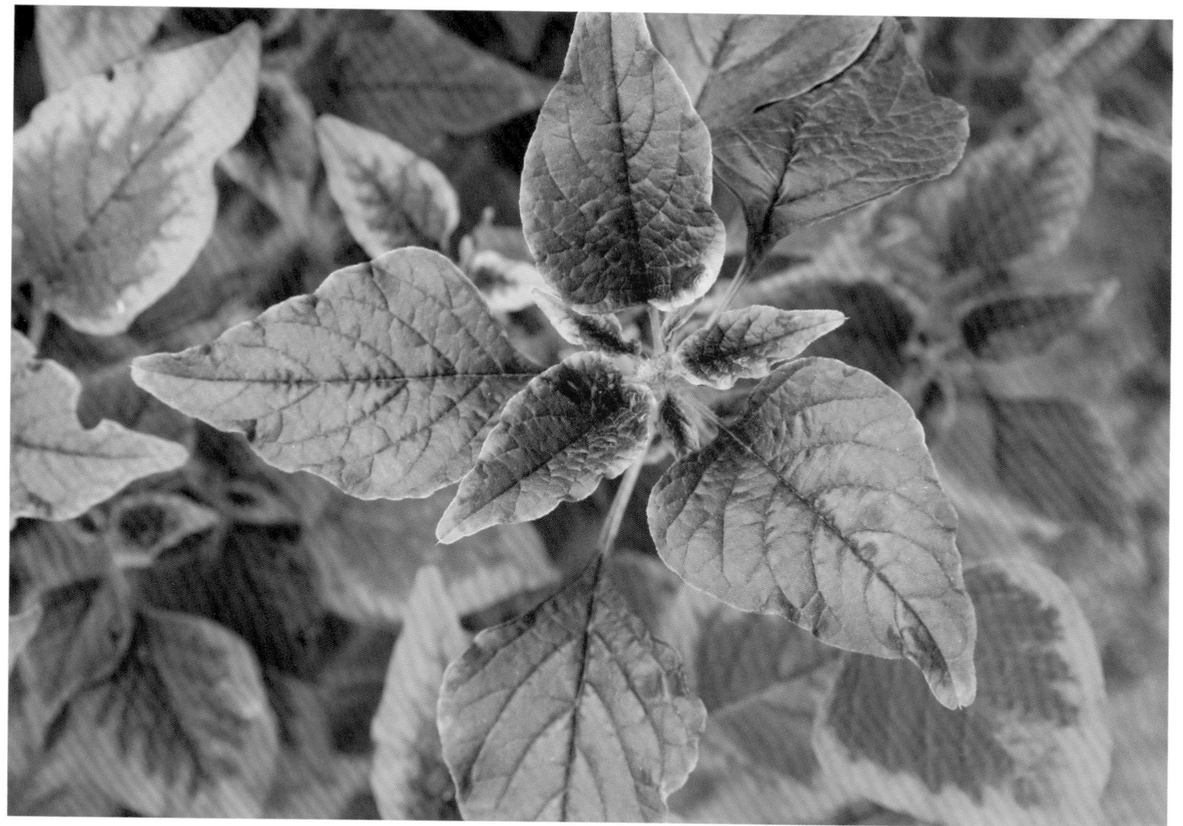

苋

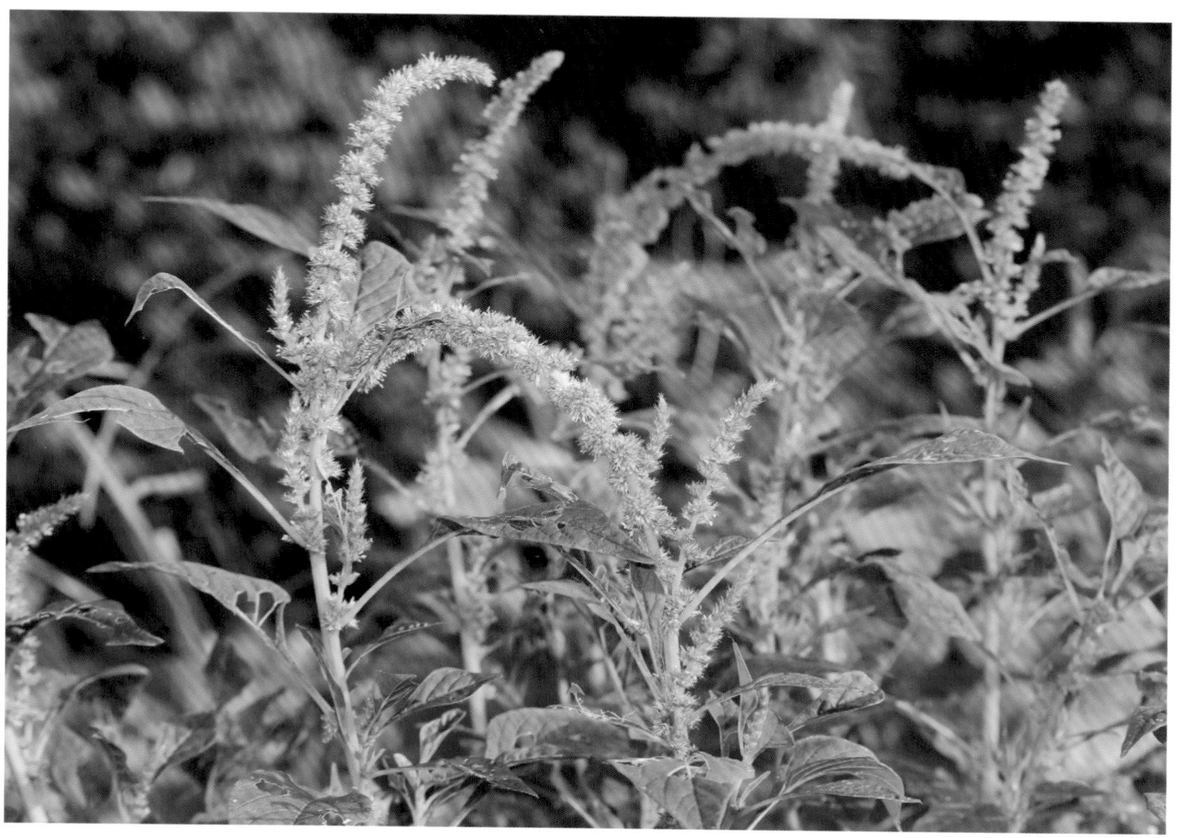

苋

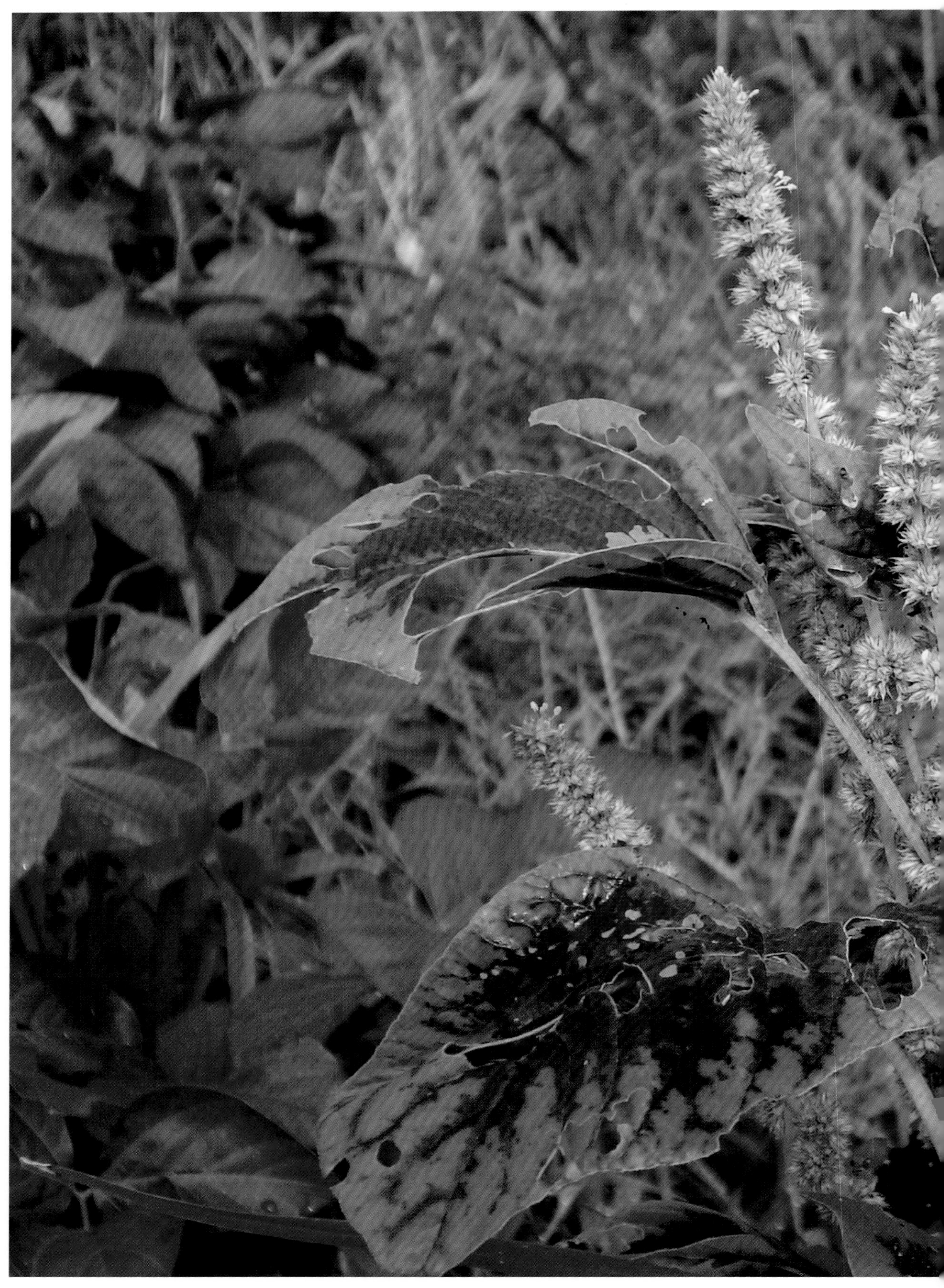

红苋菜

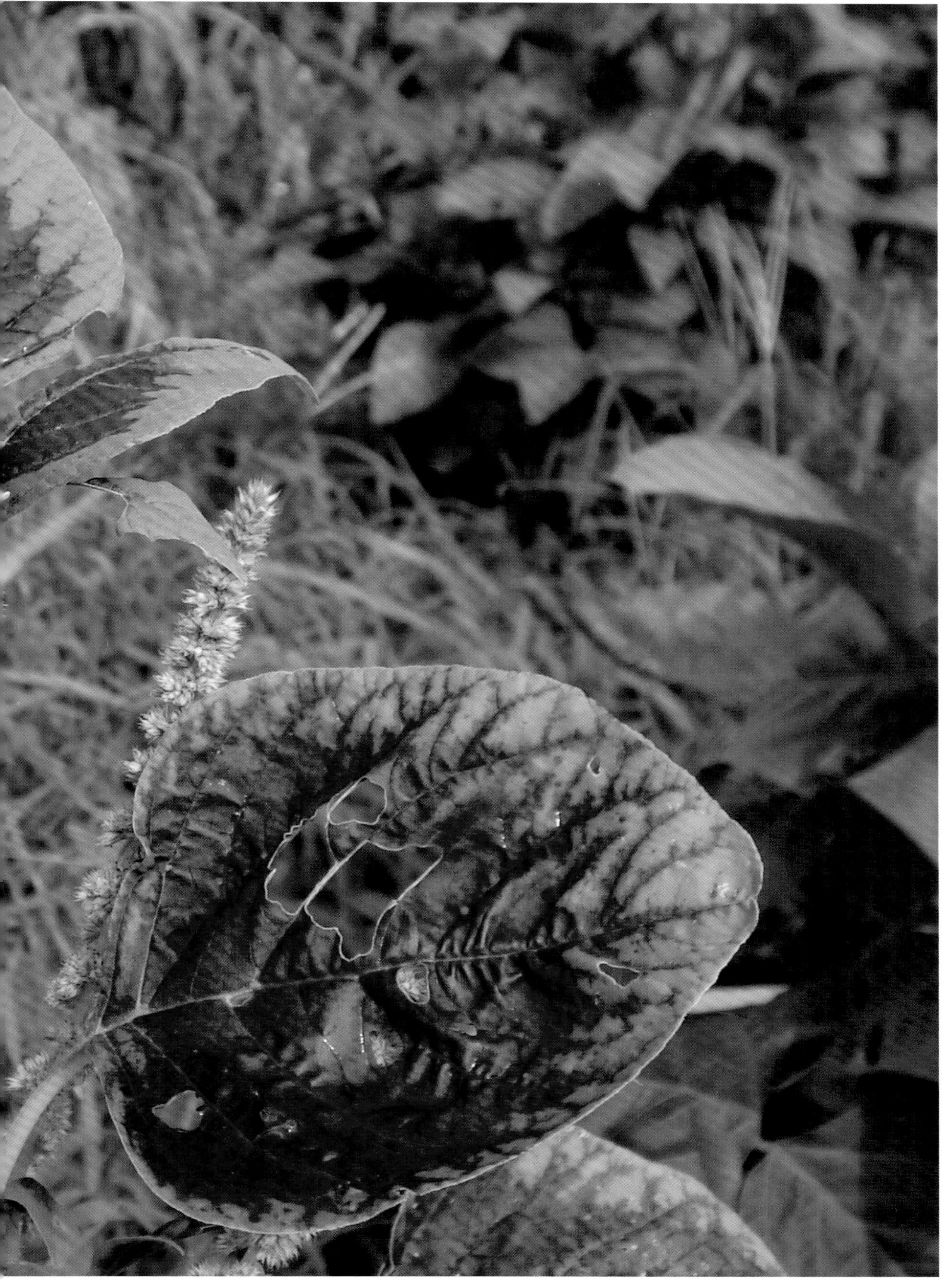

苋

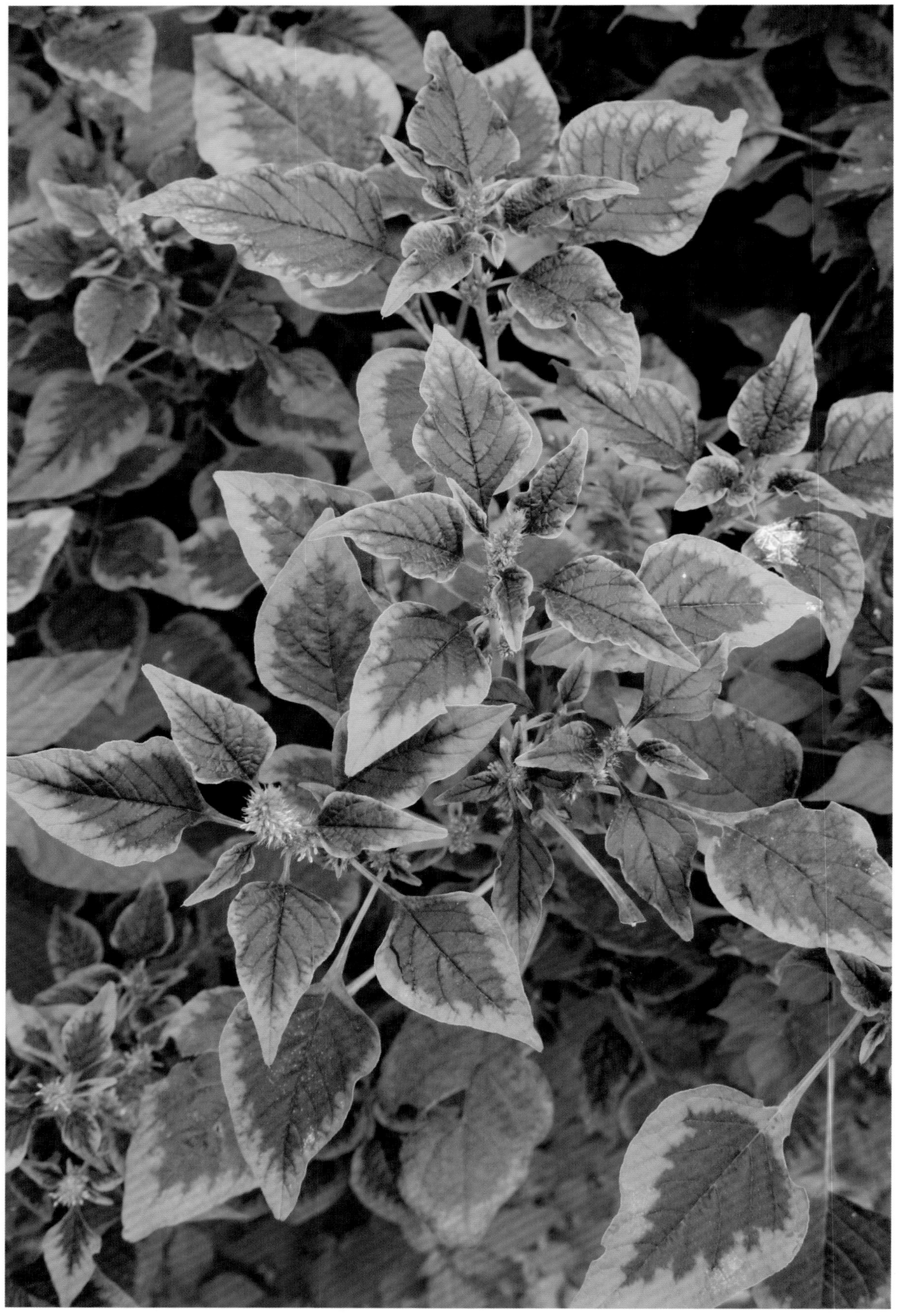

苋叶

药材鉴别

茎长 80 ~ 150 cm，绿色或红色，常分枝。叶互生，叶片皱缩，展平后呈菱状卵形至披针形，长 4 ~ 10 cm，宽 2 ~ 7 cm，先端钝或尖凹，绿色或红色、紫色、黄色，或绿色带有彩斑；叶柄长 2 ~ 6 cm。穗状花序。胞果卵状矩圆形，盖裂。气微，味淡。

功效主治

清热解毒，通利二便。主治痢疾，二便不通，蛇虫蜇伤，疮毒。

用法用量

内服：煎汤，30 ~ 60 g；或煮粥。外用：适量，捣烂外敷或煎液熏洗。

民族药方

1．赤痢　红苋菜 20 g。煨水服。

2．腹泻　红苋菜 30 g，朝天罐 15 g。水煎服。

3．红崩　红苋菜、檵木各 30 g。水煎服。

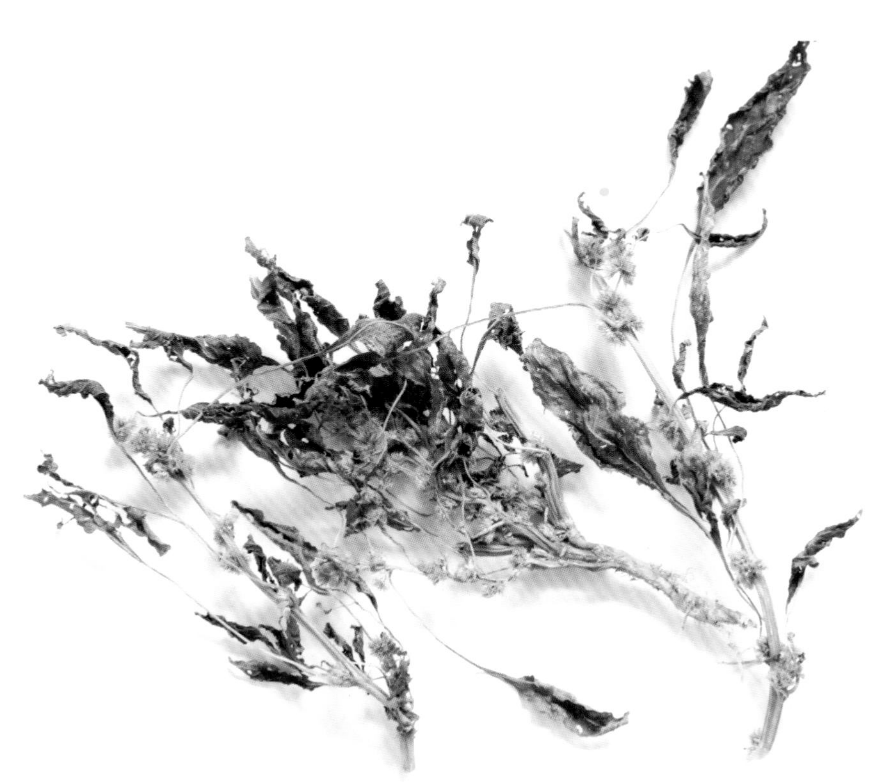

红苋菜药材

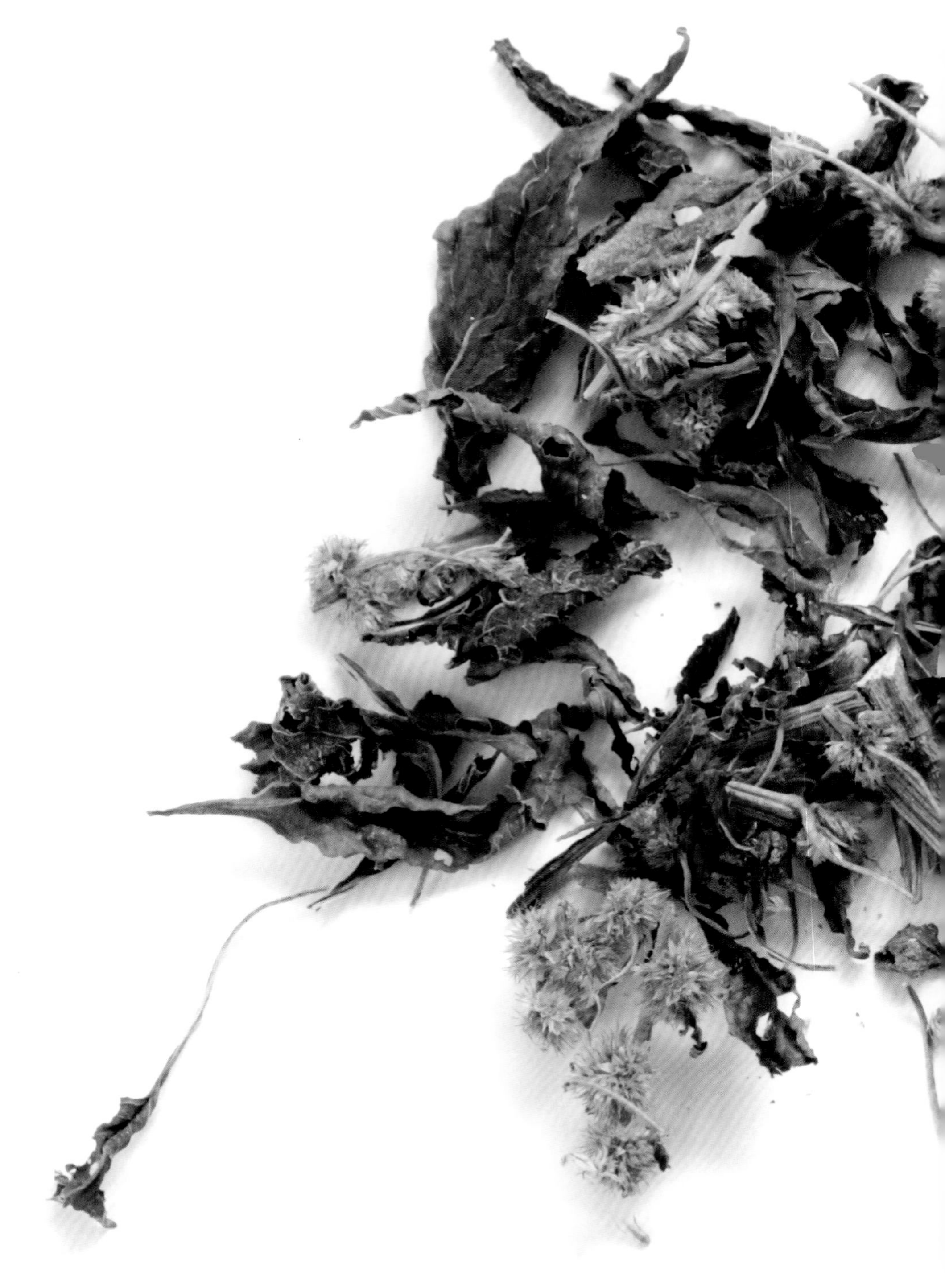

红苋菜

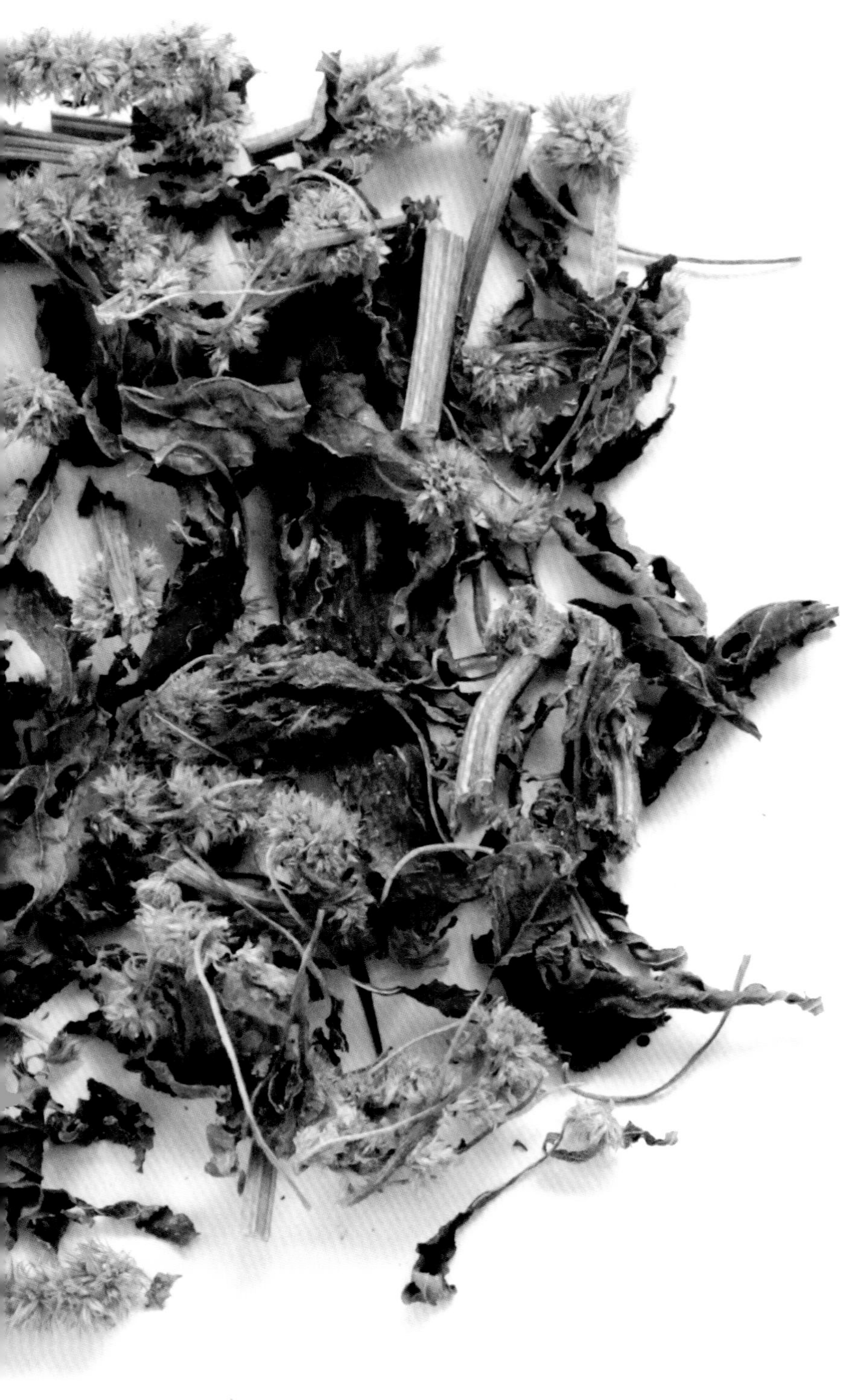

红苋菜饮片

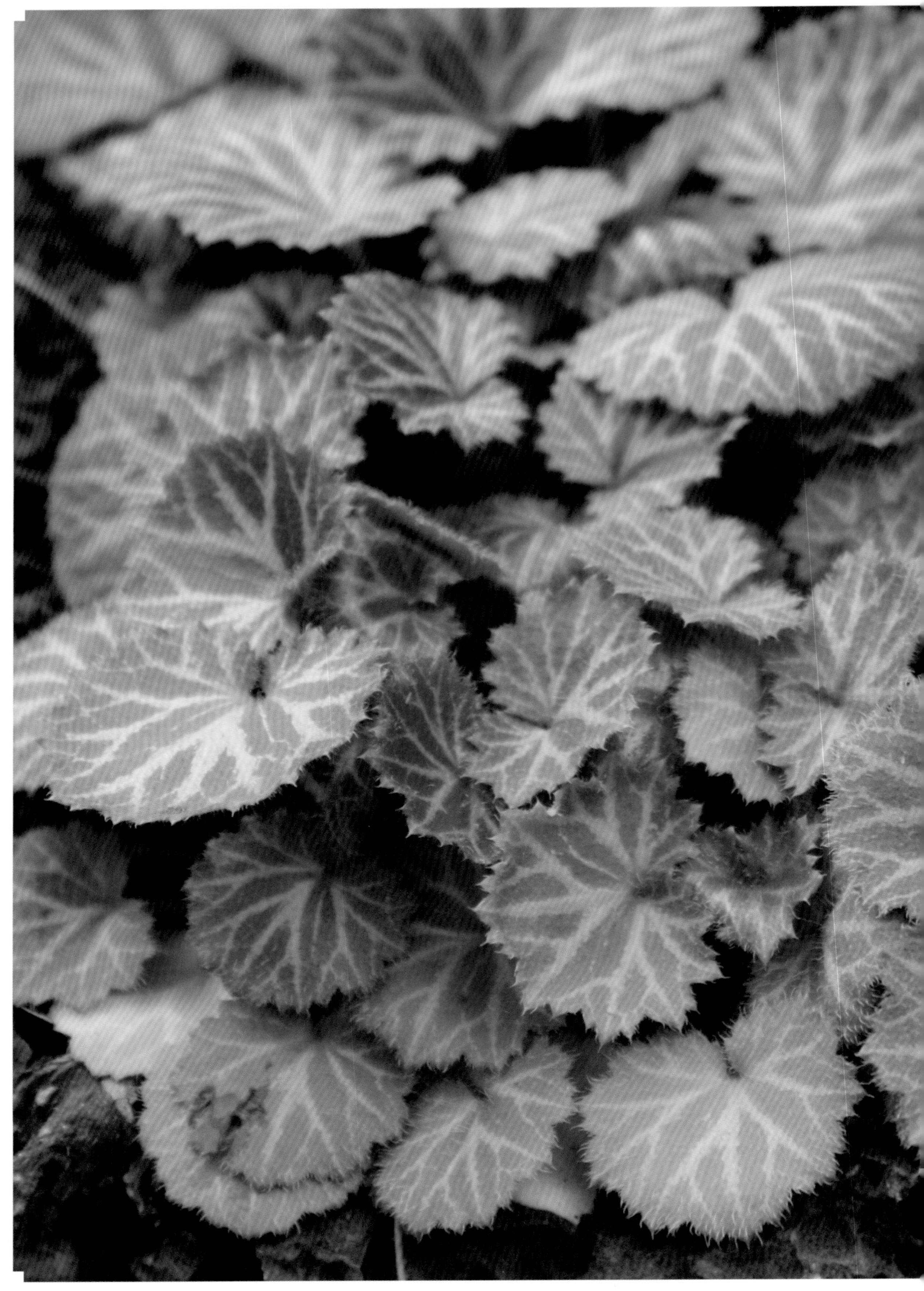

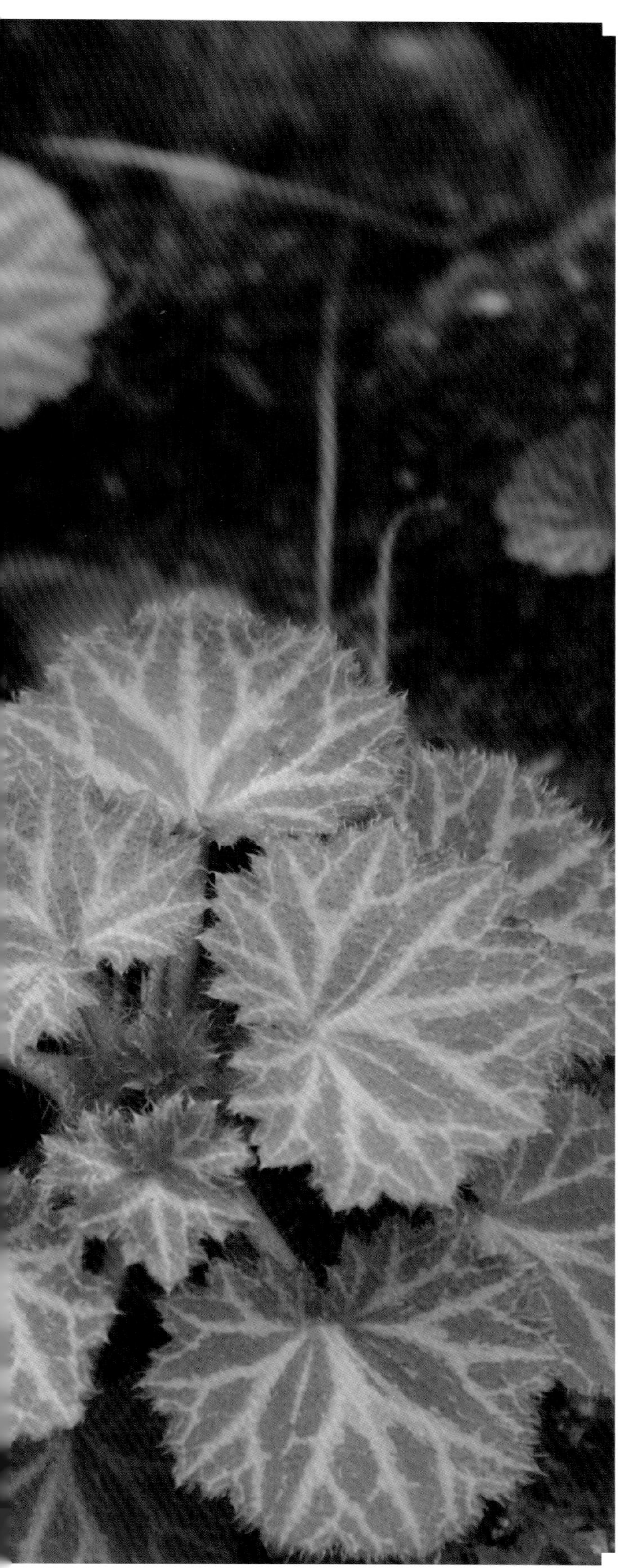

虎耳草

【苗药名】窝比省。

【别　名】石荷叶、耳聋草、狮子耳、金丝荷叶、金丝吊芙蓉。

【来　源】本品为虎耳草科植物虎耳草 *Saxifraga stolonifera* Meerb. 的全草。

【性味归经】味苦、辛，性冷，有小毒。归热经。

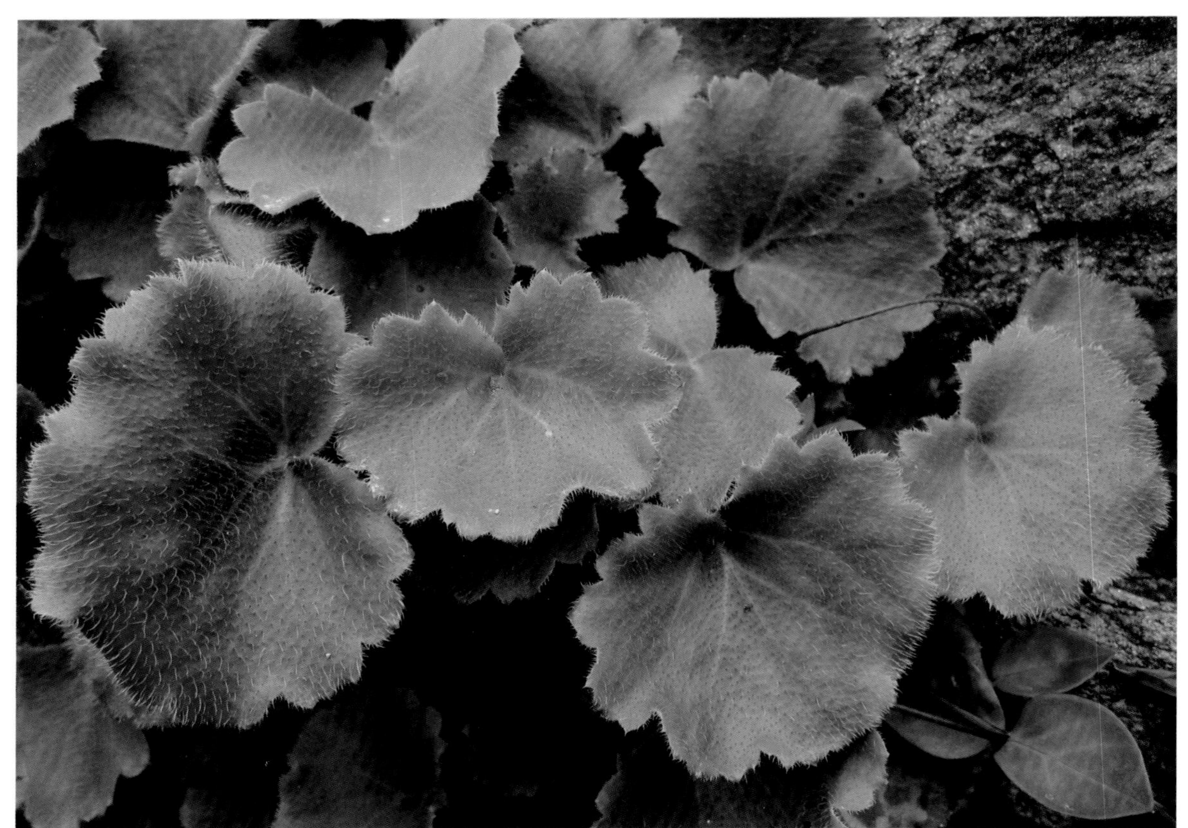

虎耳草

识别特征

多年生常绿草本植物，高达 45 cm。匍匐茎细长，红紫色，有时生出叶与不定根。单叶，基部丛生，叶柄长 2 ~ 10 cm，柄上密生长柔毛；稍扭曲，有纵皱纹，基部鞘状；叶片肉质，圆形或肾形，长 2 ~ 6 cm，宽 3 ~ 7 cm，边缘有浅裂片和不规则细锯齿。叶两面有长伏毛，上面绿色，常有白色斑纹，下面紫红色。花茎高达 25 cm，直立或稍倾斜，有分枝；圆锥状花序稀疏，花梗有短腺毛及茸毛；苞片披针形，被柔毛；萼片卵形，先端尖，向外伸展；花瓣 5，白色或粉红色，其中下方 2 瓣较大，披针形，倒垂，形似虎耳，长 1.5 ~ 1.8 cm，宽 2 ~ 3 mm，上方 3 瓣较小，卵形，基部有黄色斑点；雄蕊 10，不等长；雌蕊 1，子房球形，上位，花柱 2 歧，柱头细小。蒴果卵圆形，先端 2 深裂，呈喙状。花期 5—8 月，果期 7—11 月。

生境分布

生长于海拔 400 ~ 4500 m 的林下、灌木丛中、草甸的阴湿处、溪边或阴湿岩石旁。分布于华南、西南及陕西、河南、台湾等省区。

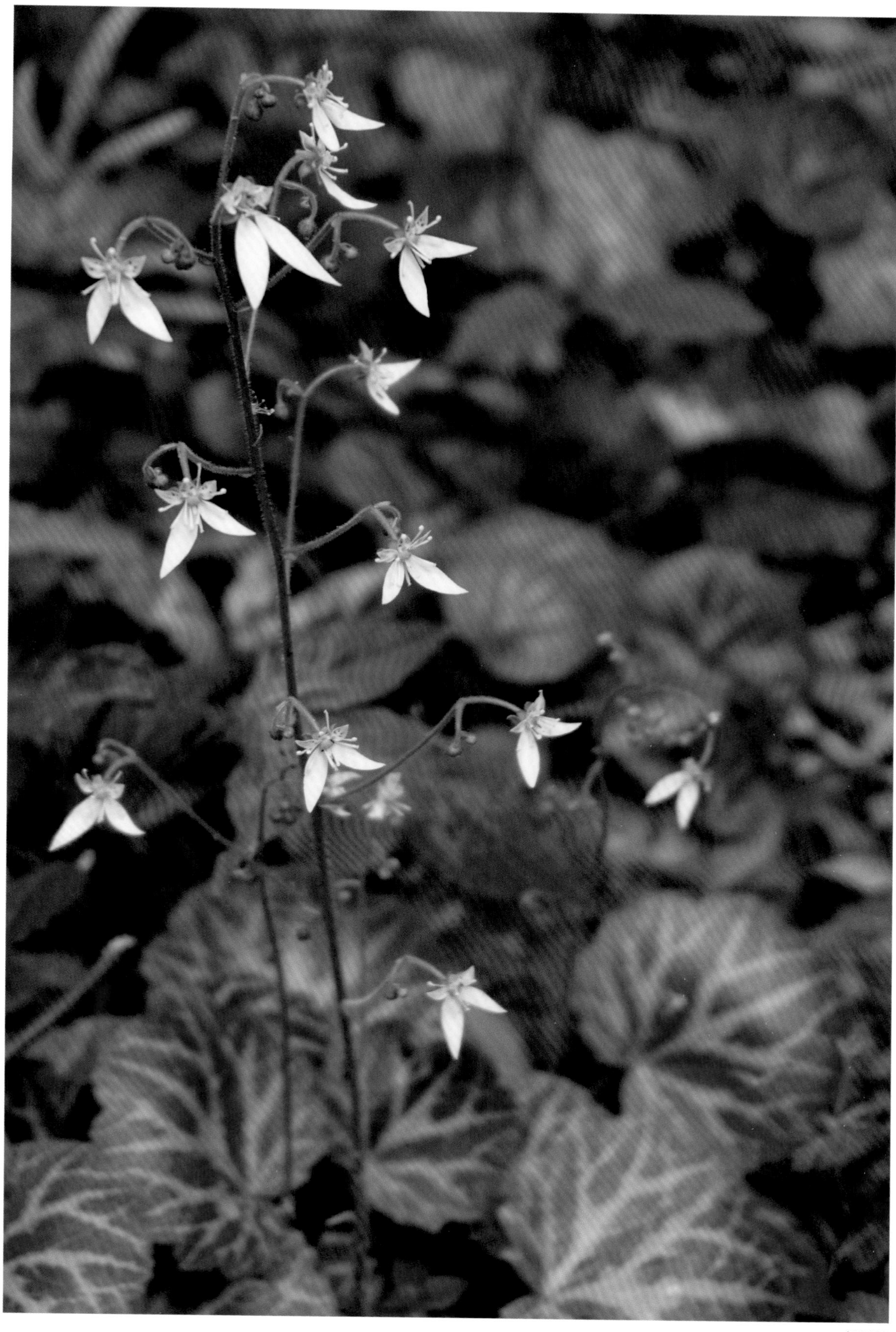

虎耳草

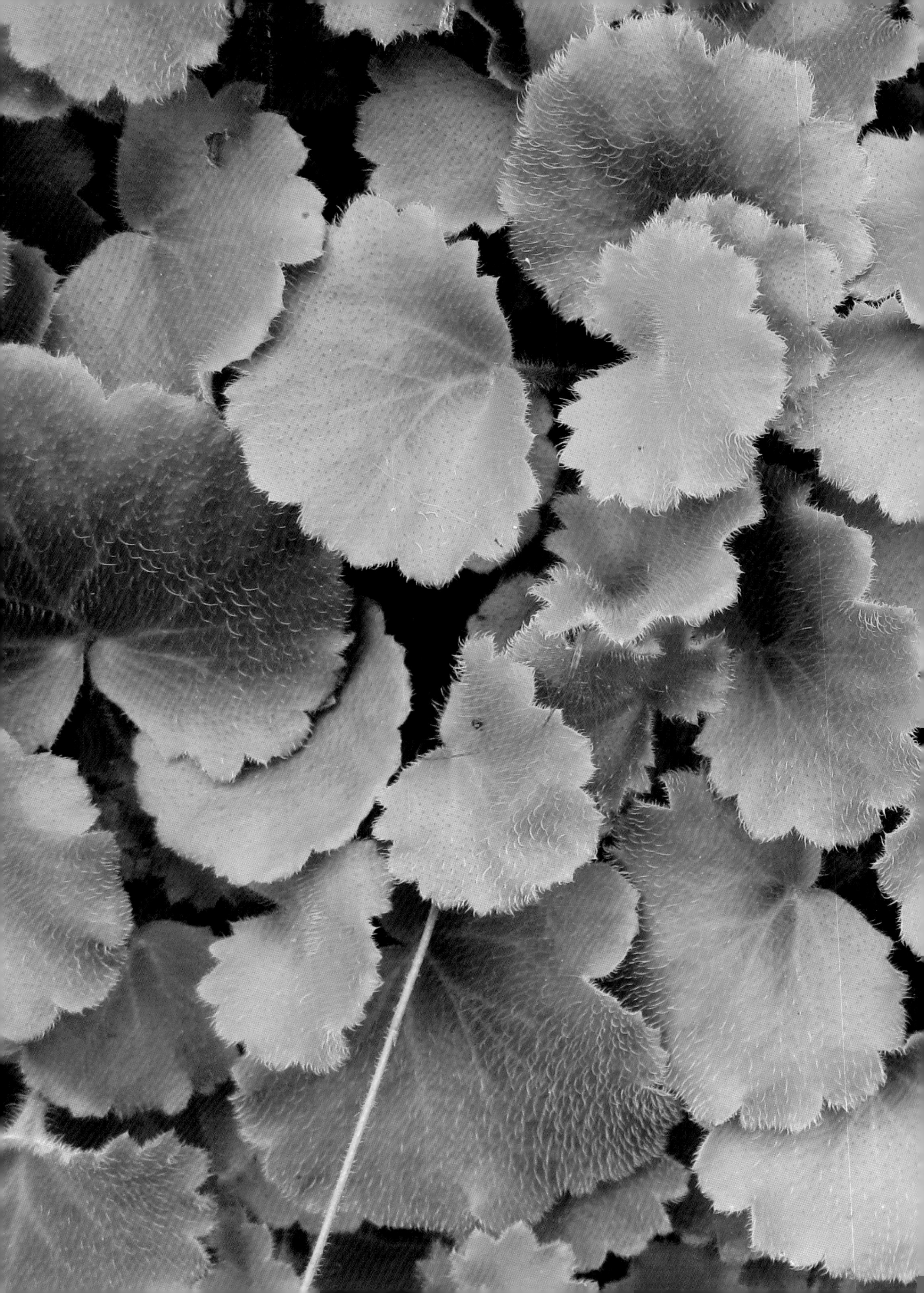

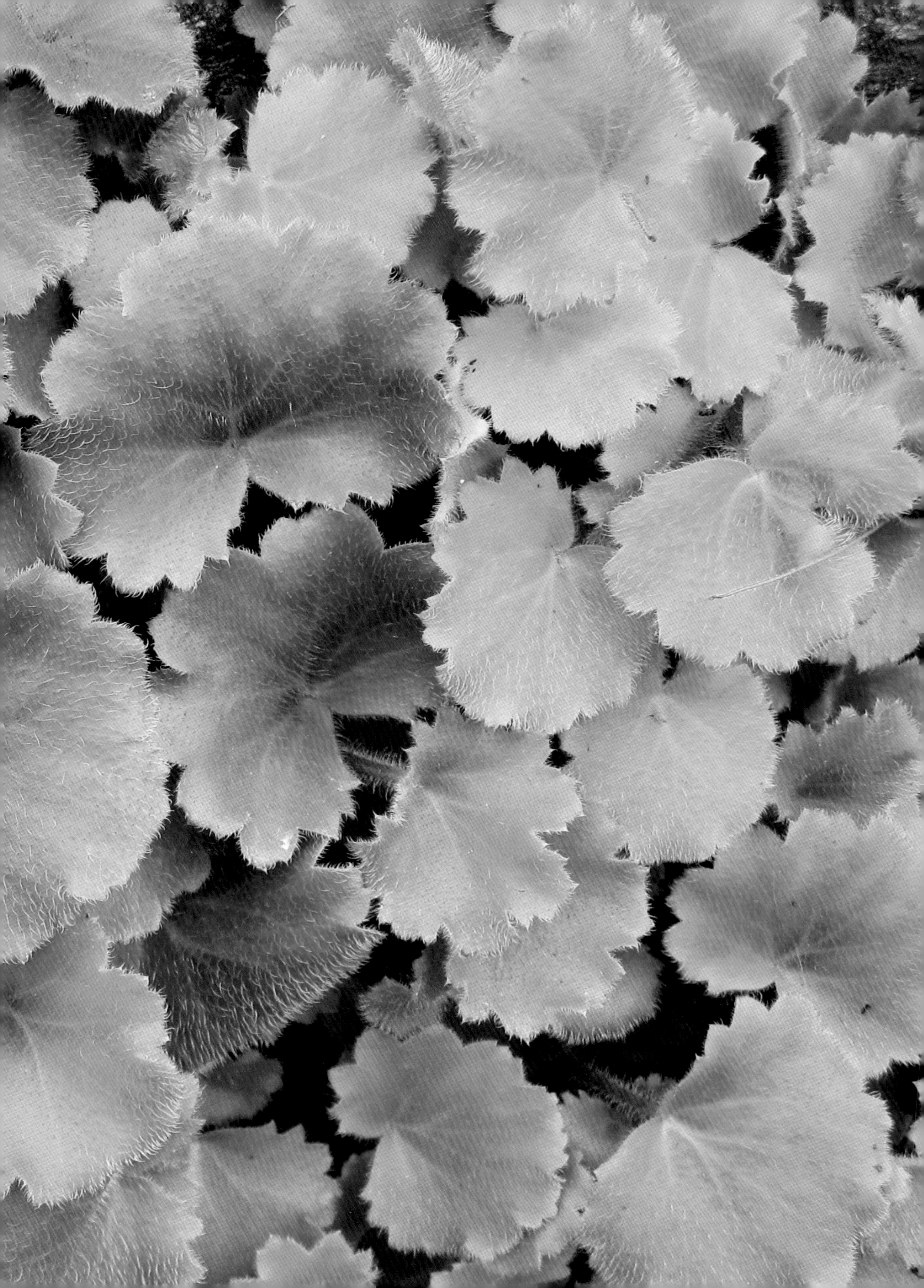

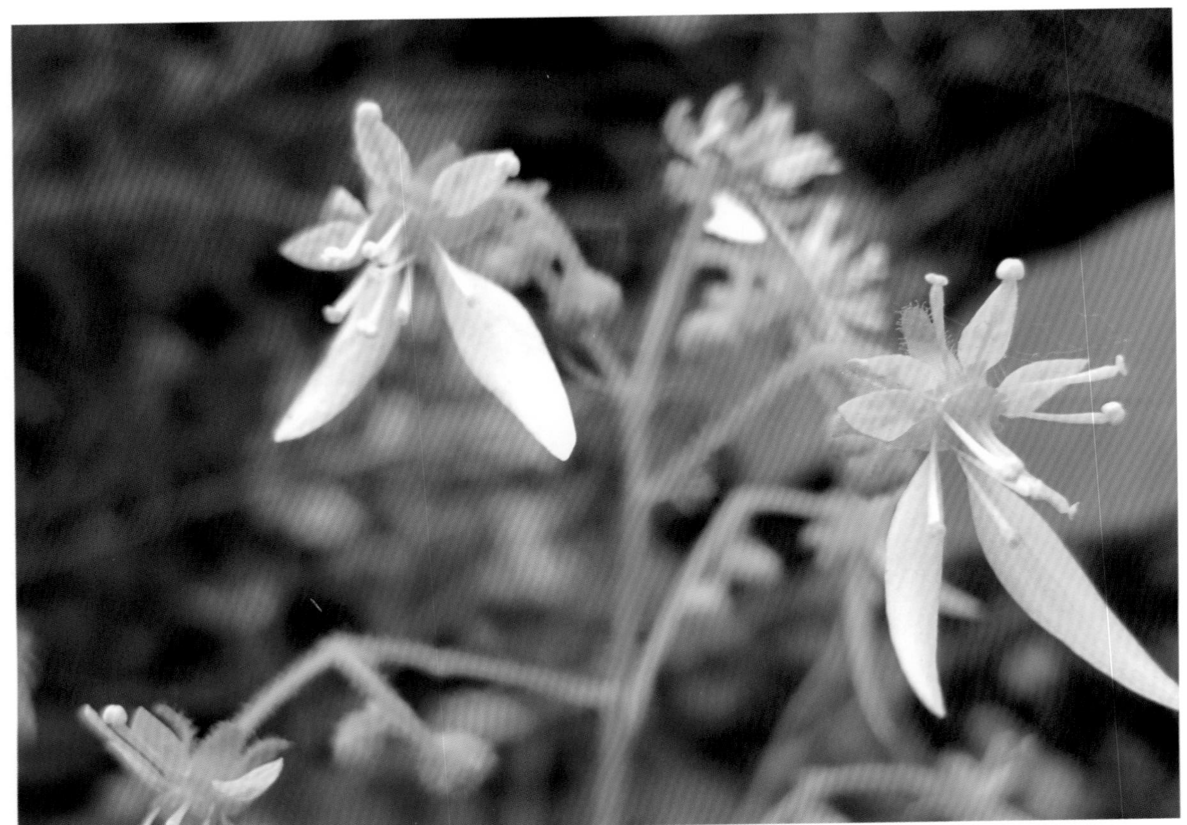

虎耳草花

采收加工

四季均可采收，以花后采收为好。将全草拔出，洗净，鲜用或晾干备用。

药材鉴别

本品多蜷缩成团状，全体被毛。根茎短，丛生细短须状根，灰褐色；匍匐枝线状。基生叶数片，密被黄棕色茸毛；叶柄长 2 ~ 10 cm，稍扭曲，有纵皱纹，基部鞘状；叶片稍厚，展平后呈圆形或肾形，红棕色或棕褐色，长 2 ~ 6 cm，宽 3 ~ 7 cm，边缘具不规则齿。狭圆锥花序顶生，花有梗，花瓣 5 片，其中 2 片较大。无臭，味微苦。以叶厚、花红棕色者为佳。

功效主治

疏风清热，凉血解毒。主治风热咳嗽，急性中耳炎，大疱性鼓膜炎，风疹瘙痒，湿疹。

用法用量

内服：煎汤 10 ~ 15 g。外用：适量，煎水洗；鲜品捣烂外敷；或绞汁滴耳及涂布。

民族药方

1. **中耳炎，外耳道湿疹** 鲜虎耳草 15 g。捣烂，取汁滴耳，每日 4 次。

2. **肺热咳嗽** 虎耳草 12 g，菊花、紫花地丁各 10 g。水煎服，每日 1 剂。

3. **下肢慢性溃疡** 虎耳草 12 g，九节茶 8 g。研成细粉，调茶籽油，取适量外敷。

4. **急惊风** 虎耳草鲜叶 15 g。捣烂，冲淘米水 1 小杯服。

5. **白口疮** 虎耳草、五匹风、雀不站、枯矾各等份。研末敷患处。

6. **带下症，外阴瘙痒** 虎耳草 50 g，连钱草 20 g。煎水内服。

7. **皮肤风疹** 虎耳草、苍耳子、紫草、芦根各 15 g。水煎，每日分早、中、晚分 3 次服。

8. **风丹热毒** 鲜虎耳草 30 g。煮甜酒吃。

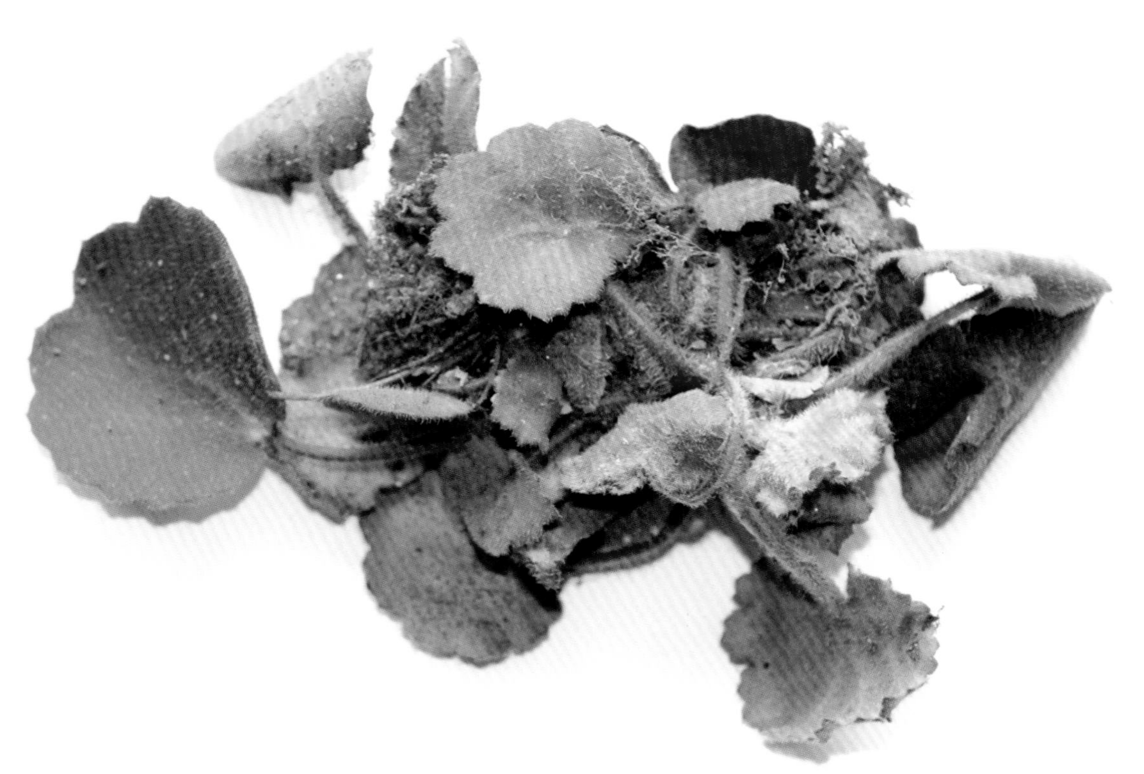

虎耳草药材

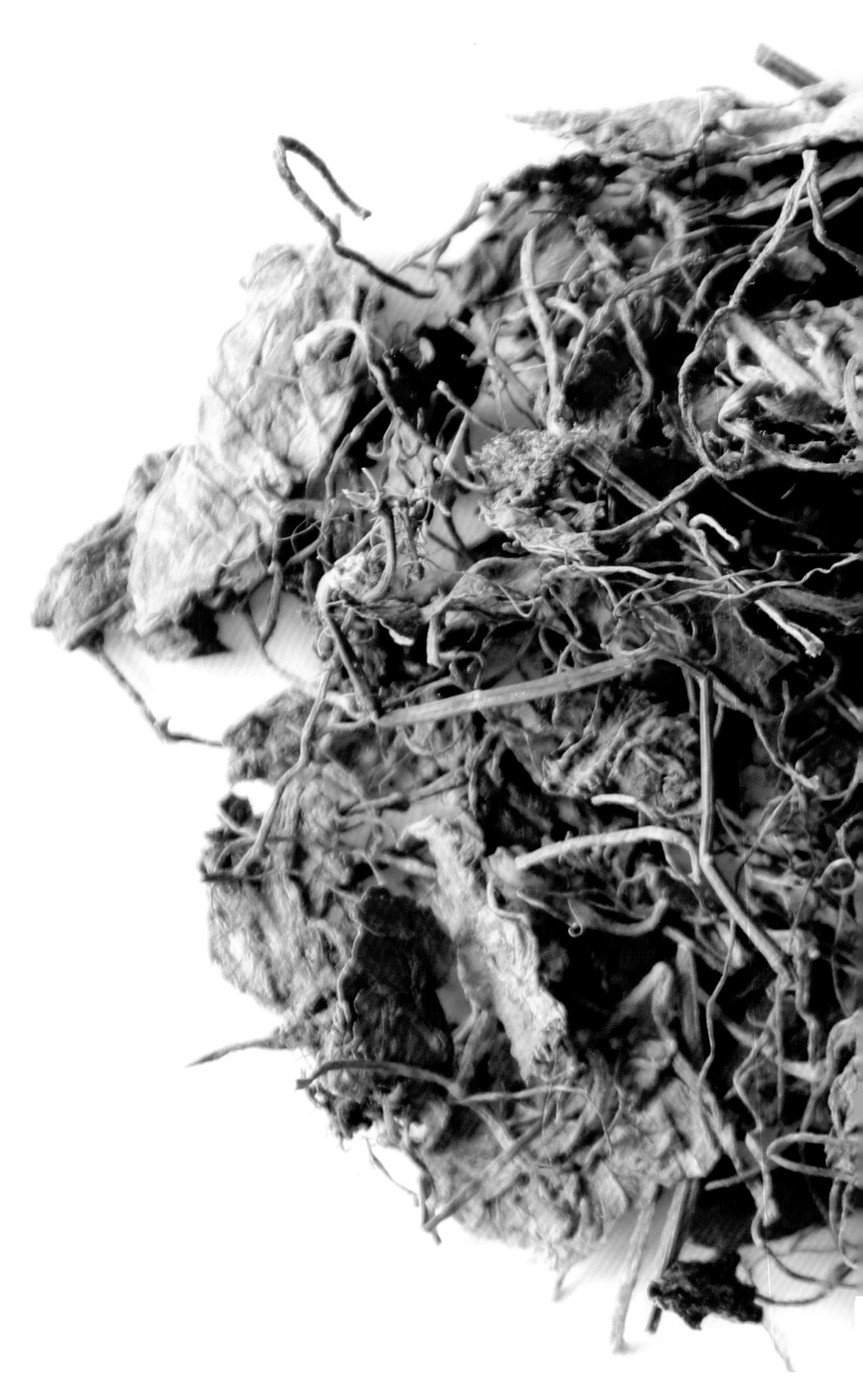

虎耳草

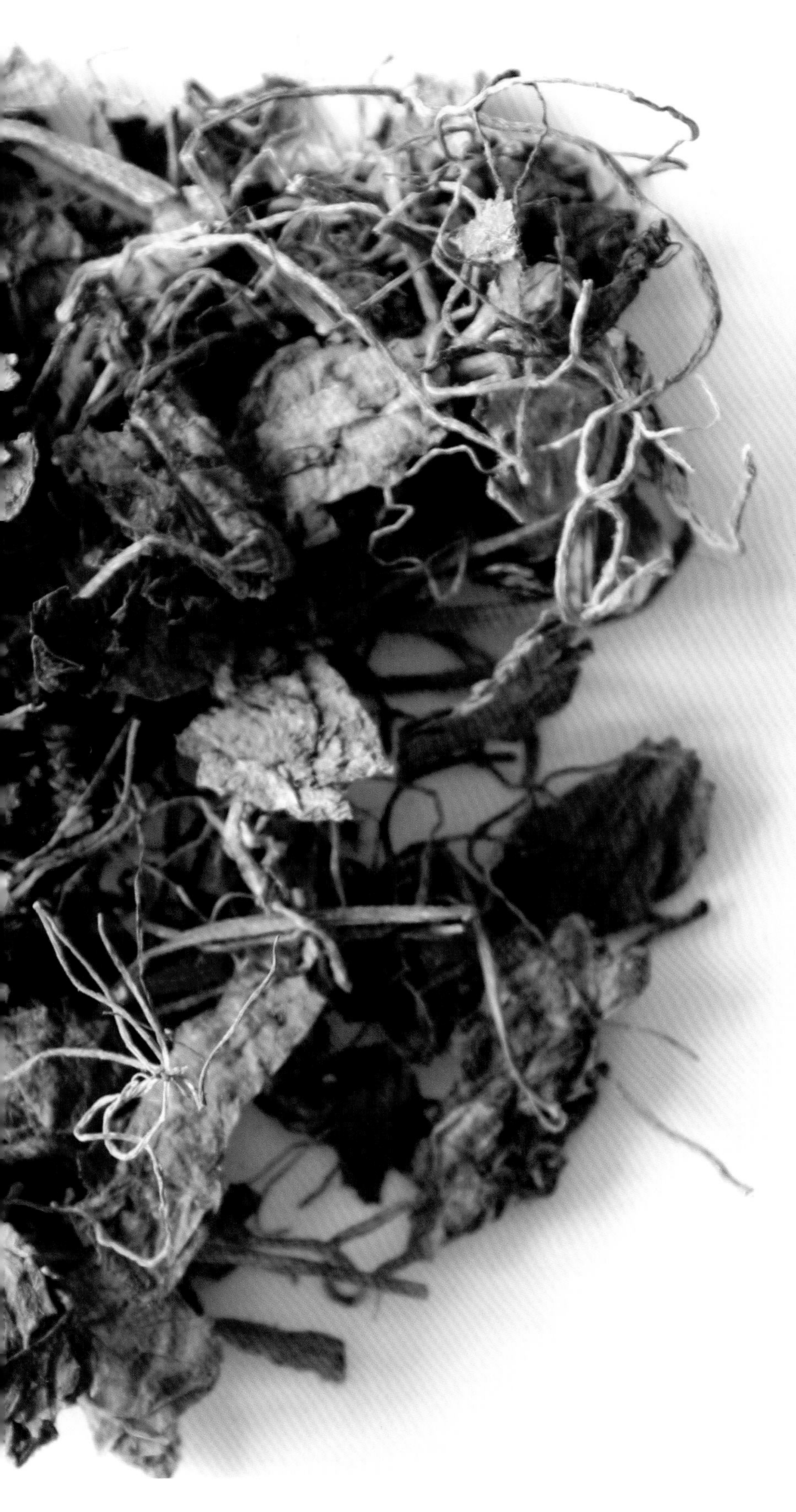

虎耳草饮片

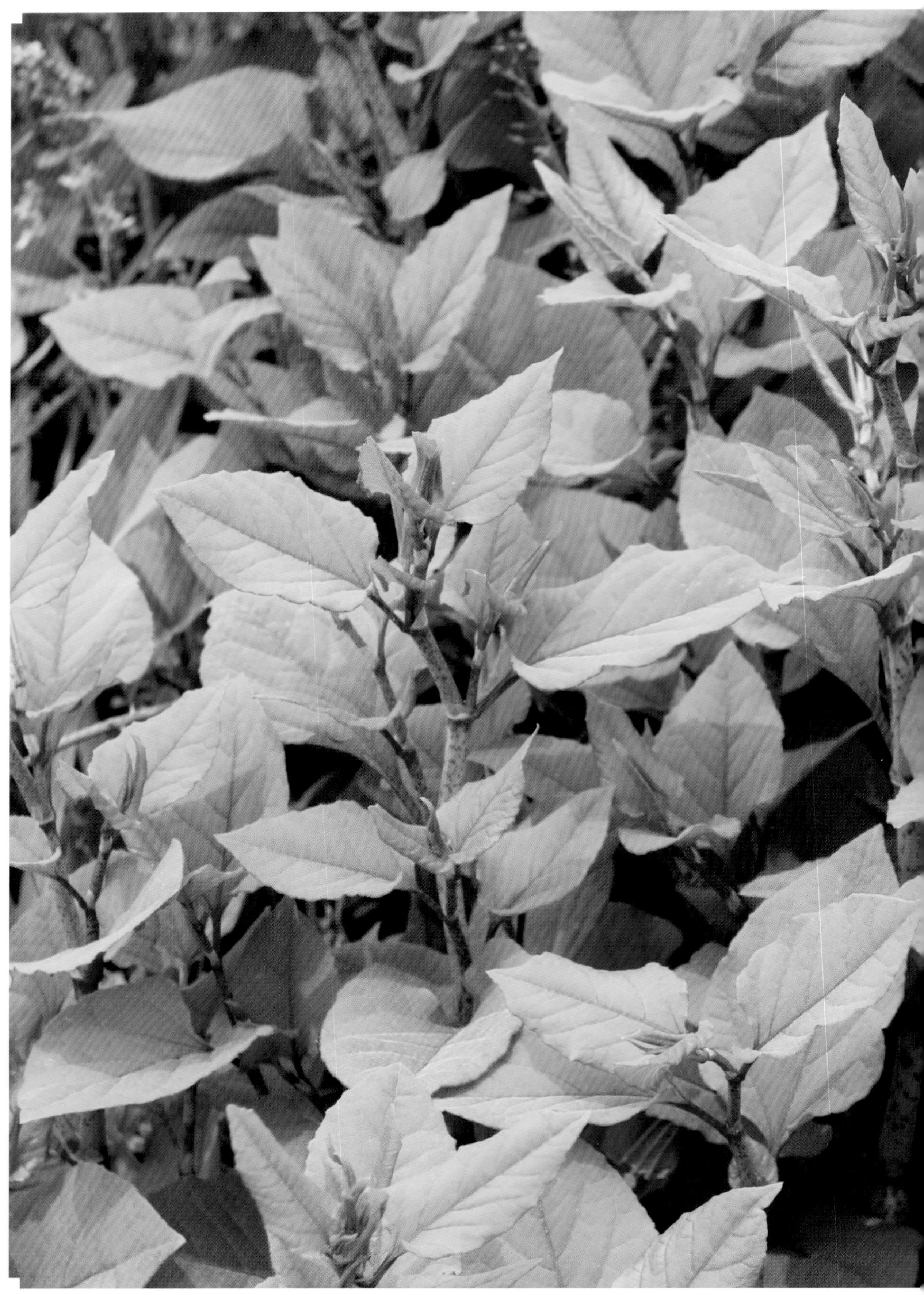

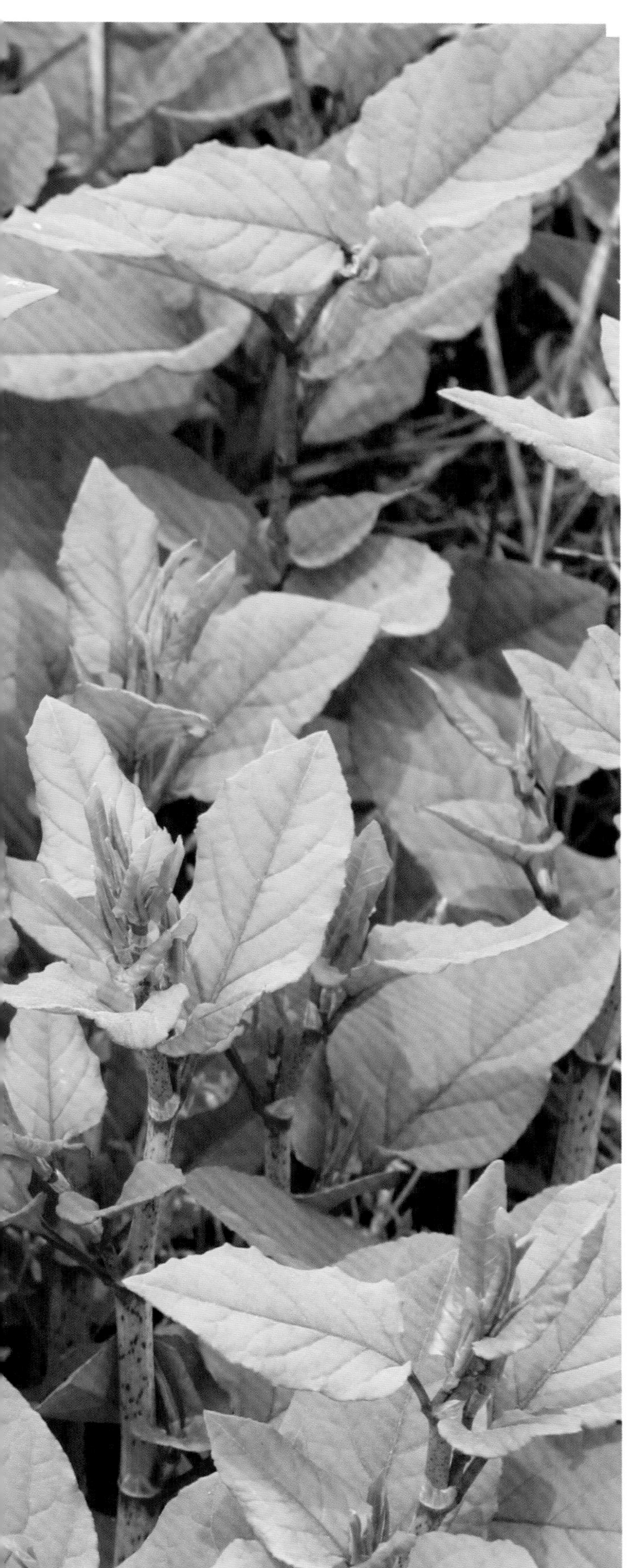

虎杖

【苗 药 名】蛙龚龙。

【别　 名】酸杖、酸汤秆、花斑竹、大叶蛇总管。

【来　 源】本品为蓼科植物虎杖 *Polygonum cuspidatum* Sieb. et Zucc. 的根茎及根。

【性味归经】味苦，性微冷。归热经。

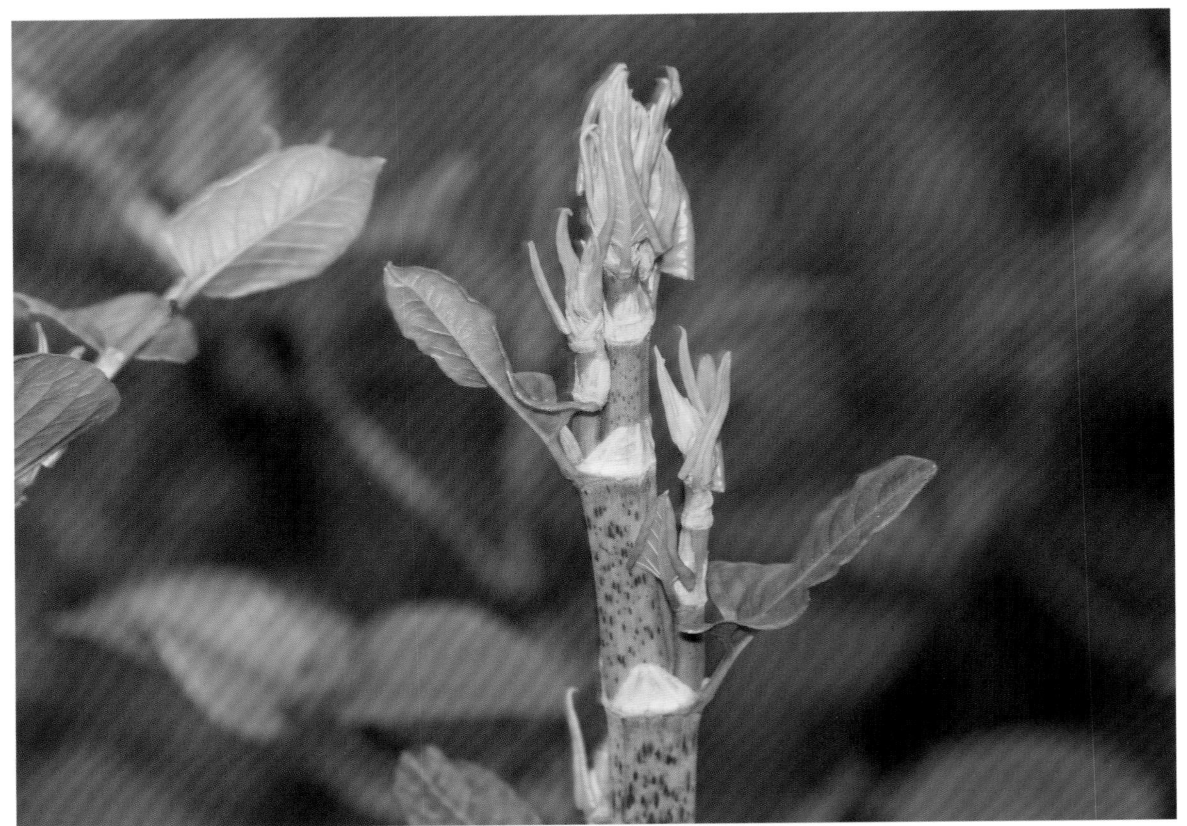

虎杖

识别特征

多年生灌木状草本植物，高达 1.3 m。根茎横卧地下，粗大，带木质节明显，外皮棕色，断面黄色。茎直立，丛生，中空，无毛，基部木质化，散生红色或紫红色斑点。叶互生，具短柄，托叶鞘膜质，褐色，早落，叶中宽卵形或卵状椭圆形，长 6 ~ 12 cm，宽 5 ~ 9 cm，先端短骤尖，基部圆形或楔形，全缘，无毛，花单性，雌雄异株，成腋生密集的圆锥花序；花梗细长，中部有关节，上部有翅；花被 5 深裂，白色或淡绿白色，2 轮排列，外轮 3 片在果期增大，背部生翅；雄花的雄蕊 8，具退化雌蕊；雌蕊具退化雄蕊，子房上位，花柱 3，分离，柱头扩展，呈鸡冠状。瘦果卵形，长 34 mm，黑褐色，光亮，包于宿存的翅状花被内，翅倒心状卵形，长 6 ~ 10 mm，基部圆形，下延至果梗。花期 6—8 月，果期 9—10 月。

生境分布

生长于湿润而深厚的土壤中，常见于山坡山麓及溪谷两岸的灌木丛边、沟边草丛及田野路旁，常成片生长。分布于华东、中南、西南及河北、陕西、甘肃、贵州等省区。

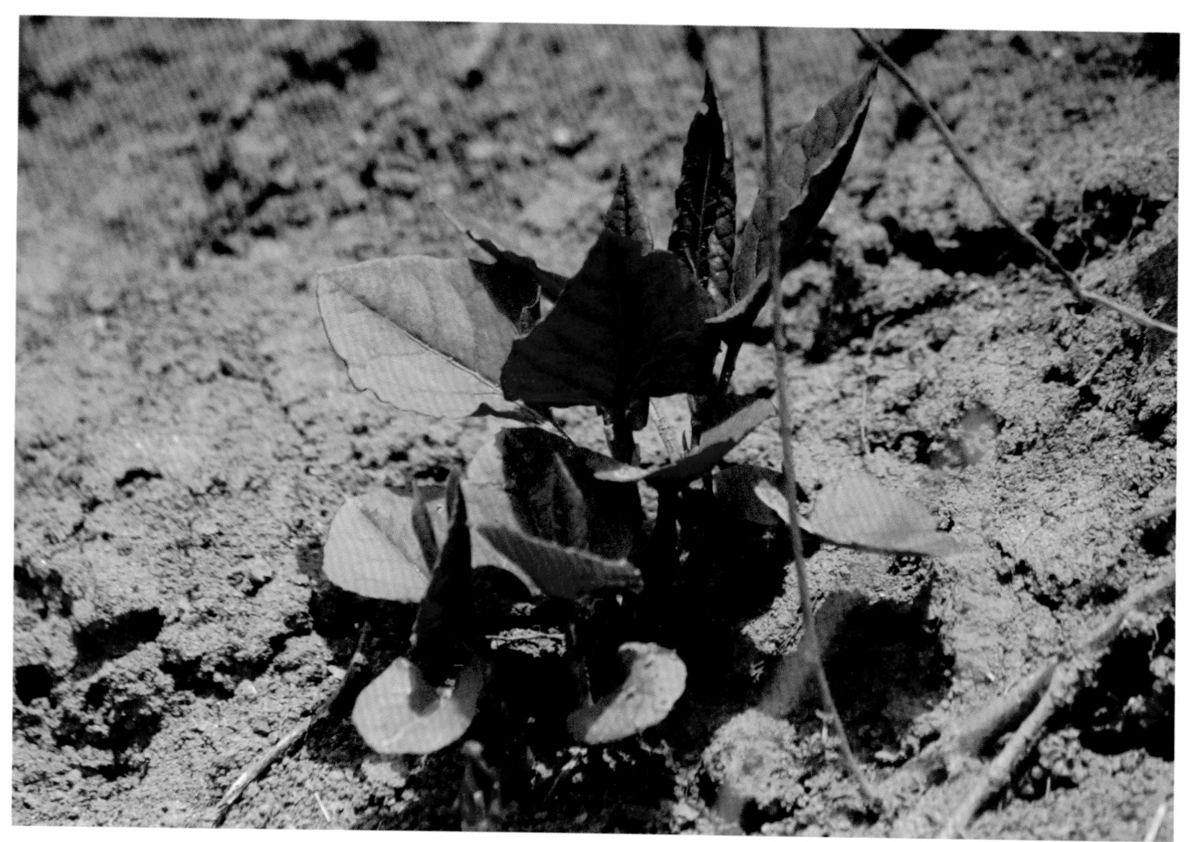

虎杖

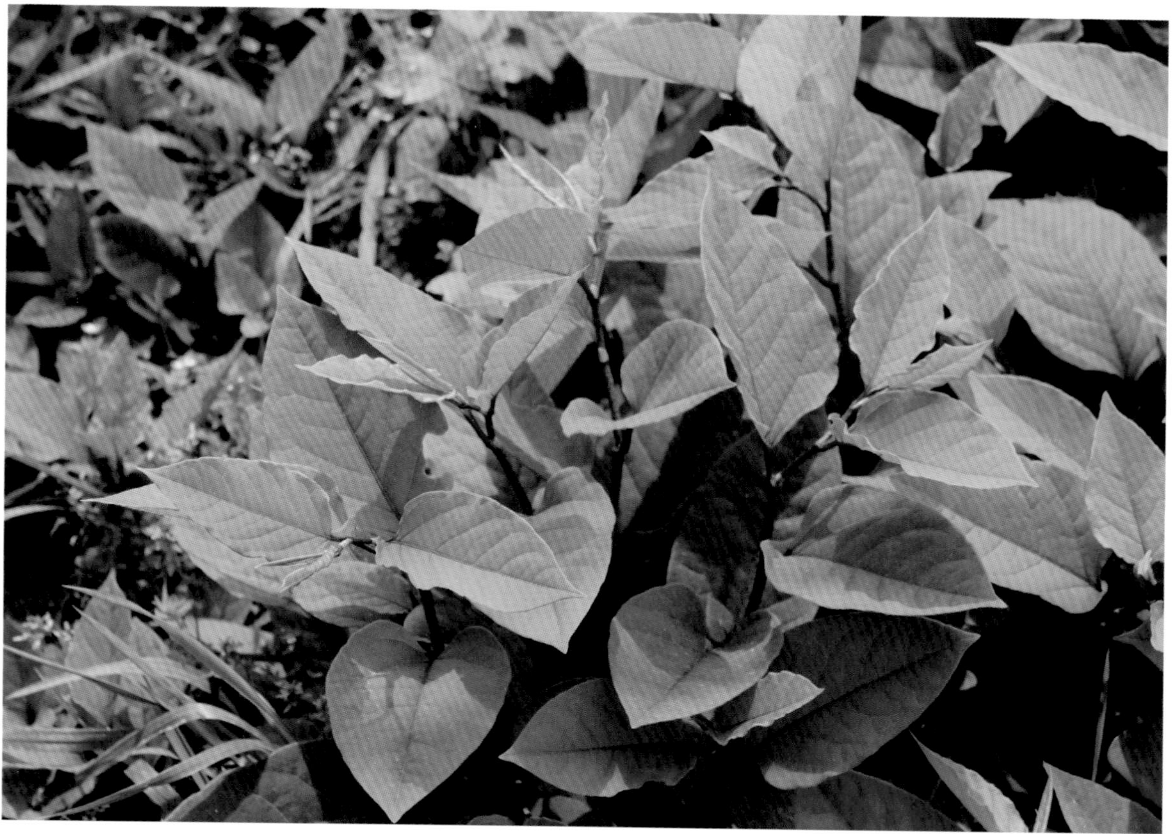

虎杖

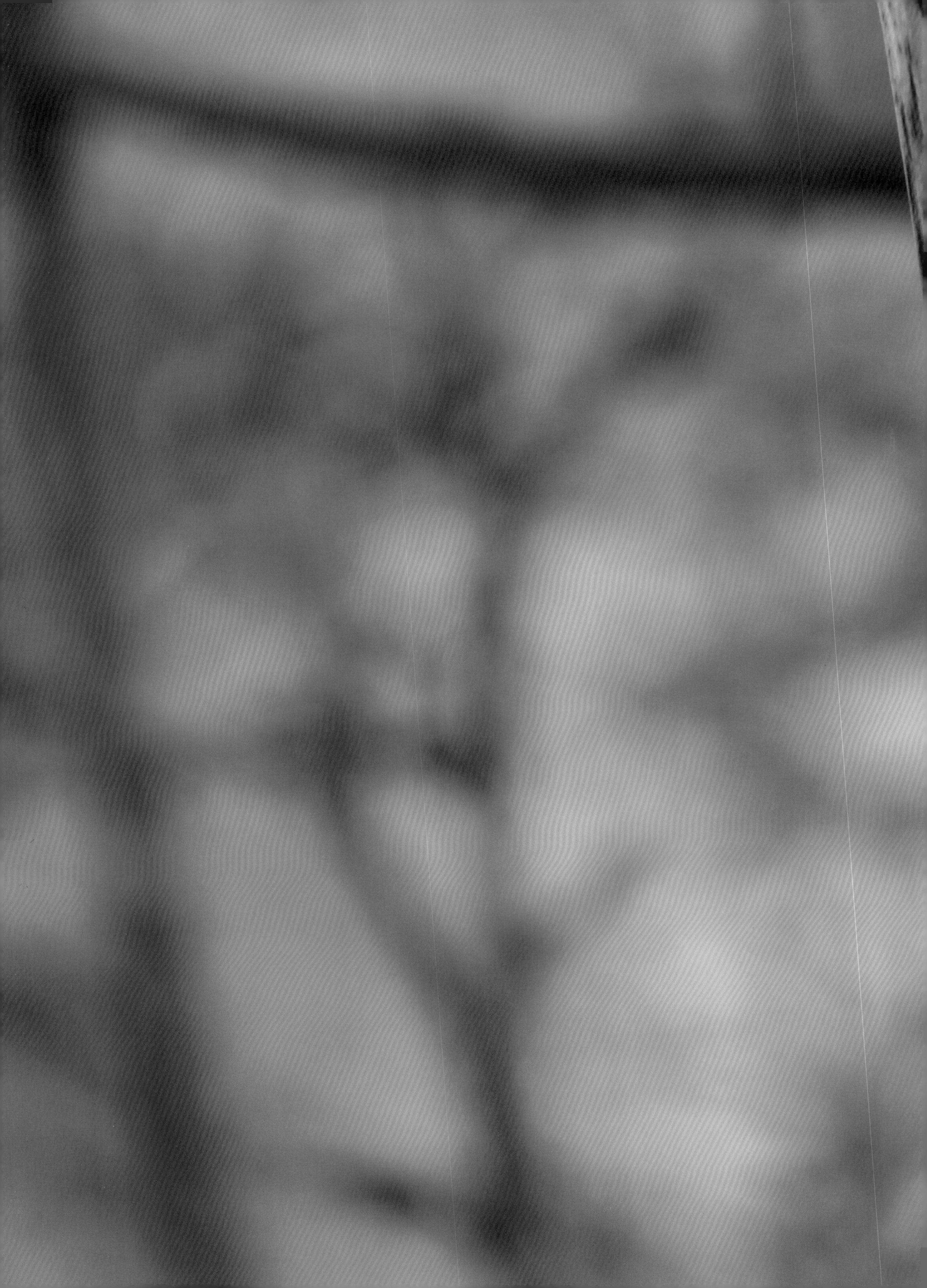

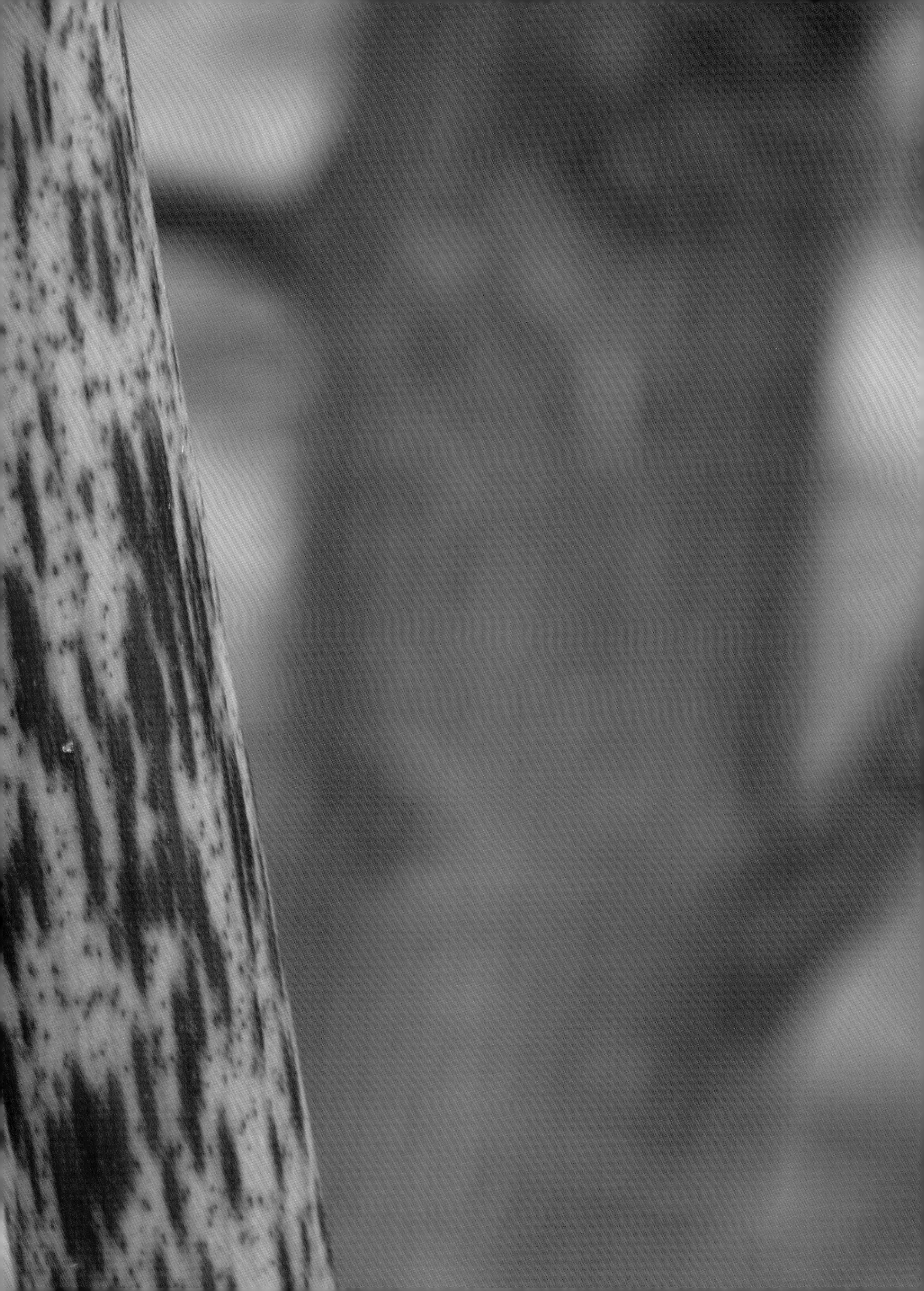

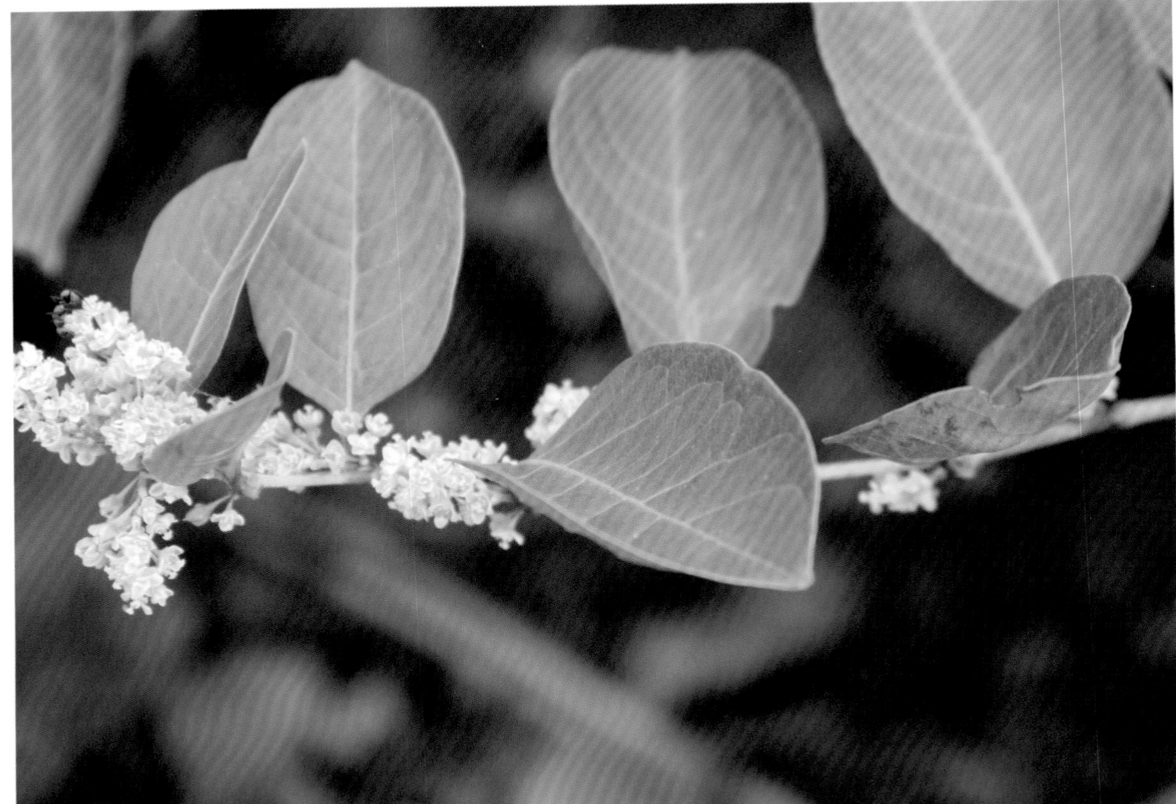

虎杖

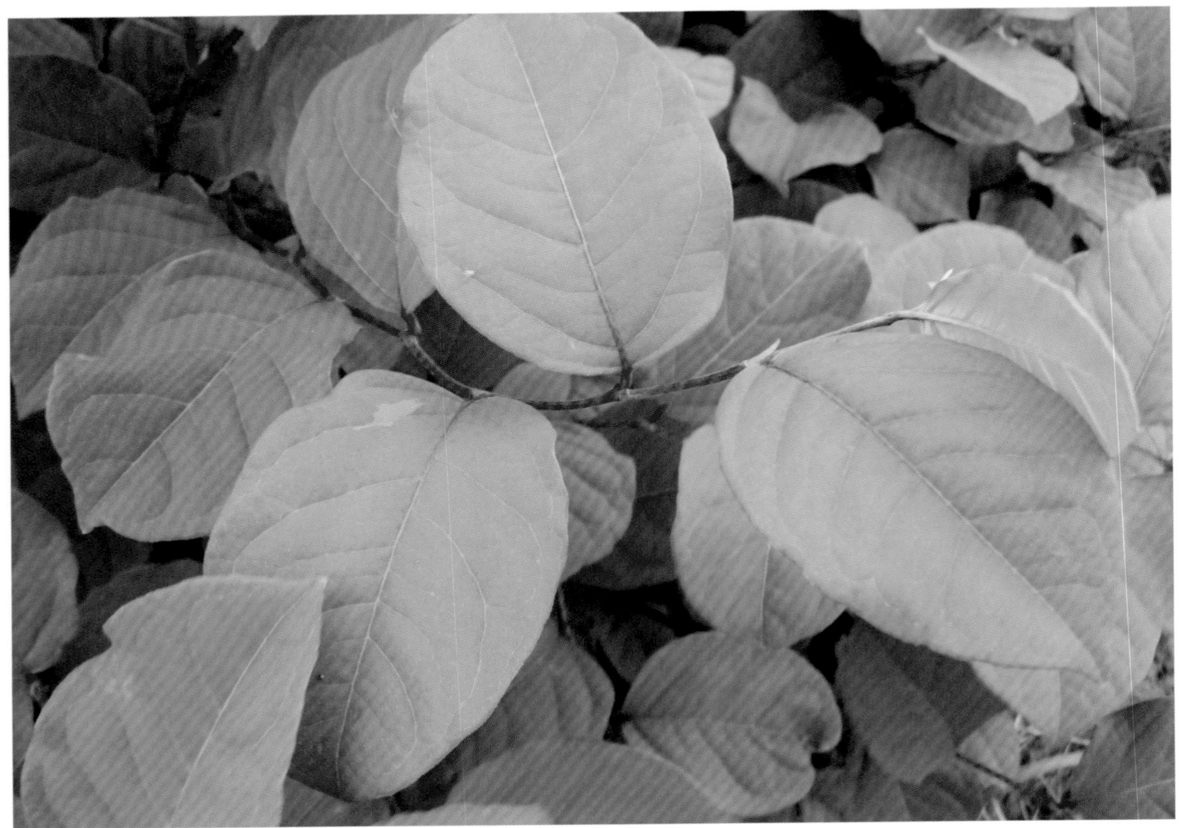

虎杖

采收加工

分根繁殖第 2 年或播种第 3 年，春、秋二季将根挖出，除去须根，洗净，晒干。鲜根可随采随用。

药材鉴别

根茎圆柱形，有分枝，长短不一，有时可长达 30 cm，直径 0.5 ~ 2.5 cm，节部略膨大。表面棕褐色至灰棕色，有明显的纵皱纹，须根和点状须根痕，分枝顶端及节上有芽痕及鞘状鳞片。节间 2 ~ 3 cm。质坚硬，不易折断，折断面棕黄色，纤维性，皮部与木部易分离，皮部较薄，木部占大部分，呈放射状，中央有髓或呈空洞状，纵剖面具横隔。气微，味微苦涩。以粗壮、坚实、断面色黄者为佳。

功效主治

活血散瘀，祛风通络，清热利湿，解毒。主治妇女经闭，痛经，产后恶露不下，跌仆损伤，风湿痹痛，湿热黄疸，淋浊带下，疮疡肿毒，毒蛇咬伤，水火烫伤。

用法用量

内服：煎汤 10 ~ 15 g；或浸酒；或入丸、散。外用：适量，研末调敷；或煎浓汁湿敷；或熬膏涂搽。

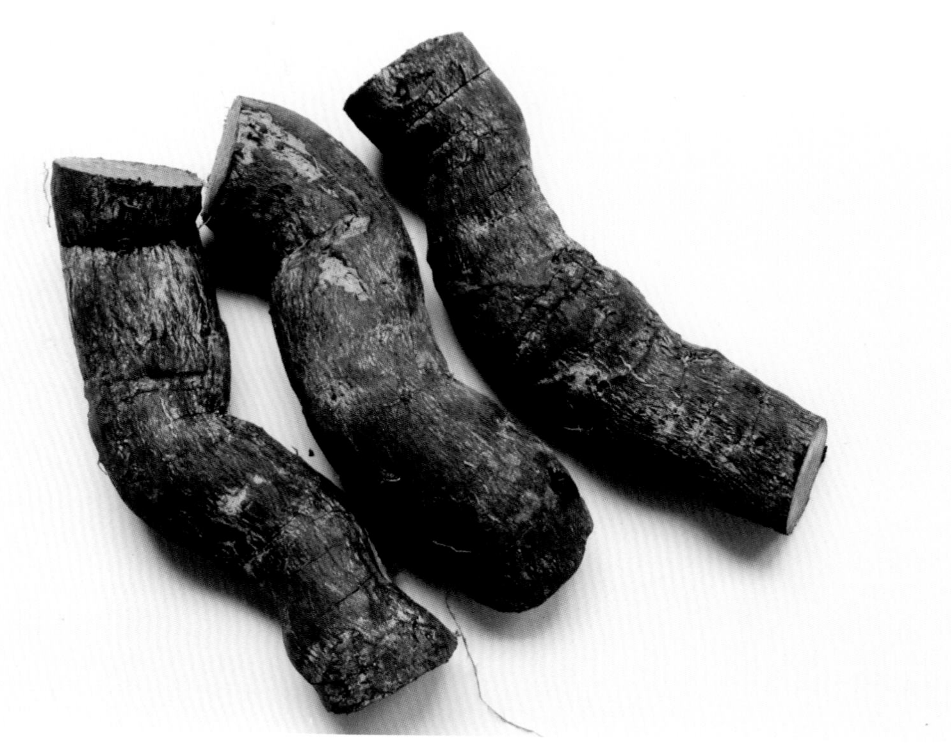

虎杖药材

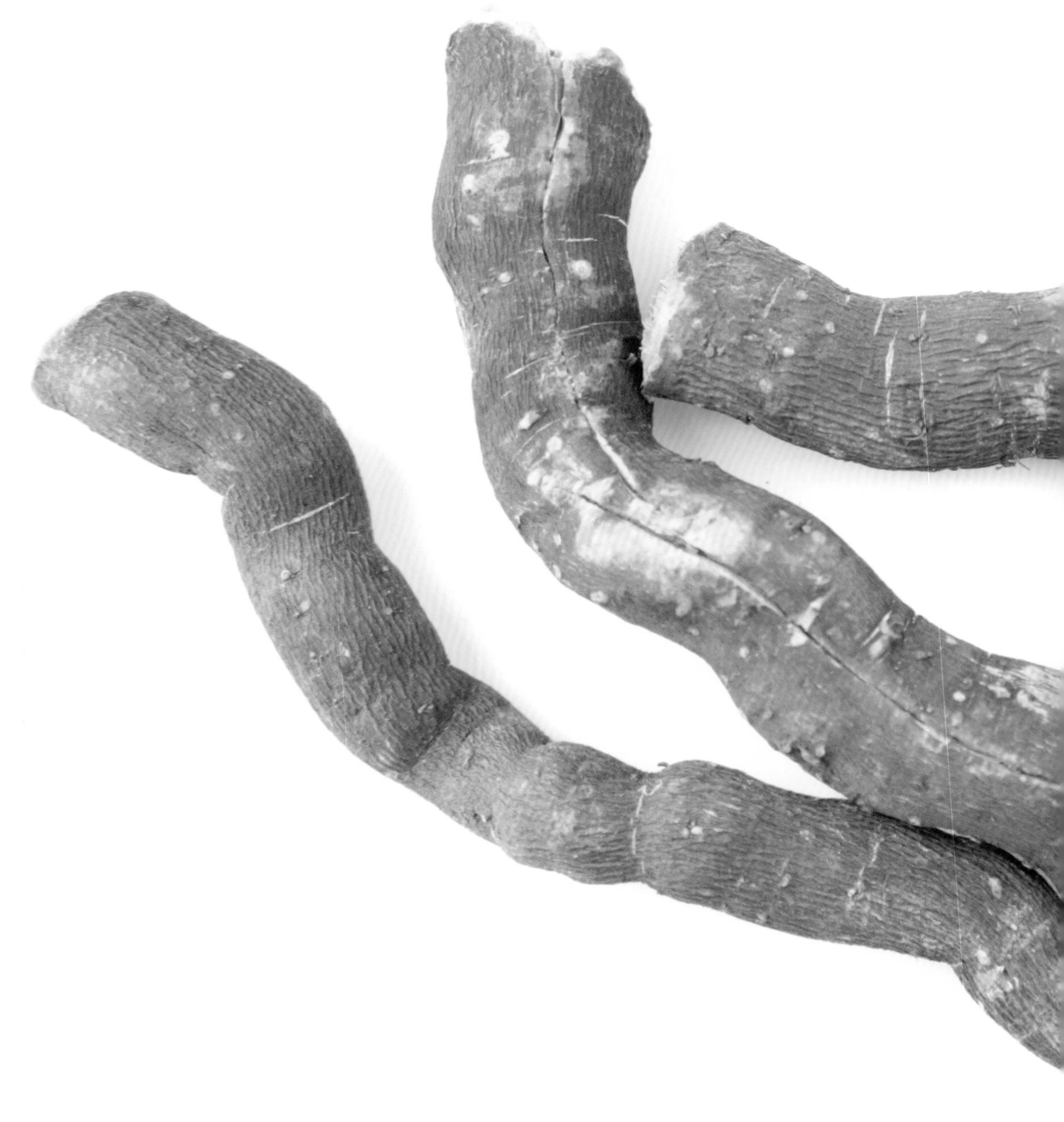

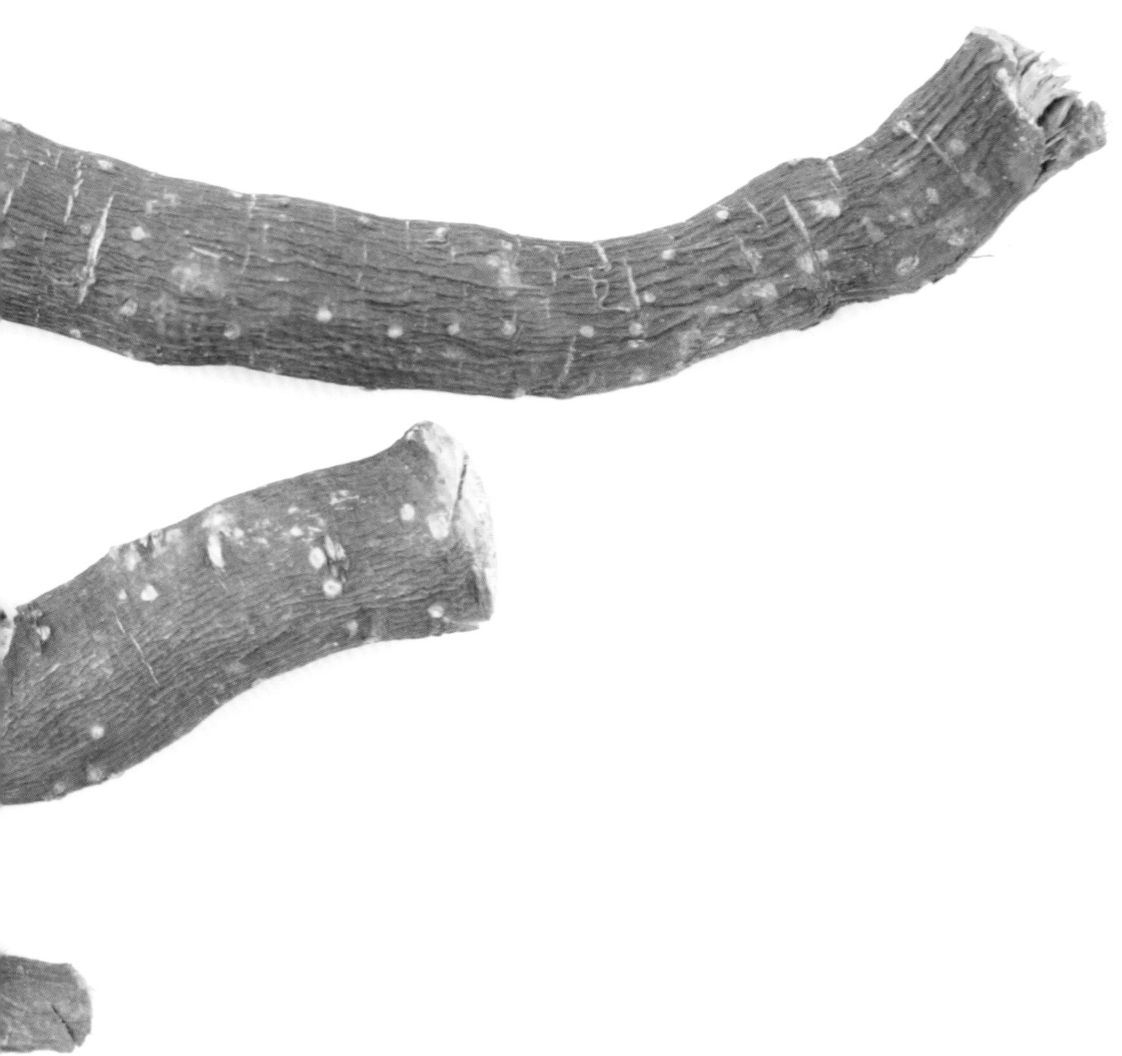

虎杖药材

虎杖药材

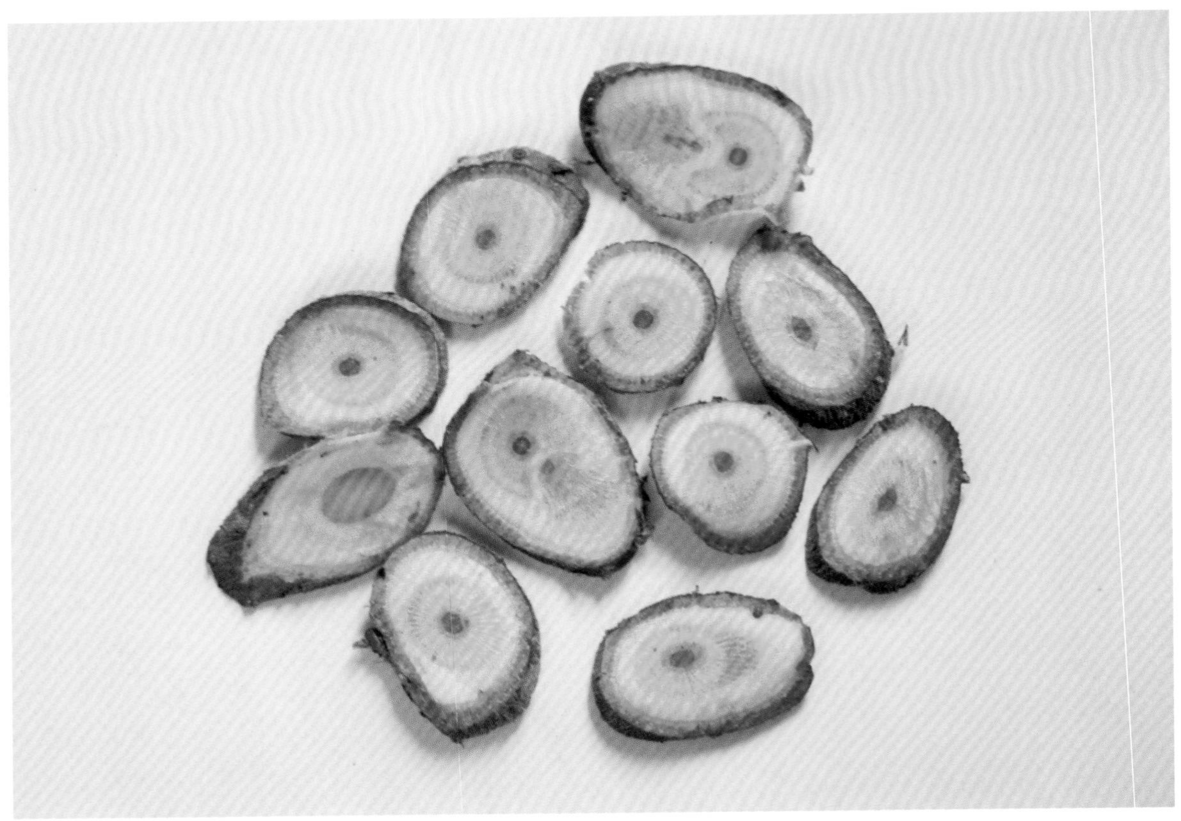

虎杖饮片

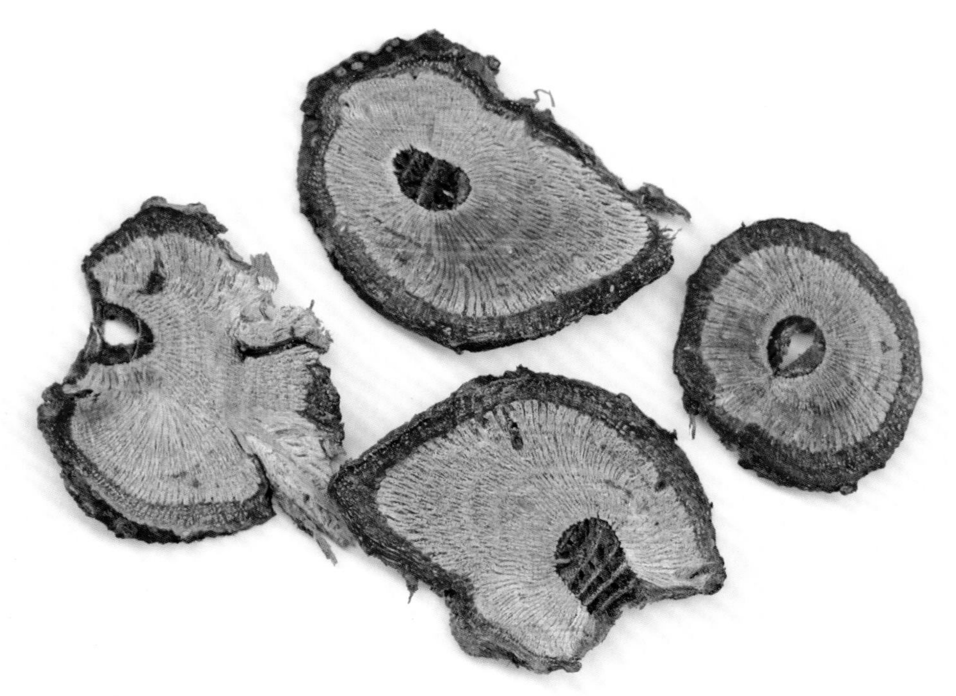

虎杖饮片

民族药方

1．筋骨痰火，手足麻木，颤摇，痿软　虎杖根 30 g，川牛膝、川茄皮、防风、桂皮各 15 g，木瓜 9 g，烧酒 1500 ml。泡服。

2．红白痢　虎杖、红茶花、何首乌各 9 g，天青地白 6 g。煎水对红糖吃。

3．慢性肝炎　虎杖 15 g，齐头蒿 15 g。水煎服。

4．痈肿疼痛　虎杖、土大黄各适量。研为细末，调浓茶外敷。

5．急性黄疸型传染性肝炎　虎杖 90 g。加水浓煎至 300 ml，每日分 3 次服，小儿依次减量。或用虎杖 30 g（或鲜品 60 g）。水煎分 3 次服。或服虎杖浸膏片 2.4 ~ 3.0 g（每 0.2 g 相当于生药 1 g），每日 3 次，平均用药 38 日。

6．HBsAg 阳性慢性活动性肝炎　虎杖浸膏片。每日 3 次，每次 6 片内服。另用生山楂 30 g 代茶饮，维生素类药作辅助治疗，3 个月为 1 个疗程。

7．烧伤　虎杖 100 g。加水 5 L 煎煮 2 小时，过滤去渣，浓缩至 500 ml，加苯甲酸、尼泊金等防腐剂备用。患者局部用 0.1% 苯丙溴铵溶液洗净后外涂虎杖液，不用敷料，一般不做水疱刺破排液。

8．上消化道出血　①从虎杖中提取大黄素及大黄酚各 20 mg，乌贼骨粉 1 g 混匀组成复方虎杖止血粉（1 包，为 1 次量），每日 3 ~ 4 次，重症病例每次 2 包，每日 3 ~ 4 次，直至大便转黄或隐血转阴停服，除呕血者外均不禁食，给予流质饮食，卧床休息。②虎杖粉内服，每次 4 g，每日 3 ~ 4 次。

9．真菌性阴道炎　虎杖根 100 g。加水 1500 ml，煎取 1000 ml，过滤，待温，坐浴 10 ~ 15 分钟，每日 1 次，7 日为 1 个疗程。

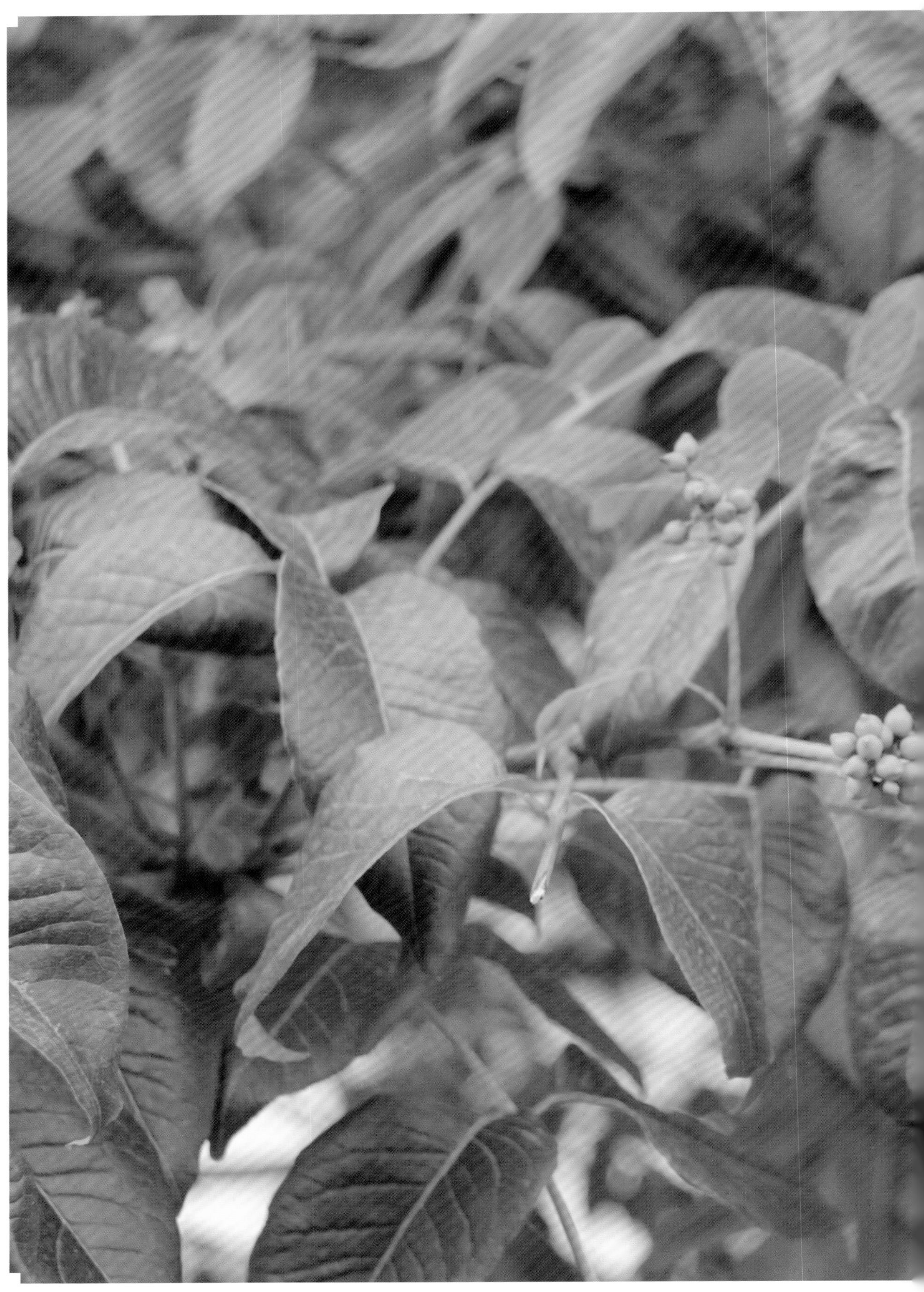

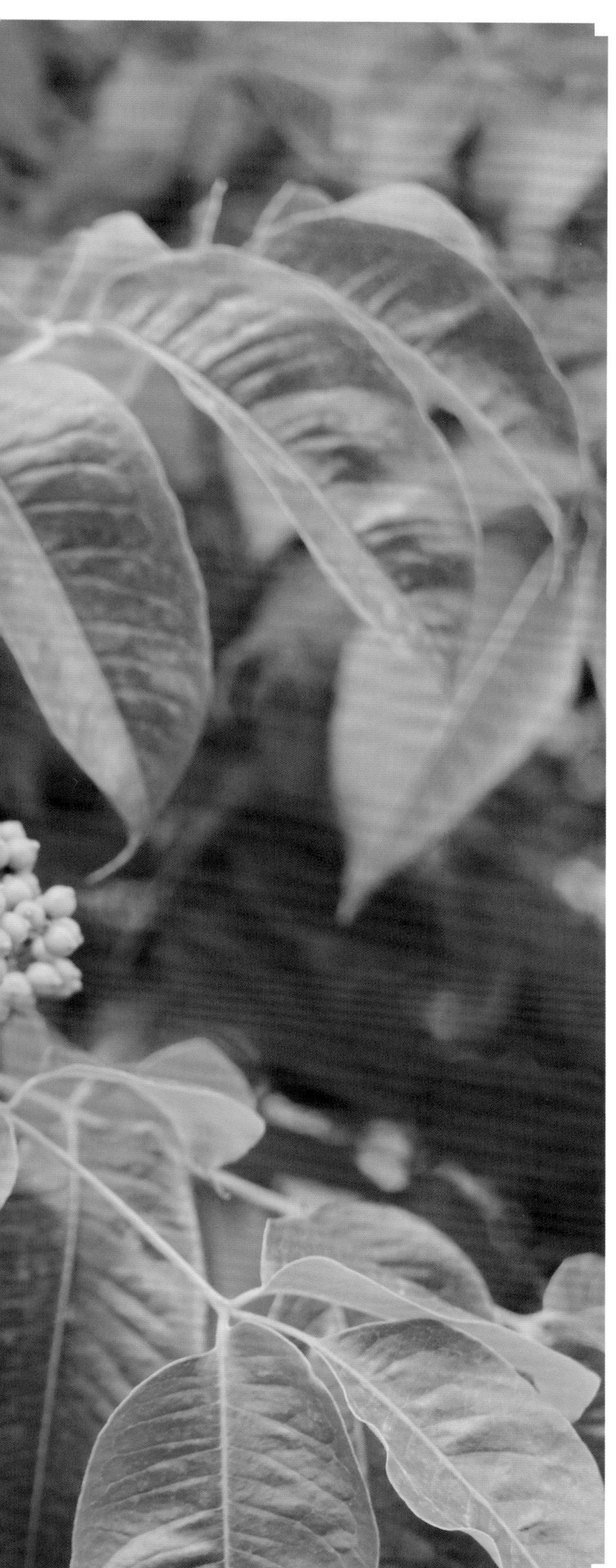

黄柏

【苗药名】豆嘎脑牛。

【别　名】黄檗、黄皮树。

【来　源】本品为芸香科黄檗属植物黄皮树 *Phellodendron chinese* Schneid. var. *glabriusculum* Schneid. 的树皮。

【性味归经】味苦，性冷。归热经。

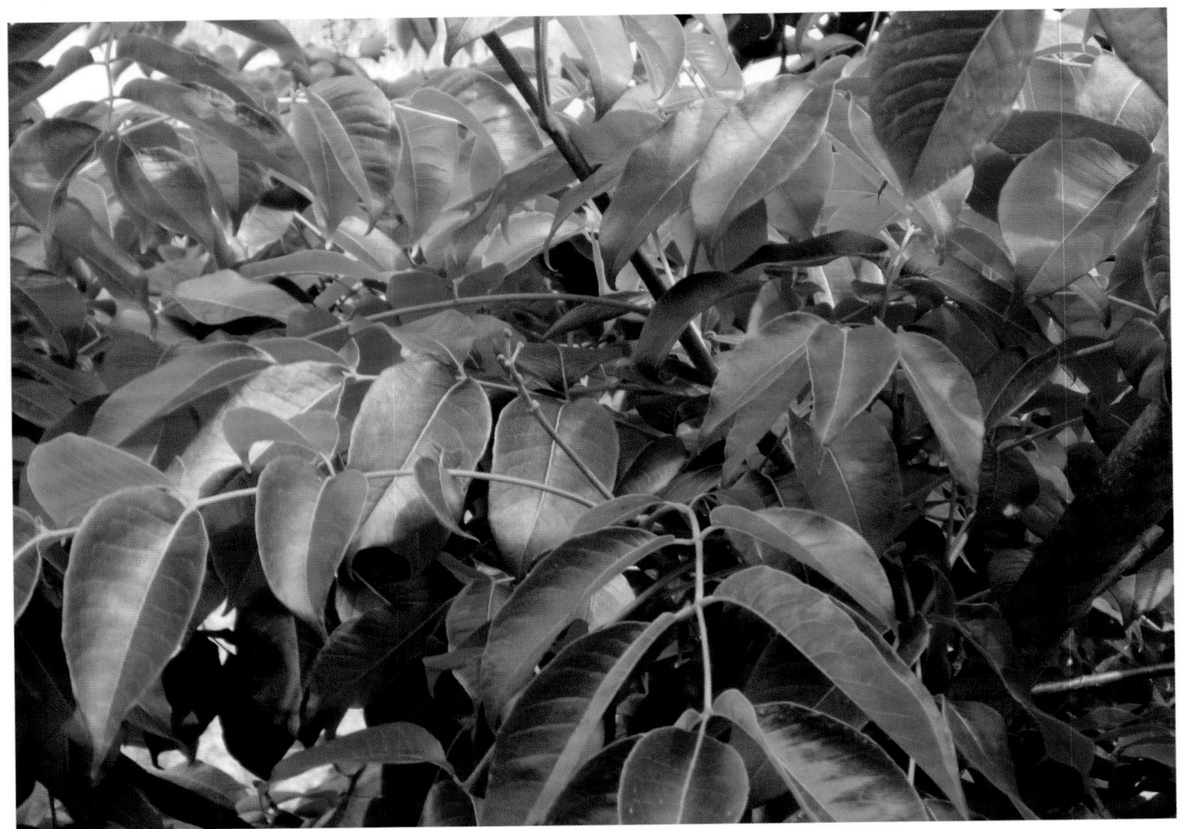

黄皮树

识别特征

落叶乔木，高 10 ~ 12 m。树皮外观棕褐色，可见唇形皮孔，外层木栓较薄。奇数羽状复叶对生；小叶 7 ~ 15，披针形至长圆状卵形，长 9 ~ 15 cm，宽 3 ~ 5 cm，先端长渐尖，基部宽楔形或圆形，不对称，近全缘，上面中脉上具有锈色短毛，下面密被锈色长柔毛，小叶厚纸质。雌雄异株，排成顶生圆锥花序，花序轴密被短毛，花紫色；雄花有雄蕊 5 ~ 6，长于花瓣，退化雌蕊钻形；雌花有退化雄蕊 5 ~ 6，子房上位，有短柄，5 室，花柱短，柱头 5 浅裂。果轴及果皮粗大，常密被短毛；浆果状核果呈球形，直径 1.0 ~ 1.5 cm，密集成团，熟后黑色，内有种子 5 ~ 6 颗。花期 5—6 月，果期 10—11 月。

生境分布

生长于杂木林中。分布于陕西、浙江、江西、湖北、四川、贵州、云南、广西等省区。

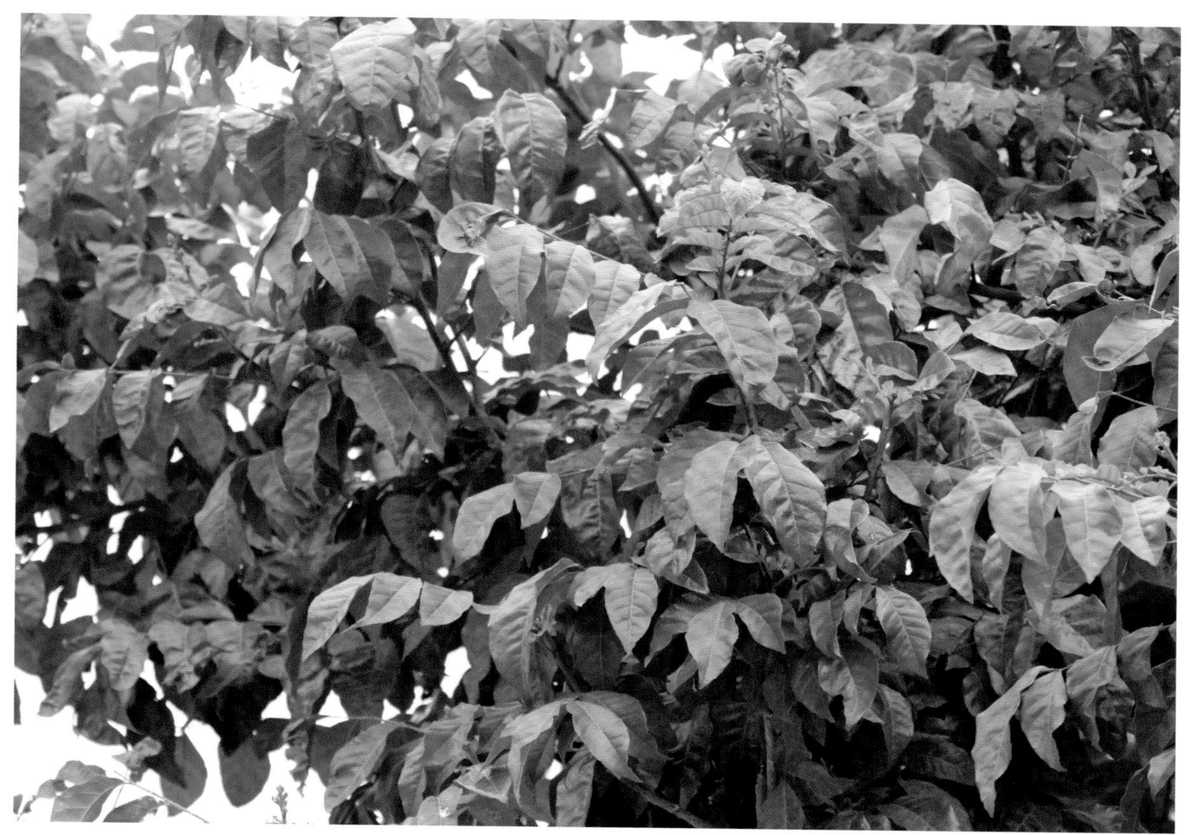

黄皮树

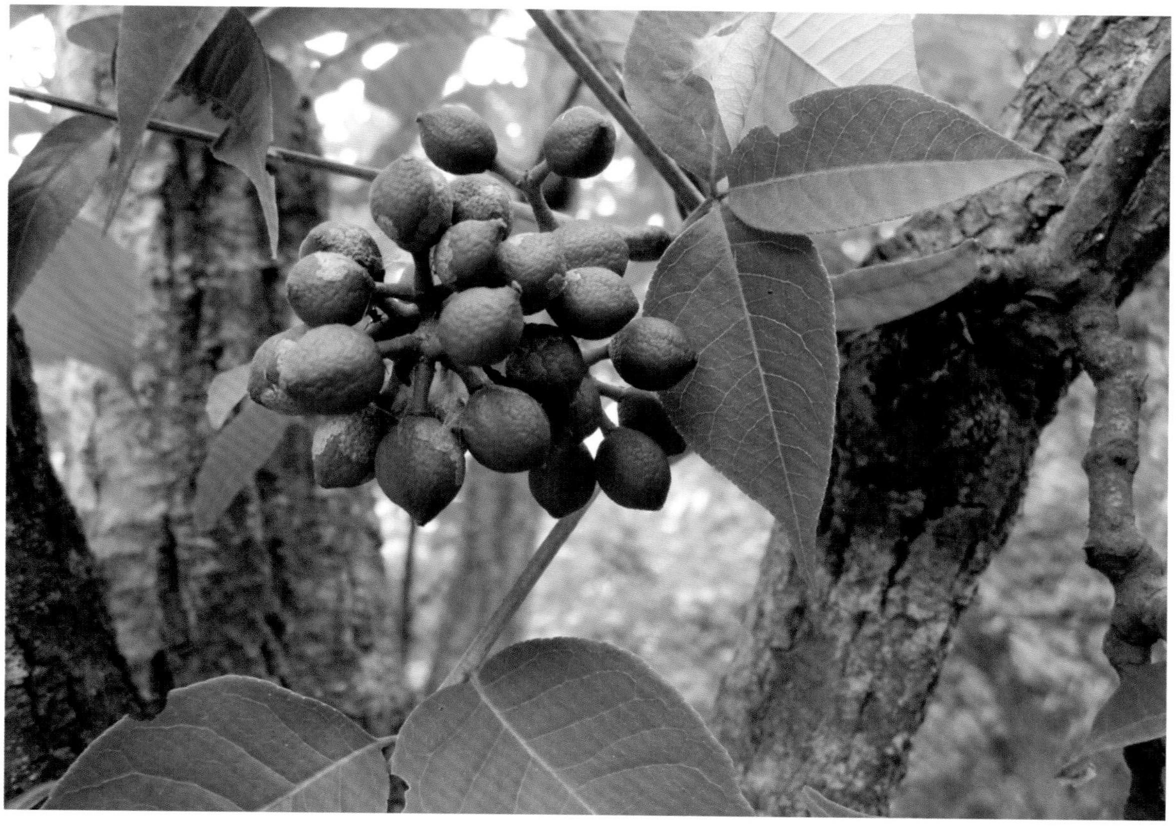

黄皮树

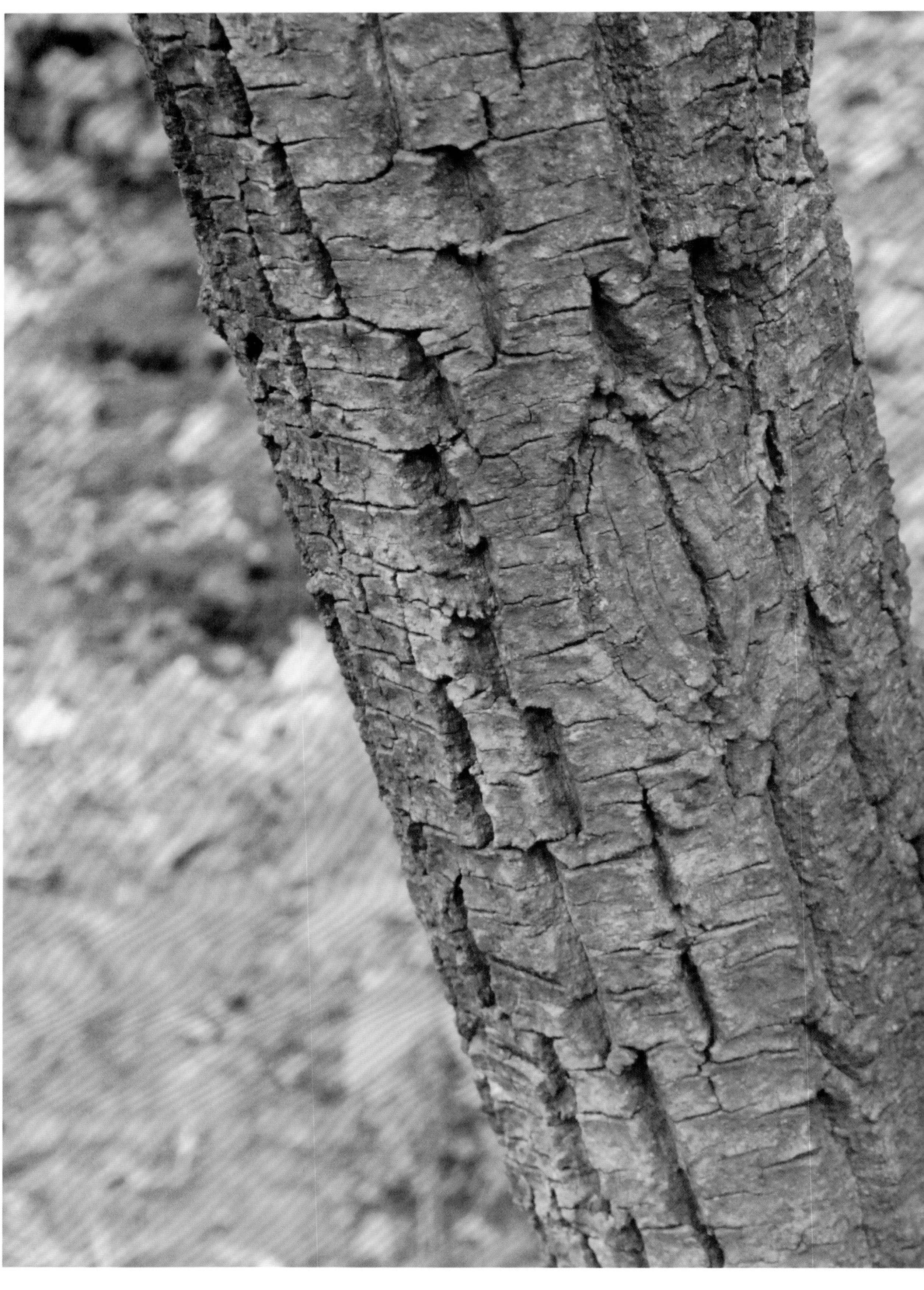

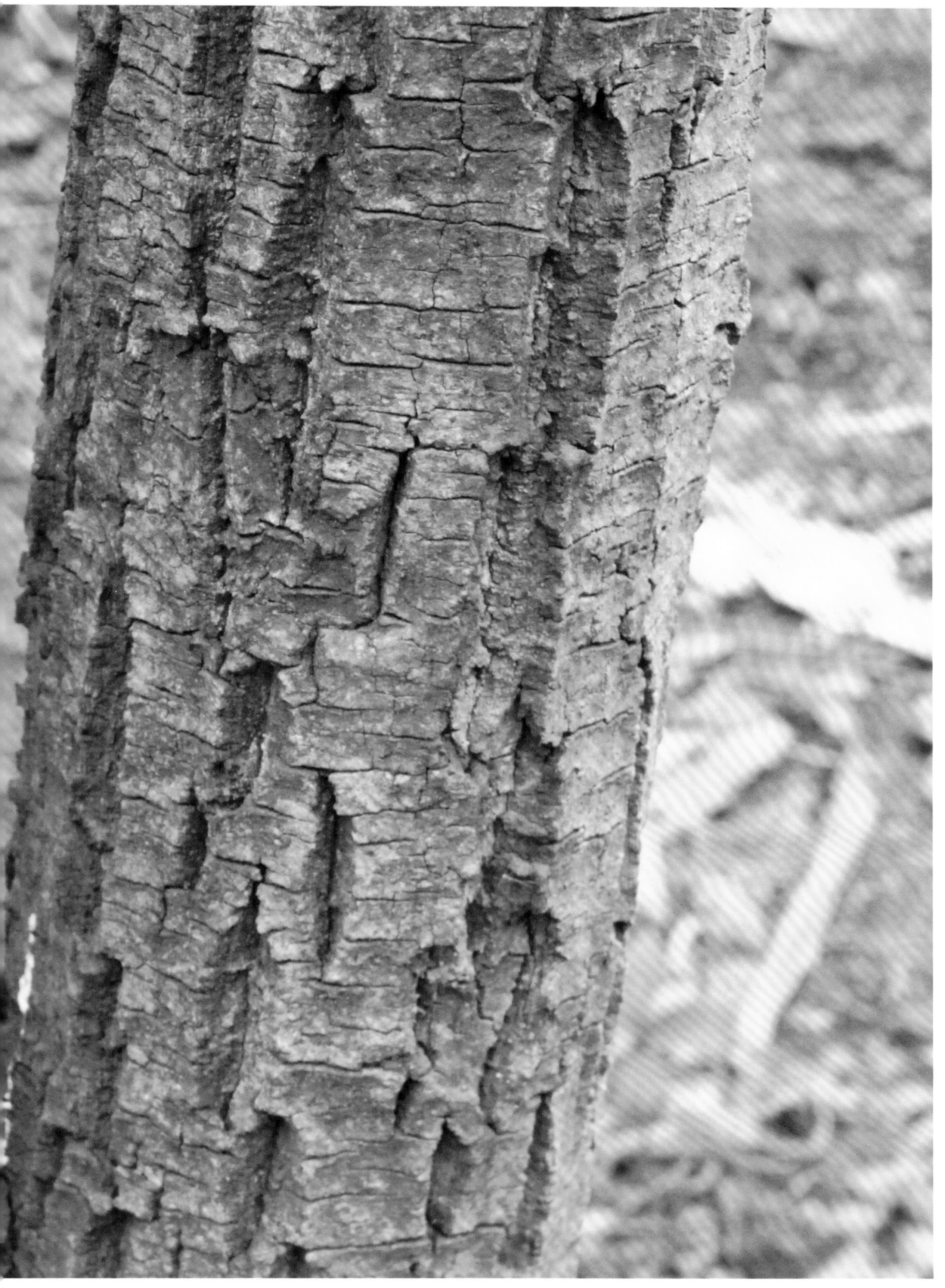

黄皮树

采收加工

定植 15 ~ 20 年采收，5 月上旬至 6 月上旬，用半环剥或环剥、砍树等方法剥皮。目前多用环剥，可在夏初的阴天、日平均温度在 22 ℃ ~ 26 ℃时进行，此时形成层活动旺盛，再生树皮容易。选健壮无病虫害的植株，用刀在树段的上下两端分别围绕树干环割一圈，再纵割一刀，切割深度以不损伤形成层为度，然后将树皮剥下，喷 10×10^{-6} μl 吲哚乙酸，再把略长于树段的小竹竿缚在树段上，以免塑料薄膜接触形成层，外面再包塑料薄膜两层，可促使再生新树皮；第 2、第 3 年连续剥皮，但产量略低于第 1 年。注意剥皮后一定要加强培育管理，使树势很快复壮，否则会出现衰退现象。剥下的皮，趁鲜刮掉粗皮，晒至半干，再叠成堆，用石板压平，再晒至全干。

药材鉴别

树皮呈浅槽状或板片状，略弯曲，长宽不一，厚 1 ~ 6 mm。外表面黄褐色或黄棕色，平坦，具纵沟纹，残存栓皮厚约 0.2 mm，灰褐色，无弹性，有唇形横生皮孔，内表皮暗黄色或淡棕色，具细密的纵棱纹。体轻、质硬，断面皮层略成粒状，韧皮部纤维状，成裂片状分层，鲜黄色。气微，味极苦，嚼之有黏性。以皮厚、断面色黄者为佳。

功效主治

清热燥湿，泻火解毒。主治湿热痢疾，泄泻，黄疸，梦遗，淋虫，带下，骨蒸劳热，口舌生疮，目赤肿痛，痈疖疮毒，皮肤湿疹。

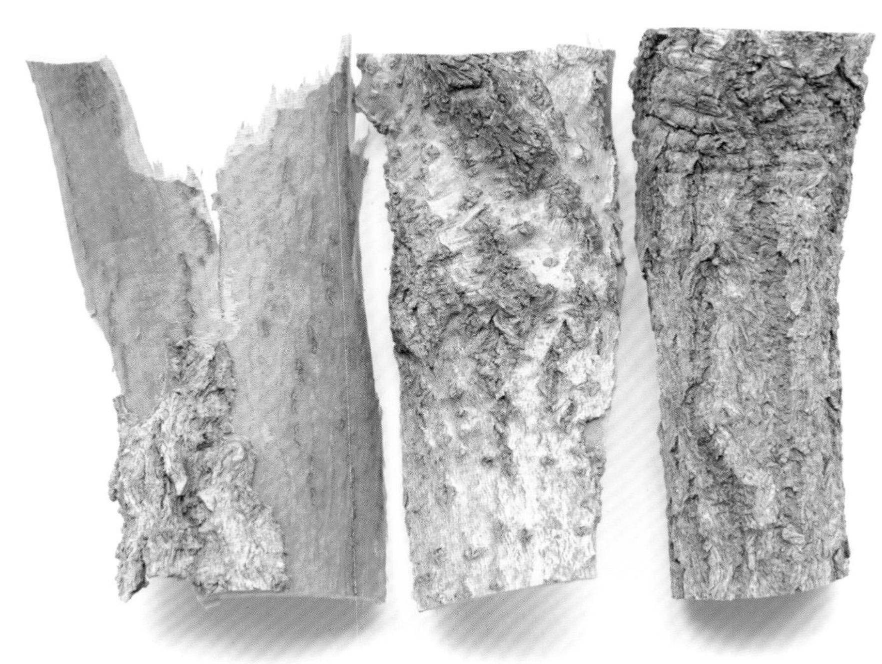

黄柏药材

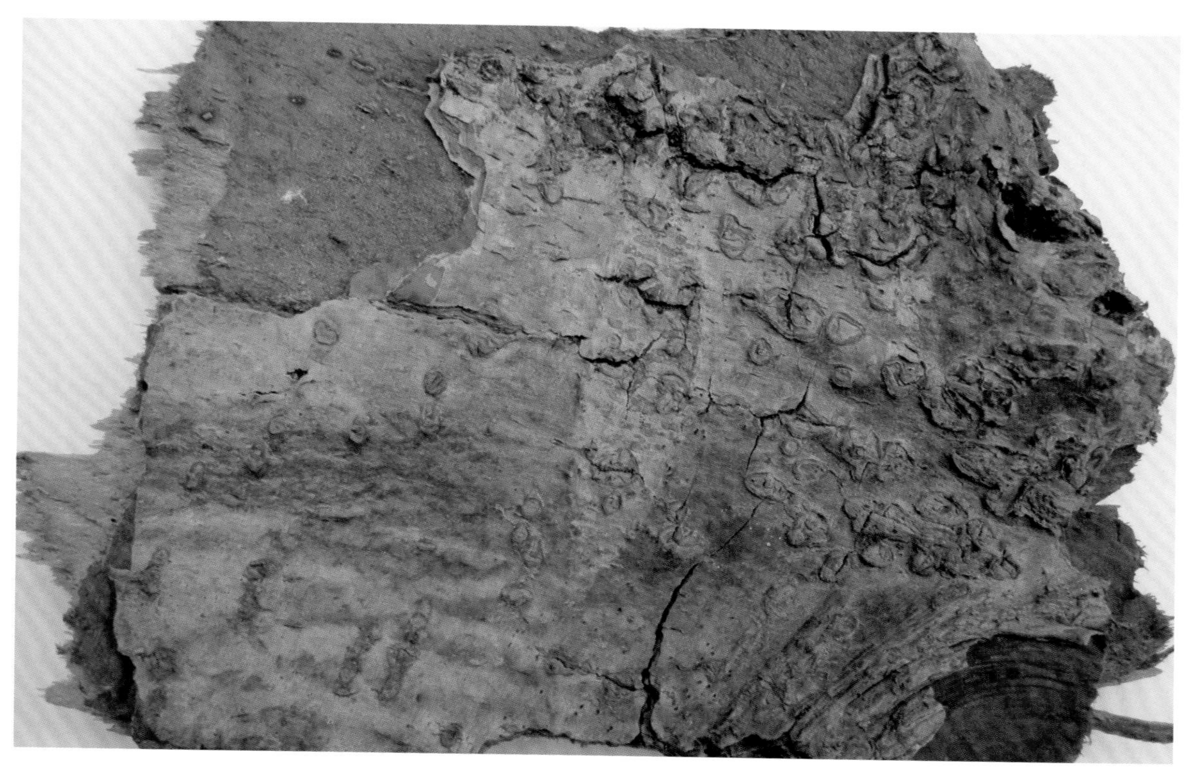

黄柏药材

用法用量

内服：煎汤，3 ~ 9 g；或入丸、散。外用：适量，研末调敷；或煎水浸洗。

民族药方

1．痢疾，腹泻 黄皮树 10 g，海蚌含珠 20 g。水煎服。

2．黄疸 黄皮树 10 g，田基黄 20 g，六月雪 15 g。水煎服。

3．疮疡肿毒 黄皮树 10 g，三颗针 30 g。研末调蜂蜜外敷。

4．烧伤 黄柏、榆树皮内皮各适量。分别研粉，按 1 ∶ 2 混合，以 80% 乙醇浸泡 48 小时以上，滤取浸液备用。将浸液喷或涂于创面，2 ~ 4 小时涂 1 次。

5．睑部隐翅虫皮炎 黄柏 3 ~ 5 g，玄明粉 3 g。水煎，冷后湿敷局部，每日 4 ~ 6 次，每日 1 剂。

6．闭合性软组织损伤 黄柏、生半夏、五倍子、面粉各等份。先将面粉、五倍子共炒至熟，冷却后与余药共研细末，瓶储备用。使用时加食醋调成糊状，武火熬熟成膏，涂于损伤的皮肤上，范围略大于损伤面积，上盖白麻纸 4 ~ 5 层，再用胶布或绷带固定，1 ~ 2 日换药 1 次。

使用注意

脾虚泄泻，胃弱食少者禁服。

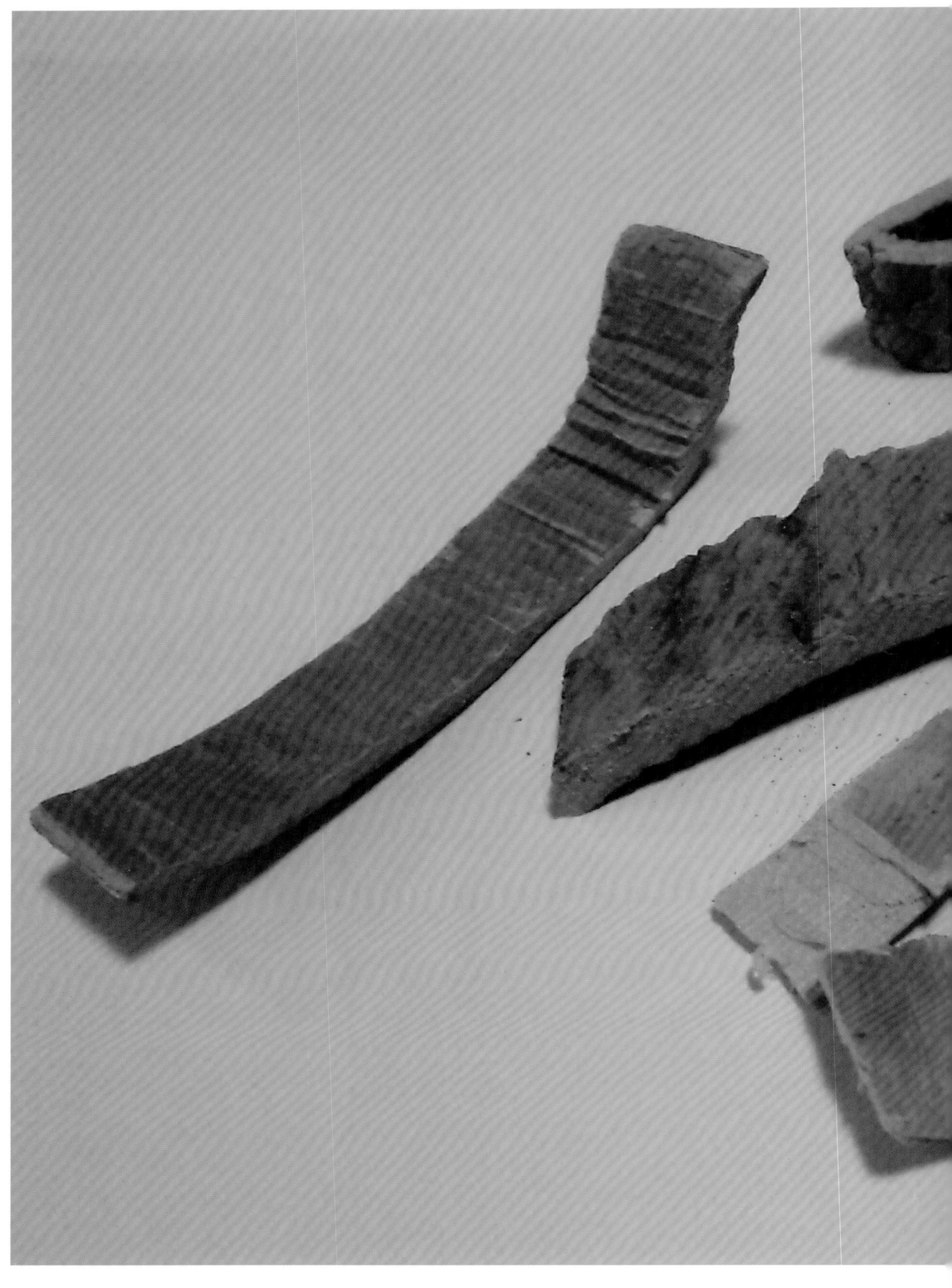

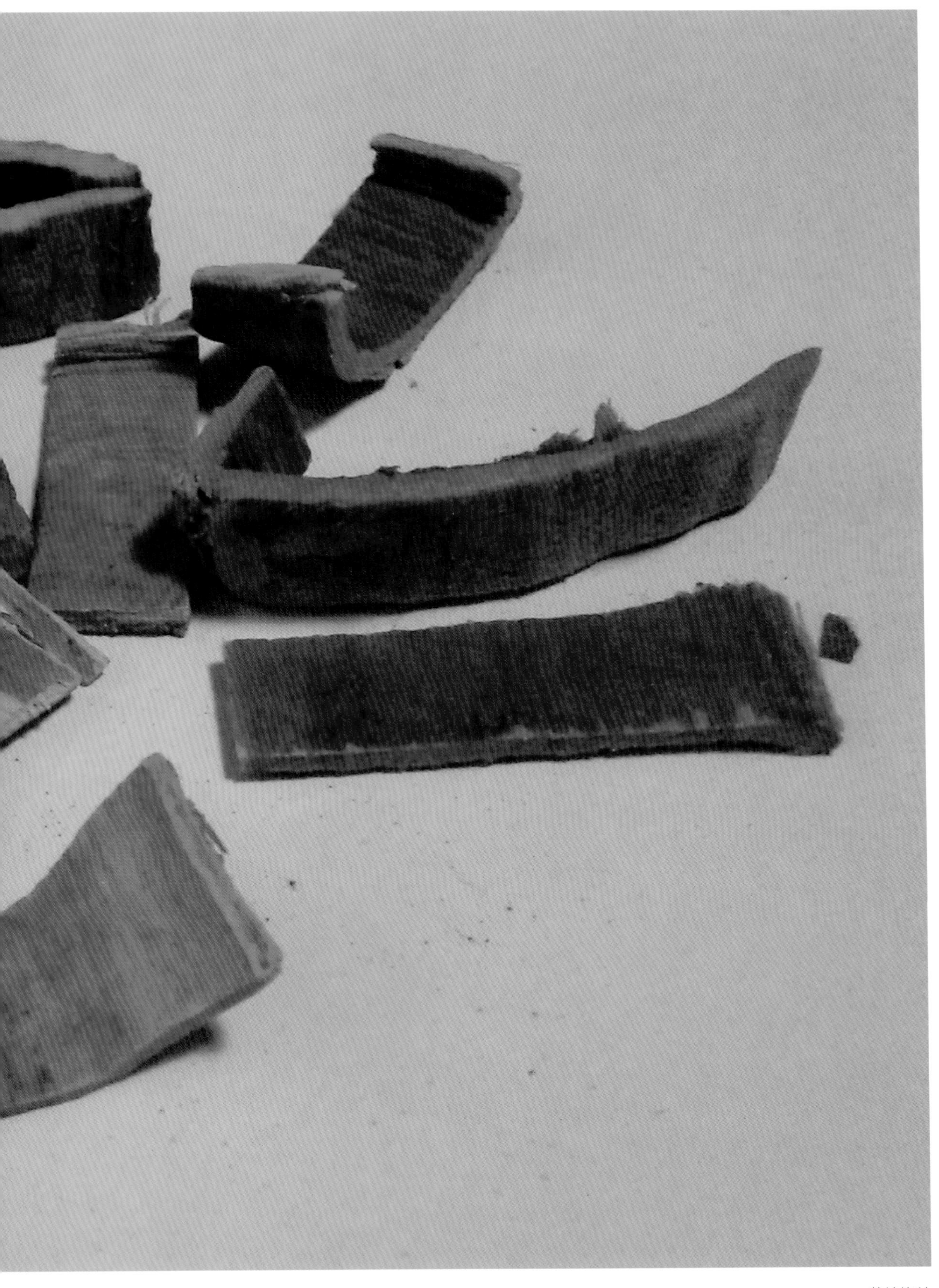

黄柏饮片

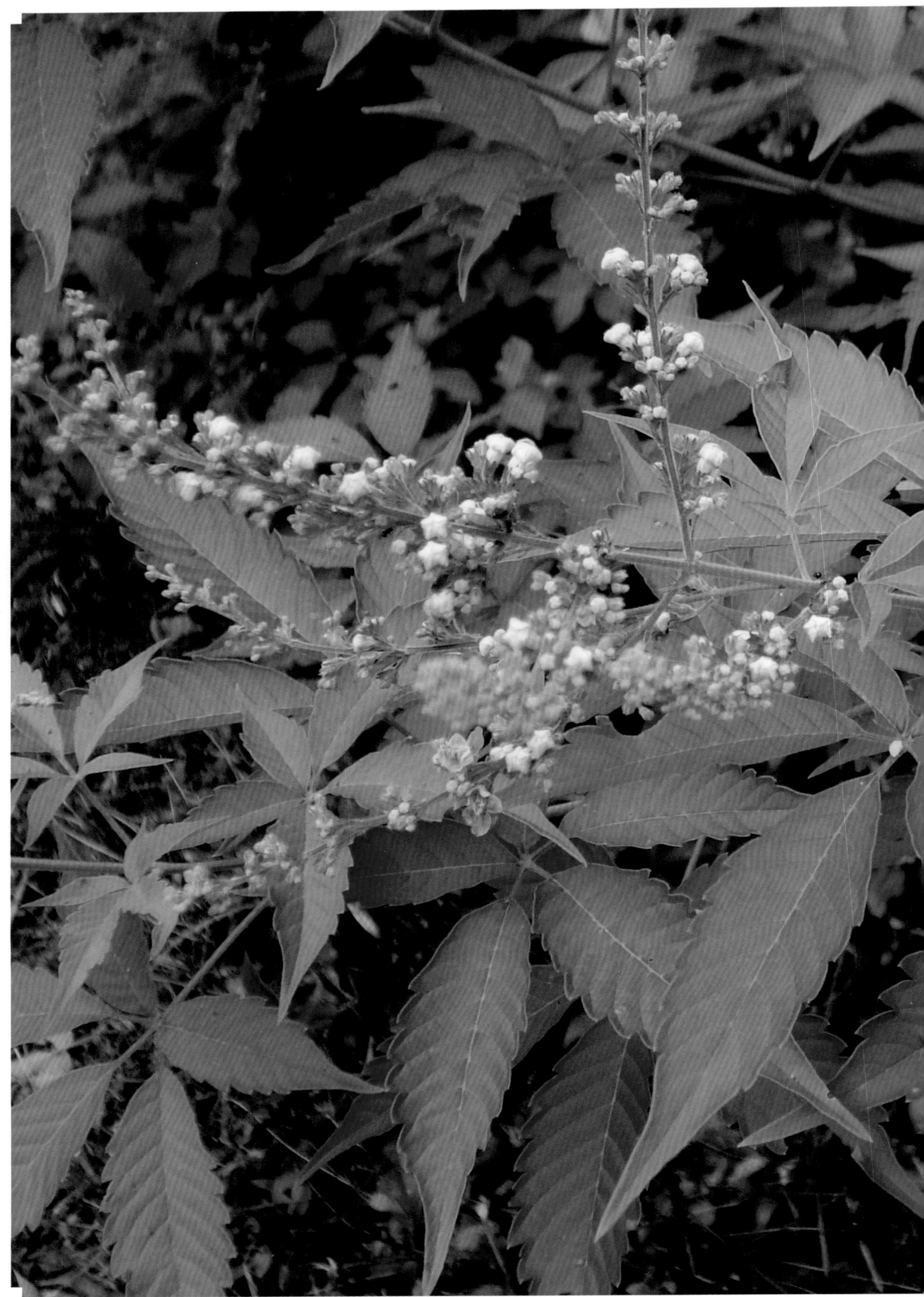

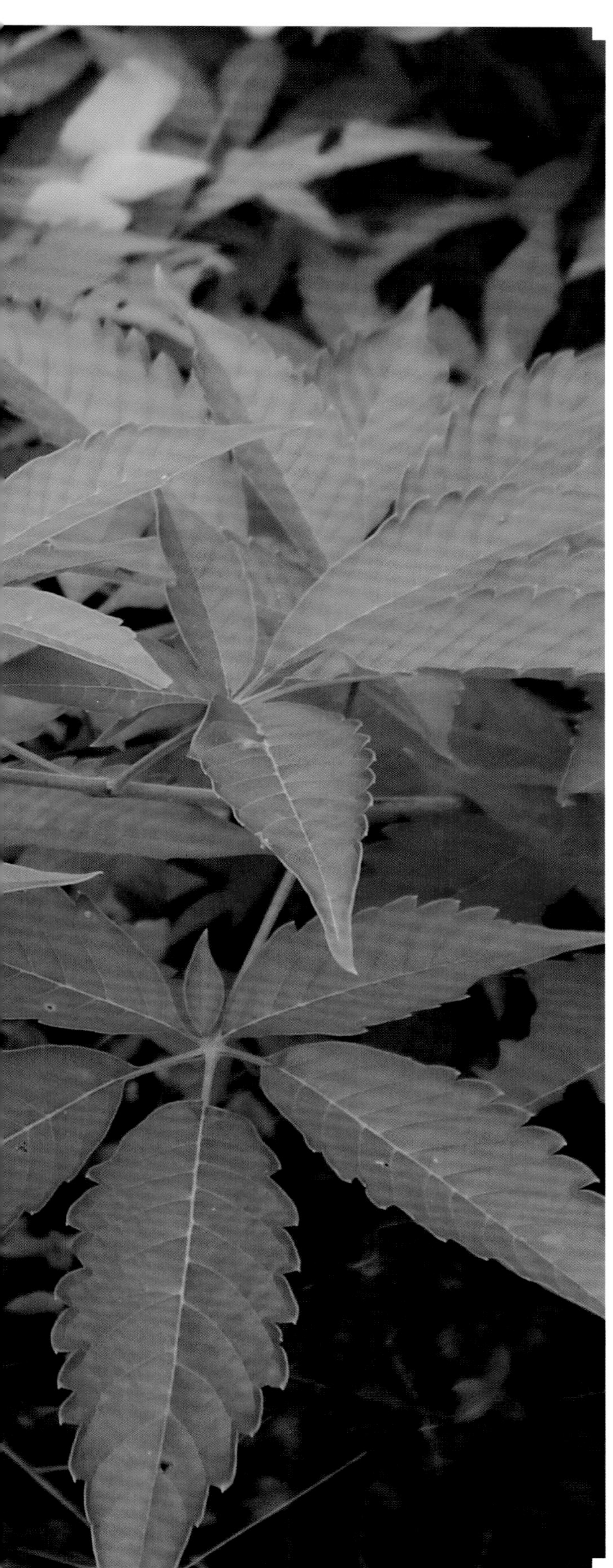

黄荆

【苗药名】都来棍。

【别　名】荆条、黄荆条、黄荆子。

【来　源】本品为马鞭草科植物黄荆 *Vitex negundo* L. 的根及子。

【性味归经】味苦，性冷。归热经。

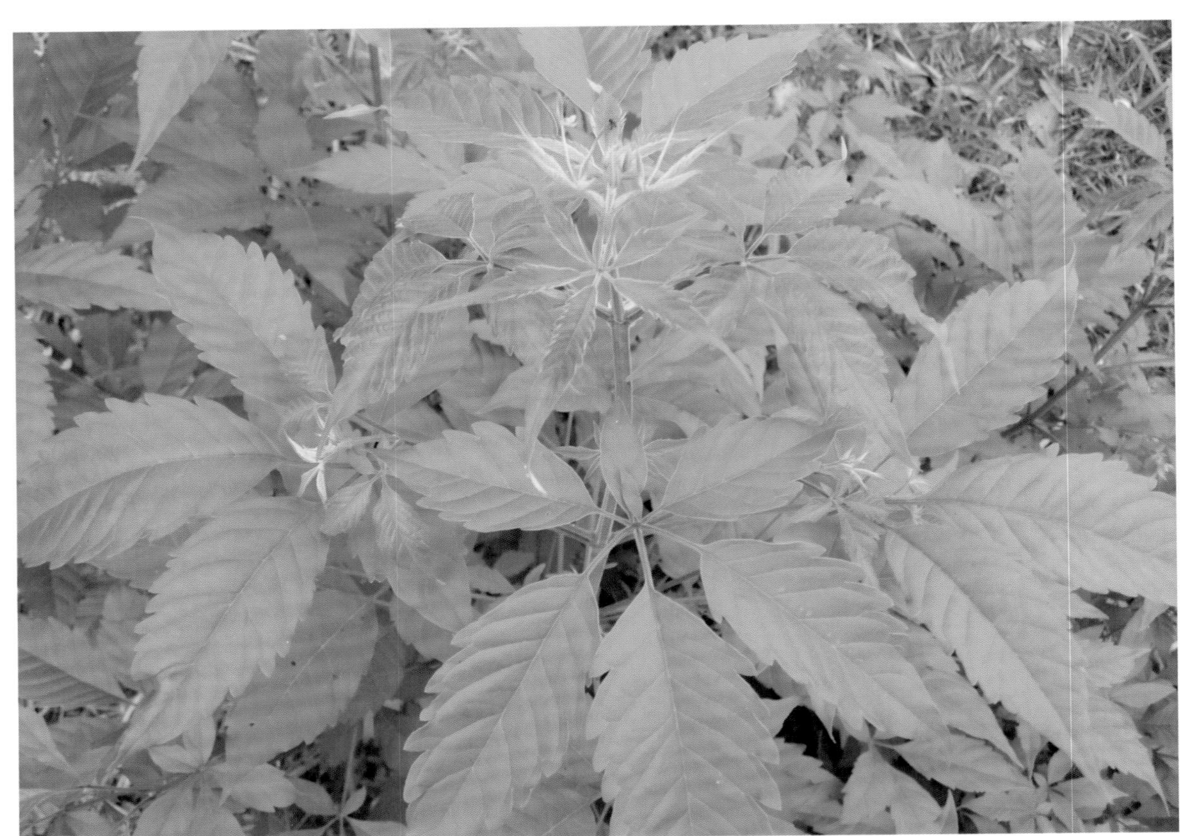

黄荆

识别特征

落叶灌木或小乔木，高可达 6 m，枝叶有香气，新枝方形，灰白色，密被细茸毛。叶对生，掌状复叶，小叶 5，少有 3，具长柄；小叶片长圆形、披针形，长 4 ~ 9 cm，宽 1.5 ~ 3.5 cm，中间小叶片大而两侧依次渐小，先端长尖，基部楔形，全缘或浅波状，或每侧具 2 ~ 5 浅锯齿，上面淡绿色，有稀松短毛或细油点，下面白色，密被白色茸毛；具小叶柄或无柄。圆锥花序顶生；萼钟形，5 齿裂；花冠浅紫色，花萼 2 唇形，长约 6 mm；花柱线形，柱头 2 裂。核果卵状球形，褐色，直径约 2.5 mm，下半部藏于宿萼内。花期 4—6 月，果期 7—10 月。

生境分布

生长于山坡路旁及灌木丛中。分布于长江以南各地。

采收加工

2 月或 8 月采根，洗净鲜用；或切片晒干。

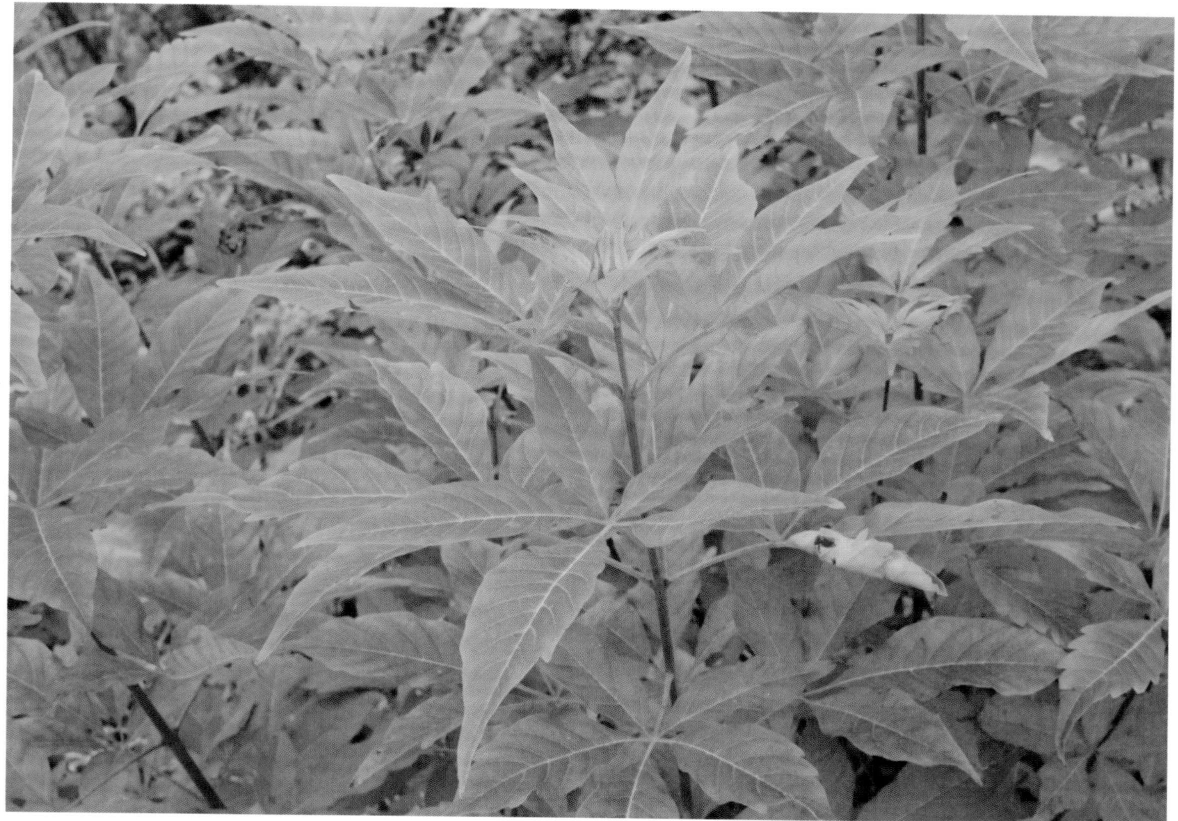

黄荆

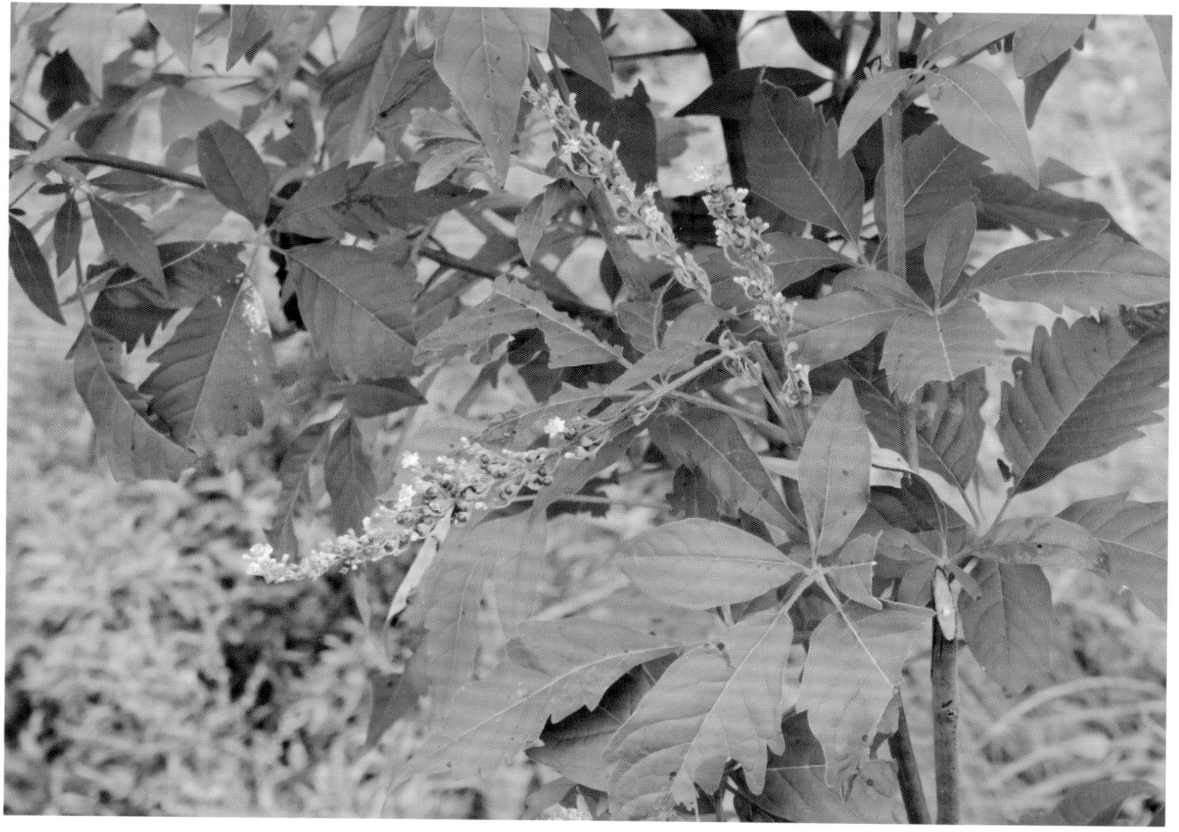

黄荆

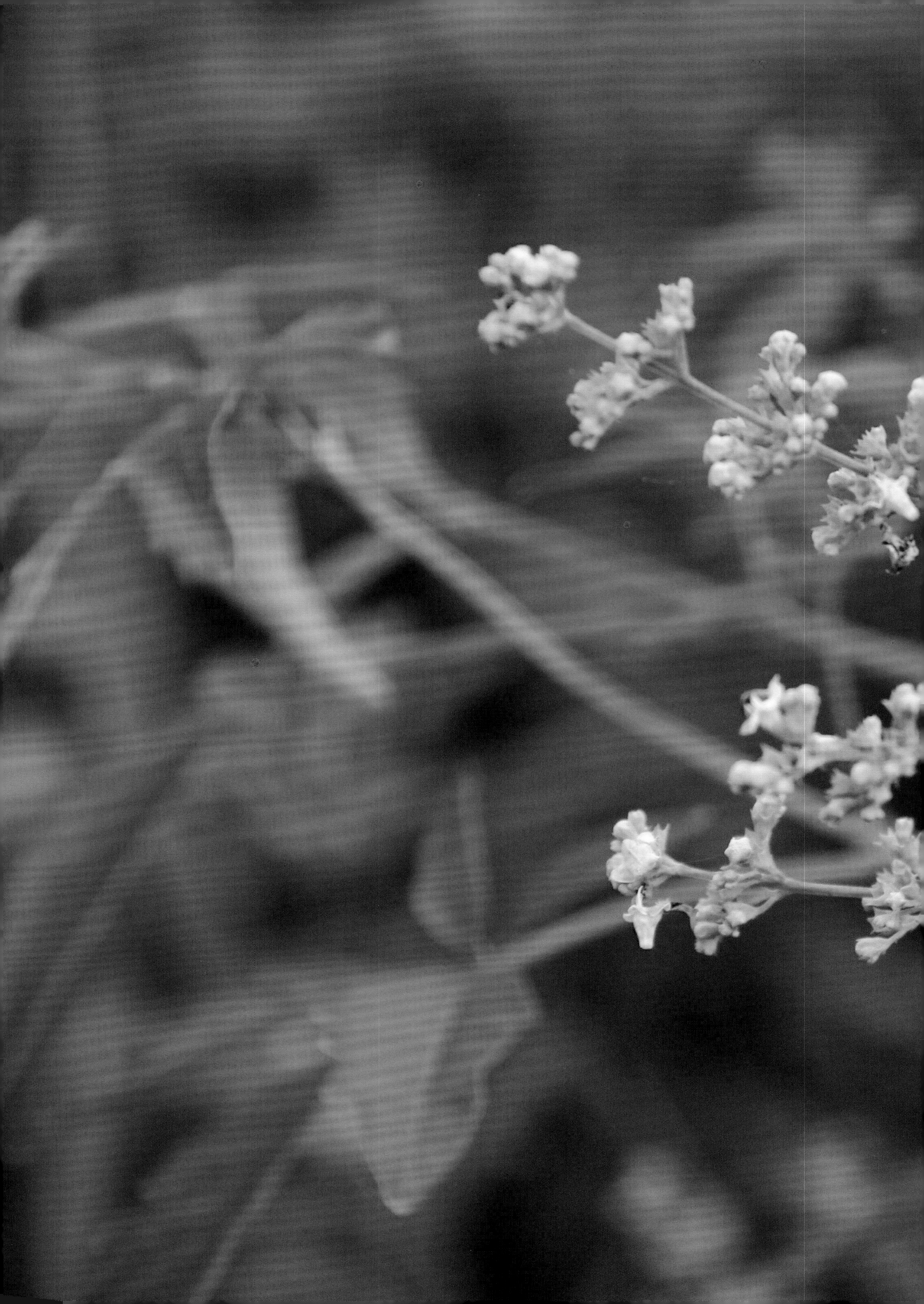

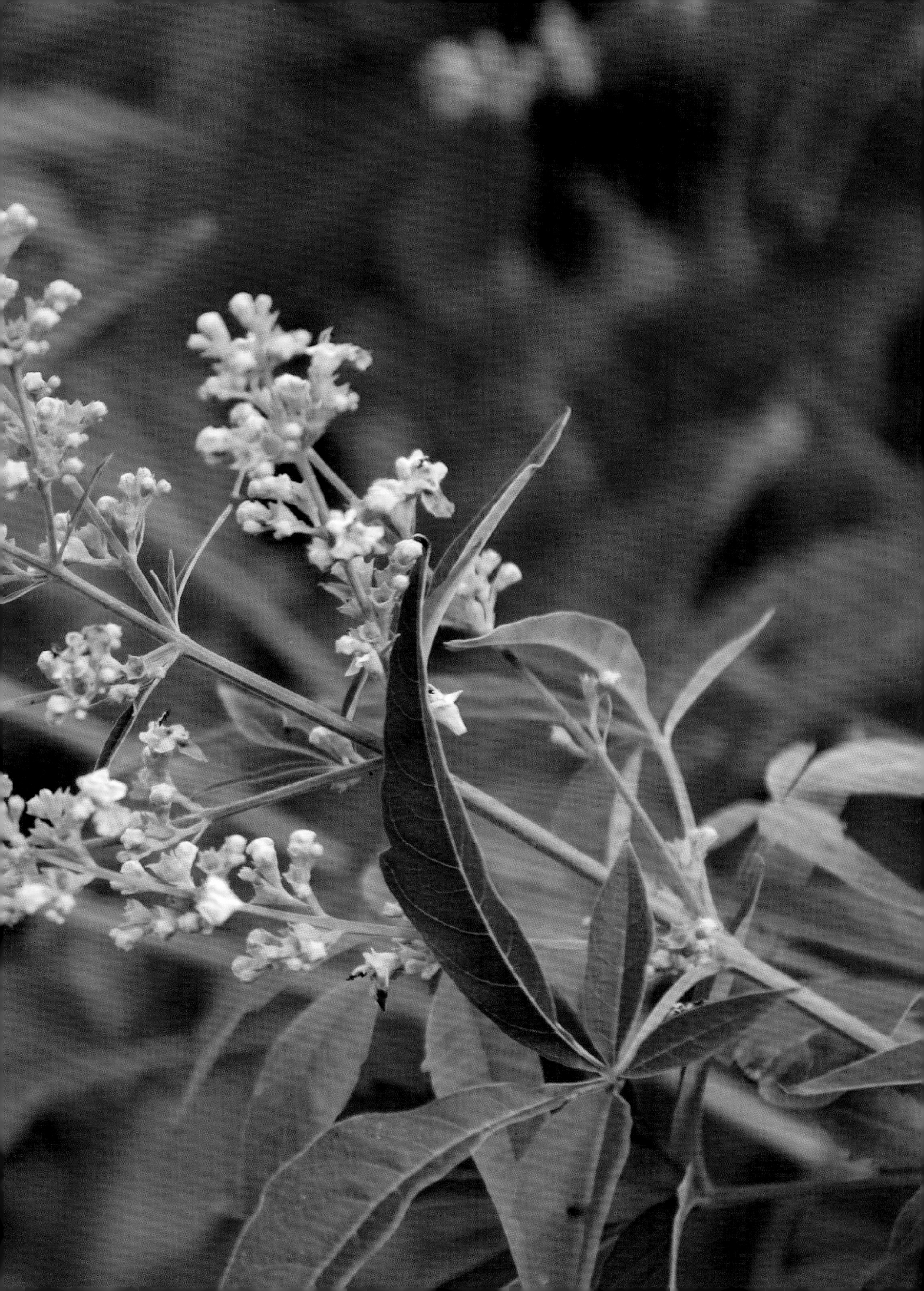

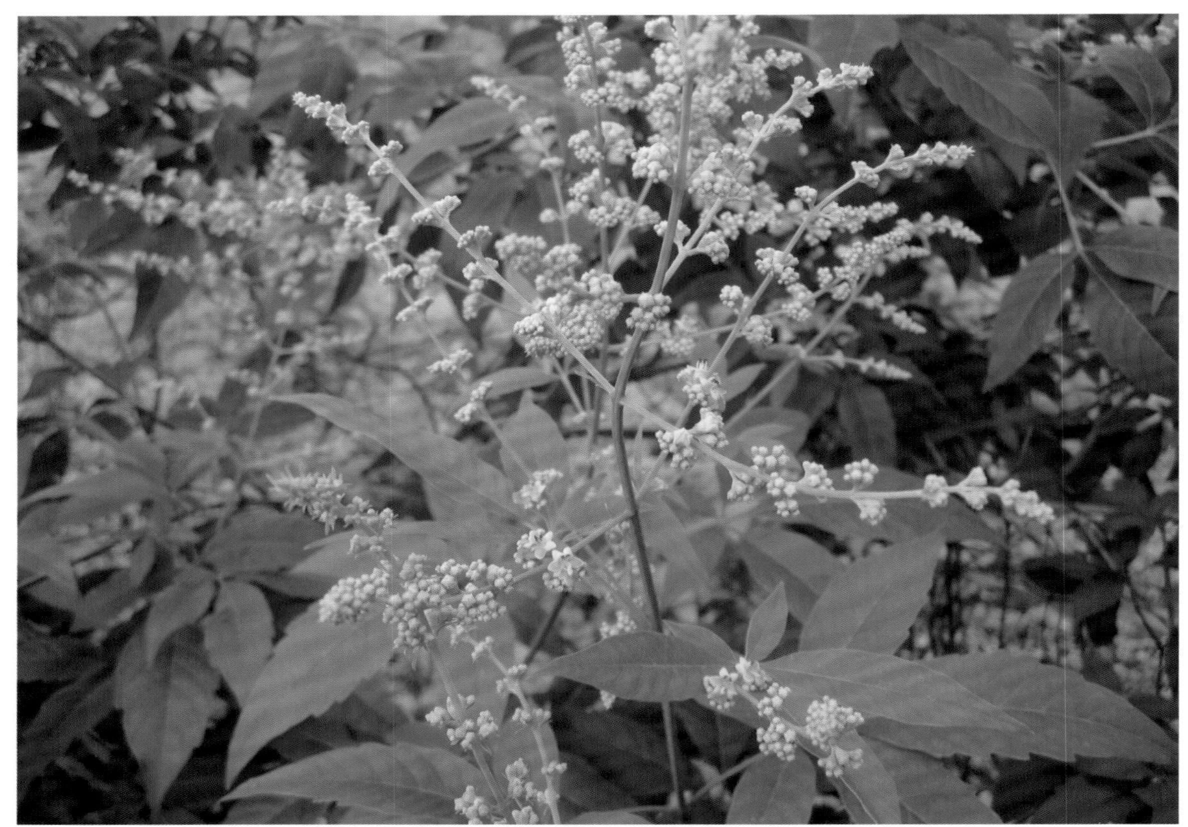

黄荆

功效主治

清热解表，利湿解毒。主治感冒，中暑，吐泻，痢疾，疟疾，黄疸，风湿，跌仆肿痛，疮痈疥癣。

用法用量

内服：煎汤 15 ~ 30 g，根皮用量酌减。

民族药方

1．预防流行性感冒　黄荆根、胜红蓟全草、马兰草全草、一点红全草、鱼腥草全草、忍冬藤各 15 ~ 30 g。水煎服。

2．关节炎　黄荆条 30 g。水煎服并外洗患处。

3．牙痛　黄荆条、野花椒各 10 g。水煎服。

4．水火烫伤　黄荆条适量。煅成灰调麻油外涂患处。

5．哮喘　黄荆子适量。研细末，每次 3 g，热酒吞服。

6．脚癣　黄荆叶适量。捣茸，取汁搽患处。

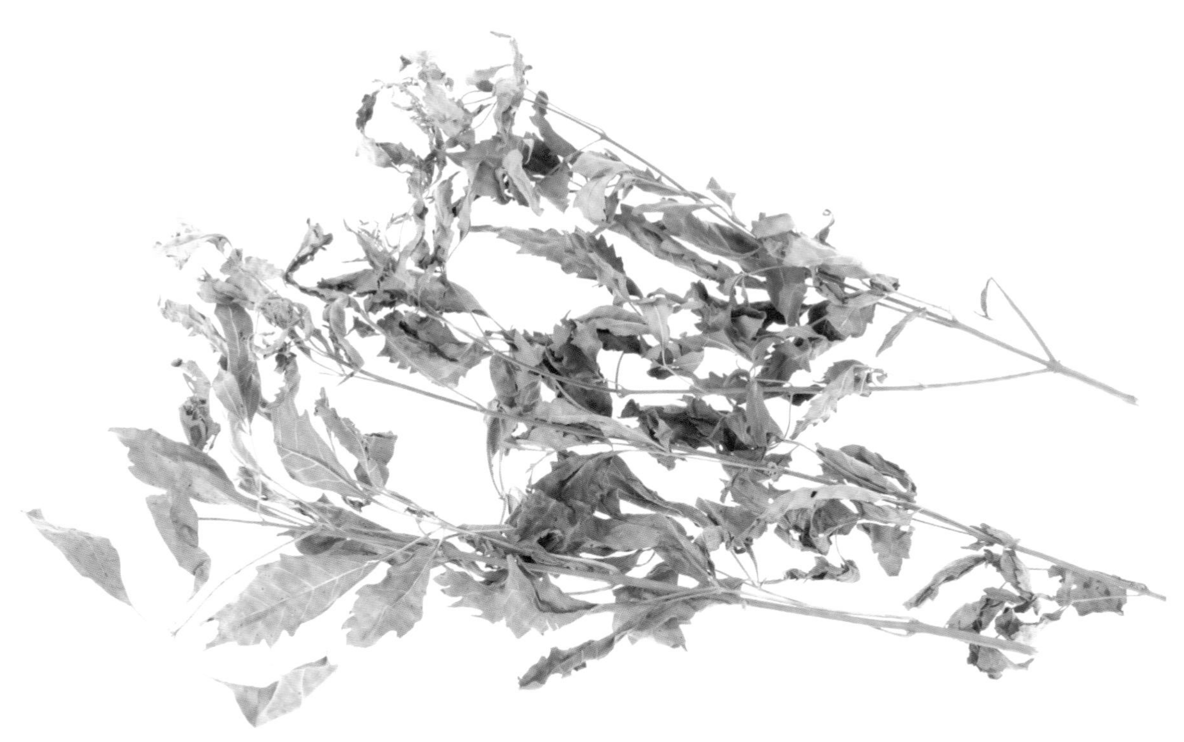

黄荆药材

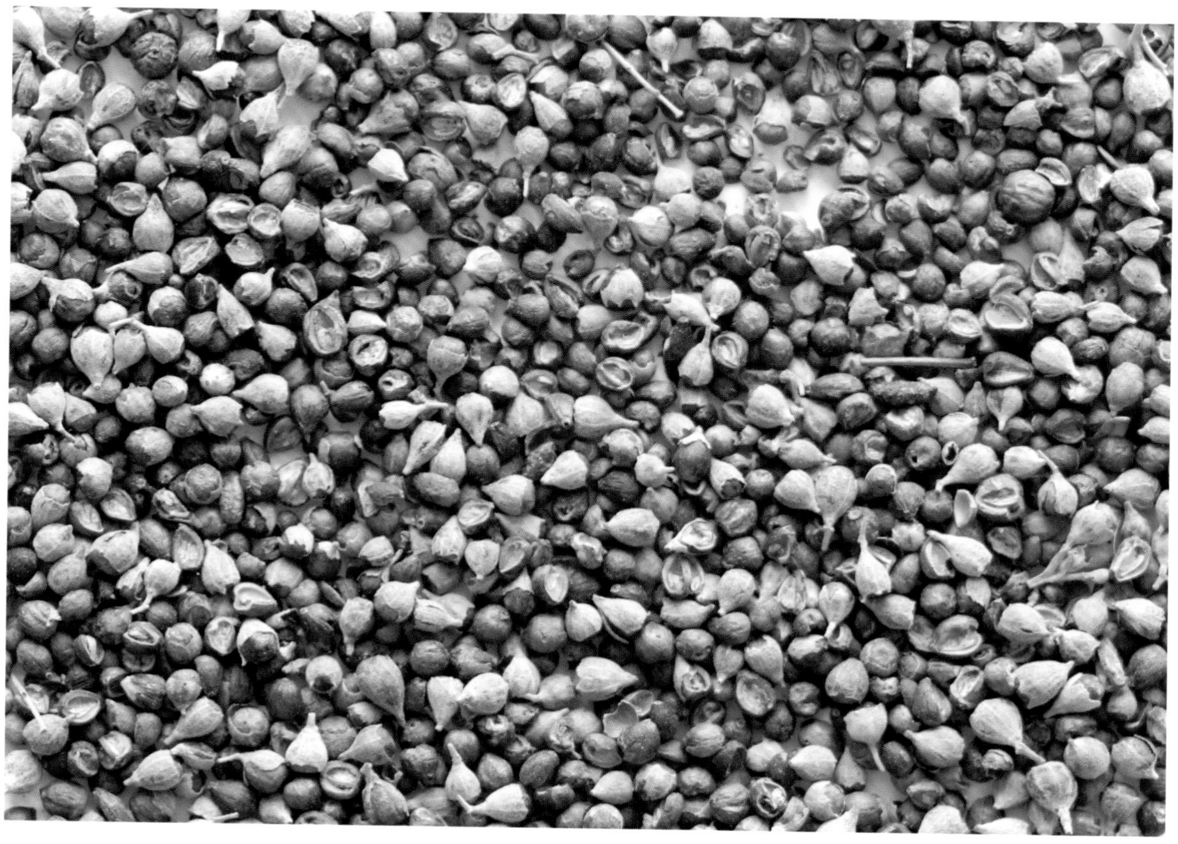

黄荆子饮片

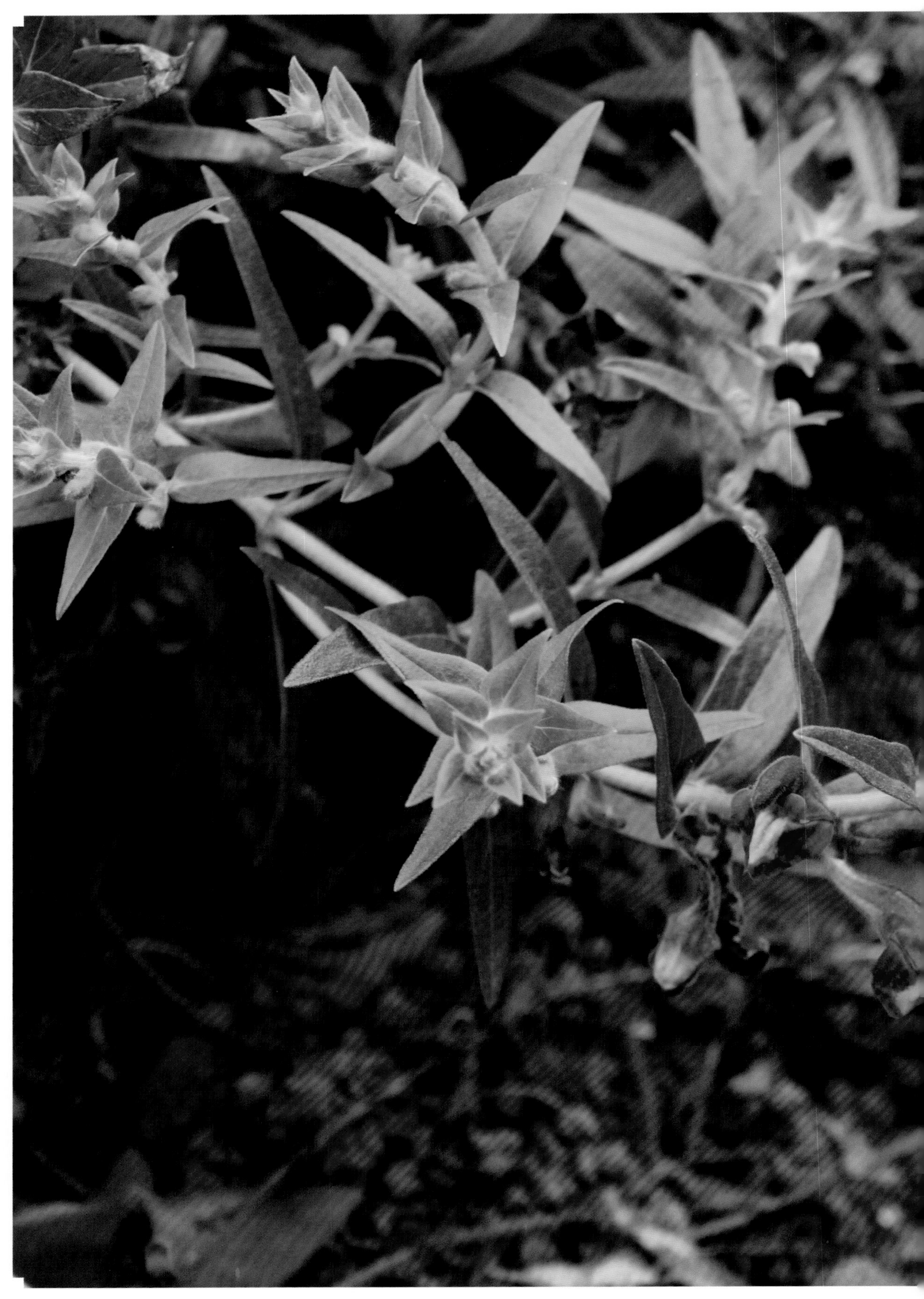

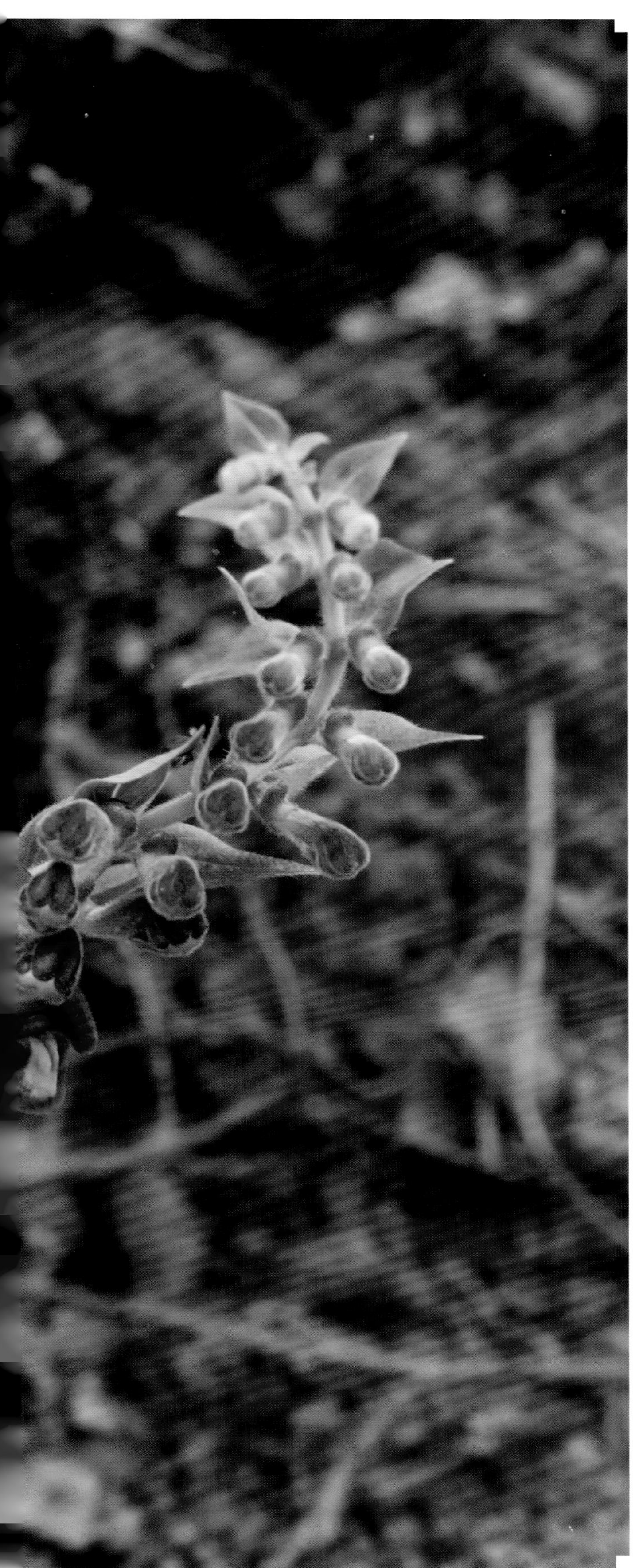

黄芩

【苗药名】额嘎。

【别　名】滇黄芩、土黄芩、西南黄芩。

【来　源】本品为唇形科植物滇黄芩 *Scutellaria amoena* C. H. Wright 的根。

【性味归经】味苦，性冷。归热经。

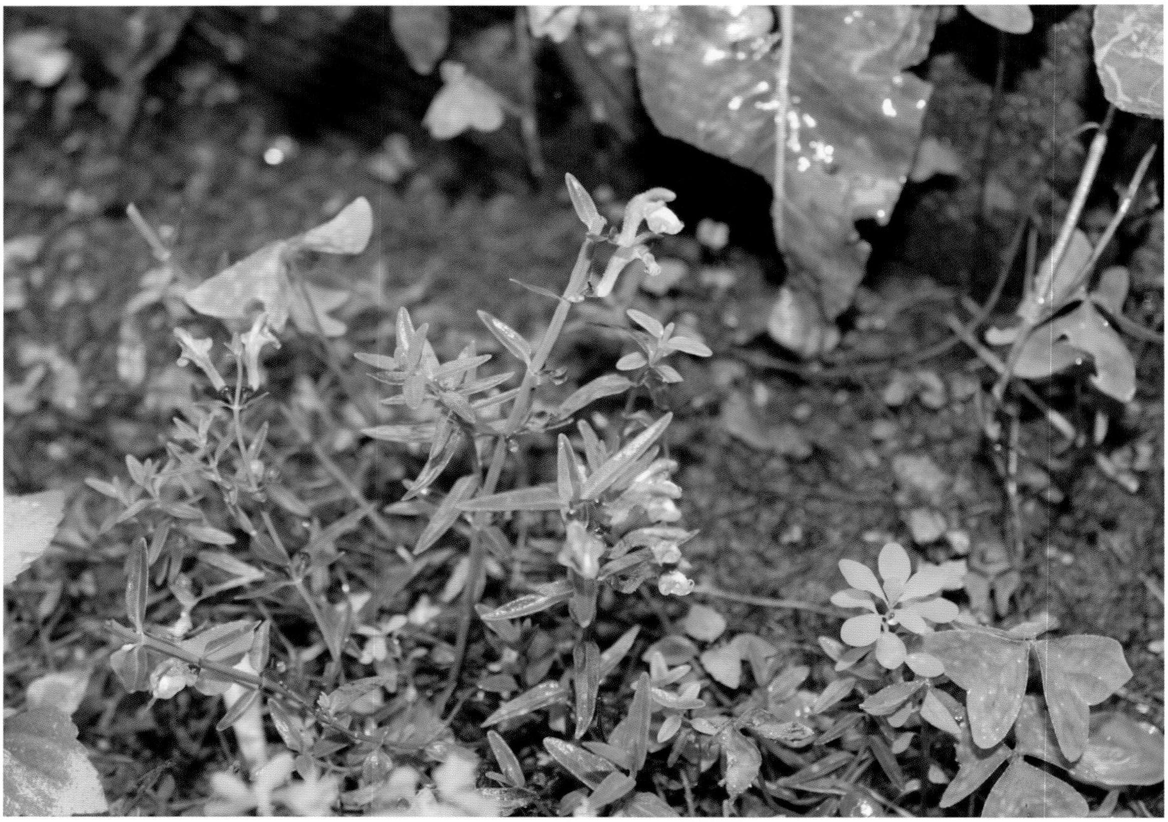

滇黄芩

识别特征

多年生草本植物。根状茎肥厚，斜行，下部分叉，上部分枝生茎，茎高 20 ~ 35 cm，锐四棱形，略具槽，沿棱角被疏毛，分枝或不分枝，常带紫色。叶对生；叶柄短，长 1 ~ 2 mm；叶片草质，长圆状卵形，常对折，长 1.4 ~ 3.5 cm，宽 7 ~ 14 mm，先端钝，基部圆形或楔形至浅心形，边缘有不明显的圆齿至全缘，上面暗绿色，无毛或被疏柔毛，下面淡绿色，密被下陷的腺点，沿中脉被柔毛。花对生，排列成顶生长 5 ~ 14 cm 的总状花序；苞片叶状，披针状长圆形，长 5 ~ 10 mm；花萼 2 唇形，常带紫色，背部盾片膜质，果时增大；花冠 2 唇形，紫色或蓝紫色，长 2.4 ~ 3.0 cm，外被腺毛，雄蕊 4，花丝扁平；子房无毛，花柱细长，柱头微裂。小坚果卵球形，棕褐色，具瘤。花期 5—9 月，果期 7—10 月。

生境分布

生长于海拔 1300 ~ 3000 m 的草地或松林下。分布于贵州、四川、云南等省区。

采收加工

栽培 2 ~ 3 年收获，于秋后茎叶枯黄时，选晴天挖取。将根部附着的茎叶去掉，抖落泥土，晒至半干，撞去外皮，晒干或烘干。

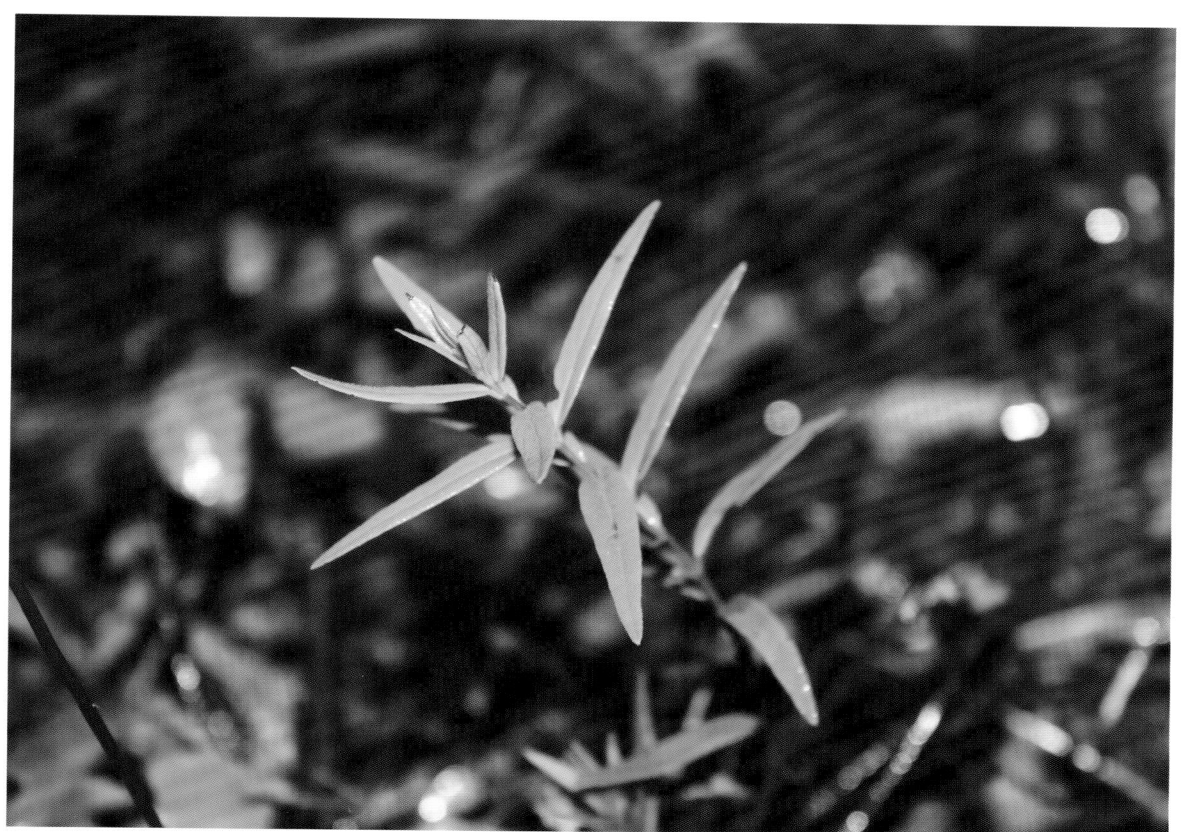

滇黄芩

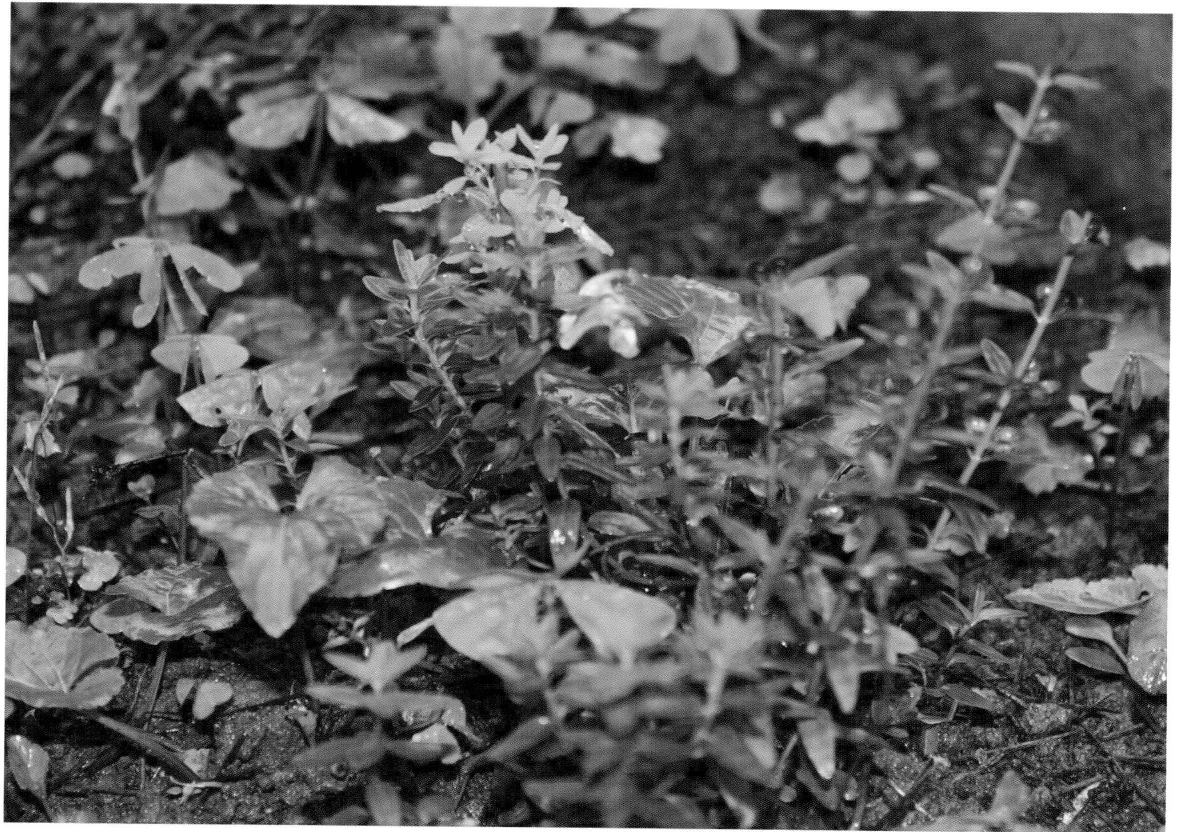

滇黄芩

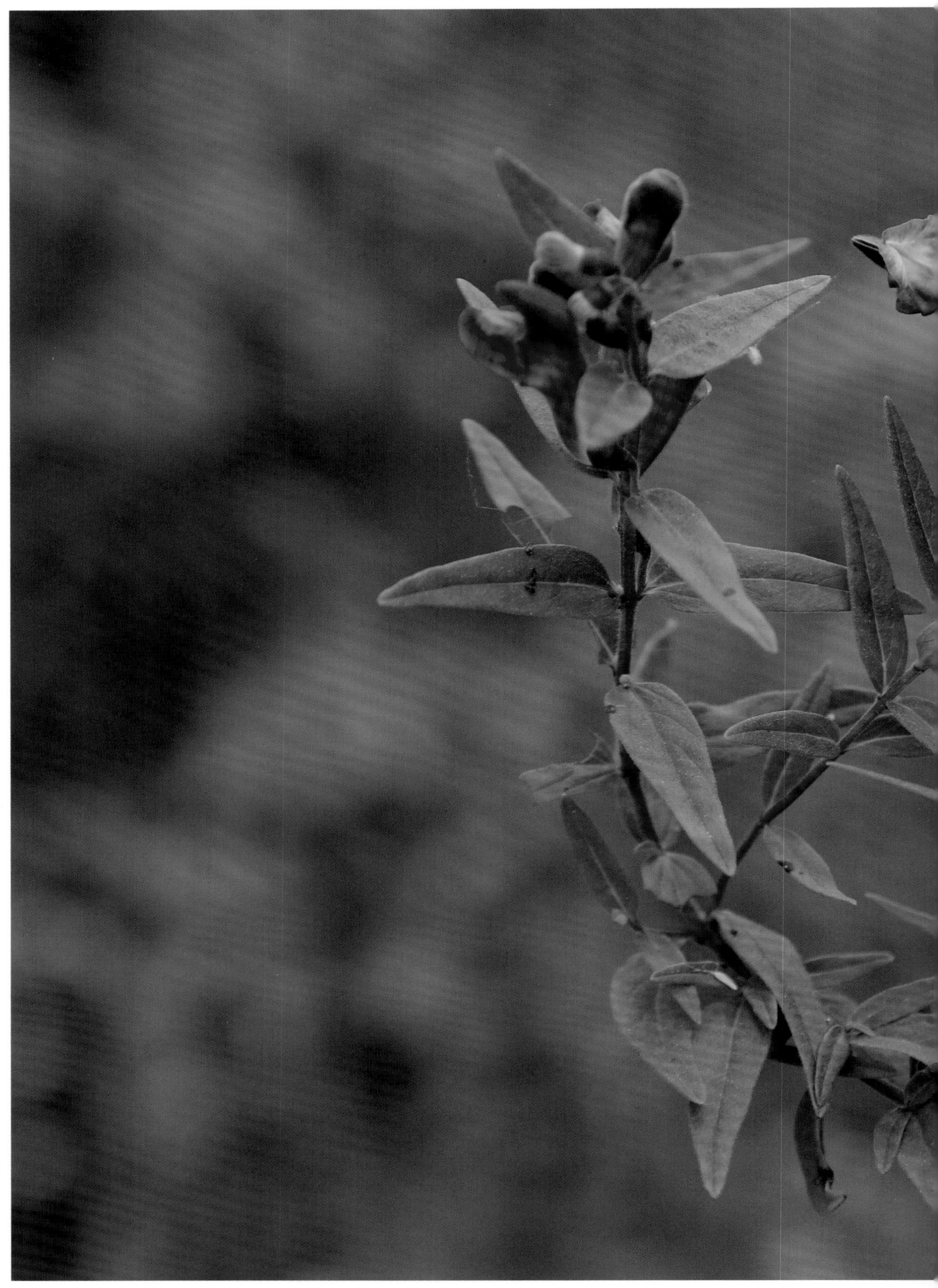

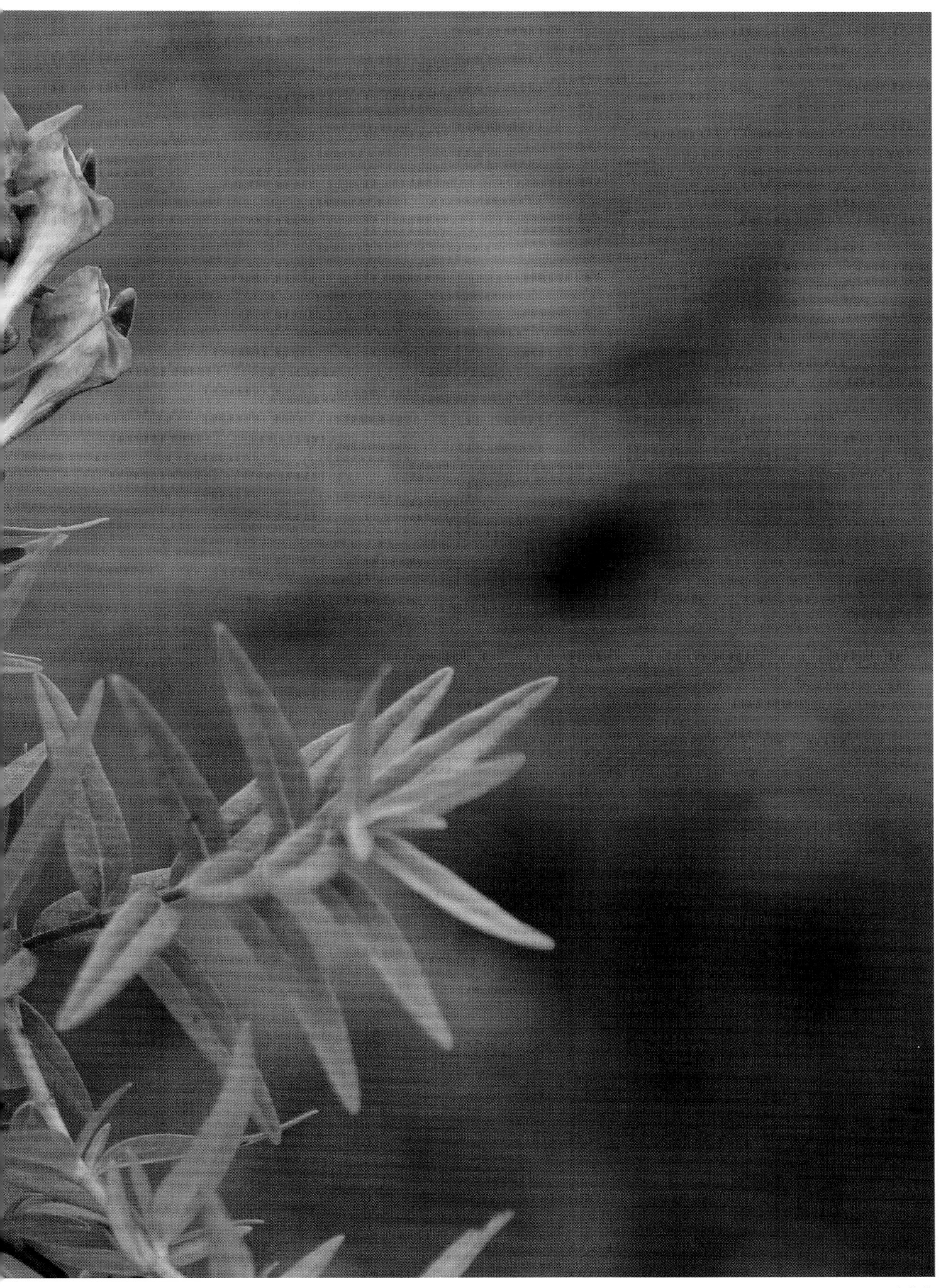

滇黄芩

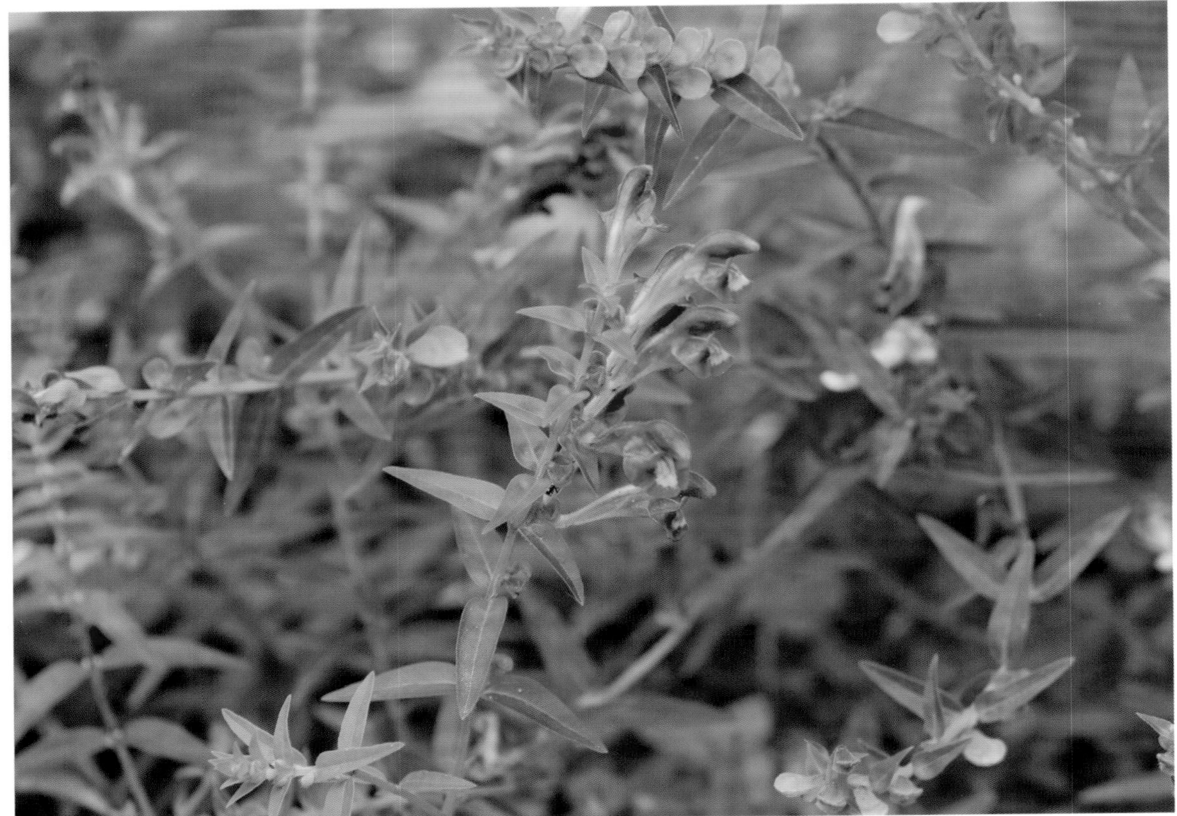

滇黄芩

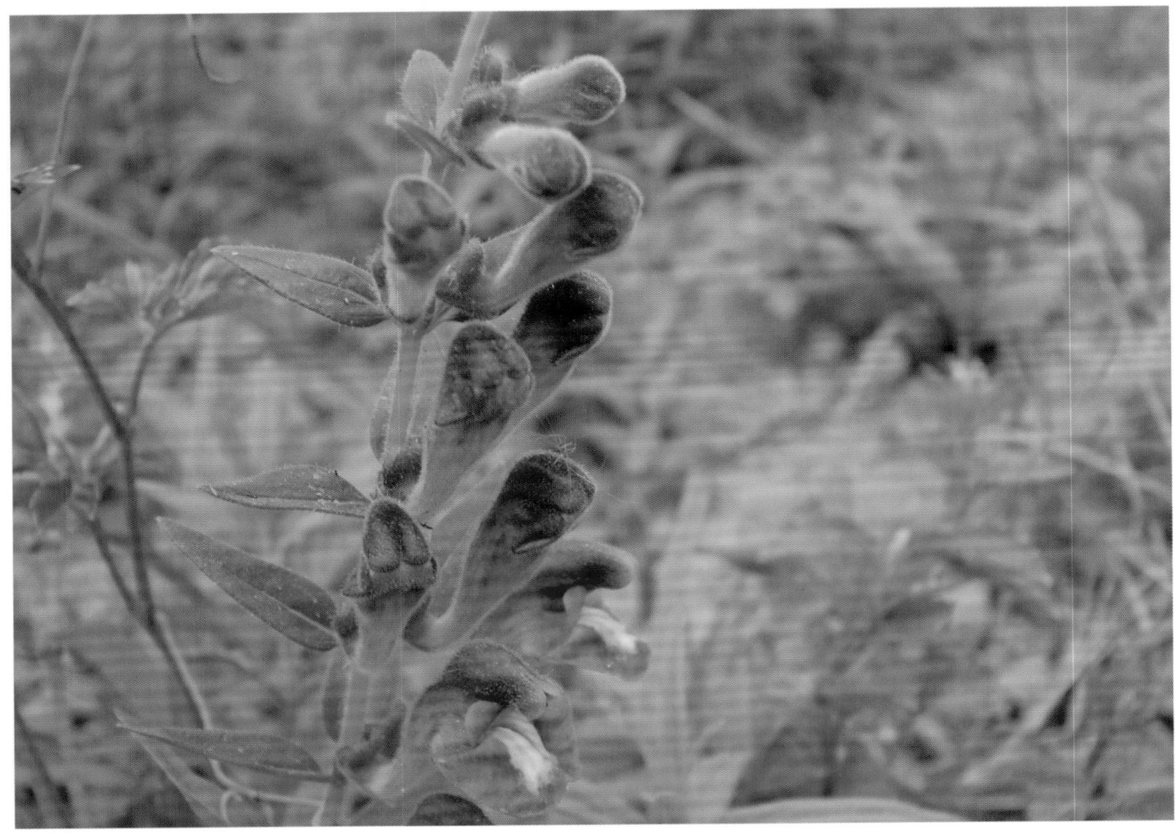

滇黄芩

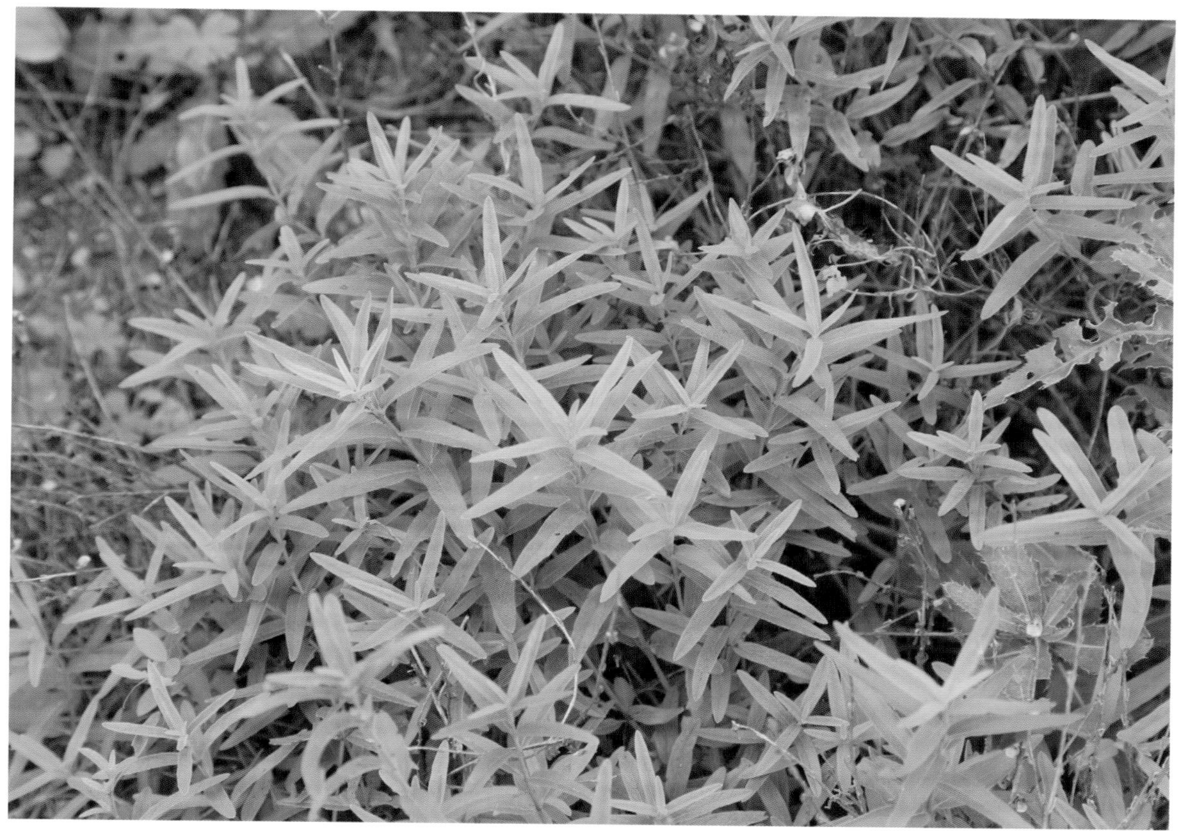

滇黄芩

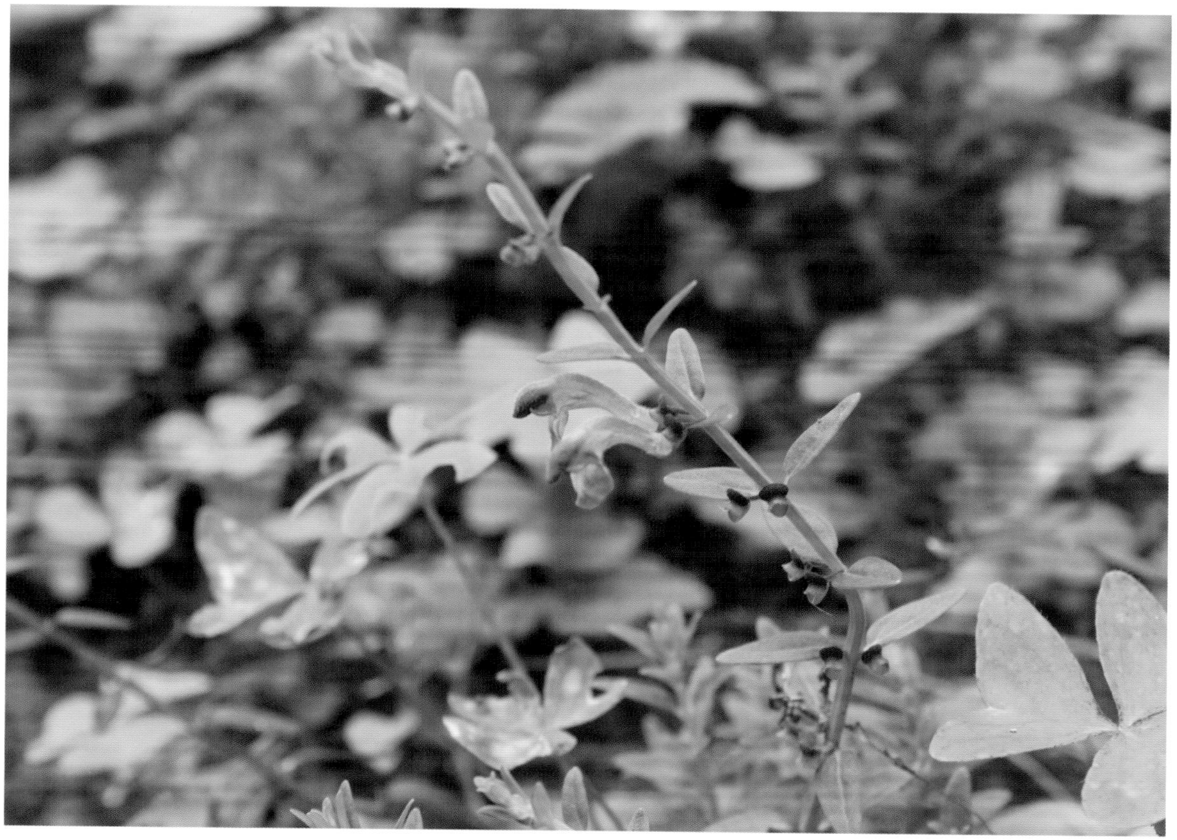

滇黄芩

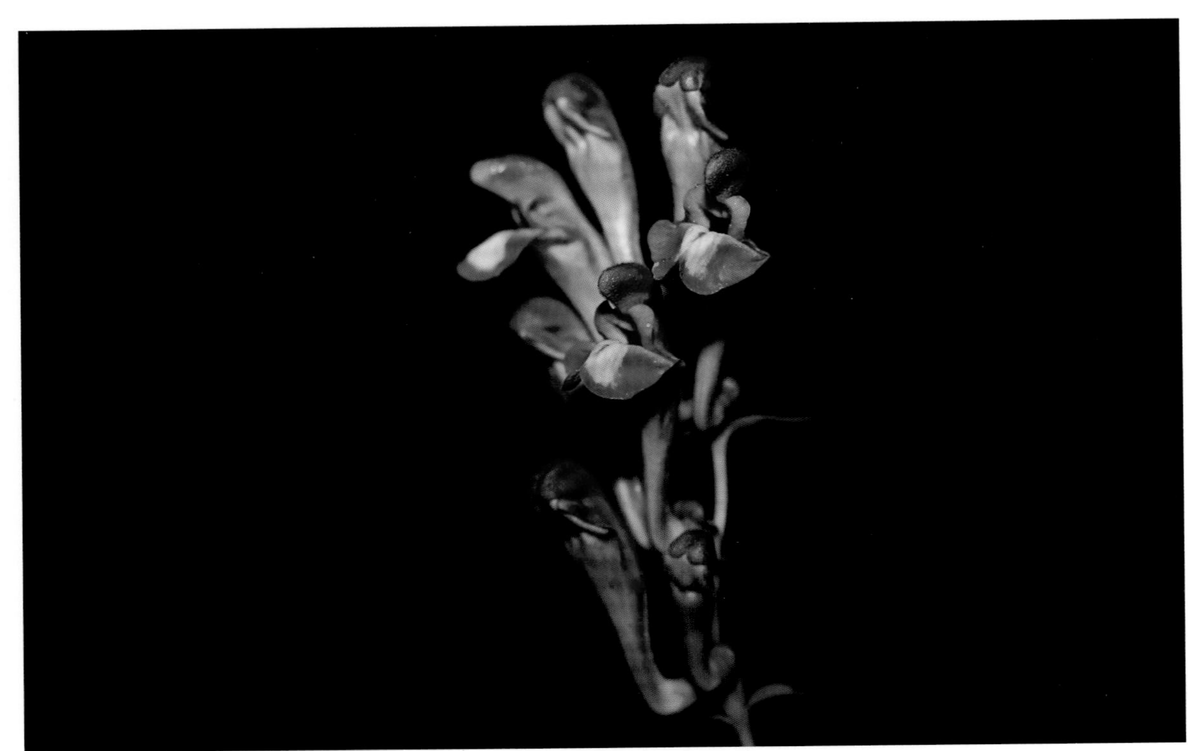
滇黄芩

药材鉴别

根茎横生或斜生，粗 1 cm 以上。根呈圆锥形的不规则条状，带有分枝，长 5 ~ 20 cm，直径 1.0 ~ 1.6 cm。表面黄棕色或棕黄色，常有粗糙的栓皮，有皱纹。下端有支根痕，断面纤维状，鲜黄色或微带绿色。

功效主治

清热泻火，燥湿解毒，止血，安胎。主治肺热咳嗽，热病高热神昏，肝火头痛，目赤肿痛，湿热黄疸，泻痢，热淋，崩漏，胎热不安，痈肿疔疮。

用法用量

内服：煎汤，3 ~ 9 g；或入丸、散。外用：适量，煎水洗；或研末调敷。

民族药方

1. 妇女月水过多，将成暴崩 黄芩（酒炒）、黄柏（炒黑色）、土艾叶（炒）、白芍各 3 g，香附 4.5 g（童便浸），龟甲（酥炙）、臭椿皮各 6 g。不用引，水煎服。

2. 吐血，血痢 黄芩、鸢头鸡各 15 g。煨水服。

使用注意

脾胃虚寒，少食便溏者禁服。

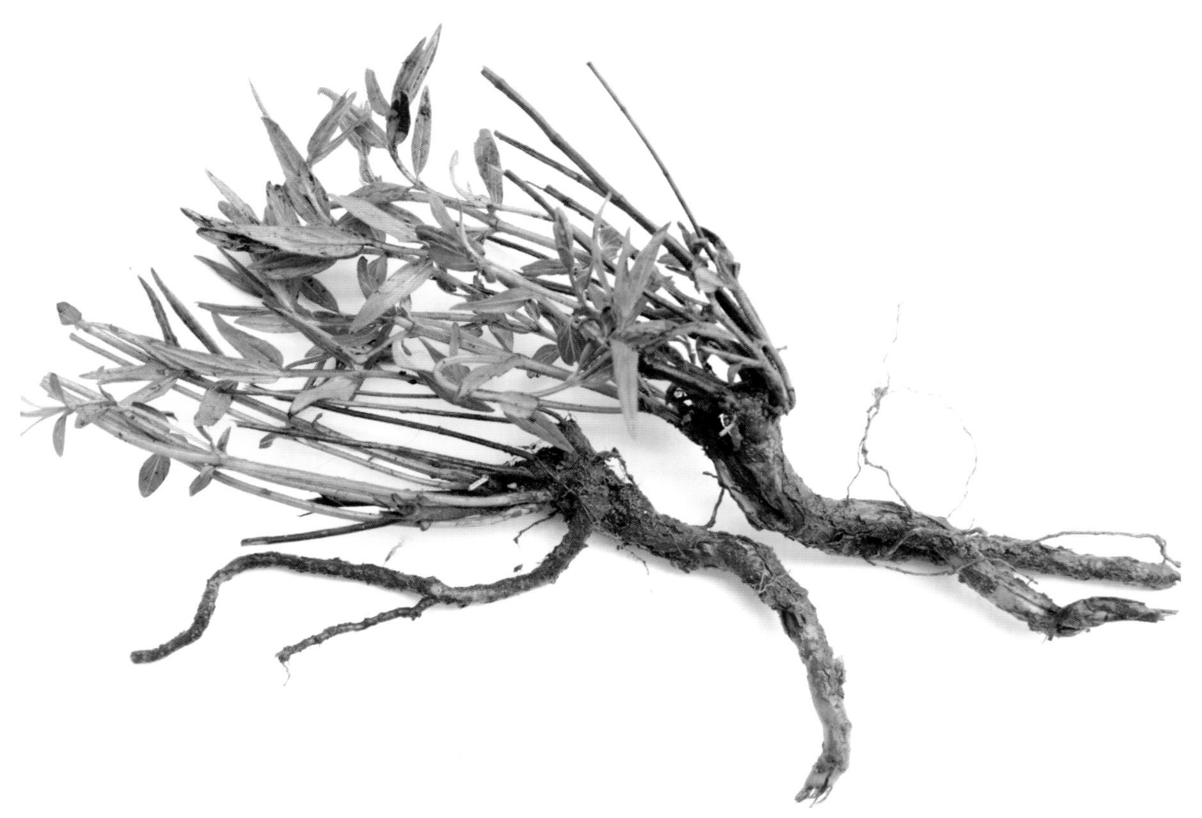

黄芩药材

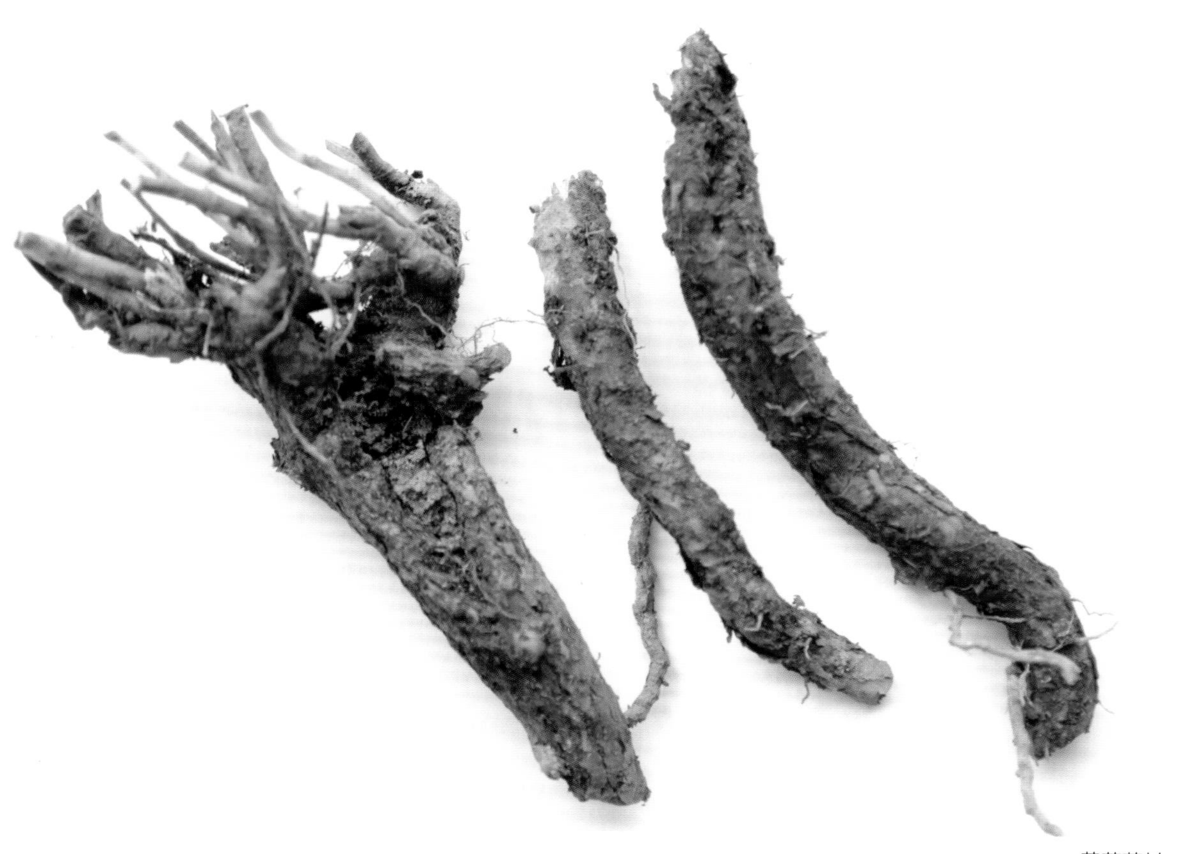

黄芩药材

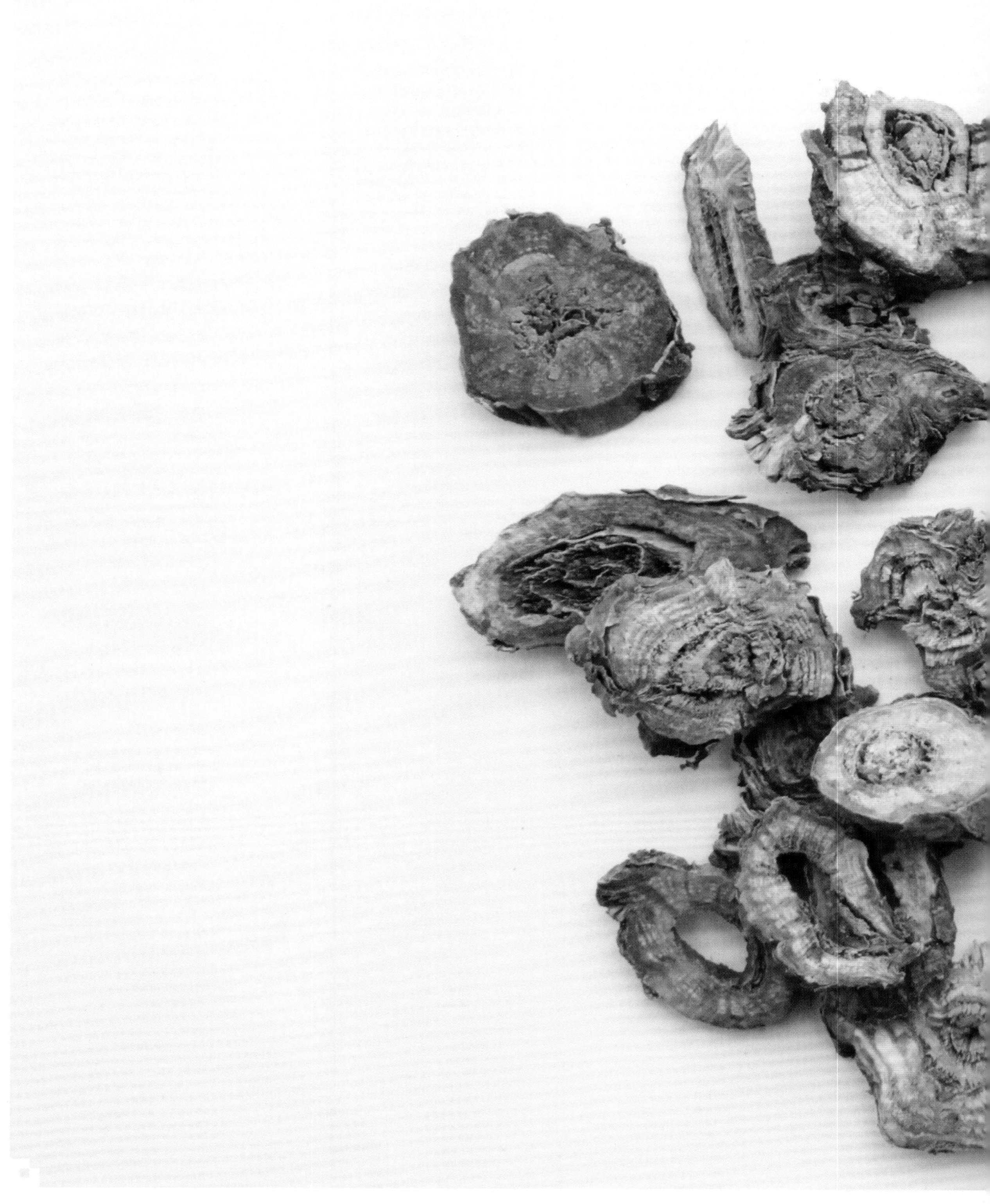

黄芩

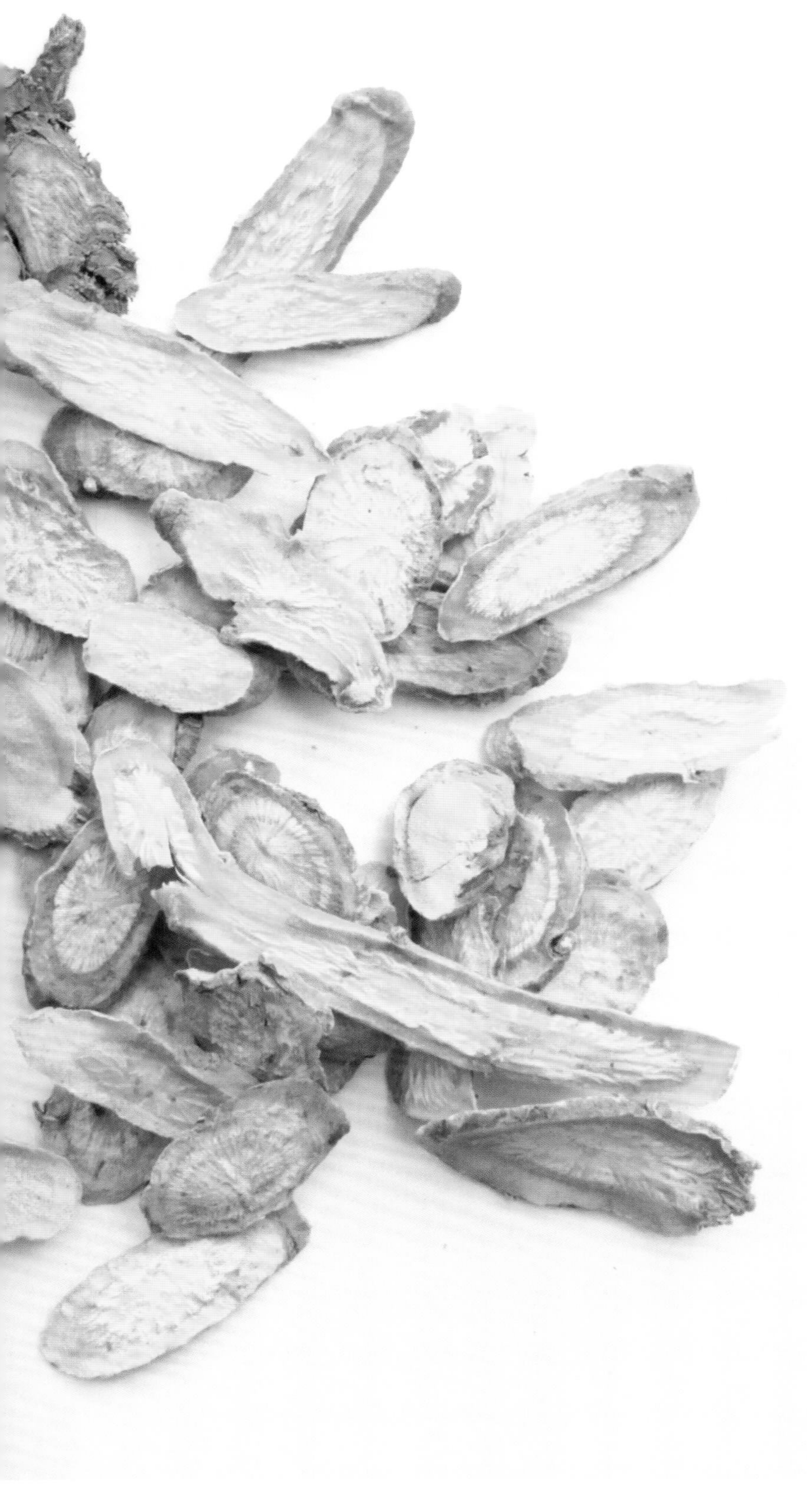

黄芩饮片

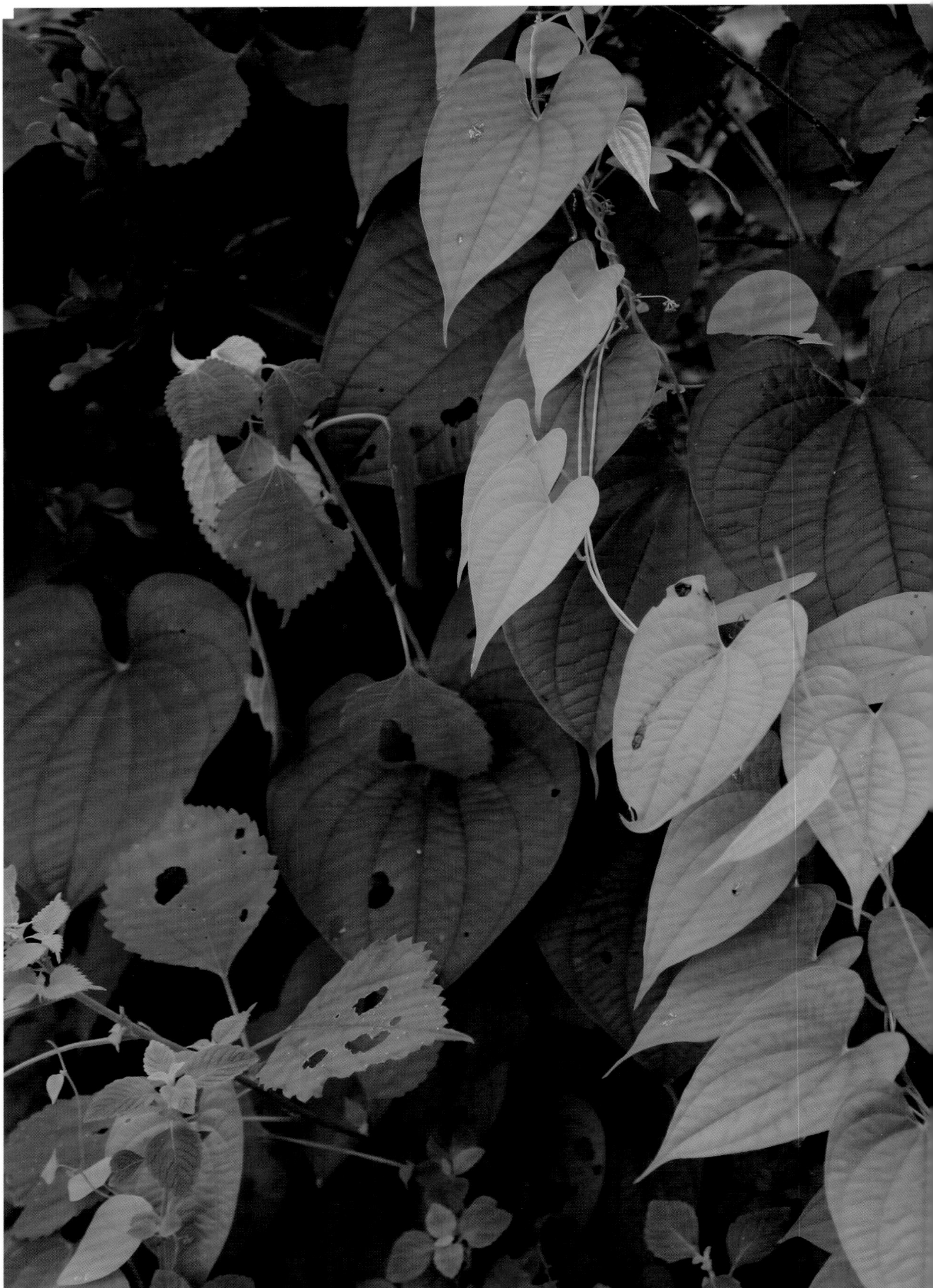

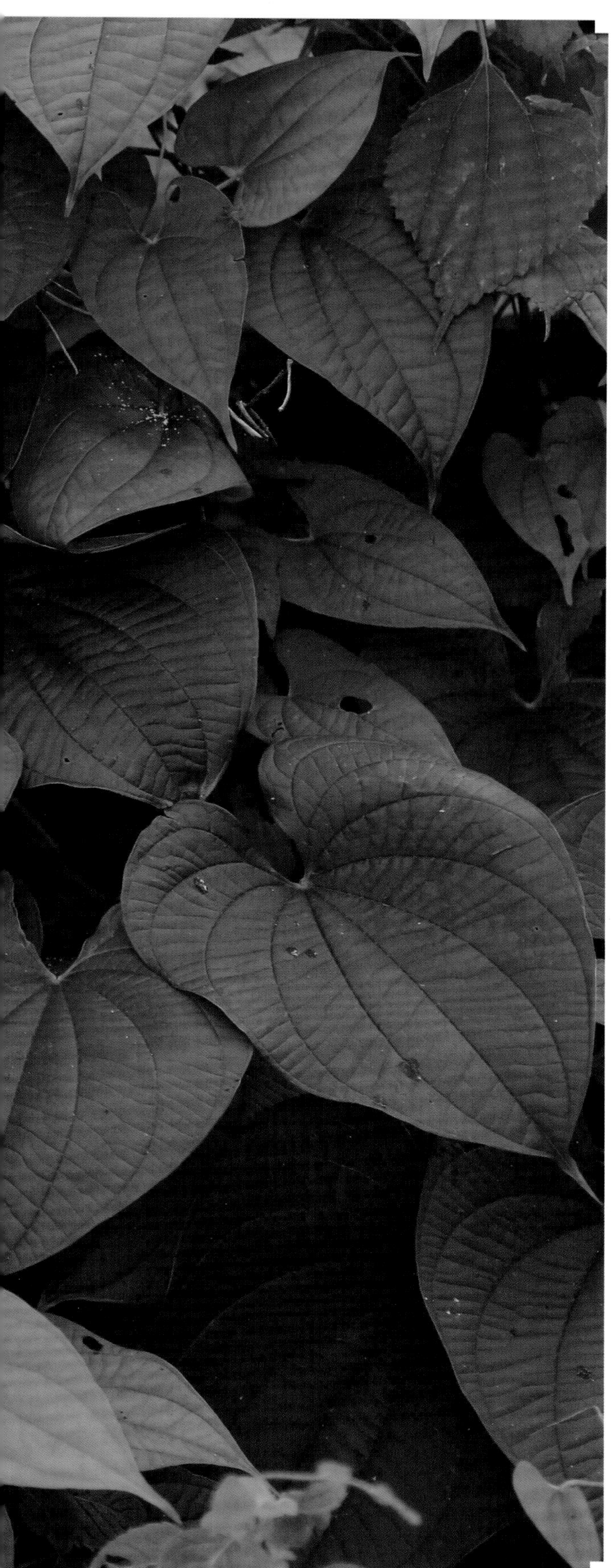

黄药子

【苗药名】真贵嵯。

【别　名】黄狗子、黄狗头、铁秤砣、毛狗卵、毛大黄、假大薯。

【来　源】本品为薯蓣科植物黄独 *Dioscorea bulbifera* L. 的块茎。

【性味归经】味苦，性冷。归热经。

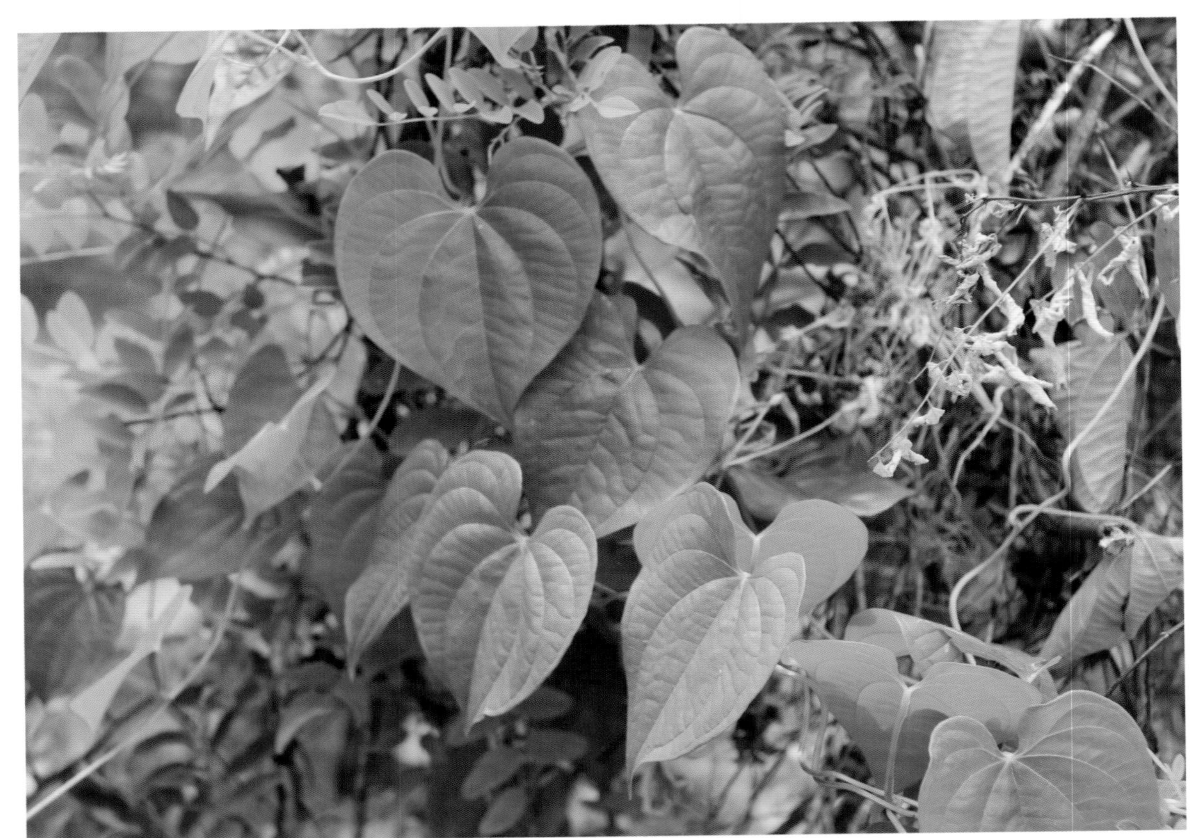

黄独

识别特征

缠绕草质藤本植物。块茎卵圆形至长圆形，近于土面，棕褐色，表面密生多数细长须根。茎圆柱形，左旋，无毛。单叶互生，叶柄较叶片稍短；叶片宽卵状心形或卵状心形，长5～16（～26） cm，宽2～14（～26） cm，先端尾状渐尖，边缘全缘或微波状，两面无毛；叶腋内有大小不等的紫褐色的球形或卵圆形珠芽（零余子），直径1～3 cm，外有圆形斑点。花单性，雌雄异株；雄花序穗状下垂，常数个丛生长于叶腋，有时基部花序延长排列成圆锥状；雄花单生密集，基部有卵形苞片2枚；花被片披针形，新鲜时紫色；雄蕊6，着生于花被基部，花丝与花药近等长；雌花序与雄花序相似，常2至数个丛生叶腋，长20～50 cm，退化雄蕊6。蒴果反折下垂，三棱状长圆形，长1.5～3.0 cm，宽0.5～1.5 cm，两端圆形，成熟时淡黄色，表面密生紫色小斑点。种子深褐色，扁卵形，通常两两着生于每室中轴的顶端，种翅栗褐色，向种子上方延伸，呈长圆形。花期7—10月，果期8—11月。

生境分布

生长于海拔2000 m以下的河谷边、山谷阴沟或杂木林缘。分布于华东、中南、西南及陕西、甘肃、台湾等省区。

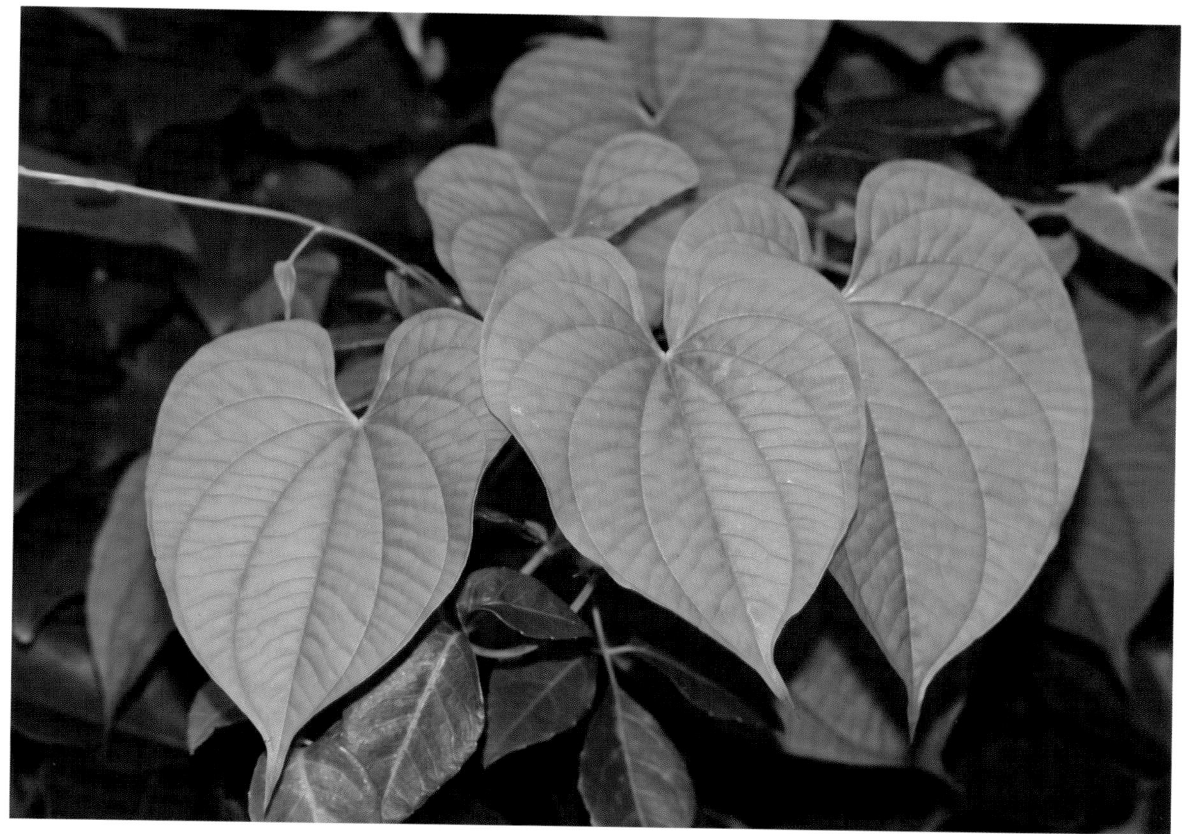

黄独

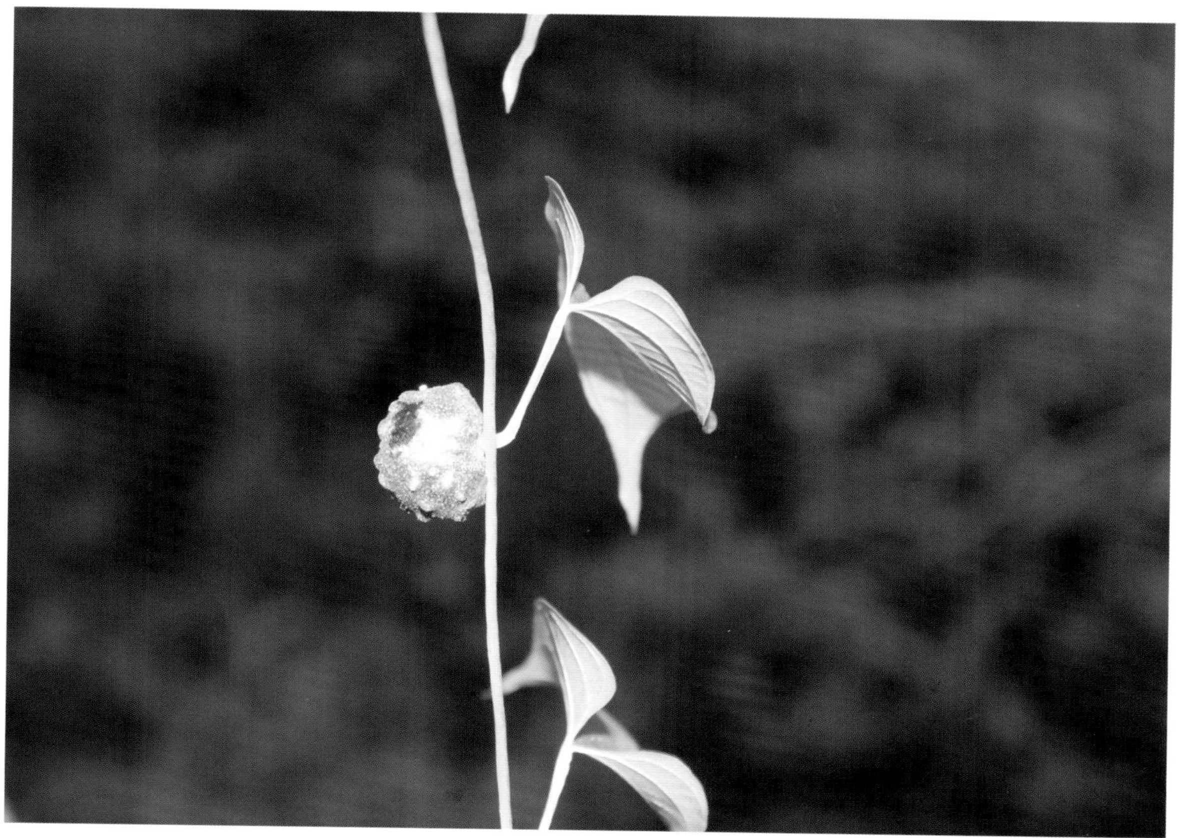

黄独

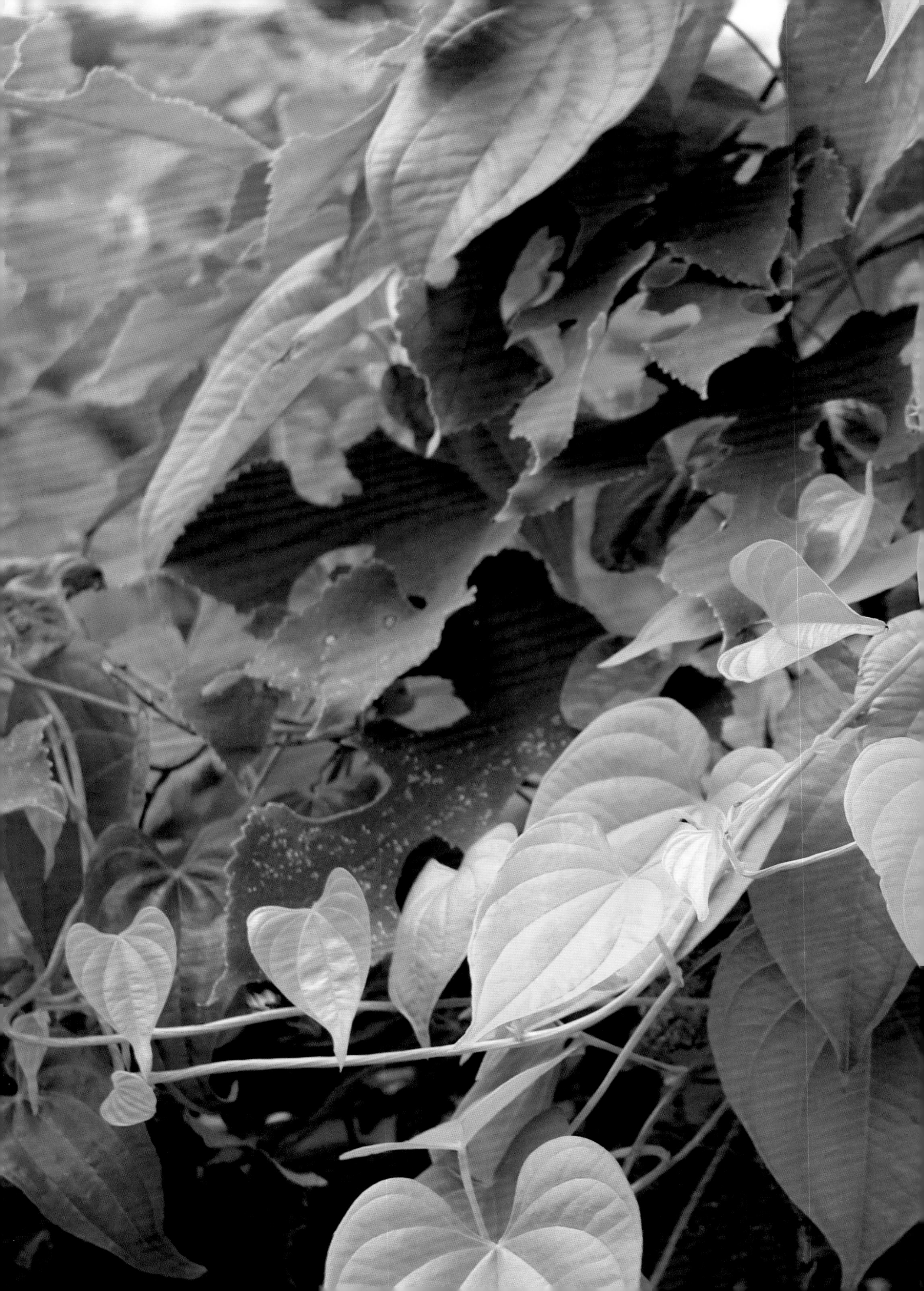

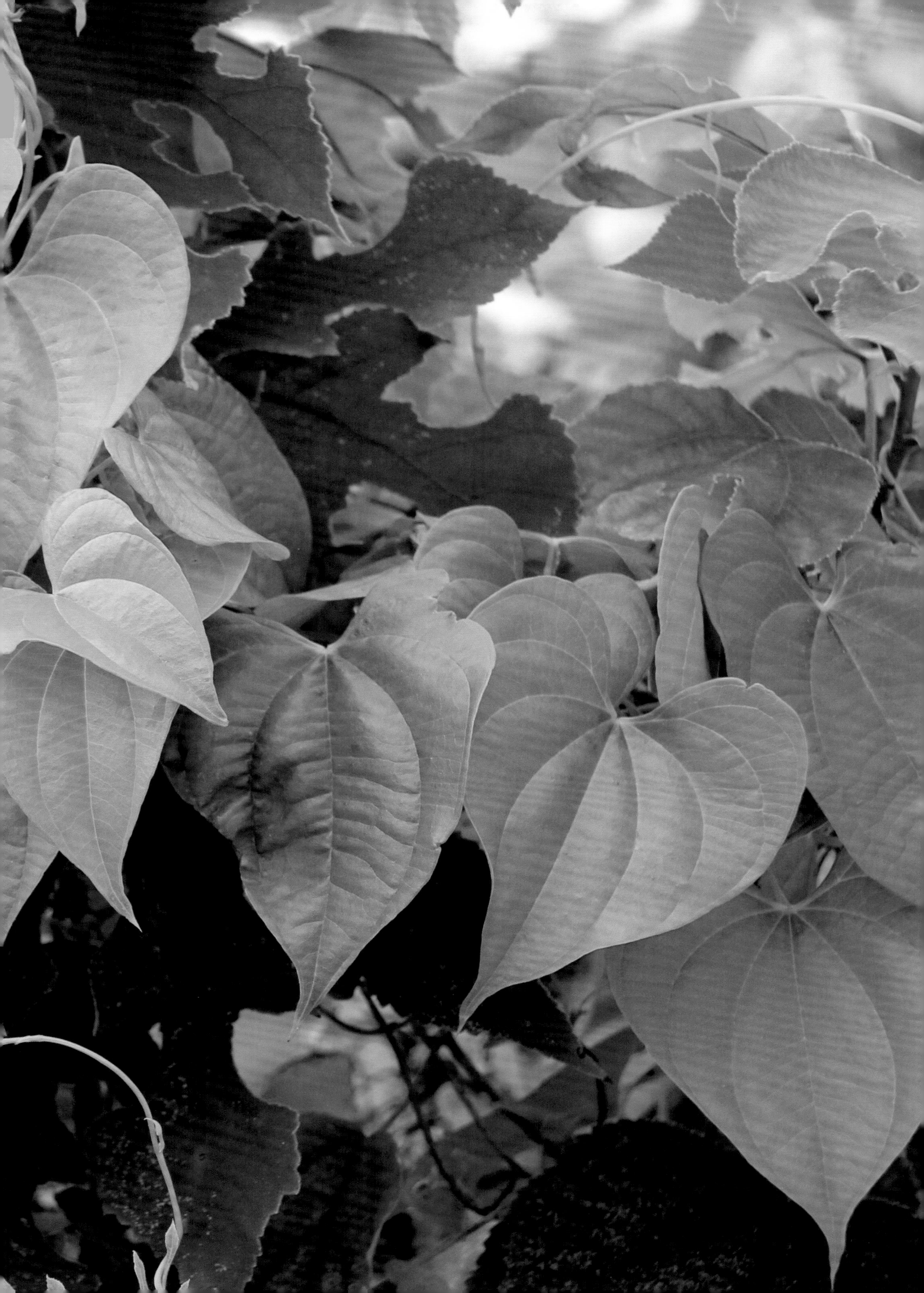

采收加工

黄药子栽种 2 ~ 3 年后在冬季采挖，把块茎径粗在 30 cm 以上的加工为药材，其余的可继续栽培 1 年。洗去泥土，剪去须根后，横切成厚 1 cm 的片，晒或炕干。

药材鉴别

多为横切厚片，圆形或近圆形，直径 2.5 ~ 7.0 cm，厚 0.5 ~ 1.5 cm。表面棕黑色，皱缩，有众多白色、点状突起的须根痕；或有弯曲残留的细根，栓皮易剥落；切面黄白色至黄棕色，平坦或凹凸不平。质坚脆，易折断，断面颗粒状，并散有橙黄色麻点。气微、味苦。以片大、外皮棕黑色、断面黄白色者为佳。

功效主治

散结消瘿，清热解毒，凉血止血。主治瘿瘤，喉痹，痈肿疮毒，毒蛇咬伤，肿瘤，吐血，咯血，百日咳，肺热咳喘。

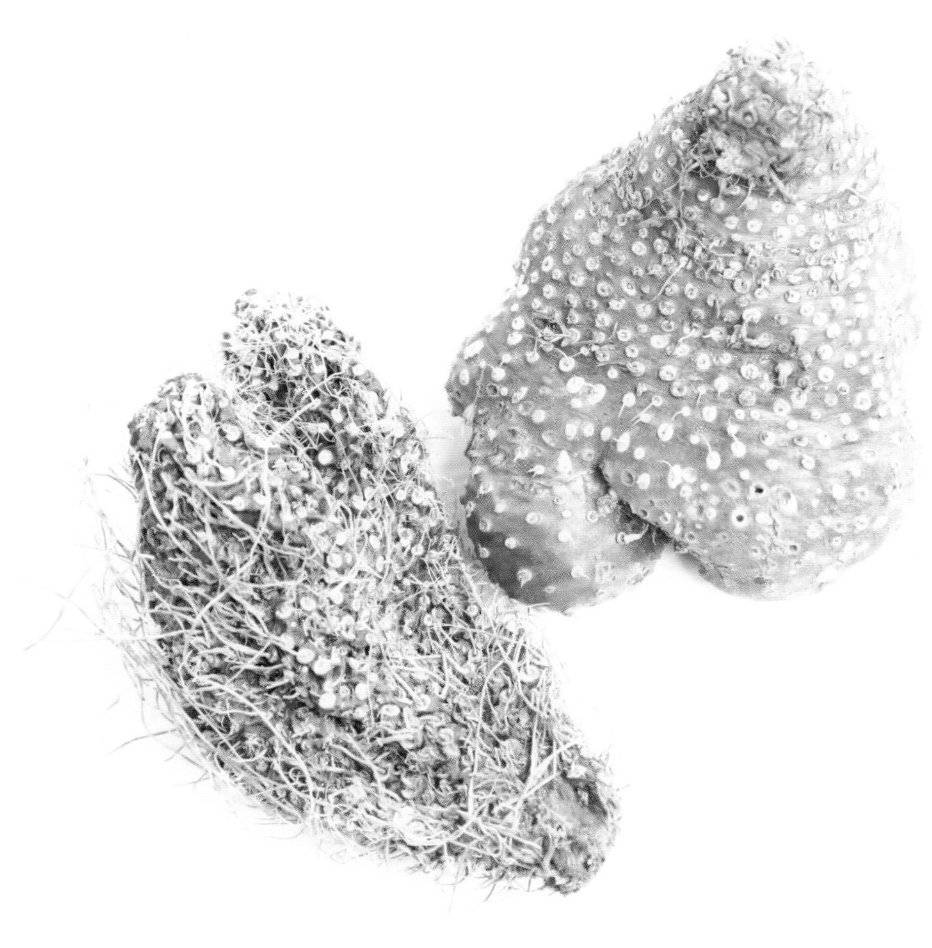

黄药子药材

用法用量

内服：煎汤，3 ~ 9 g，或浸酒。外用，适量，鲜品捣烂外敷；或研末调敷；或磨汁涂。

民族药方

1．毒蛇咬伤　黄药子 9 g，天葵根、生南星各 3 g。捣茸敷伤口。

2．腹泻　黄药子适量。研末，每次 3 g，冷开水吞服。

3．妇科疾病　清热消毒饮（黄药子、黄芩、浙贝母、川芎各 10 g，金银花、香附、赤芍各 15 g，半枝莲、败酱草各 30 g，川连 6 g，当归、地黄各 12 g）。每日 1 剂，每晚灌肠，15 日为 1 个疗程。

使用注意

内服剂量不宜过大。

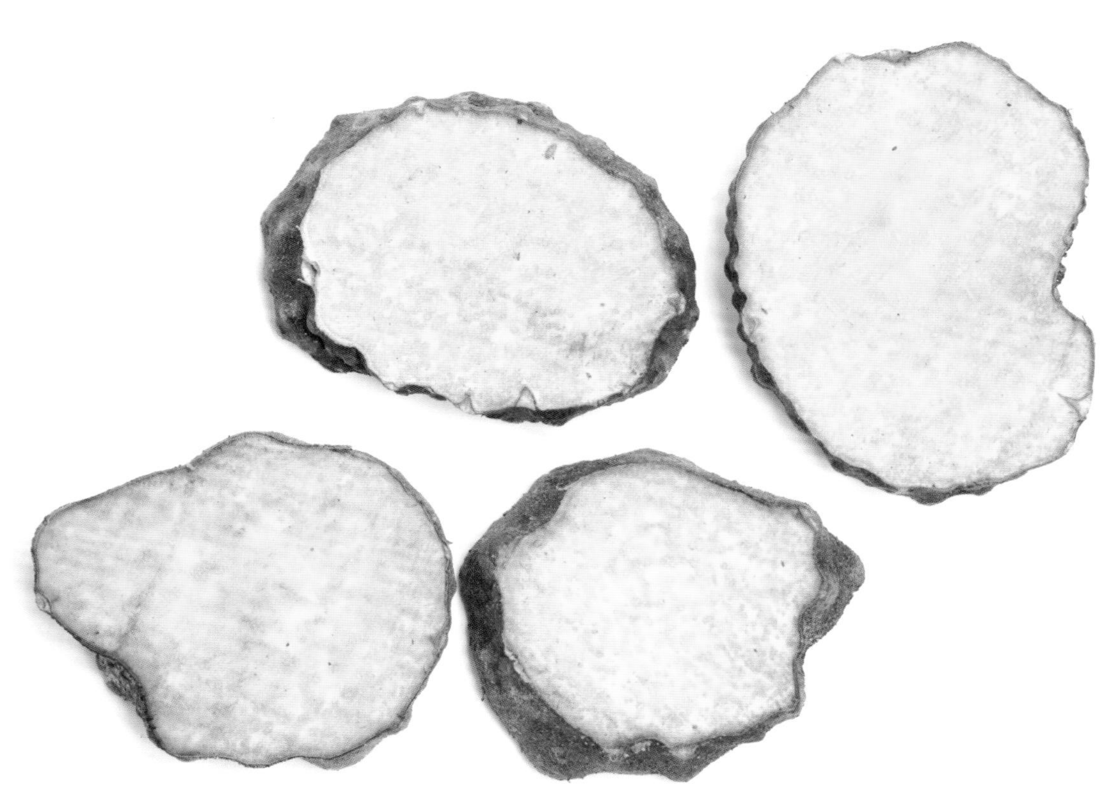

黄药子药材

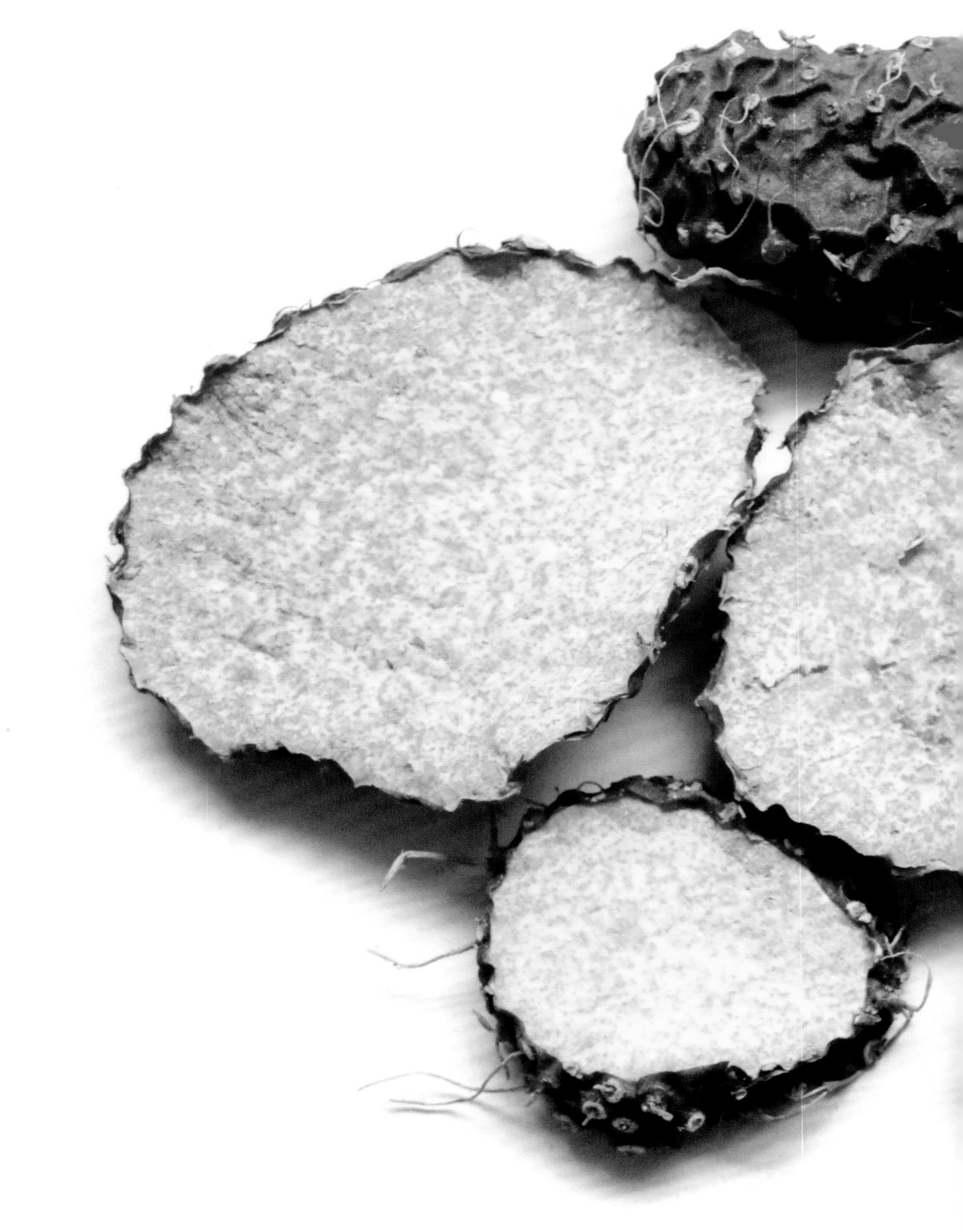

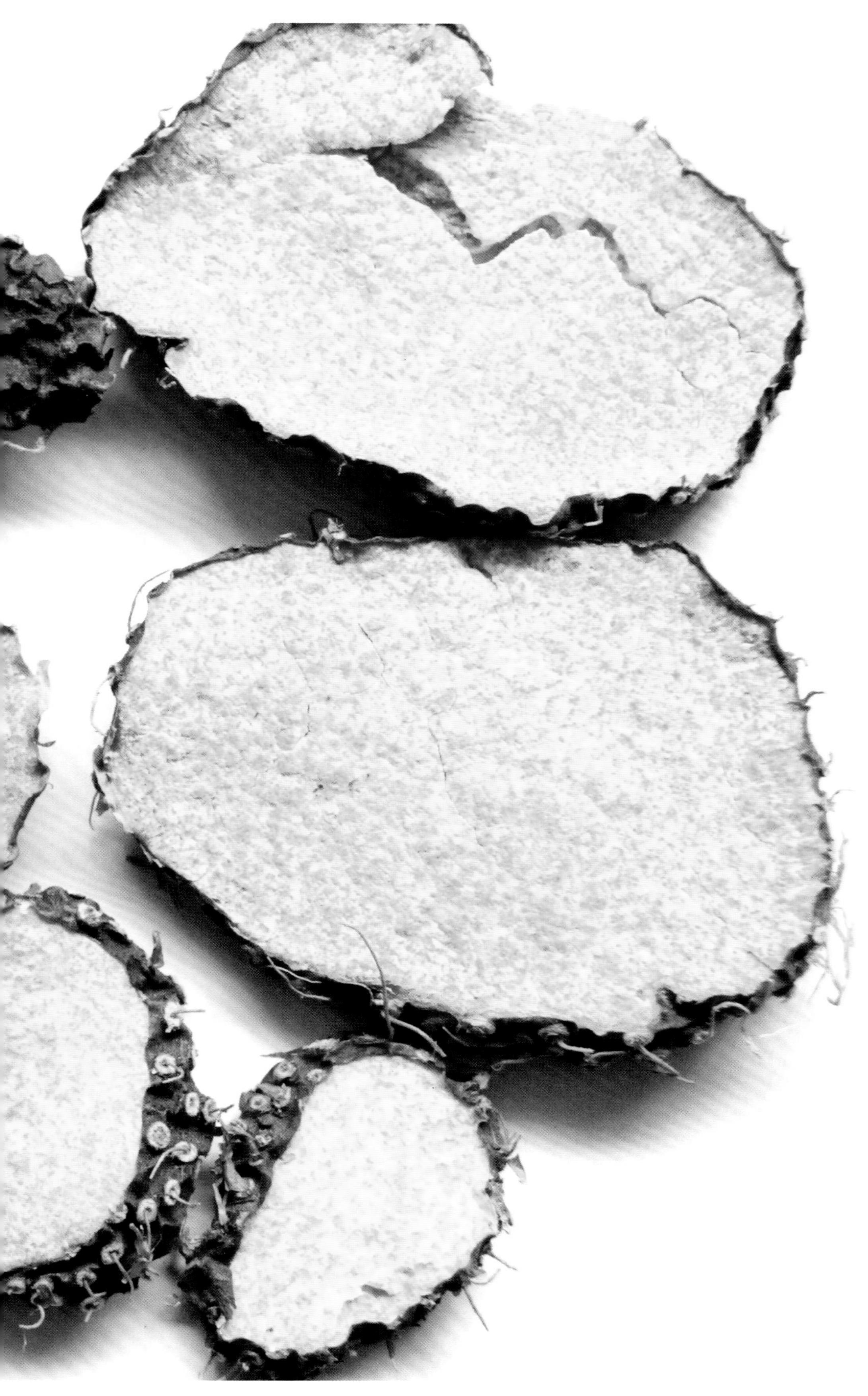

黄药子饮片

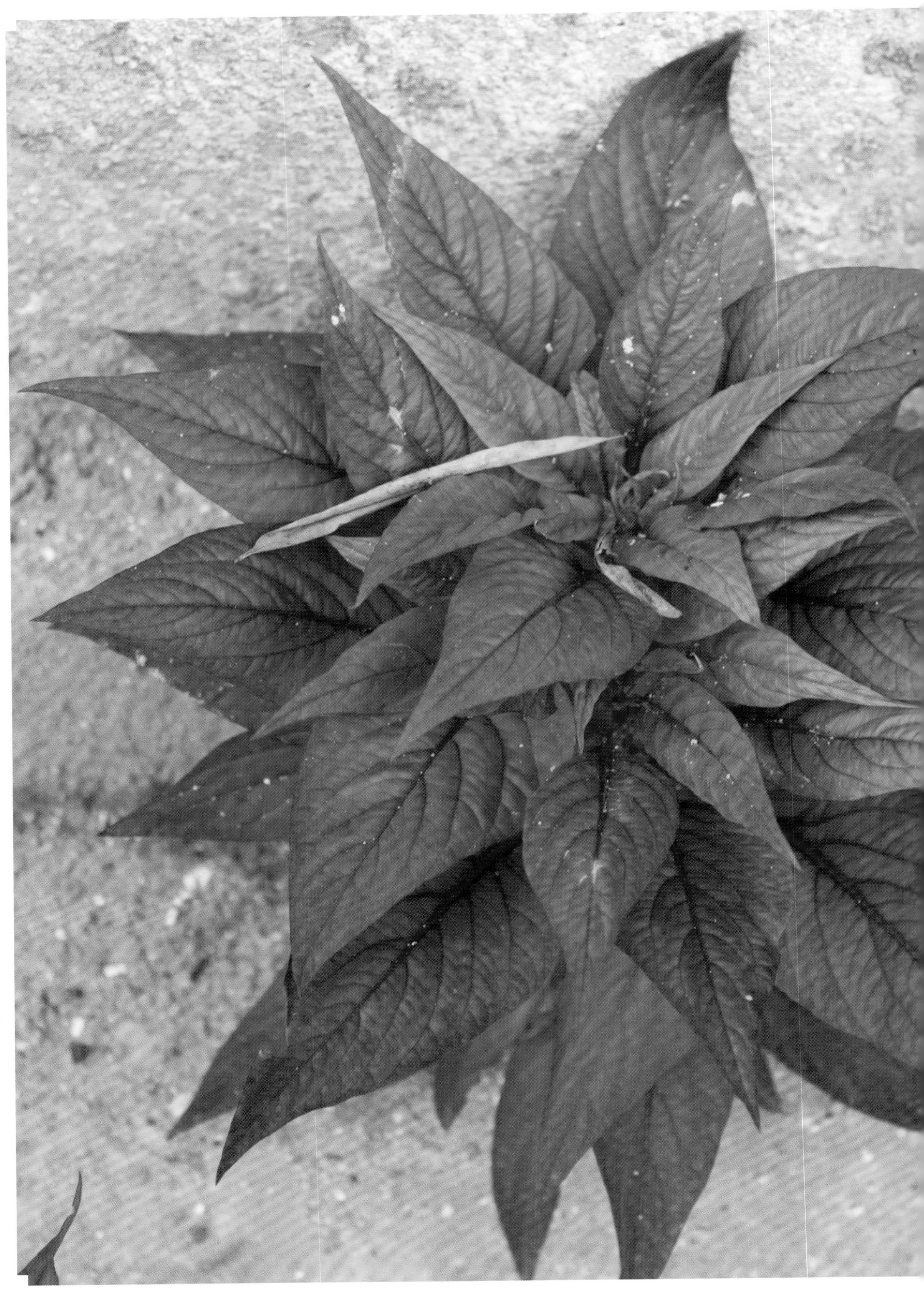

鸡冠花

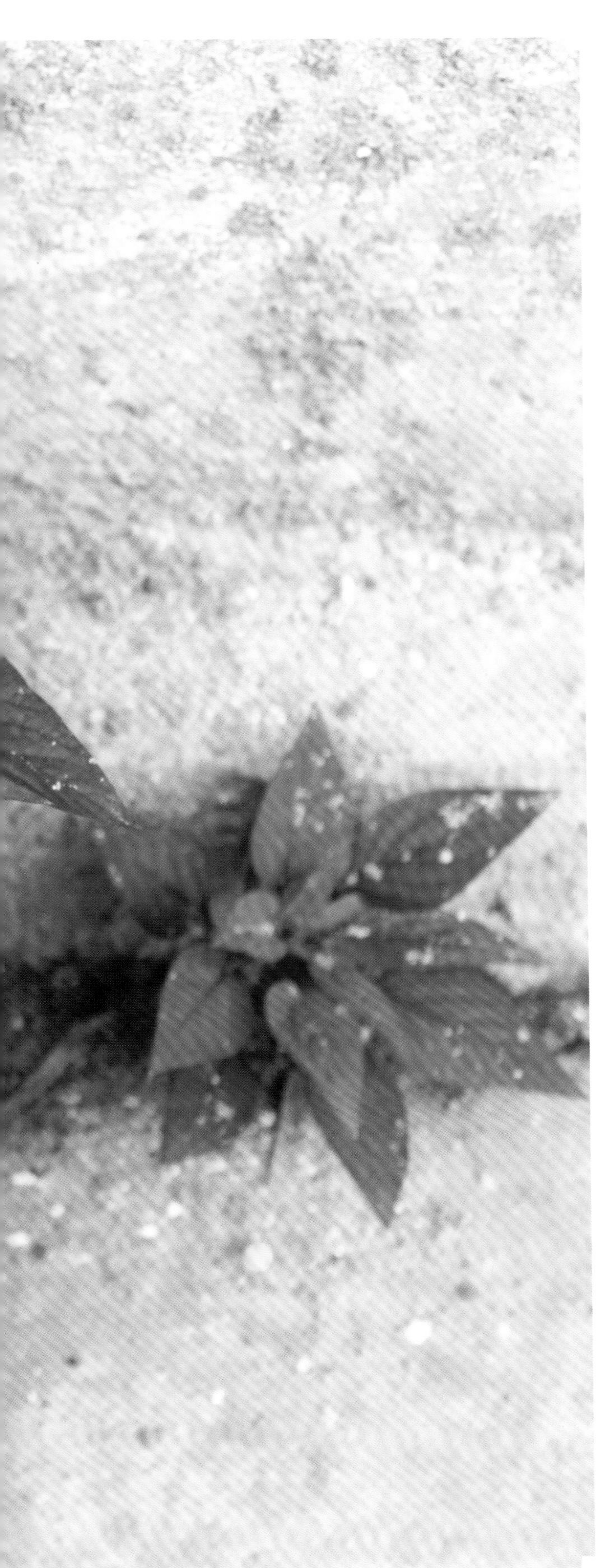

【苗药名】榜瓦格。

【别　名】鸡髻花、鸡角枪、鸡公花、鸡冠头、鸡骨子花。

【来　源】本品为苋科植物鸡冠花 *Celosia crisiata* L. 的花序。

【性味归经】味涩，性冷。归热经。

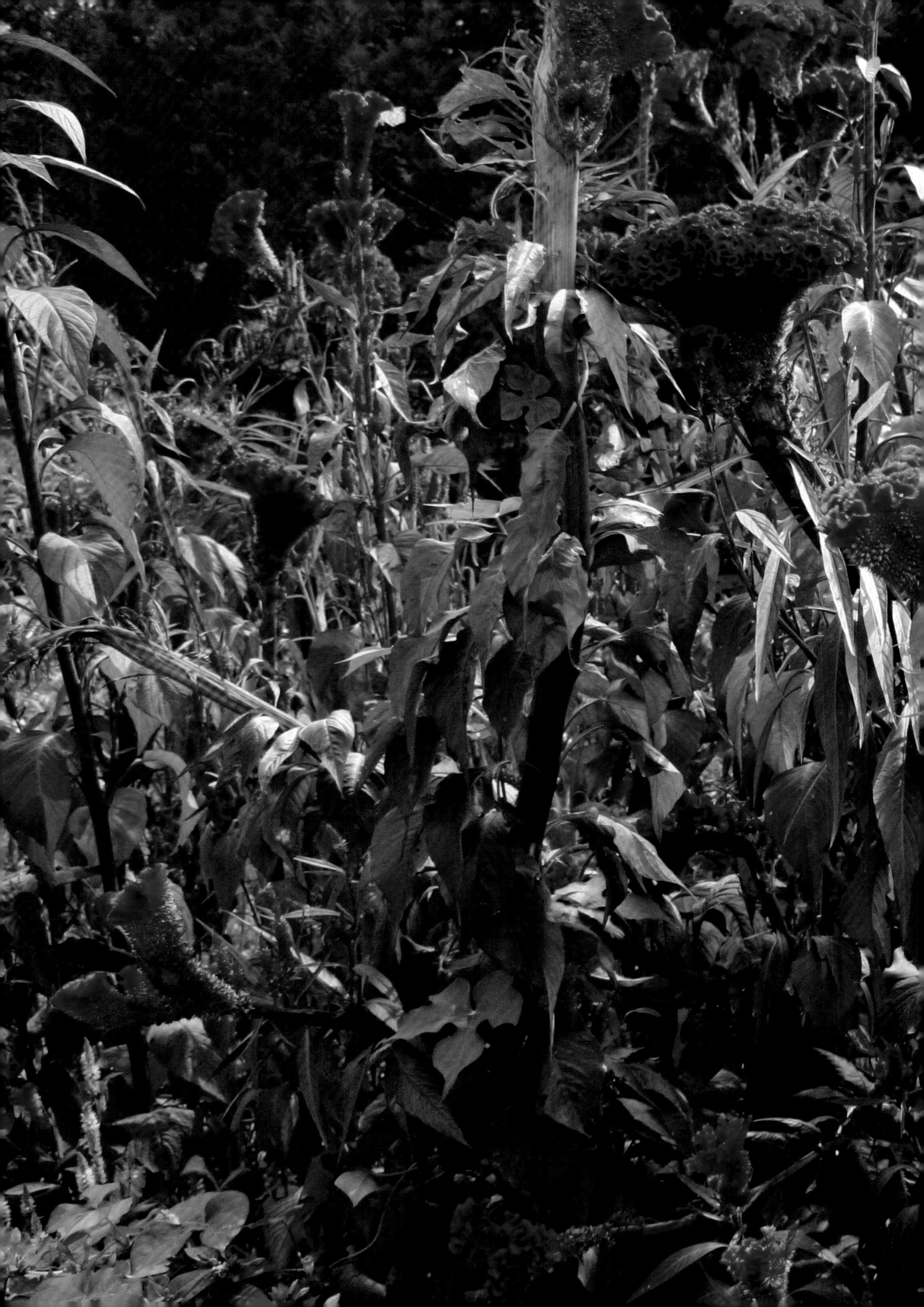

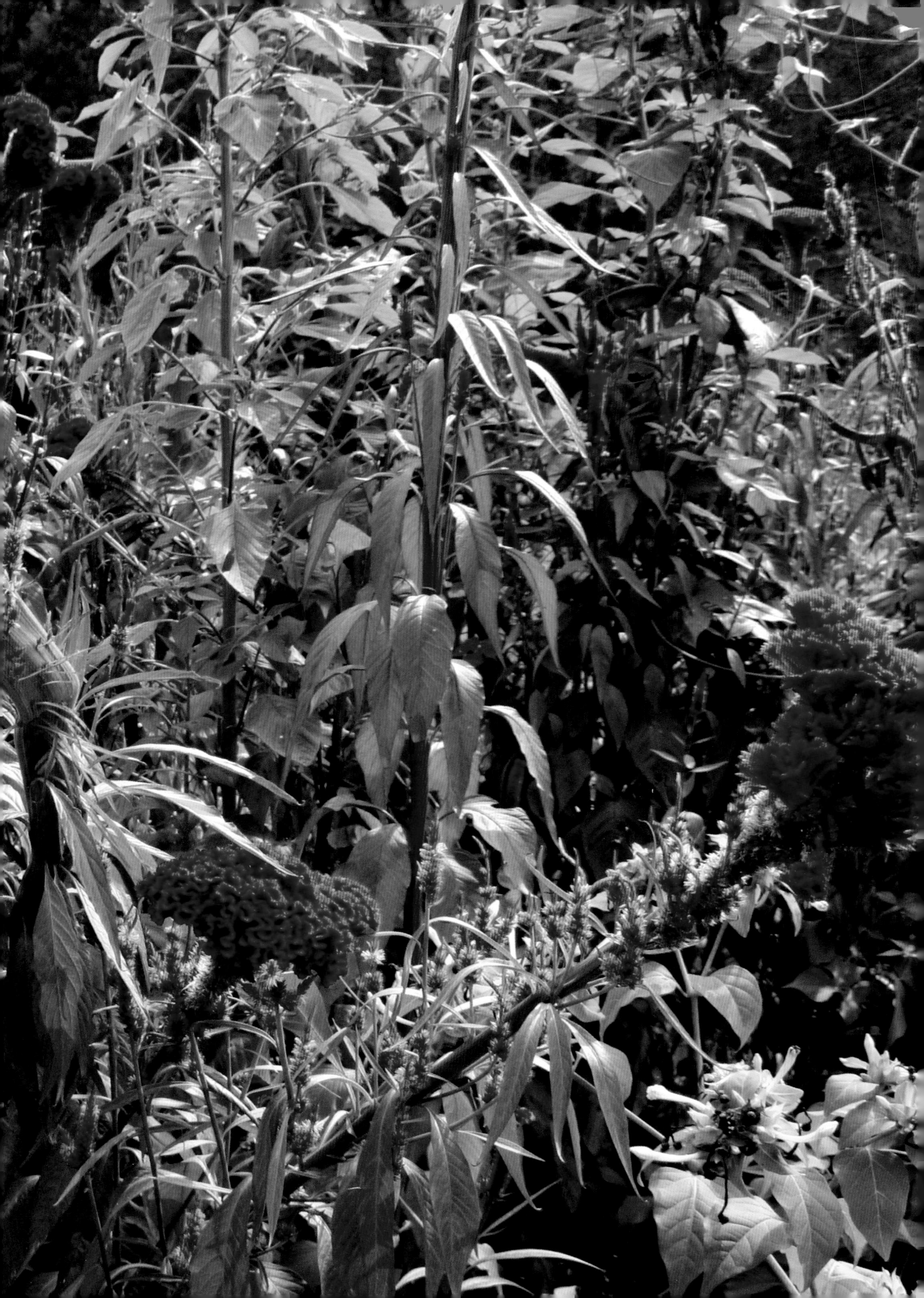

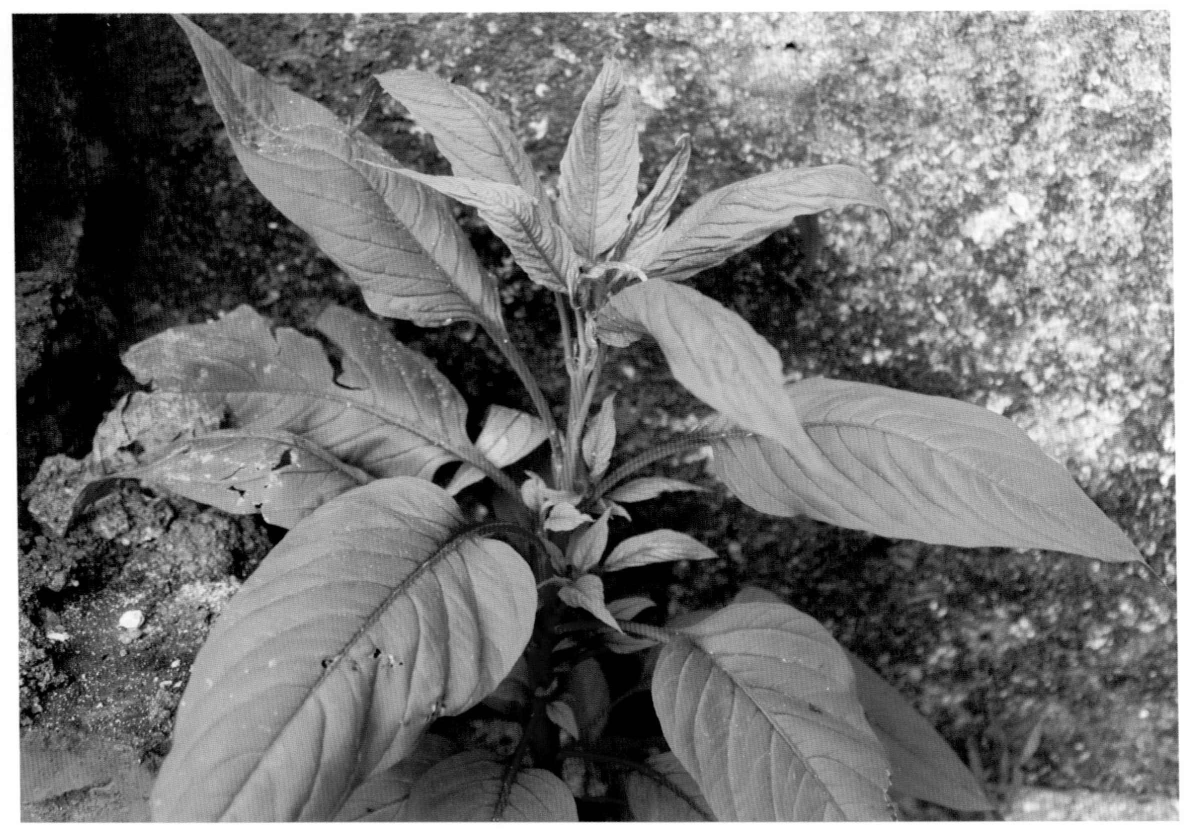

鸡冠花

识别特征

一年生直立草本植物，高 30 ~ 80 cm。全株无毛，粗壮。分枝少，近上部扁平，绿色或带红色，有棱纹凸起。单叶互生，具柄；叶片长椭圆形至卵状披针形，长 5 ~ 13 cm，宽 2 ~ 6 cm，先端渐尖或长尖，基部渐窄成柄，全缘。穗状花序顶生，呈扁平肉质鸡冠状、卷冠状或羽毛状，中部以下多花；花被片淡红色至紫红色、黄白或黄色；苞片、小苞片和花被片干膜质，宿存；花被片 5，椭圆状卵形，端尖，雄蕊 5，花丝下部合生成杯状。胞果卵形，长约 3 mm，熟时盖裂，包于宿存花被内。种子肾形，黑色，光泽。花期 5—8 月，果期 8—11 月。

生境分布

全国各地普遍栽培。

采收加工

当年 8—9 月采收。把花序连同一部分茎秆割下，捆成小把晒干或晾干后，剪去茎秆即成。

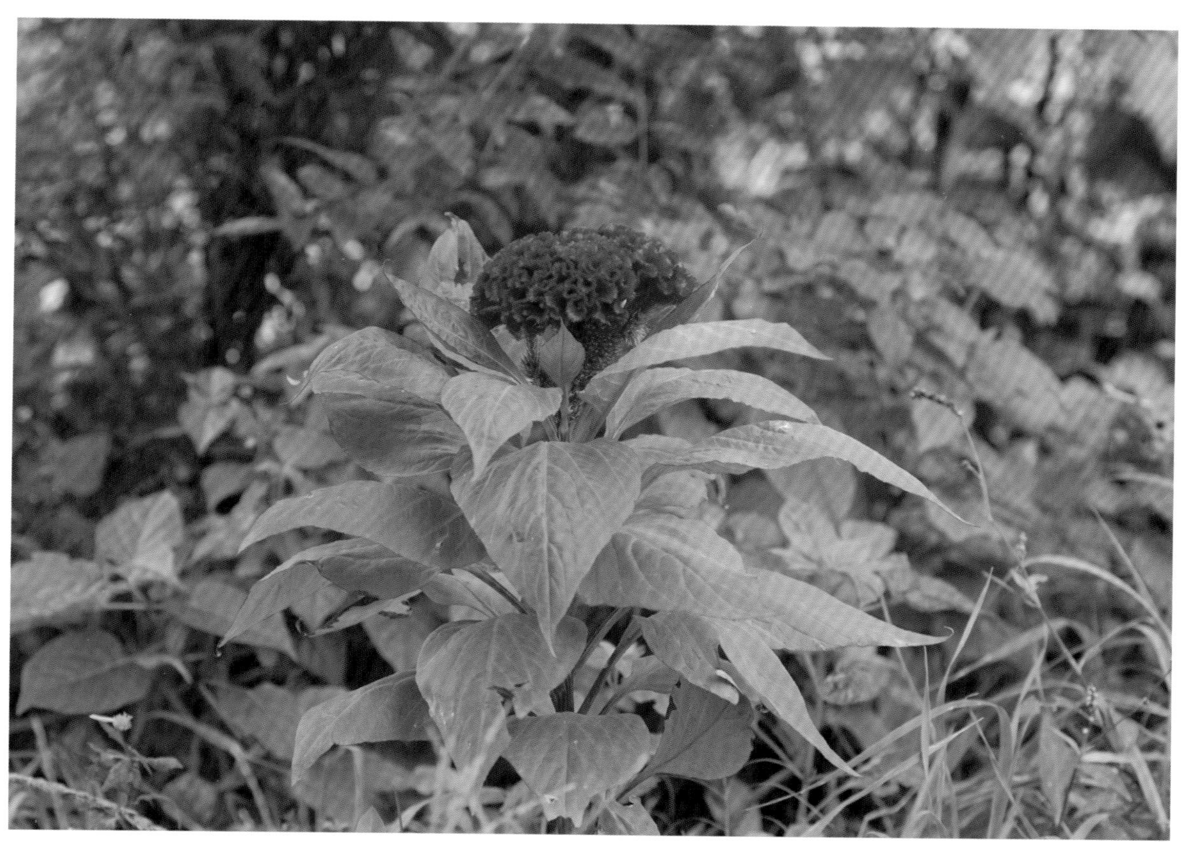

鸡冠花

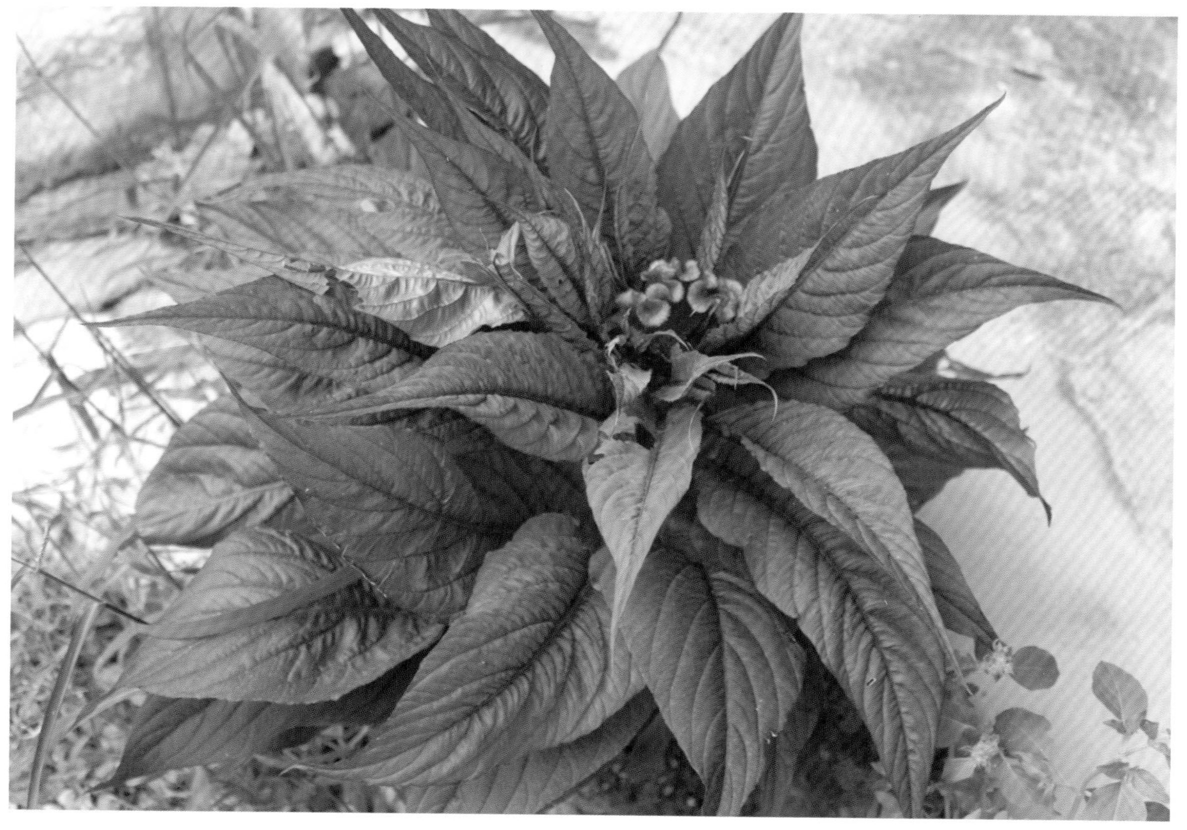

鸡冠花

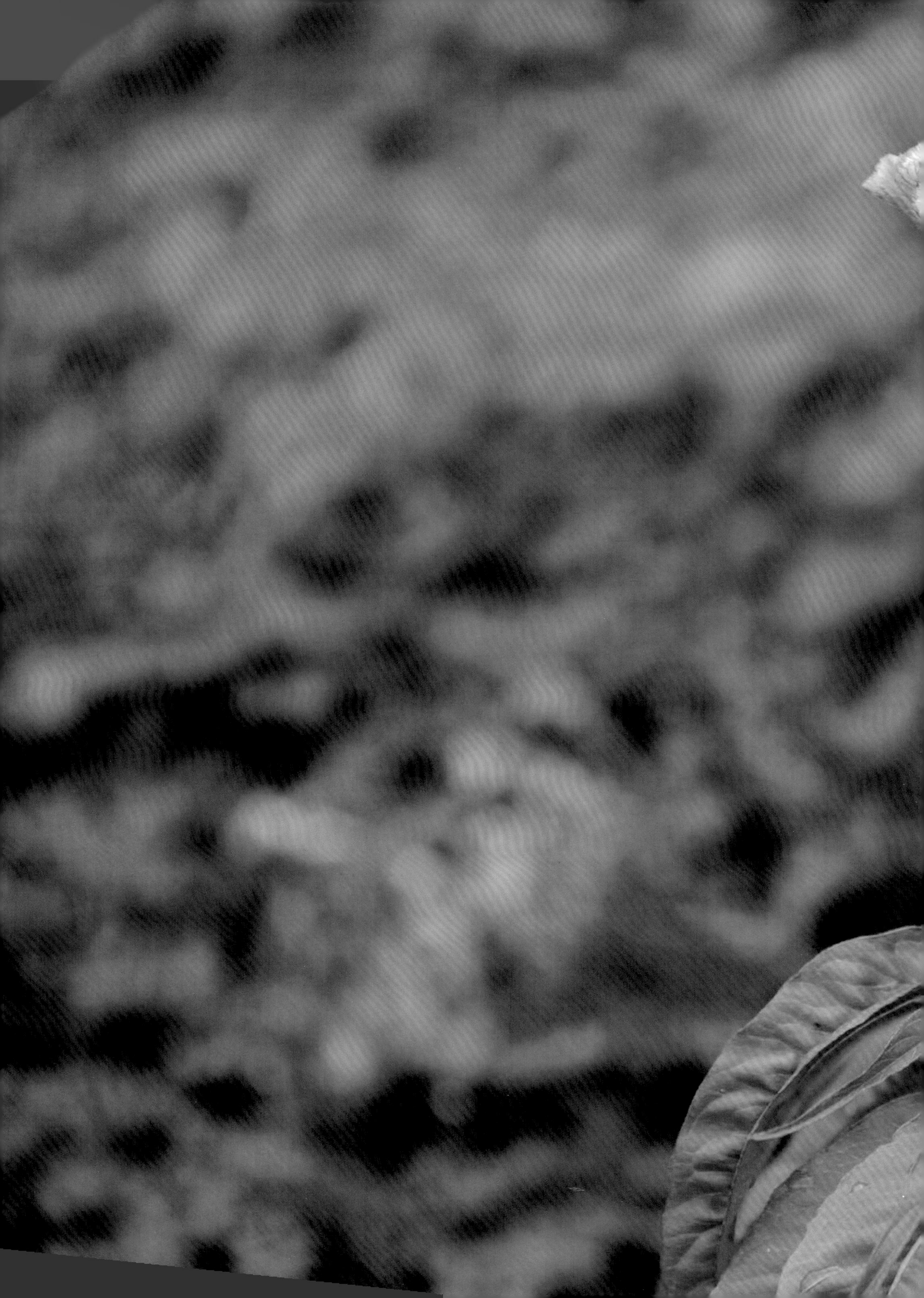

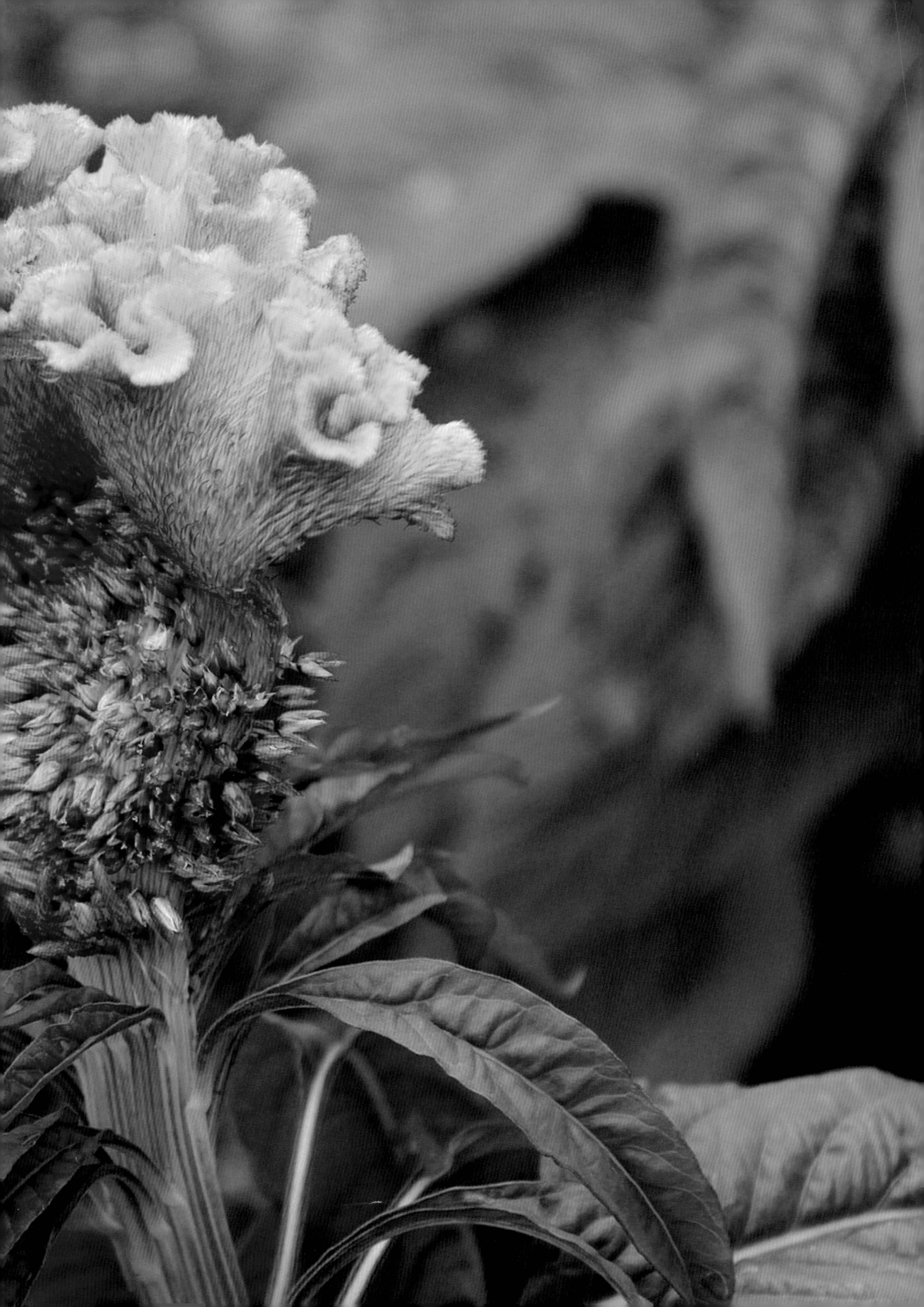

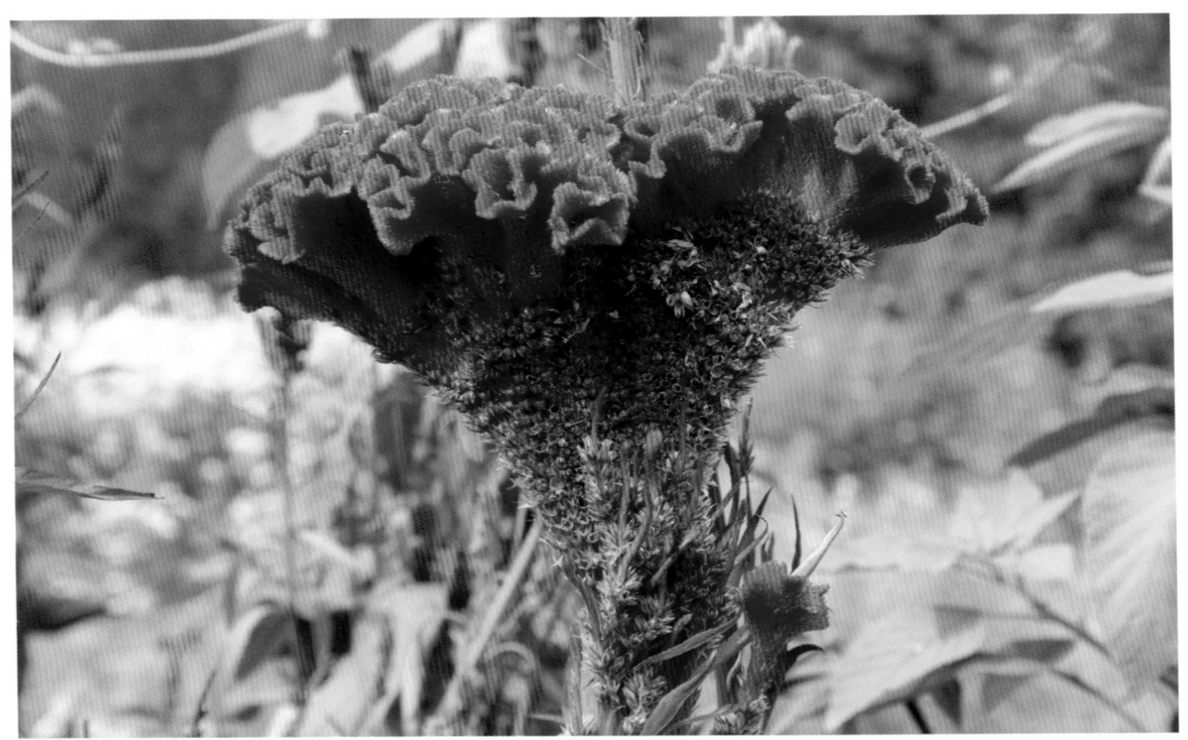

鸡冠花

药材鉴别

穗状花序多扁平而肥厚，似鸡冠状。长 8 ~ 25 cm，宽 5 ~ 20 cm。上缘宽，具皱褶，密生线状鳞片，下端渐狭小，常残留扁平的茎。表面红色、紫红色或黄白色；中部以下密生多数小花，各小花有角质苞片及花被片。果实盖裂，种子圆肾形，黑色，有光泽。体轻，质柔韧。气无，味淡。以朵大而扁、色泽鲜艳者为佳。习惯以白色者质优。

功效主治

凉血止血，止带，止泻。主治诸出血证，带下，泻泄，痢疾。

用法用量

内服：煎汤，9 ~ 15 g；或入丸、散。外用：适量，煎汤熏洗；或研末调敷。

民族药方

1．妇女崩漏 鸡冠花、紫茉莉根各 10 g。水煎服。

2．妇科慢性炎症 10% 鸡冠花注射液。每日 1 次，每次 2 ml，肌内注射。

3．带下病 白鸡冠花、白果仁各 15 g，白菊花、白扁豆各 12 g，白莲子 30 g，白母鸡 1 只（1000 g 左右）。先将鸡处理好，然后再将诸药填入鸡腹内，用荷叶包裹置砂锅内，用文火蒸 3 小时后，食肉喝汤，分 2 ~ 3 次食完，每日早、晚各 1 次。治疗期间忌辛辣、禁房事，勤换内裤。

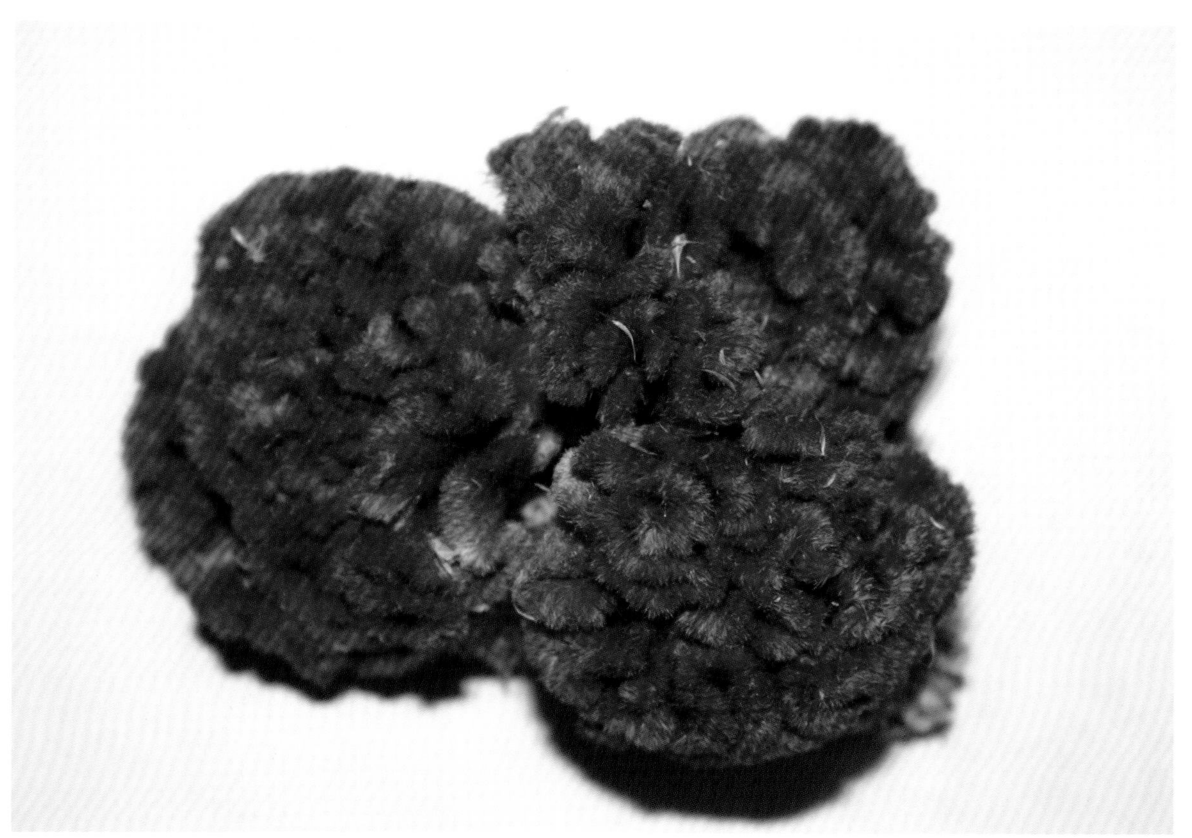

鸡冠花药材

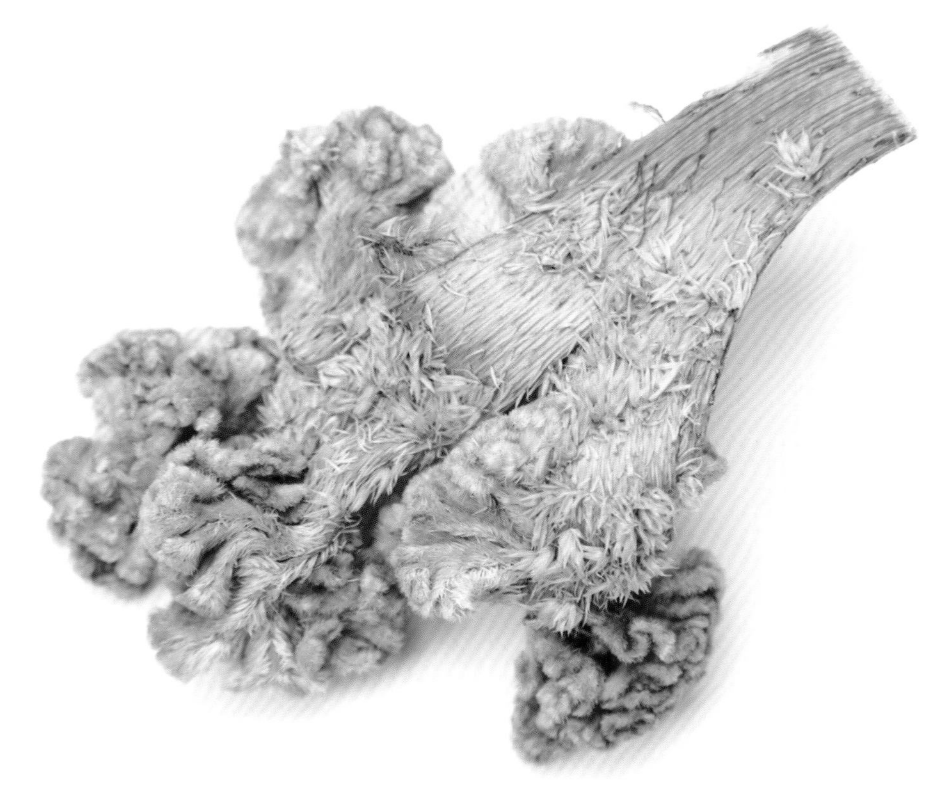

鸡冠花药材

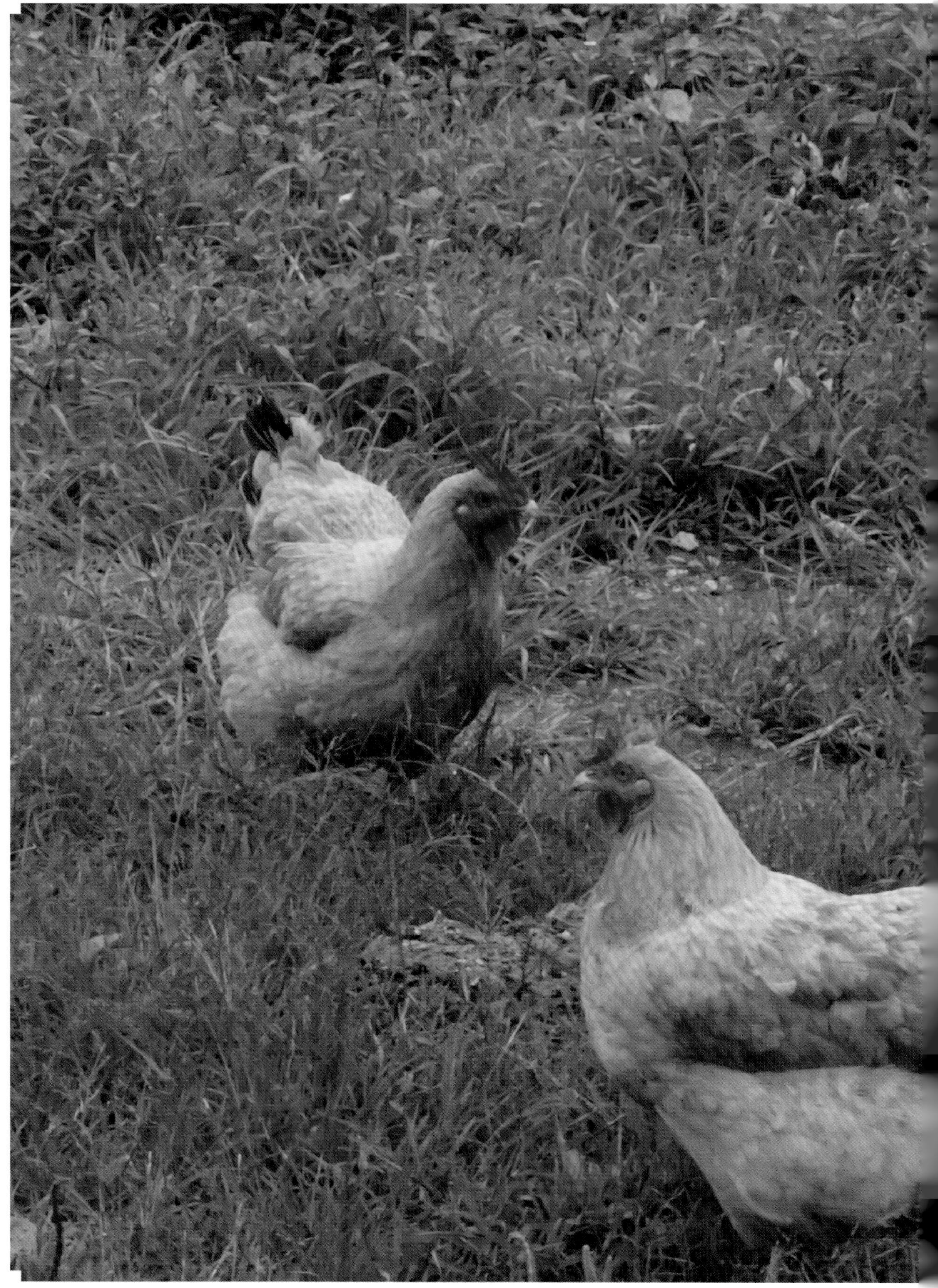

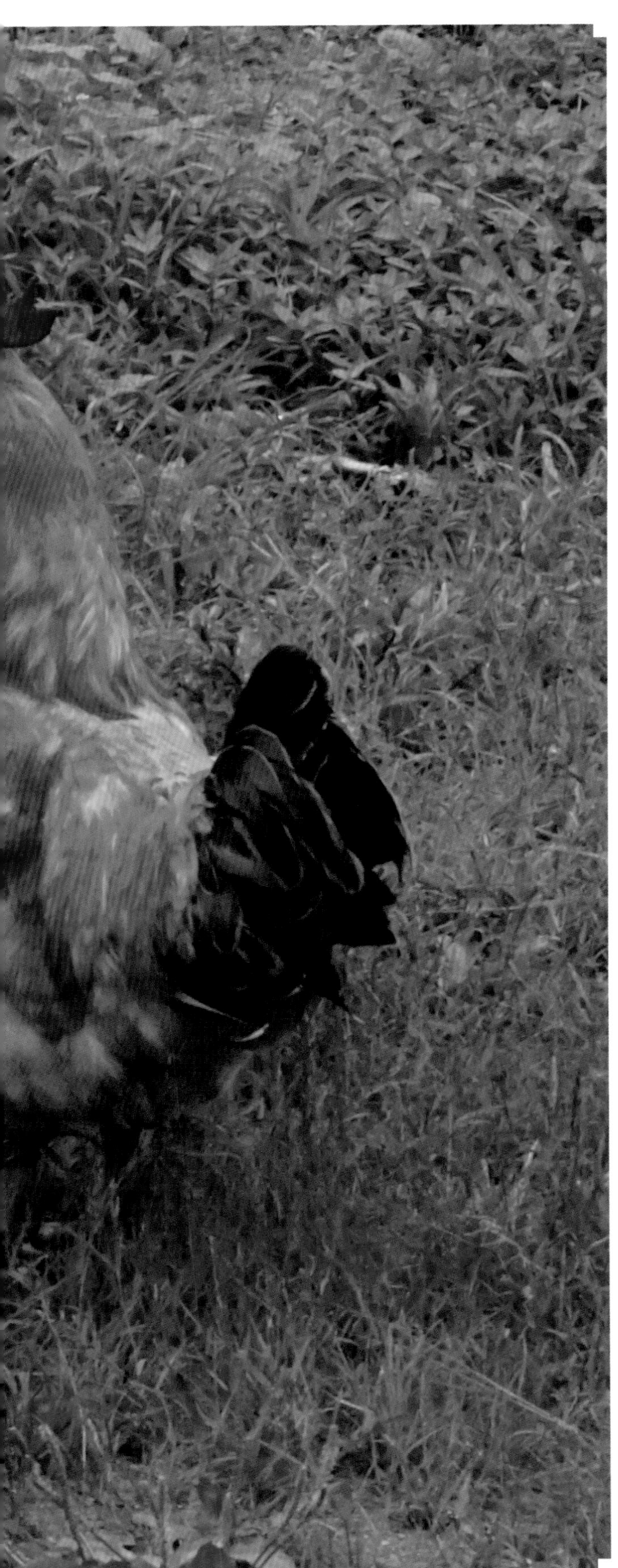

鸡内金

【苗药名】嘎冰官。

【别　名】内金、鸡肫皮。

【来　源】本品为雉科动物家鸡 *Gallus gallus* domesticus Brisson 的沙囊内膜。

【性味归经】味甜，性微热。归冷经、慢经。

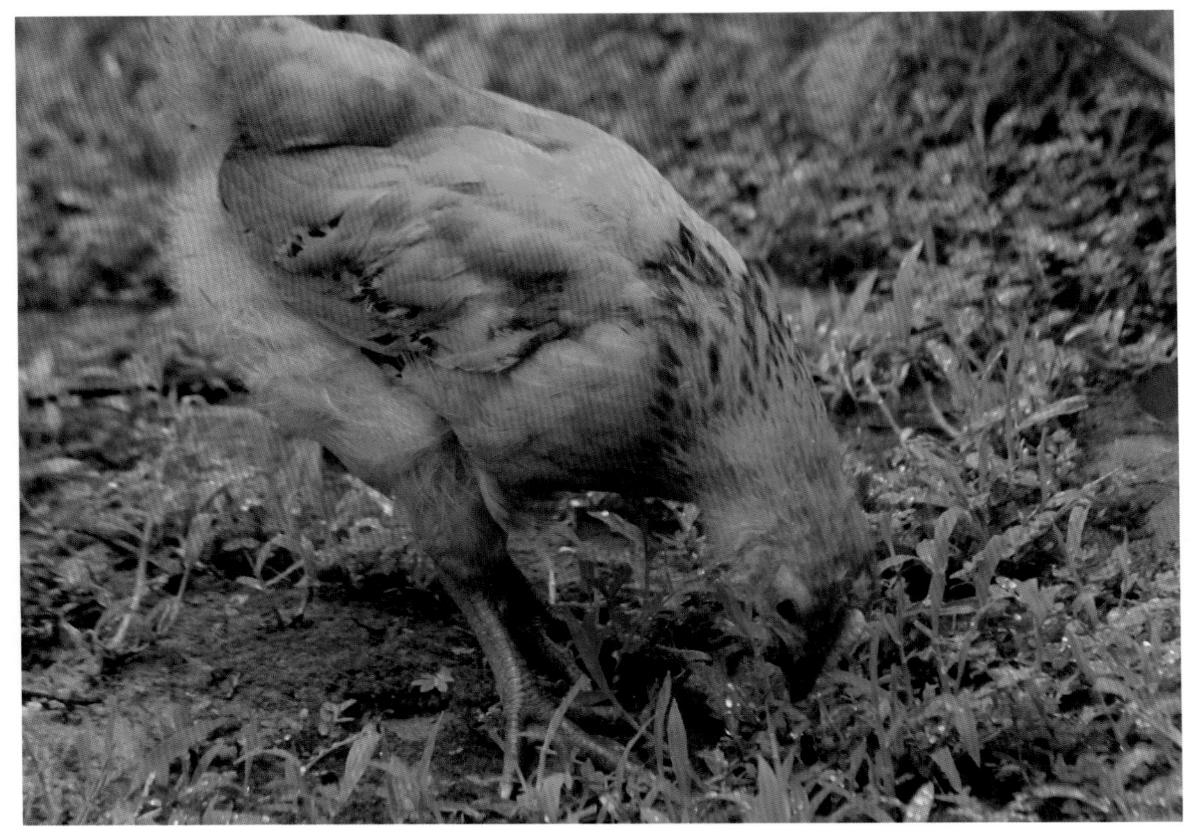

鸡

原动物

见鸡蛋项下相关内容。

采收加工

全年均可采收，将鸡宰杀后，立即取出沙囊，剥下内膜，洗净，晒干。

药材鉴别

本品呈不规则囊片状，略蜷曲。大小不完整者长约 3.5 cm，宽约 3 cm，厚约 0.5 cm。表面黄色、黄绿色或黄褐色，薄而半透明，有多数明显的条棱状波纹。质脆，易碎，断面角质样，有光泽。气微腥，味微苦。

功效主治

健胃消食，涩精止遗，消癥化石。主治消化不良，饮食积滞，呕吐反胃，泄泻下痢，小儿疳积，遗精，遗尿，小便频数，泌尿系结石及胆结石，癥瘕经闭，喉痹乳蛾，牙疳口疮。

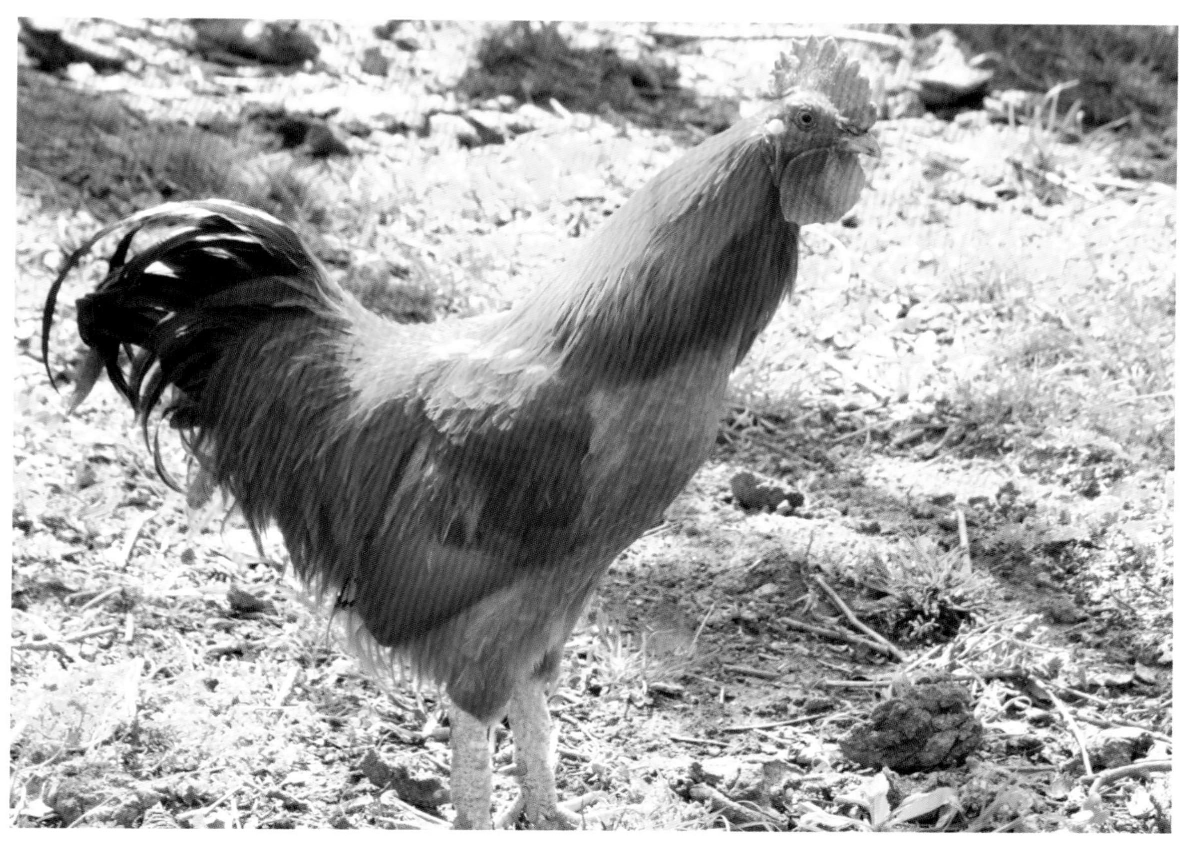

鸡

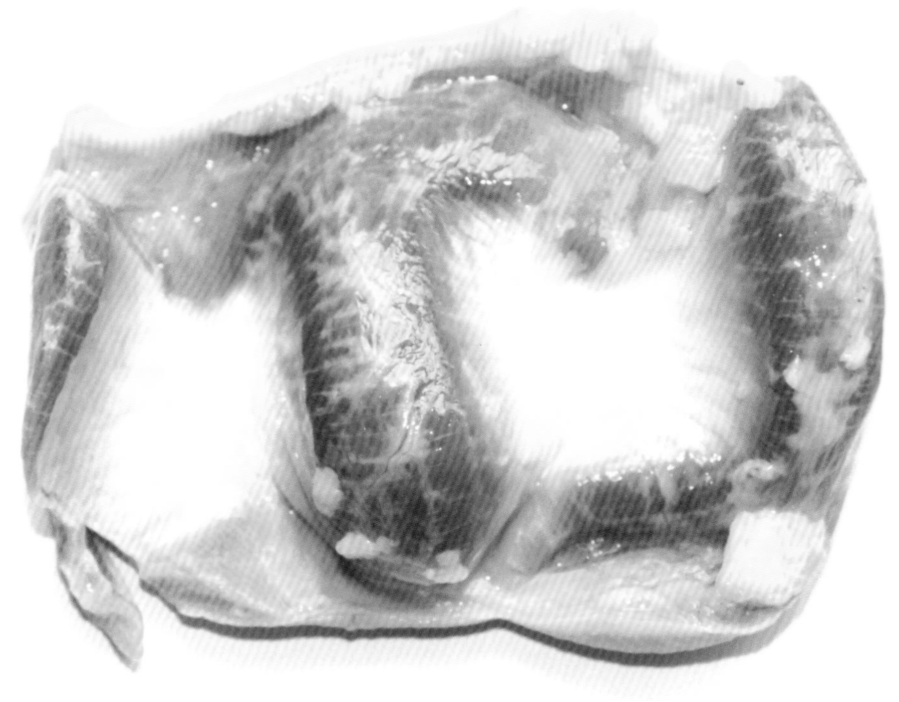

鸡内金药材

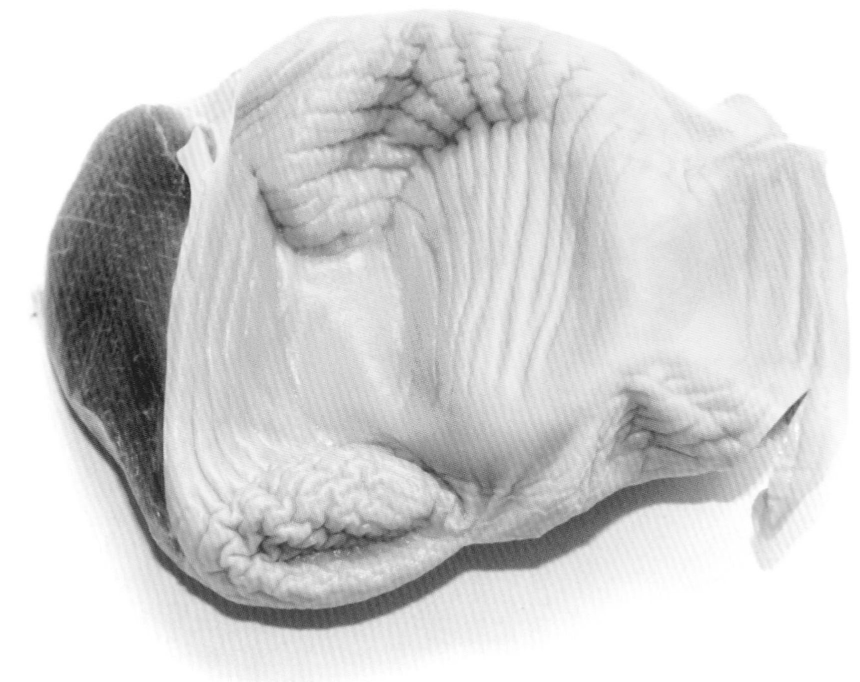

鸡内金药材

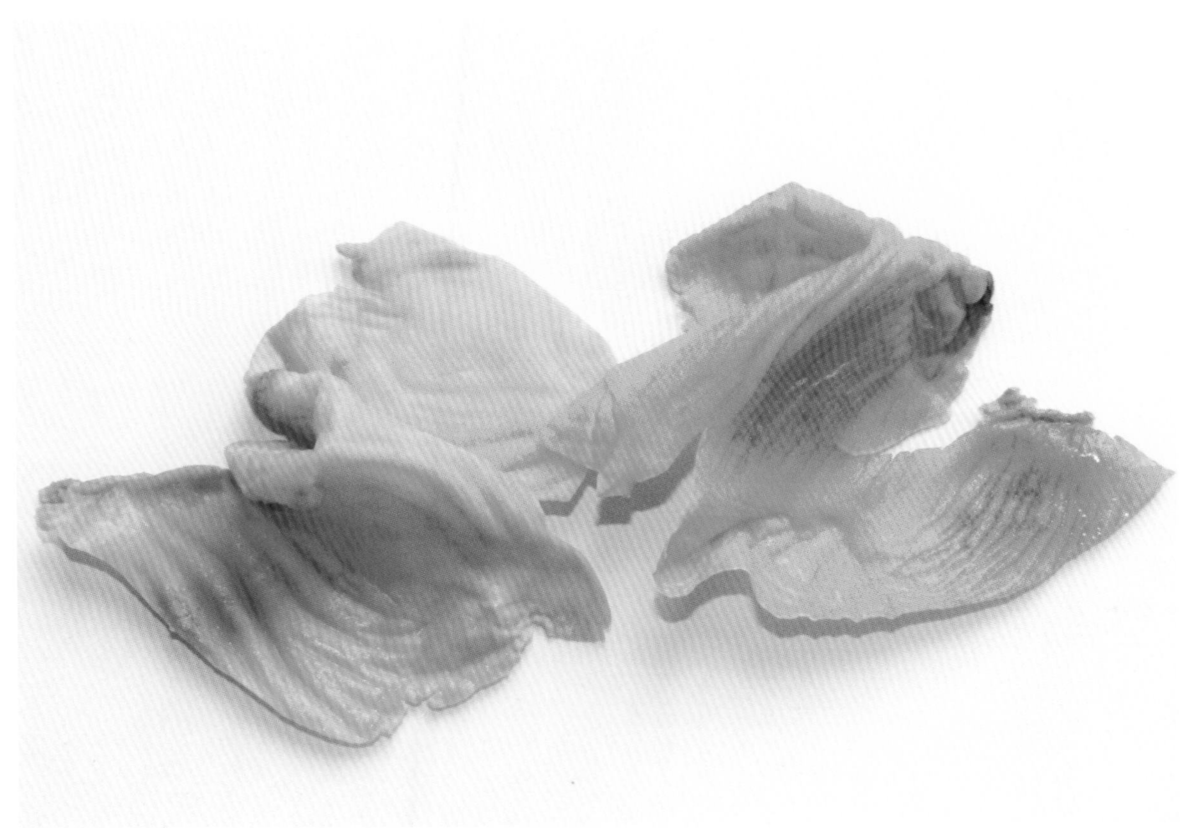

鸡内金药材

用法用量

内服：煎汤，3 ~ 10 g；研末，每次 1.5 ~ 3.0 g；或入丸、散。外用：适量，研末调敷或生贴。

民族药方

1．小儿积食、消化不良 鸡内金、繁缕根各 3 g。研末冷开水吞服，1 次服完。

2．扁平疣 生鸡内金 100 g，黑龙江白米醋 300 ml。装广口瓶内，浸泡 30 小时后即得"金醋消疣液"。治疗时，用镊子夹消毒棉球蘸药液，涂搽患处，每日 3 次，10 日为 1 个疗程。

3．小儿疳积 鸡内金、神曲、麦芽、山楂、茯苓、莱菔子各 6 g，陈皮、制半夏各 3 g。水煎服，每日 2 次，3 日为 1 个疗程，如乳食积滞者，加炒谷芽、五谷虫；面色无华、毛发干枯者加淮山药、炒白术、太子参；腹部饱胀者，加槟榔、木香；便结者加大黄；便溏者，去莱菔子，加党参、白术；汗出太多者，加牡蛎、浮小麦。

4．泌尿系结石 ①鸡内金、三棱、莪术各 12 g，金钱草、海金沙、石韦各 30 g，滑石（包煎）20 g，牛膝、车前子各 15 g，桃仁、木通、枳壳各 10 g，大黄、生甘草 6 g。脾虚者加白术、山药；肾阳虚者加菟丝子、补骨脂；肾阴虚者加知母、生地黄；气虚者加潞党参、黄芪；血虚者加当归、熟地黄；腰痛者加续断、杜仲、桑寄生；有感染者加金银花、蒲公英；有血尿者加白茅根、茜草根。每日 1 剂，水煎，分 2 次服，15 日为 1 个疗程。②鸡内金、麦冬、海金沙、石韦、冬葵子各 15 g，金钱草、白芍各 30 g，生地黄 24 g，滑石、白茅根各 20 g，桃仁、甘草各 6 g，琥珀（冲）3 g 加减。尿路感染加金银花、蒲公英；口渴舌红少苔加沙参、玉竹；病久血瘀加水蛭、三棱；血尿加小蓟；肾积水加泽兰、茯苓；气虚加党参；便秘加大黄。每日 1 剂，水煎服，每 2 周为 1 个疗程。

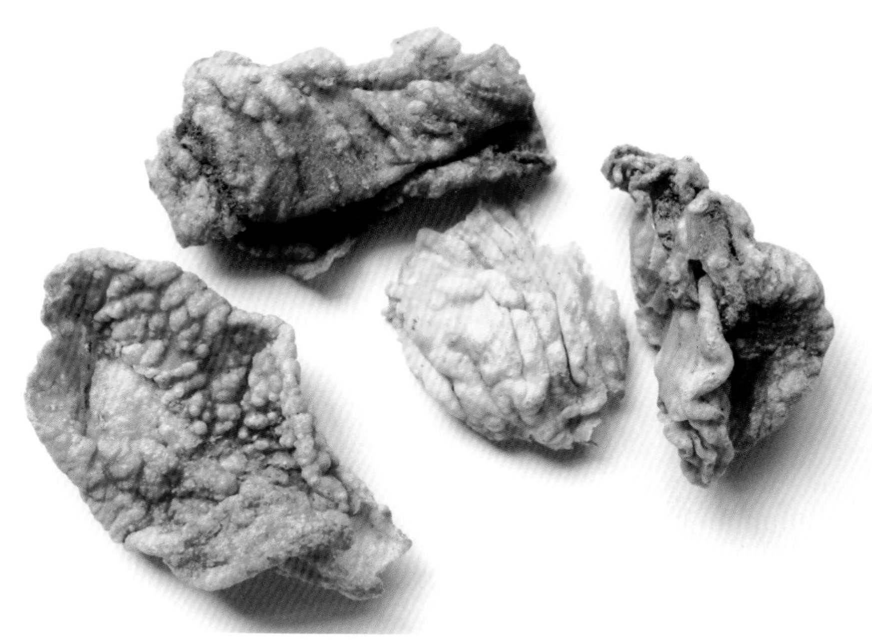

鸡内金（砂炒制）饮片

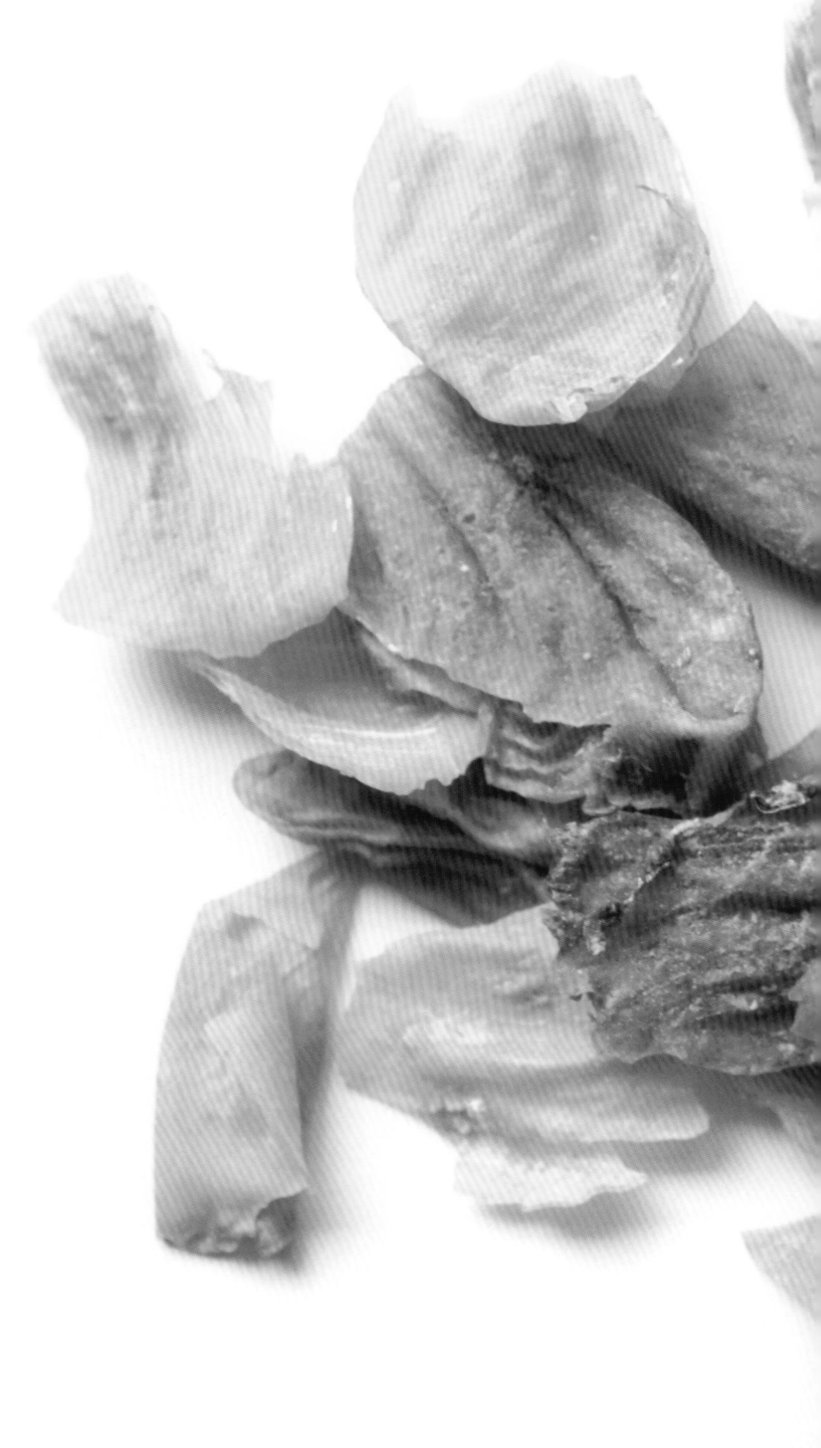

鸡内金

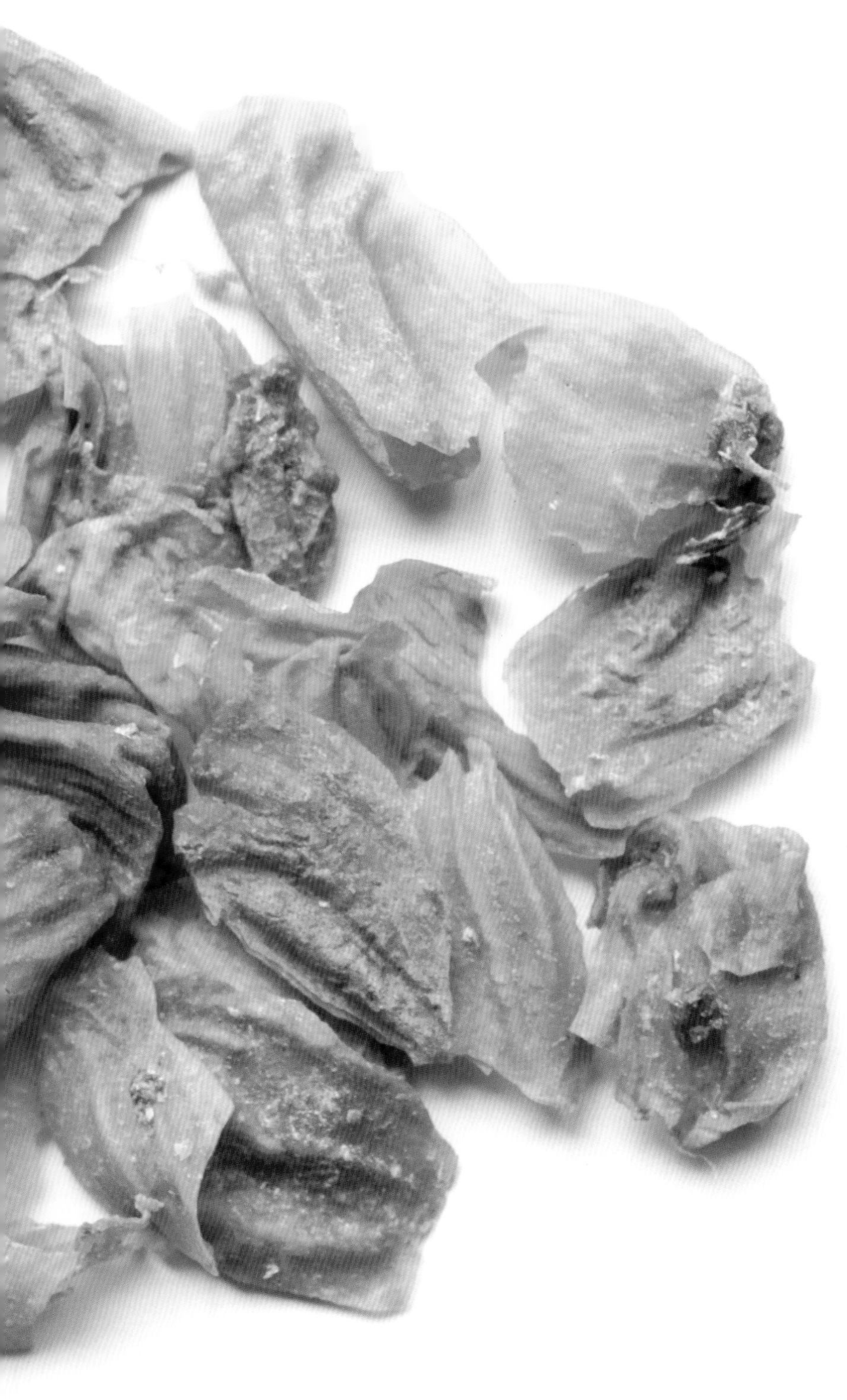

鸡内金饮片

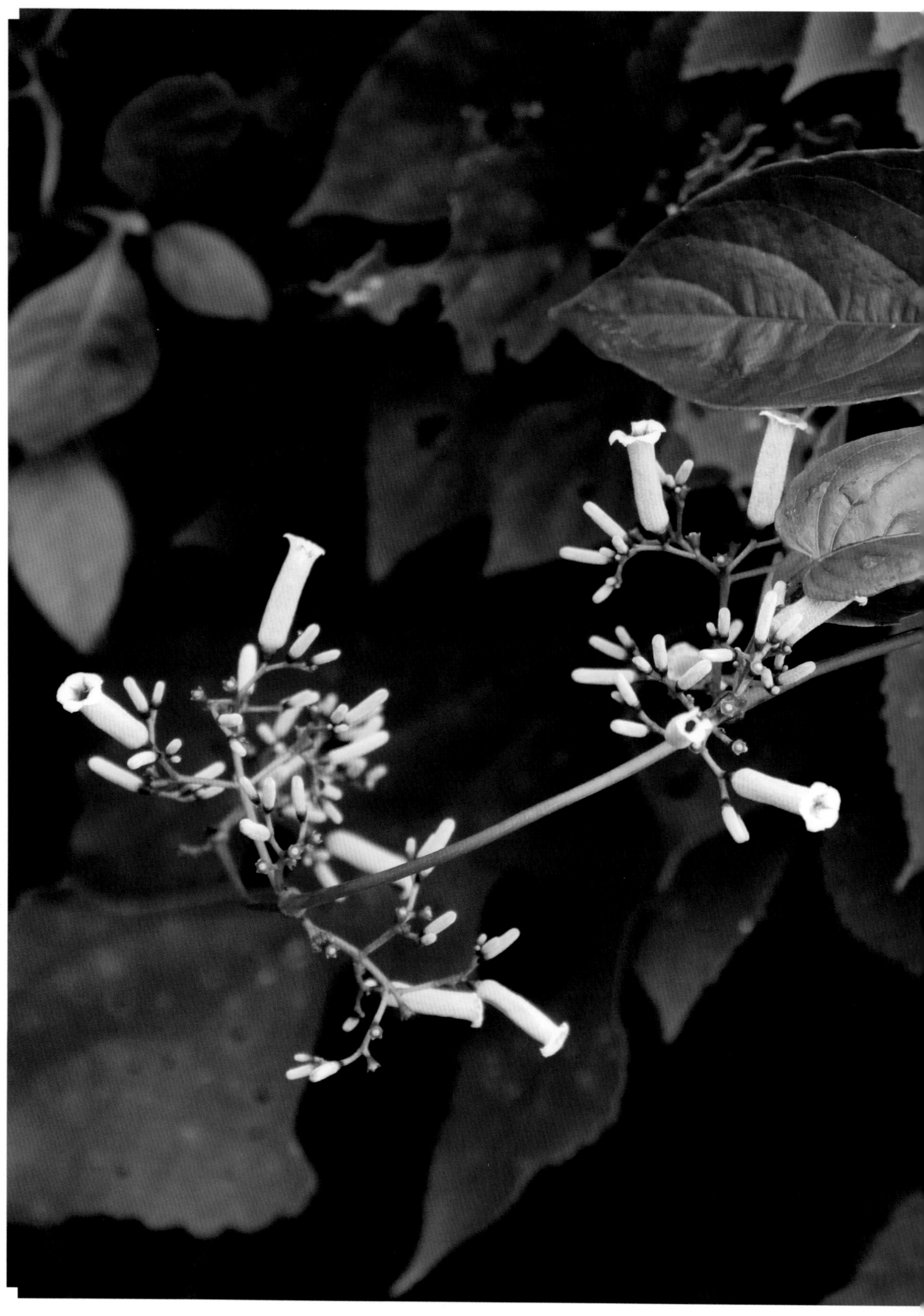

鸡矢藤

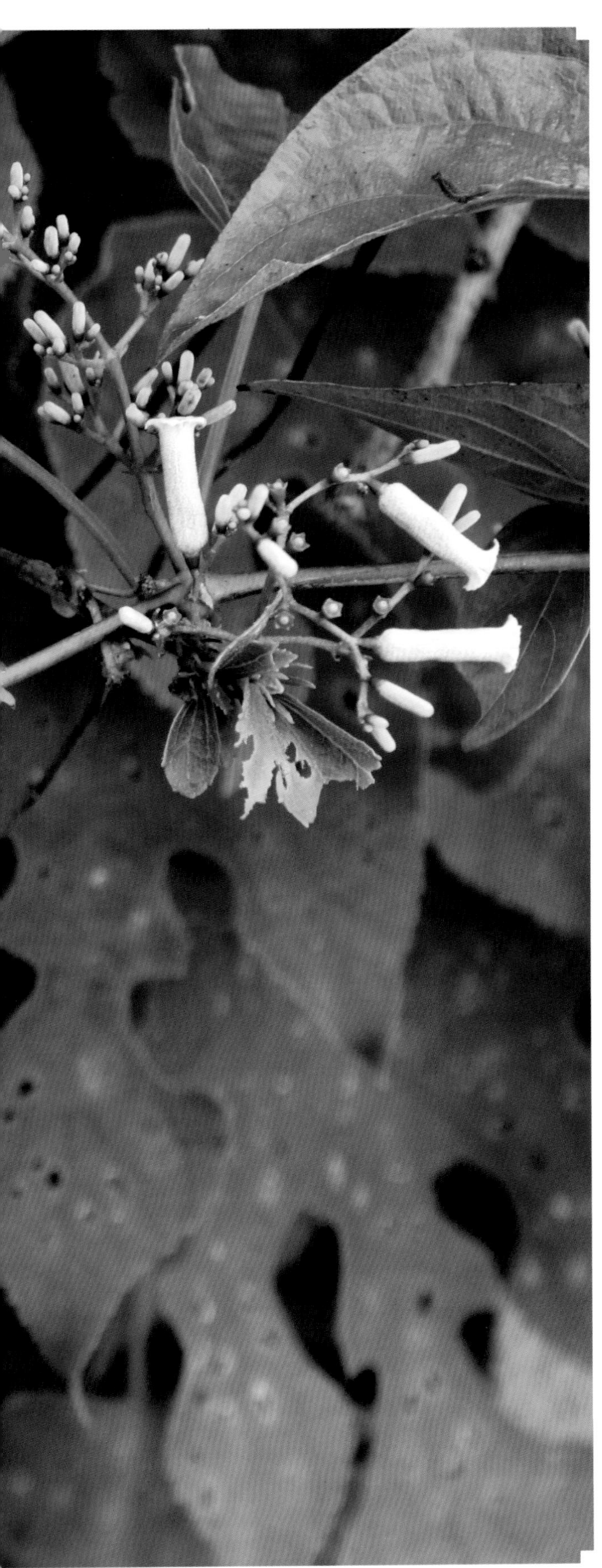

【苗药名】窝项嘎。

【别　名】鸡屎藤、牛皮冻、解暑藤、皆治藤、清风藤。

【来　源】本品为茜草科植物鸡矢藤 *Paederia scandens*（Lour.）Merr. 的全草及根。

【性味归经】味涩，性微冷。归热经。

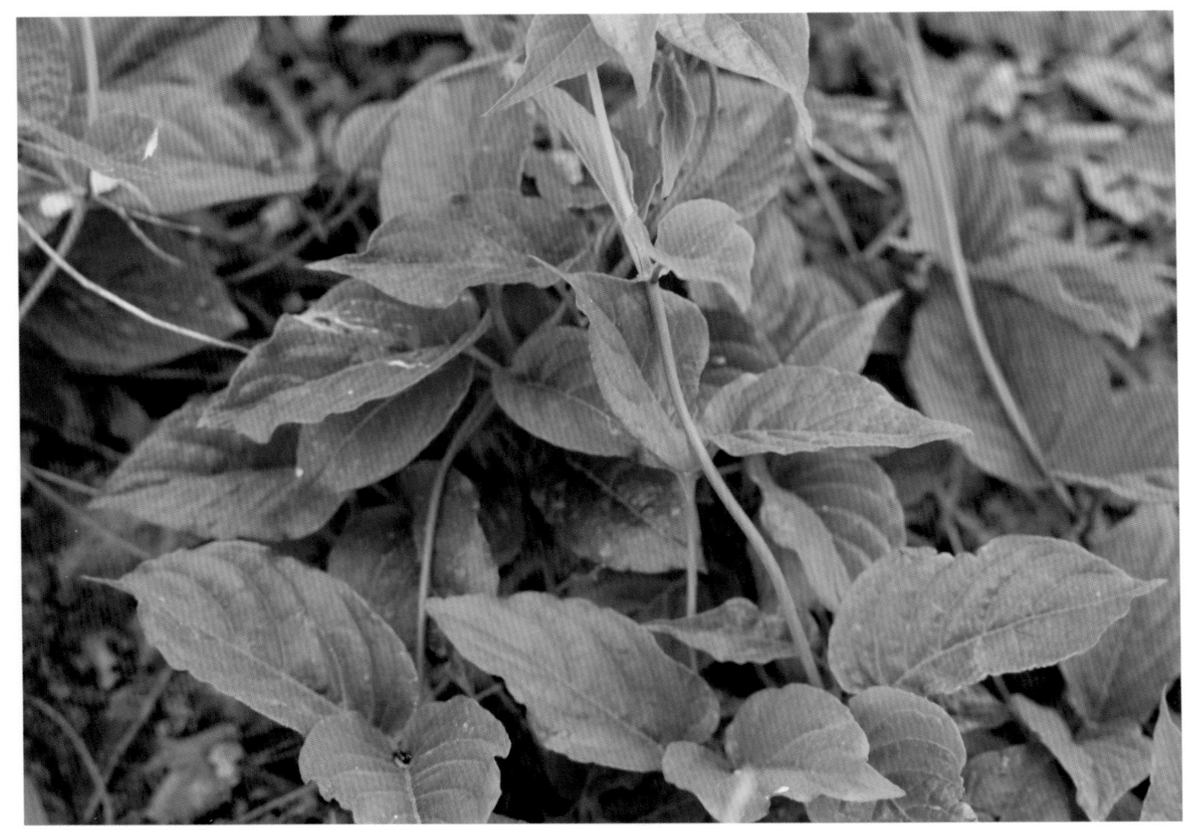

鸡矢藤

识别特征

多年生草质藤本植物。基部木质，秃净或稍被微毛，多分枝。叶对生，有柄；叶片近膜质，卵形、椭圆形、矩圆形至披针形，先端短尖，或渐尖。基部浑圆或宽楔形，两面近无毛或下面微被短柔毛；托叶三角形，脱落。聚伞花序呈顶生的带叶的大圆锥花序排列，腋生或顶生，疏散少花，扩展，分枝为蝎尾状的聚伞花序；花白紫色，无柄。浆果球形，直径 5 ~ 7 mm，成熟时光亮，草黄色。花期 7—8 月，果期 9—10 月。

生境分布

生长于溪边、河边、路边、林旁及灌木林中，常攀缘于其他植物或岩石上。分布于广东、湖北、四川、江西、江苏、浙江、福建、贵州等省区。

采收加工

除留种外，栽培后 9—10 月即可割取地上部分，晒干或晾干即可。也可在秋季挖根，洗净，切片，晒干。

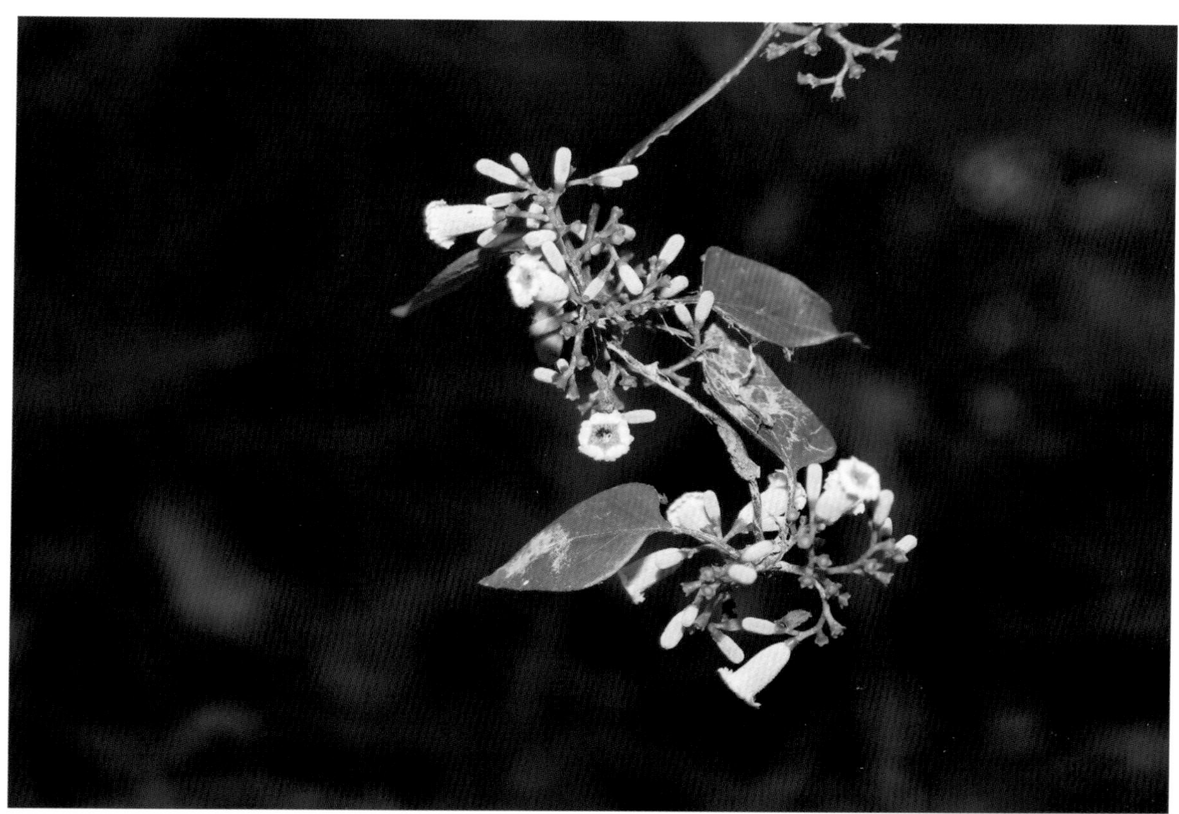

鸡矢藤

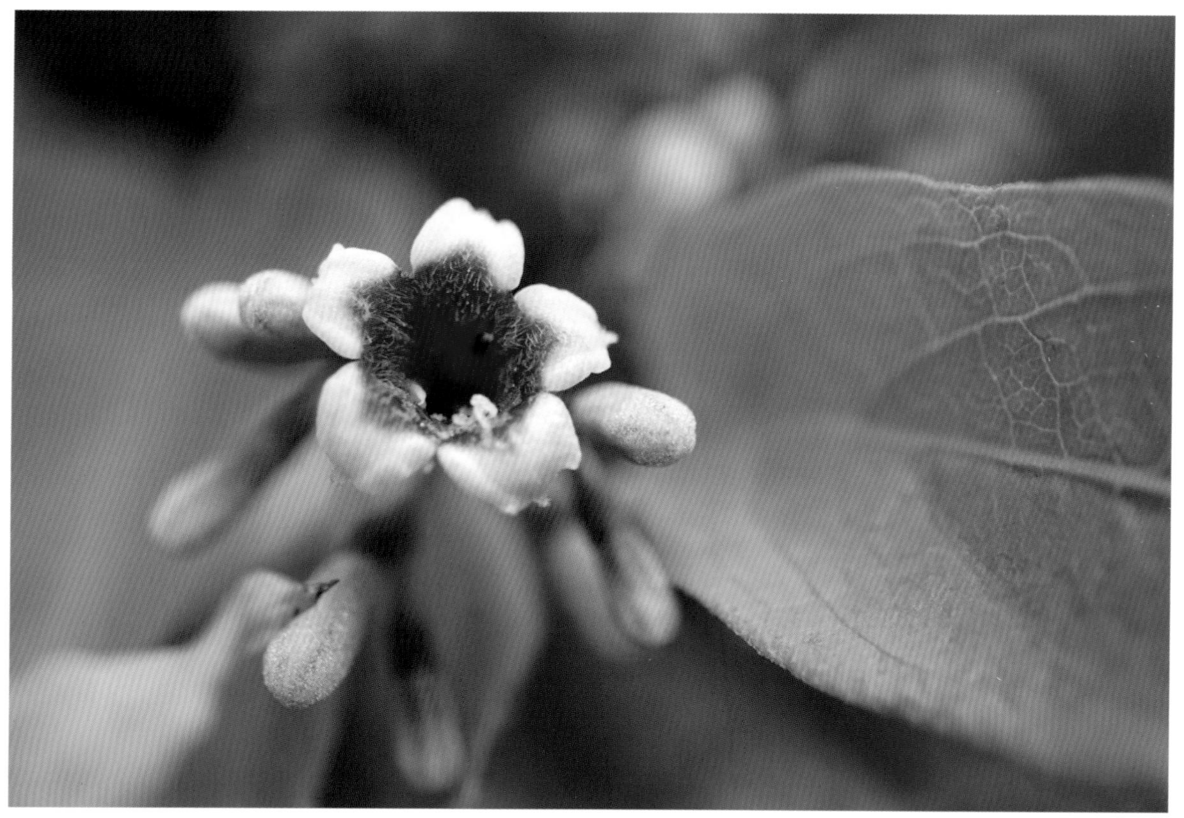

鸡矢藤

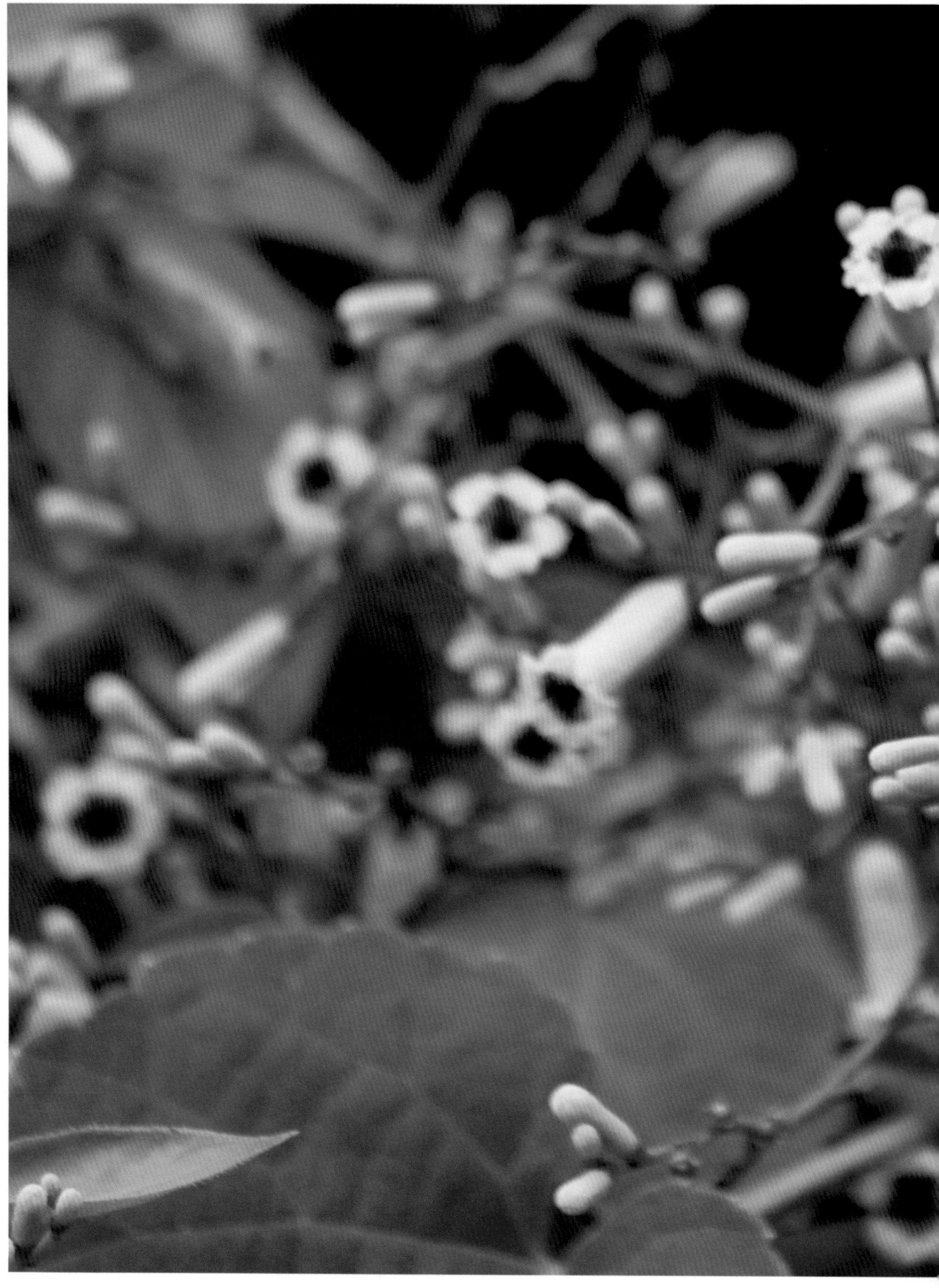

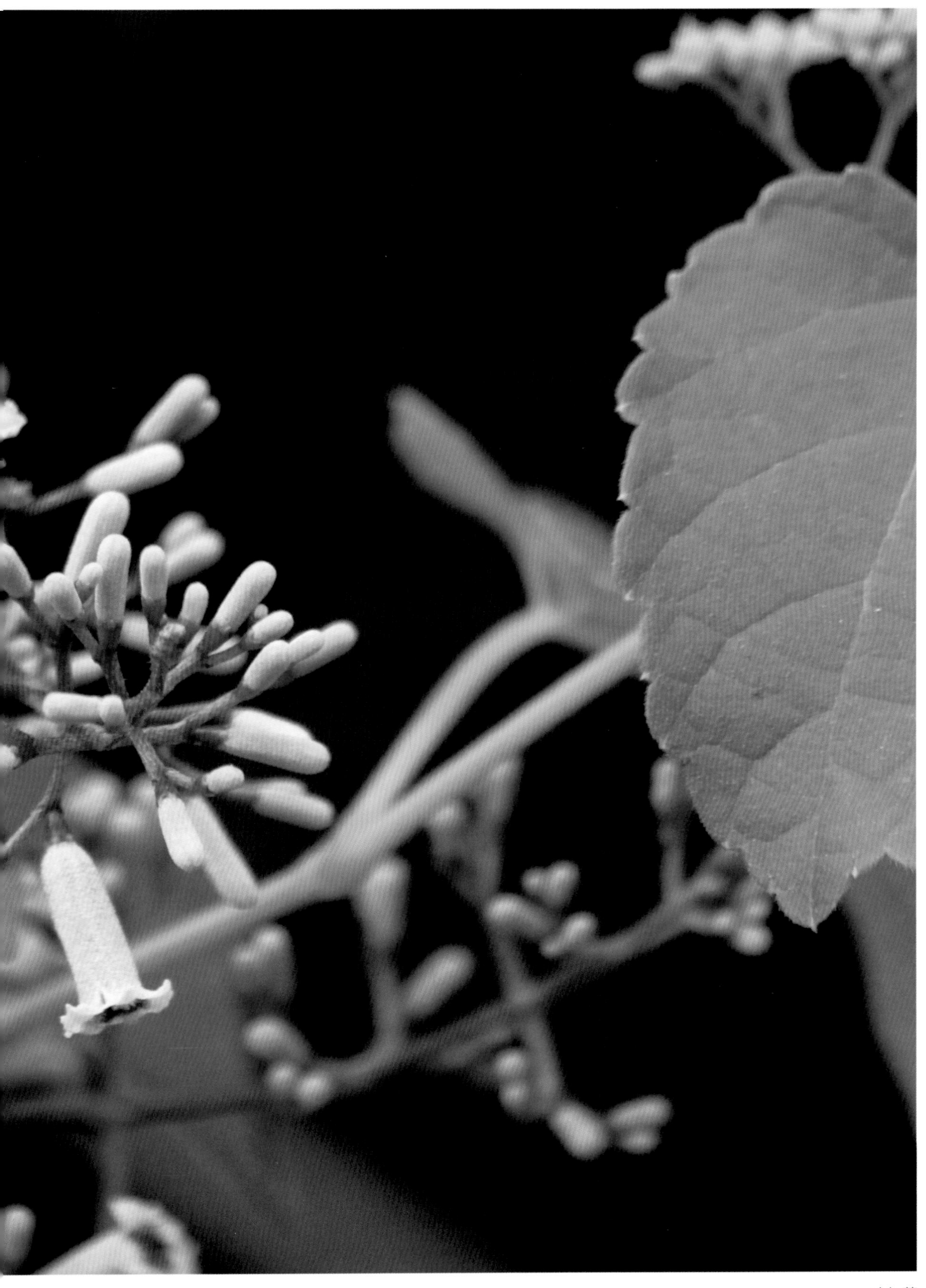

鸡矢藤

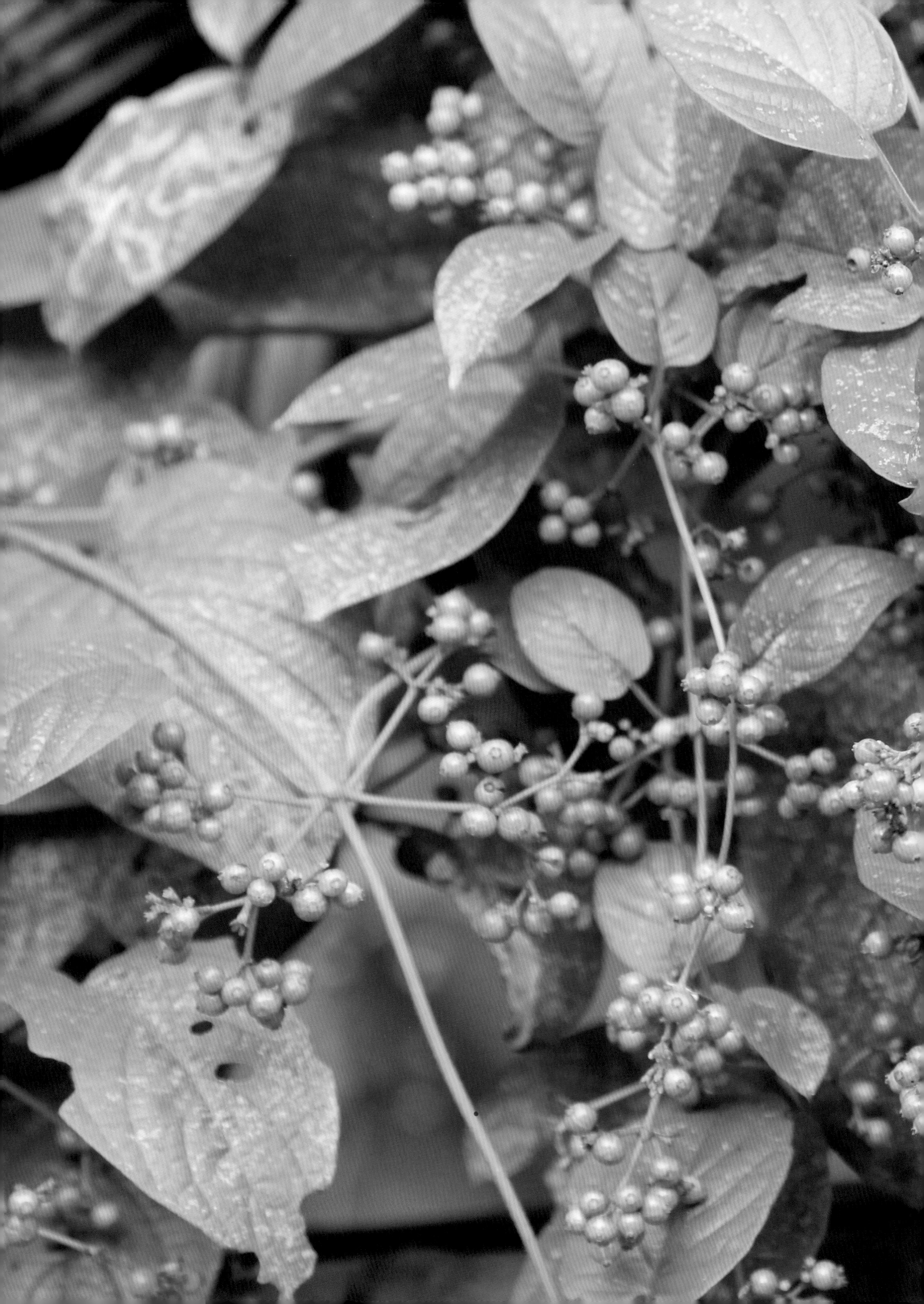

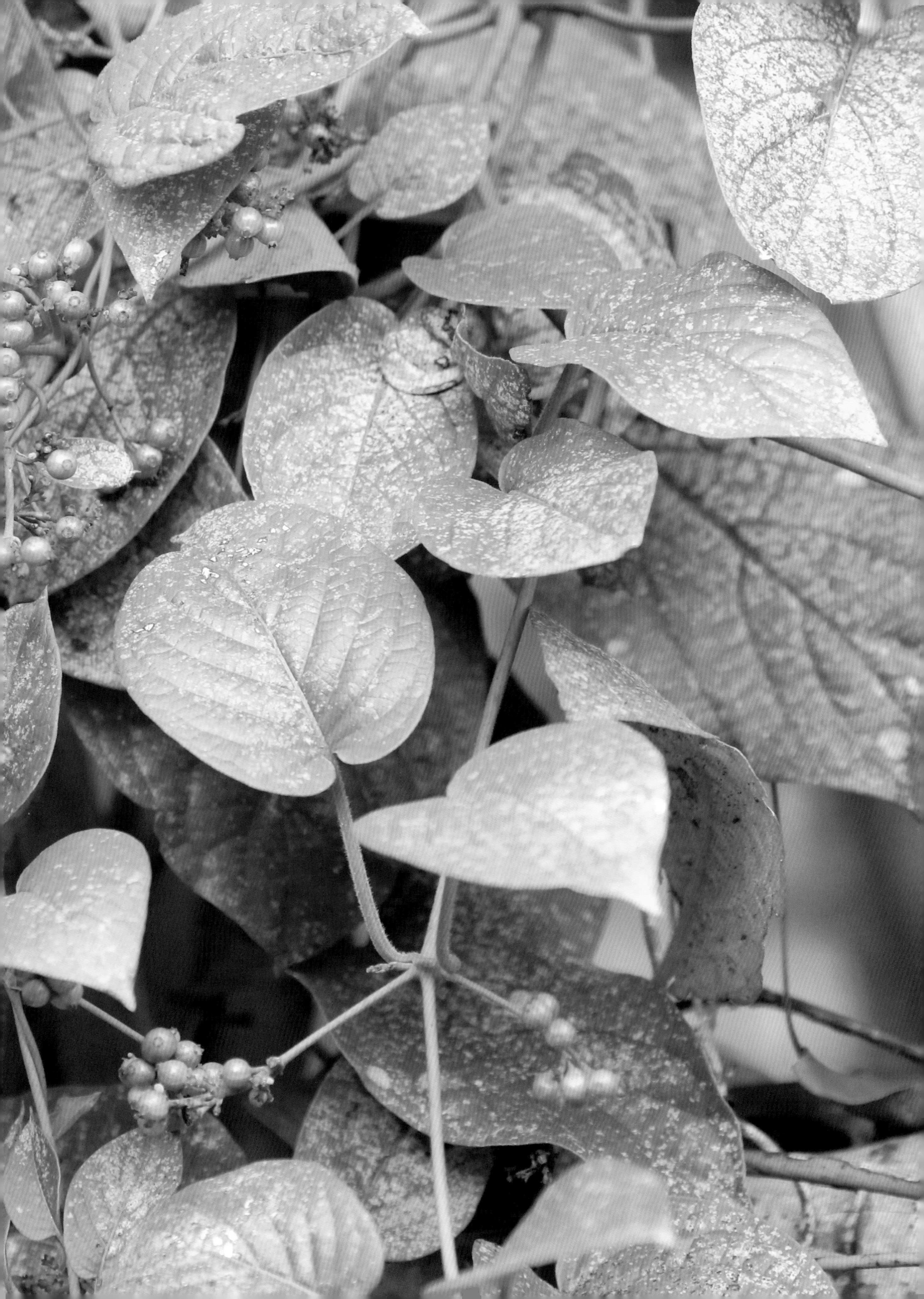

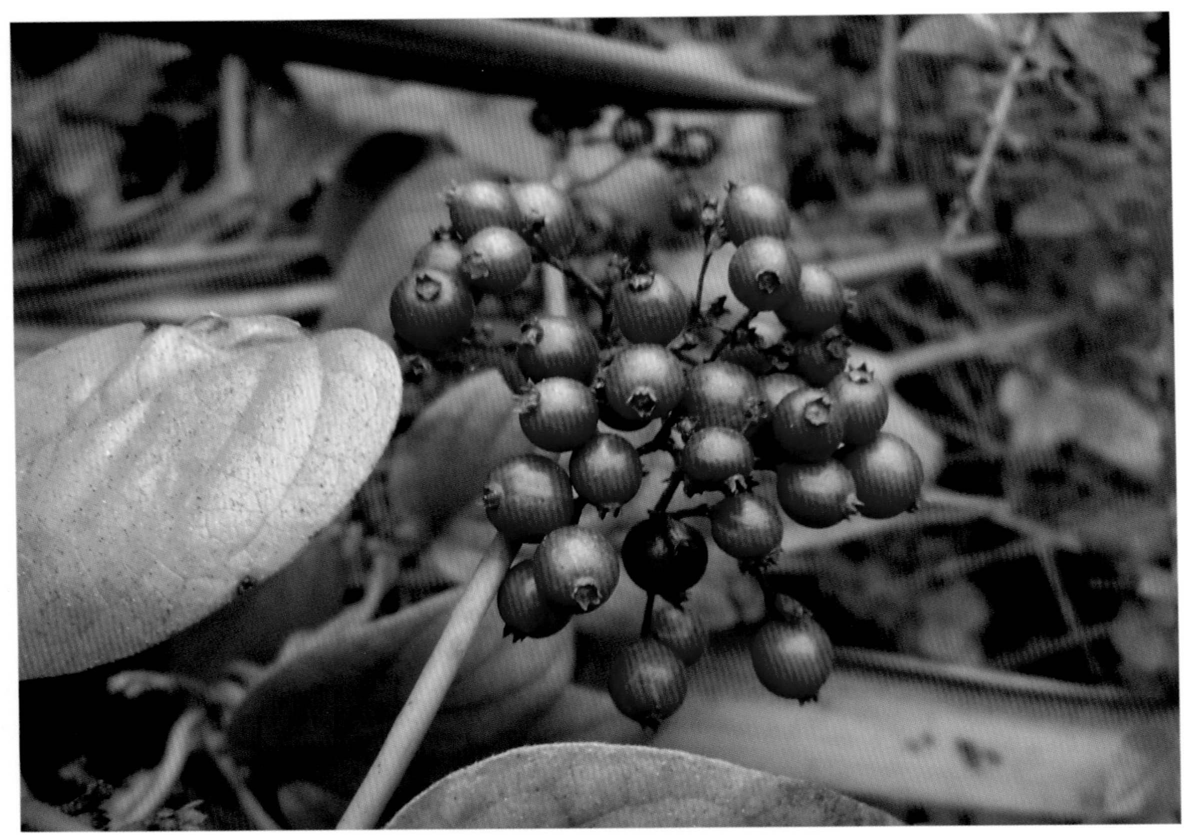

鸡矢藤

药材鉴别

茎呈扁圆柱形，稍扭曲，无毛或近无毛，老茎灰棕色，直径 3 ~ 12 mm，栓皮常脱落，有纵皱纹及叶柄断痕，易折断，断面平坦，灰黄色；嫩枝黑褐色，质韧，不易折断，断面纤维性，灰白色或浅绿色。叶对生，多皱缩或破碎，完整者展平后呈宽卵形或披针形，长 5 ~ 15 cm，宽 2 ~ 6 cm，先端尖，基部楔形、圆形或浅心形，全缘，绿褐色，两面无毛或近无毛；叶柄长 1.5 ~ 7.0 cm，无毛或有毛。聚伞花序顶生或腋生，前者多带叶，后者疏散少花，花序轴及花均被疏柔毛，花淡紫色。气特异，味微苦、涩。以条匀、叶多、气浓者为佳。

功效主治

祛风除湿，消食化积，解毒消肿，活血止痛。主治风湿痹痛，食积腹胀，小儿疳积，腹泻，痢疾，黄疸，烫火伤，湿疹，疮疡肿痛。

用法用量

内服：煎汤，10 ~ 15 g，大剂量时可用至 30 ~ 60 g；也可浸酒用。外用：适量，捣烂外敷；或煎水洗。

民族药方

1．小儿疳积 鸡矢藤 10 g。水煎服。

2．黄疸 鸡矢藤根 60 ~ 90 g，黄豆适量。共磨成浆，煮服。

3．肝炎 鸡矢藤、水苏麻、大小血藤、白薇各 9 ~ 15 g。水煎服。

4．红白痢疾 鸡矢藤叶 30 g，红糖 15 g。水煎服。

5．胃气痛，消化不良 鸡矢藤 16 g，穿心莲、茴香子、茨梨根、桔梗各 3 g，山楂仁炭 10 g，生姜 3 片。各药用纱布包好，置于仔鸡腹内，蒸熟，服汤肉。

6．多年老胃病 鸡矢藤粉 16 g，隔山消 63 g。取隔山消炖猪肚脐肉（割过卵巢的母猪肉）250 g，用肉汤吞服鸡矢藤粉，分 3 次服完。

7．消化不良 鸡矢藤、蜘蛛香各等份。切细，开水吞服，每次 3 g。

8．顽固性消化性溃疡 鸡矢藤 50 g，当归、延胡索、炙甘草、白芍、佛手片各 10 g，血竭末（研吞）2 g。水煎服。

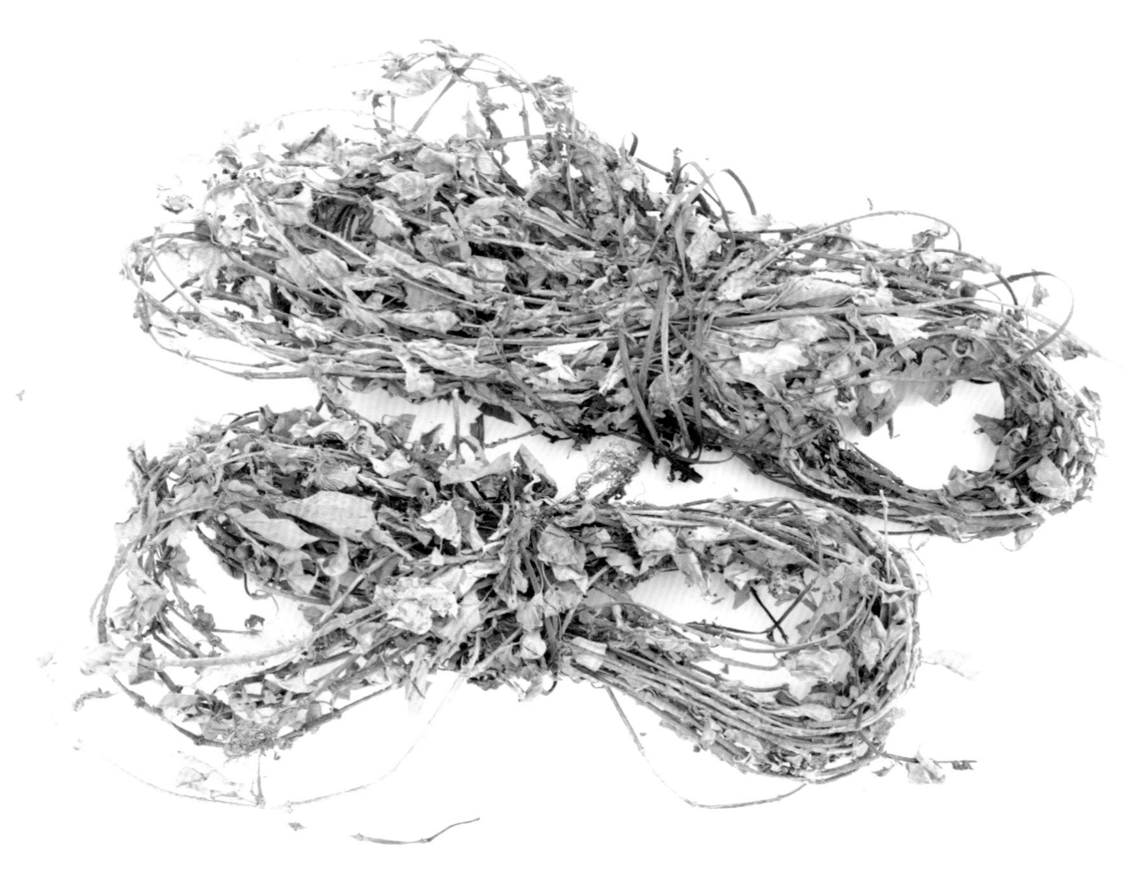

鸡矢藤药材

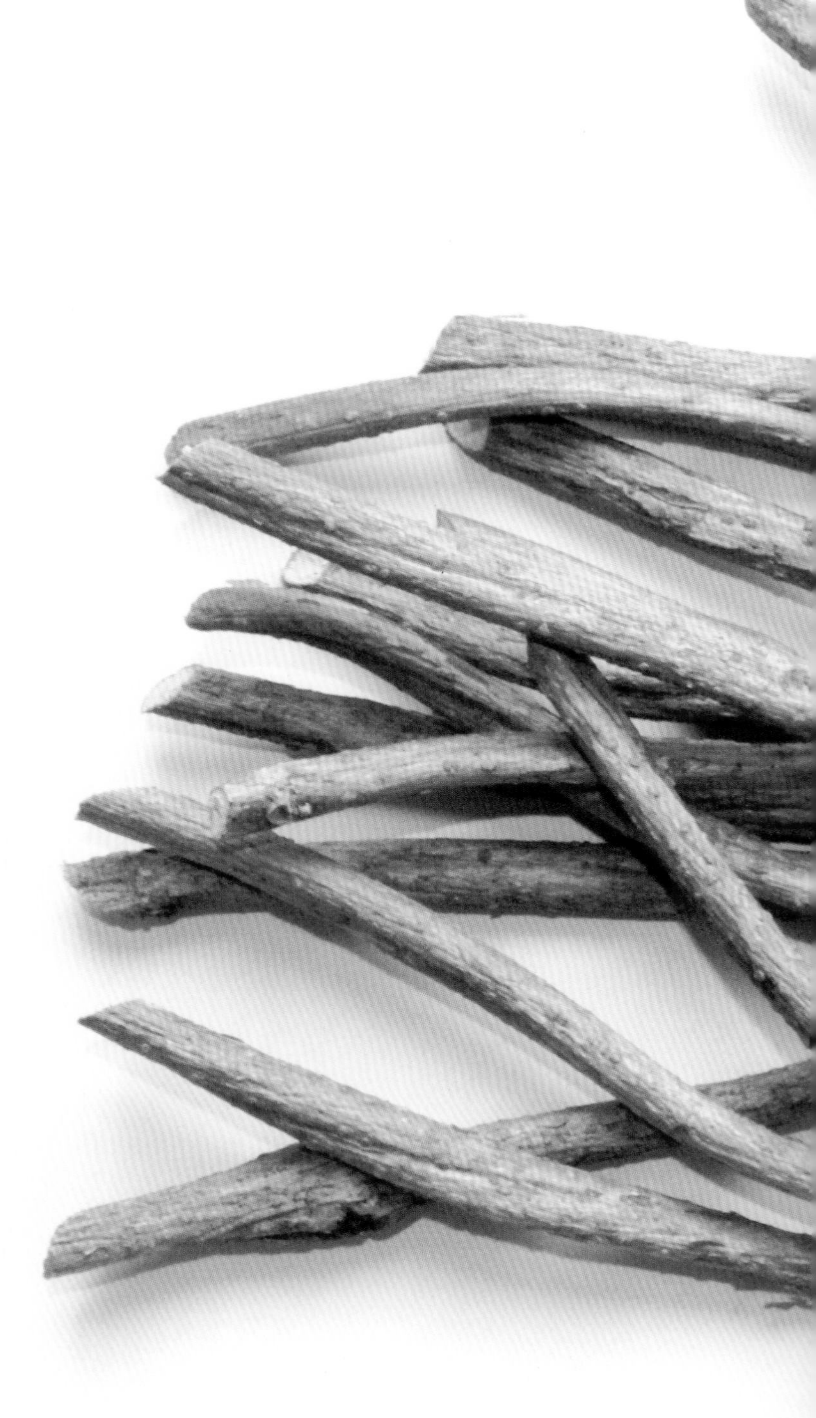

鸡矢藤

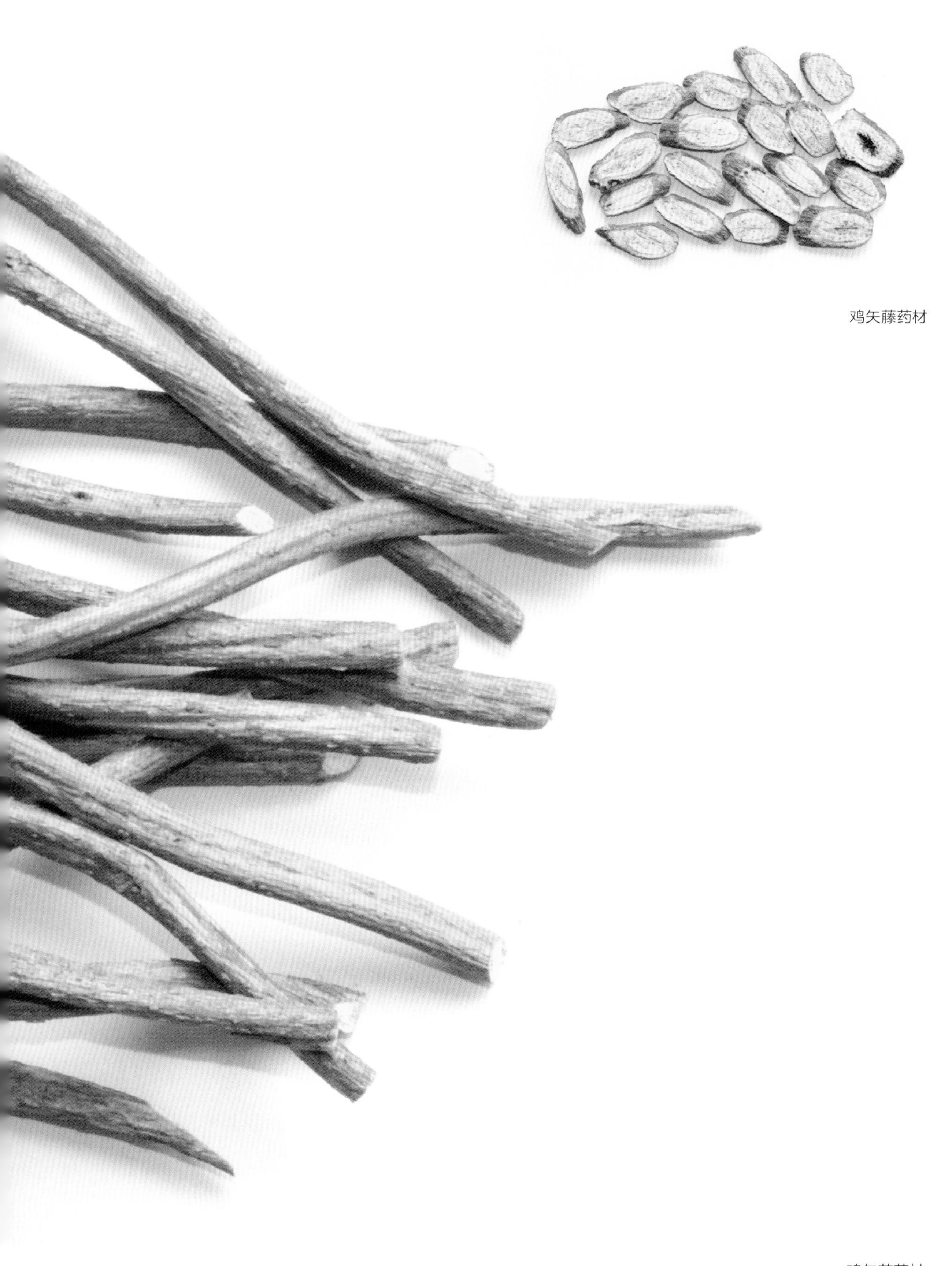

鸡矢藤药材

鸡矢藤药材

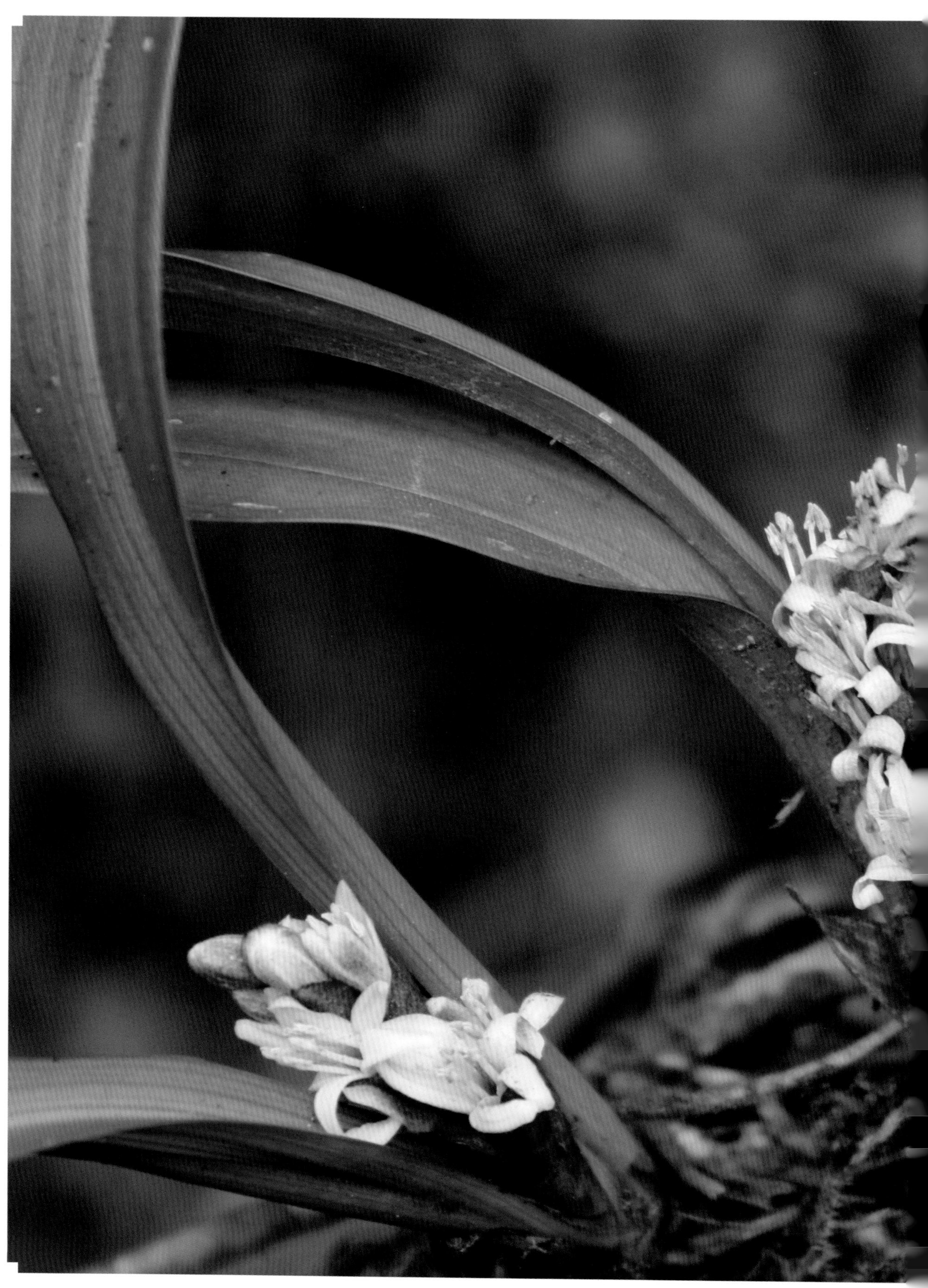

吉祥草

【苗药名】锐油沙。

【别　名】观音草、小青胆、玉带草、小叶万年青。

【来　源】本品为百合科植物吉祥草 *Reineckia carnea*（Andr.）Kunth 的全草。

【性味归经】味苦，性冷。归热经。

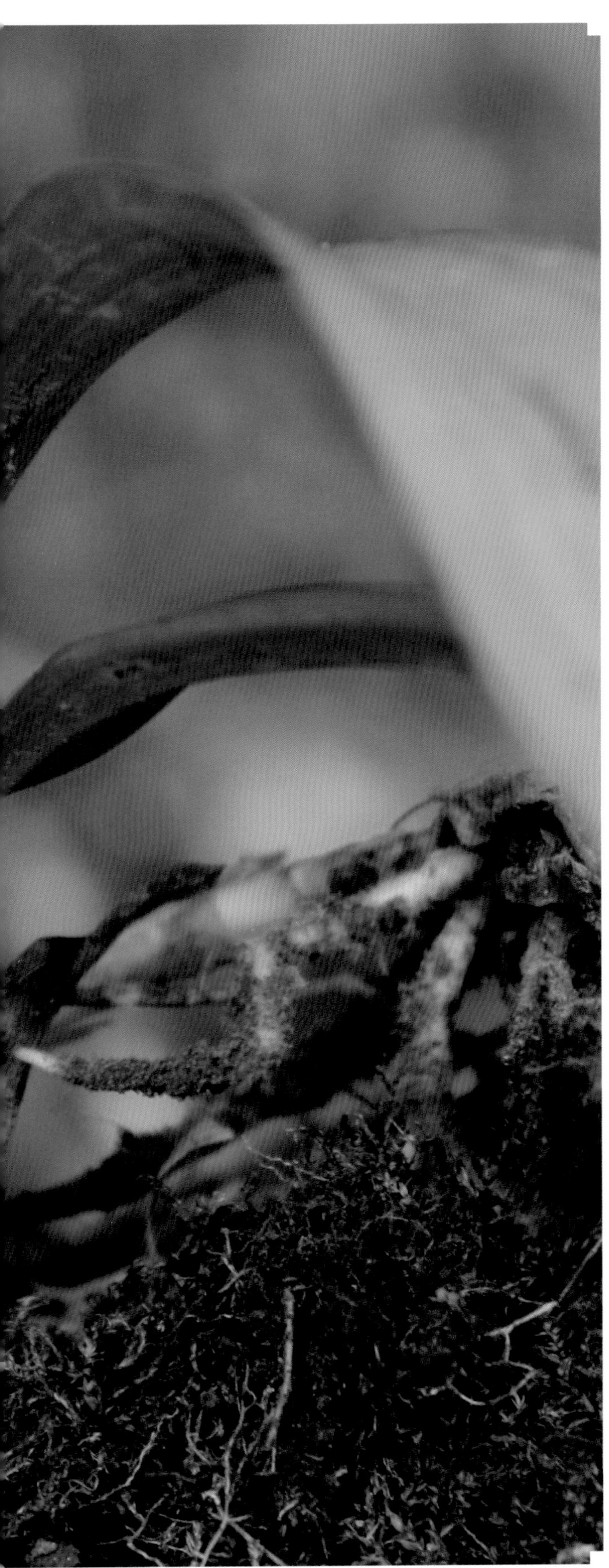

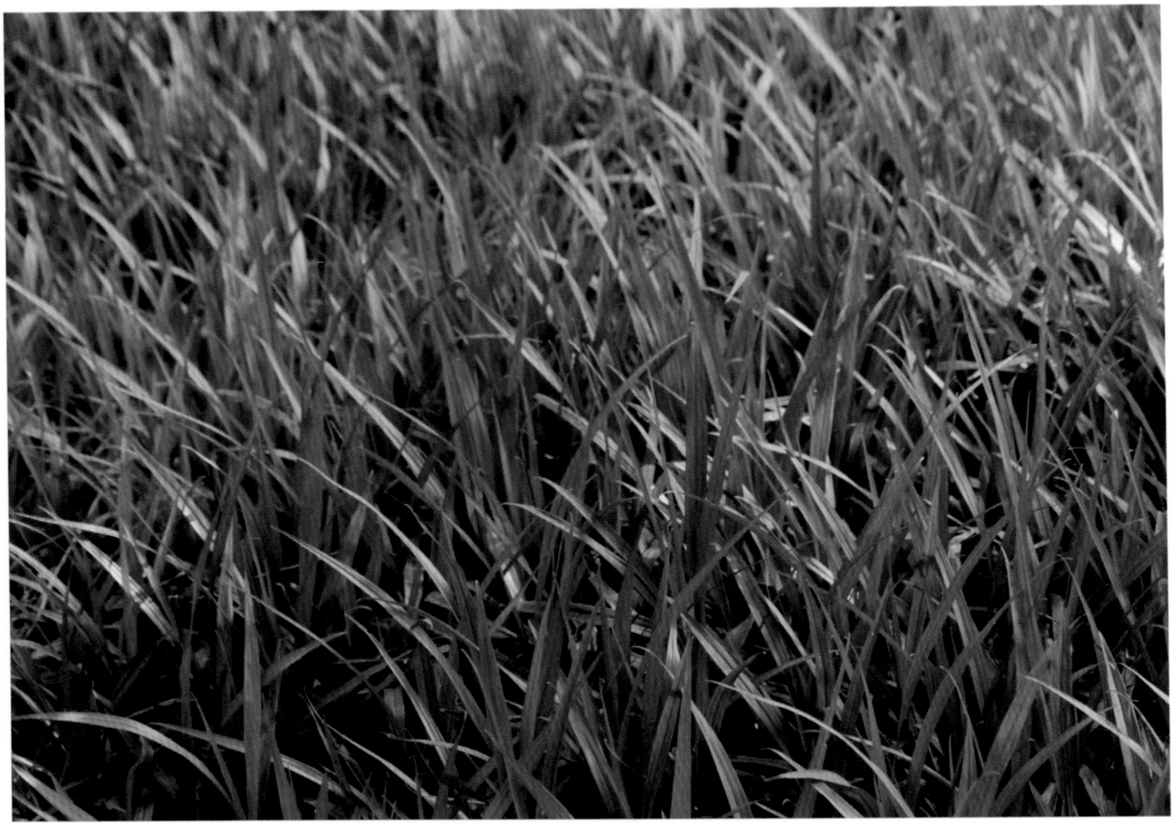

吉祥草

识别特征

多年生草本植物，茎匍匐于地上，似根茎，绿色，多节，节上生须根。叶簇生长于茎顶或茎节，每簇 3 ~ 8 枚，叶片条形至披针形，长 10 ~ 38 cm，宽 0.5 ~ 3.5 cm，先端渐尖，向下渐狭成柄。花葶长 5 ~ 15 cm，穗状花序长 2.0 ~ 6.5 cm，上部花有时仅具有雄蕊；苞片卵状三角形，膜质，淡褐色或带紫色；花被片合生成短管状，上部 6 裂，裂片长圆形，长 5 ~ 7 mm，稍肉质，开花时反卷，粉红色，花芳香；雄蕊 6 枚，花丝丝状，花药近长圆形，两端微凹，子房瓶状，3 室，短于花柱，柱头头状，3 裂。浆果球形，直径 6 ~ 10 mm，熟时鲜红色。花、果期 7—11 月。

生境分布

生长于阴湿山坡、山谷或密林下，也有栽培。分布于我国西南及陕西、湖南、湖北、广东、广西等省区。

采收加工

四季均可采挖，除去泥土，洗净，鲜用或晒干。

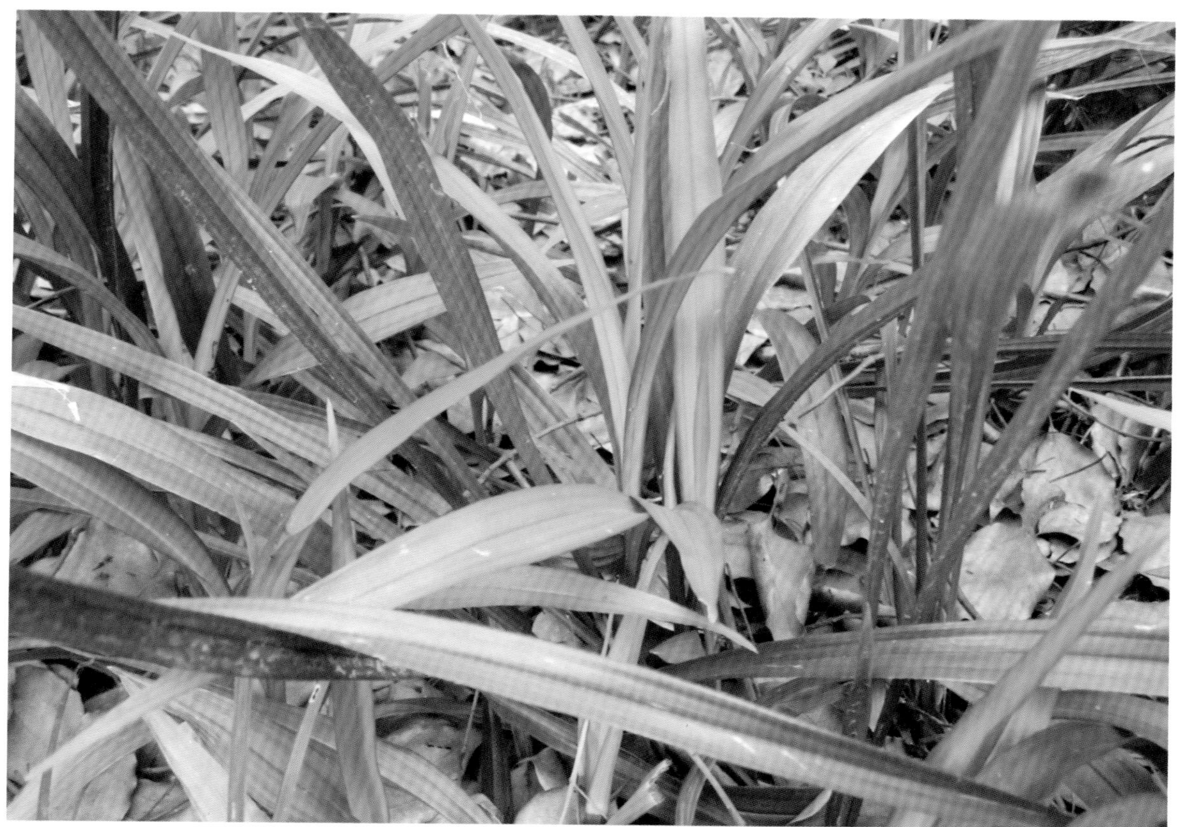

吉祥草

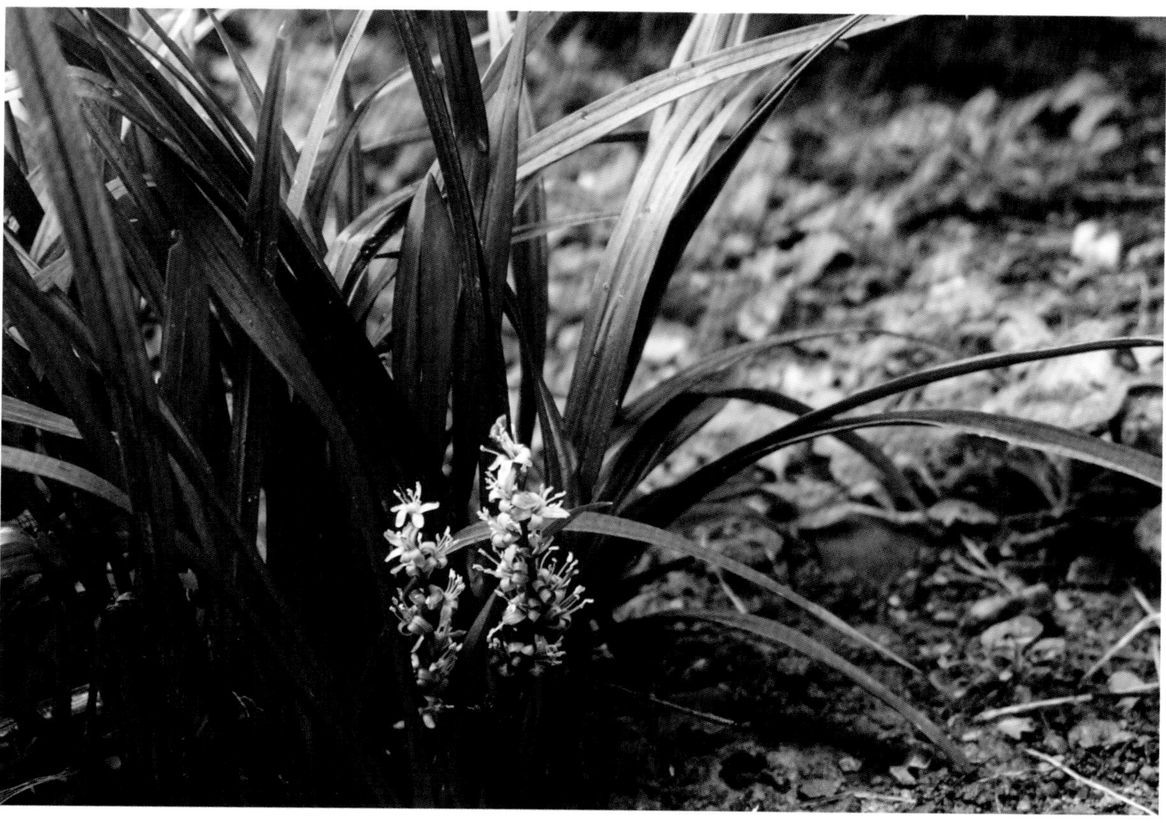

吉祥草

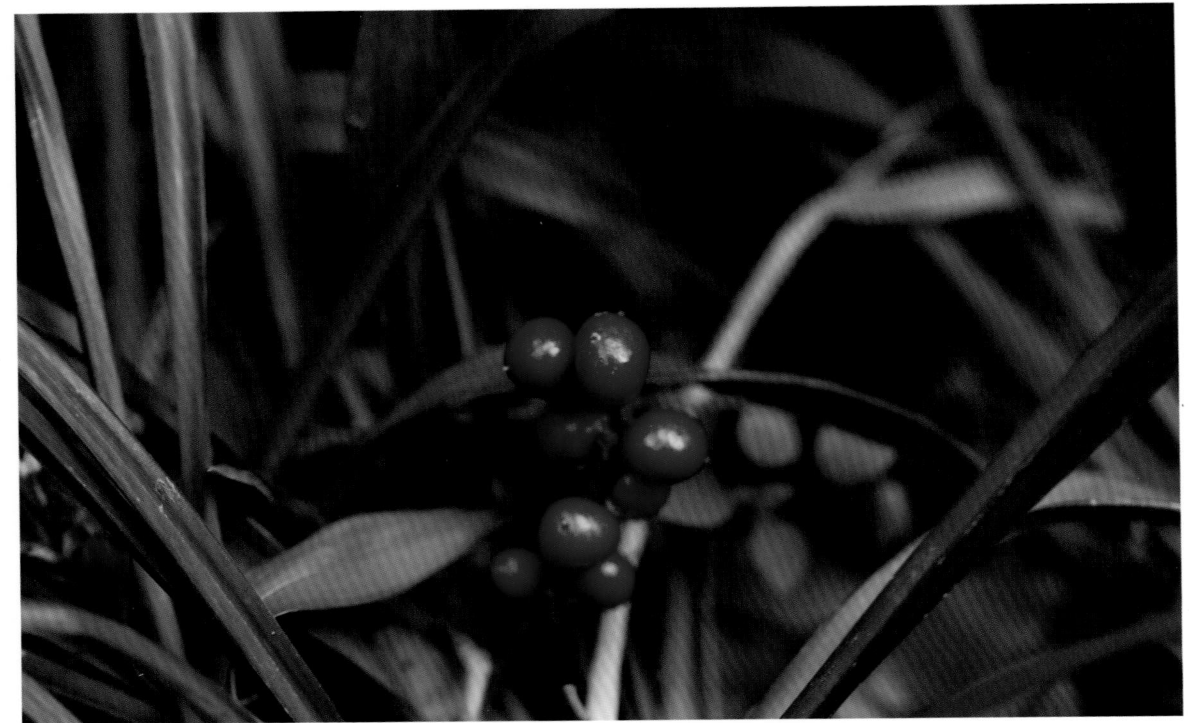

吉祥草

药材鉴别

干燥全草呈黄褐色。根茎细长，节明显，节上有残留的膜质鳞叶，并有少数弯曲蜷缩须状根。叶簇生；叶片皱缩，展开后呈线形，卵状披针形，或线状披针形，全缘，无柄，先端尖或长尖，基部平阔，长 7 ~ 30 cm，宽 5 ~ 28 mm，叶脉平行，中脉显著。气微，味甘。

功效主治

滋阴润肺，凉血止血，解毒利咽。主治肺燥咳嗽，阴虚咳嗽，咯血，吐血，衄血，便血，咽喉肿痛，目赤翳障，痈肿疮疖，跌仆损伤。

用法用量

内服：煎汤，10 ~ 15 g。鲜品倍量。外用：捣烂外敷。

民族药方

1．止咳　吉祥草、红糖各 30 g，生姜 3 片。水煎，每日分 3 次服。

2．虚喘　吉祥草 30 g，天冬 15 g。炖猪心或猪肺吃。

3．凉寒喘息　吉祥草、头晕药、土升麻各 15 g，生姜 3 片。煎水后加蜂蜜适量内服，每日 3 次。

4．跌仆损伤　吉祥草适量。捣烂，酒炒，敷患处。

5．急性肝炎　吉祥草、鬼针草各 30 g。水煎服。

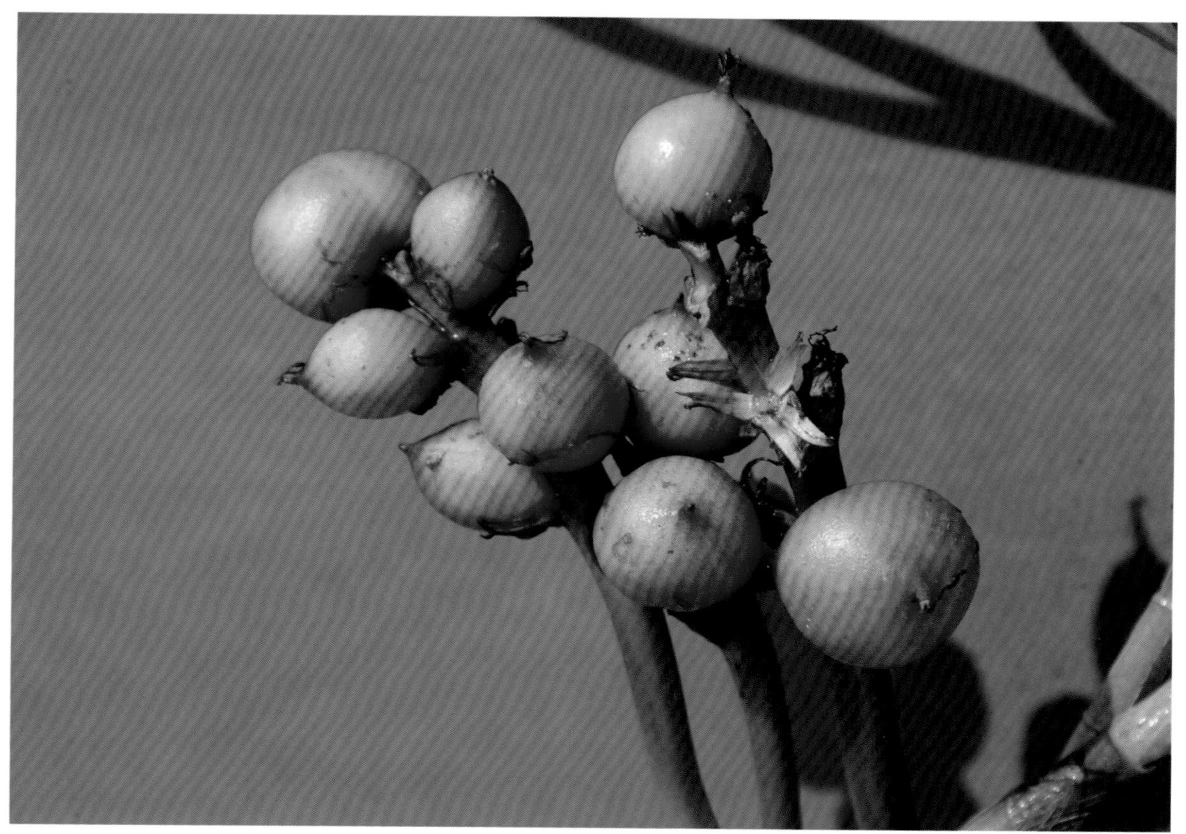

吉祥草

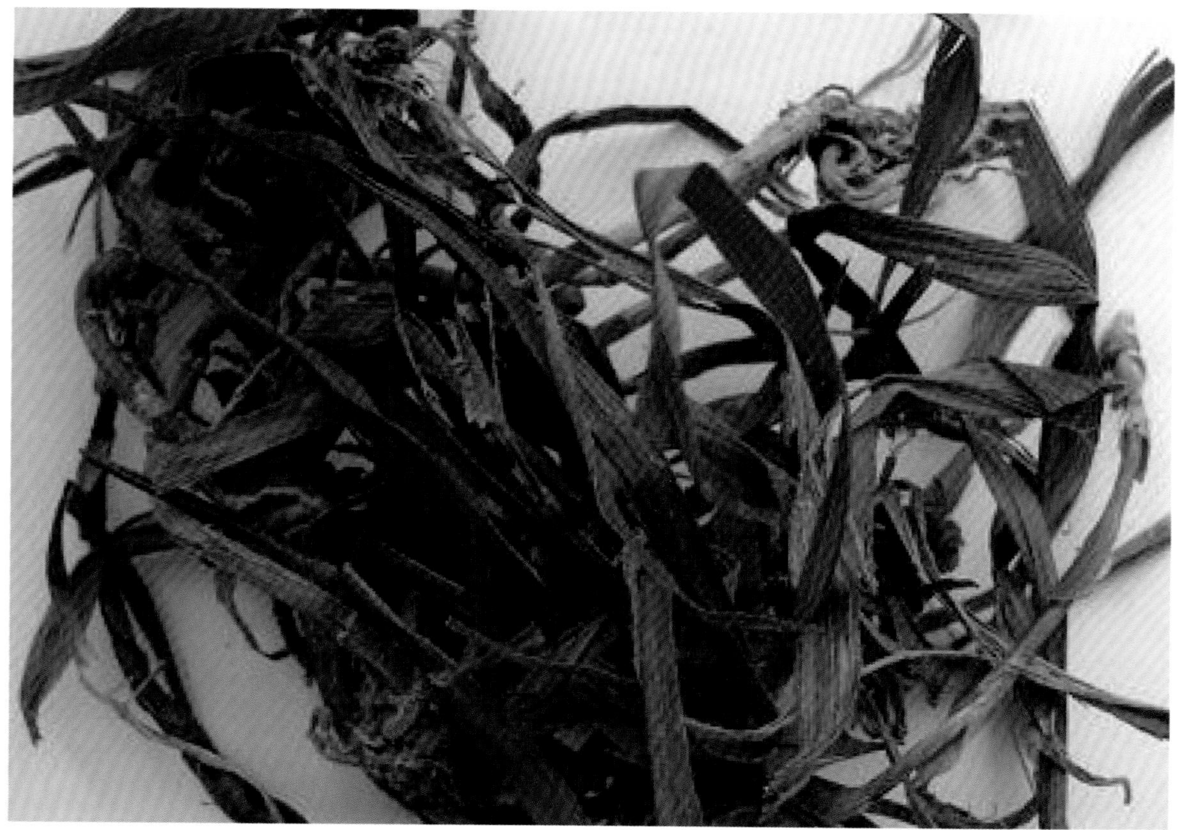

吉祥草饮片

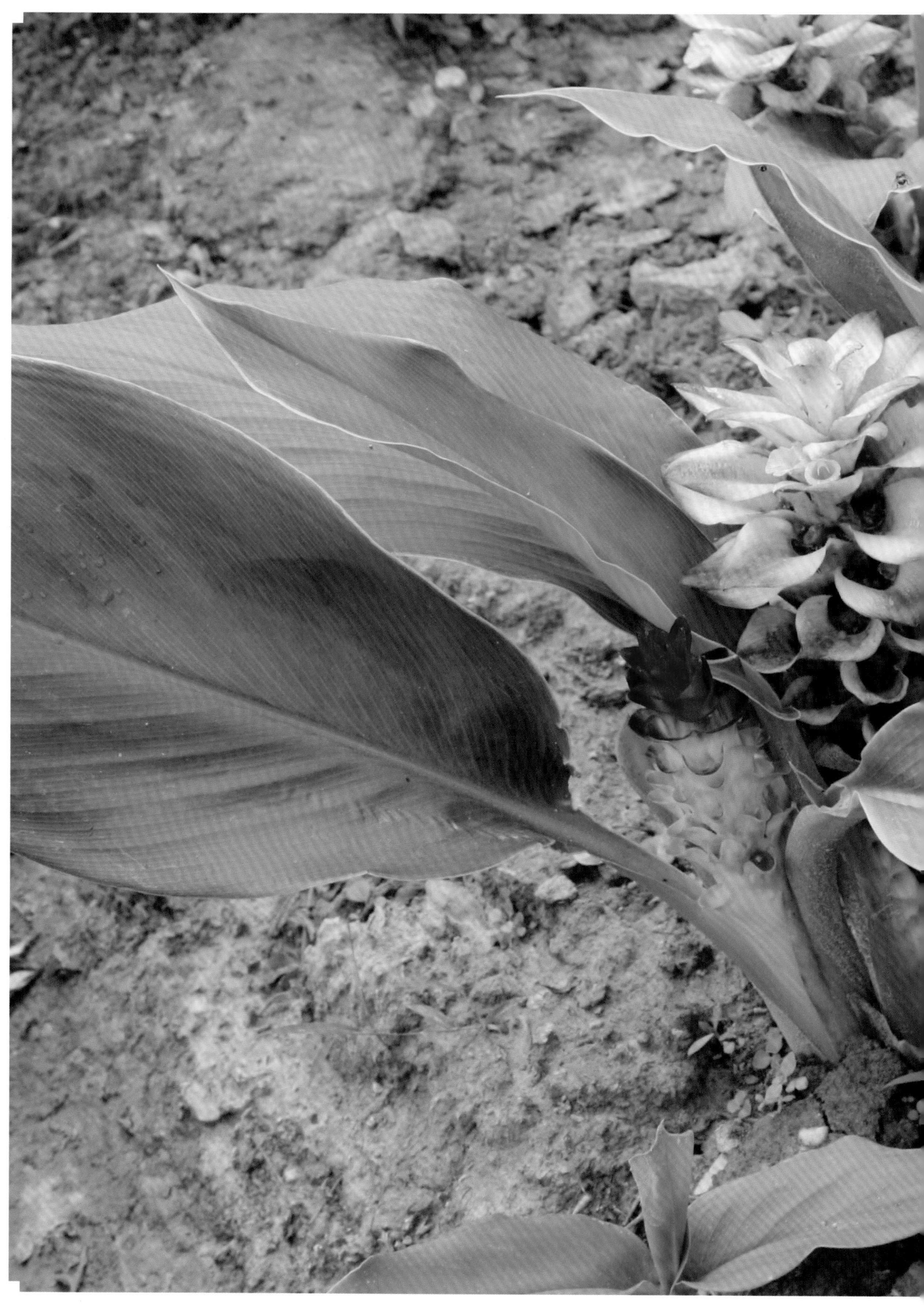

姜黄

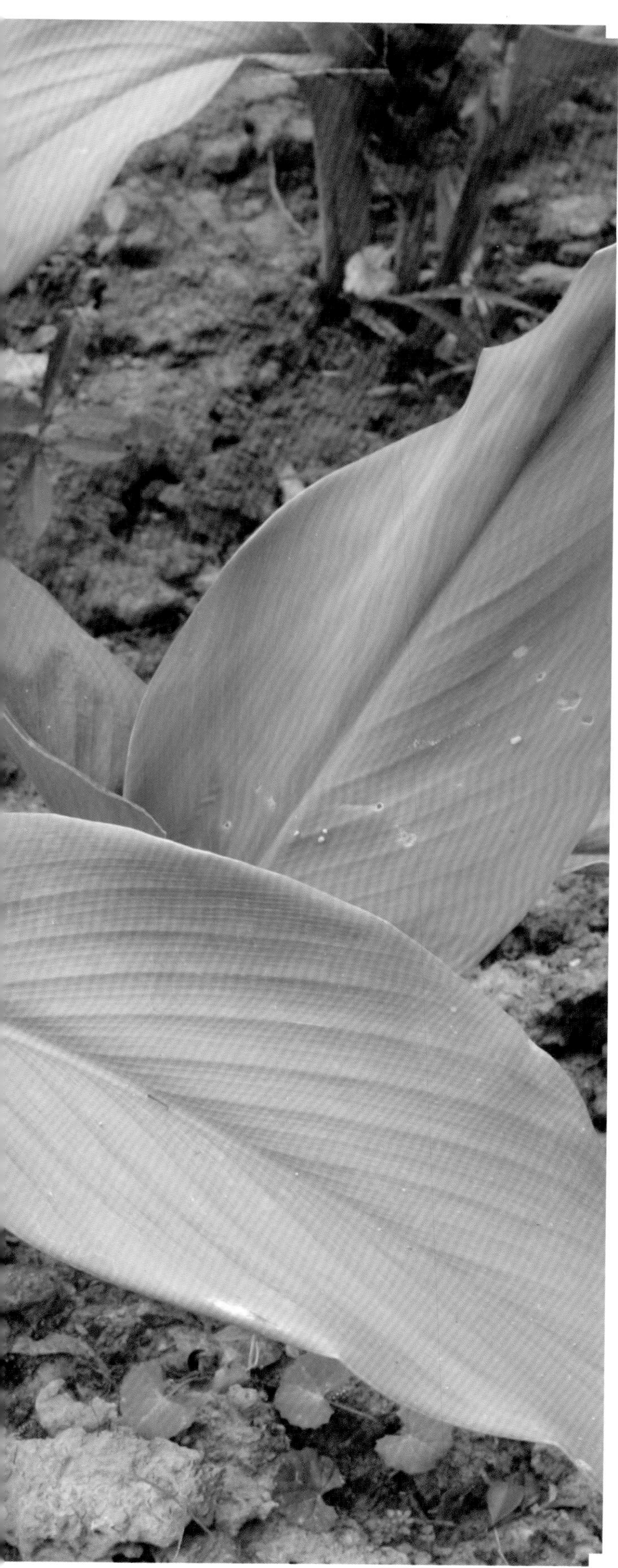

【苗 药 名】窝哈。

【别　 名】黄姜、黄丝。

【来　 源】本品为姜科植物姜黄 *Curcuma longa* L. 的根茎。

【性味归经】味麻、辣、微苦，性热。归冷经。

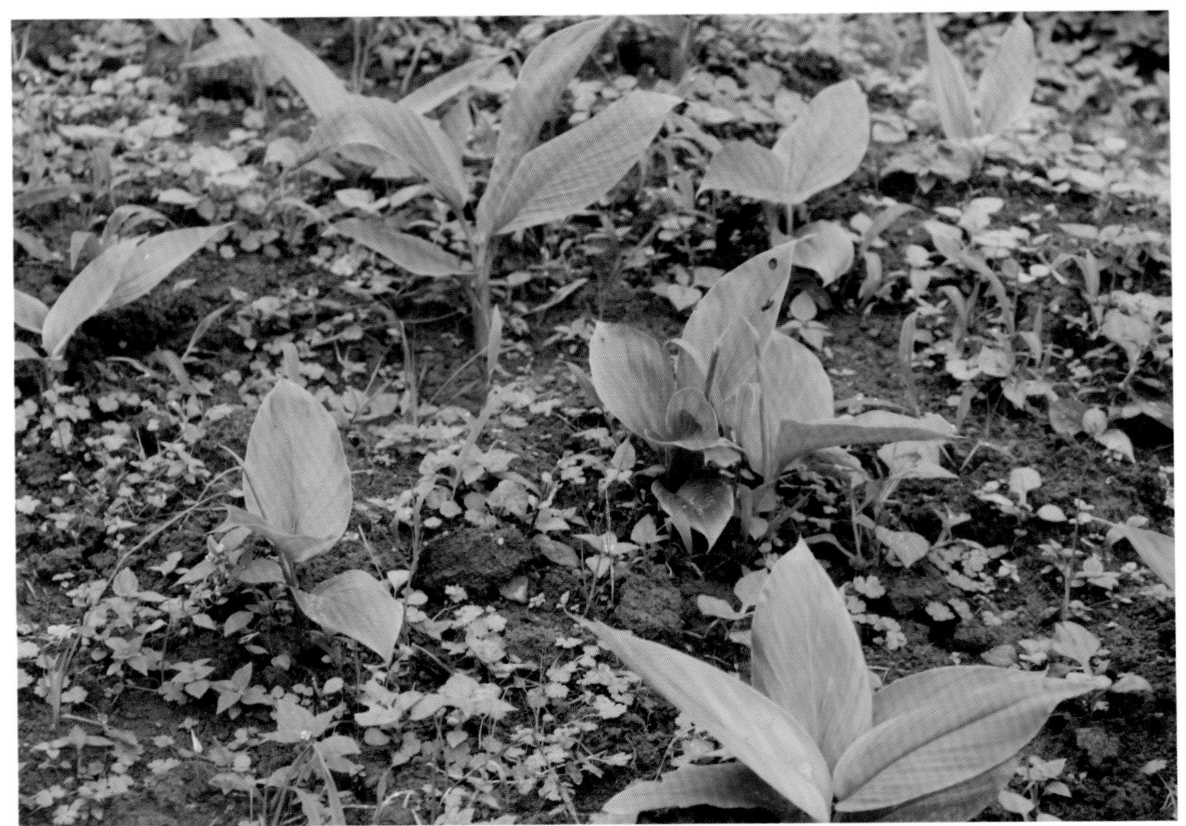
姜黄

识别特征

多年生草本植物，高 1.0 ~ 1.5 m。根茎发达，成丛，分枝呈椭圆形或圆柱状，橙黄色，极香；根粗壮，末端膨大成块根。叶基生，5 ~ 7 片，2 列，叶柄长 20 ~ 45 cm；叶片长圆形或窄椭圆形，长 20 ~ 50 cm，宽 5 ~ 15 cm，先端渐尖，基部楔形，下延至叶柄，上面黄绿色，下面浅绿色，无毛。花葶由叶鞘中抽出，总花梗长 12 ~ 20 cm；穗状花序圆柱状，长 12 ~ 18 cm；上部无花的苞片粉红色或淡红紫色，长椭圆形，长 4 ~ 6 cm，宽 1.0 ~ 1.5 cm，中下部花的苞片嫩绿色或绿白色，卵形至近圆形，长 3 ~ 4 cm；花萼筒绿白色；具 3 齿；花冠管漏斗形，长约 1.5 cm，淡黄色，喉部密生柔毛，裂片 3；能育雄蕊 1，花丝短而扁平，花药长圆形，基部有距；子房下位，外被柔毛，花柱细长，基部有 2 个棒状腺体，柱头稍膨大，略呈唇形。花期 8 月。

生境分布

种植于向阳、土壤肥厚质松的田园中，有野生。分布于江西、福建、台湾、广东、广西、四川、贵州、云南等省区。

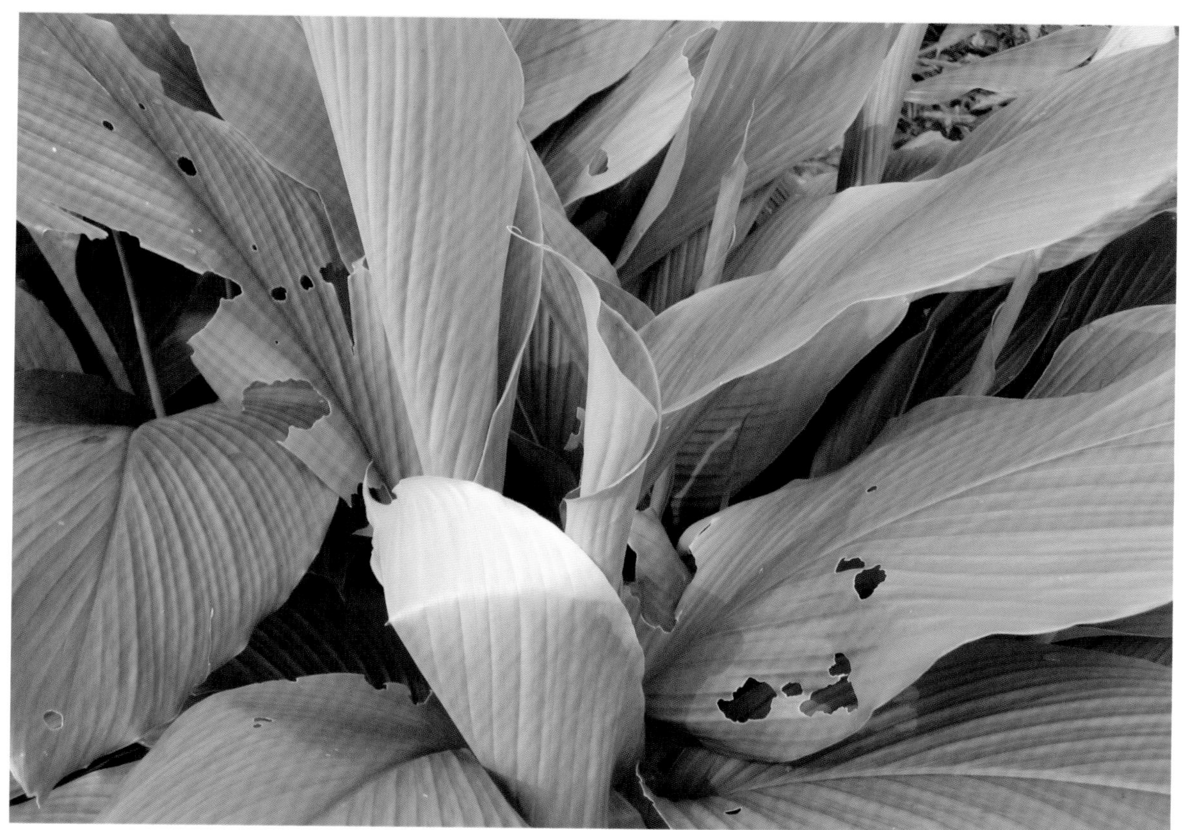

姜黄

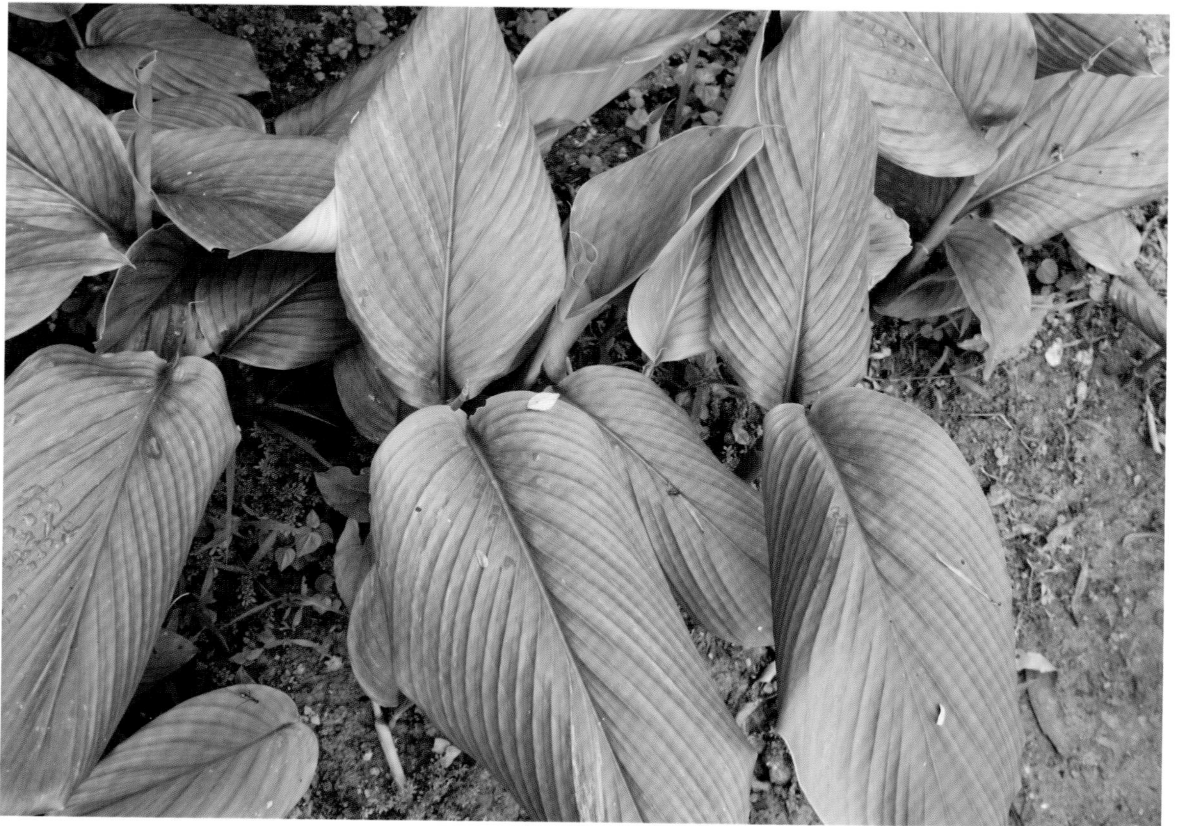

姜黄

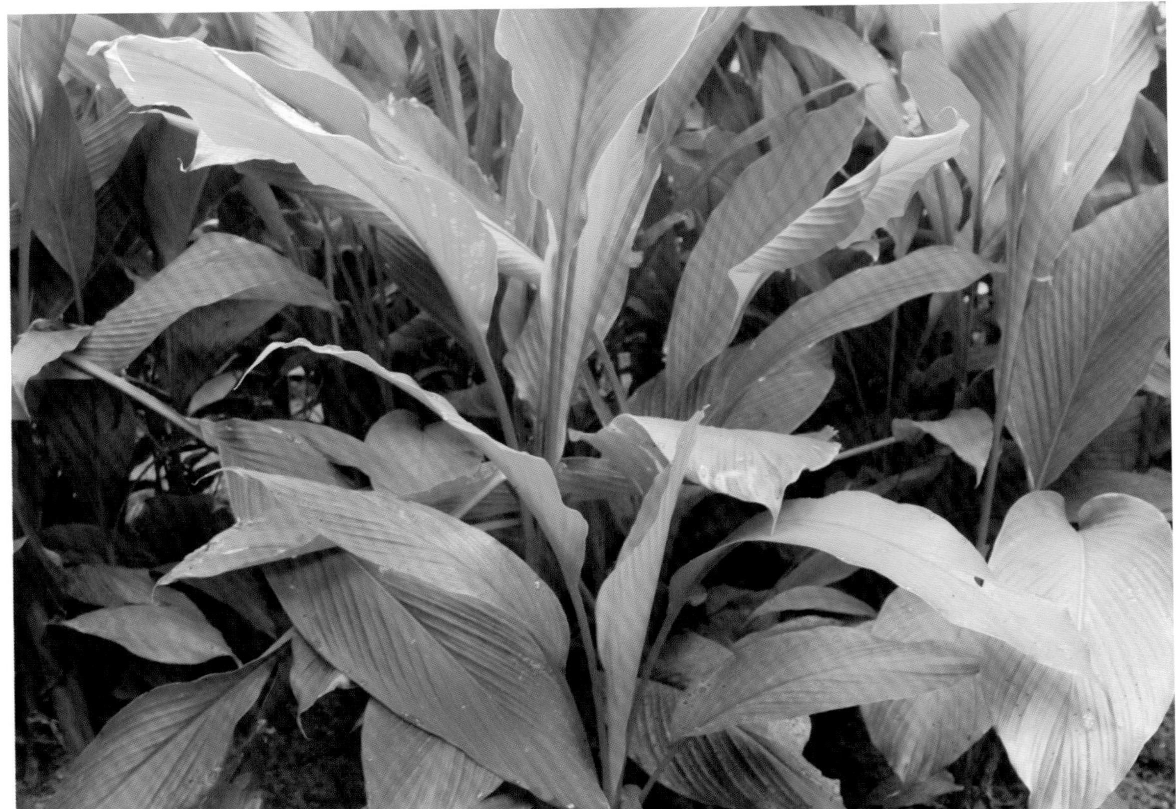

姜黄

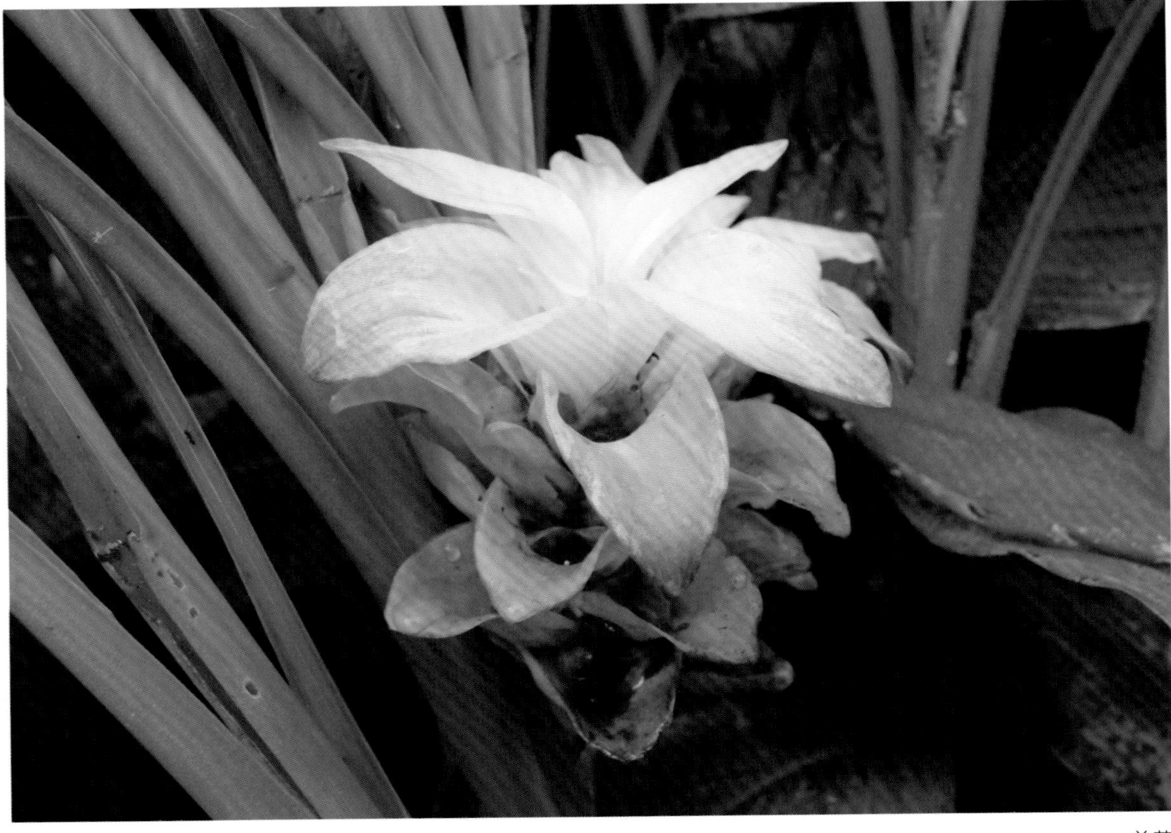

姜黄

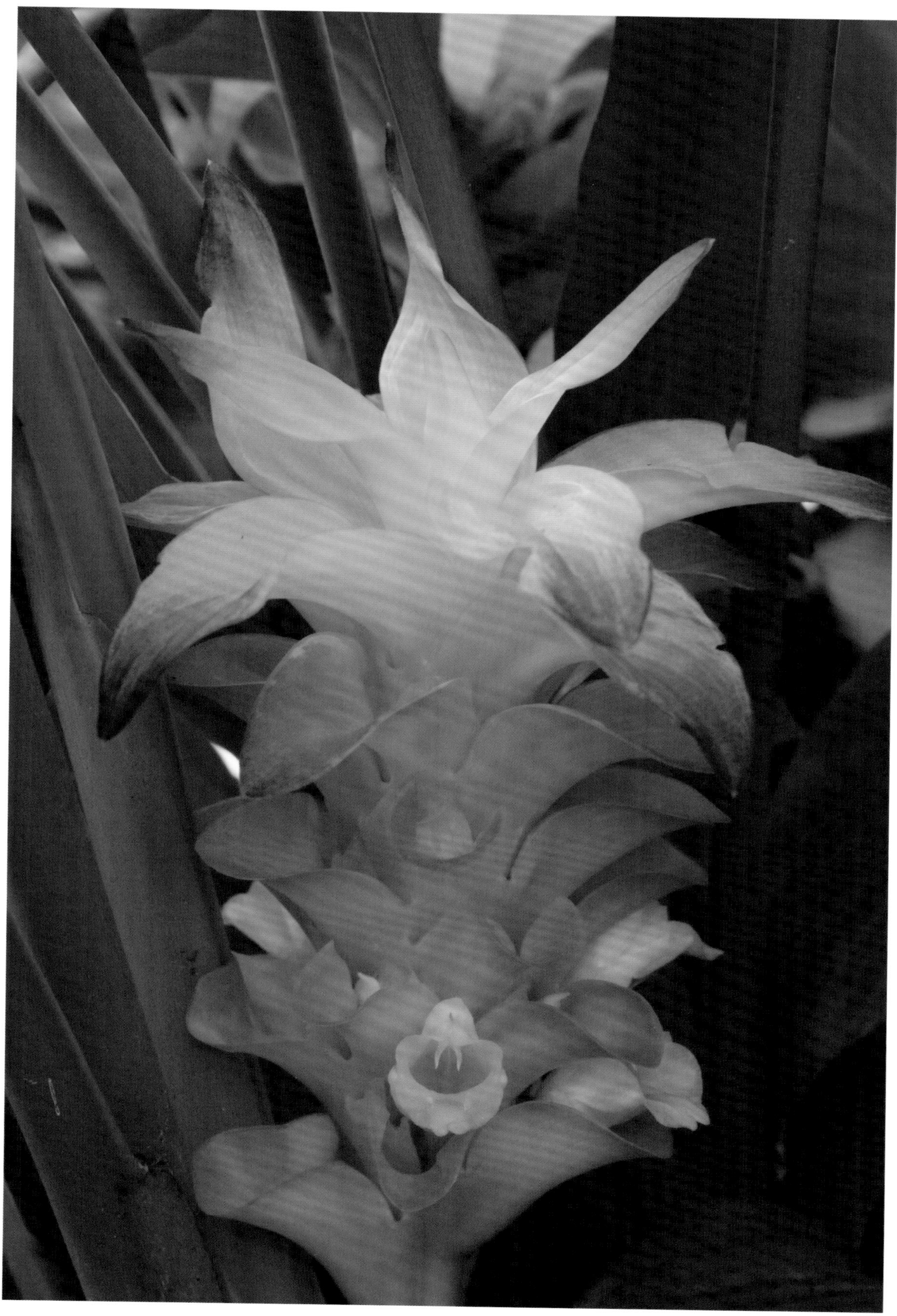

姜黄

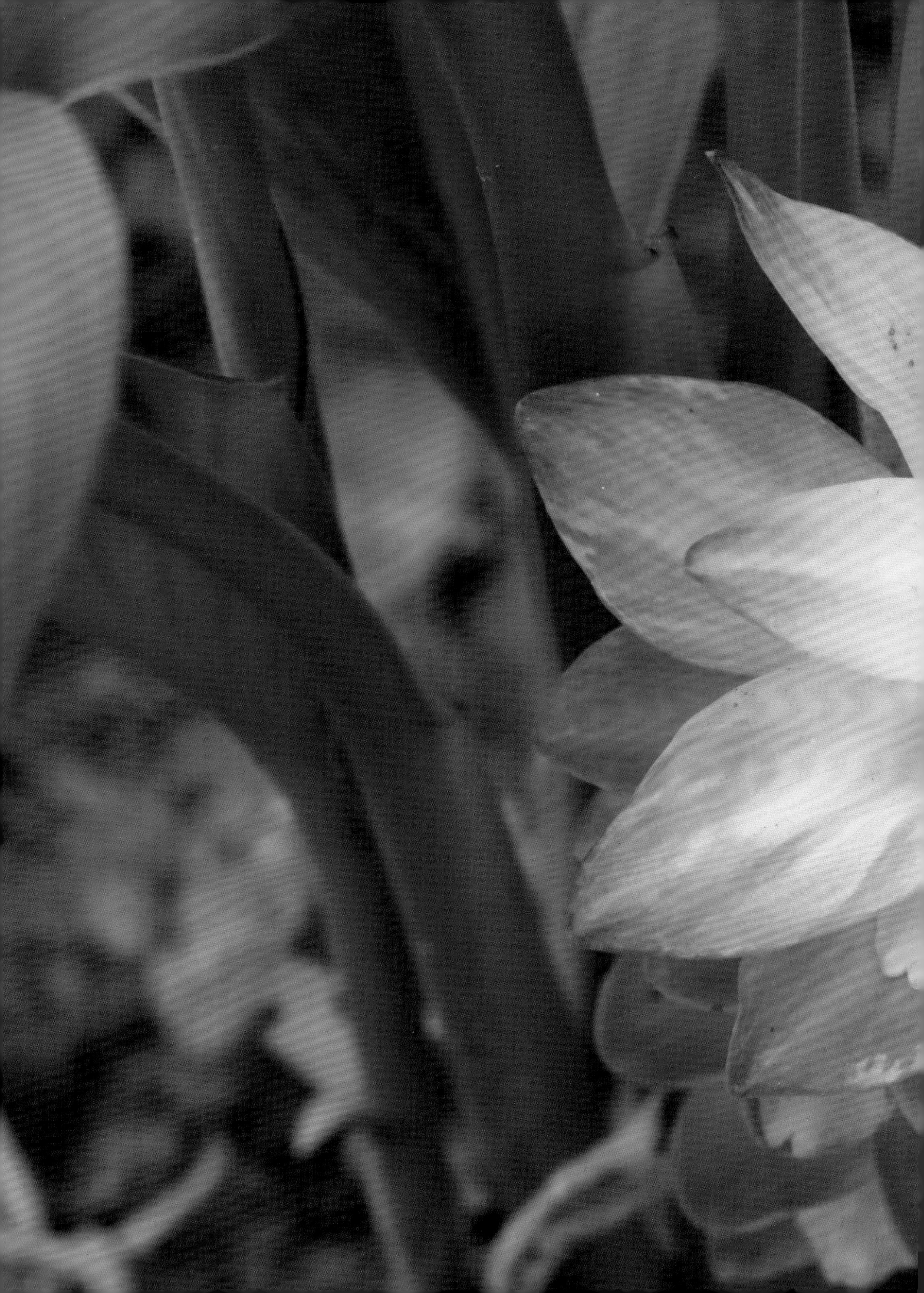

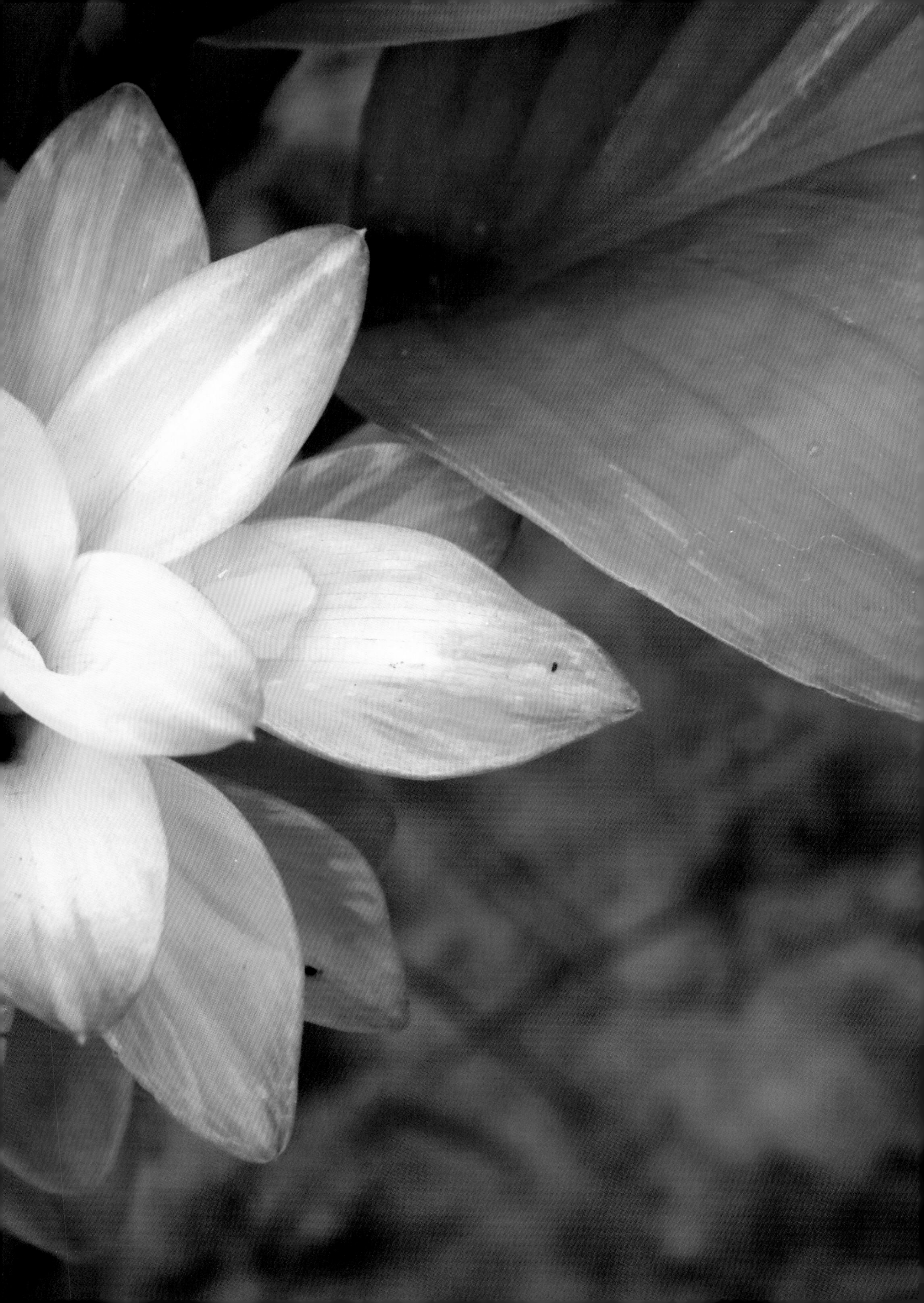

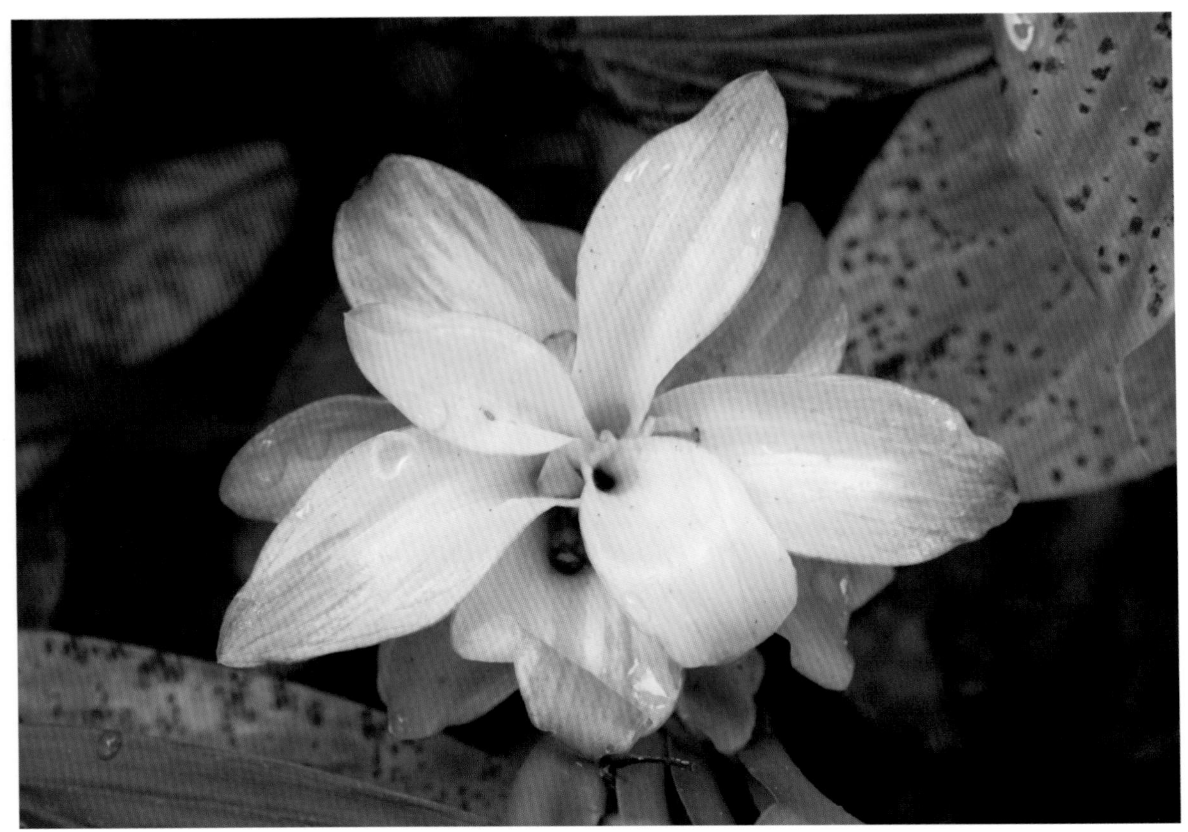

姜黄花

采收加工

在栽种当年12月中、下旬，茎叶逐渐枯萎，选晴天干燥时，将地上叶苗割去，挖出地下部分，抖去泥土，摘下块根，蒸或煮约15分钟，晒干或烘干，撞去须根即成。将根茎水洗，放入开水中焯熟，烘干，撞去粗皮，即得干姜黄；也可将根茎切成0.7 cm厚的薄片，晒干。

药材鉴别

根茎呈不规则卵圆形、圆柱形或纺锤形，常弯曲，表面深黄色，粗糙，有皱缩纹理和明显环节，并有圆形分支痕及须根痕。质坚实，不易折断，断面棕黄色至金黄色，角质样，有蜡样光泽，内皮层环纹明显，维管束呈点状散在。气香特异，味苦、辛。以质坚实、断面金黄、香气浓厚者为佳。

功效主治

破血行气，通经止痛。主治月经不调，胸腹胁痛，妇女痛经，闭经，产后瘀滞腹痛，风湿痹痛，跌仆损伤，痈肿。

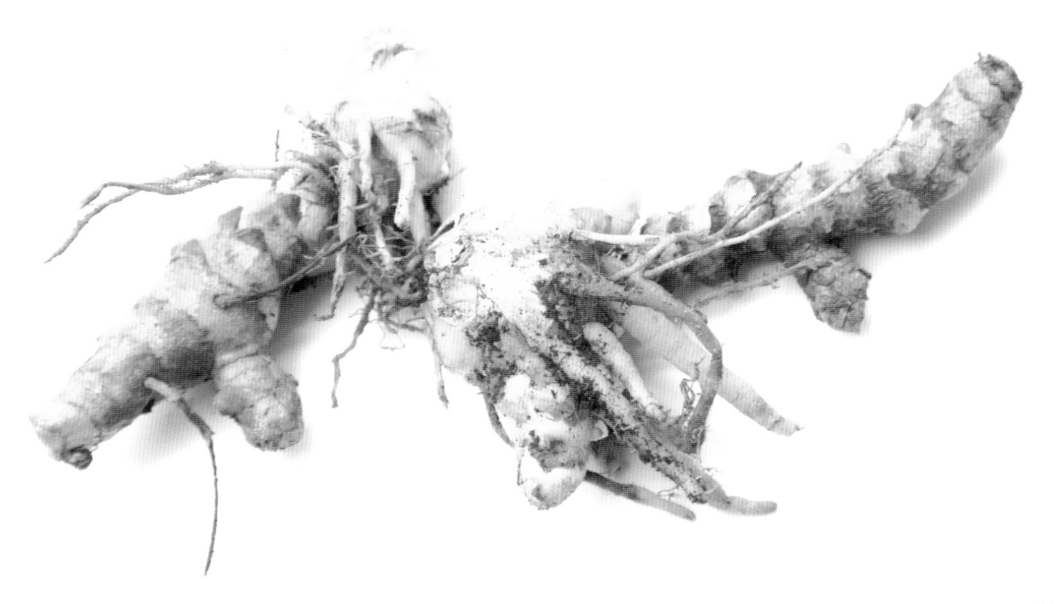

姜黄药材

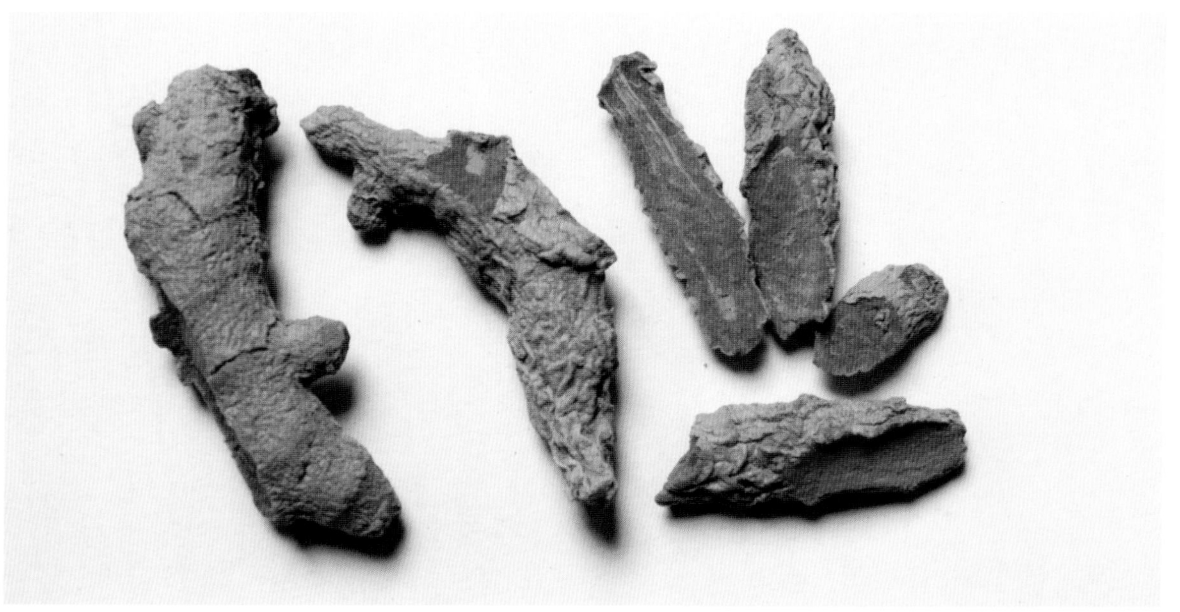

姜黄药材

民族药方

1．黄疸 姜黄7 g，白茅根、薏苡仁、车前草、木通各10 g，茵陈8 g，萹蓄6 g。水煎服。

2．血积腹痛 姜黄、当归、地黄、延胡索、肉桂各适量。水煎服。

使用注意

血虚无气滞血瘀及孕妇慎服。

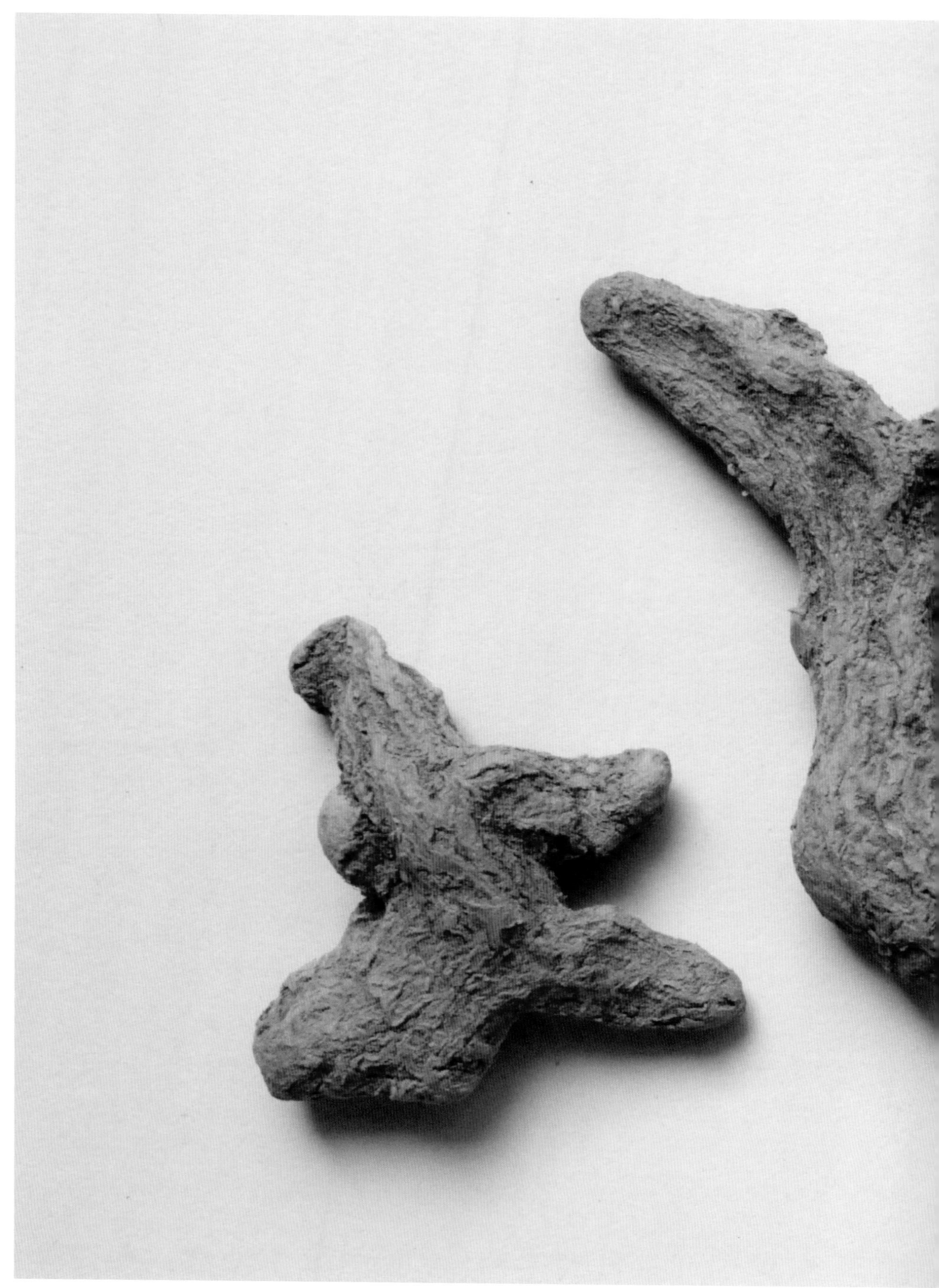

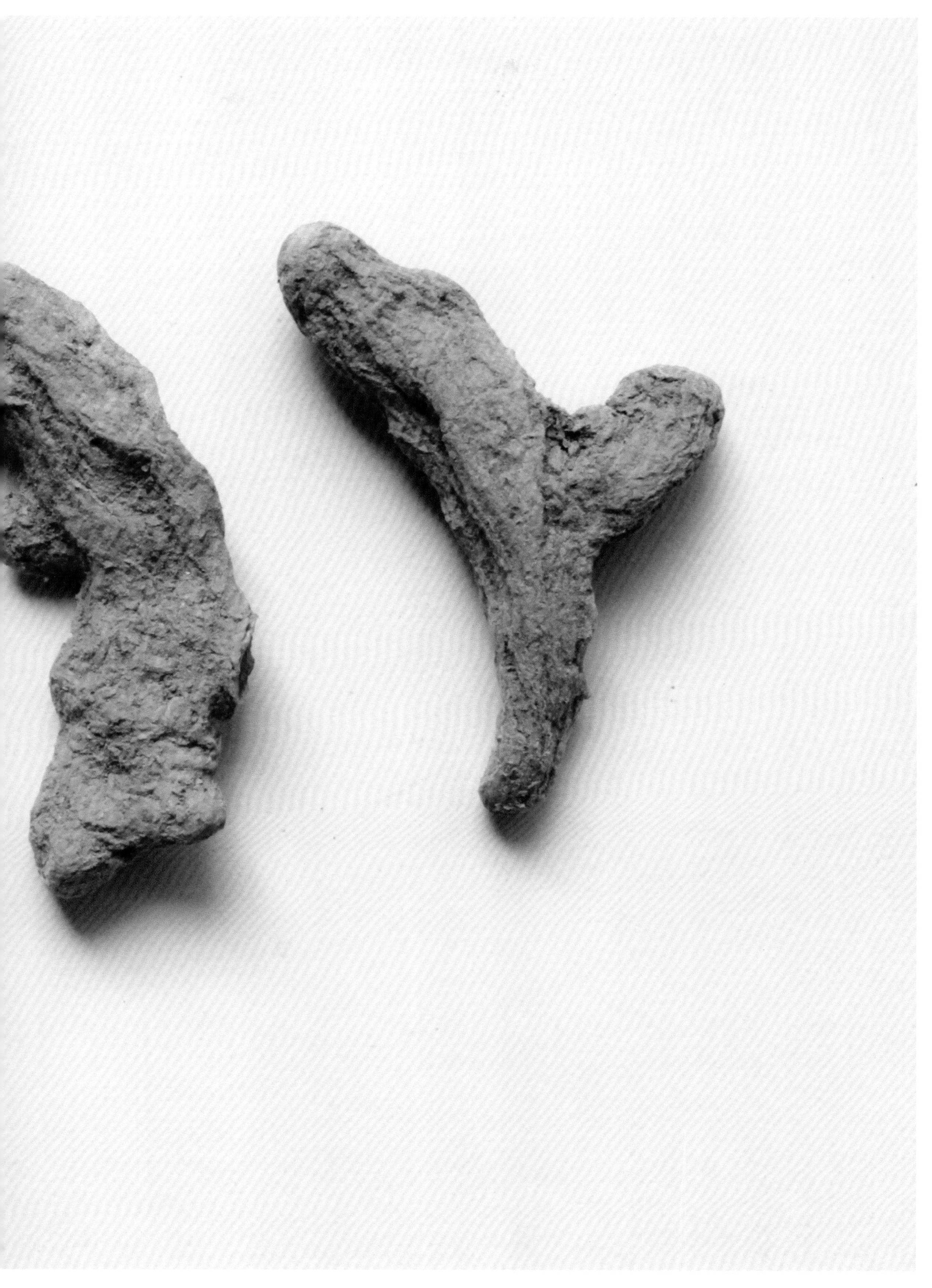

姜黄药材

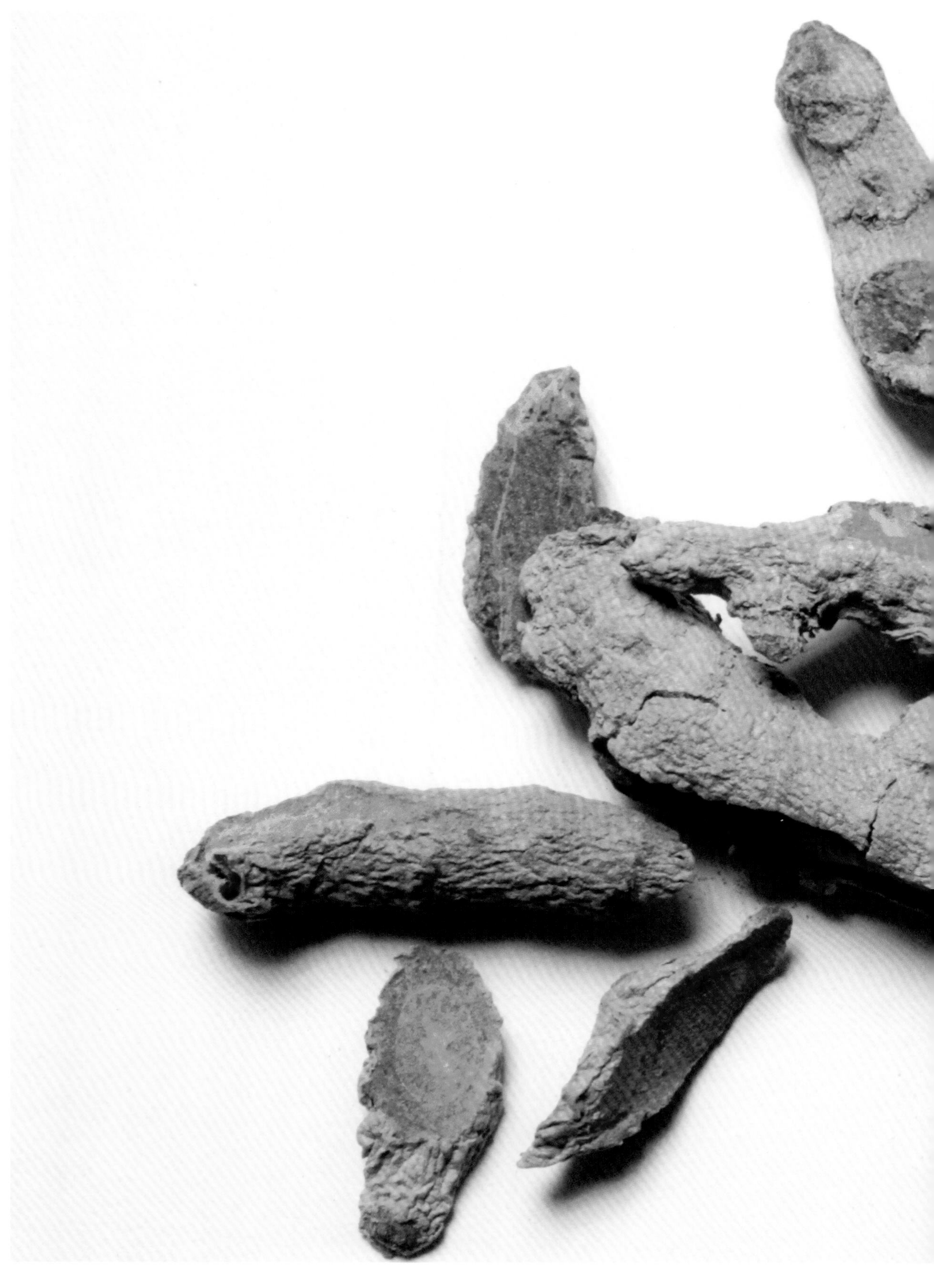

姜黄

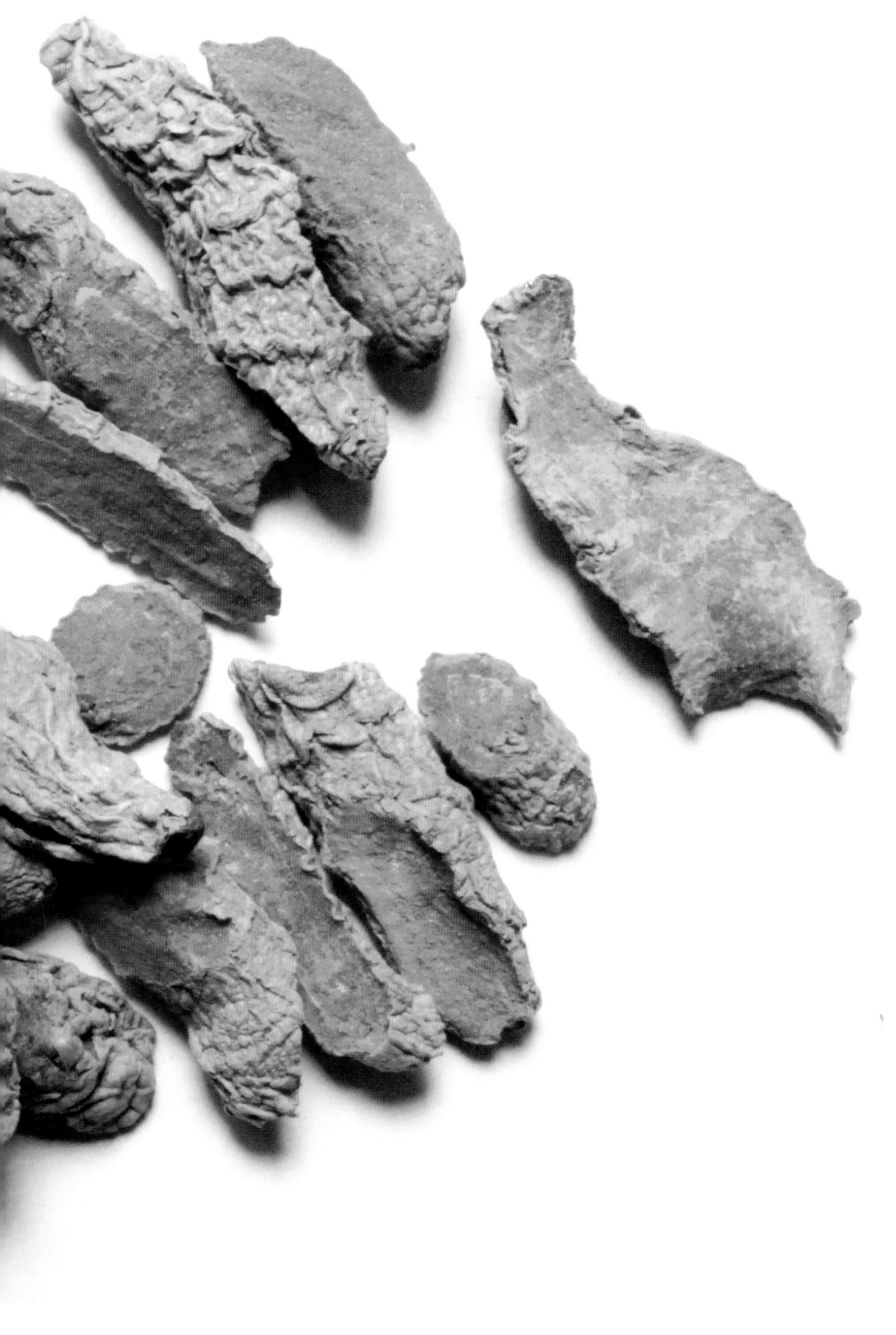

姜黄饮片

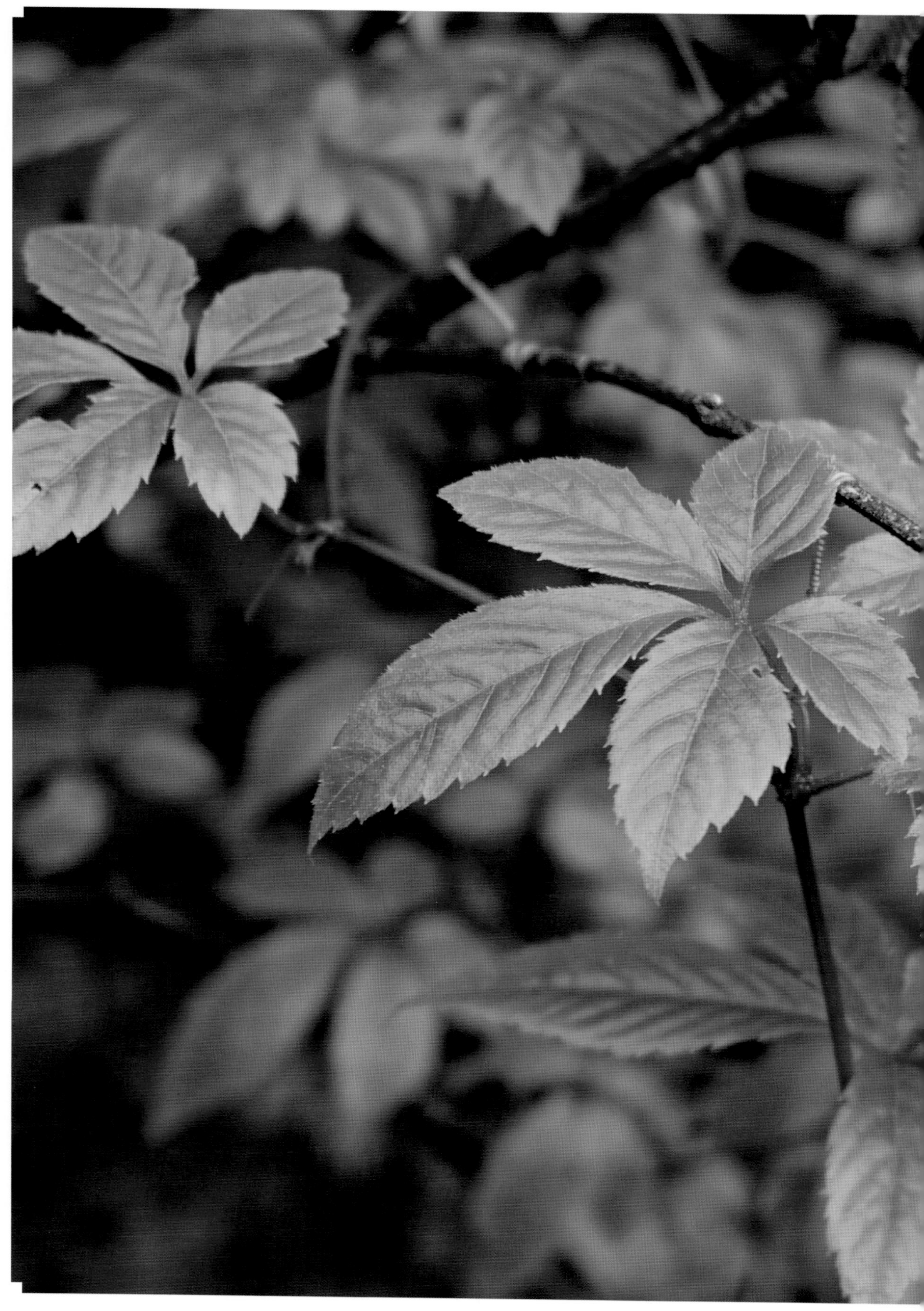

绞股蓝

【苗药名】窝杠底。

【别　名】七叶胆、小苦药、落地生、遍地生根。

【来　源】本品为葫芦科植物绞股蓝 *Gynostemma pentaphyllum*（Thunb.）Makino 的全草。

【性味归经】味苦，性冷。归热经。

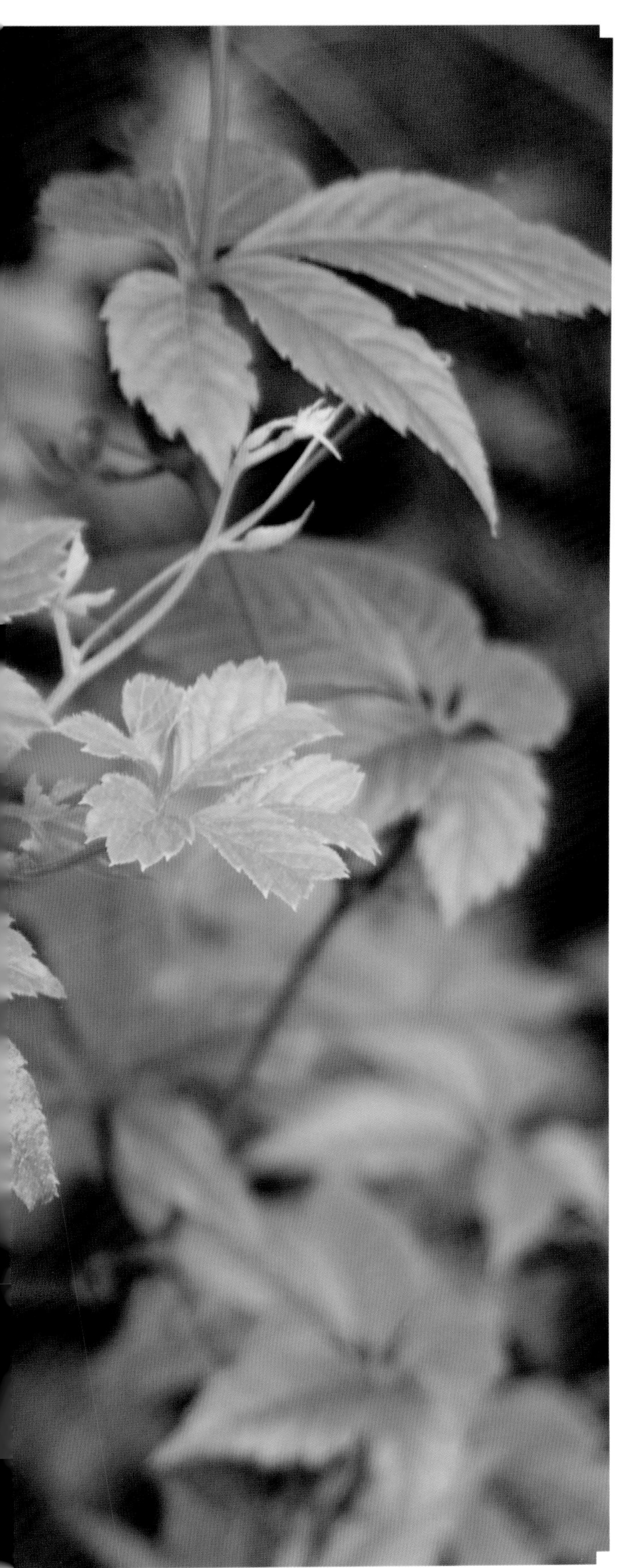

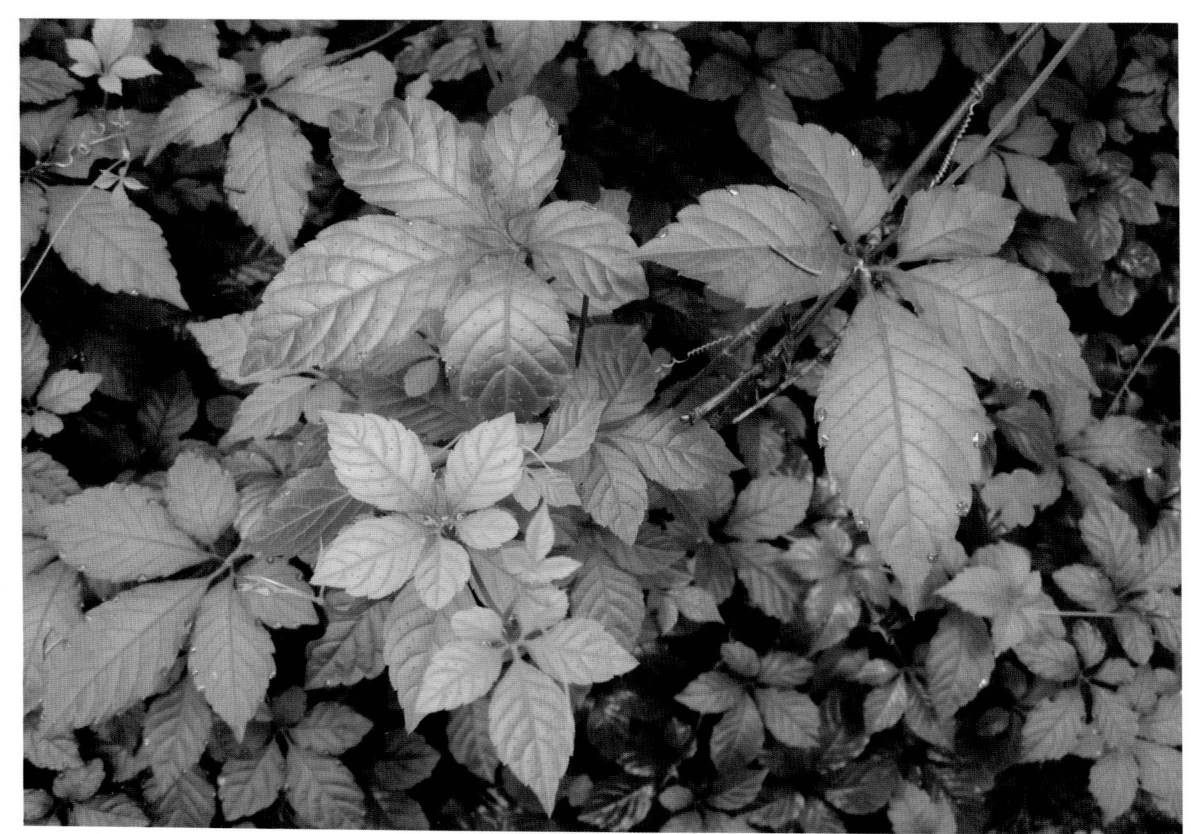

绞股蓝

识别特征

多年生攀缘草本植物。茎细弱，多分枝，具纵棱和沟槽，无毛或疏被短柔毛。叶互生；叶柄长 3 ~ 7 cm；卷须纤细，2 歧，稀单一，无毛或基部被短柔毛；叶片膜质或纸质，鸟足状，具 5 ~ 9 小叶，通常 5 ~ 7，卵状长圆形或长圆状披针形，中央小叶长 3 ~ 12 cm，宽 1.5 ~ 4.0 cm，侧生小叶较小，先端急尖或短渐尖，基部渐狭，边缘具波状齿或圆齿状牙齿，上面深绿色，背面淡绿色，两面均被短硬毛；侧脉 6 ~ 8 对，上面平坦，下面突起，细脉网状。雌雄异株，雄花为圆锥花序，花序穗纤细，多分枝，长 10 ~ 15（~ 20）cm，分枝扩展，长 3 ~ 4（~ 15）cm，有时基部具小叶，被短柔毛，花梗丝状，长 1 ~ 4 mm；基部具钻状小苞片；花萼筒极短，5 裂，裂片三角形；花冠淡绿色，5 深裂，裂片卵状披针形，长 2.5 ~ 3.0mm，宽约 1 mm，具 1 脉，边缘具缘毛状小齿；雄蕊 5，花丝短，联合成柱，雌花为圆锥花序，较雄花小，花萼、花冠均似雄花；子房球形，花柱 3，短而分叉，柱头 2 裂，具短小退化雄蕊 5。果实球形，直径 5 ~ 6 mm，成熟后为黑色，光滑无毛。内含倒垂种子 2 颗，卵状心形，直径约 4 mm，灰褐色或深褐色，顶端钝，基部心形，压扁状，面具乳突状突起。花期 3—11 月，果期 4—12 月。

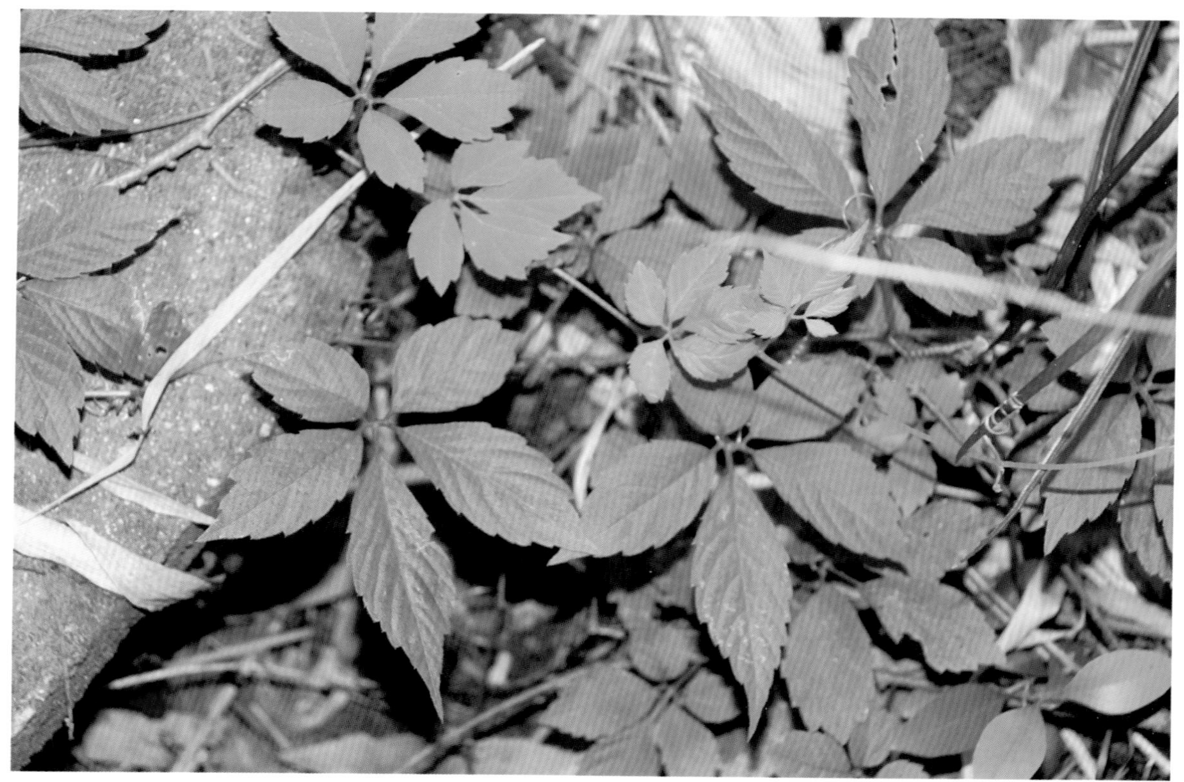

绞股蓝

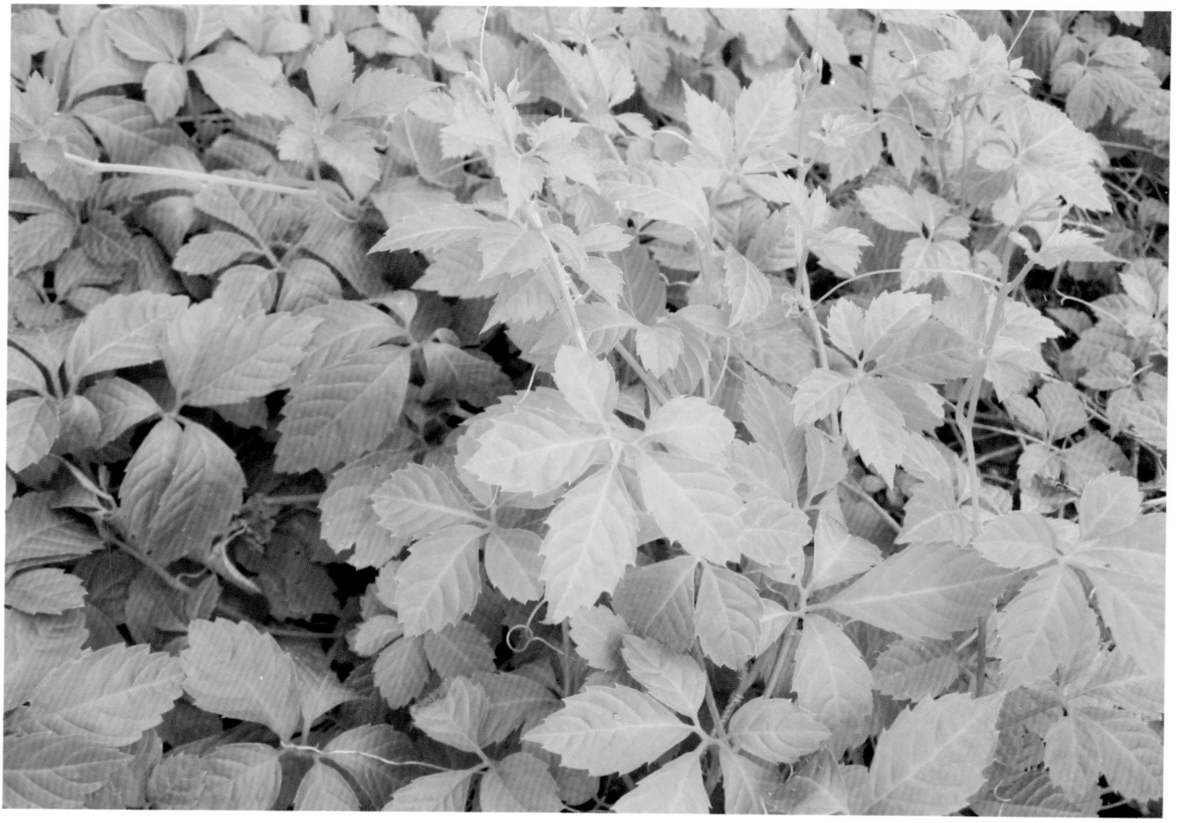

绞股蓝

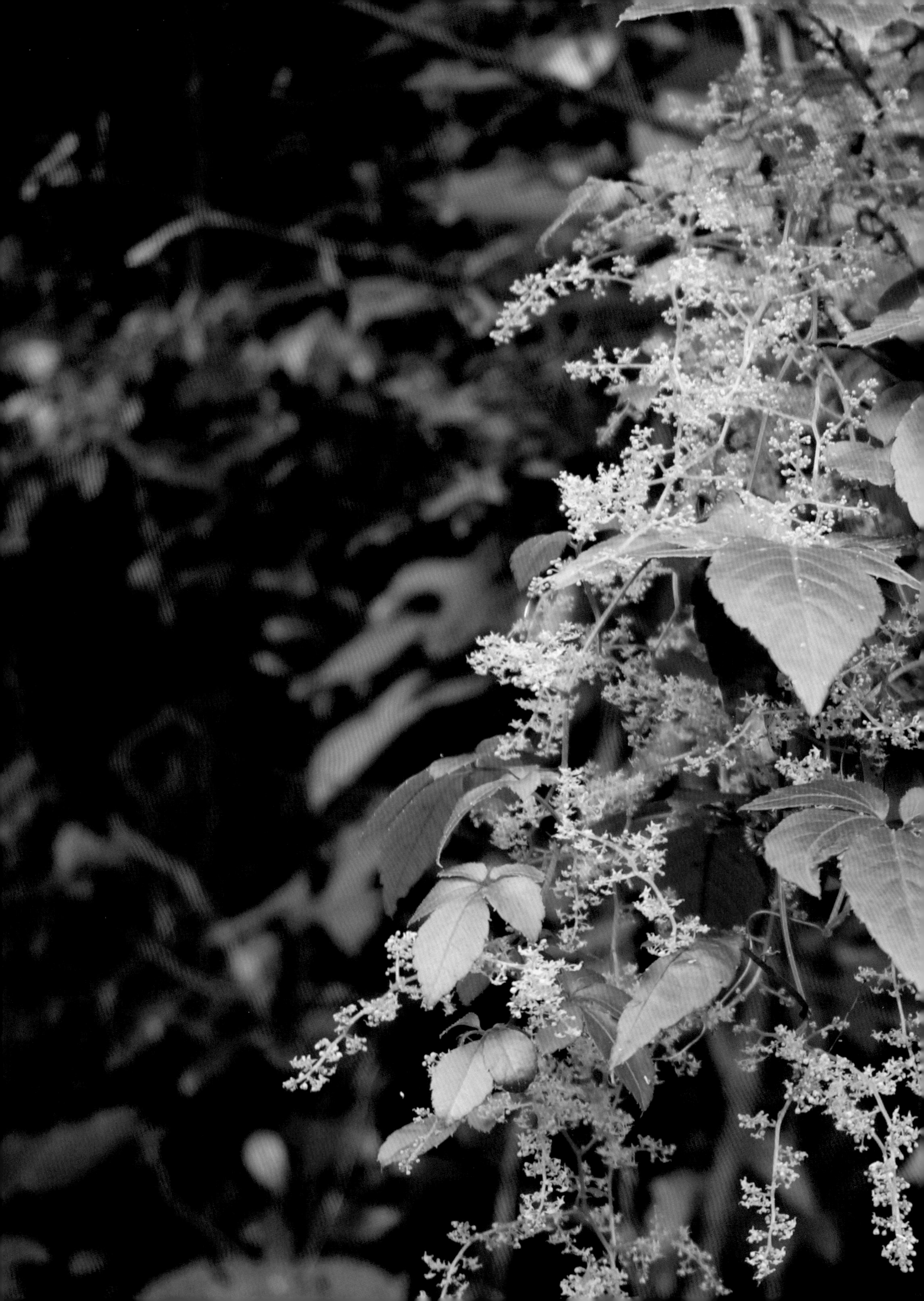

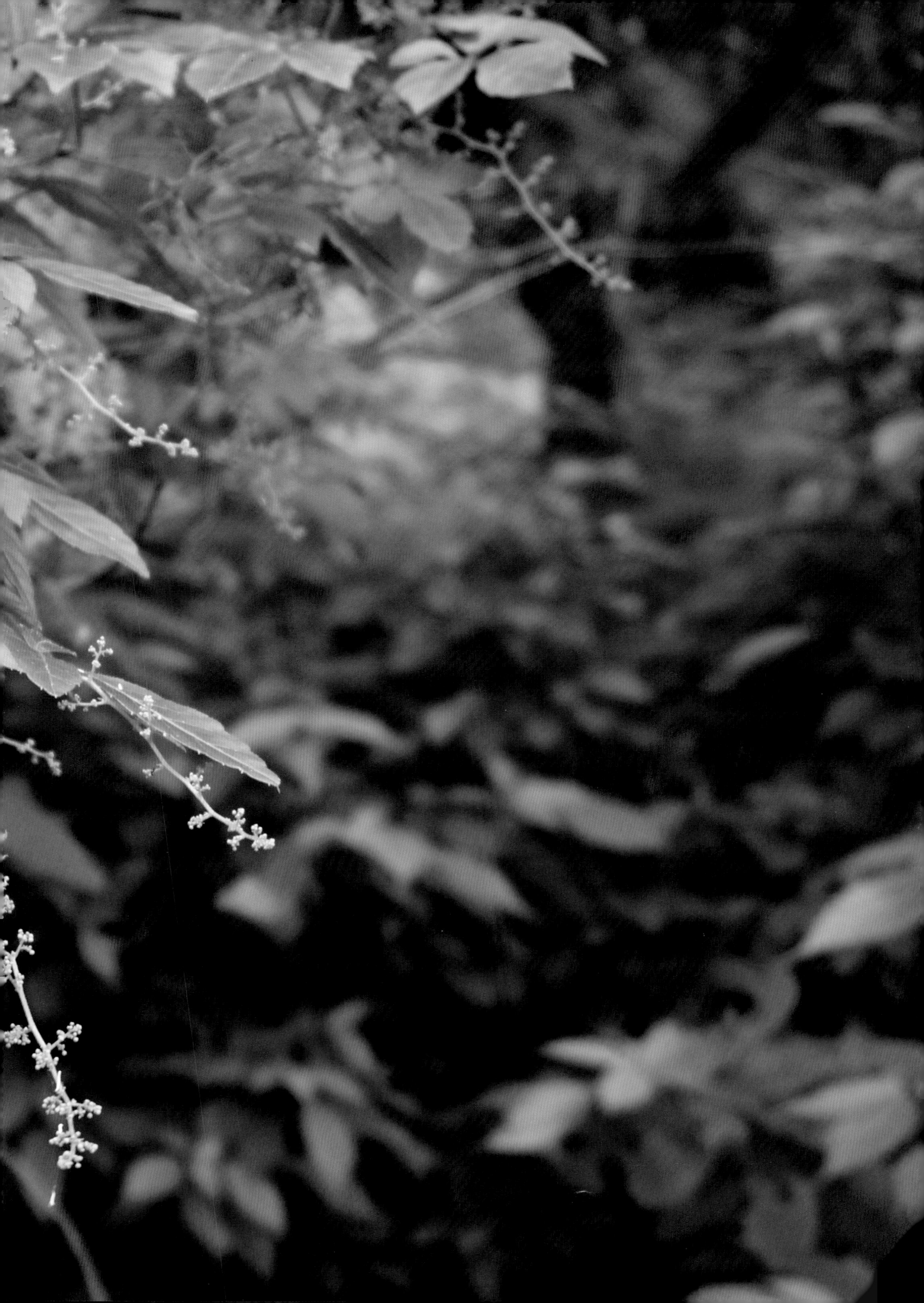

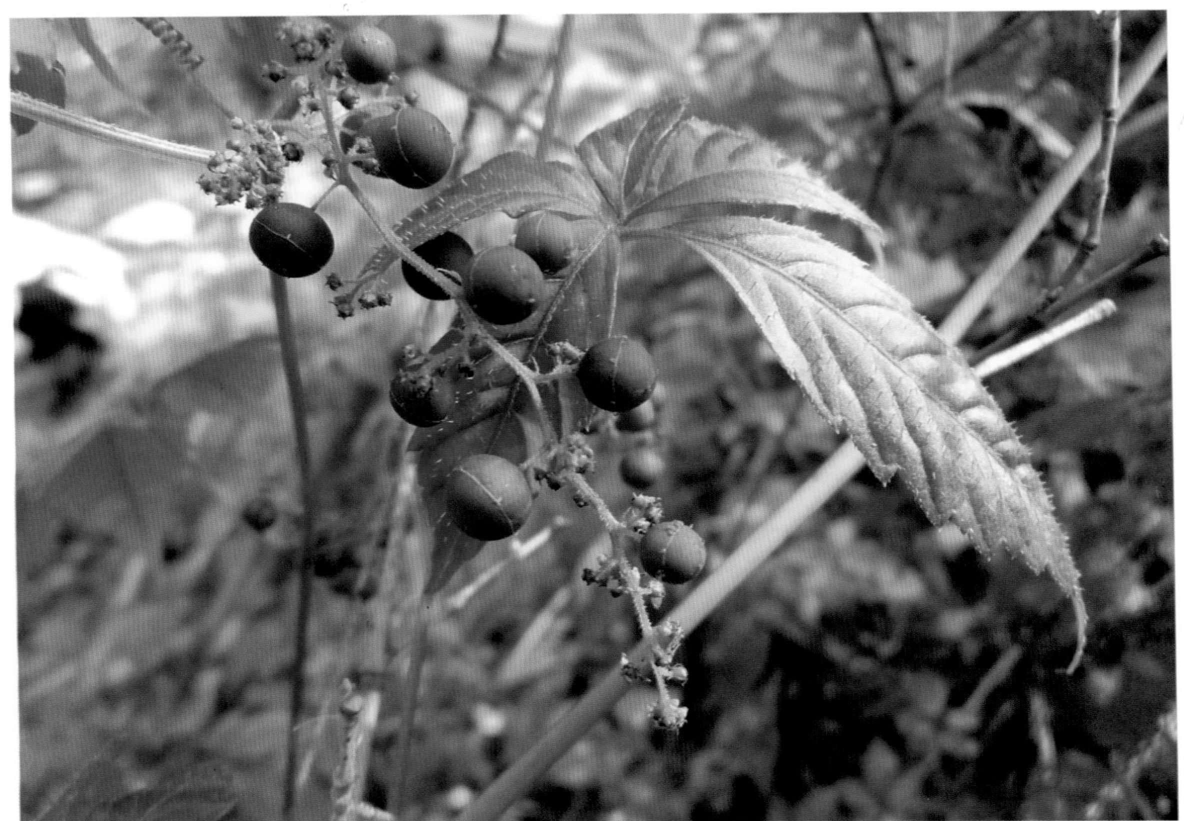

绞股蓝

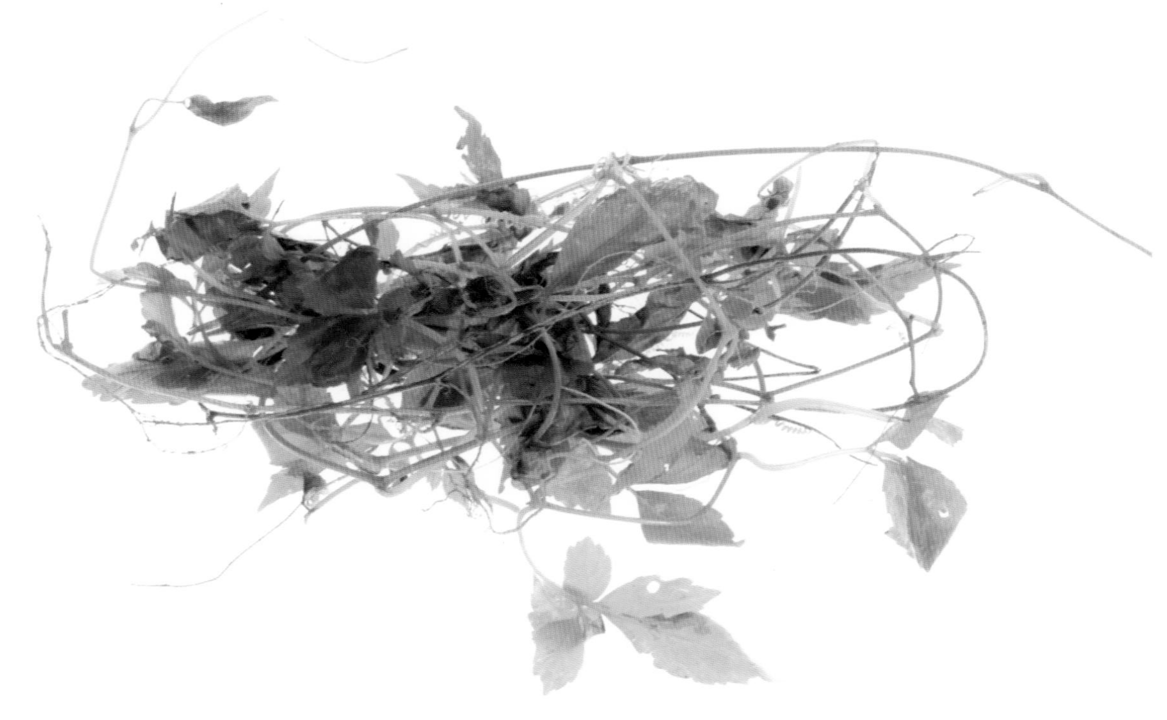

绞股蓝药材

生境分布

生长于海拔 100 ~ 3200 m 的山谷密林中、山坡疏林下或灌木丛中。分布于陕西、甘肃及长江以南各地。

采收加工

每年夏、秋二季可采收 3 ~ 4 次，洗净、晒干。

药材鉴别

本品为干燥皱缩的全草，茎纤细，灰棕色或暗棕色，表面具纵沟纹，被稀疏毛茸，润湿展开后，叶为复叶，小叶膜质，通常 5 ~ 7 枚，少数 9 枚，叶柄长 2 ~ 4 cm，被糙毛；侧生小叶卵状长圆形或长圆状披针形，中央 1 枚较大，长 4 ~ 12 cm，宽 1.0 ~ 3.5 cm；先端渐尖，基部楔形，两面被粗毛，叶缘有锯齿，齿尖具芒。果实圆球形，直径约 5 mm，果梗长 3 ~ 5 mm。味苦，具草腥气。

功效主治

清热解毒，止咳祛痰，益气养阴，生津，安神。主治体虚乏力，虚劳失精，心悸气短，眩晕头痛，慢性气管炎，胃肠炎。

用法用量

内服：煎汤，15 ~ 30 g；或研末，3 ~ 6 g；或泡茶饮。外用：适量，捣烂涂搽。

民族药方

1．虚证　绞股蓝口服液每次 20 ml（含绞股蓝总皂苷 30mg）。每日 3 次，空腹服，30 日为 1 个疗程。

2．高血脂　绞股蓝适量。泡水频服。

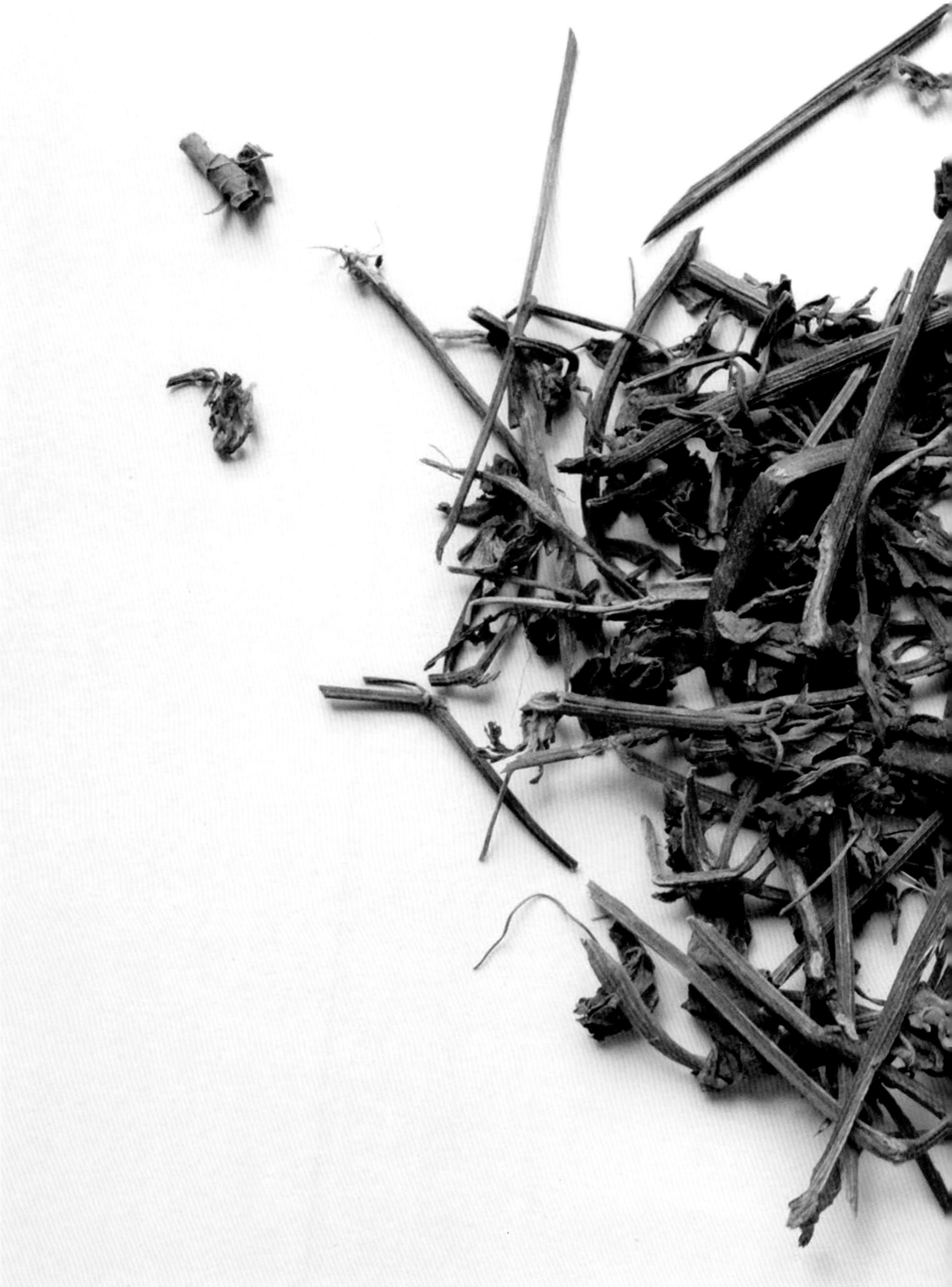

绞股蓝

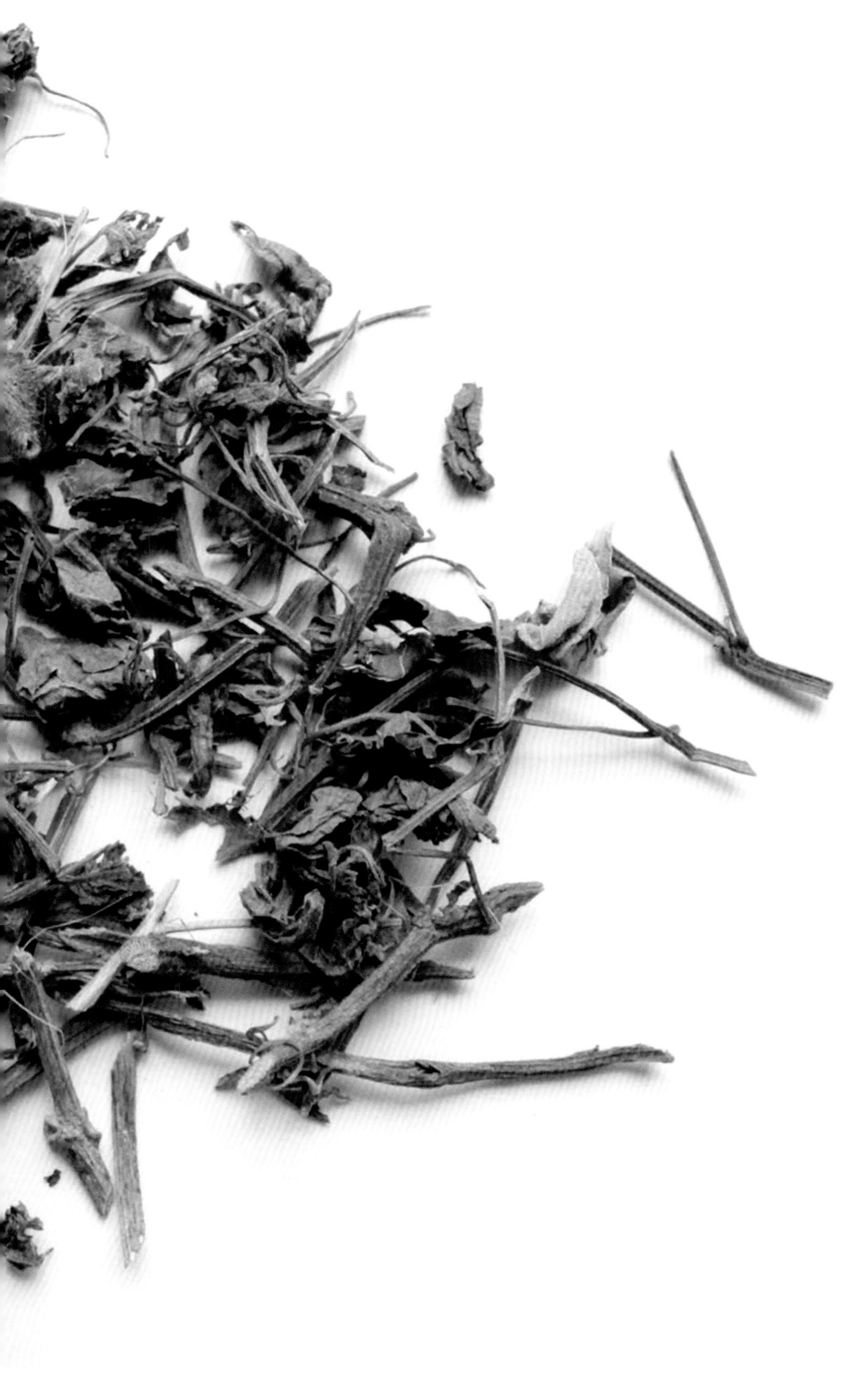

绞股蓝饮片

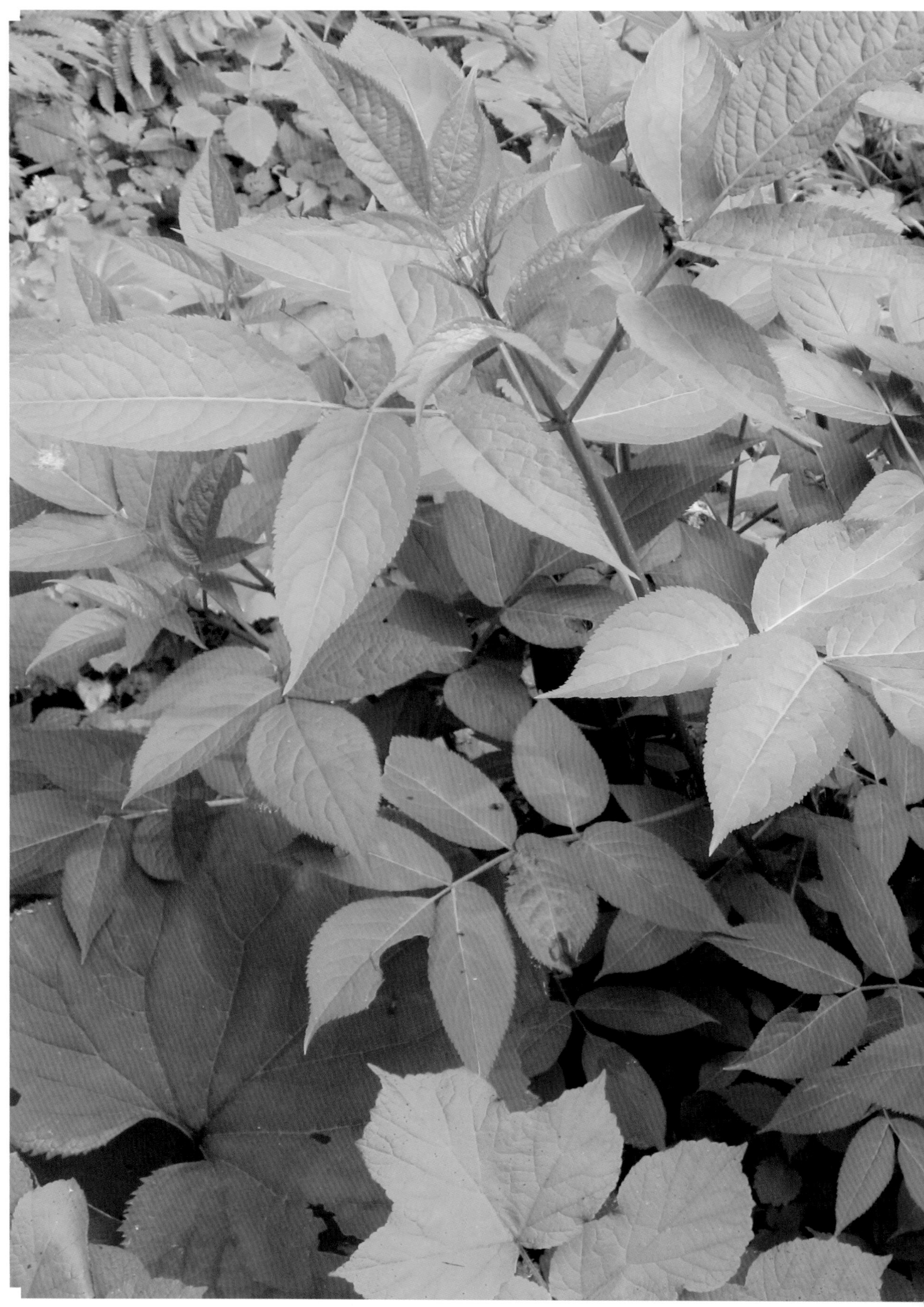

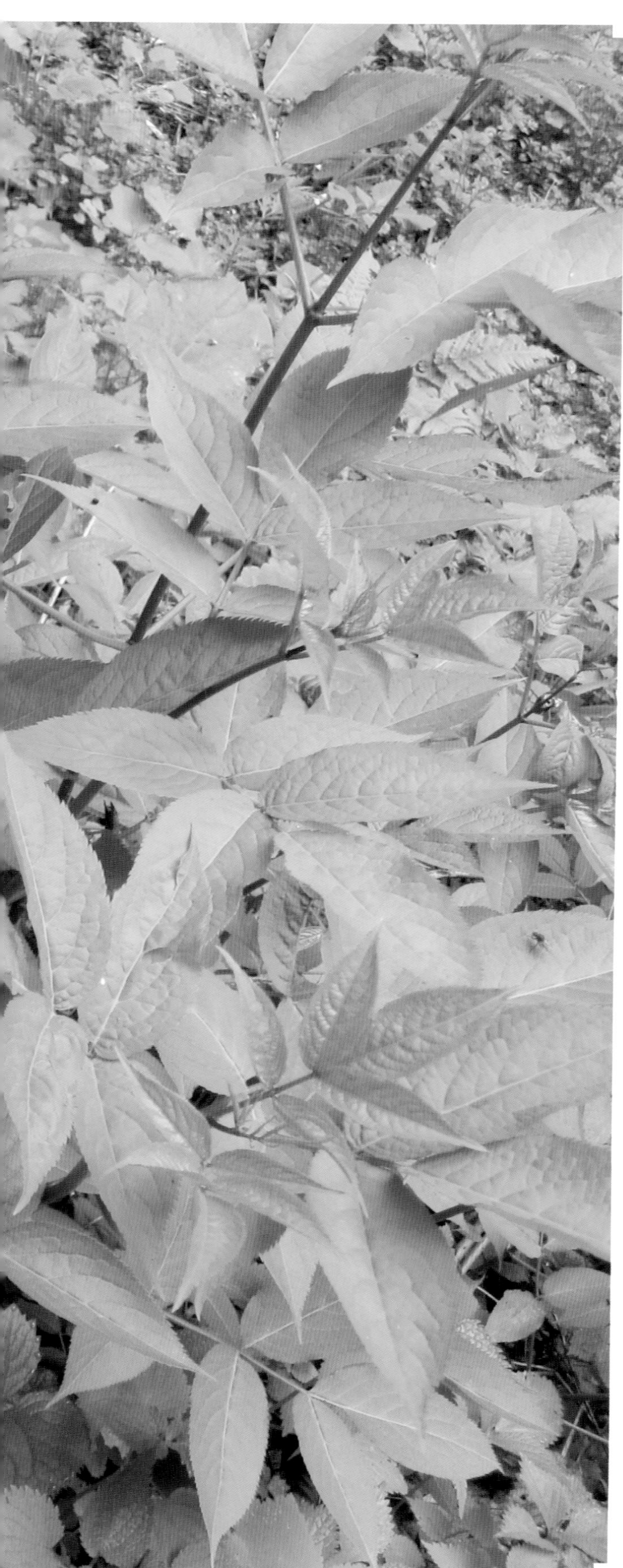

接骨木

【苗 药 名】都介巴。

【别　 名】扦扦活、接骨丹、臭草柴。

【来　 源】本品为忍冬科植物接骨木 *Sambucus williamsii* Hance. 的叶、根皮或茎枝。

【性味归经】味苦，性冷。归热经。

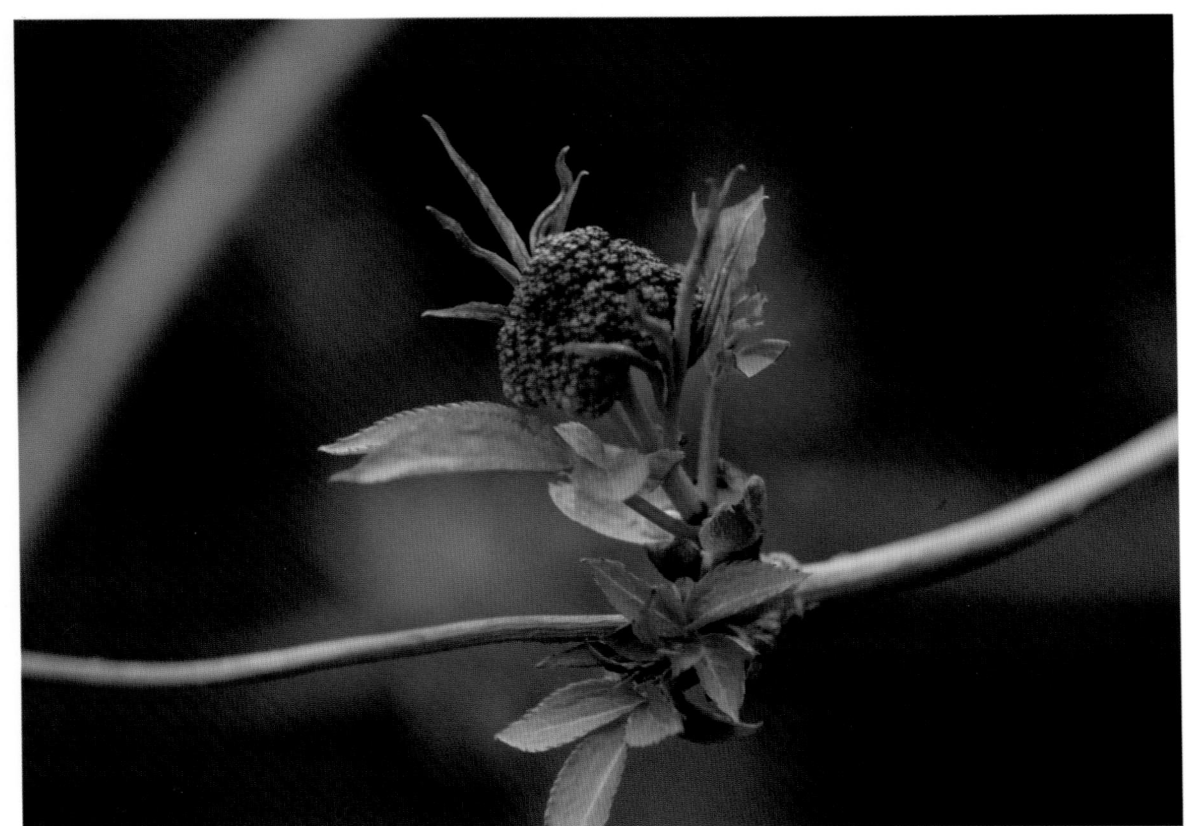

接骨木

识别特征

落叶灌木或乔木，高 4 ~ 8 m。茎无棱，多分枝，枝褐色，无毛。单数羽状复叶互生；通常具小叶 7 枚，有时 9 ~ 11 枚，长卵圆形或椭圆形至卵状披针形，长 2 ~ 12 cm，宽 2 ~ 4 cm，先端渐尖，基部偏阔楔形，边缘具锯齿，两面无毛，顶生卵圆形至长椭圆状卵形的圆锥花序，直径 6 ~ 9 cm，花白色至淡黄色，花萼钟形，裂片 5，倒卵形；雄蕊 5，着生于花冠上，与裂片互生，短于花冠，浆果状核果近球形，黑紫色或红色，具 5 核。花期 5—7 月，果期 9 月。

生境分布

生长于向阳山坡或栽培于庭院。分布于东北、华北、华中、华东及贵州、四川、云南、陕西等省区。

采收加工

全年可采，鲜用或晒干备用。

功效主治

祛风止痛，利湿，接骨。主治风湿疼痛，水肿，骨折。

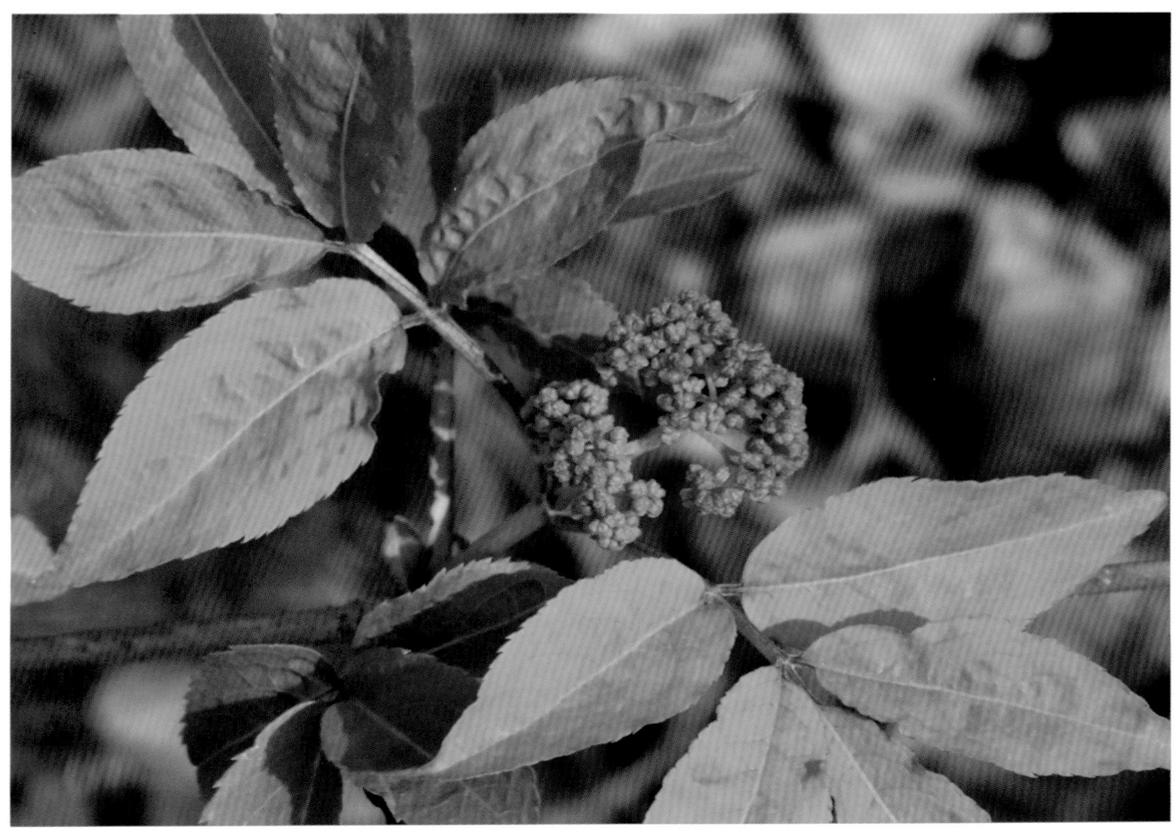

接骨木

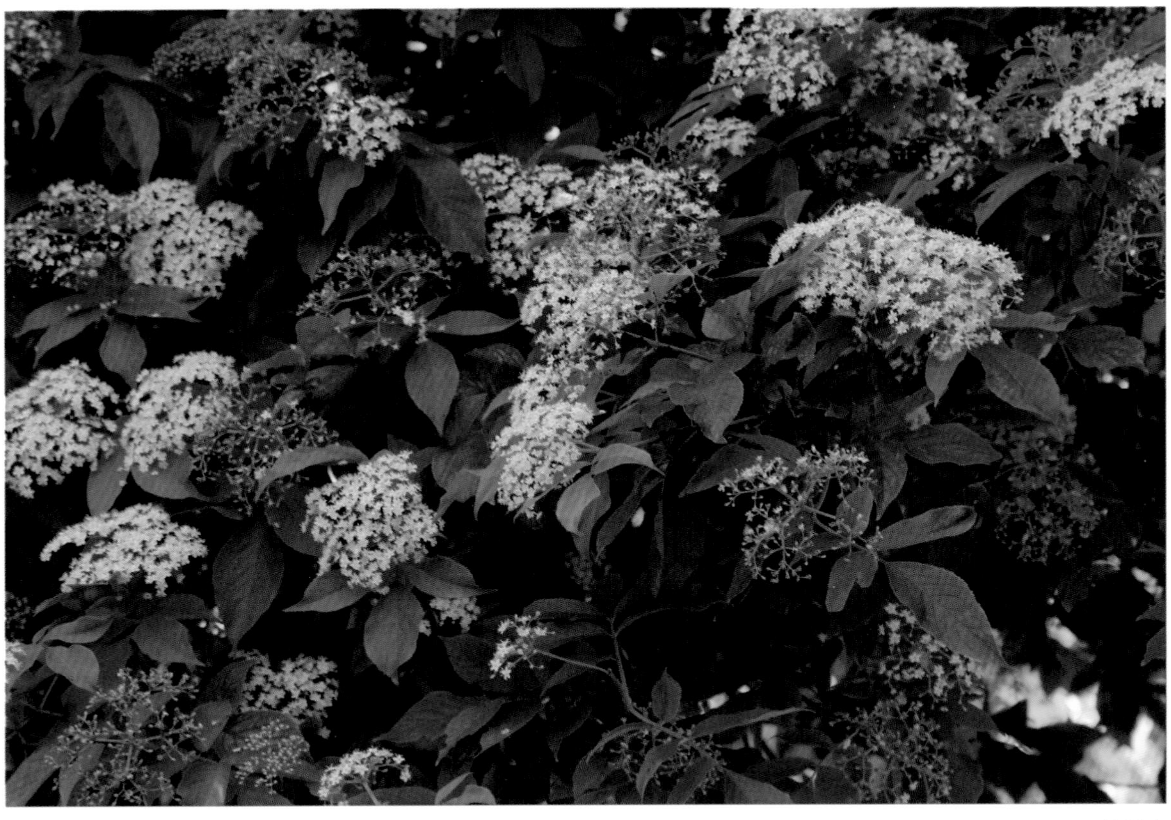

接骨木

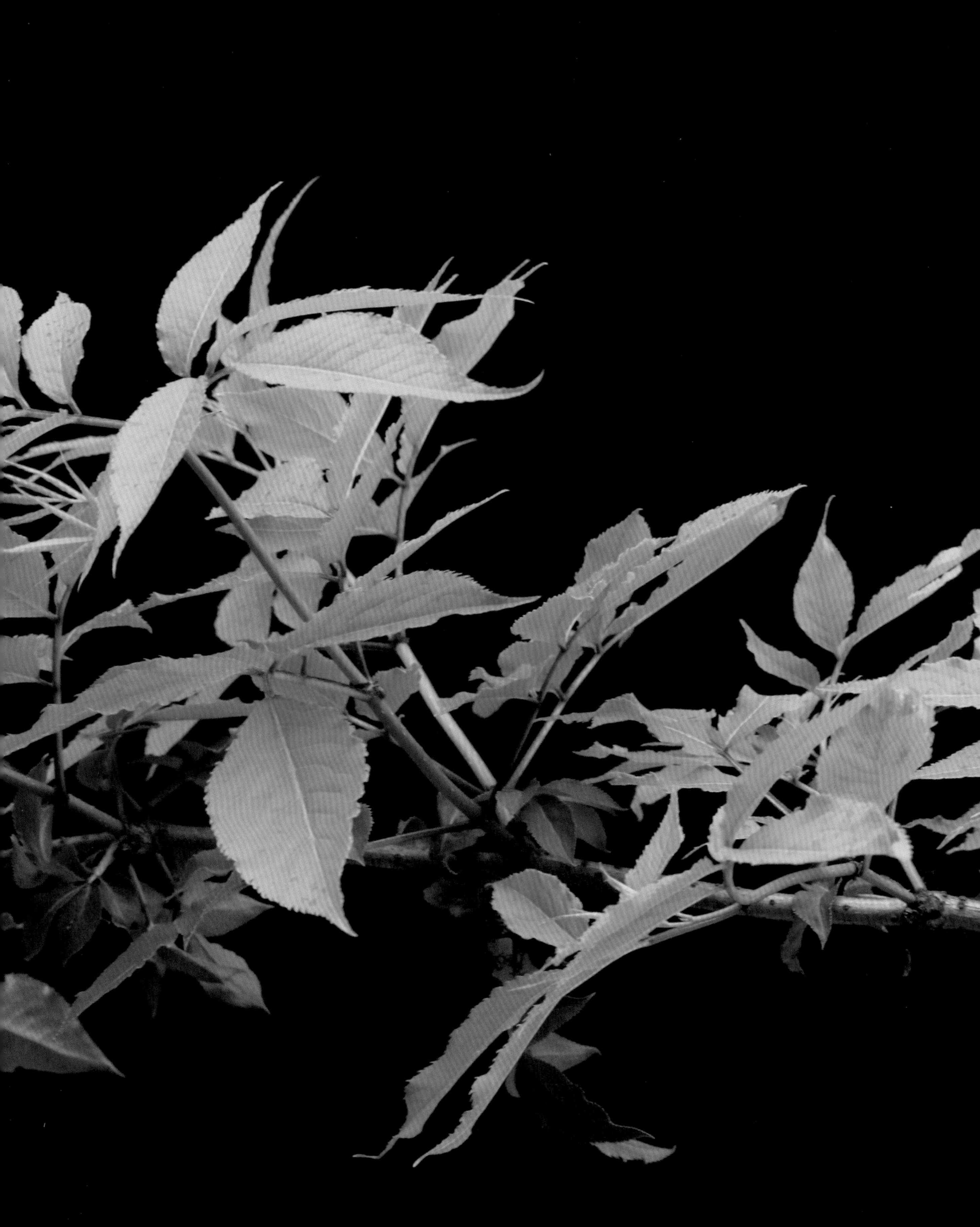

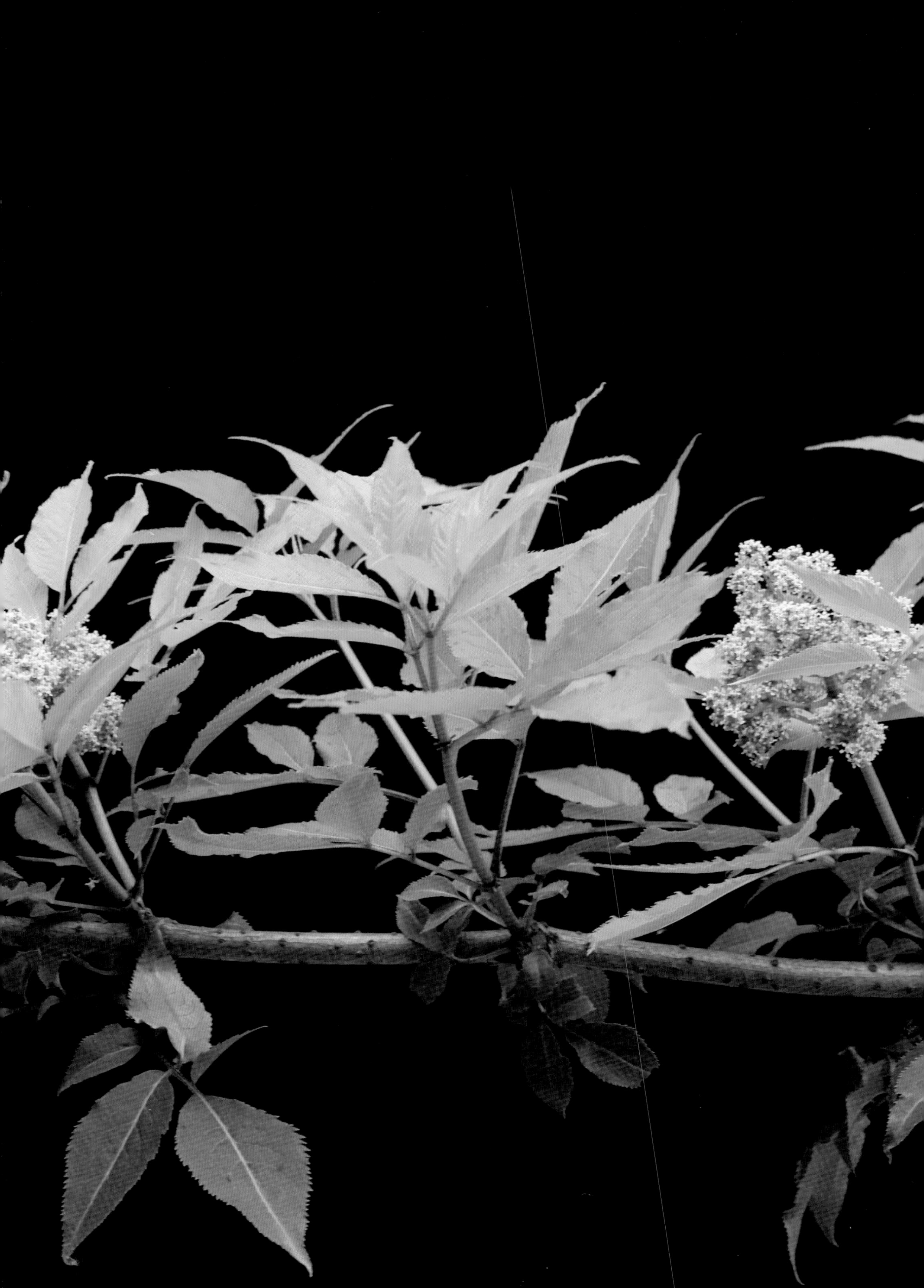

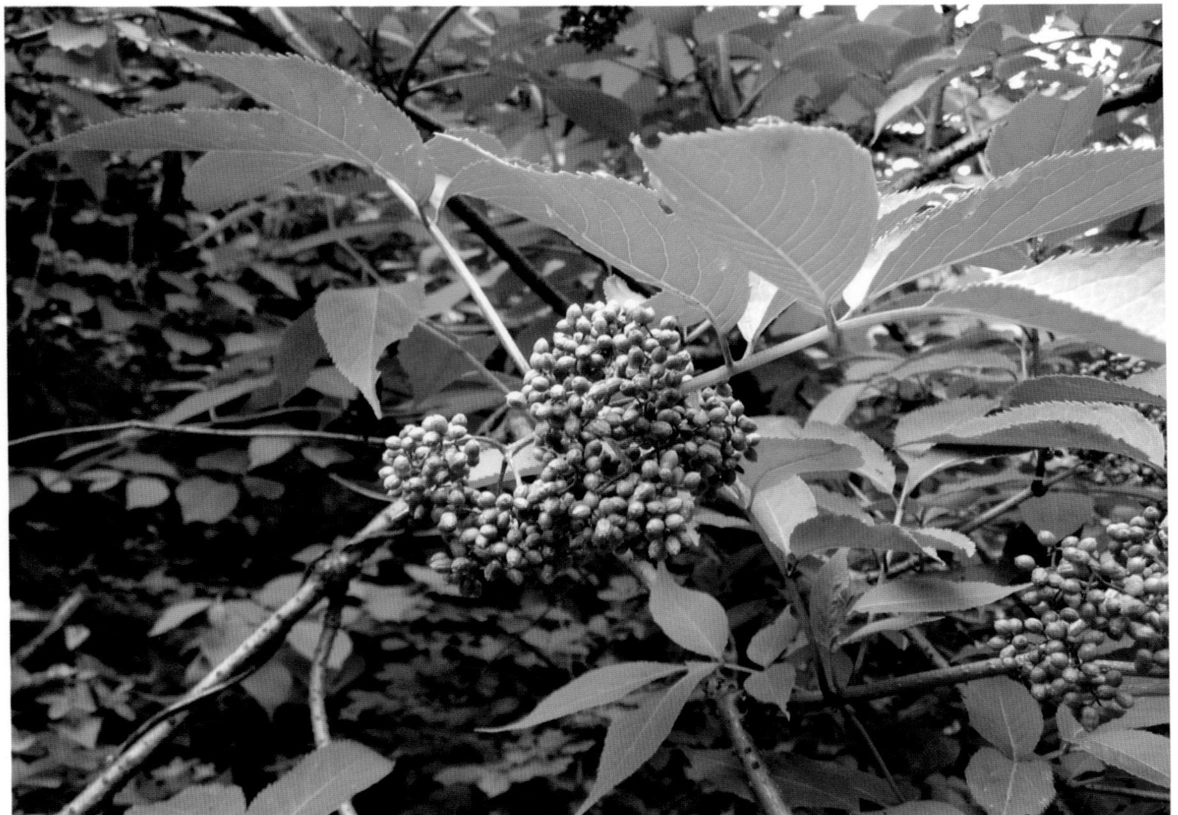

接骨木

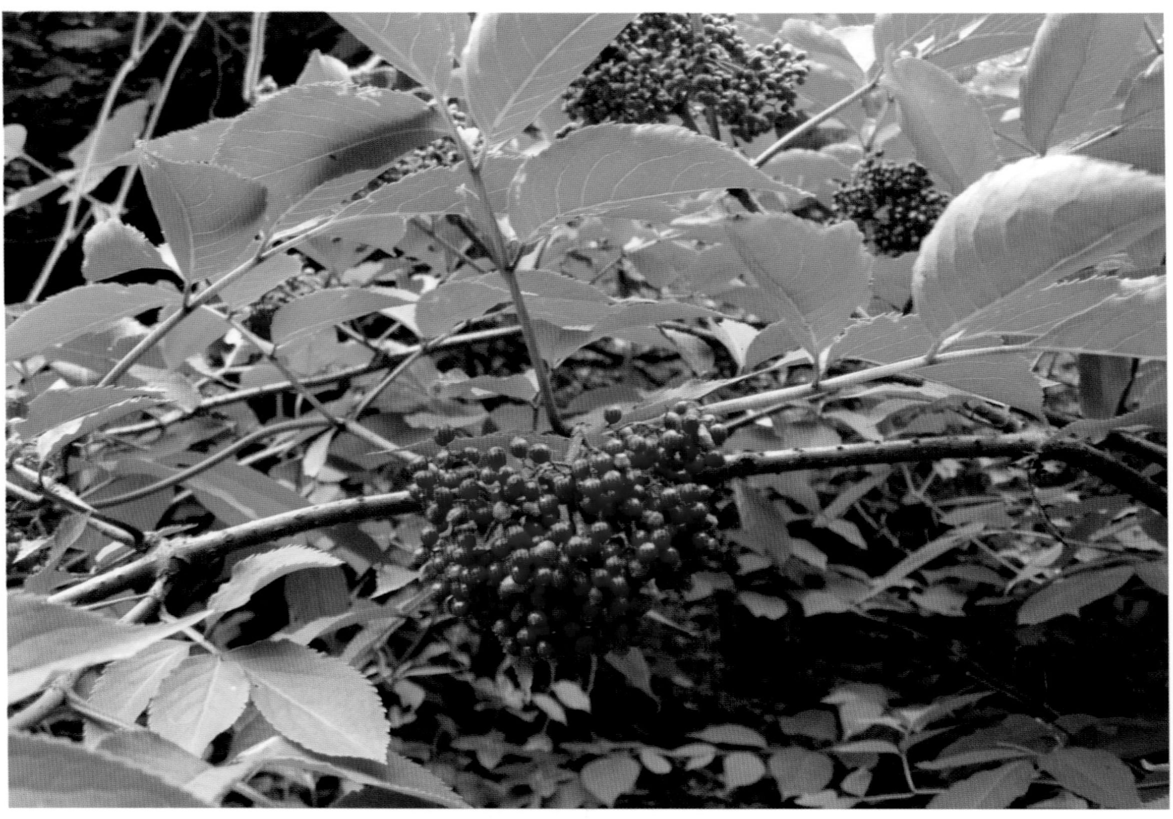

接骨木

用法用量

内服：煎汤，10 ~ 30 g。外用：鲜品适量，捣烂外包于伤处。

民族药方

1．跌仆损伤，骨折 接骨木根皮、金腰带根、爬岩姜（去毛）各 30 g。各药鲜用，捣烂加酒糟炒热，包于伤处。

2．跌仆骨折 鲜接骨木根皮适量。捶烂，拌酒糟凉后包伤处，干后另换。用时先将骨折复位整齐，后敷药患处，外用鲜杉木皮夹住捆好。

3．浮肿 鲜接骨木叶 90 ~ 120 g，豆腐适量。与豆腐同煎，吃豆腐，喝药水，药渣抛弃。

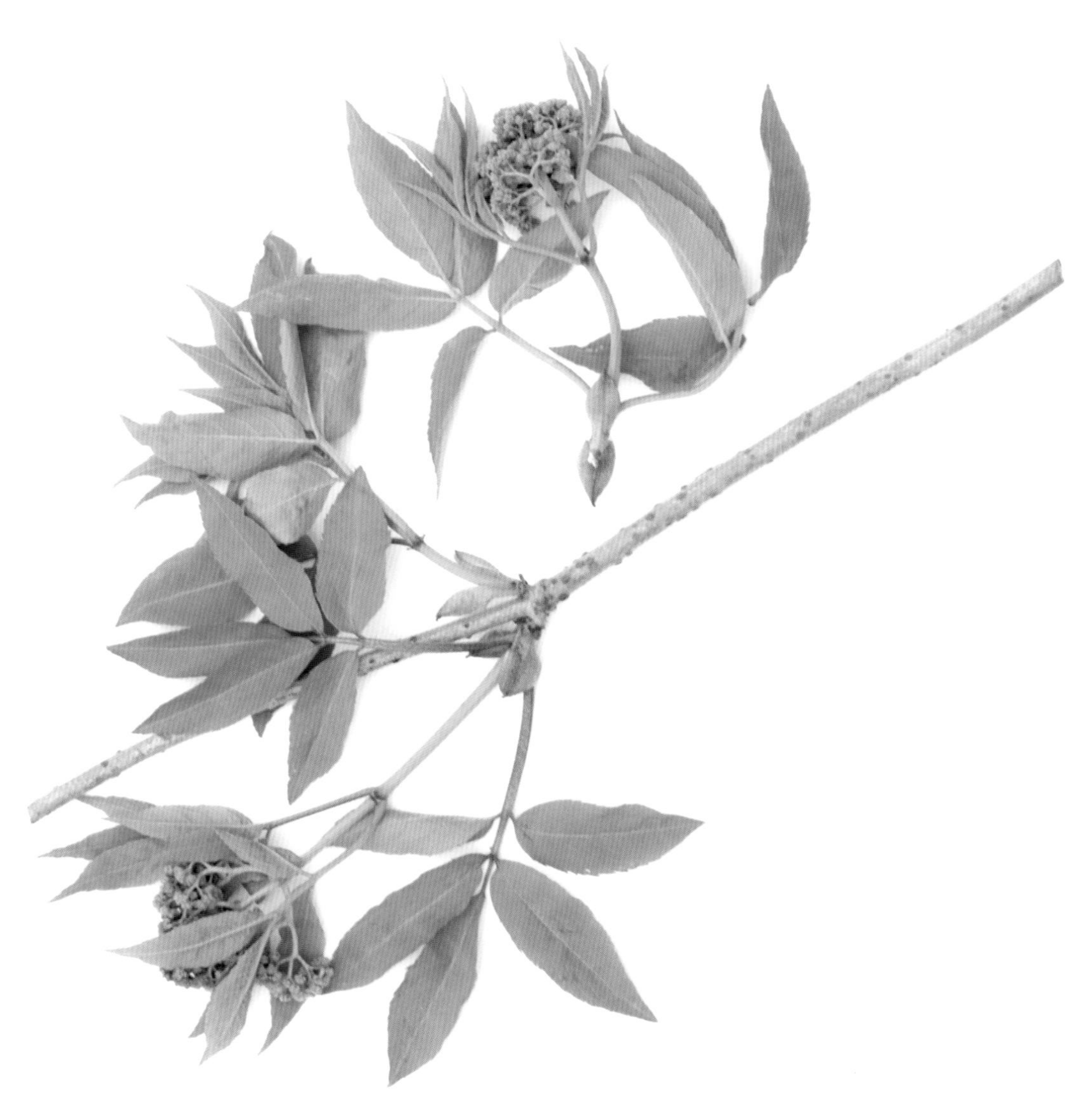

接骨木药材

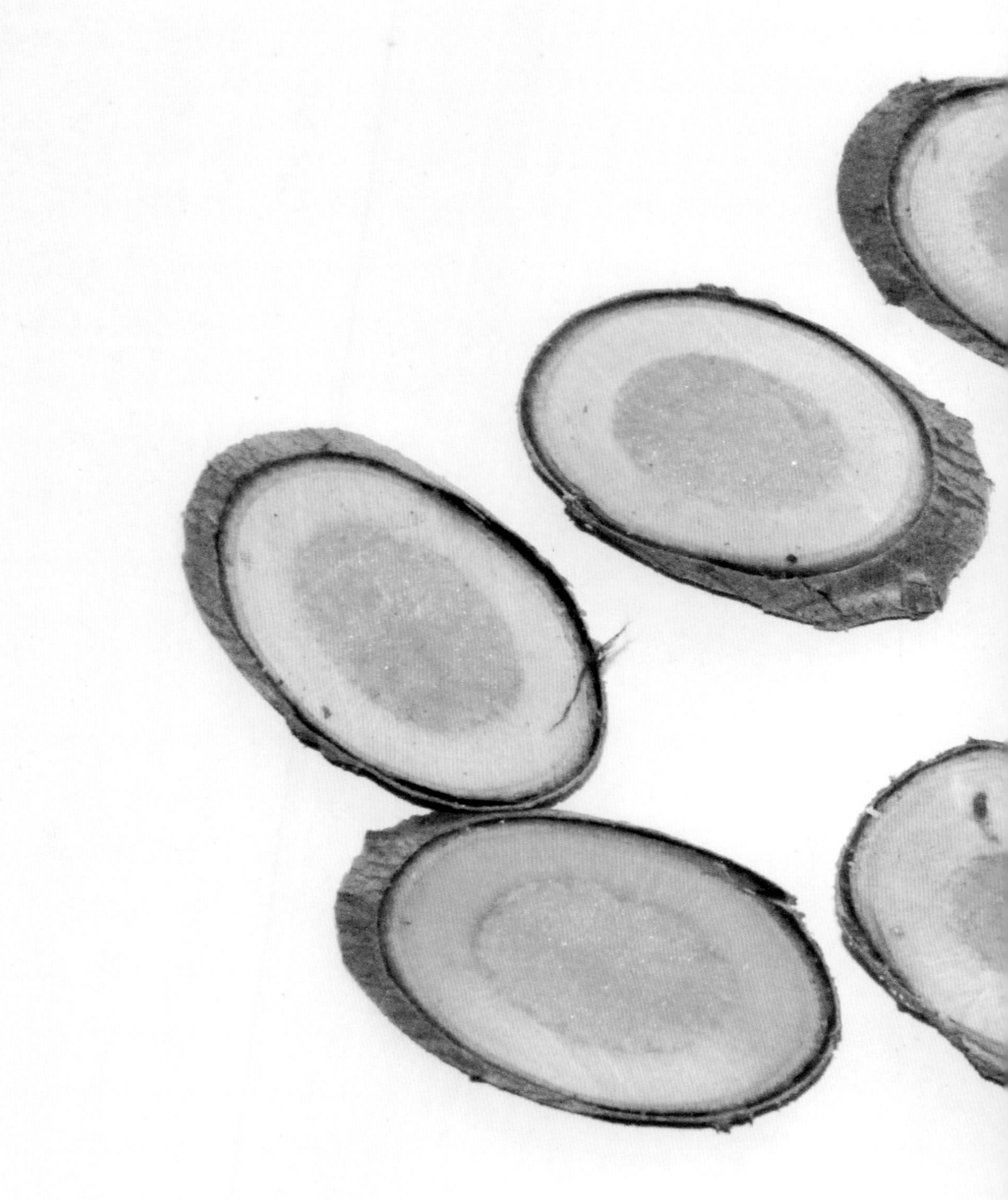

接骨木

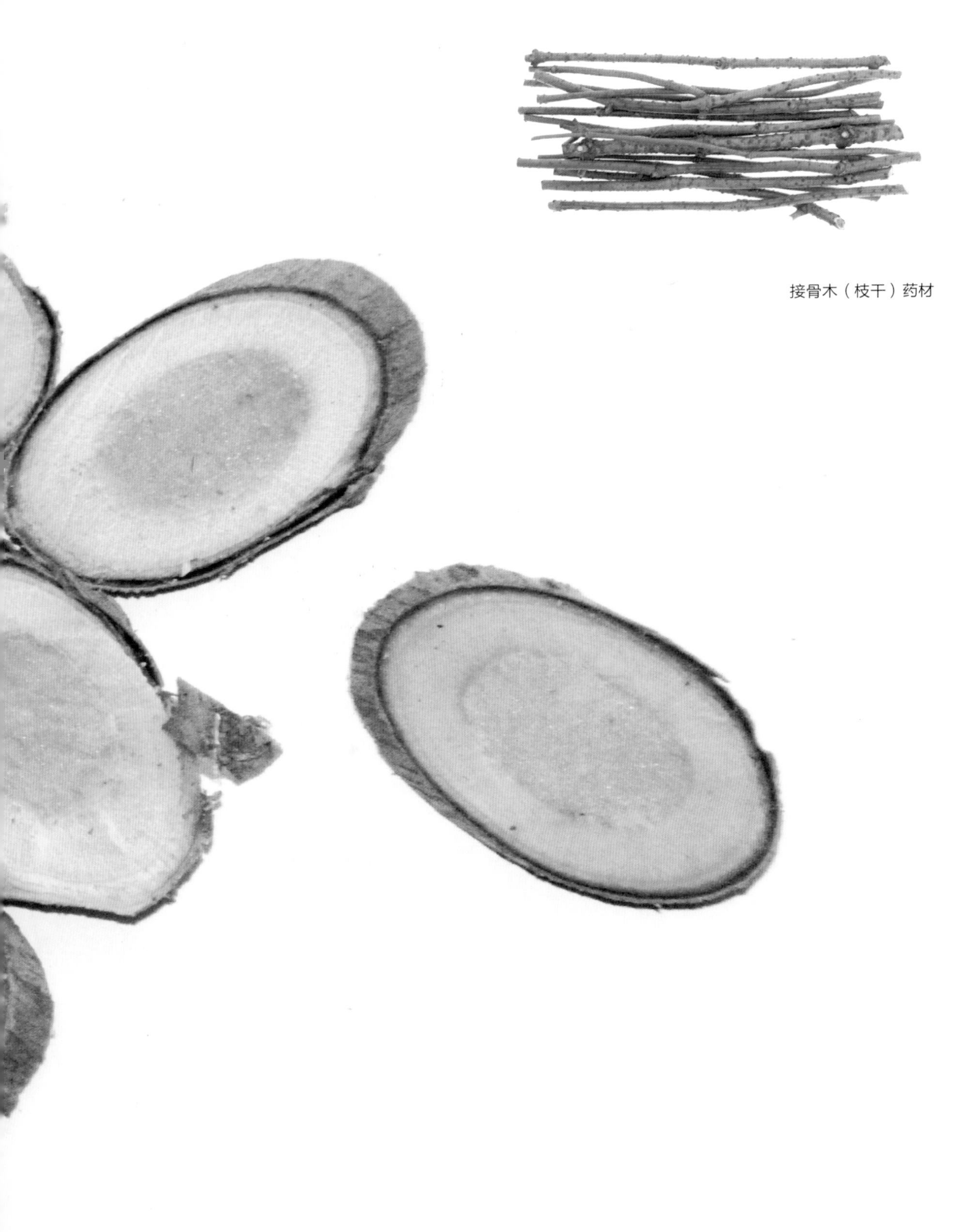

接骨木（枝干）药材

接骨木（枝）饮片

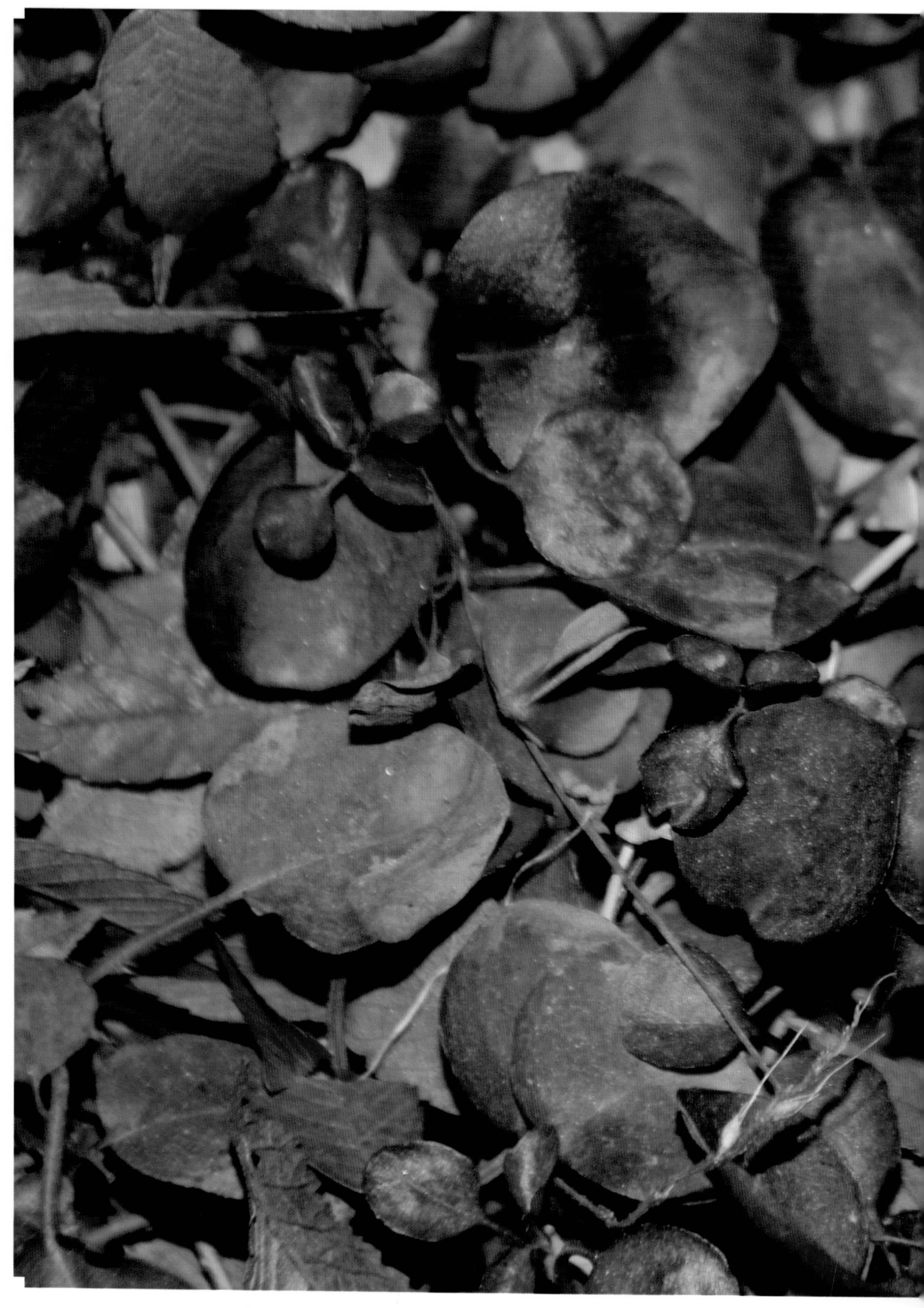

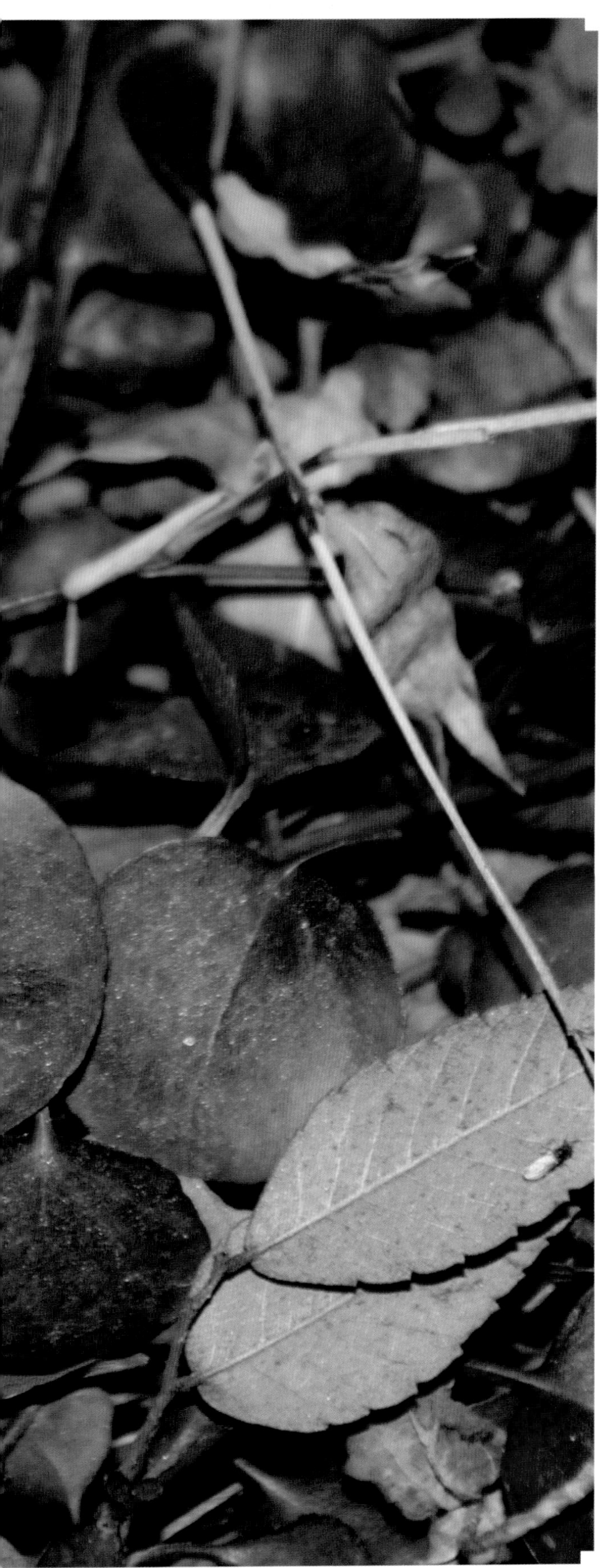

金钱草

【苗 药 名】 窝你我。

【别　　名】 神仙对坐草、铜钱草、真金草、遍地黄。

【来　　源】 本品为报春花科植物过路黄 *Lysimachia christinae* Hance. 的全草。

【性味归经】 味苦、酸、涩，性冷。归热经。

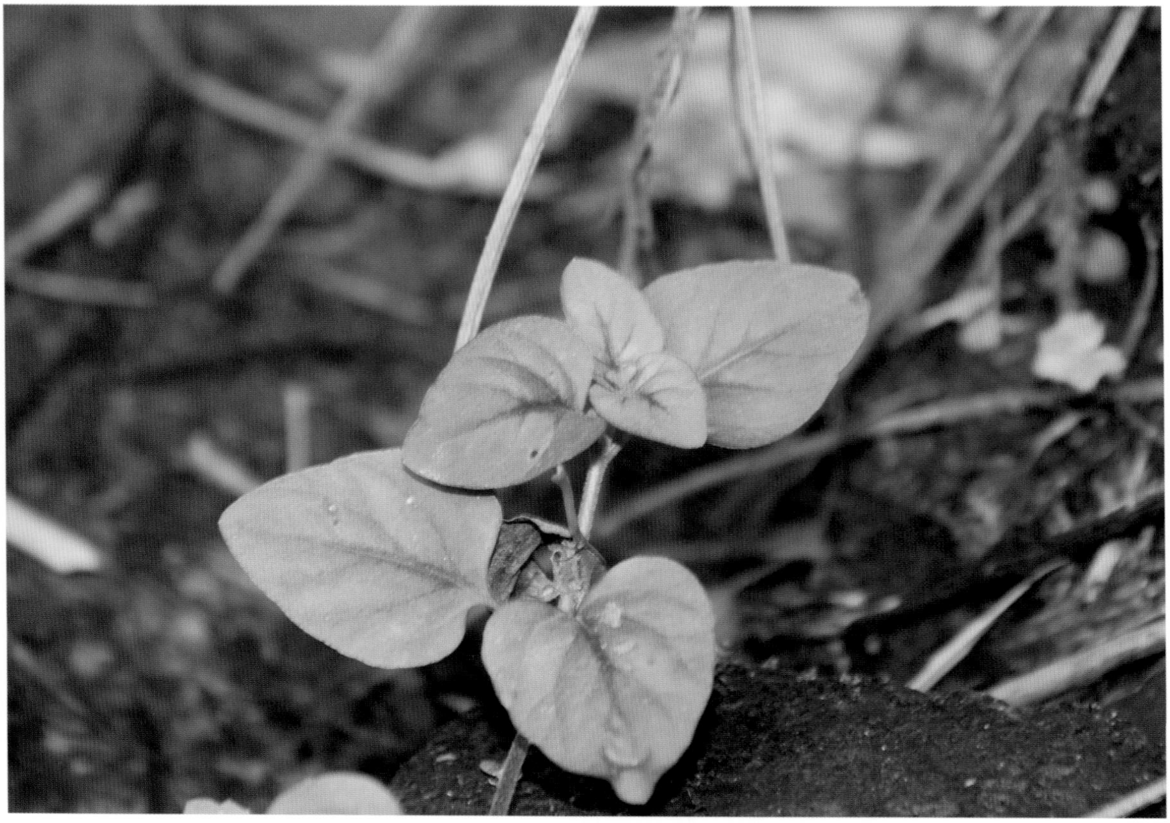

过路黄

识别特征

多年生蔓生草本植物。茎柔弱，平卧匍匐生，长 20 ~ 60 cm，表面灰绿色或带红紫色，全株无毛或被疏毛，幼嫩部分密被褐色无柄腺体，下部节间较短，常发出不定根，中部节间长 1.5 ~ 5.0（~ 10.0）cm。叶对生，叶柄长 1 ~ 3 cm，无毛，叶片卵圆形、近圆形以至肾圆形，长（1.5 ~）2.0 ~ 6.0（~ 8.0）cm，宽 1 ~ 4（~ 6）cm，先端锐尖或圆钝以至圆形，基部截形至浅心形，稍肉质，透光可见密布的透明腺条，干时腺条变黑色，两面无毛。花单生长于叶腋；花梗长 1 ~ 5 cm，通常不超过叶长，花梗幼嫩时稍有毛，多为褐色无柄腺体；花萼长（4 ~）5 ~ 7（~ 10） mm，5 深裂，分裂近达基部，裂片披针形、椭圆状披针形以至线形或上部稍扩大而近匙形，先端锐尖或稍钝，无毛、被柔毛或仅边缘具缘毛。花冠黄色，辐状钟形，长 7 ~ 15 mm，5 深裂，基部合生部分长 2 ~ 4 mm，裂片狭卵形以至近披针形，先端锐尖或钝，具黑色长腺条；雄蕊 5，花丝长 6 ~ 8 mm。下半部合生成筒，花药卵圆形，长 1.0 ~ 1.5 mm；子房卵球形，花柱长 6 ~ 8 mm。蒴果球形，直径 3 ~ 5rnm，无毛，有稀疏黑色腺条，瓣裂。花期 5—7 月，果期 9—10 月。

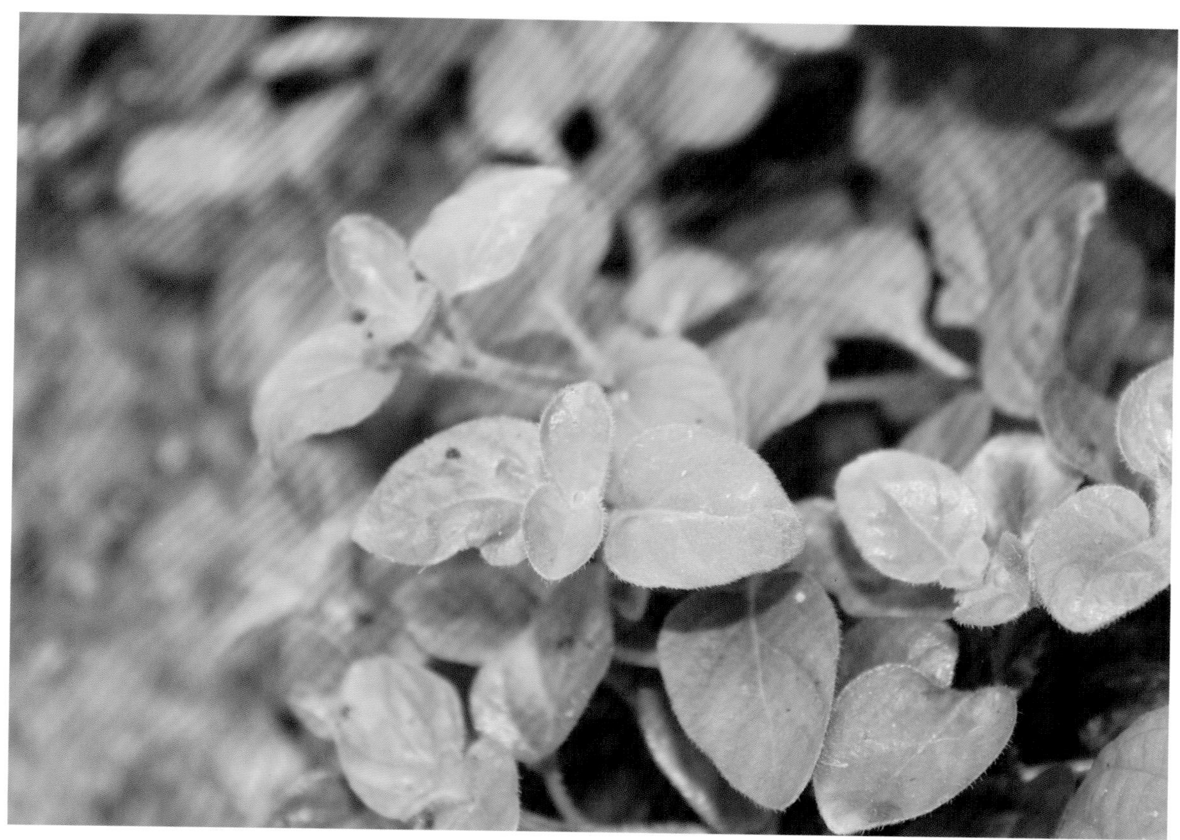

过路黄

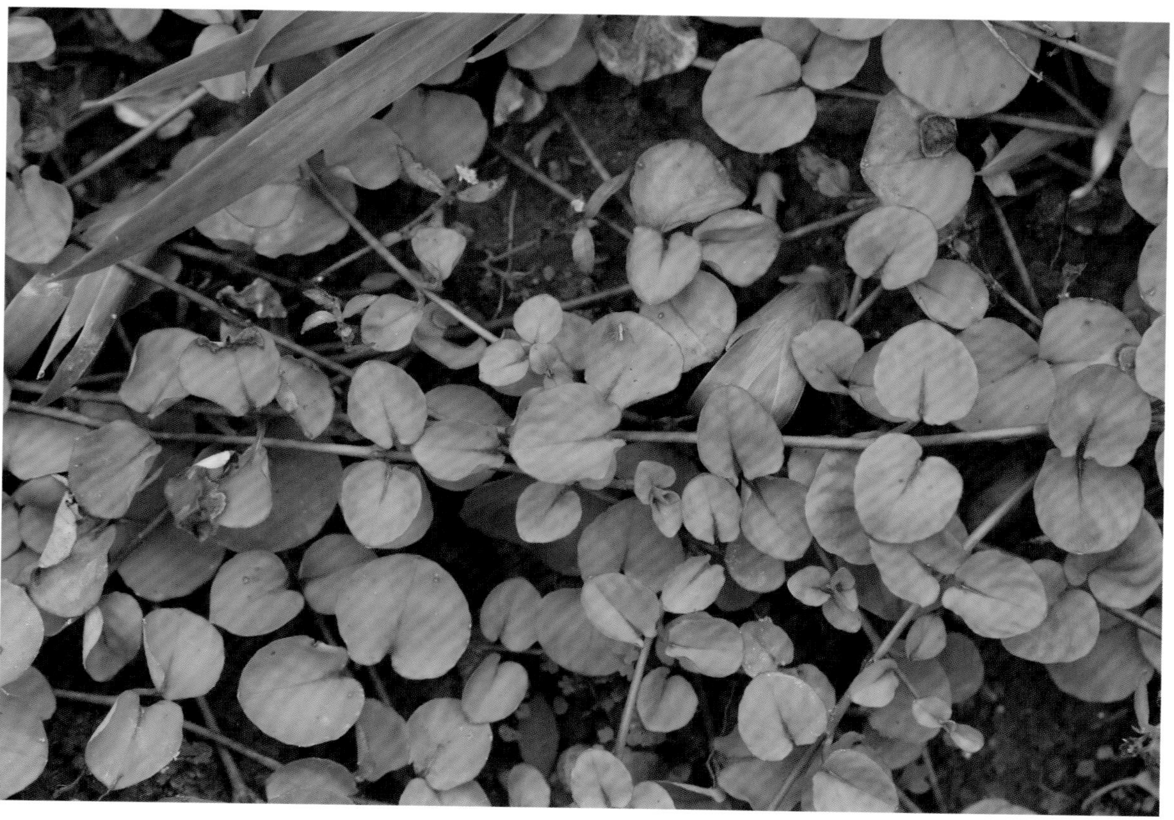

过路黄

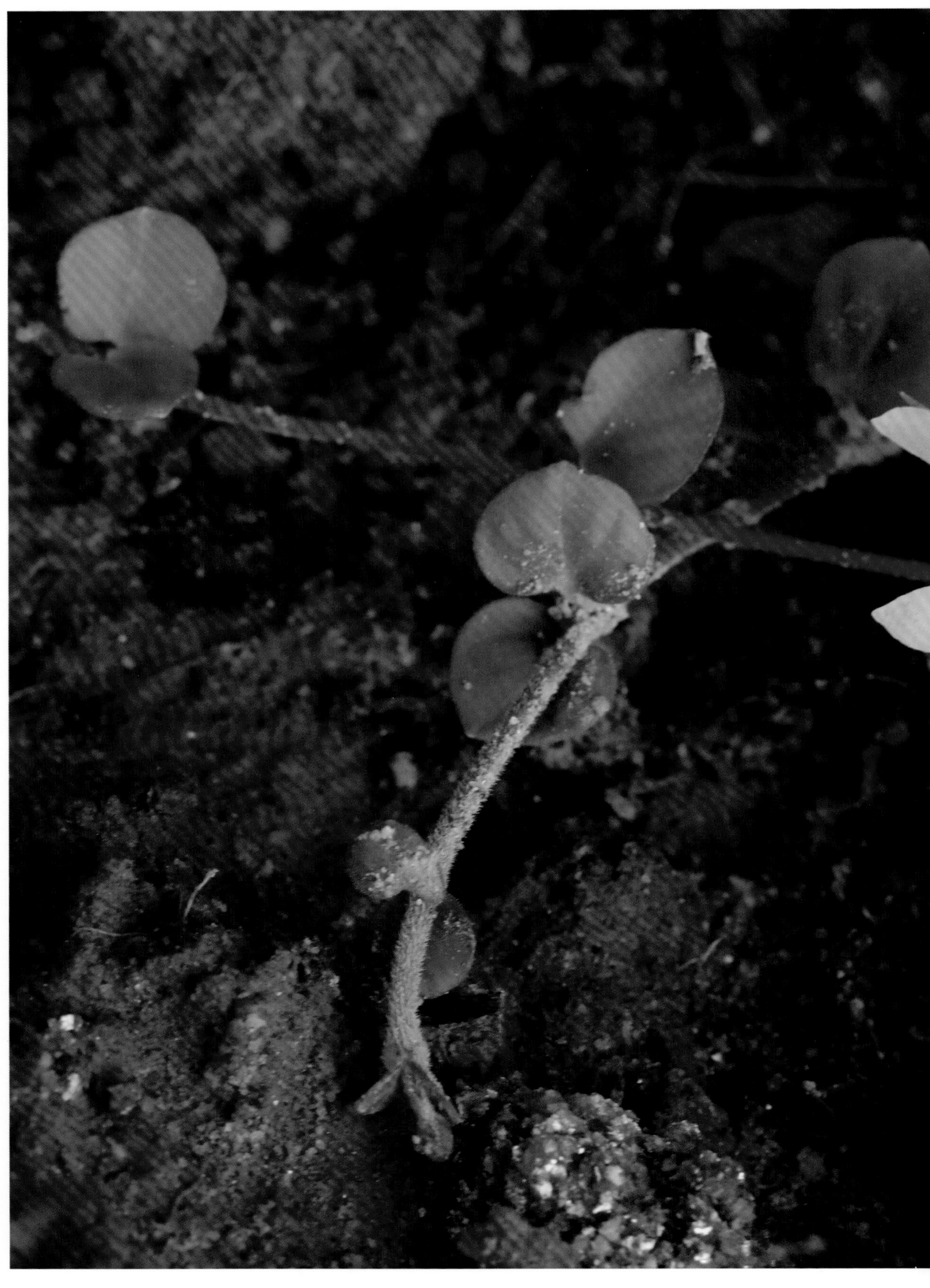

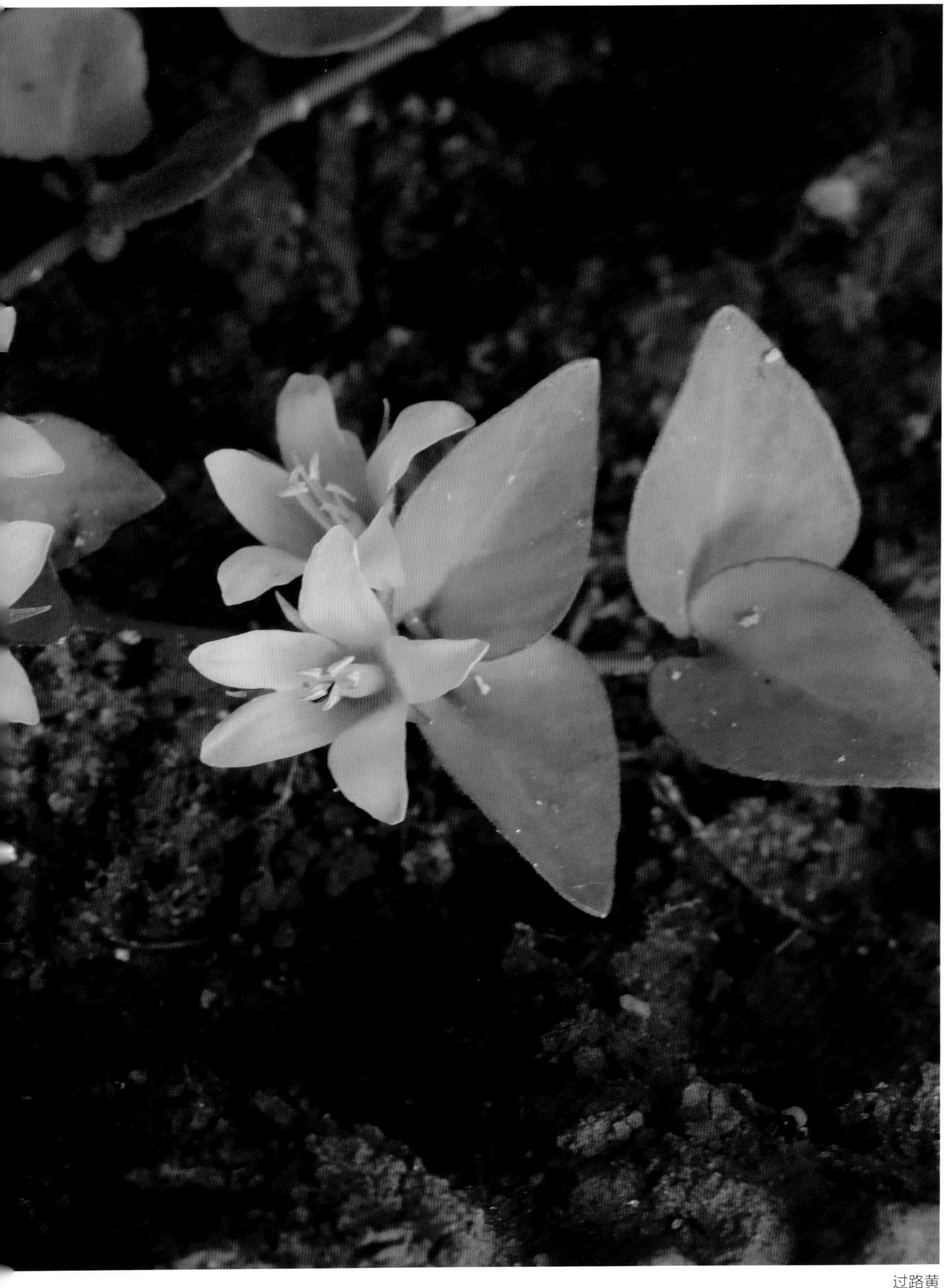

过路黄

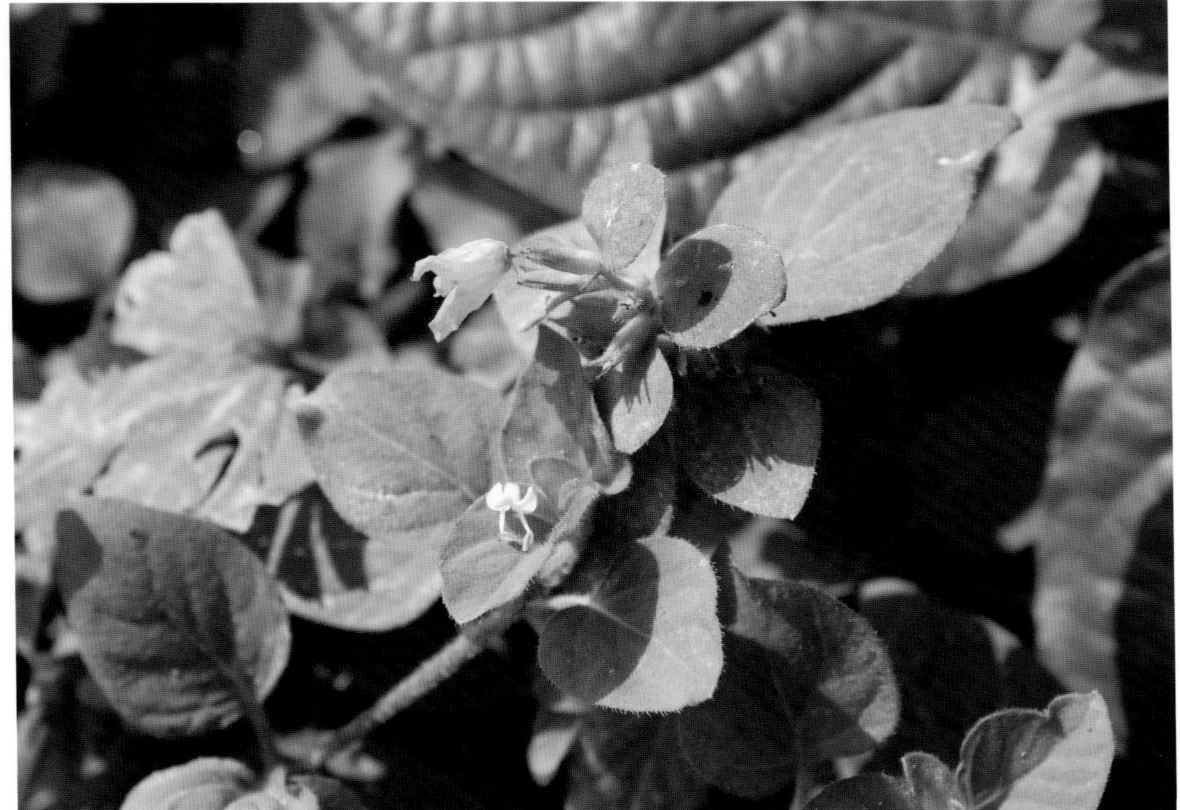

过路黄

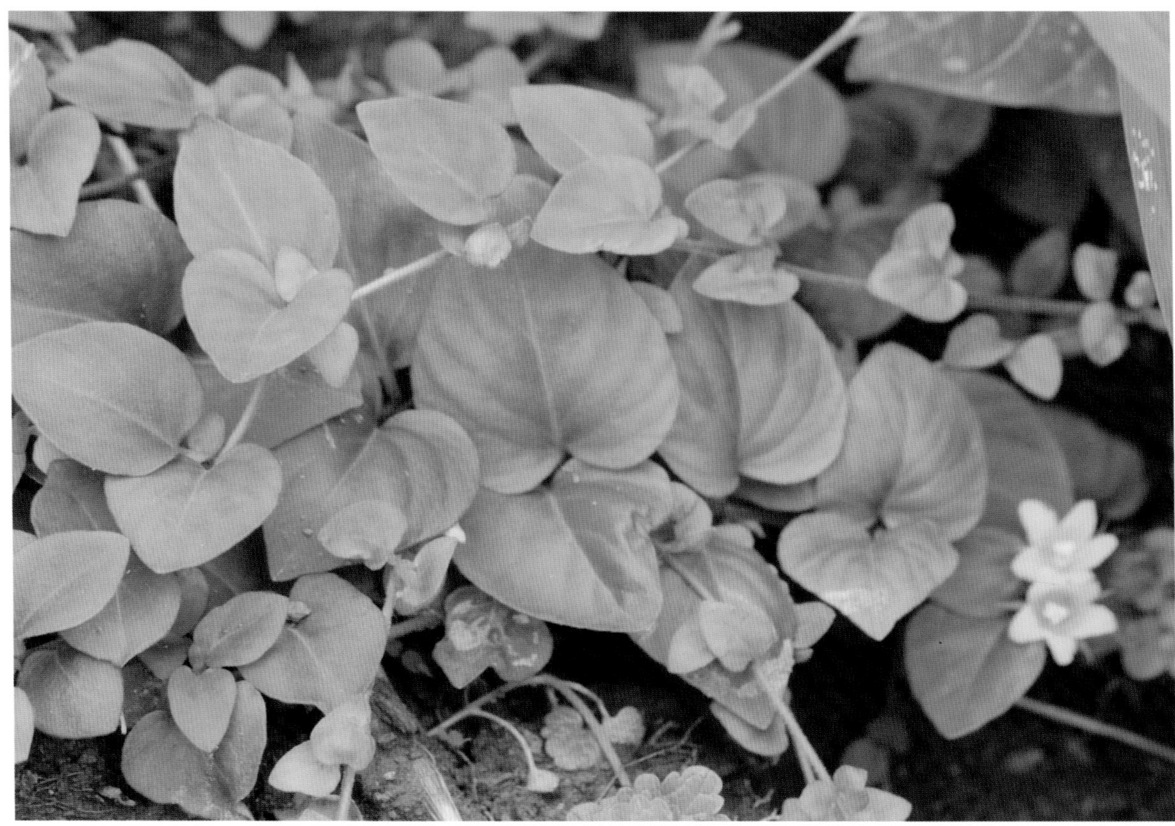

过路黄

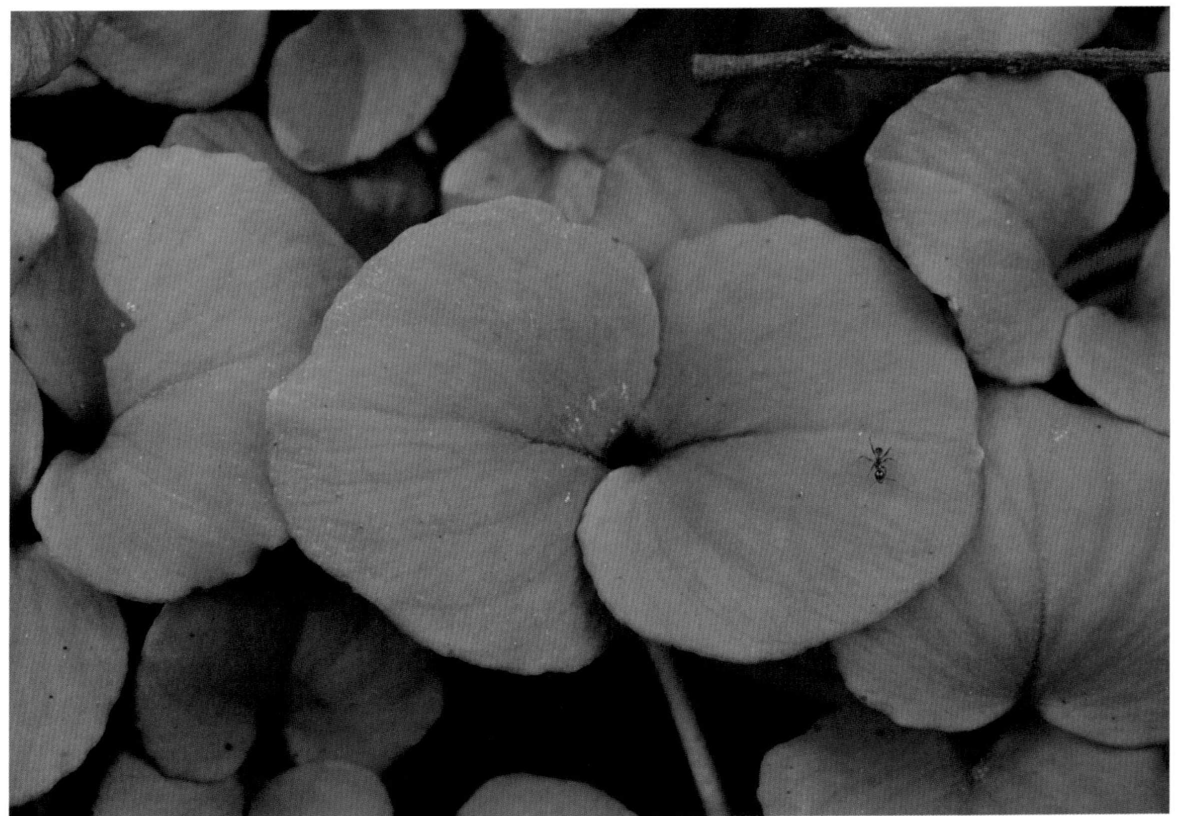

过路黄

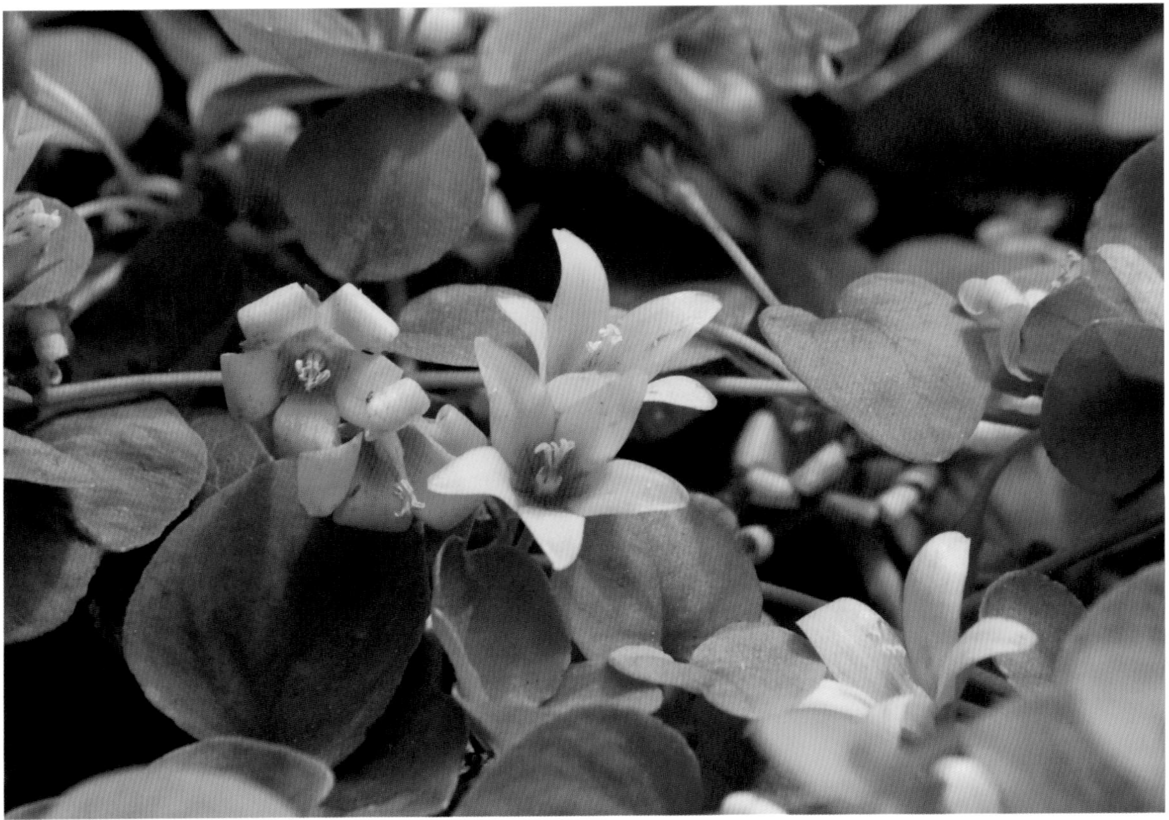

过路黄

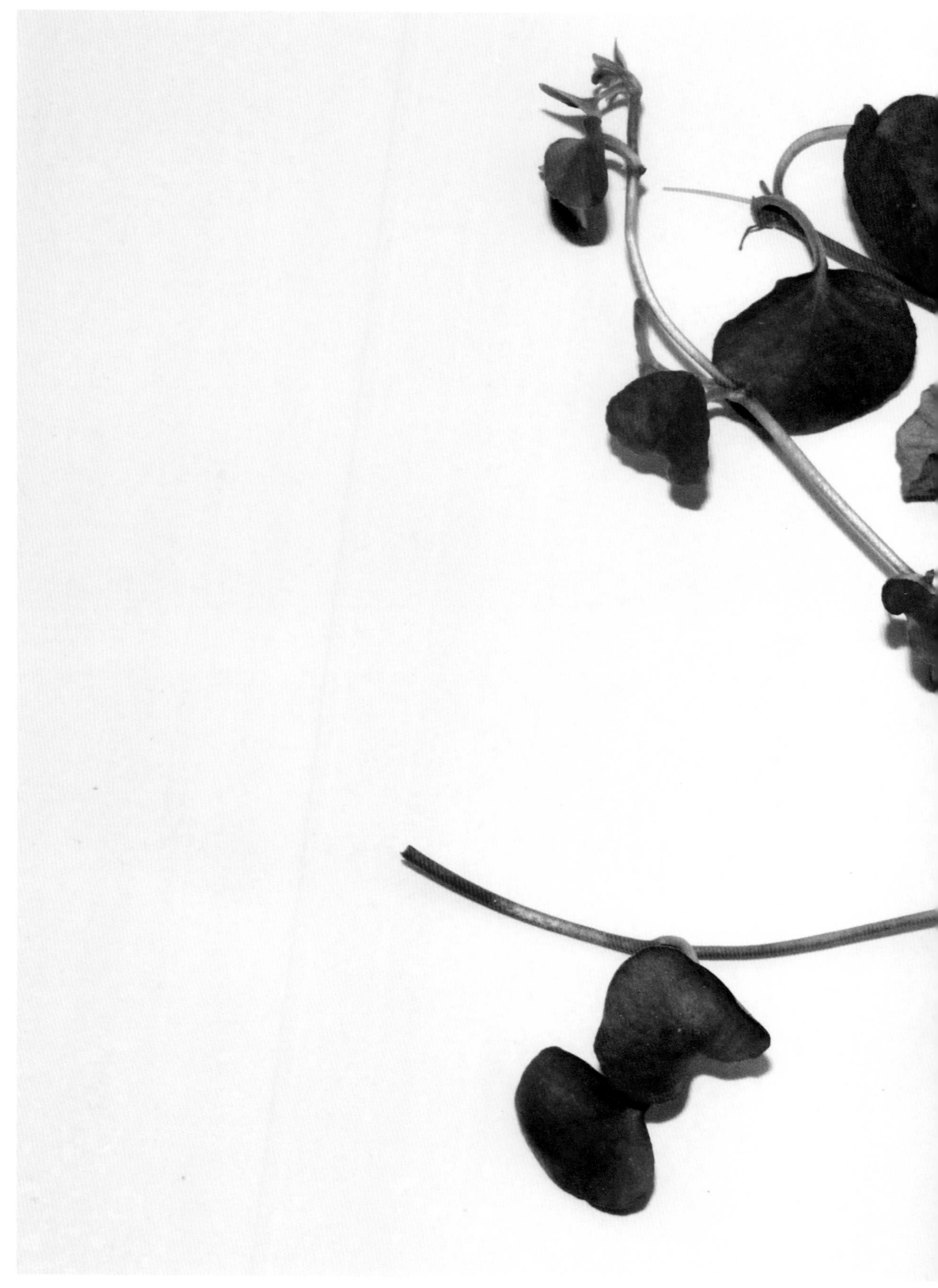

金钱草

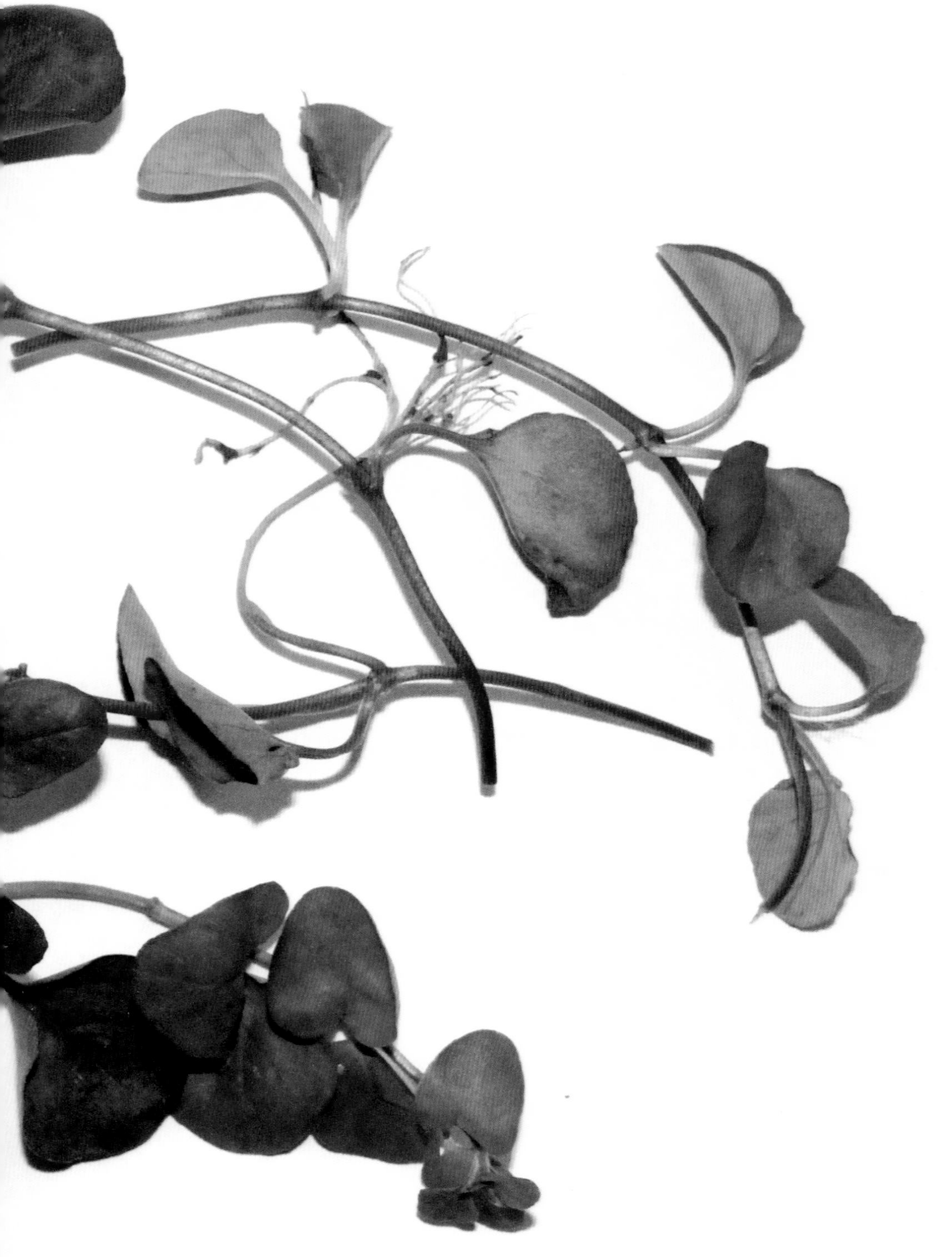

金钱草药材

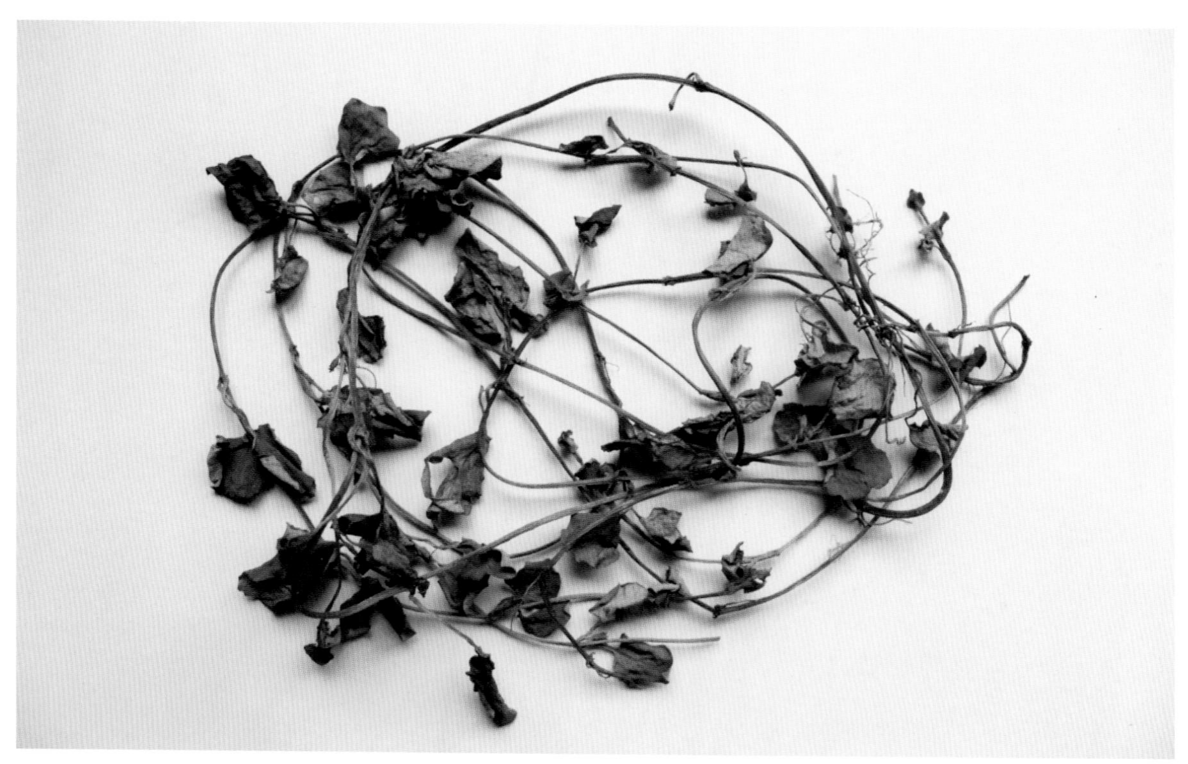

金钱草药材

生境分布

生长于土坡路边、沟边及林缘较阴湿处，垂直分布可达海拔 2300 m 处。分布于中南及山西、甘肃、江苏、安徽、浙江、江西、福建、贵州等省区。

采收加工

栽种当年的 9—10 月收获。以后每年收获 2 次，第 1 次在 6 月，第 2 次在 9 月。用镰刀割取，留茬 10 cm 左右，以利萌发。割下的全株，除去杂草，用水洗净，晒干或烘干即成。

药材鉴别

全草多皱缩成团，下部茎节上有时着生纤细须根。茎扭曲，直径约 1 mm；表面红棕色，具纵直纹理。断面实心，灰白色。叶对生，多皱缩破碎，完整叶宽卵形或心形，全缘，上面暗绿色至棕绿色，下面色较浅，用水浸后，透光可见黑色短条纹；叶柄细长，叶腋有时可见花或果实。气微，味淡。以叶大、色绿者为佳。

功效主治

利水通淋，清热解毒，散瘀消肿。主治肝、胆及泌尿系结石，热淋，肾炎性水肿，湿热黄疸，疮毒痈肿，毒蛇咬伤，跌仆损伤。

用法用量

内服：煎汤，15 ~ 60 g，鲜品加倍；或捣汁饮。外用：适量，鲜品捣烂外敷。

民族药方

1．石淋 金钱草、车前草各 9 ~ 15 g。水煎服。

2．肾盂肾炎 金钱草 60 g，海金沙 30 g，青鱼胆草 15 g。每日 1 剂，水煎分 3 次服。

3．肿毒 金钱草、苦参各适量。捣烂敷。

4．疔疮 金钱草适量。捣汁，兑淘米水或酒服。

5．疝气 金钱草 15 g，青香木 6 g。捣汁冲酒服。

6．膀胱结石 金钱草、海金沙各 15 g，凤尾草、石韦各 10 g。水煎服。

7．腹泻 金钱草、海蚌含珠各 10 g。水煎服。

8．黄疸 金钱草、车前草、茵陈蒿各 15 g，萹蓄 10 g。水煎服。

9．婴儿肝炎综合征 金钱草 30 ~ 60 g。水煎 100 ml，每日分 2 次口服，配合肝太乐 0.1 g 及维生素 C 0.1 g、维生素 B_1 0.01 g。每日 3 次。

10．瘢痕疙瘩 金钱草 300 g，紫草 2 g。加适量水浸泡 30 分钟后，煎煮 3 遍。第 1 和第 2 遍各煎 1 小时，第 3 遍煎 30 分钟，过滤并合并 3 次滤液，浓缩至 1000 ml，以煎液用直流电阴极导入法治疗患处。治疗电流，成人 0.05 ~ 0.20 mA/cm^2，儿童 0.02 ~ 0.05 mA/cm^2。每日 1 次，每次 30 分钟，30 次为 1 个疗程。

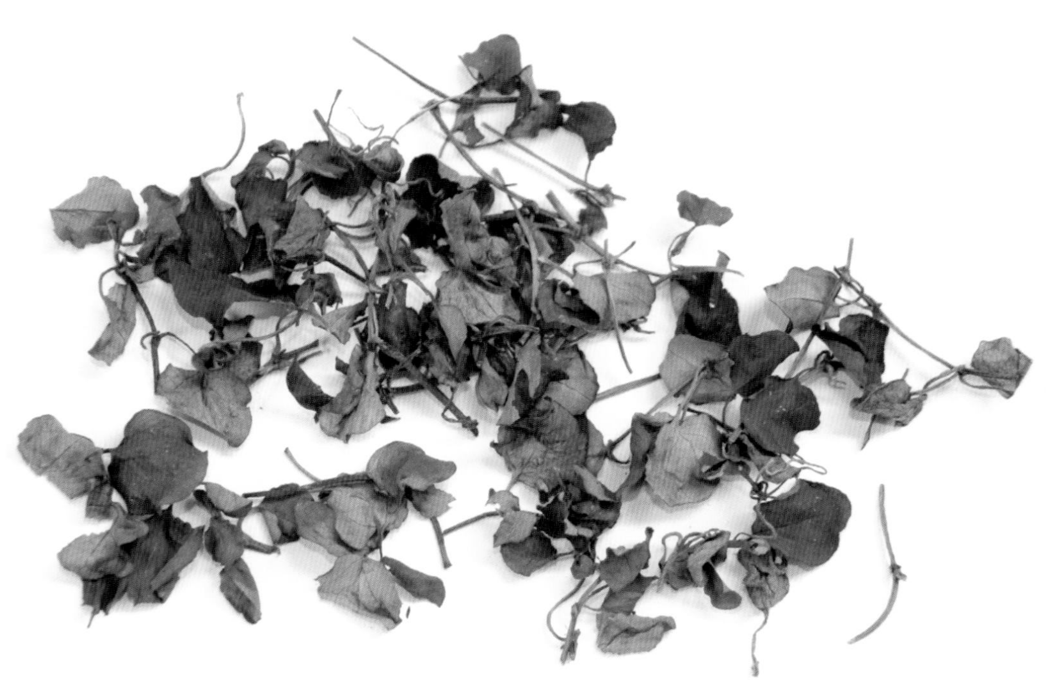

金钱草药材

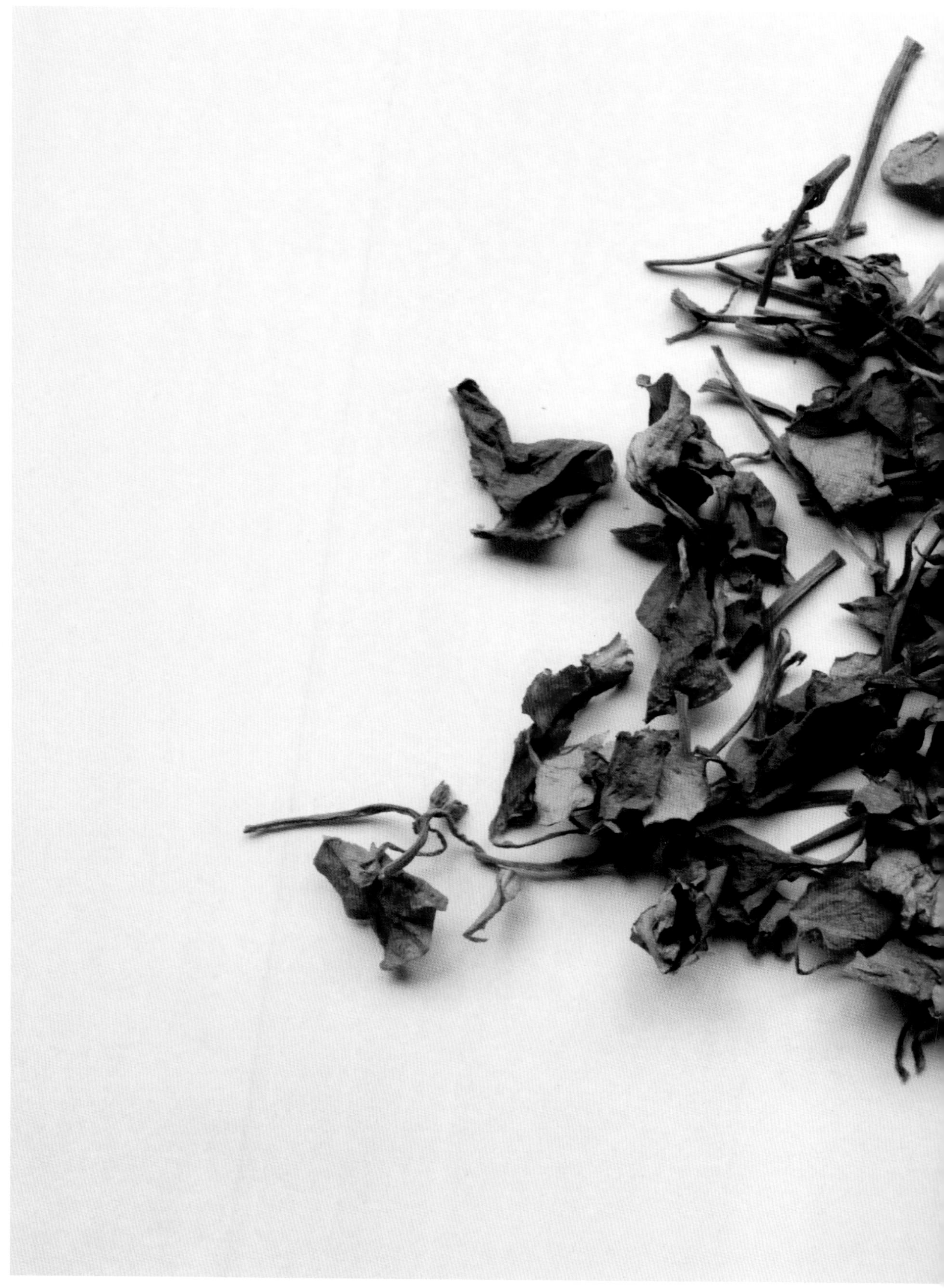

金钱草

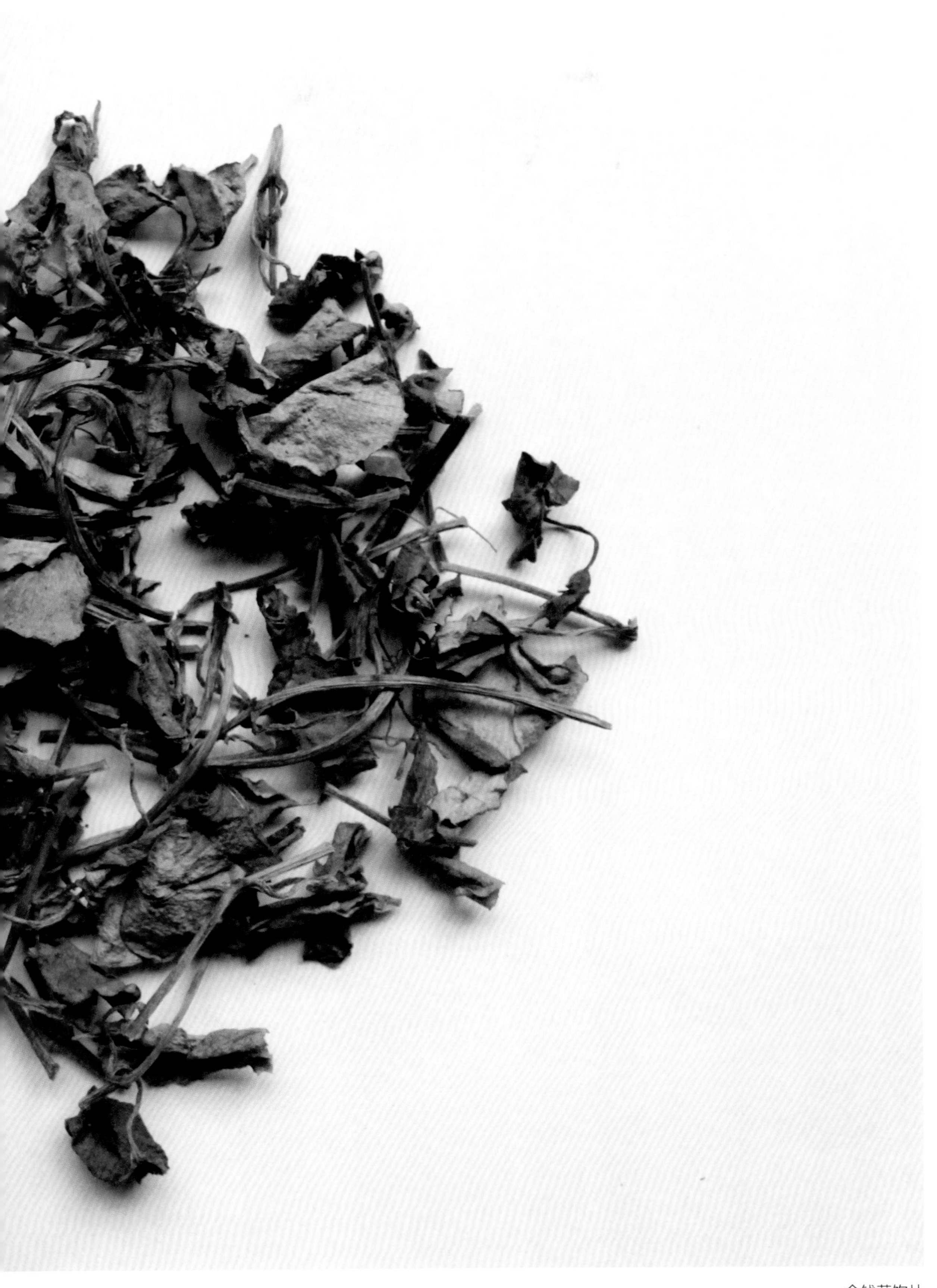

金钱草饮片

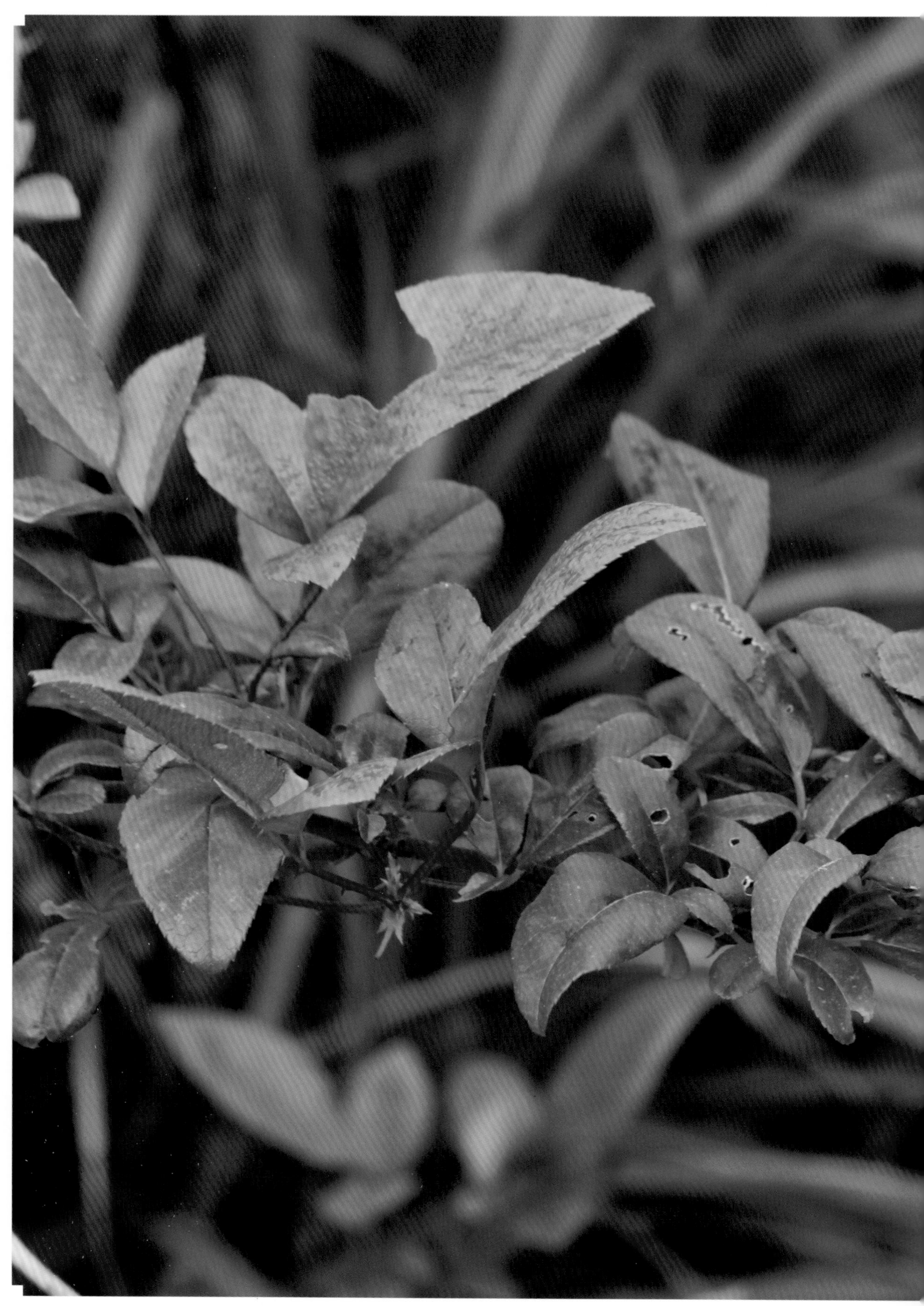

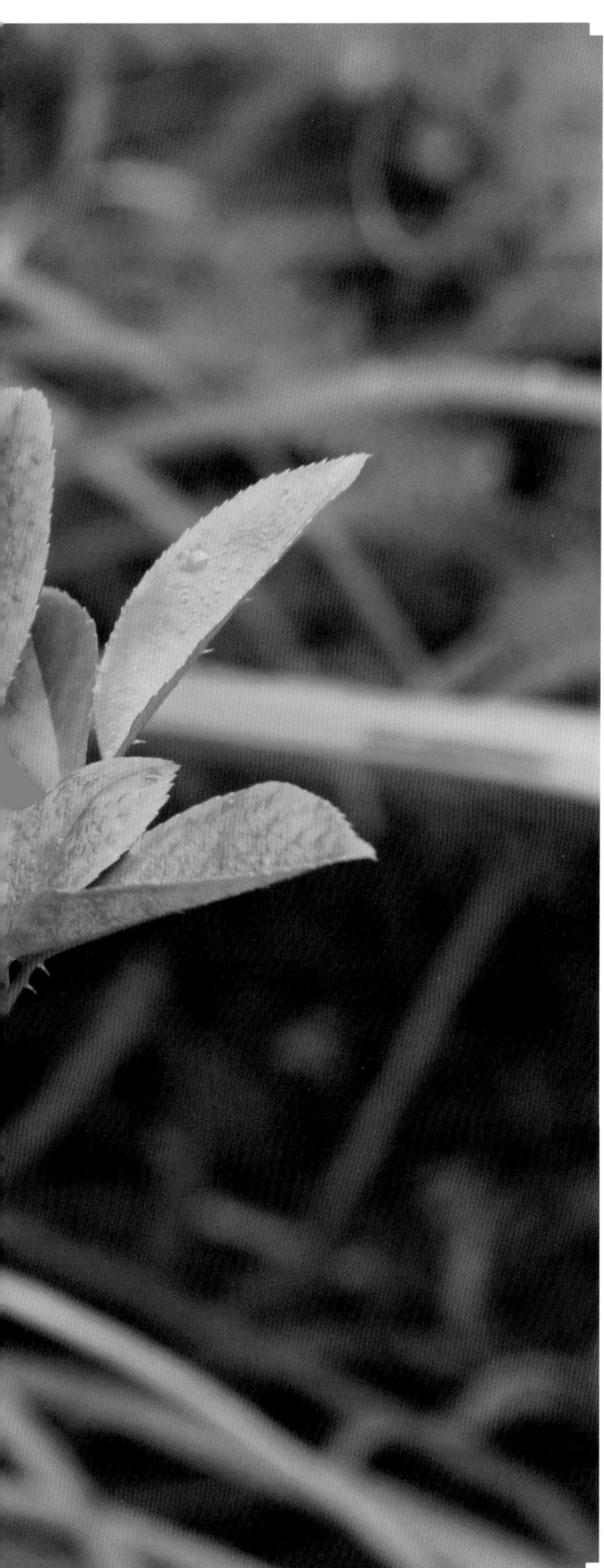

金樱子

【苗药名】糖罐罐。

【别　名】黄茶瓶、藤勾子、螳螂果、蜂糖罐、糖刺果。

【来　源】本品为蔷薇科植物金樱子 *Rosa laevigata* Michx. 的根及果实。

【性味归经】味酸、涩，性冷。归热经。

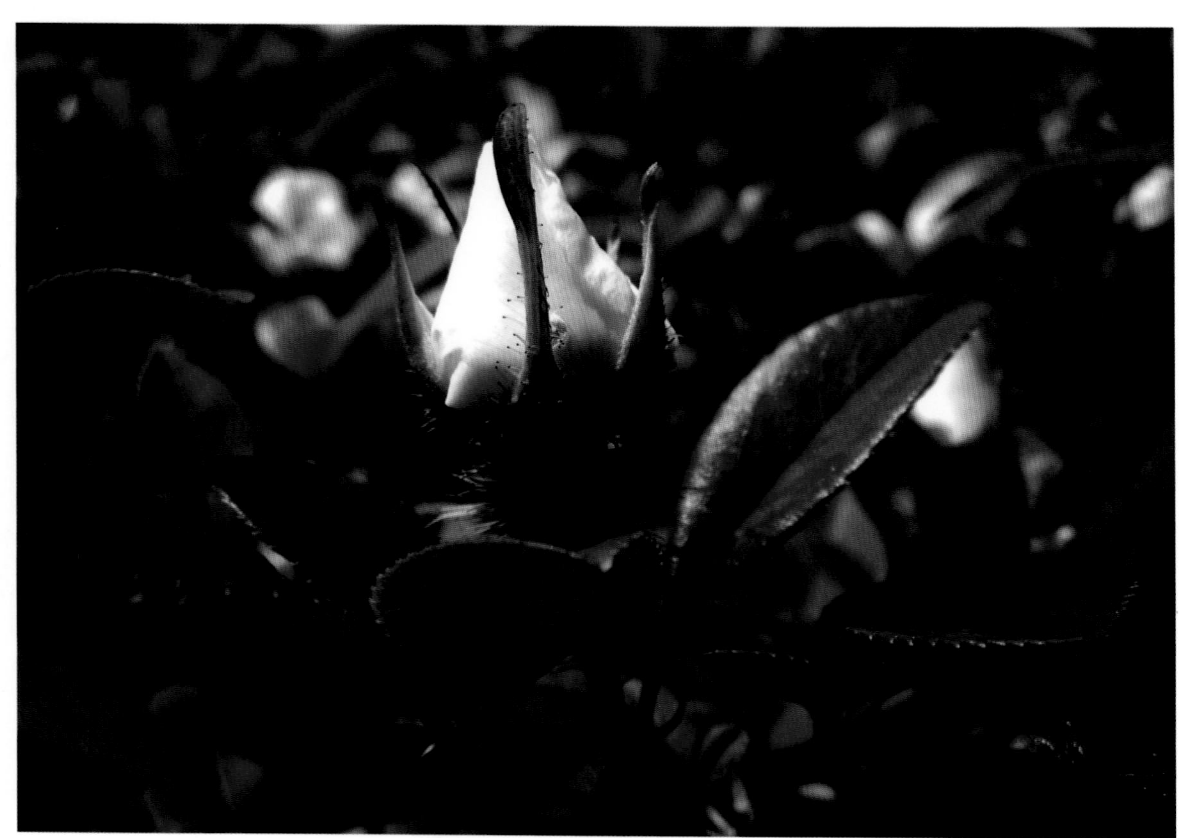

金樱子

识别特征

常绿攀缘灌木，高约 5 m。茎无毛，有钩状皮刺和刺毛。羽状复叶，叶柄和叶轴具小皮刺和刺毛；托叶披针形，与叶柄分离，早落。小叶革质，通常 3，稀 5，椭圆形或披针状卵形，长 2.5 ~ 7.0 cm，宽 1.5 ~ 4.5 cm，先端急尖或渐尖，基部近圆形，边缘具细齿状锯齿，无毛，有光泽。花单生于侧枝顶端，花梗和萼筒外面均密被刺毛，萼片 5，花瓣 5，白色，直径 5 ~ 9 cm，雄蕊多数；心皮多数，柱头聚生于花托口。果实倒卵圆形，长 2 ~ 4 cm，紫褐色，外面密被刺毛。花期 4—6 月，果期 7—11 月。

生境分布

生长于海拔 100 ~ 1600 m 向阳的山野、田边、溪畔灌木丛中。分布于华中、华南、华东、西南各省区，尤以贵州、云南、四川等省区的金樱子为佳。

采收加工

10—11 月，果实红熟时采摘，晾晒后放入桶内搅拌，擦去毛刺，再晒至全干。

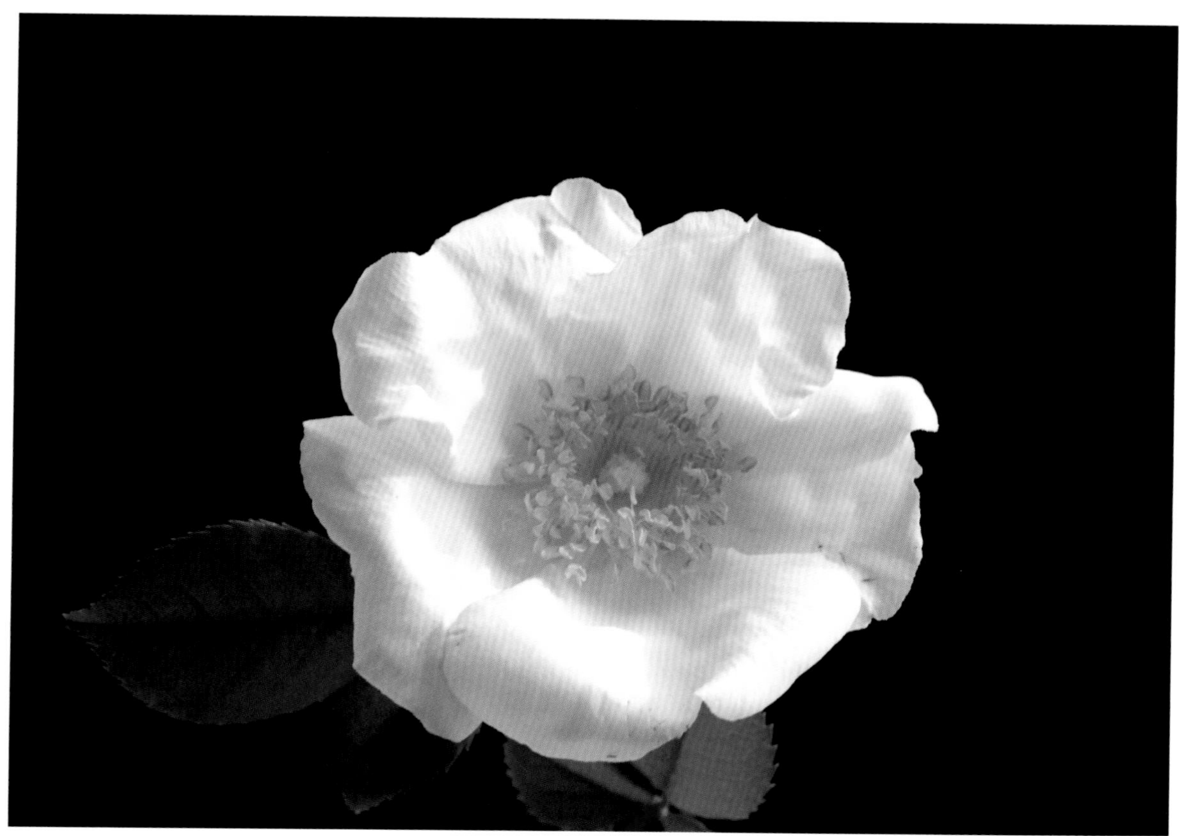

金樱子

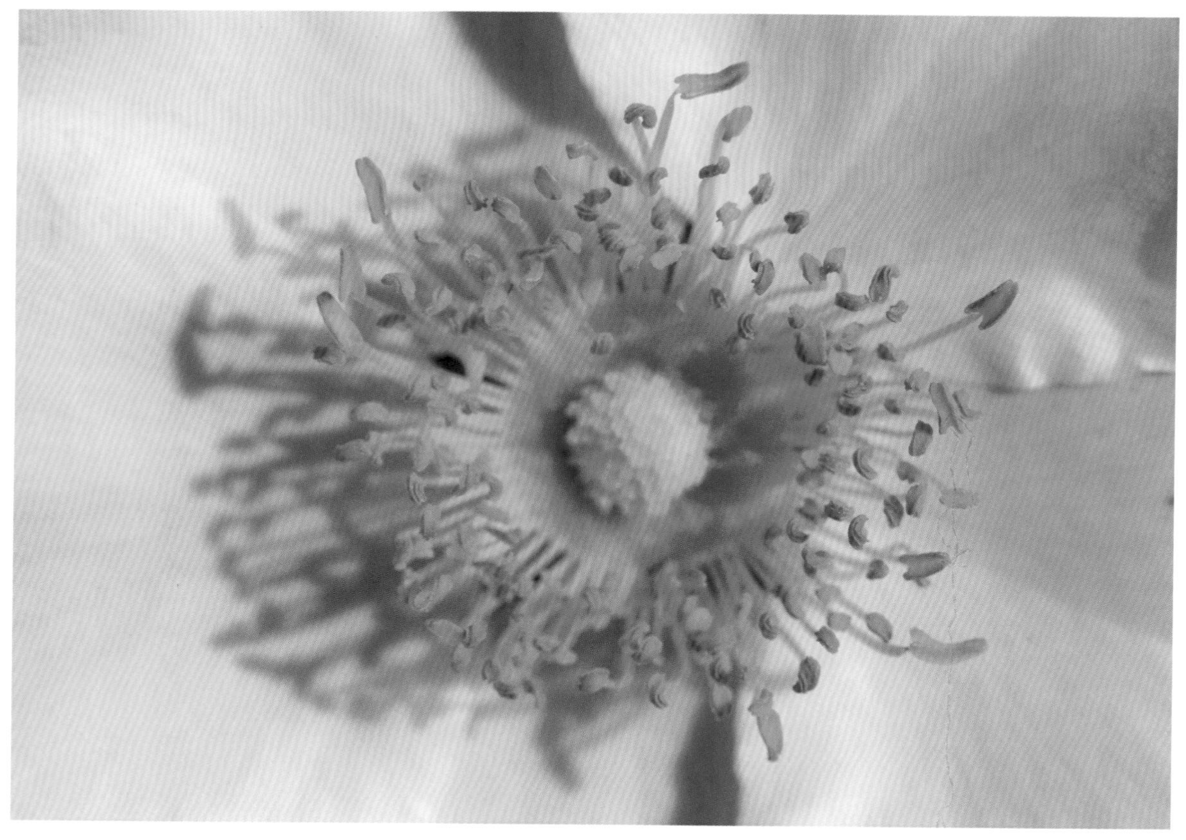

金樱子

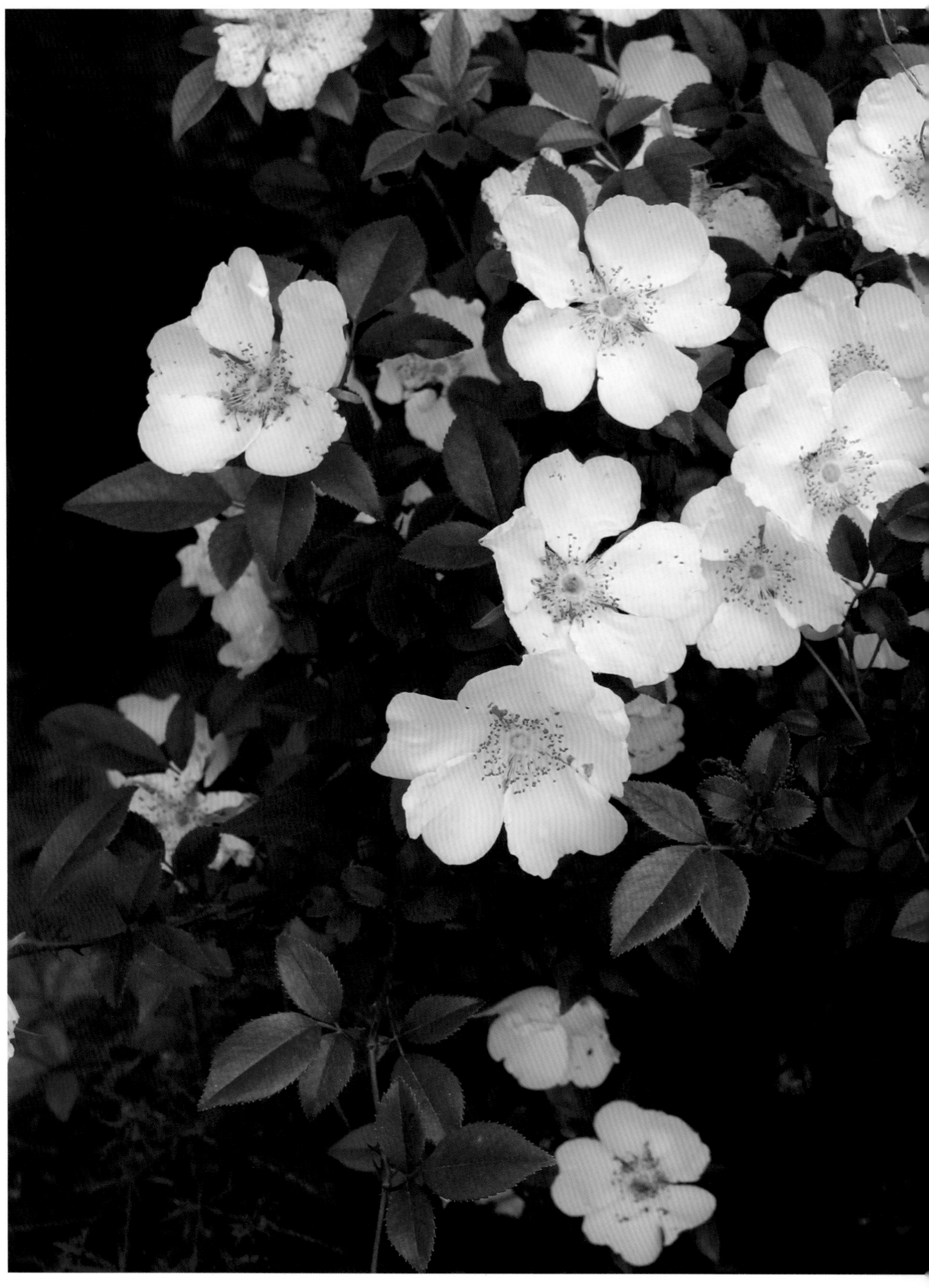

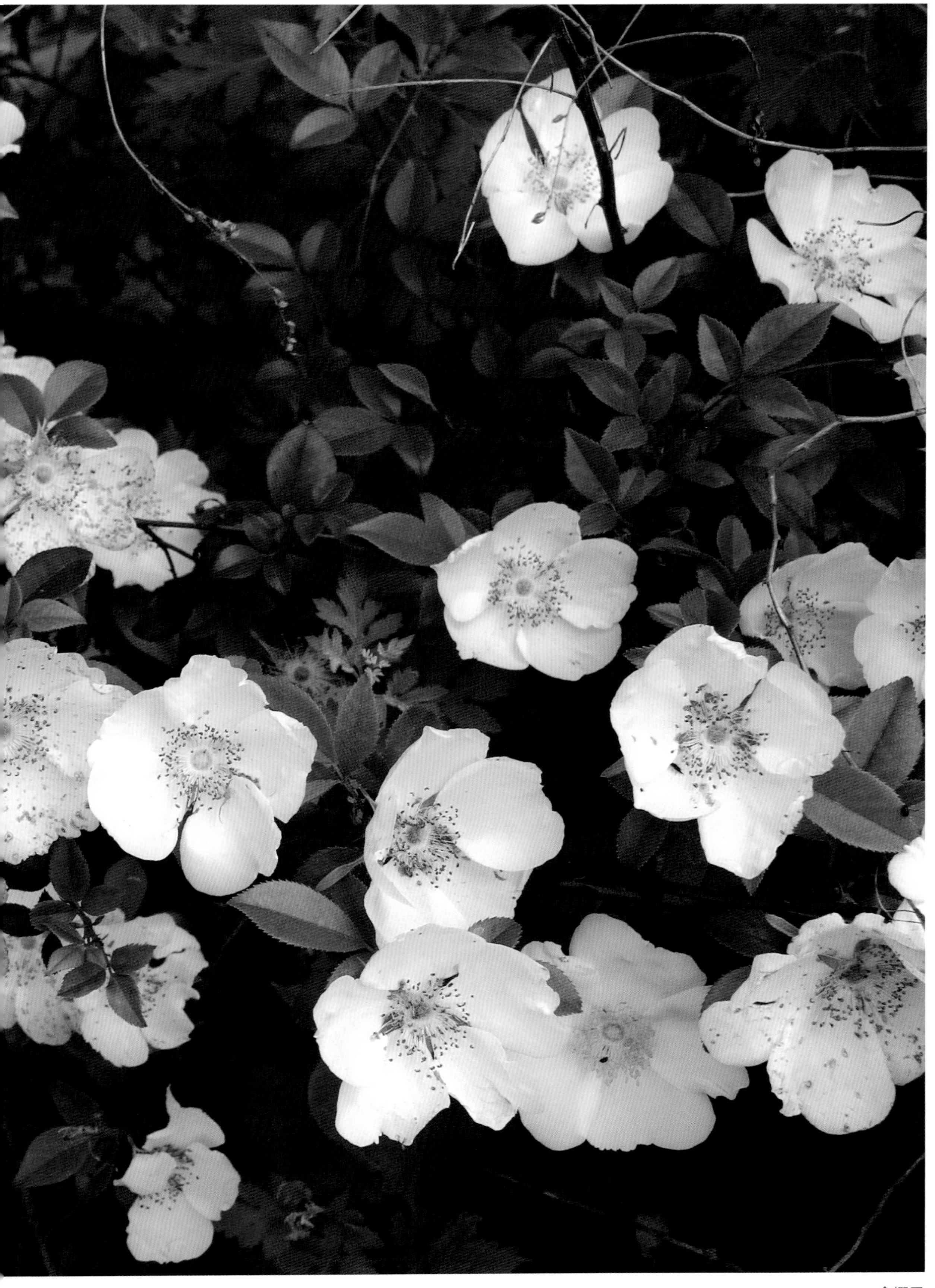

金樱子

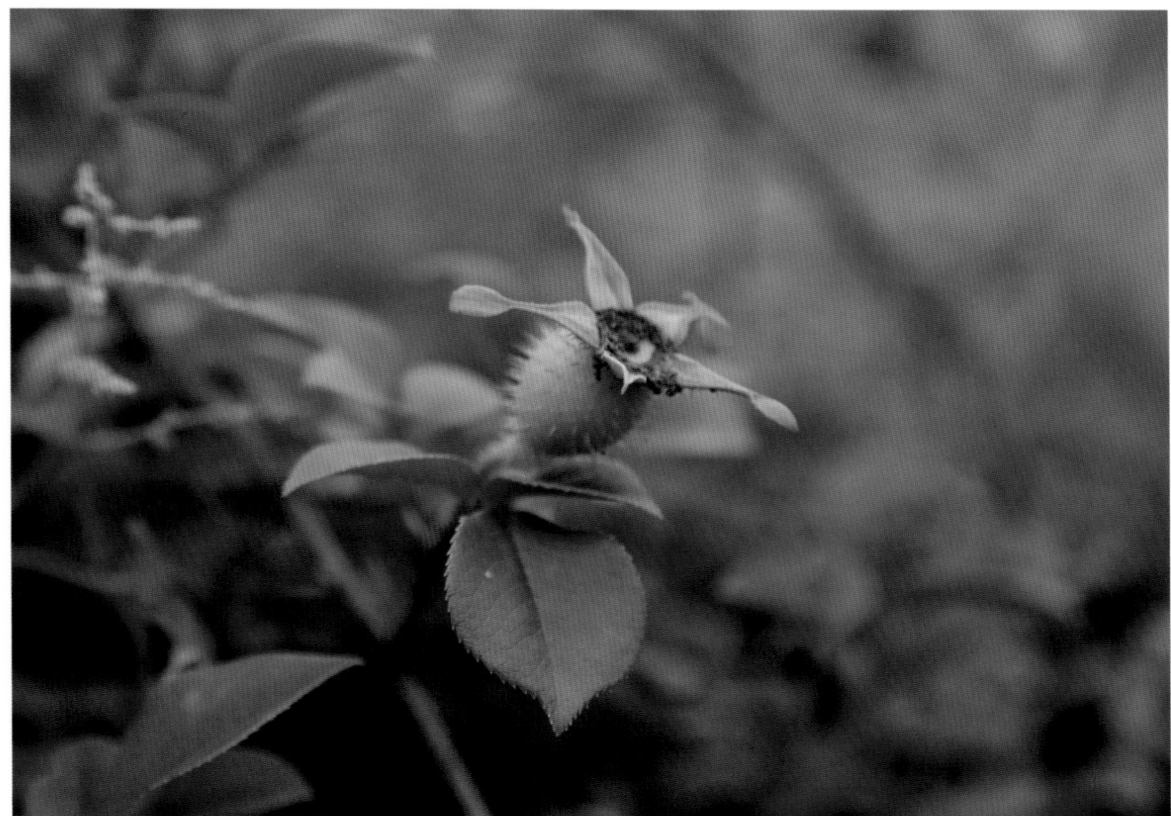

金樱子

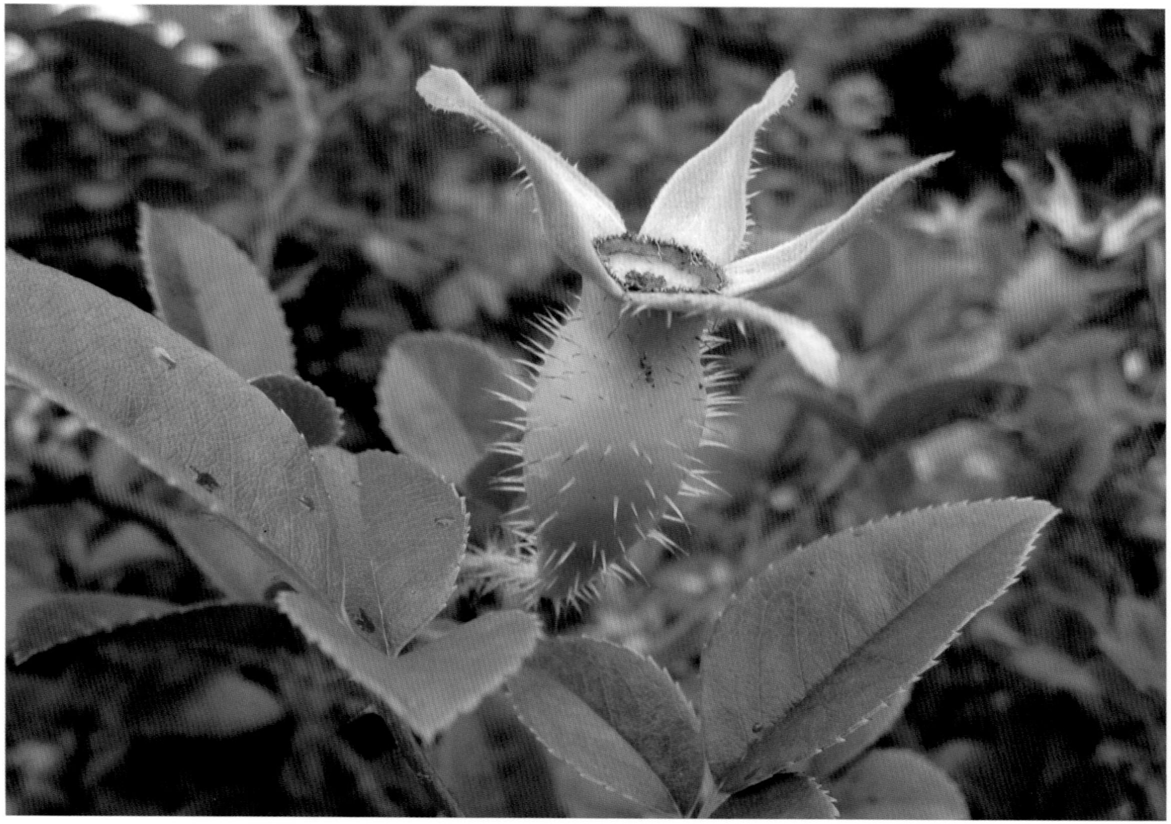

金樱子

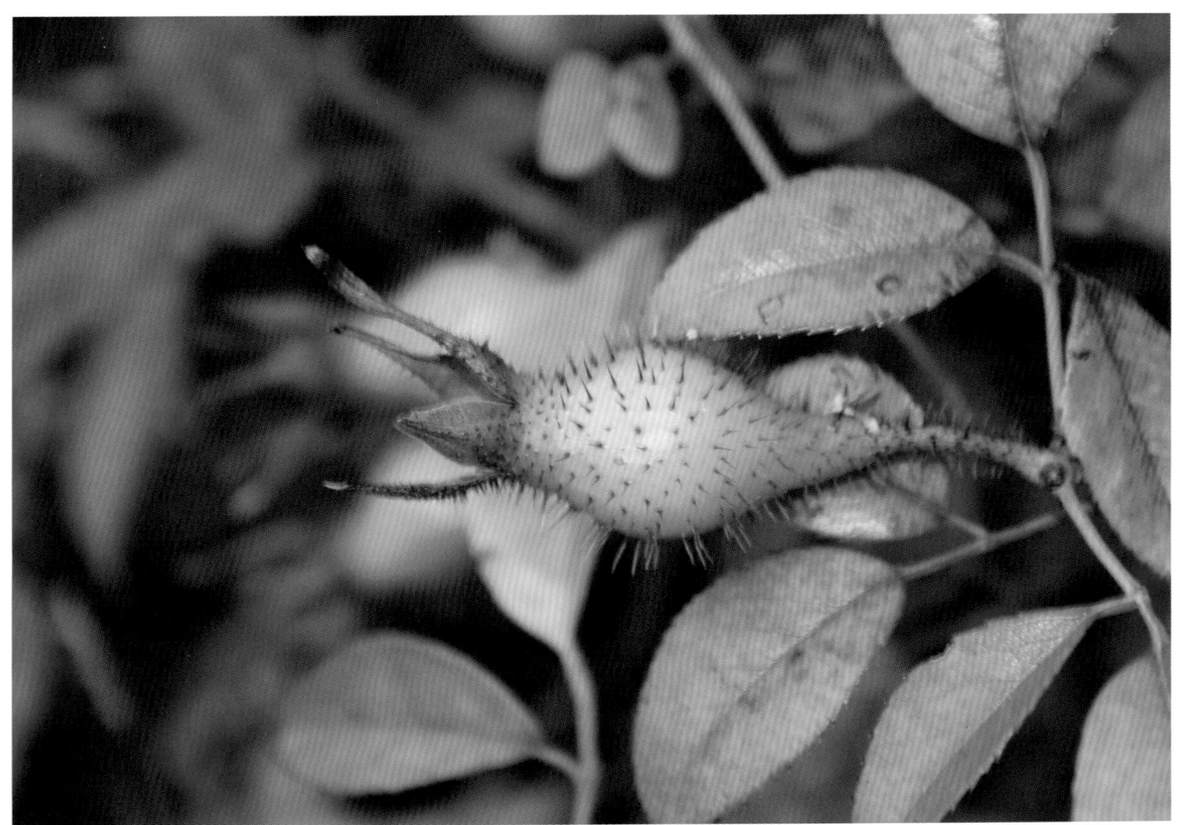

金樱子

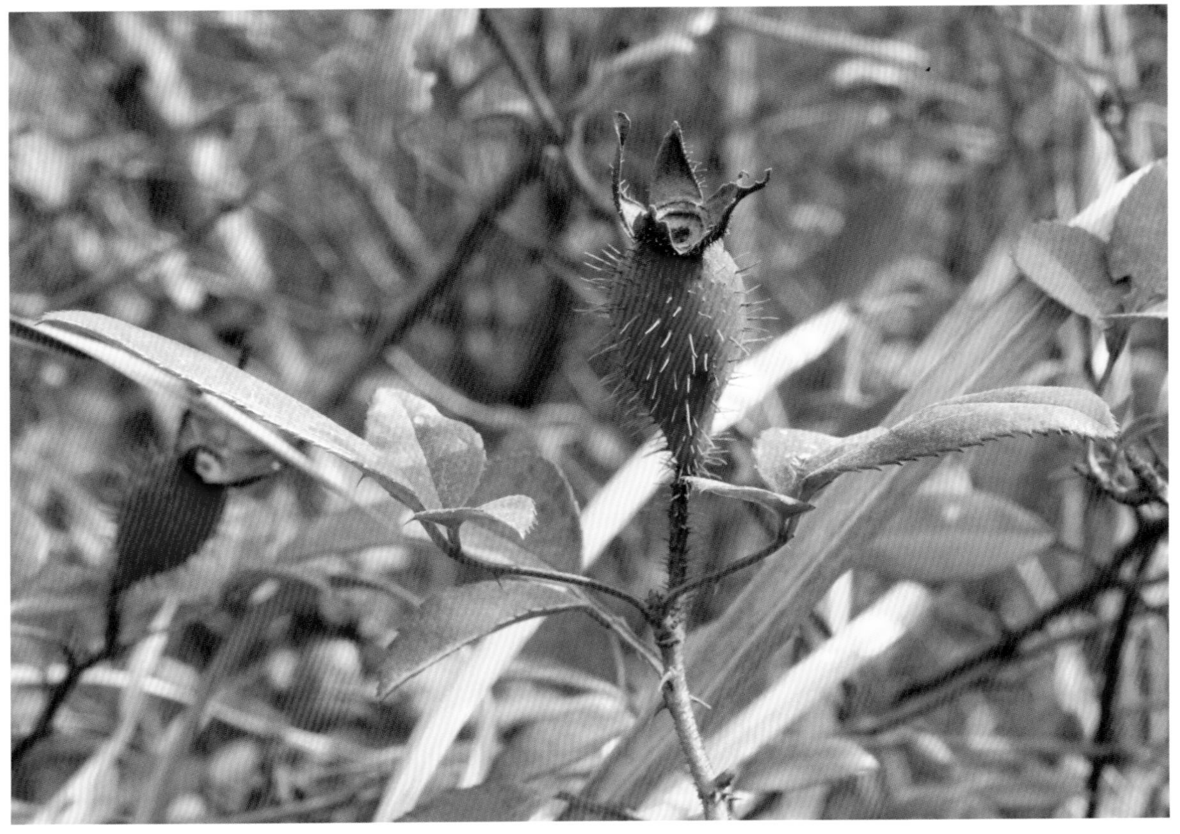

金樱子

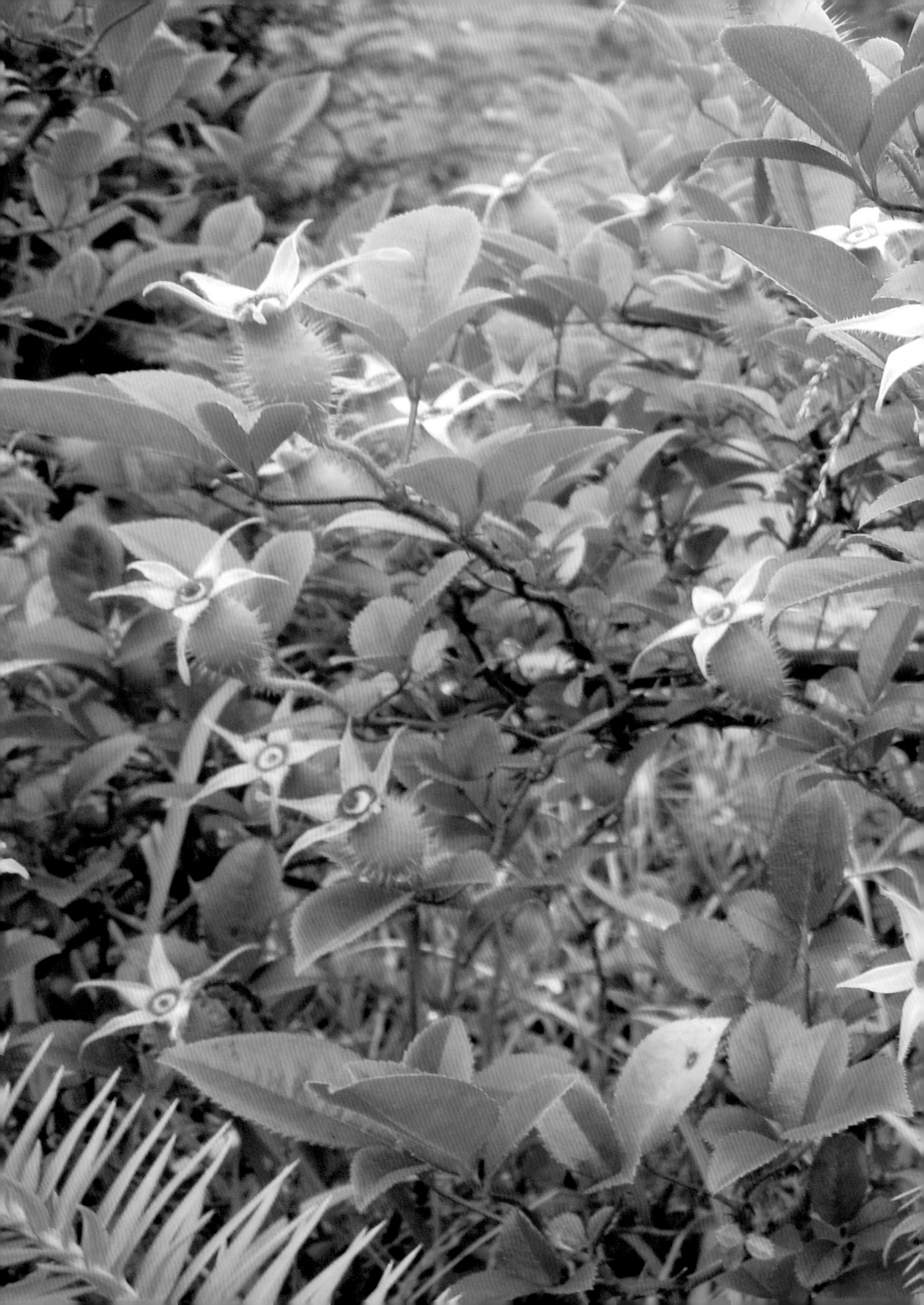

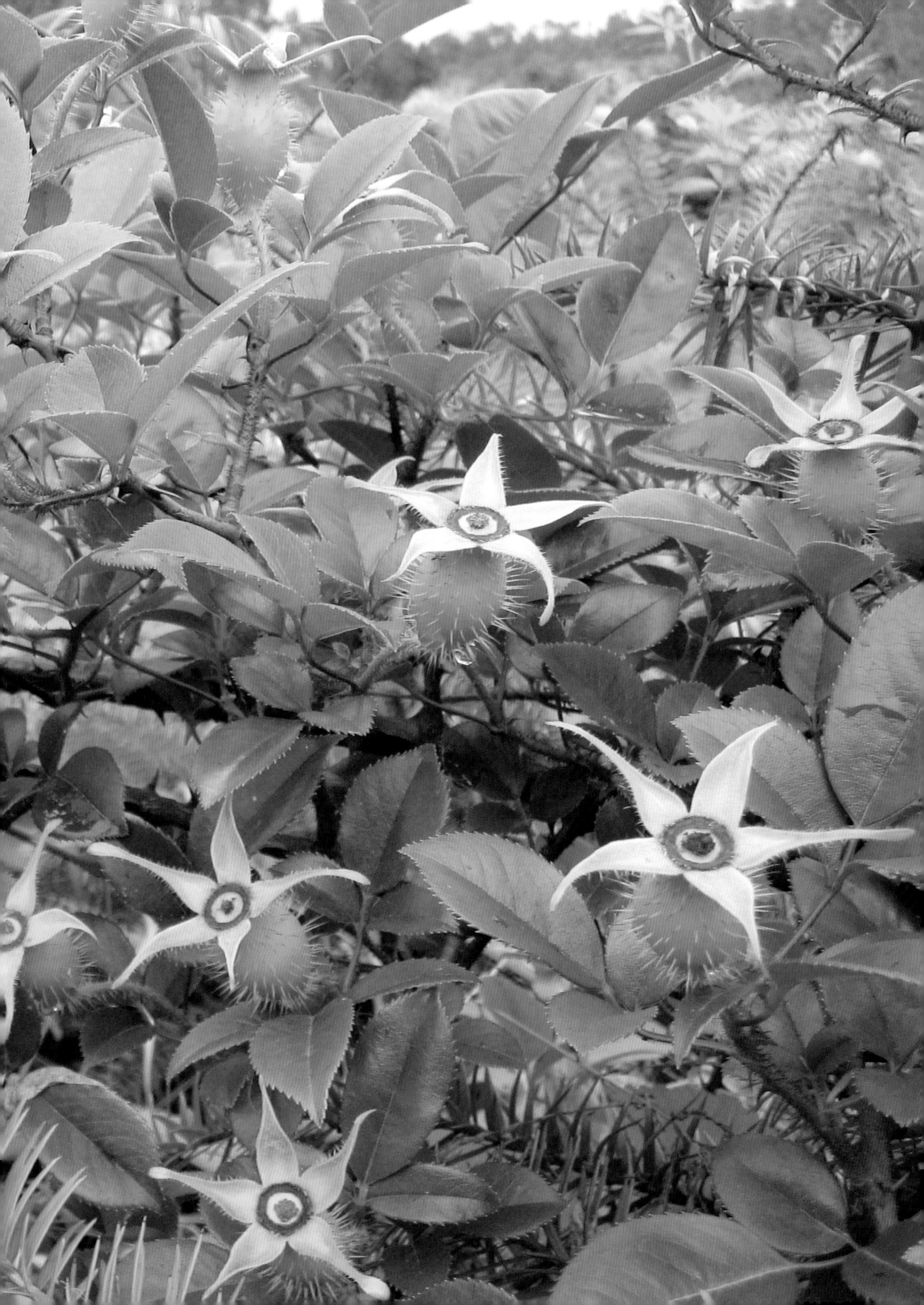

药材鉴别

本品呈倒卵形，长 2.0 ~ 3.5 cm，直径 1 ~ 2 cm。表面黄红色至棕红色，略具光泽，有多数刺状刚毛脱落后的残基小突起；先端宿存花萼呈盘状，其中央稍隆起，有黄色花柱基；基部渐细，有残留果柄。质坚硬，纵切可见花萼筒壁厚 1 ~ 2 mm，内壁密生淡黄色有光泽的茸毛，瘦果数十粒，扁纺锤形，长约 7 mm，淡黄棕色，木质，外被淡黄色茸毛。气微，味甘、微涩。以个大、色红黄、有光泽、去净毛刺者为佳。

功效主治

固精，缩尿，涩肠，止带。主治遗精，滑精，遗尿，尿频，久泻，久痢，白浊，白带，崩漏，脱肛，子宫下垂。

用法用量

内服：煎汤，9 ~ 15 g；或入丸、散；或熬膏。

民族药方

1．肾虚　金樱子适量。泡酒服。

2．脱肛　金樱子根 30 g。水煎服。

3．老年遗尿或肾虚阳痿　金樱子根、果各 15 g。煨水服。

4．腹泻（肠炎）　金樱子根 60 g。煨水服。

使用注意

有实火、邪热者慎服。

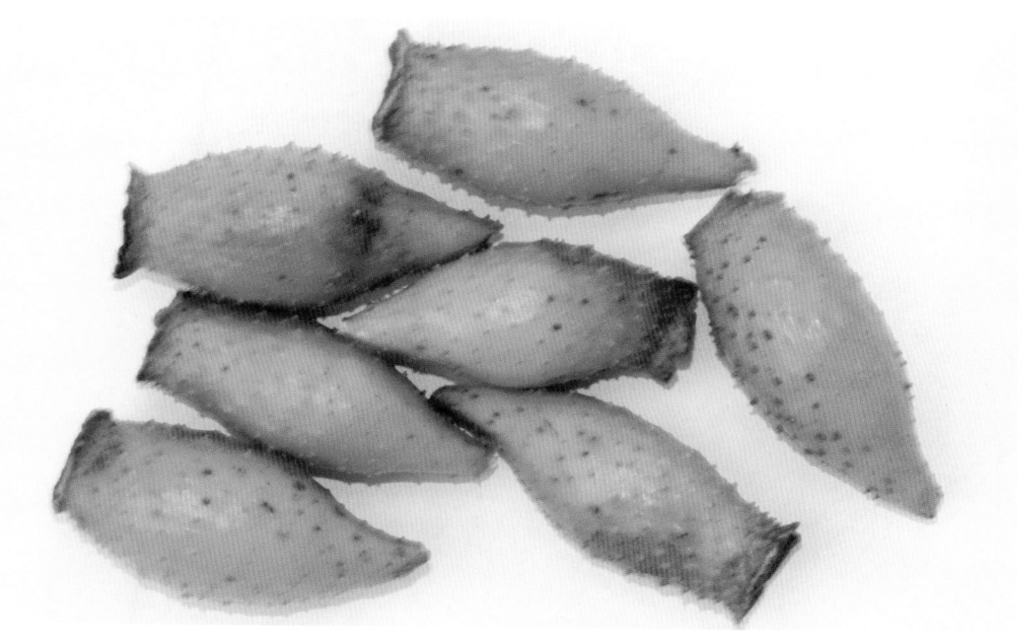

金樱子药材

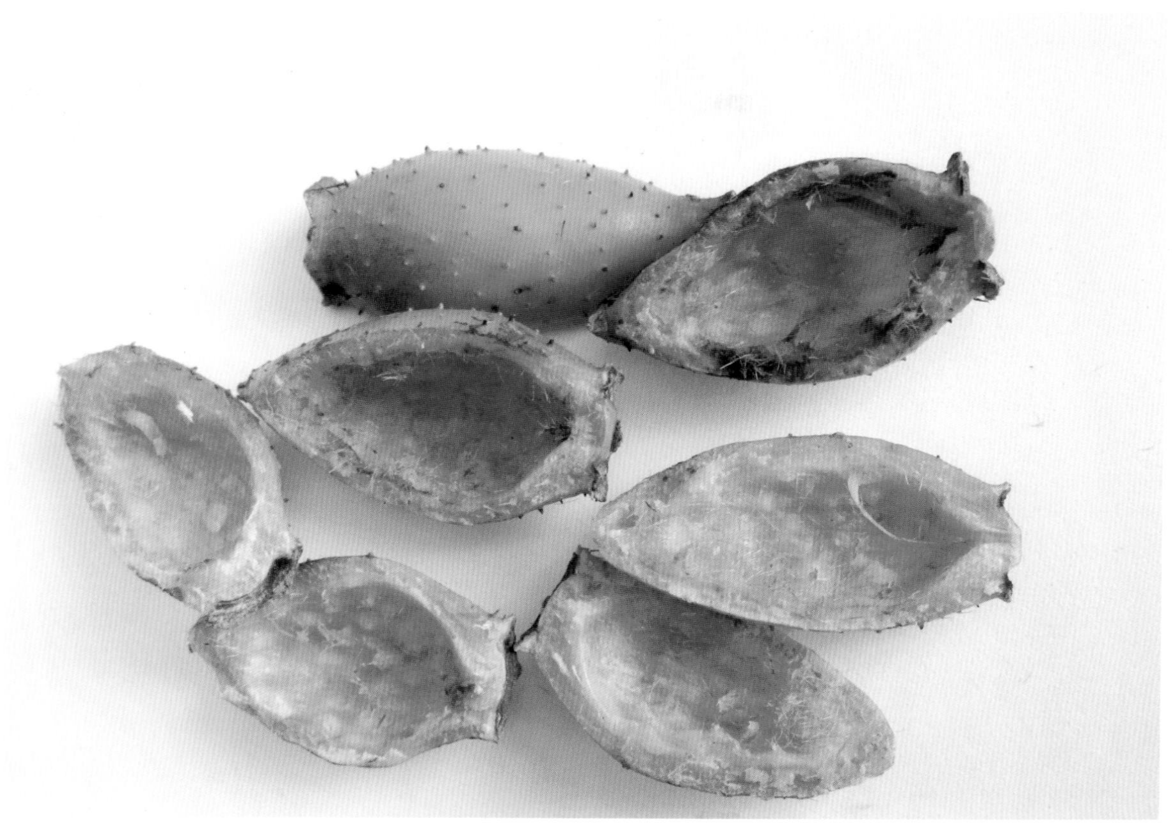

金樱子药材

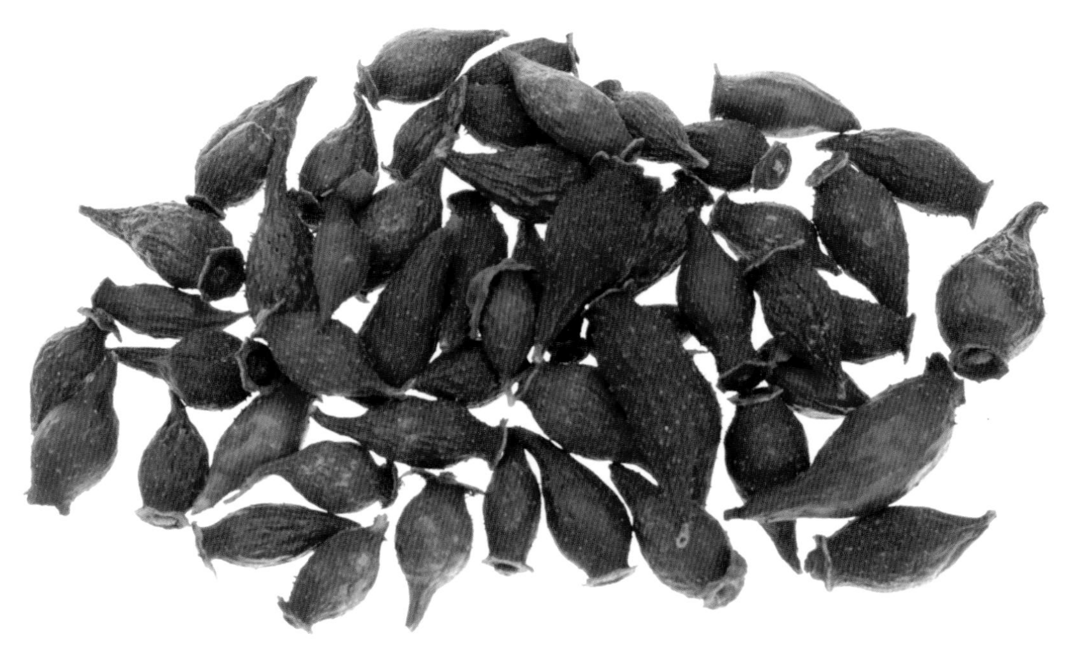

金樱子药材

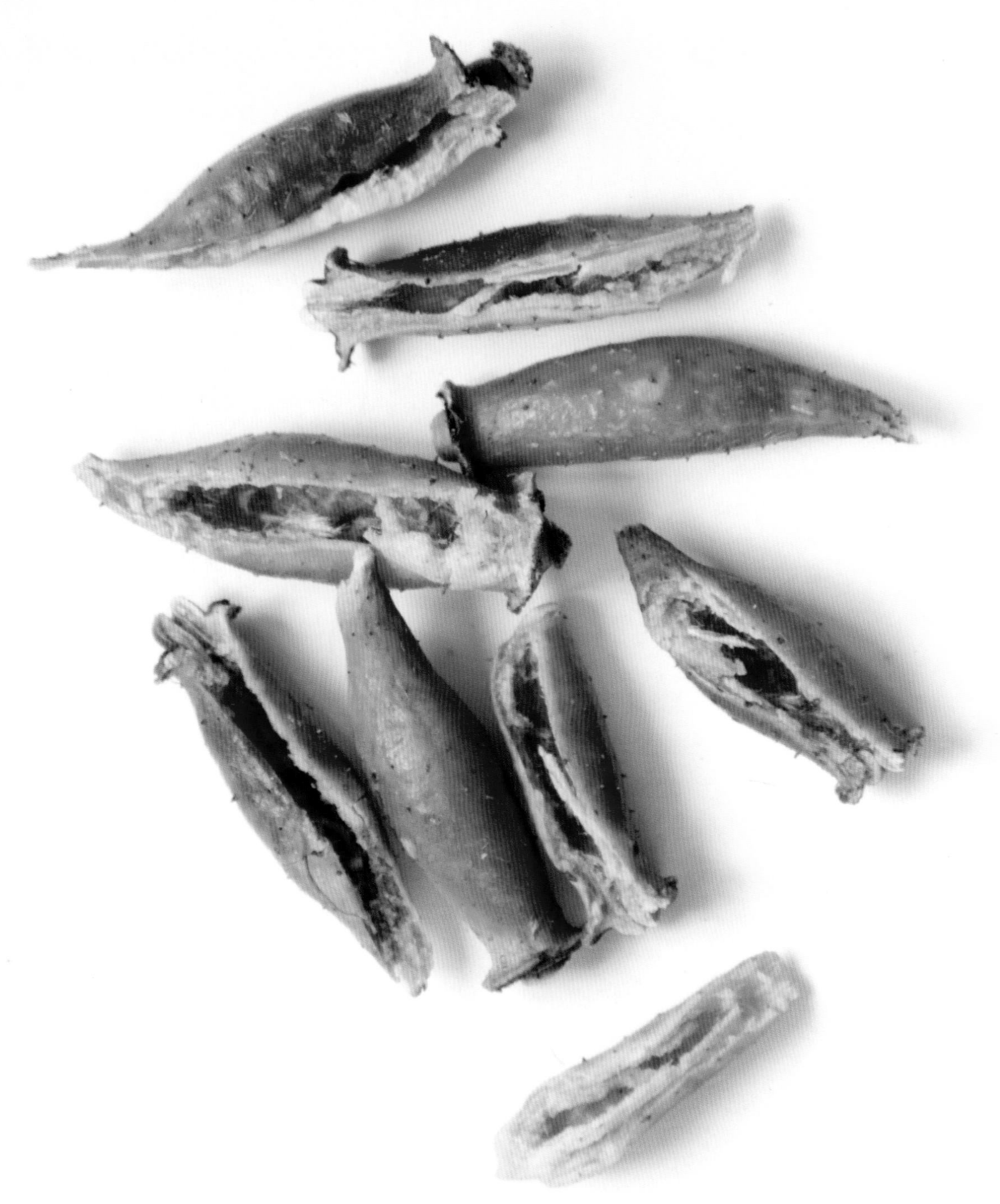

金樱子饮片

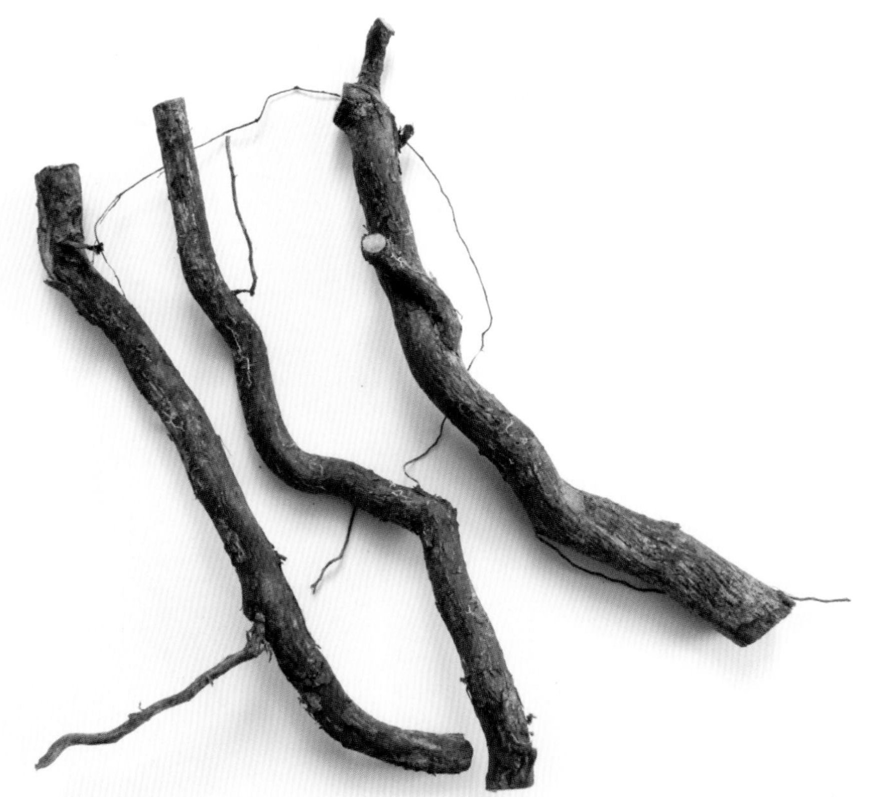

金樱子根药材

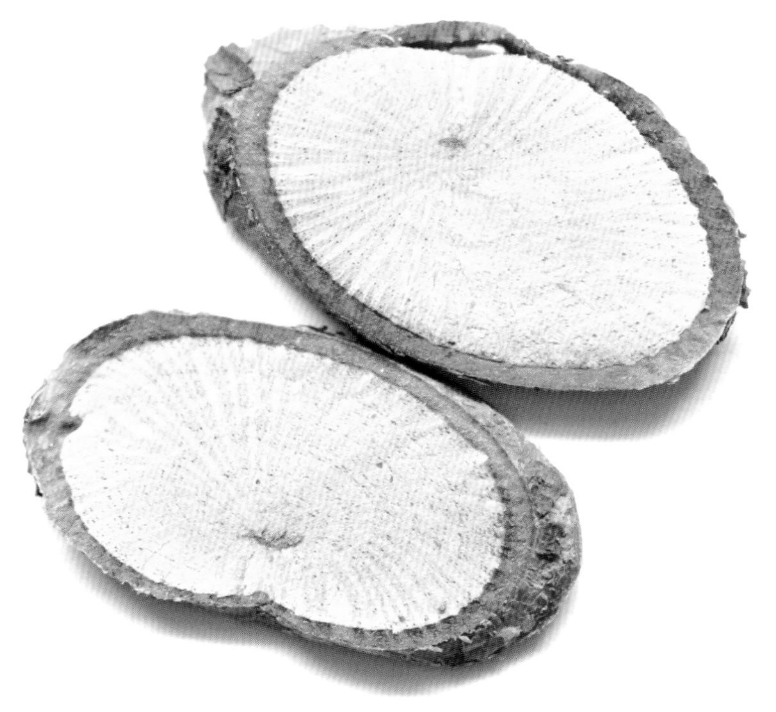

金樱子根饮片

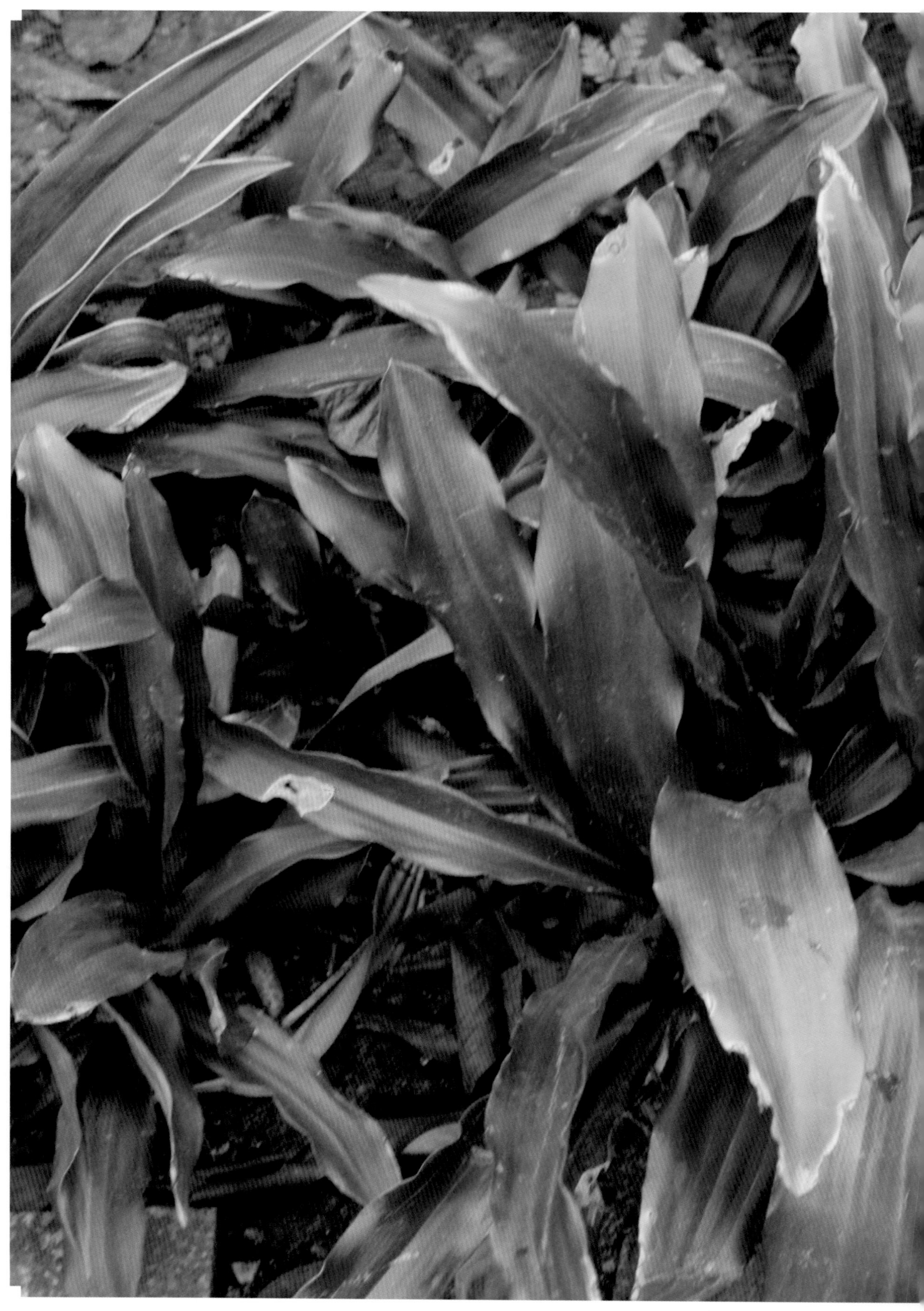

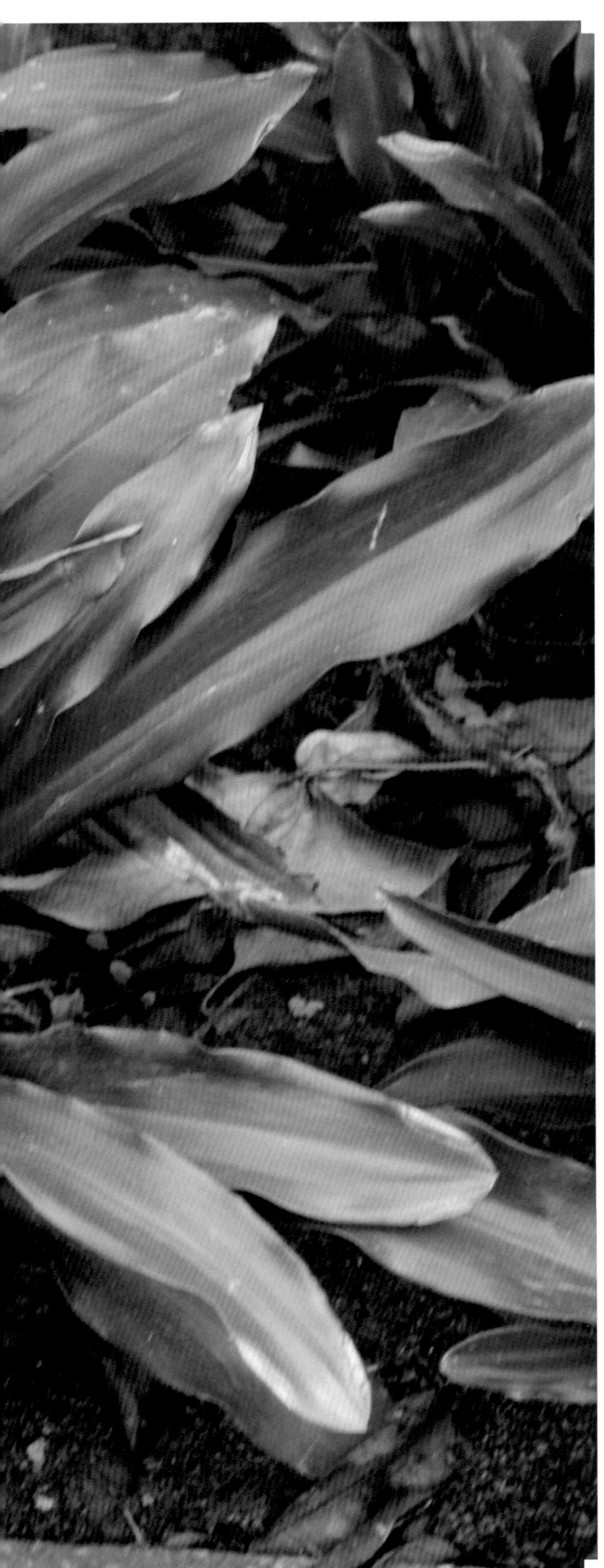

九龙盘

【苗药名】锐加扫。

【别　名】蛇退、花棕叶、棕巴叶。

【来　源】本品为百合科植物九龙盘 *Aspidistra lurida* Ker-Gawl. 的根茎。

【性味归经】味麻、辣，性热。归冷经。

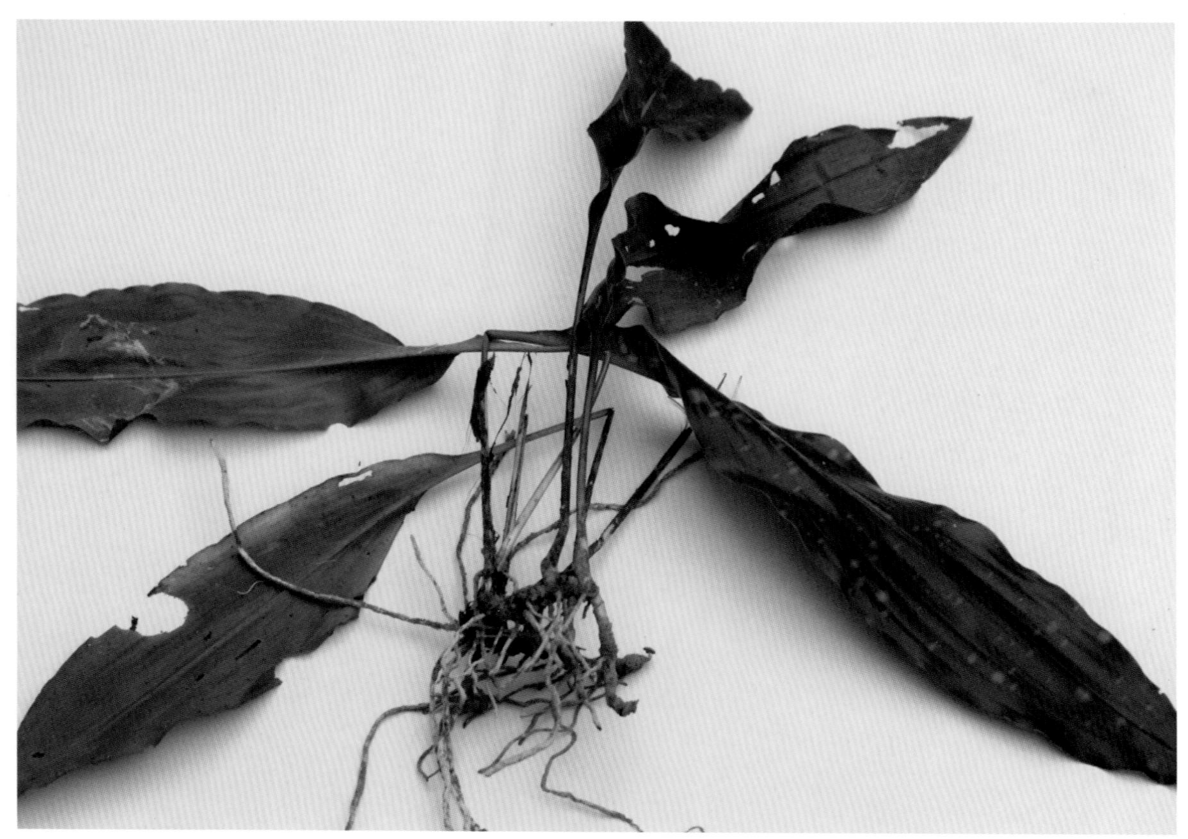

九龙盘

识别特征

多年生宿根草本植物。地下茎横走，具明显的节和鳞片，有多数须根。叶基生，有长柄，叶鞘生长于叶的基部，不等长，紫褐色，枯后裂成纤维状；叶片草质，呈椭圆状披针形，先端渐尖，基部楔形，全缘，具明显的直出脉。花贴近地面单生，常不易被看见，花被钟状，花被筒内面淡紫色或带绿色，具 2 ~ 4 条不明显的脊状隆起和多数小乳突，雄蕊 6 ~ 8 枚，花丝不明显；雌蕊高于雄蕊，子房基部膨大。浆果呈球形，种子 1 颗。

生境分布

生长于海拔 600 ~ 1700 m 的阴湿坡地、山坡林下、路旁或沟旁的砂质土壤中。分布于浙江、江西、贵州、福建、台湾、湖北、湖南、广东、广西等省区。

采收加工

全年均可采，洗净，鲜用或切片晒干。

功效主治

祛风、活血、止痛。主治腰痛，风湿痛，跌仆损伤。

用法用量

内服：煎汤，6 ~ 15 g；或浸酒。外用：适量，捣烂外敷；或研末调敷。

民族药方

1．风湿骨痛，肾虚腰痛 ①九龙盘干品、糯米各 6 g，千只眼 15 g。煮服，亦可泡酒服。②九龙盘 15 g。水煎或酒泡服。

2．小儿消化不良，胃和十二指肠溃疡 九龙盘干根状茎 15 g。水煎服。

3．刀枪伤，拔子弹 鲜九龙盘适量，捣烂外敷。

4．跌仆损伤 九龙盘、行杆、四块瓦、大血藤各 10 g。泡酒服。

5．新旧伤痛 九龙盘、四块瓦、七叶莲、八爪金龙、十大功劳、红刺老包各 16 g，一支箭根、五加皮、六厘麻、白花丹各 10 g，二郎箭 13 g，三百棒 3 g。上药共研成细末，制成水丸，伤痛时，用酒吞服 3 g。

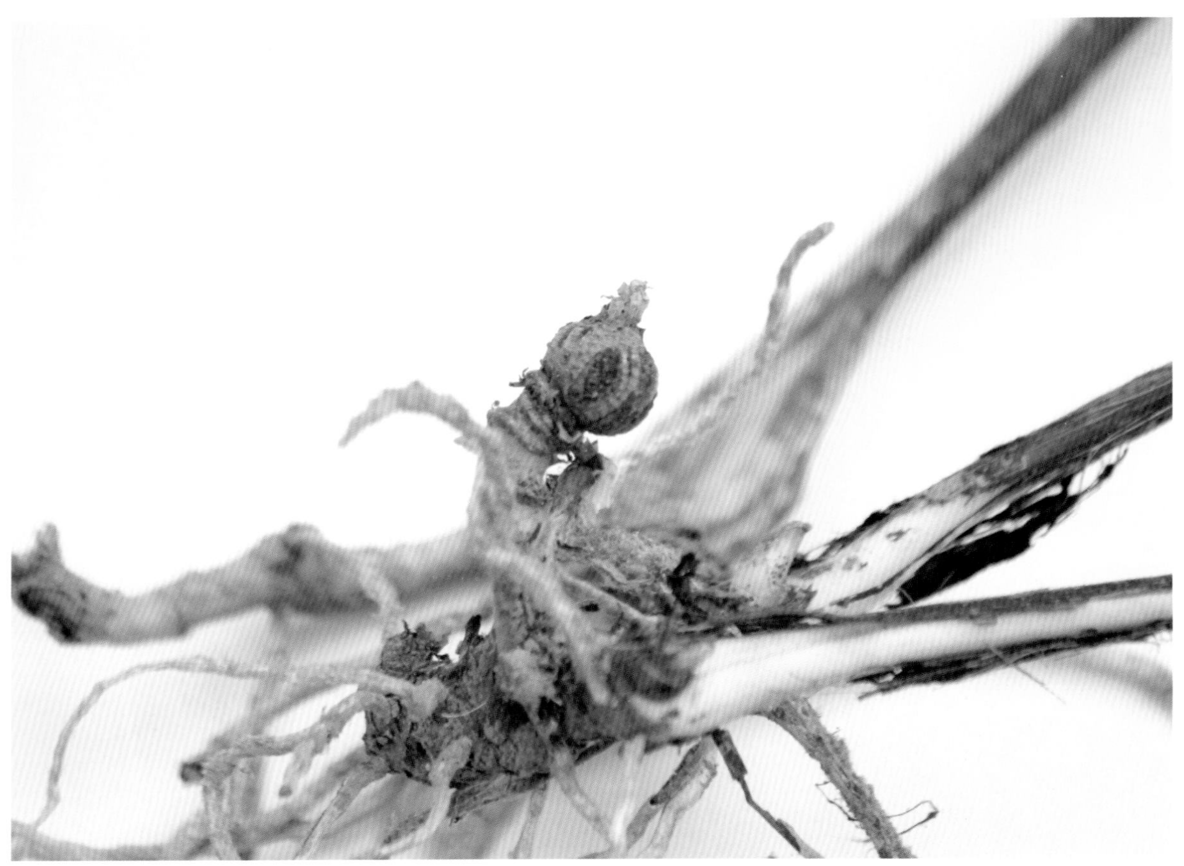

九龙盘

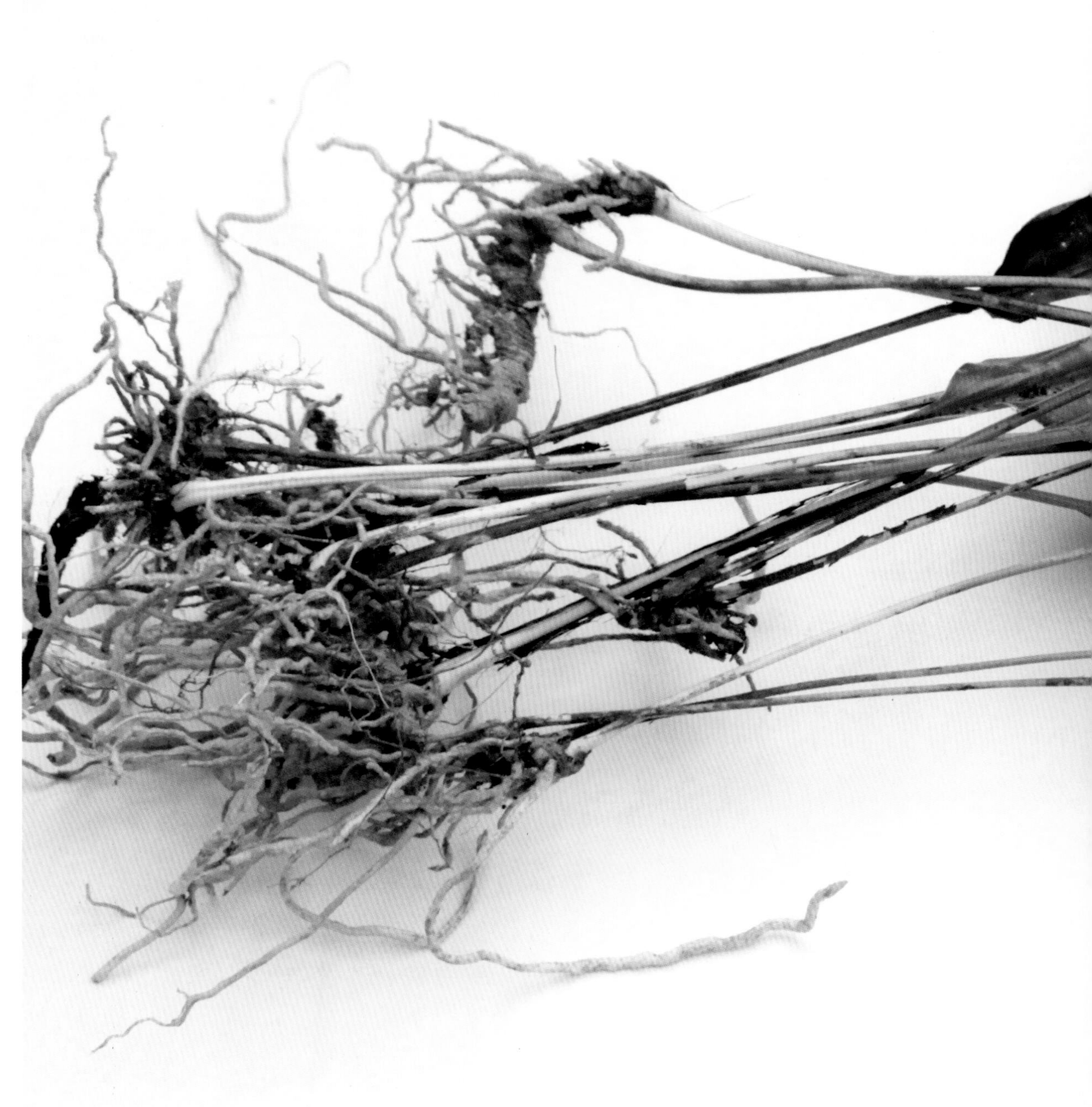

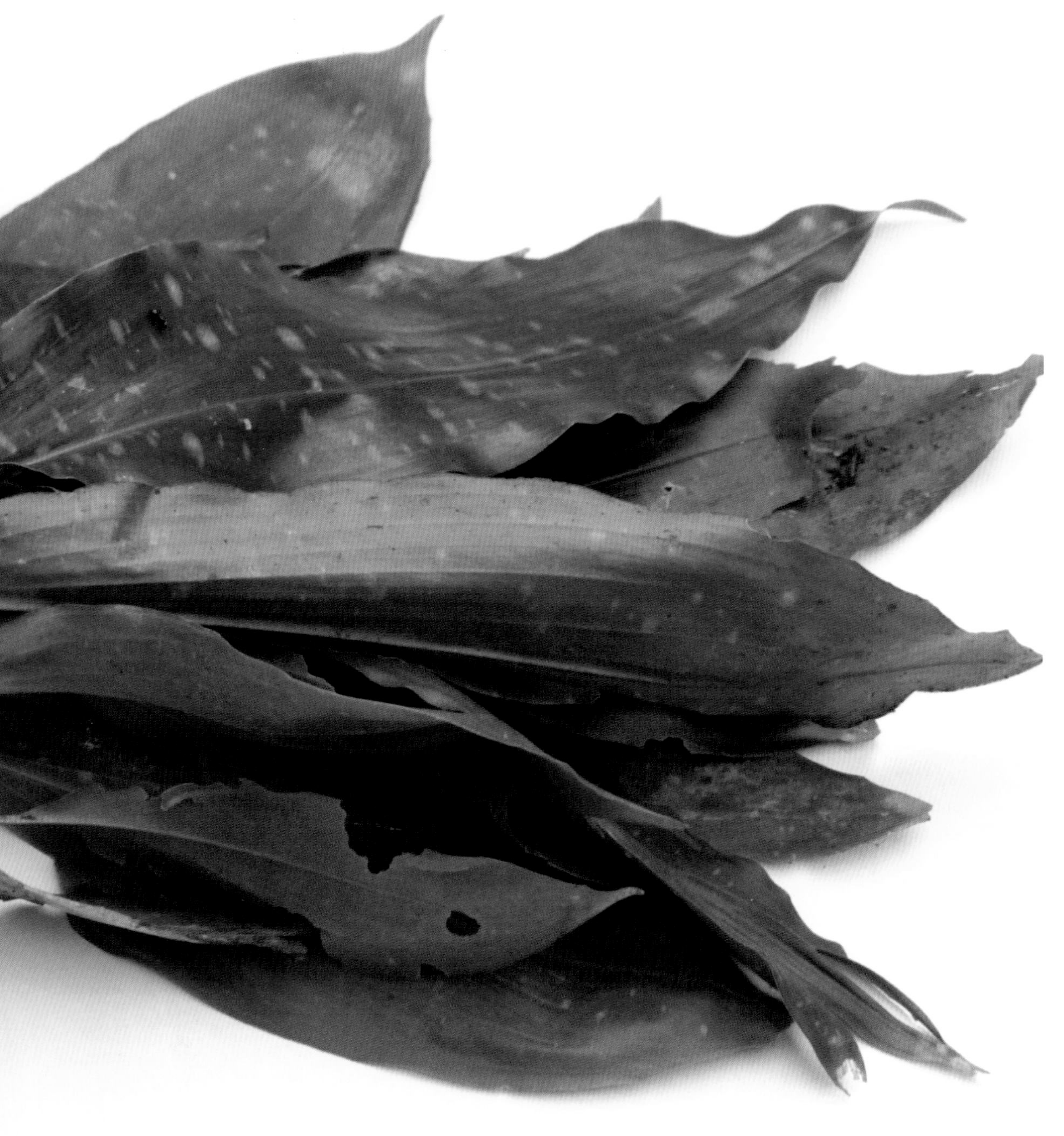

九龙盘

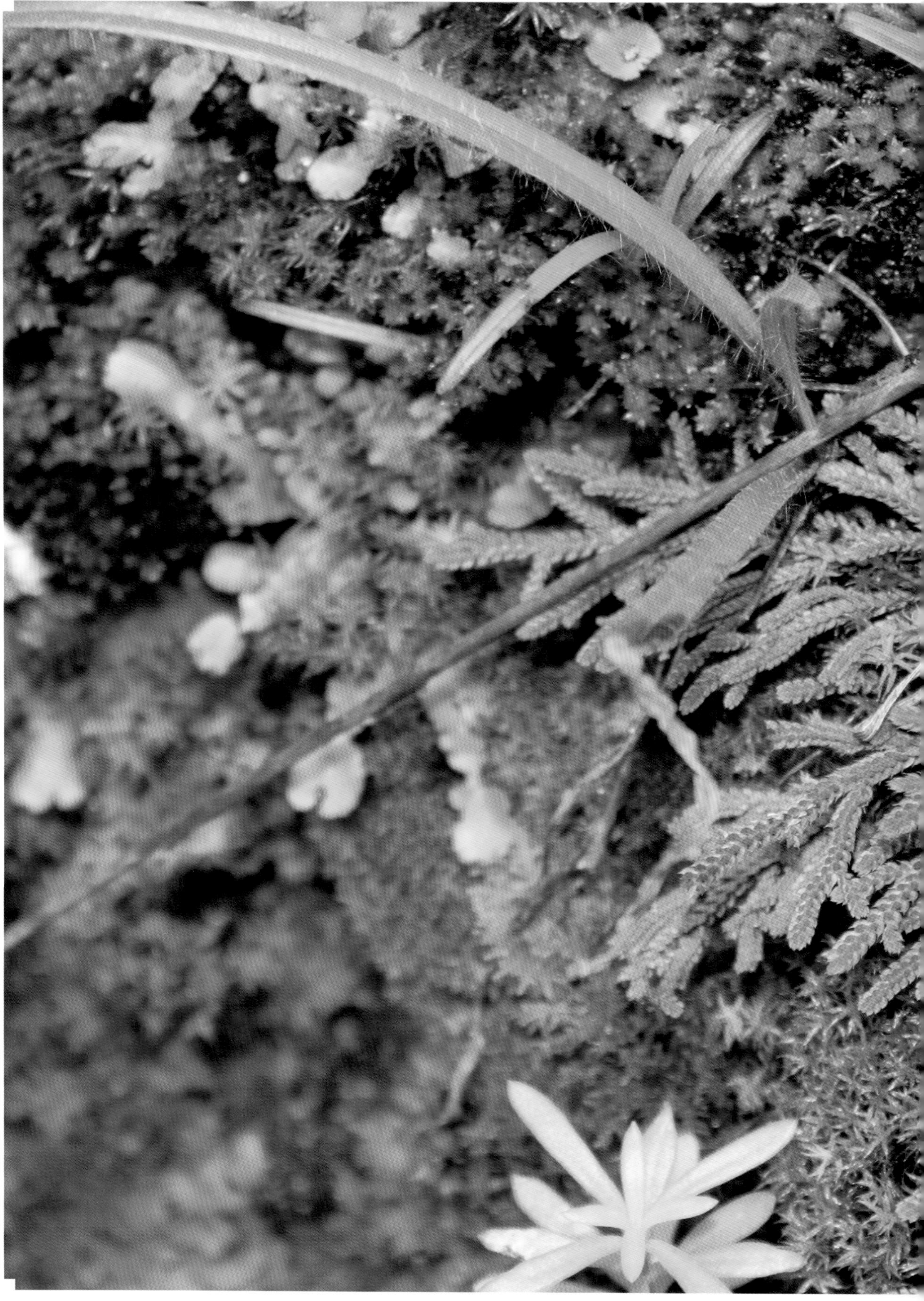

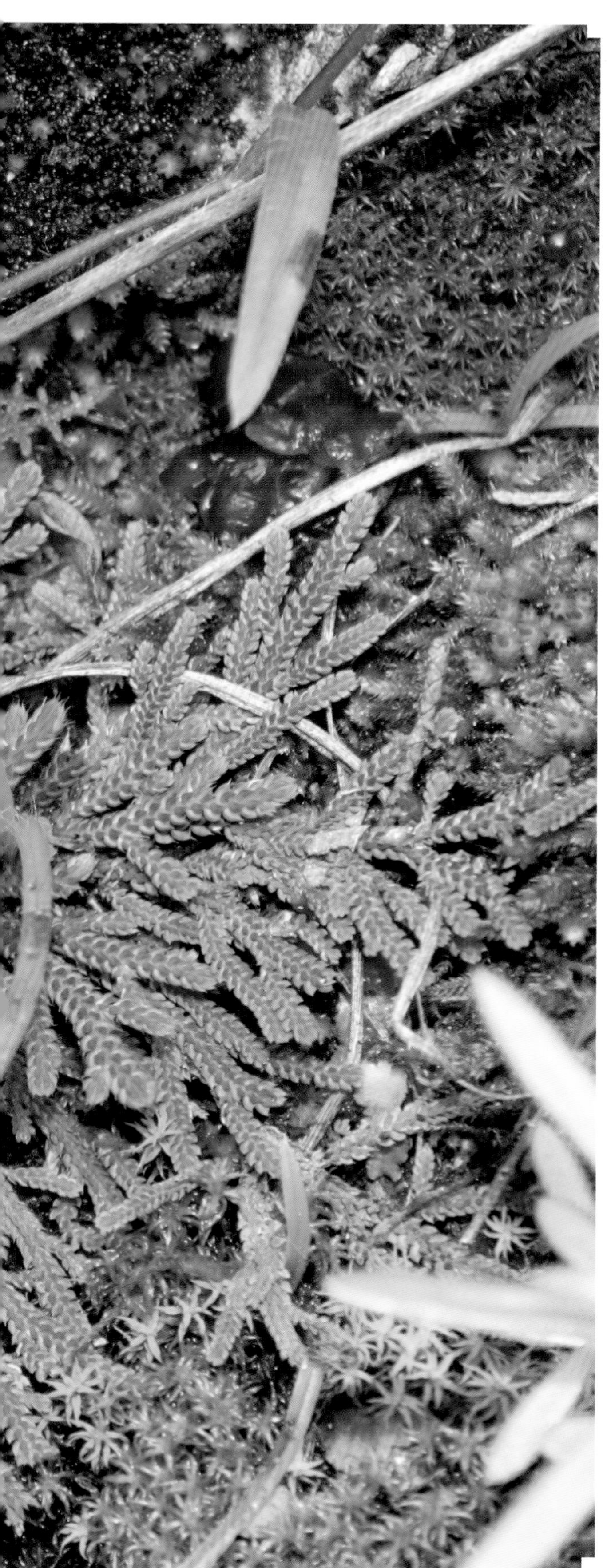

卷柏

【苗药名】下架梦。

【别　名】回阳草、不死草、还魂草、九死还魂草、神仙一把抓。

【来　源】本品为卷柏科植物垫状卷柏 *Selaginella pulvinata*（Hook. et Grev.）Maxim. 的全草。

【性味归经】味辣，性冷。归热经。

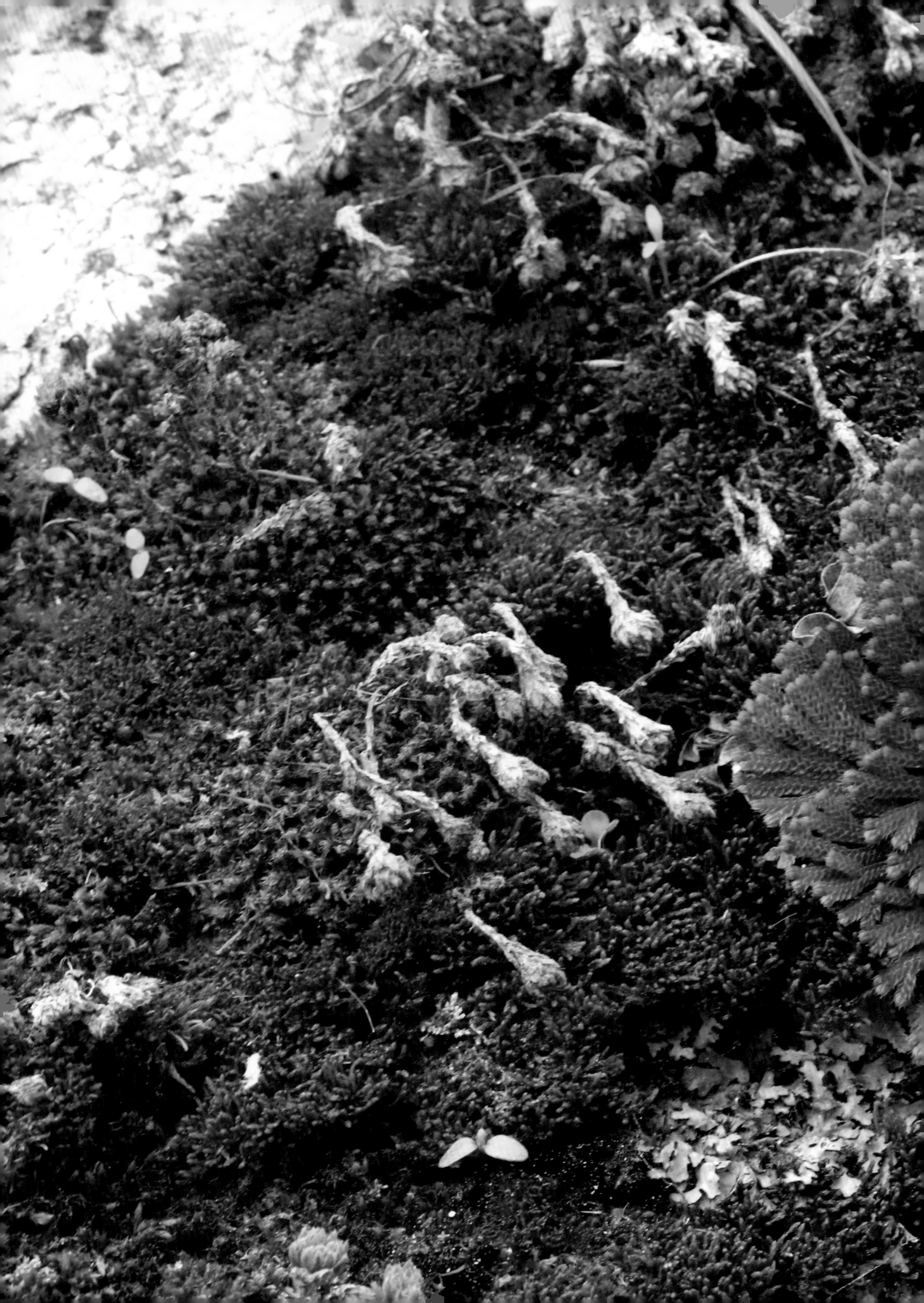

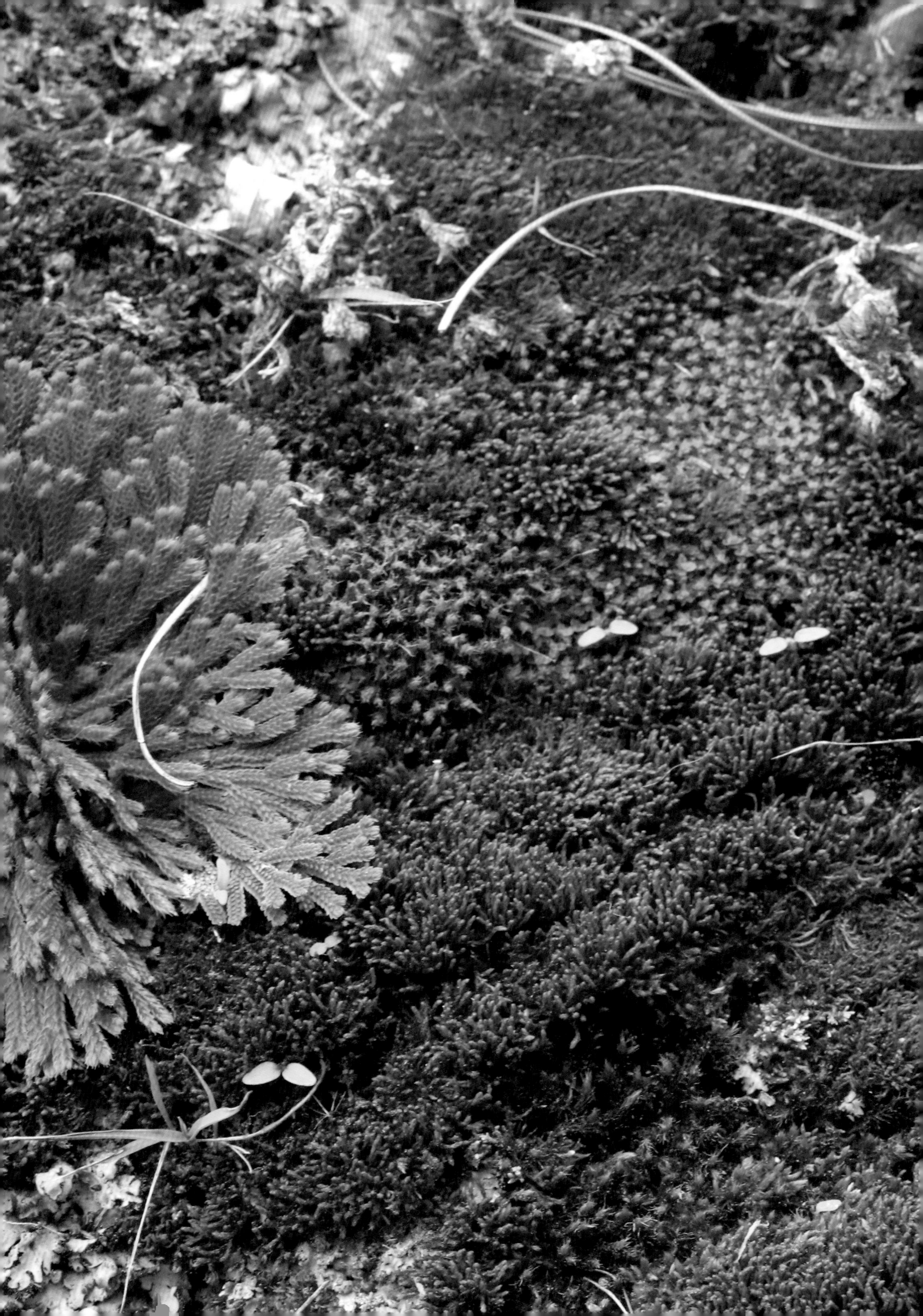

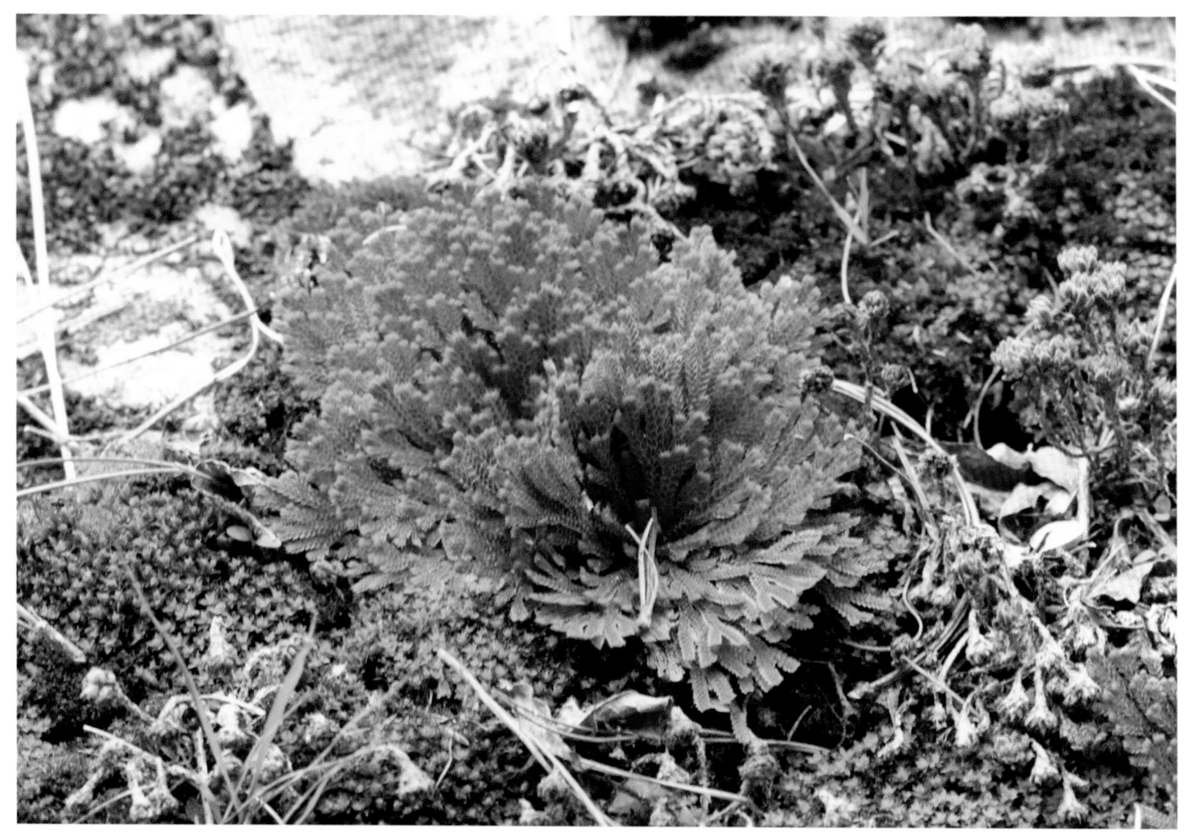

垫状卷柏

识别特征

多年生常绿草本植物，高 5 ~ 15 cm，全株呈莲座状，干后内卷如拳。主茎短，下着须根。侧根丛生在顶端，各枝为 2 叉式扇状分枝到 2 ~ 3 回羽状分枝。叶 2 型，在枝两侧及中间各 2 行；侧叶斜展，长卵圆形，长 2.0 ~ 2.5 mm，宽 1 mm，先端凸尖呈芒状，远轴的一边全缘，宽膜质，近轴的一边膜质缘极狭，有微锯齿；中叶 2 行，卵圆状披针形，长 1.5 ~ 2.0 mm，宽 0.6 ~ 0.8 mm，先端有长芒，斜向，左右两侧不等，边缘有微锯齿，中脉在叶上面下陷，孢子囊穗单生于枝顶，长约 5 mm，四棱形；孢子叶卵状三角形，先端有长芒，边缘有宽的膜质；孢子囊原肾形，大、小孢子的排列不规则。

生境分布

生长于向阳山坡或岩石缝内。分布于东北、华北、华东、中南及陕西、四川、贵州等省区。

采收加工

全年均可采收，去根洗净，晒干。

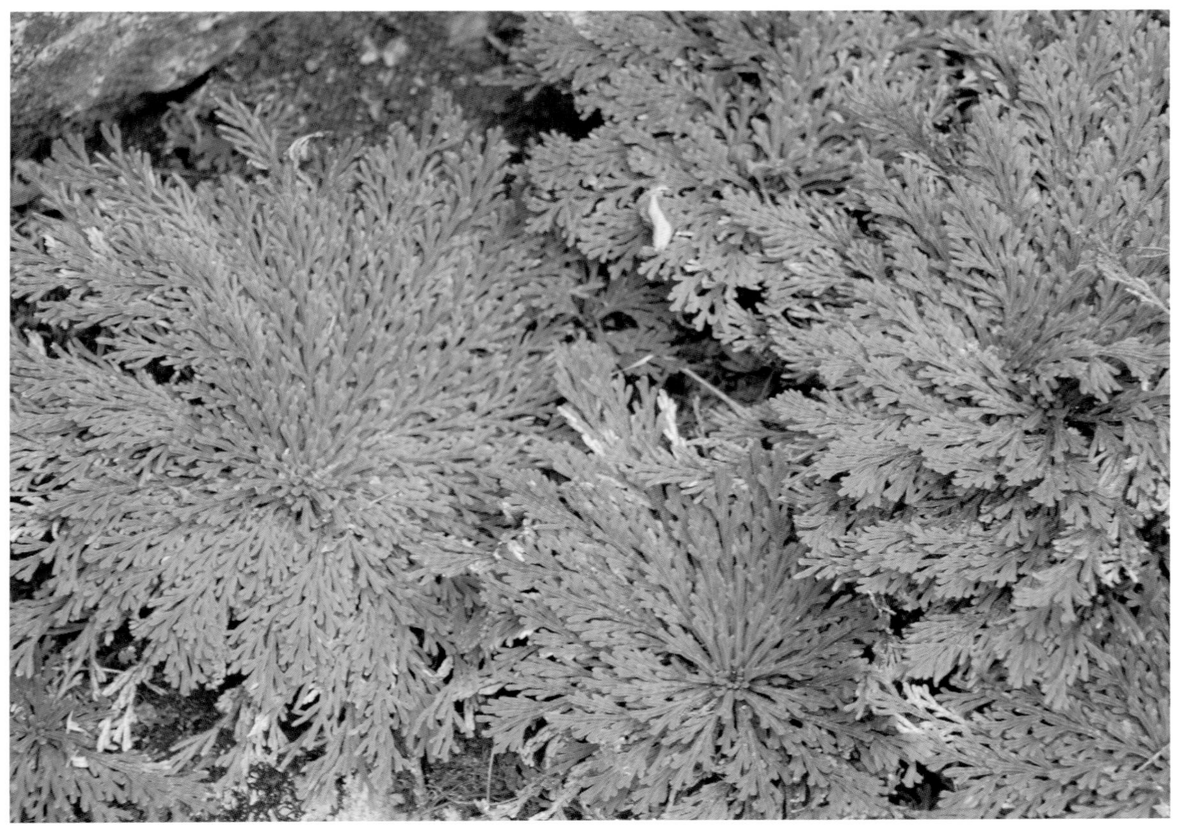

垫状卷柏

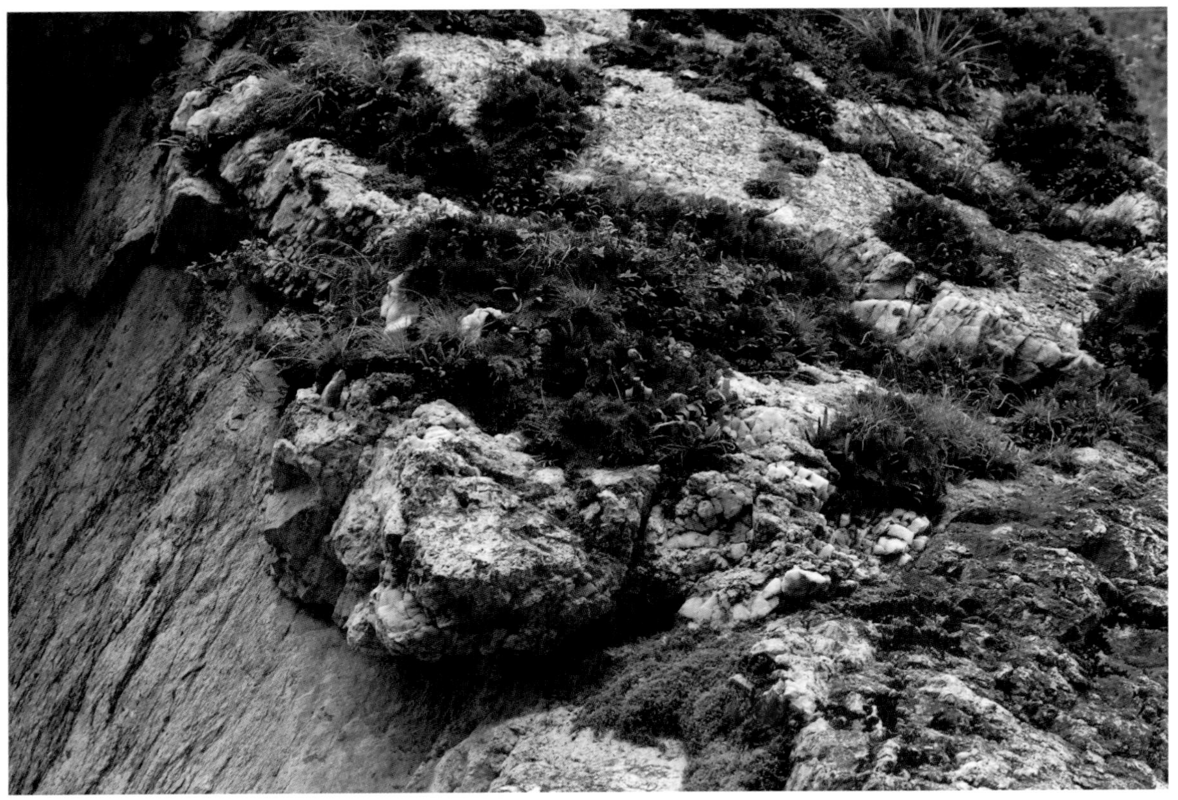

垫状卷柏

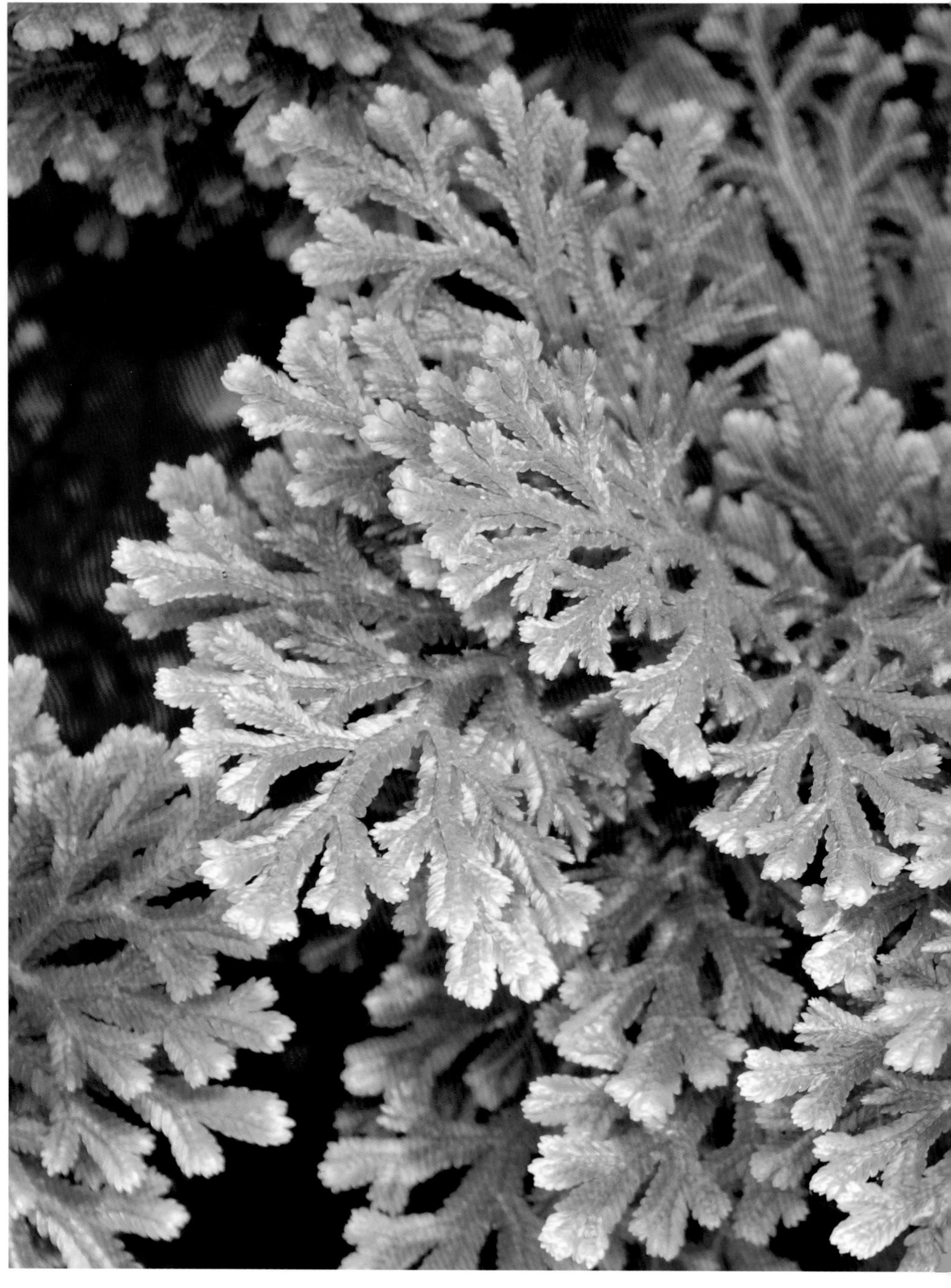

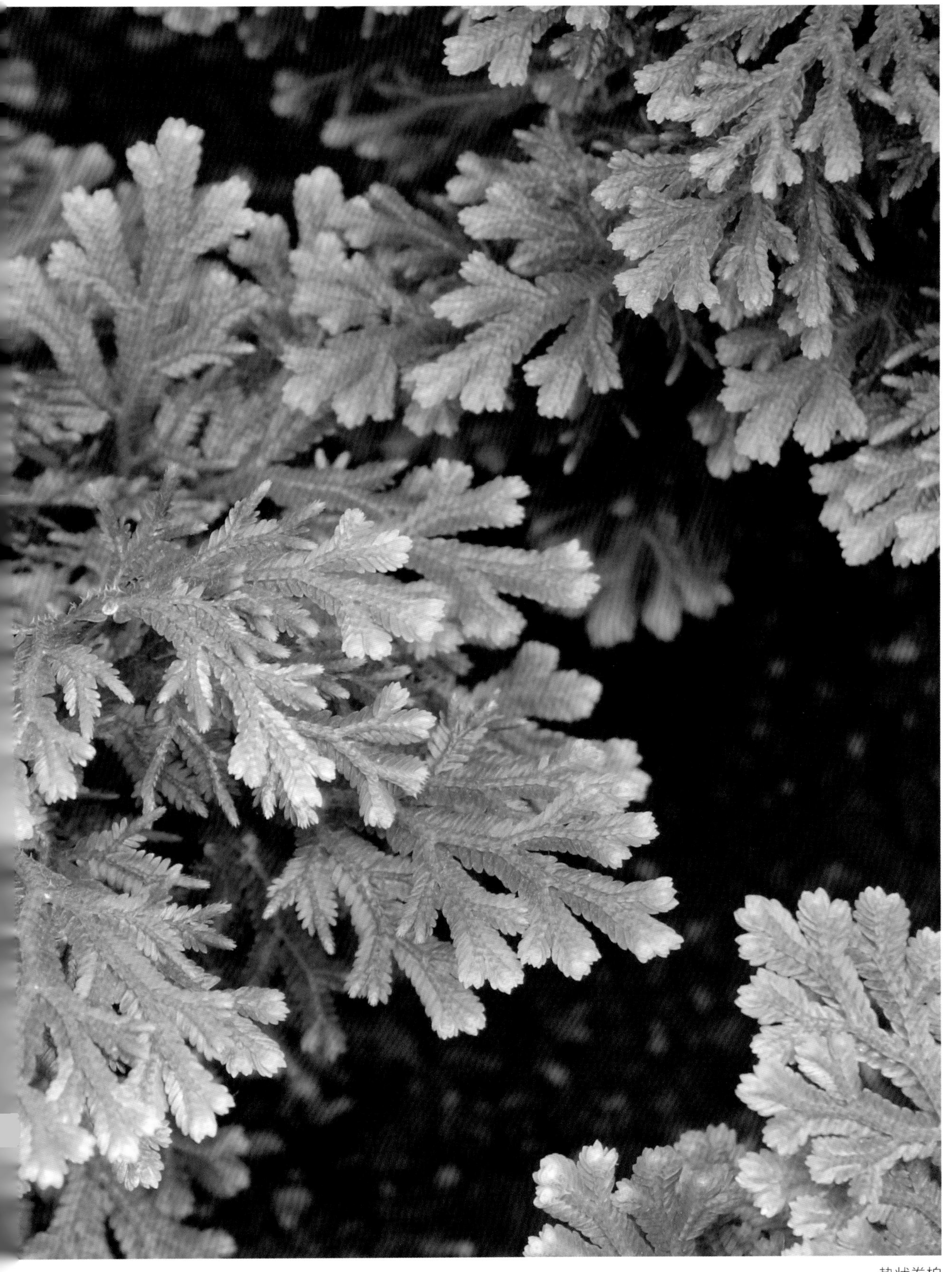

垫状卷柏

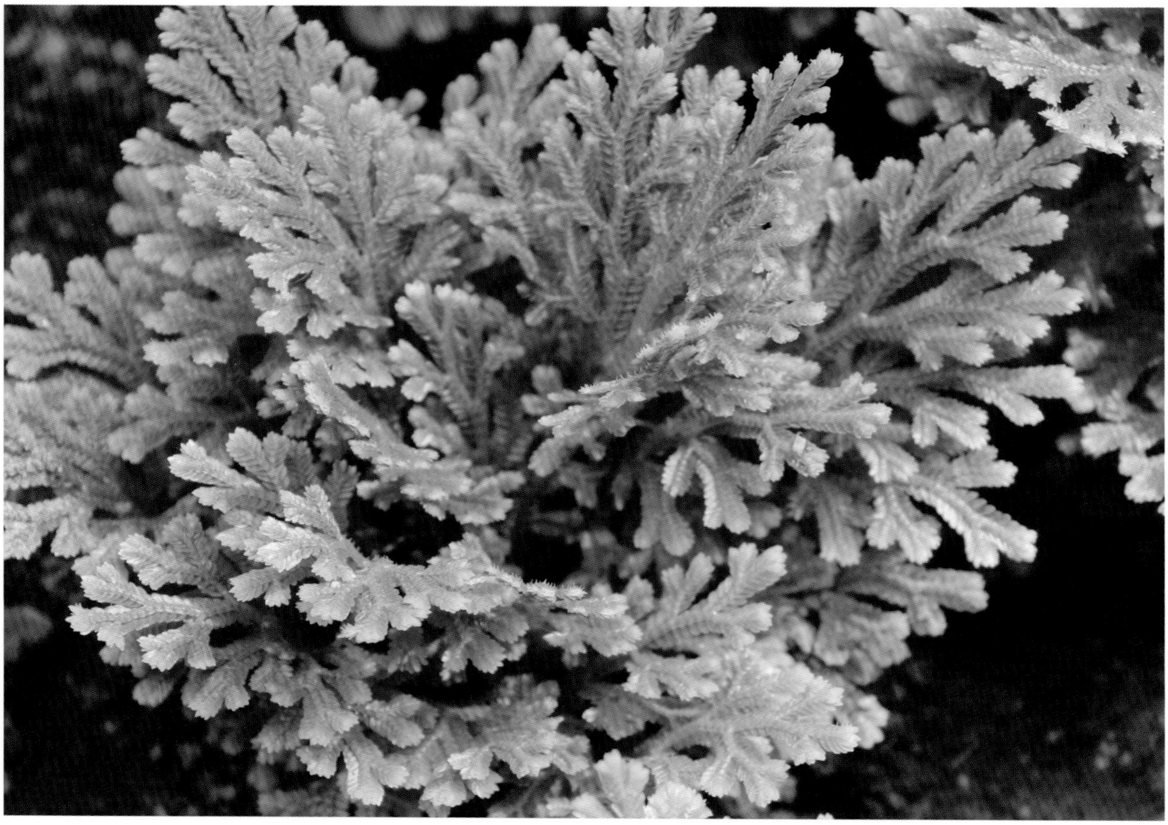

垫状卷柏

药材鉴别

全体紧缩如拳形，基部的须根大多已剪除，或剪短，仅留须根残基，或簇生众多棕色至棕黑色须根，长短不一，长者可达 10 cm。枝丛生，扁而有分枝，绿色或棕黄色，向内卷曲，枝上密生鳞片状小叶，叶片卵形，长 1.5 ~ 2.5 cm，宽 1 mm，先端锐尖，有浅绿色至浅棕色长芒，叶缘膜质，有不整齐的细锯齿，中叶斜列。质脆，易折断。无臭，味淡。

功效主治

生用活血通经，主治经闭，癥瘕，跌仆损伤。炒炭用化瘀止血，主治吐血，衄血，尿血。

用法用量

内服：煎汤，4.5 ~ 10.0 g。外用：适量，研末敷。

民族药方

1．打伤 卷柏、山枇杷、白薇、红牛膝、蓍草各 6 g。水煎服。

2．肺出血 卷柏 25 g，茜草 15 g。水煎服。

3．背疽 卷柏 20 g。水煎服。

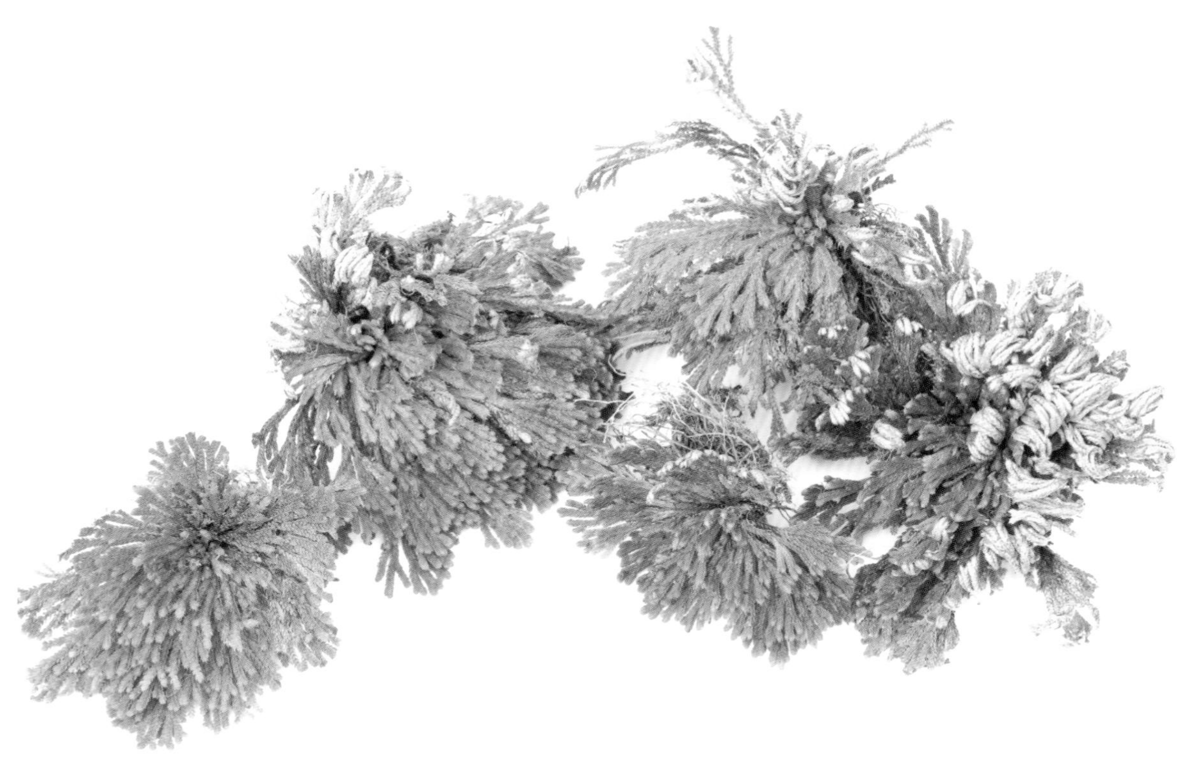

卷柏药材

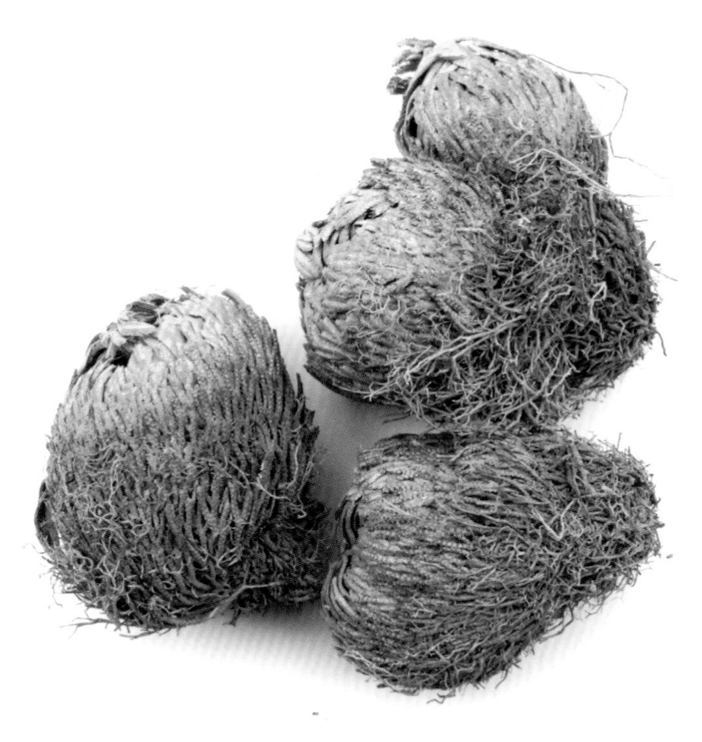

卷柏药材

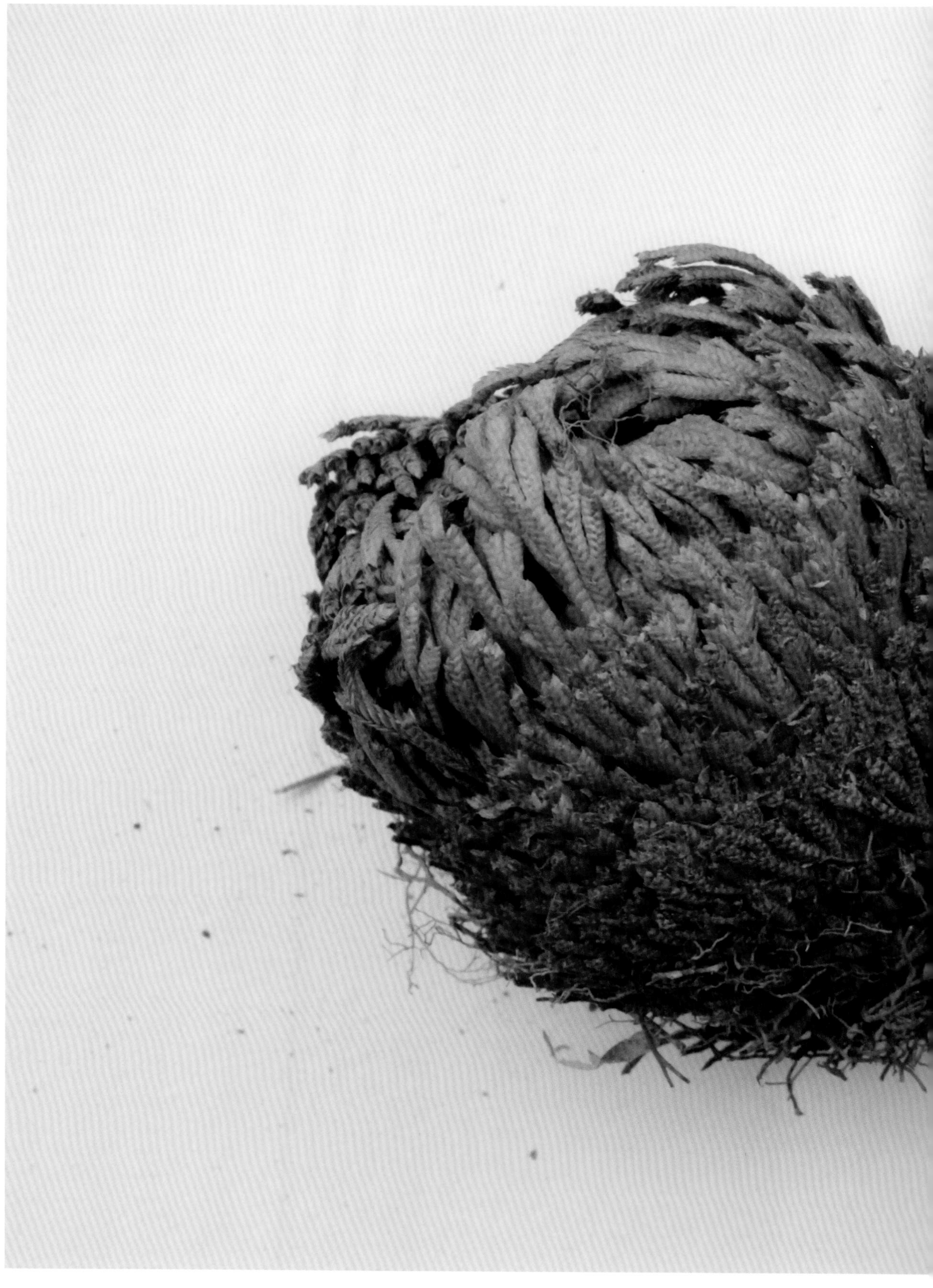

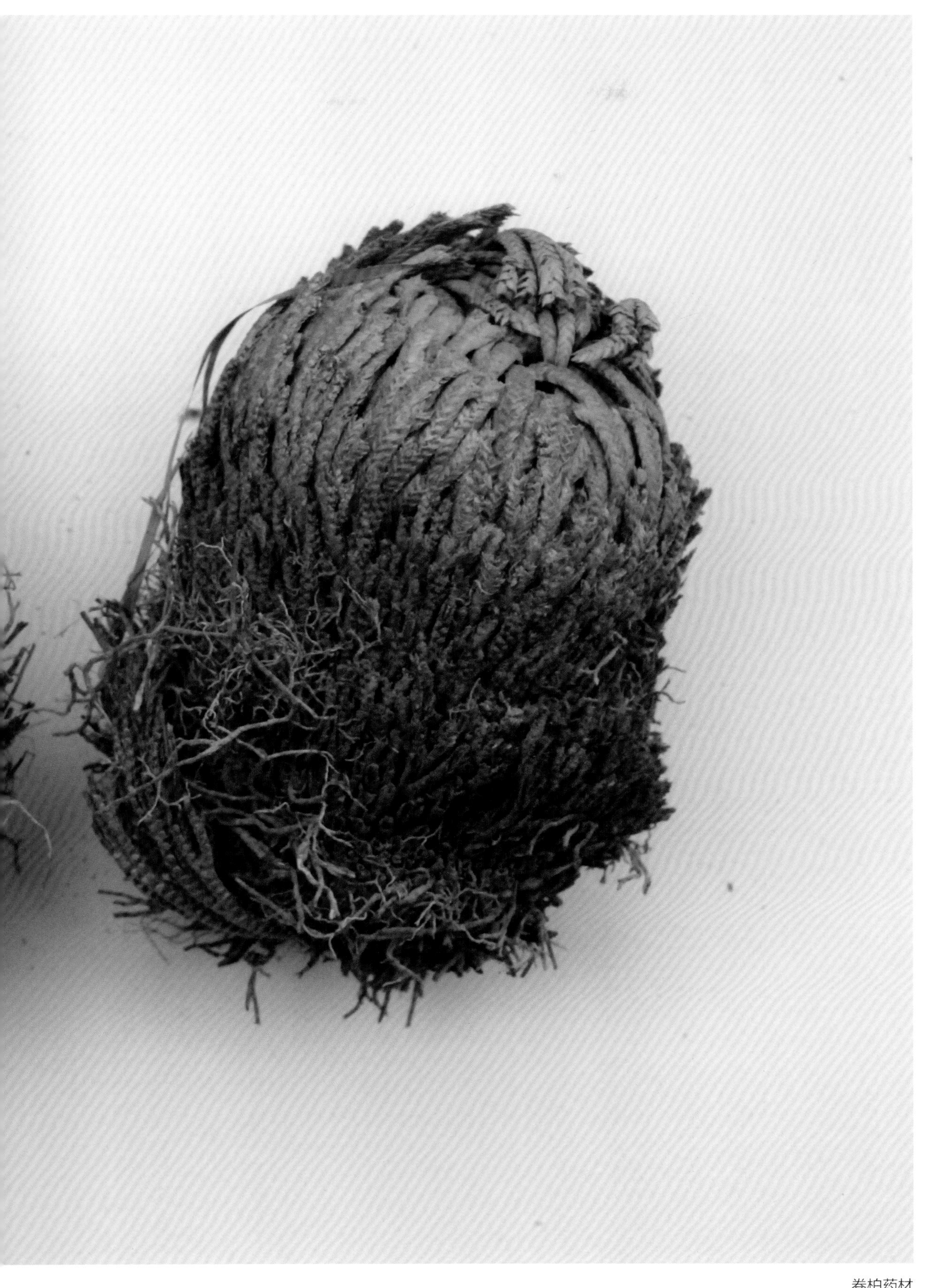

卷柏药材

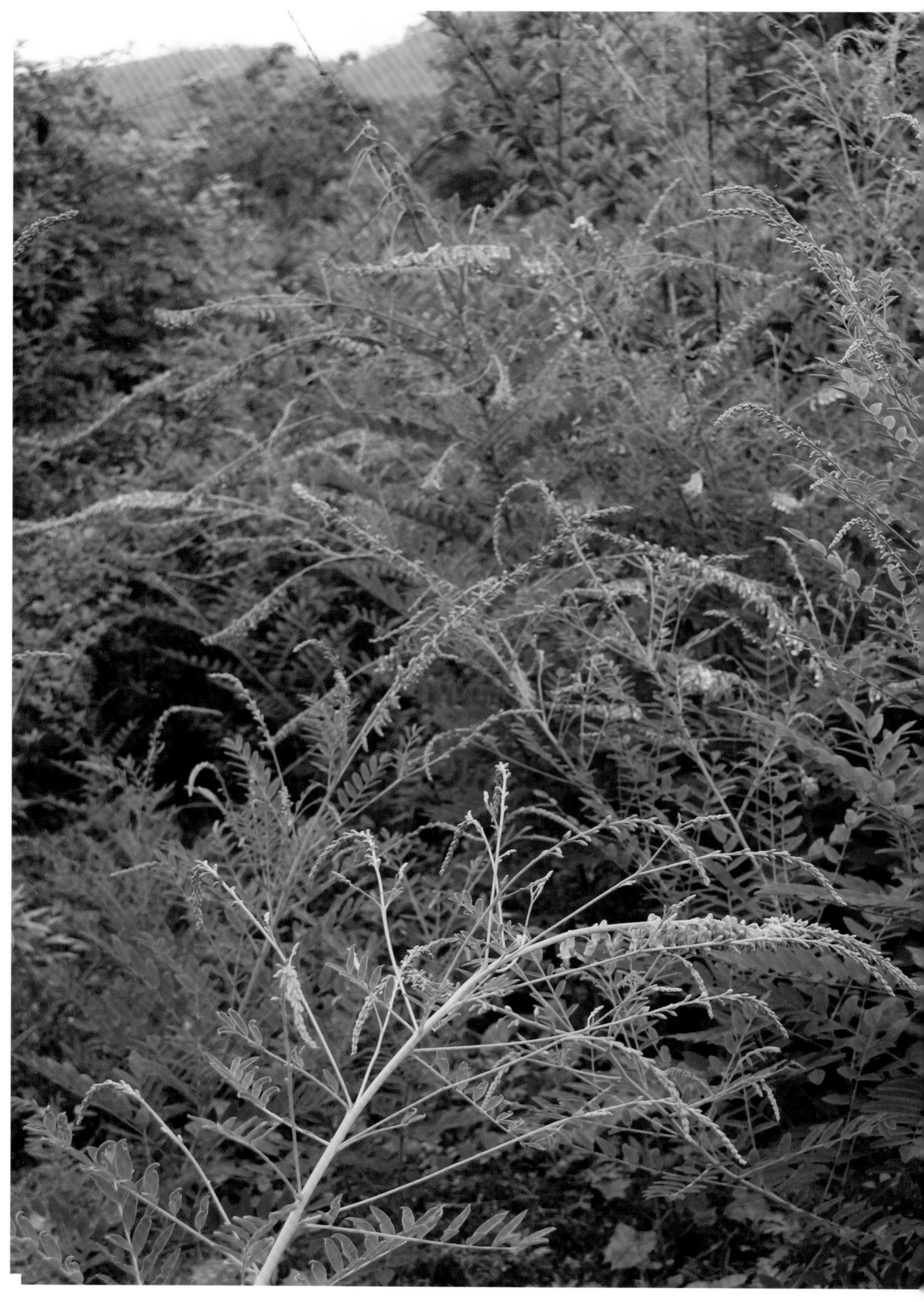

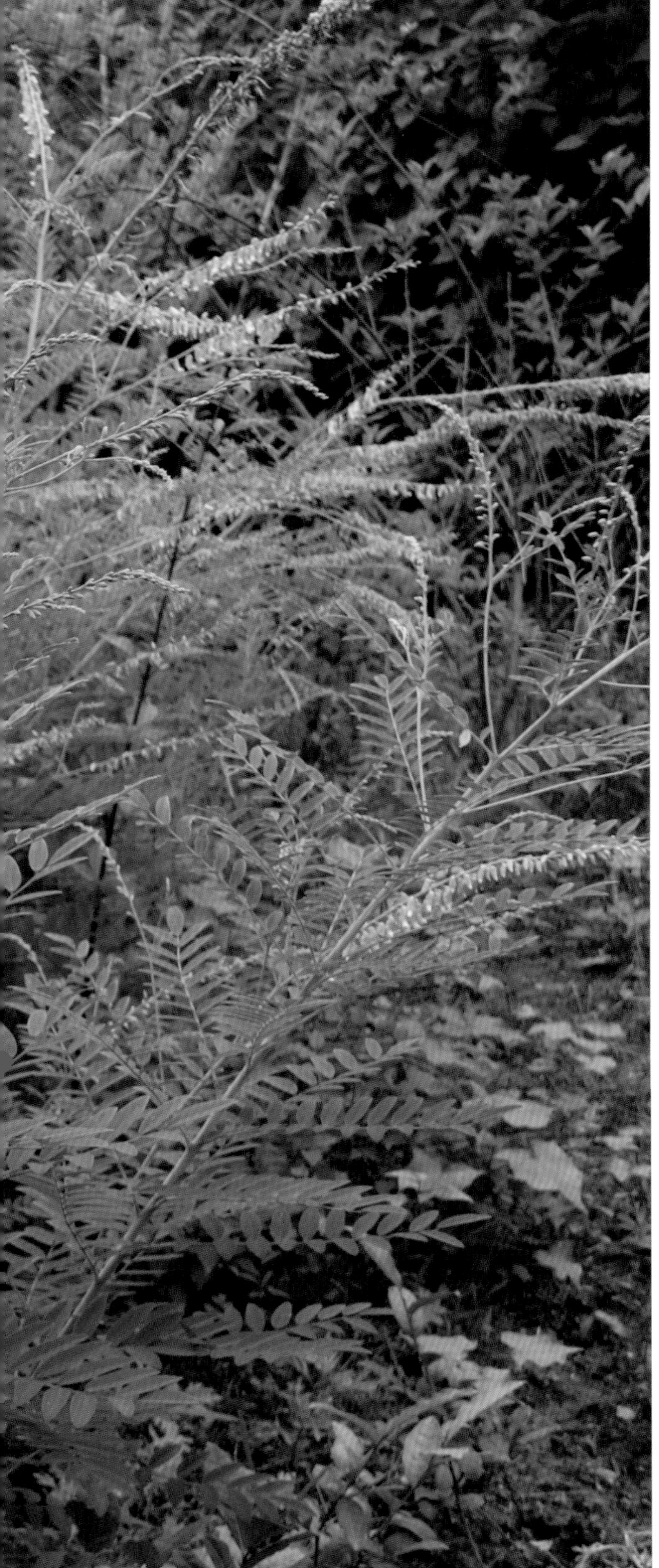

苦参

【苗药名】野义。

【别　名】地骨、野槐、地槐、苦骨、好汉枝、山槐子。

【来　源】本品为豆科植物苦参 *Sophora flavescens* Ait. 的根。

【性味归经】味苦，性冷。归热经。

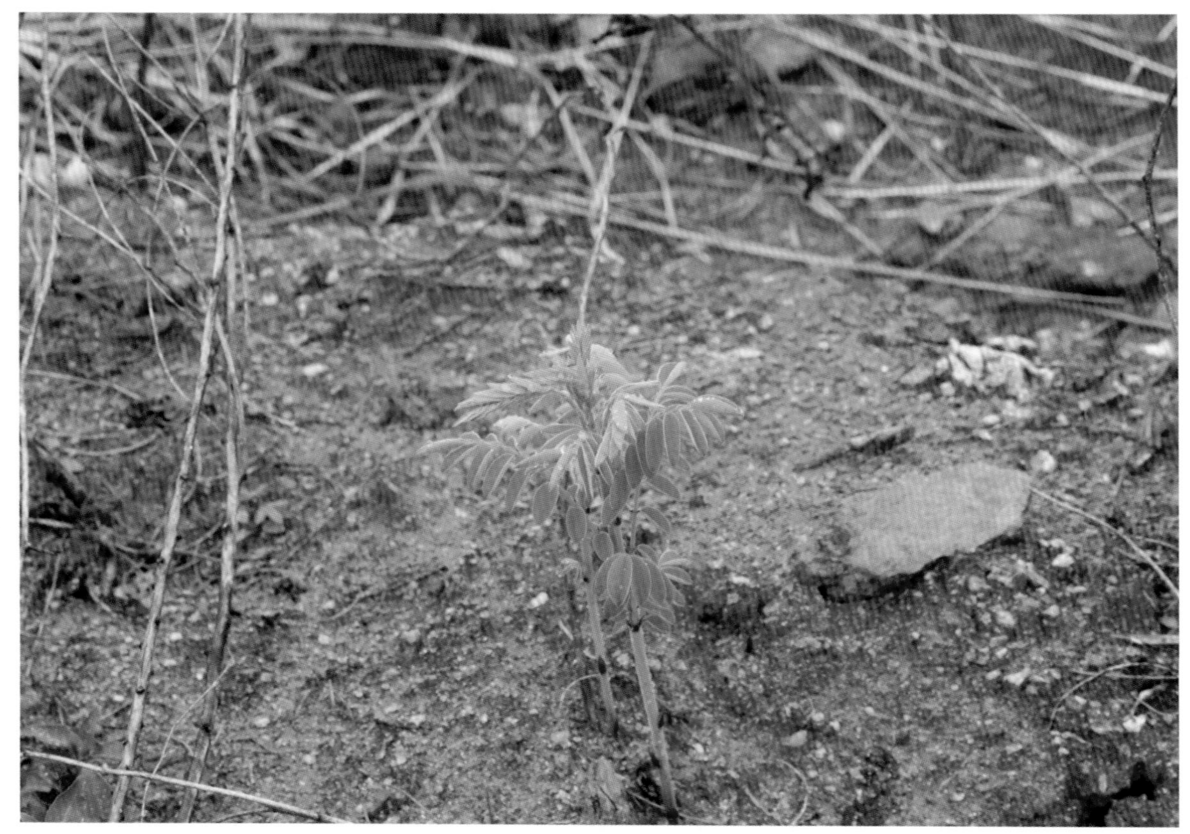

苦参

识别特征

小灌木，高达3 m。幼枝青色，有疏毛。后变无毛。羽状复叶；小叶25 ~ 29，披针形，长2 ~ 3 cm，宽1 ~ 3 cm，先端渐尖，基部圆形，下面密被平贴柔毛。总状花序顶生；花萼钟形，花冠淡黄色，旗瓣匙形，翼瓣无耳；雄蕊10，仅基部愈合；雌蕊1，子房柄被毛。荚果成熟时不开裂。于种子间微缢缩，呈不明显的串珠状，有种子1 ~ 5粒。花期5—7月，果期7—9月。

生境分布

生长于山坡、灌丛中。分布于山西、湖北、河南、河北、贵州等省区。

采收加工

秋季挖根，鲜用或晒干备用。

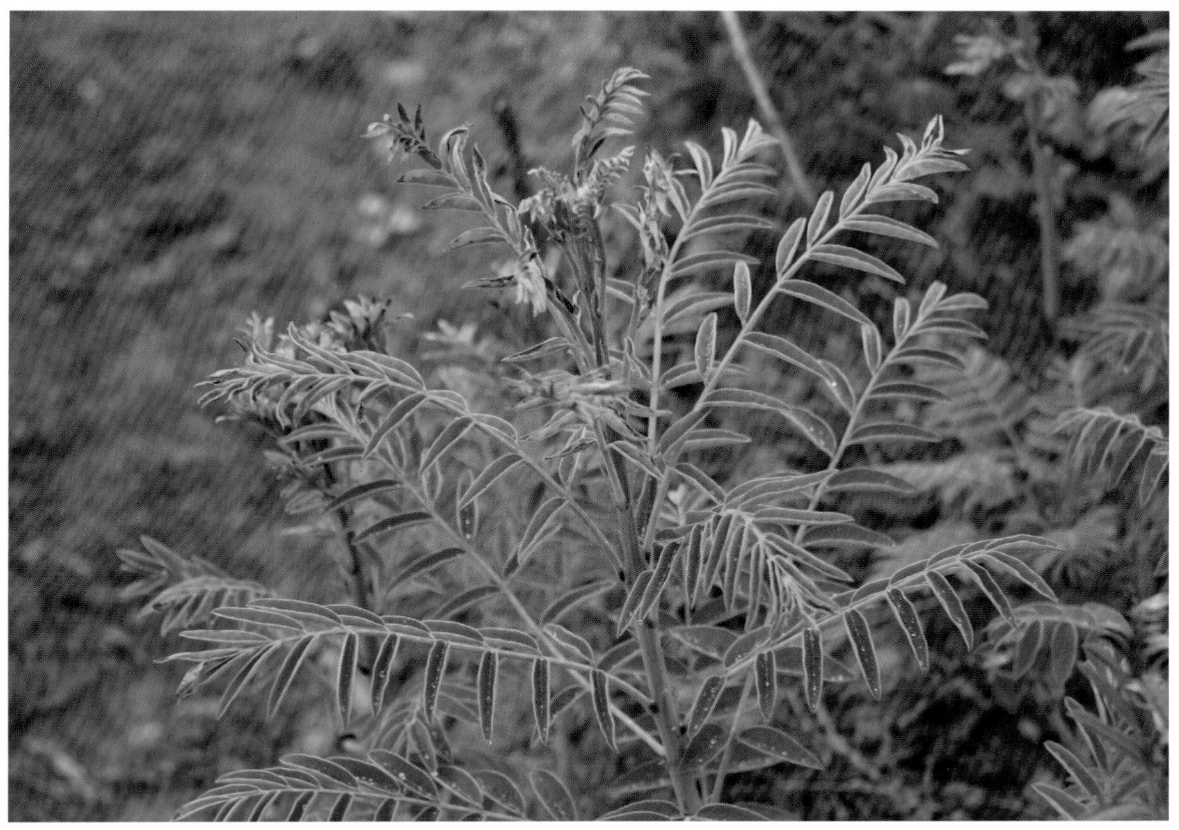

苦参

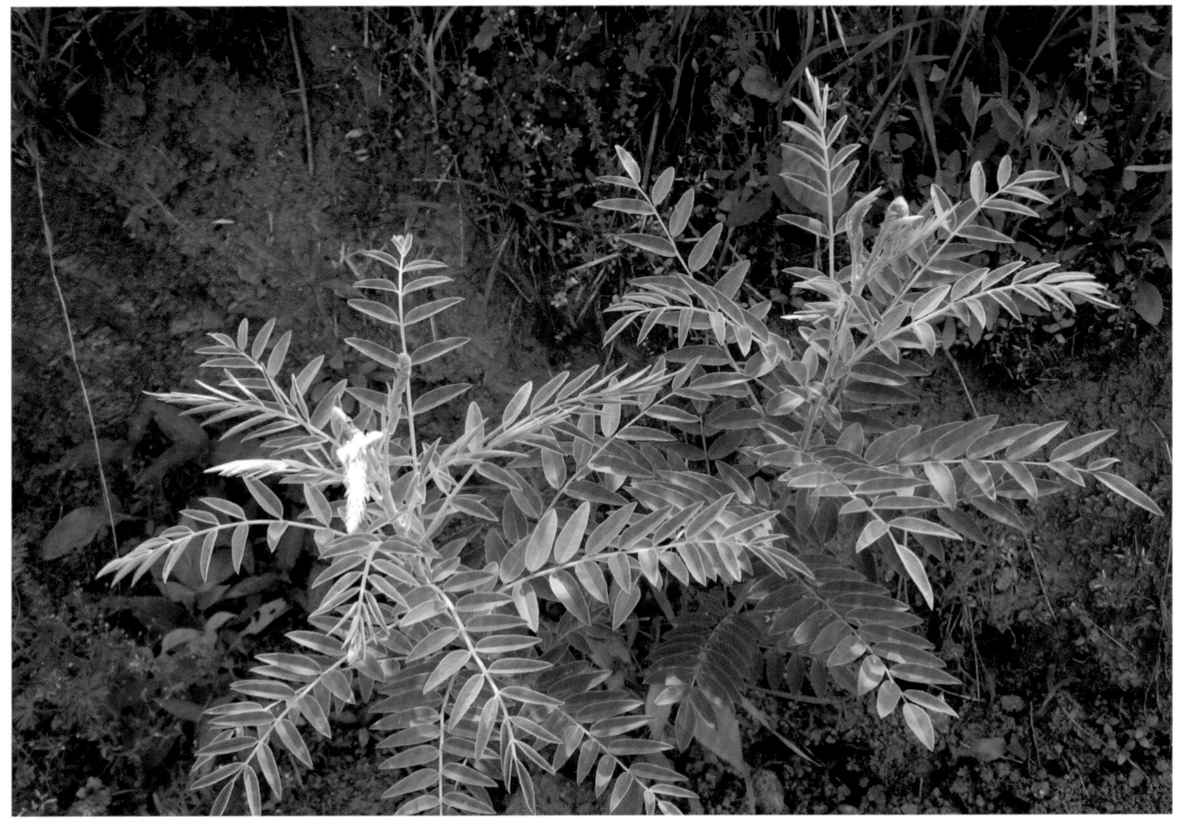

苦参

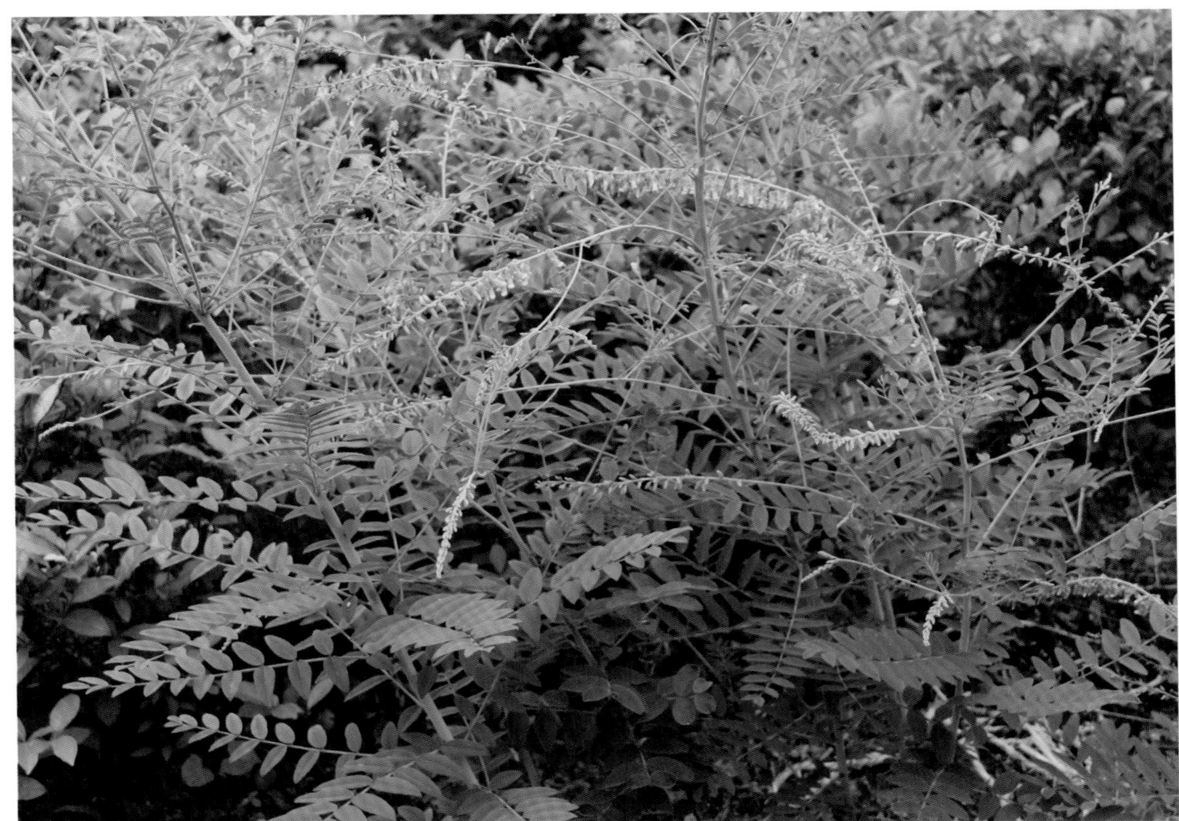

苦参

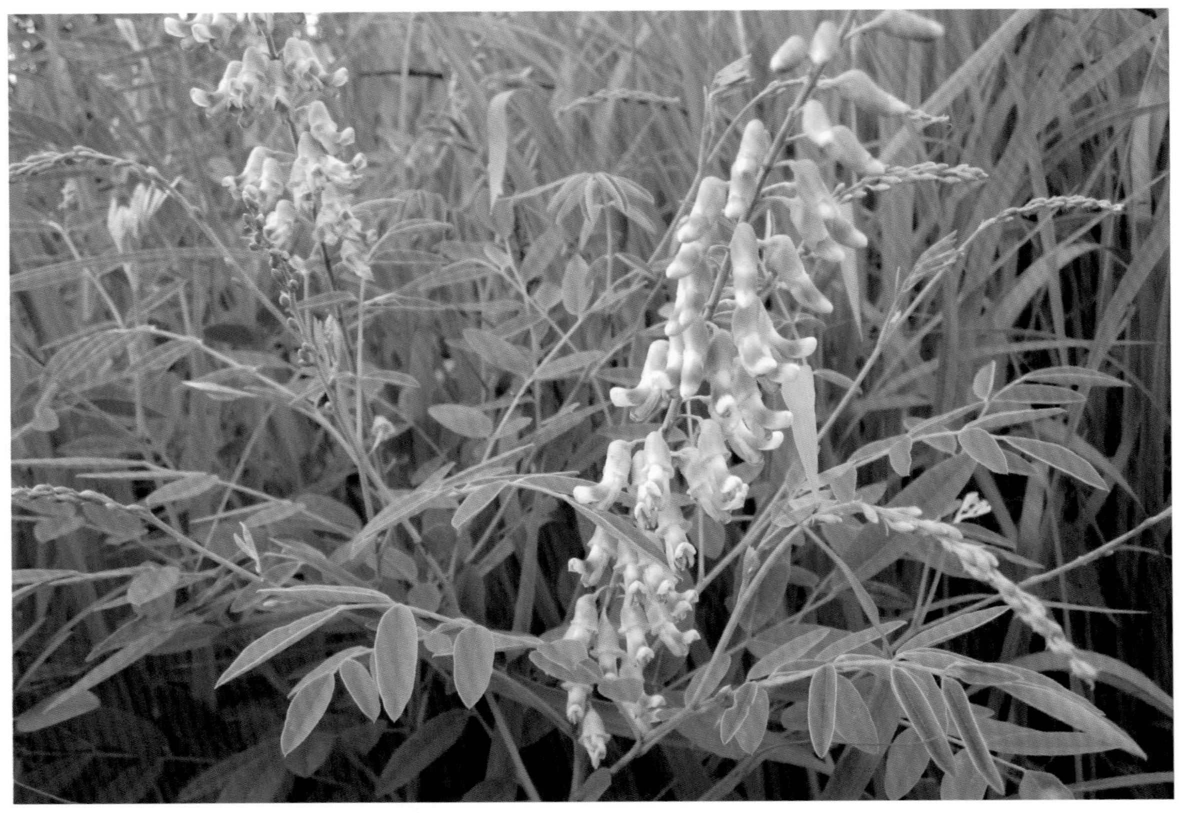

苦参花序

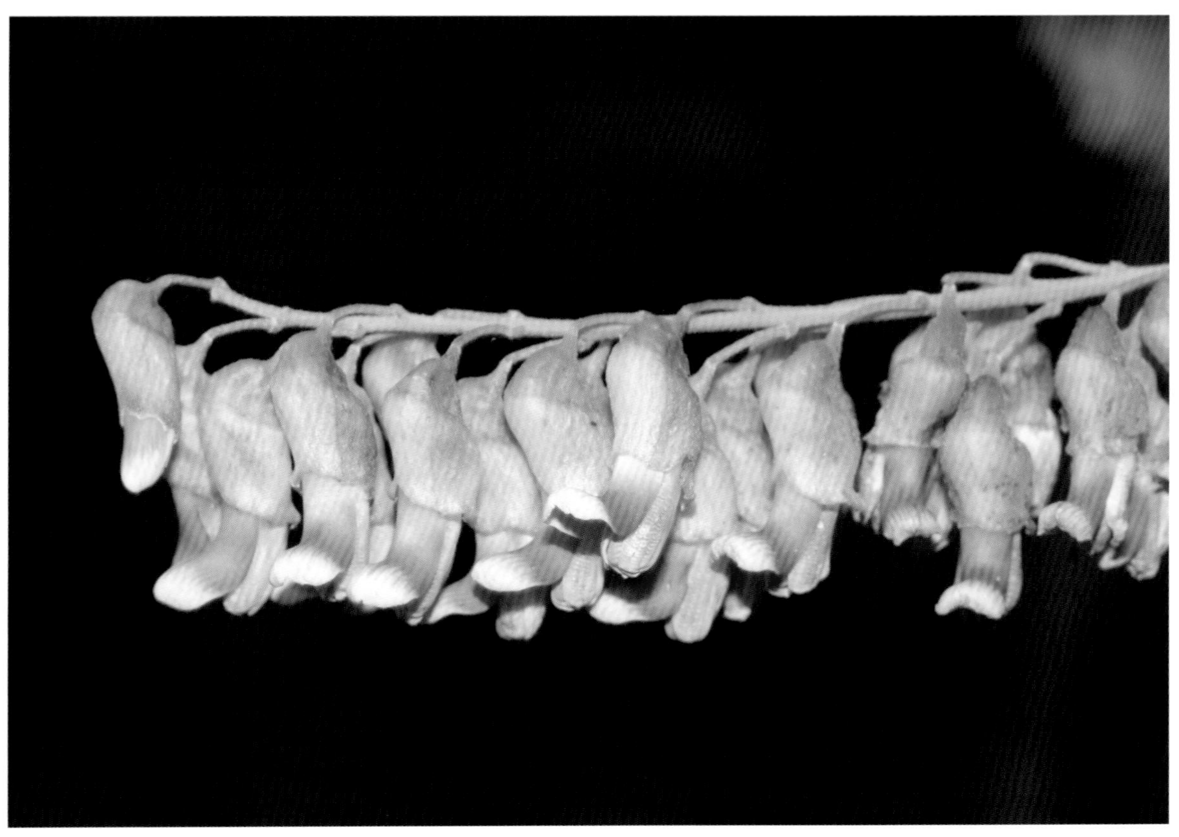

苦参花

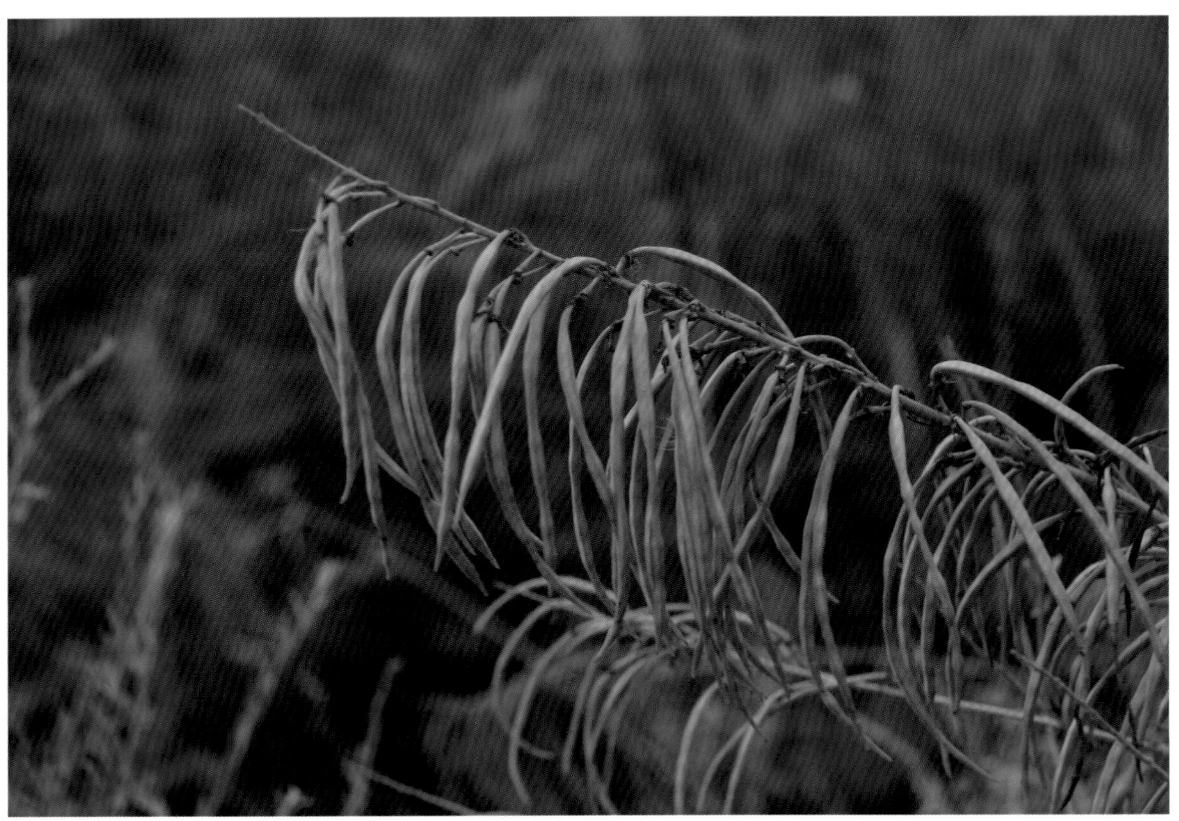

苦参果实

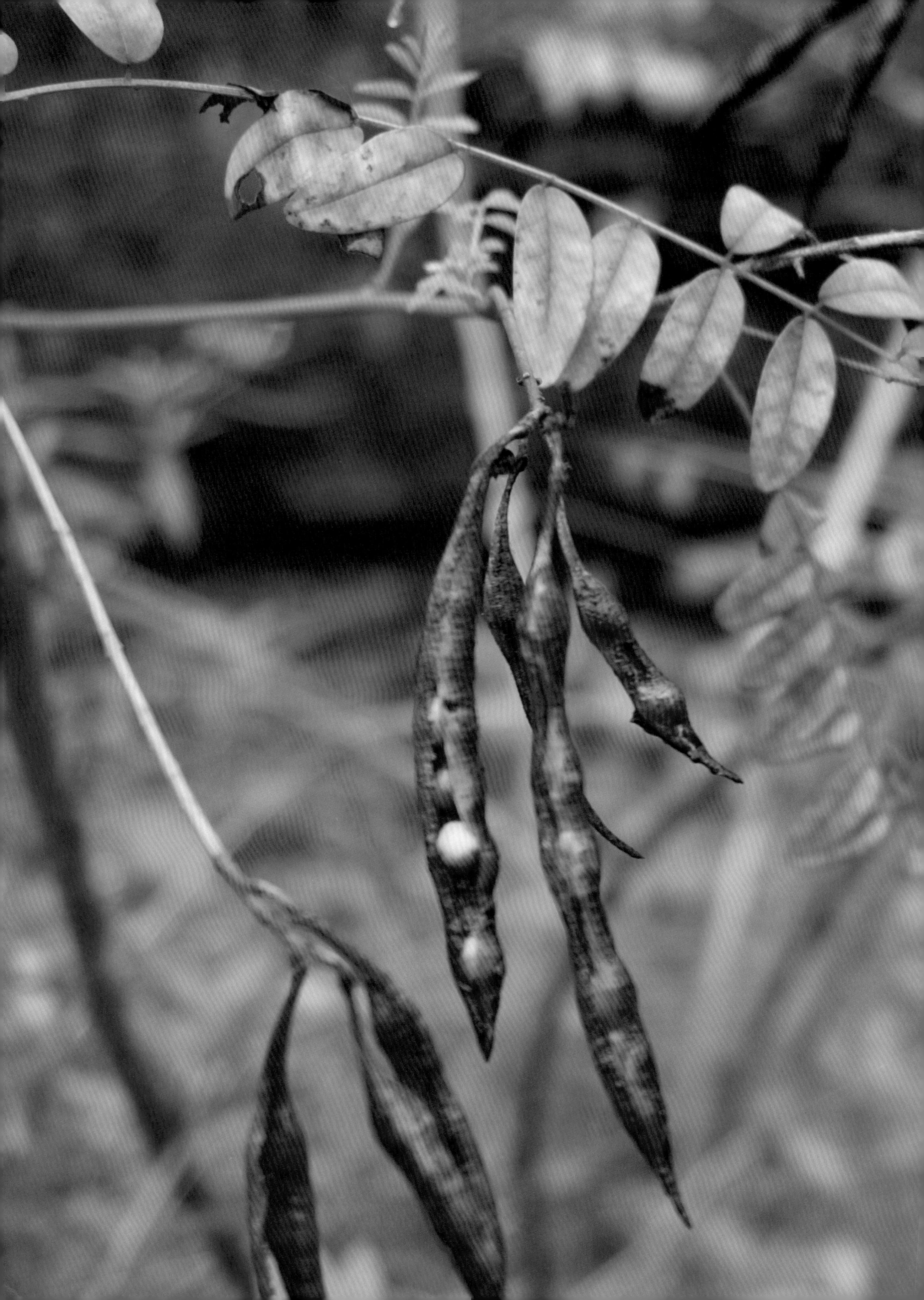

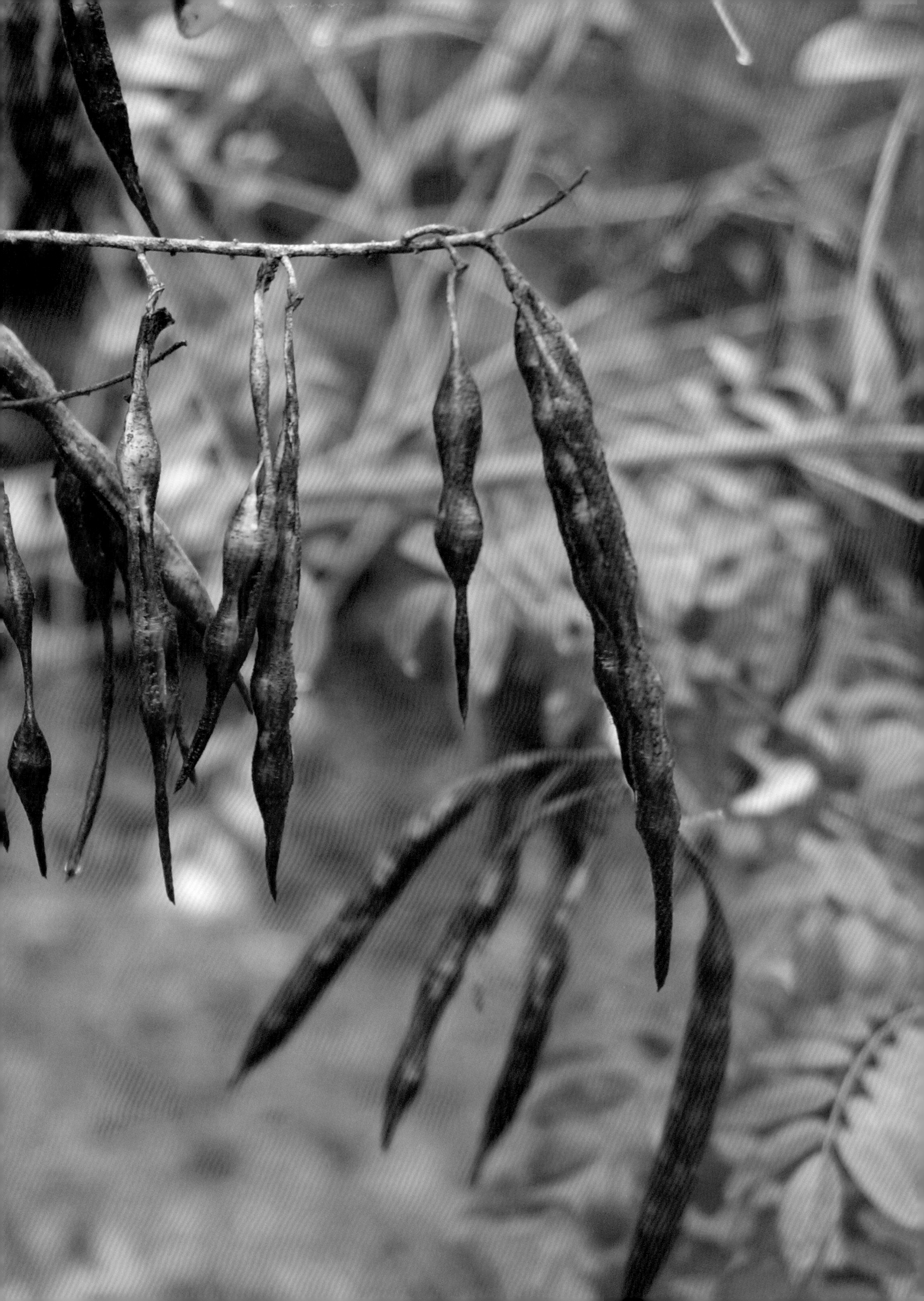

药材鉴别

根长圆柱形，下部常分枝，长 10 ~ 30 cm，直径 1.0 ~ 2.5 cm。表面棕黄色至灰棕色，具纵皱纹及横生皮孔。栓皮薄，破裂反卷，易剥落，露出黄色内皮。质硬，不易折断，折断面纤维性。切片厚 3 ~ 6 mm，切面黄白色，具放射状纹理。气微，味苦。

功效主治

清热燥湿，杀虫，利尿。主治热痢，便血，黄疸，赤白带下，阴肿阴痒，湿疹，湿疮，皮肤瘙痒；外治滴虫阴道炎。

用法用量

内服：煎汤，3 ~ 15 g；或入丸、散。外用：适量，煎水熏洗；或研末敷；或泡酒搽。

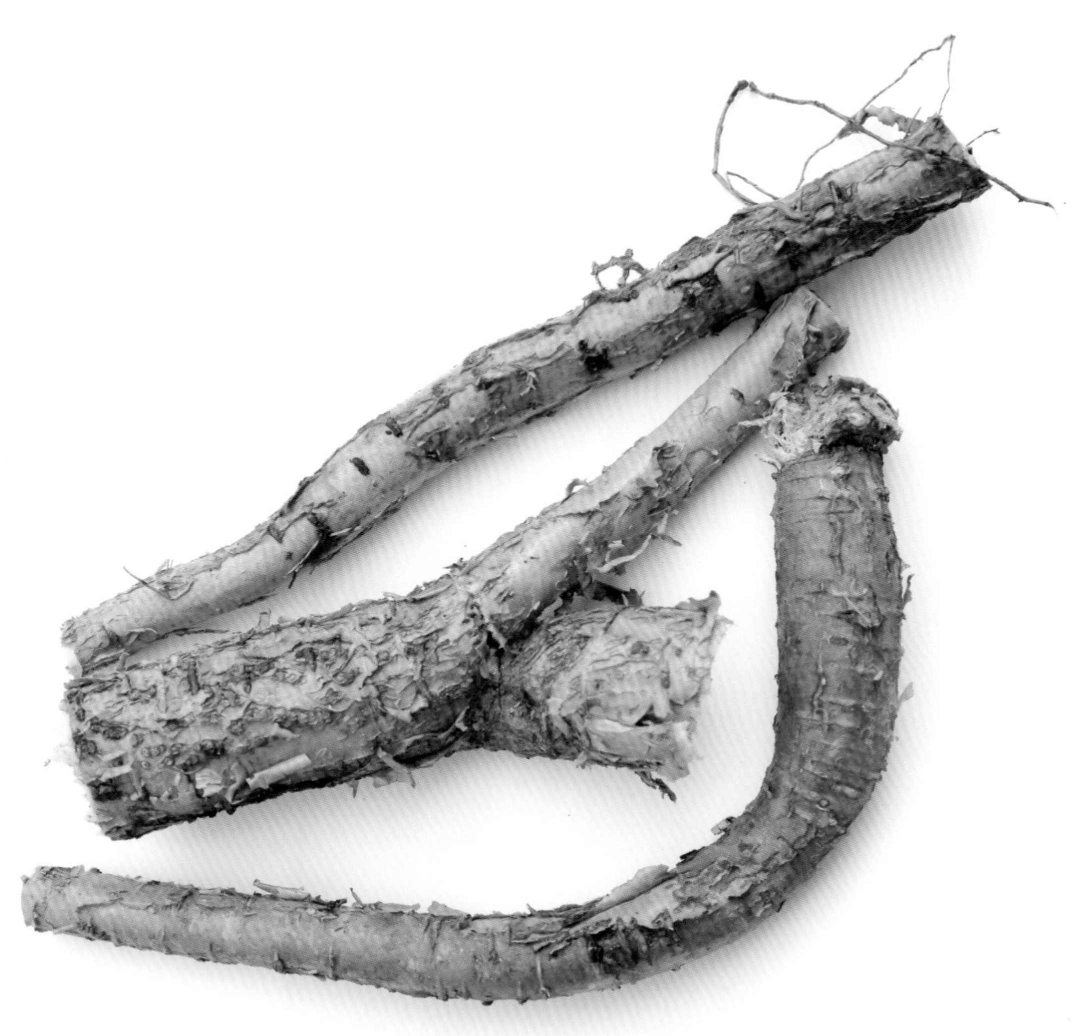

苦参药材

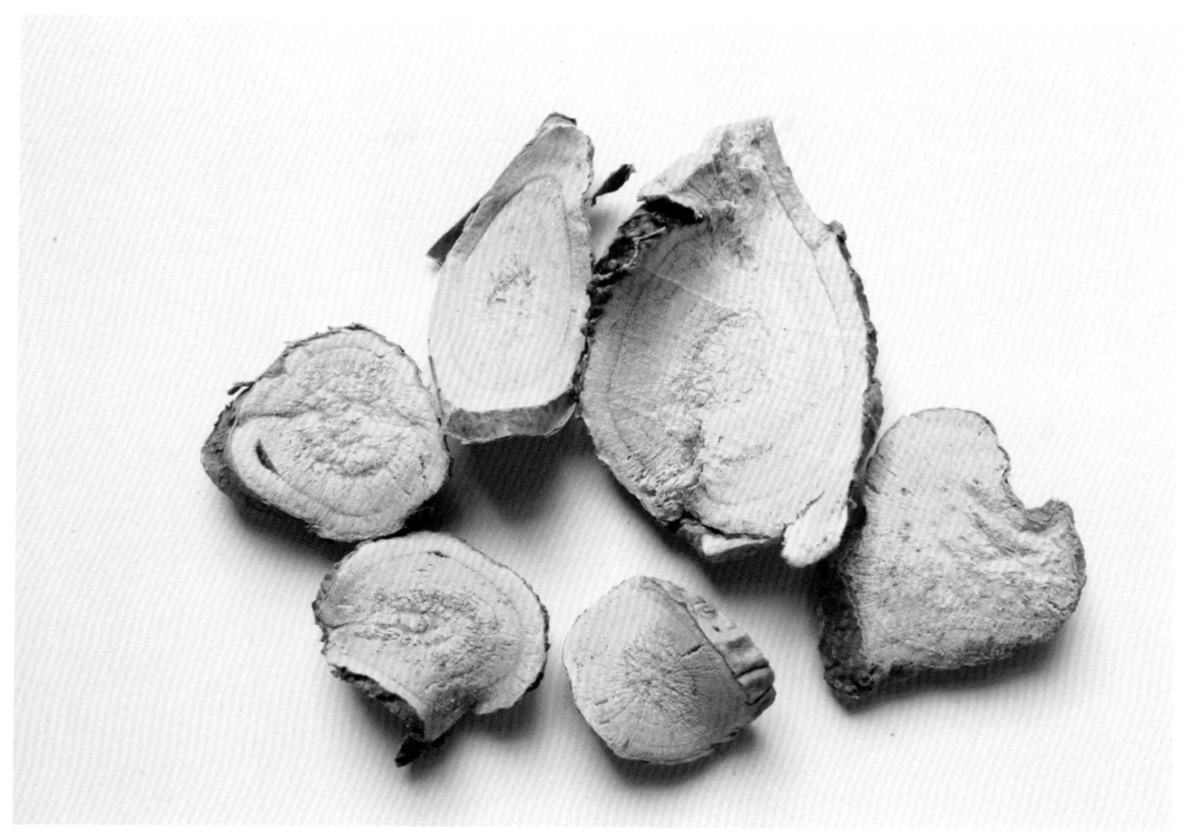

苦参饮片

民族药方

1．皮肤瘙痒 苦参根粉末适量，以香油或菜油调搽患处；亦可用适量药材切片煎水洗全身皮肤。

2．红痢，赤白带下 苦参 30 g。水煎服。

3．外阴瘙痒 苦参 30 g，蛇床子 15 g，川椒 6 g。水煎洗。

4．肠风下血 苦参 10 g（用酒喷火烤，再喷再烤，直至焦黄）。煨水服。

5．肝炎 苦参、赤小豆各 1 g。研细末，用少许吹鼻孔，每日 1 次。

6．驱蛔虫 苦参、苦楝皮、隔山消、大火草根、川谷根各 2 g。研细末，加红糖制成丸，每次 5 粒，晨服，连服 3 日。

7．梅毒，麻风 苦参、苍耳草、马鞭草各 40 g。泡酒 1500 ml，早、晚各服 10 ml。

8．阴痒（阴道毛滴虫），毒疮 苦参适量。煨水洗患处。

9．风热感冒 苦参 5 ~ 10 g。研细末，开水吞服。

使用注意

脾胃虚寒者禁服。

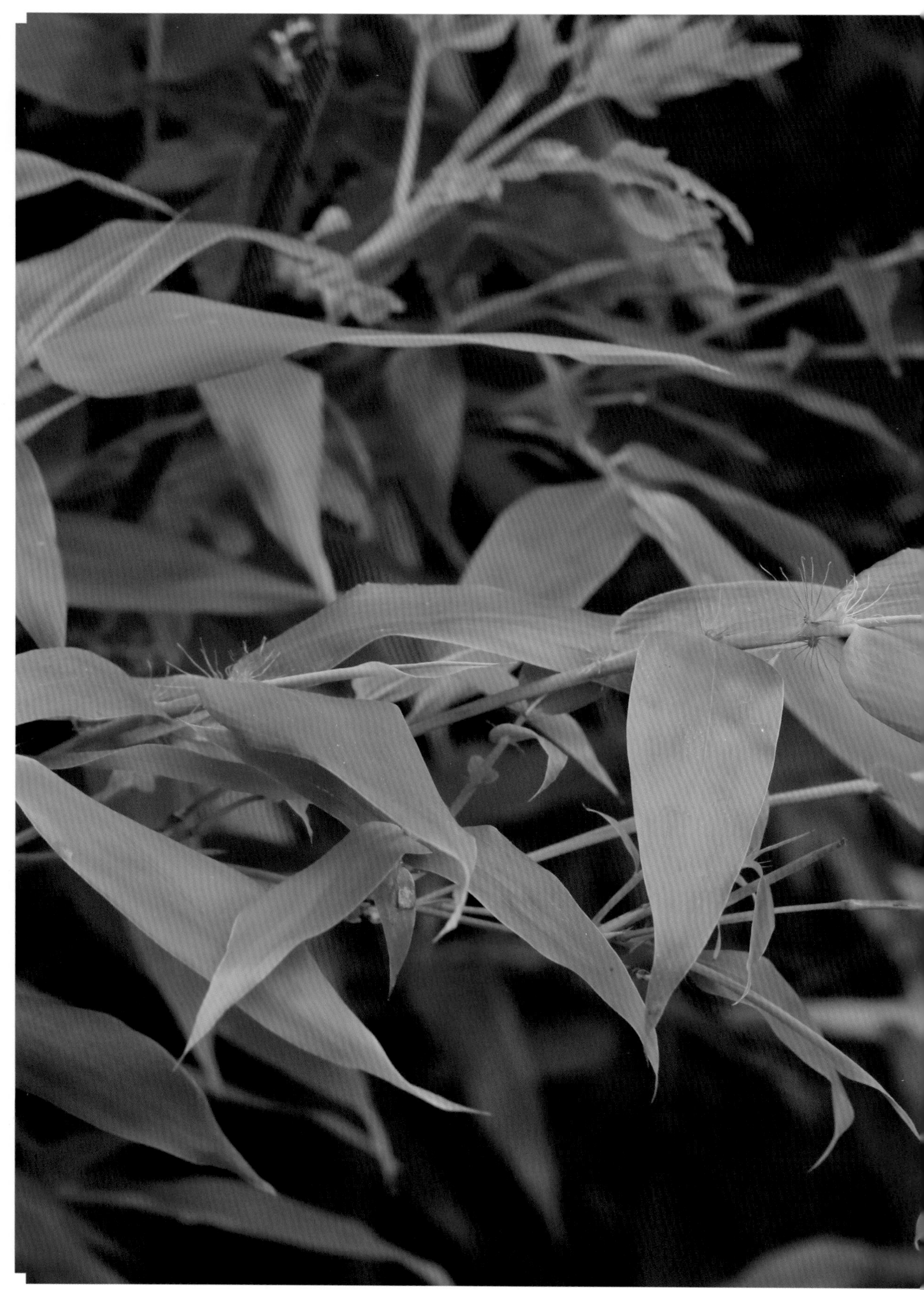

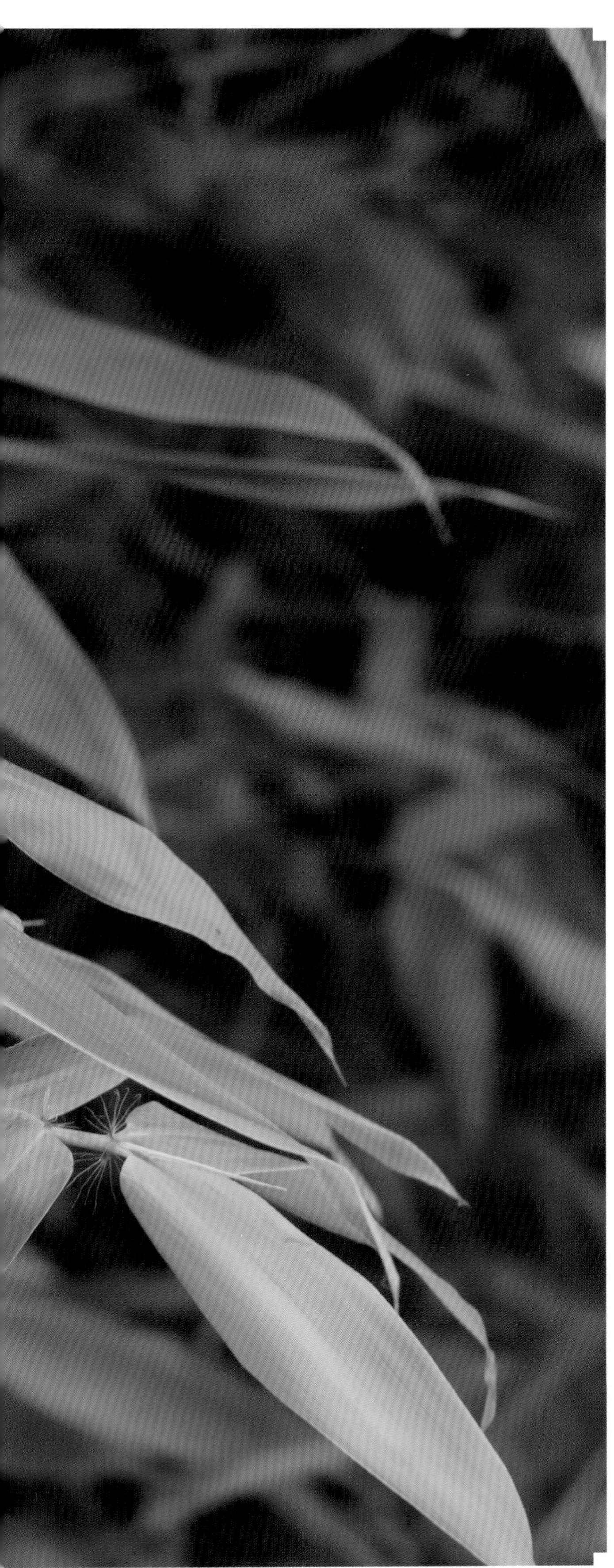

苦竹叶

【苗药名】陆罗但。

【别　名】竹叶、伞柄竹。

【来　源】本品为禾本科植物苦竹 *Pleioblastus amarus*（Keng）Keng f. 的叶。

【性味归经】味苦，性冷。归热经。

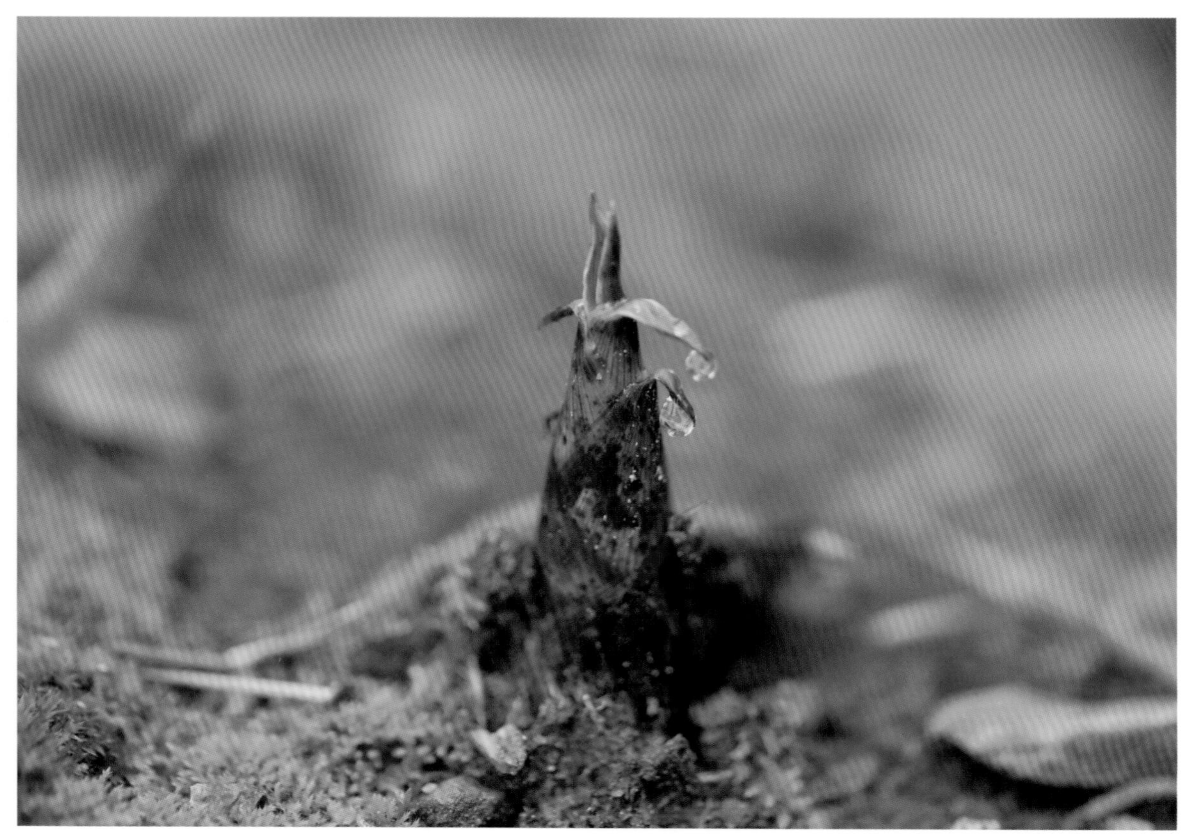

苦竹

识别特征

秆高约 4 m，节间长 25 ~ 40 cm，圆筒形，茎 1.5 cm，幼时具白粉，箨鞘基部有褐色隆起一环；箨鞘呈细长三角形，革质，稻草色，长达 20 cm，表面具棕色或白色小刺毛，内面有光泽，边缘密生金黄色纤毛；箨耳小，深褐色；箨舌截平头；箨叶细长，披针形，具多数脉纹，易向内卷；主秆分枝 3 ~ 6；具叶小枝 1 ~ 3 枚生于一节，每枝顶端具叶 2 ~ 4；叶片披针形，长 8 ~ 20 cm，宽 1.2 ~ 1.5 cm，顶端渐尖，基部楔形，边缘小锯齿；叶鞘无毛；叶舌截平，坚韧。总状花序；每小穗具花 8 ~ 11 朵；内稃与外稃等长；鳞被片 3，大小相同；雄蕊 3，淡黄色；子房狭窄，顶端分裂成 3 枚短花柱，柱头羽毛状。

生境分布

生长于山坡。分布于贵州、江苏、江西、浙江、安徽、四川、云南、广东等省区。

采收加工

夏、秋二季采摘，鲜用或晒干。

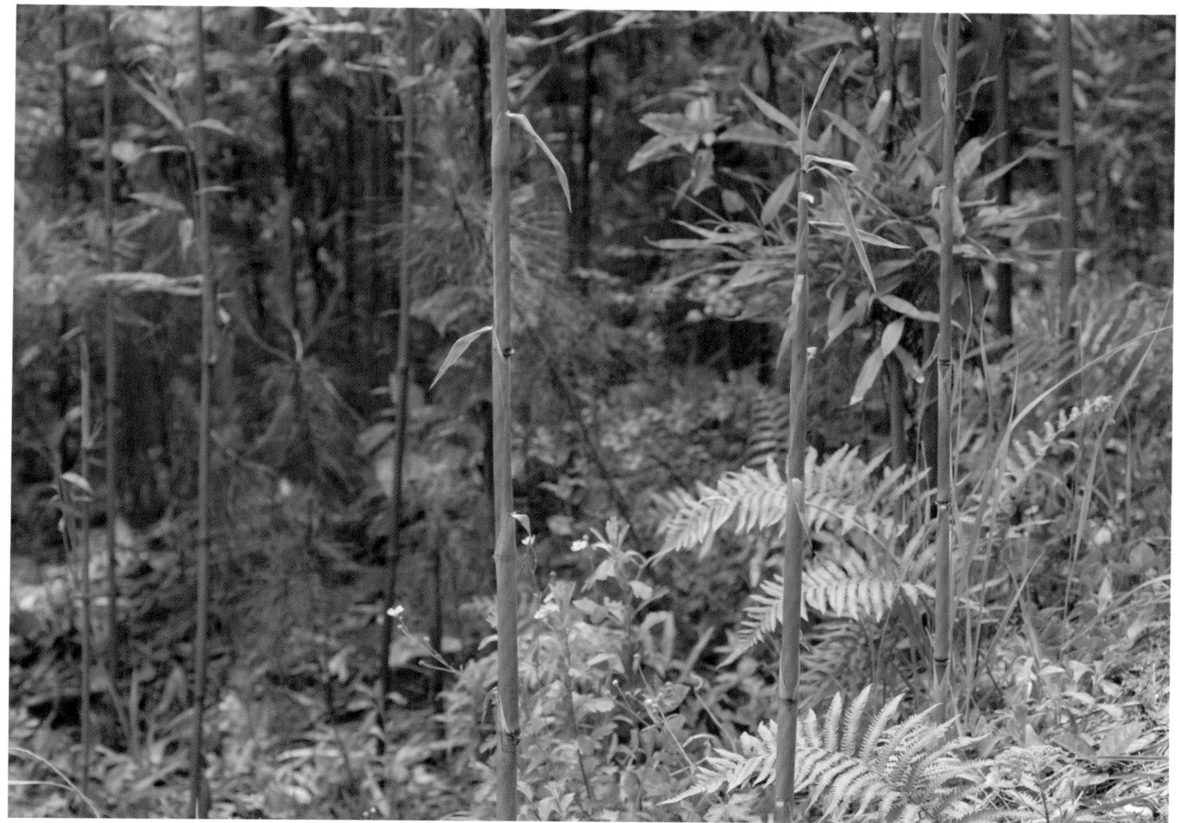

苦竹

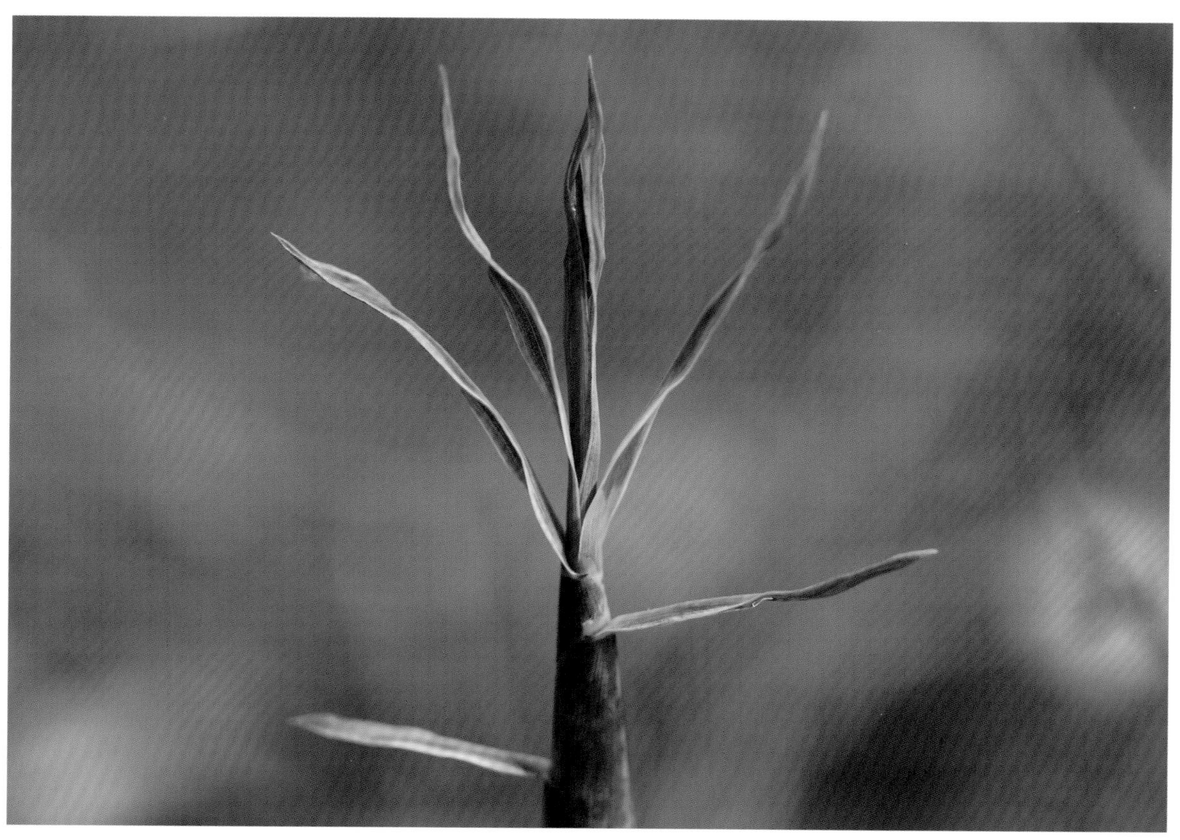

苦竹

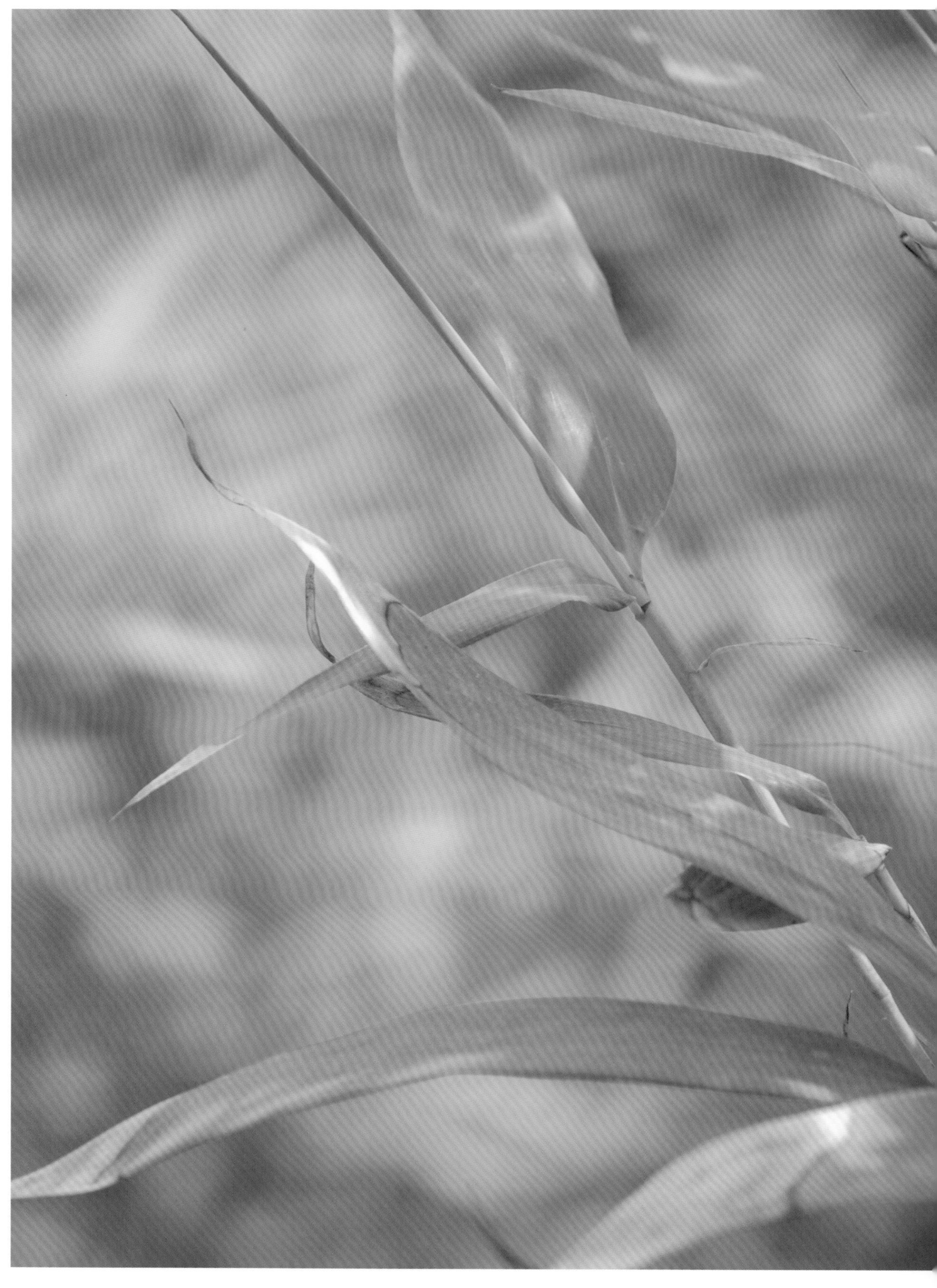

苦竹叶

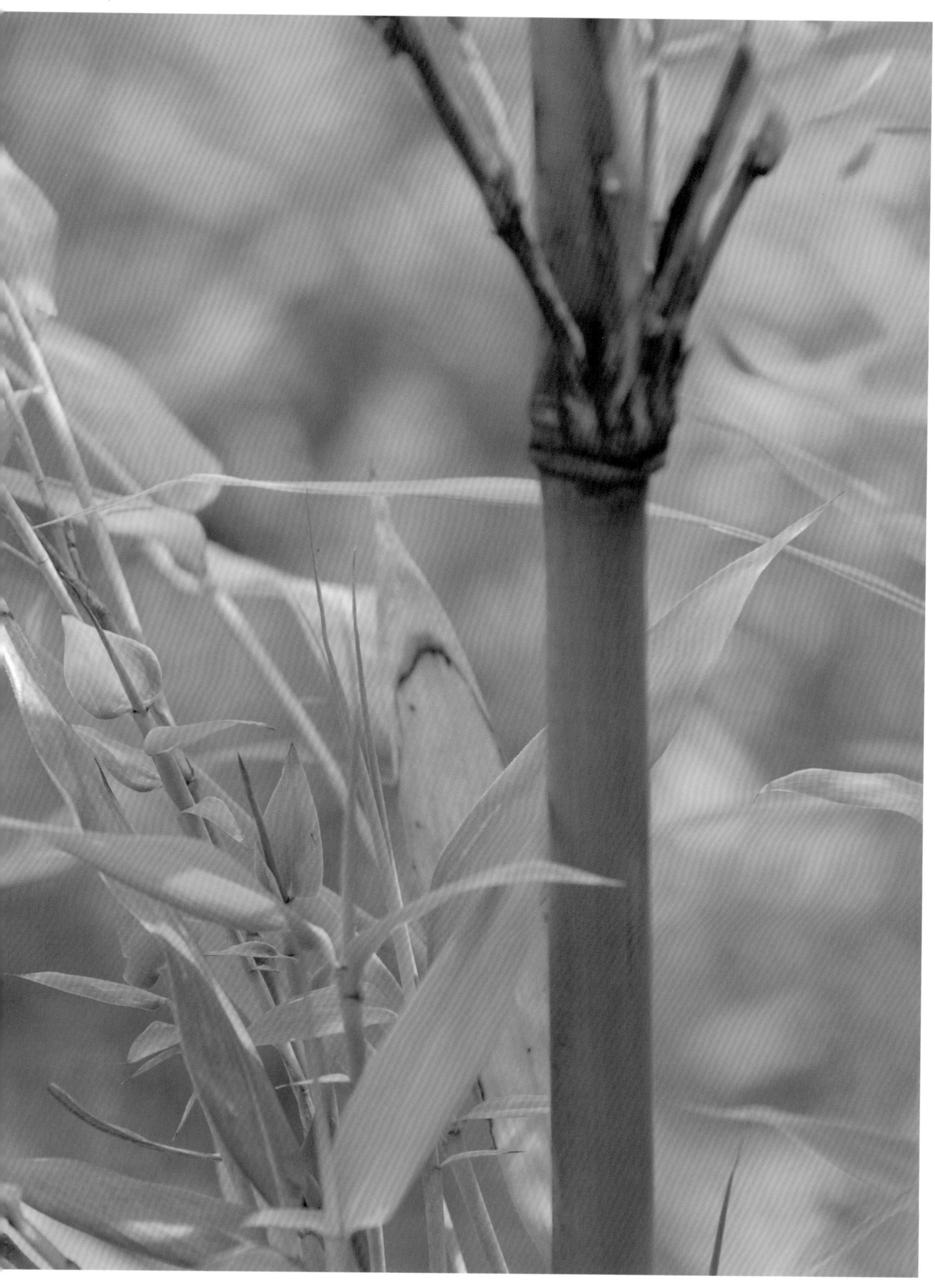

苦竹

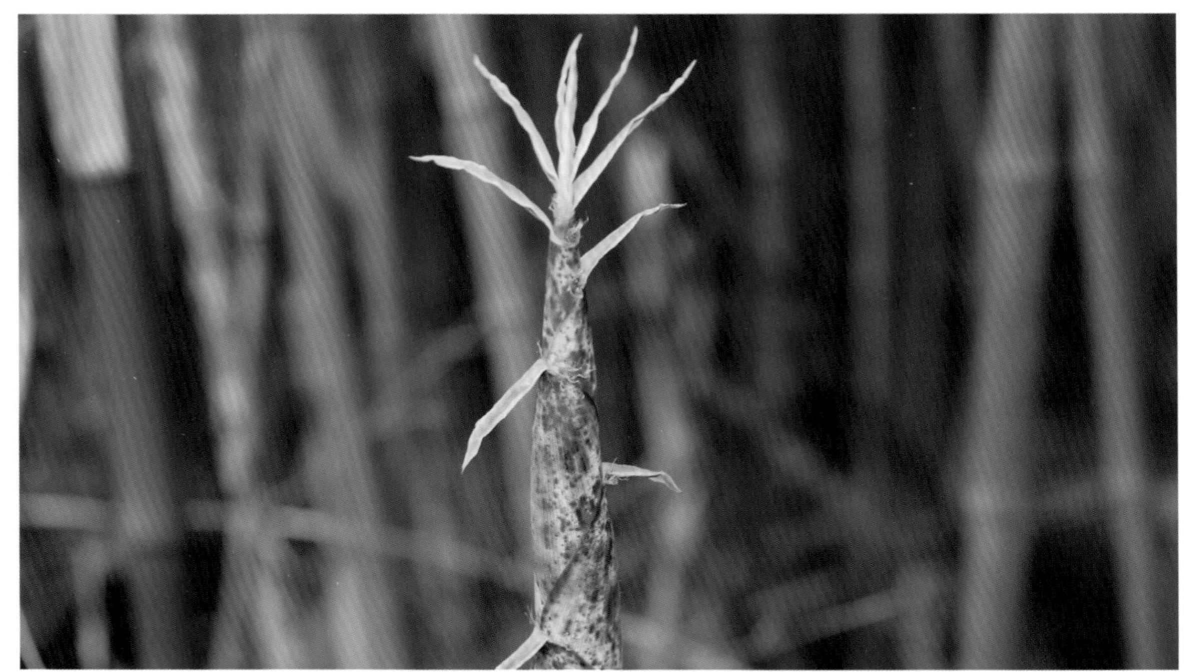

苦竹

药材鉴别

干燥叶多呈细长卷筒状。展开后叶片为披针形，长 6 ~ 12 cm，宽 10 ~ 15 mm。先端尖锐，基部圆形，叶柄长 6 ~ 10 mm，上面灰绿色，光滑，下面粗糙有毛，主脉较粗，两侧脉 8 ~ 16 条。边缘的一侧有细锯齿。质脆而有弹性。气弱，味微苦。以叶嫩绿色、卷成筒状者为佳。

功效主治

清热解毒，解暑，利尿，明目。主治烦热口渴，口舌生疮，小便热痛，失声。

用法用量

内服：煎汤，6 ~ 12 g。外用：适量，烧存性研末调敷。

民族药方

1. **烦热口渴**　苦竹叶 5 g，积雪草、白茅根各 10 g。水煎服。
2. **口舌生疮**　苦竹叶 10 g。水煎含漱。
3. **小便热痛**　苦竹叶、小木通、车前草各 10 g。水煎服。
4. **淋症血尿**　苦竹叶、佛顶珠、白糖各 31 g。水煎，冲白糖内服。
5. **小便短赤，血尿**　苦竹叶、小灯芯各 10 g。水煎服。
6. **高热不退**　苦竹叶、竹叶菜各 10 g。水煎服。

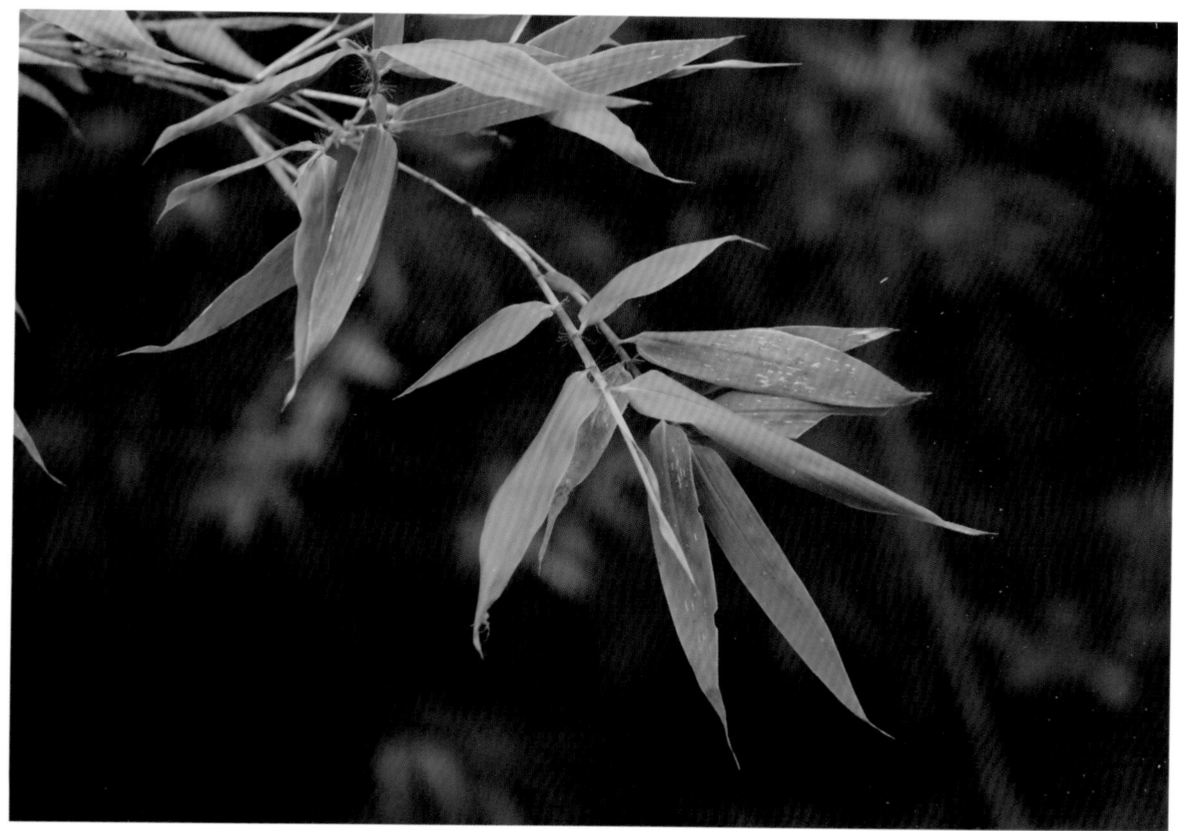

苦竹

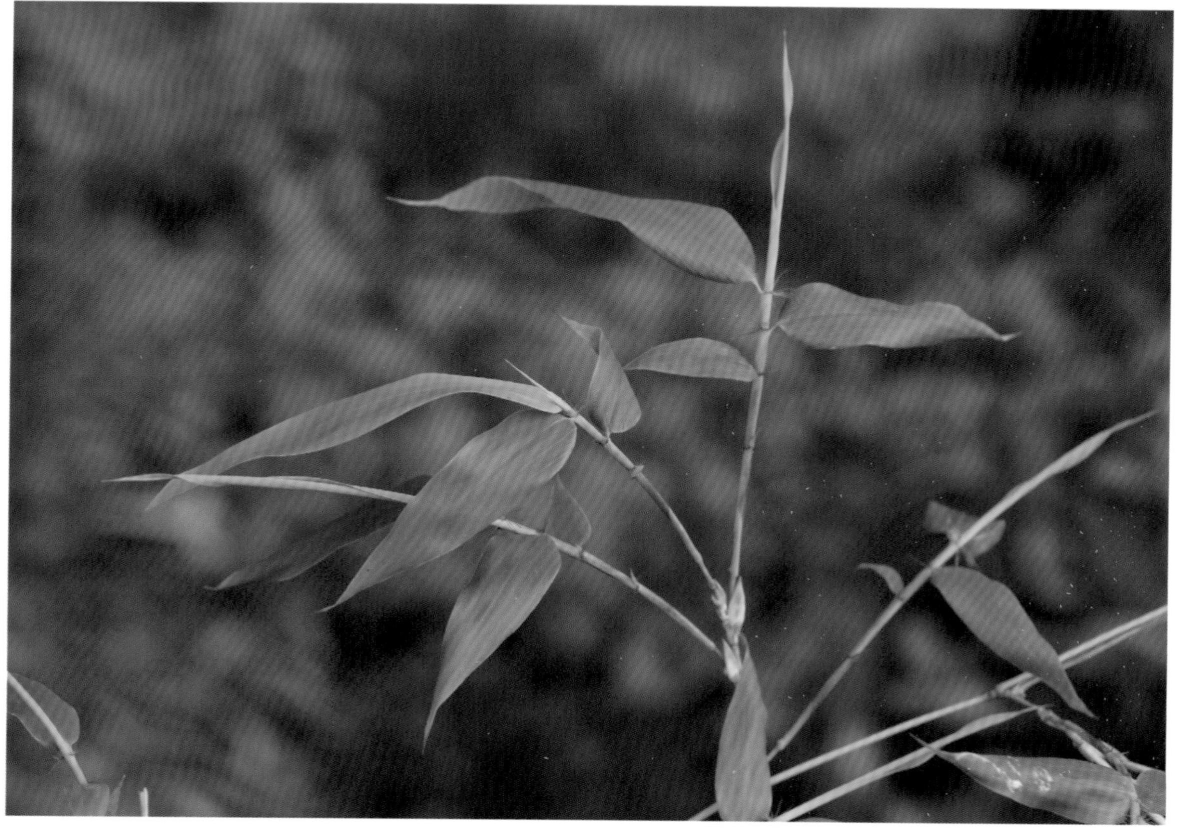

苦竹

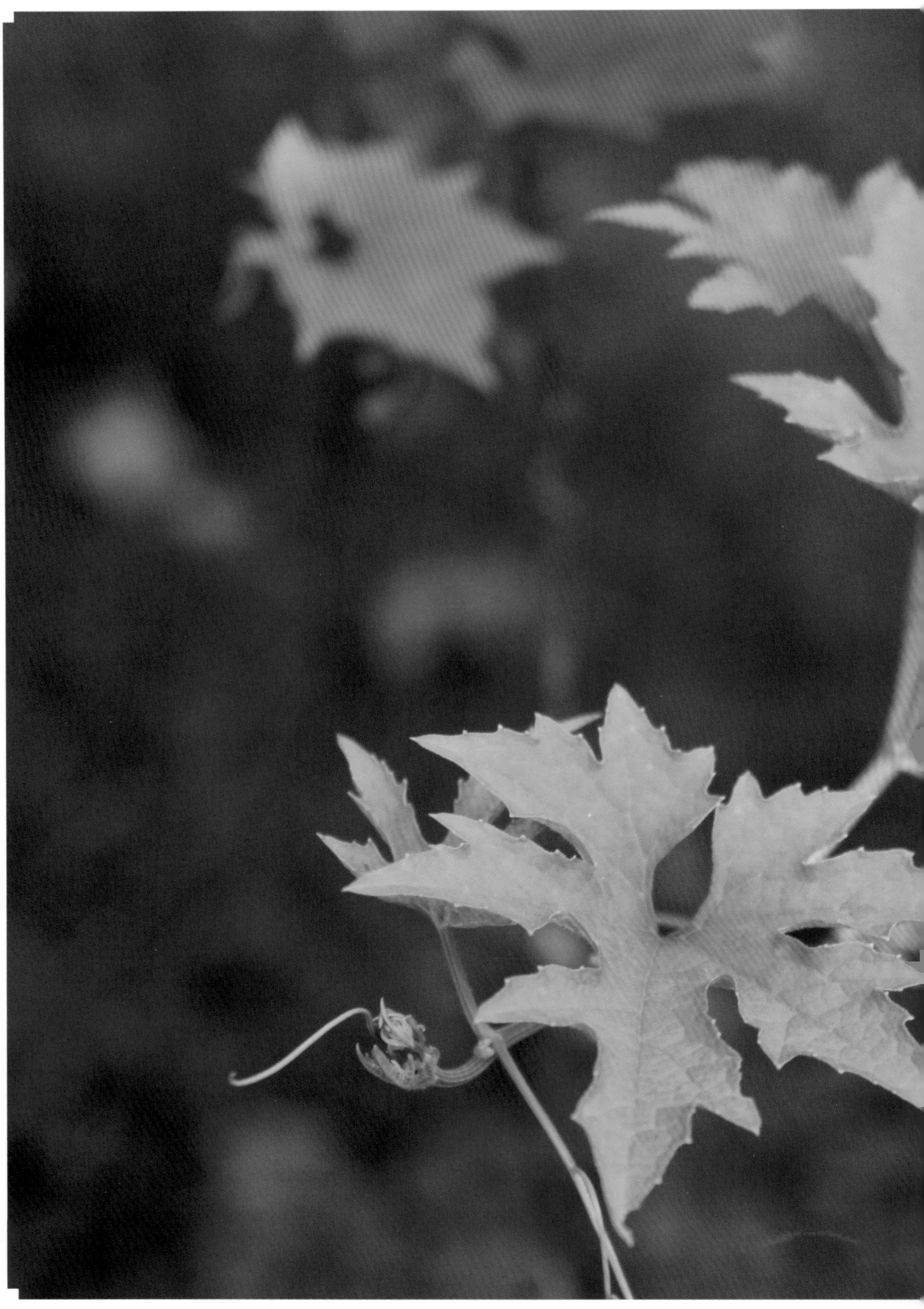

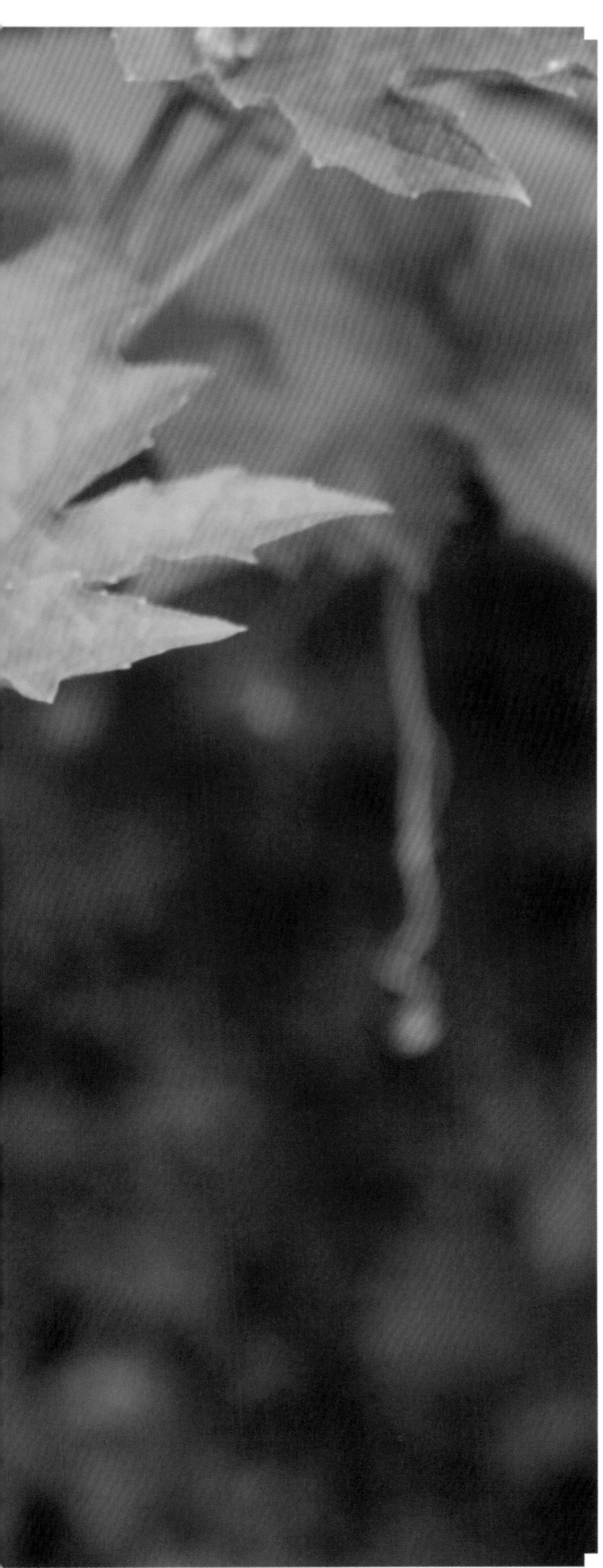

栝楼

【苗药名】真花休。

【别　名】地楼、泽巨、瓜蒌、野苦瓜、山金匏、大圆瓜。

【来　源】本品为葫芦科植物栝楼 *Trichosanthes kirilowii* Maxim. 的根、果壳。

【性味归经】味甜、苦，性冷。归热经。

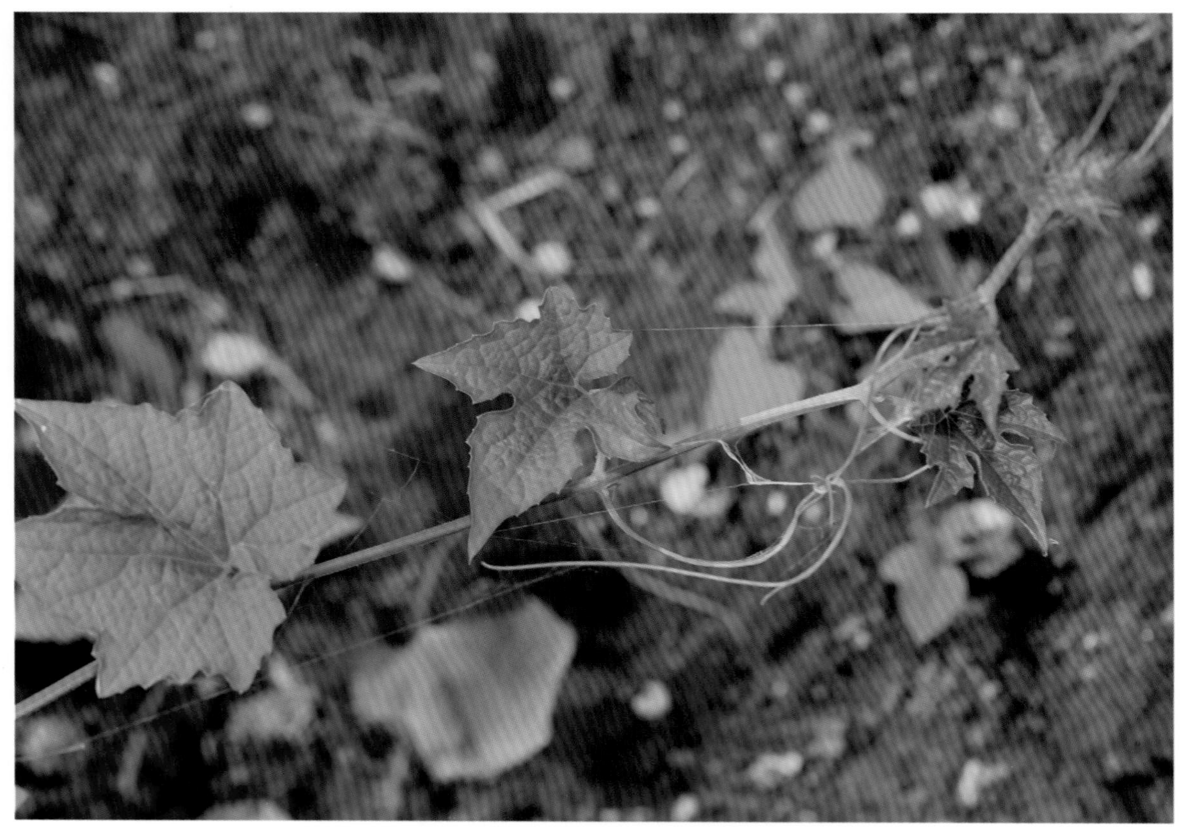

栝楼

识别特征

攀缘藤本，长可达 10 m。块根粗大，肥厚，茎多分枝，具纵棱及槽，卷须 2 ~ 3 枝。叶互生，叶柄长；叶片纸质，卵状心形，3 ~ 5（~ 7）浅裂至中裂，裂片棱状倒卵形，先端钝，急尖，边缘常再浅裂。雌雄异株；雄花总状花序或单生；小苞片倒卵形；花萼筒状；花冠白色，裂片倒卵形，先端具细状流苏，被长柔毛，花药靠合，长 6 mm，径 4 mm，花丝分离，粗壮；雌花单生，子房椭圆形，柱头 3。果椭圆形或圆形，长 7.0 ~ 10.5 cm，成熟时黄褐色或橙黄色。种子卵状椭圆形，扁平，淡黄褐色，近边缘处具棱线。花期 5—8 月，果期 8—10 月。

生境分布

生长于草地和村旁田边，广为栽培。分布于华北、中南、华东及辽宁、陕西、甘肃、四川、贵州、云南等省区。

采收加工

霜降至冬至果实成熟、果皮挂有白粉时采收，连果柄摘下果实，悬挂于通风干燥处晾干。

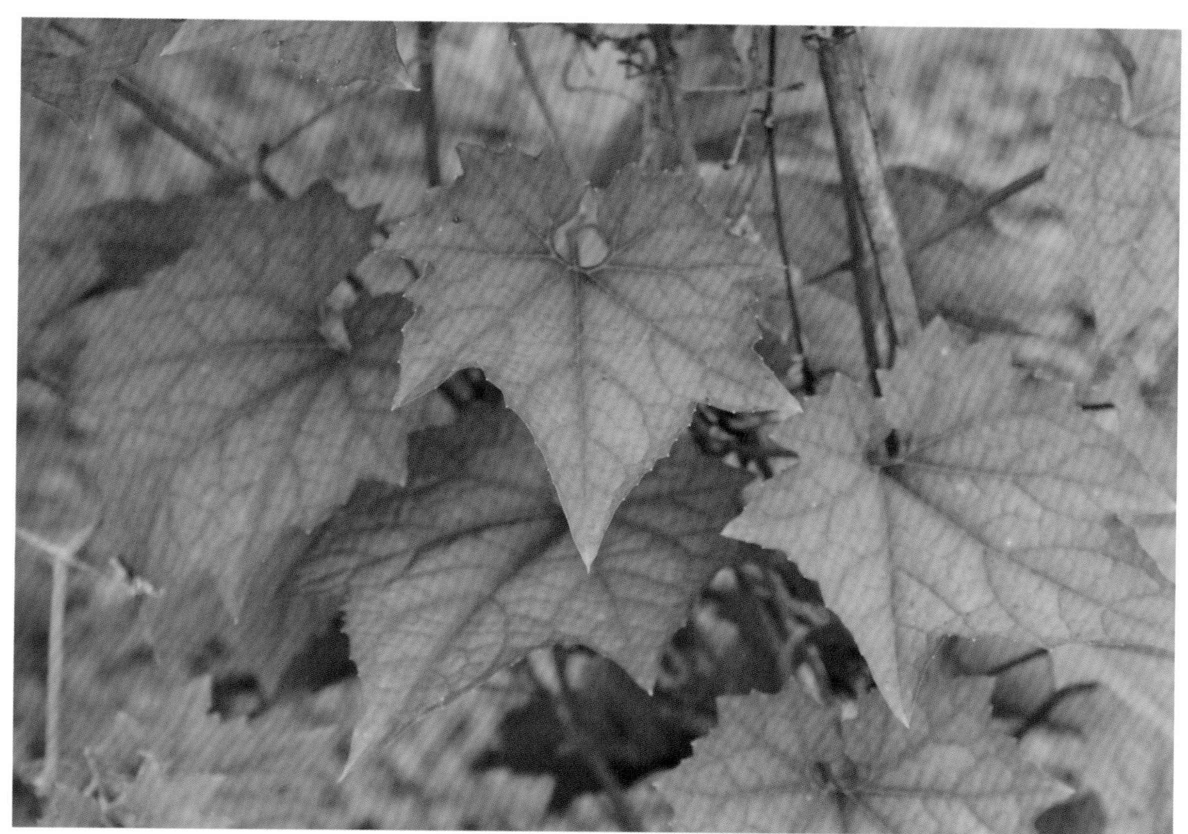

栝楼

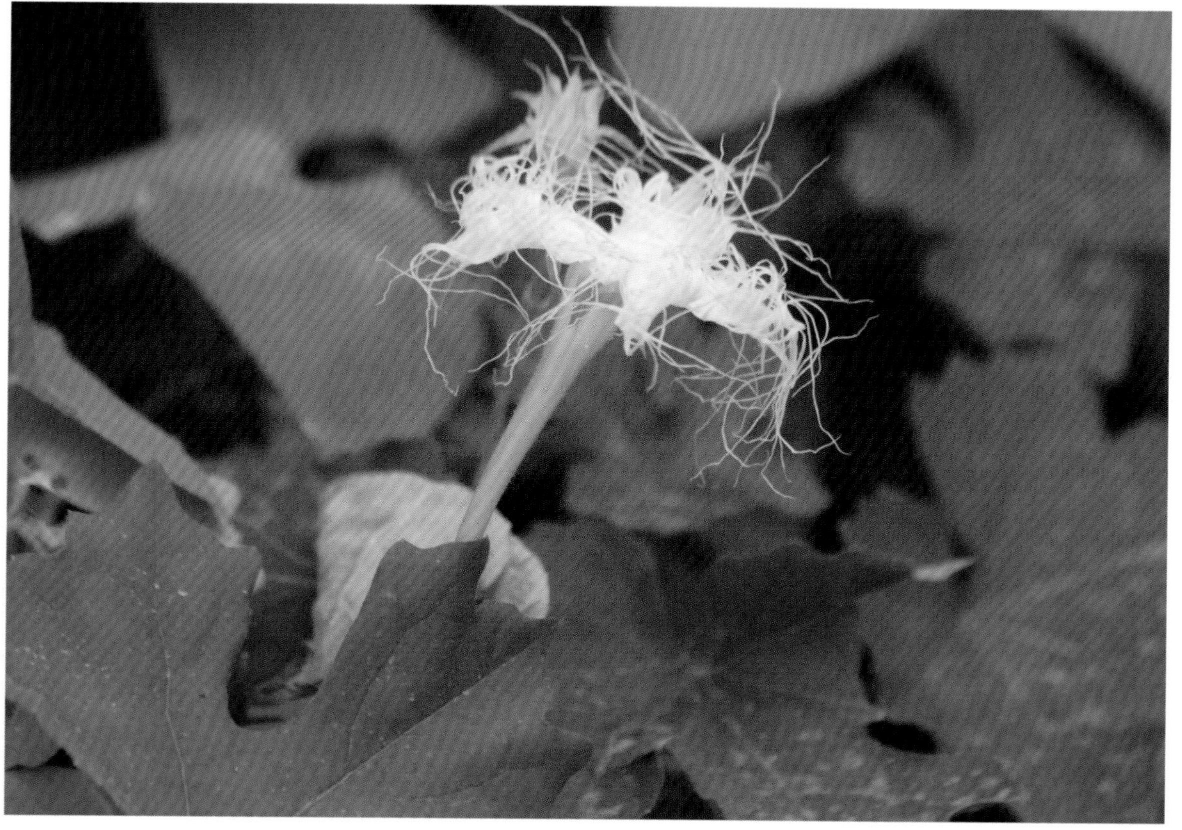

栝楼

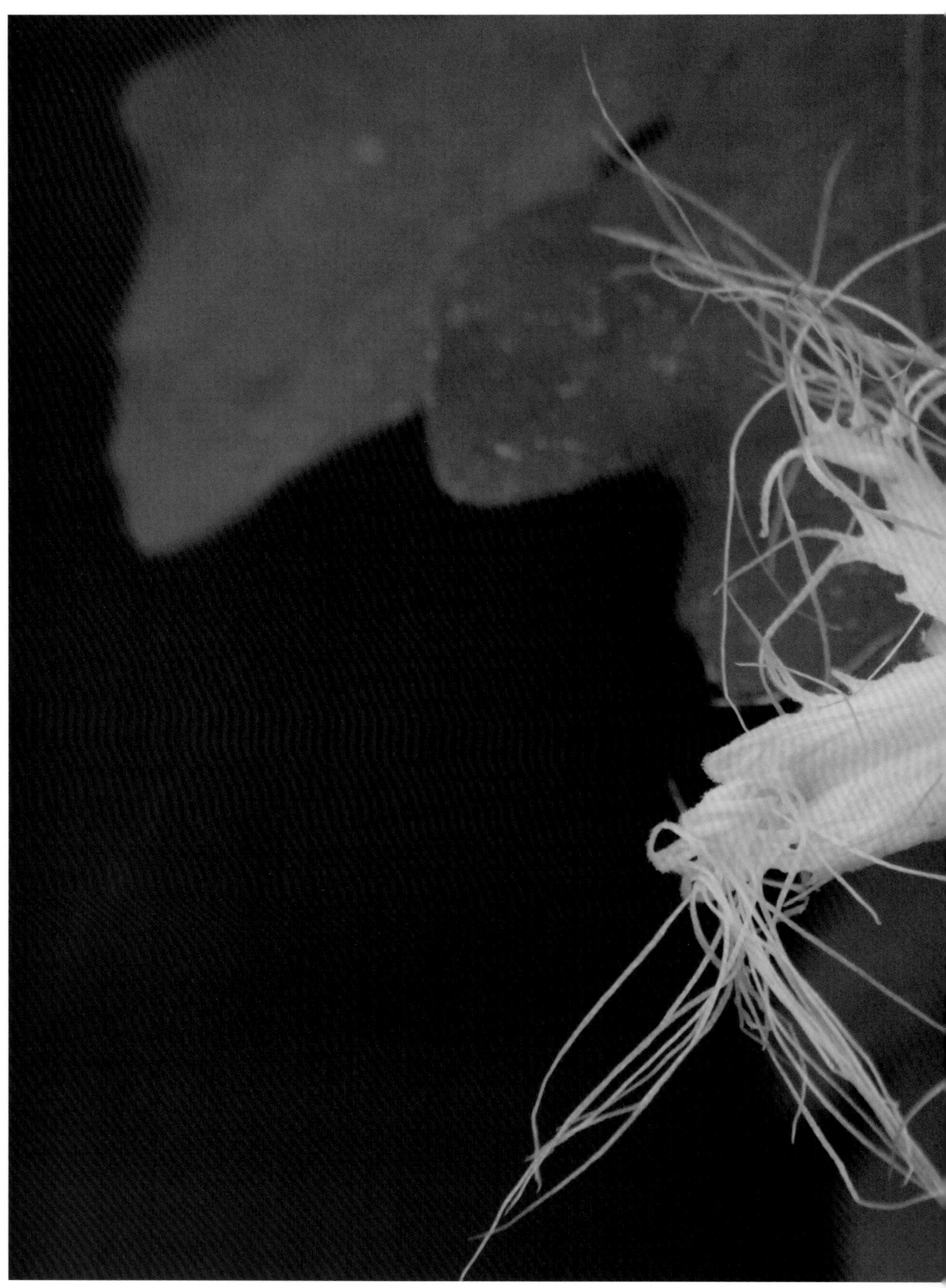

栝楼

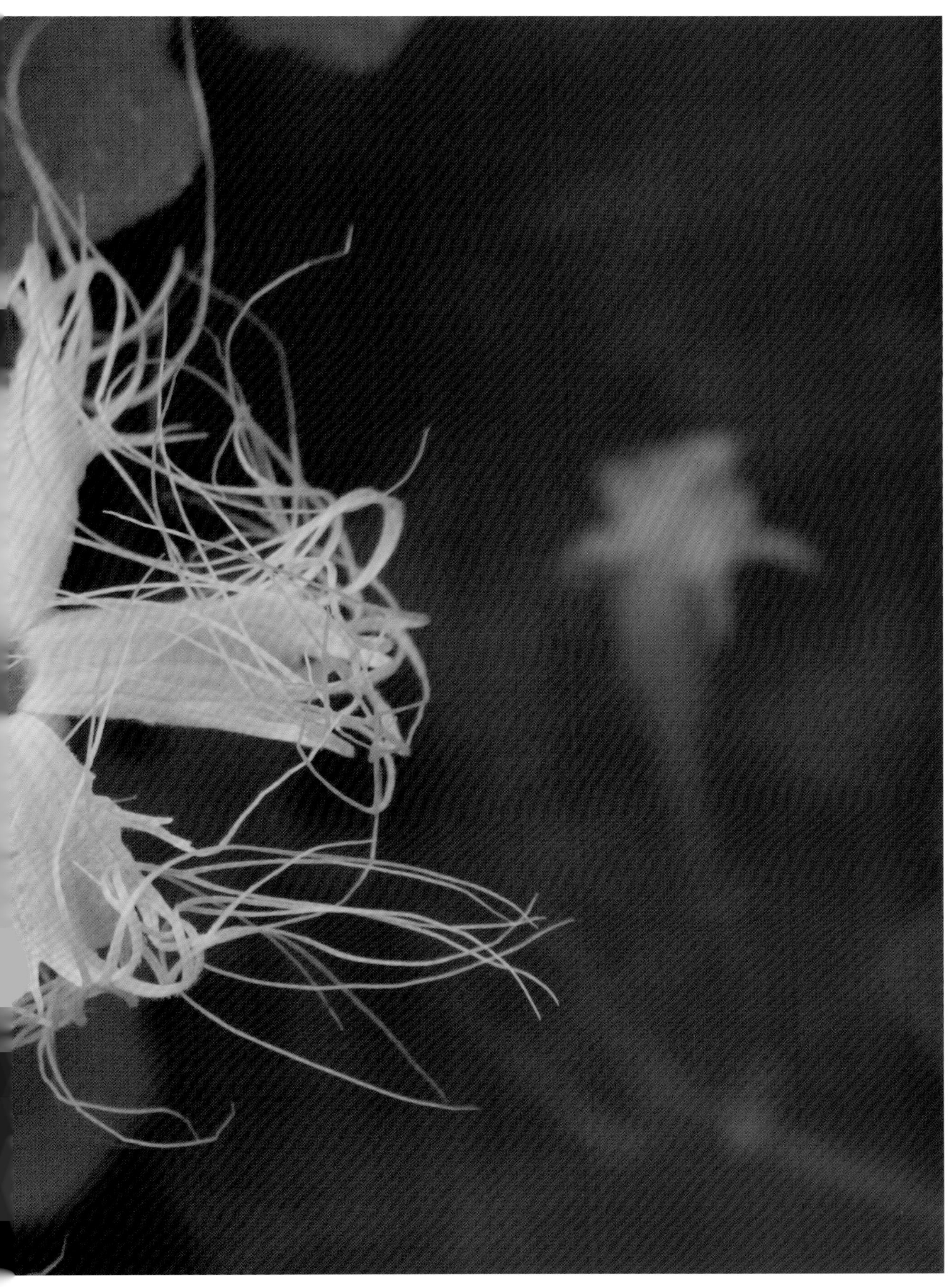

栝楼

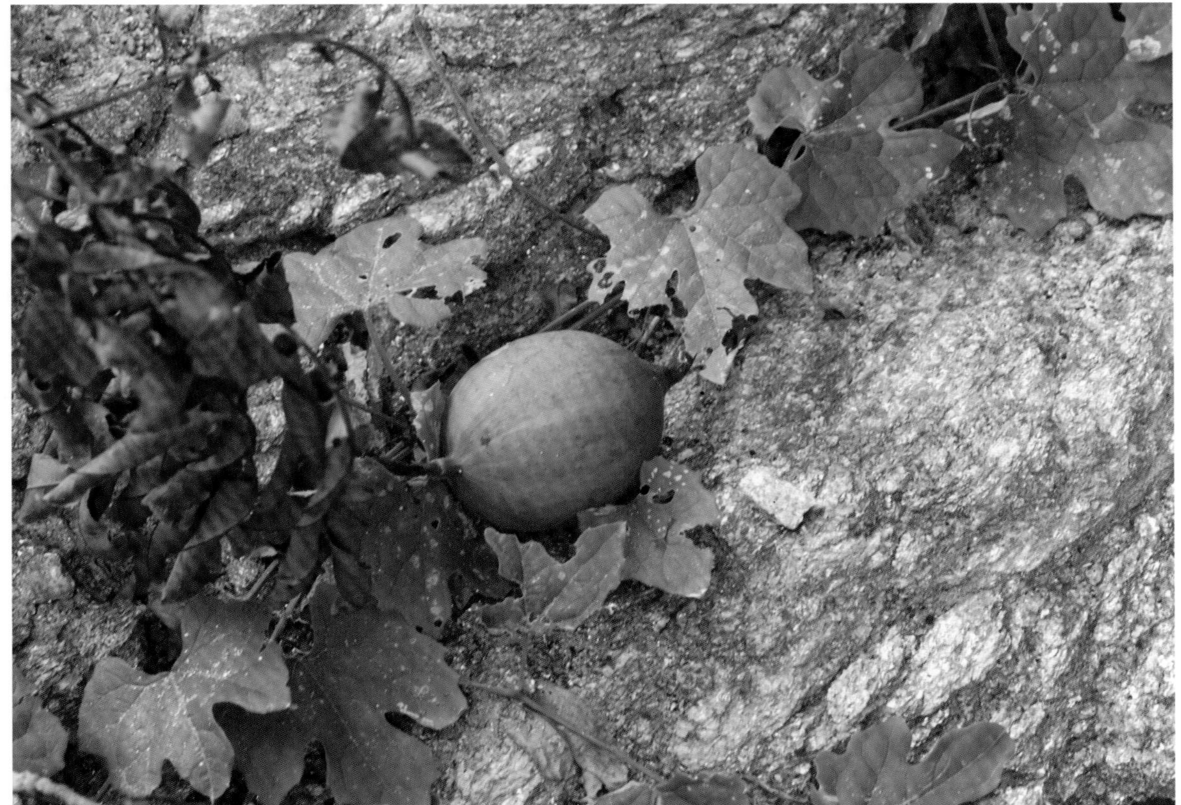

栝楼

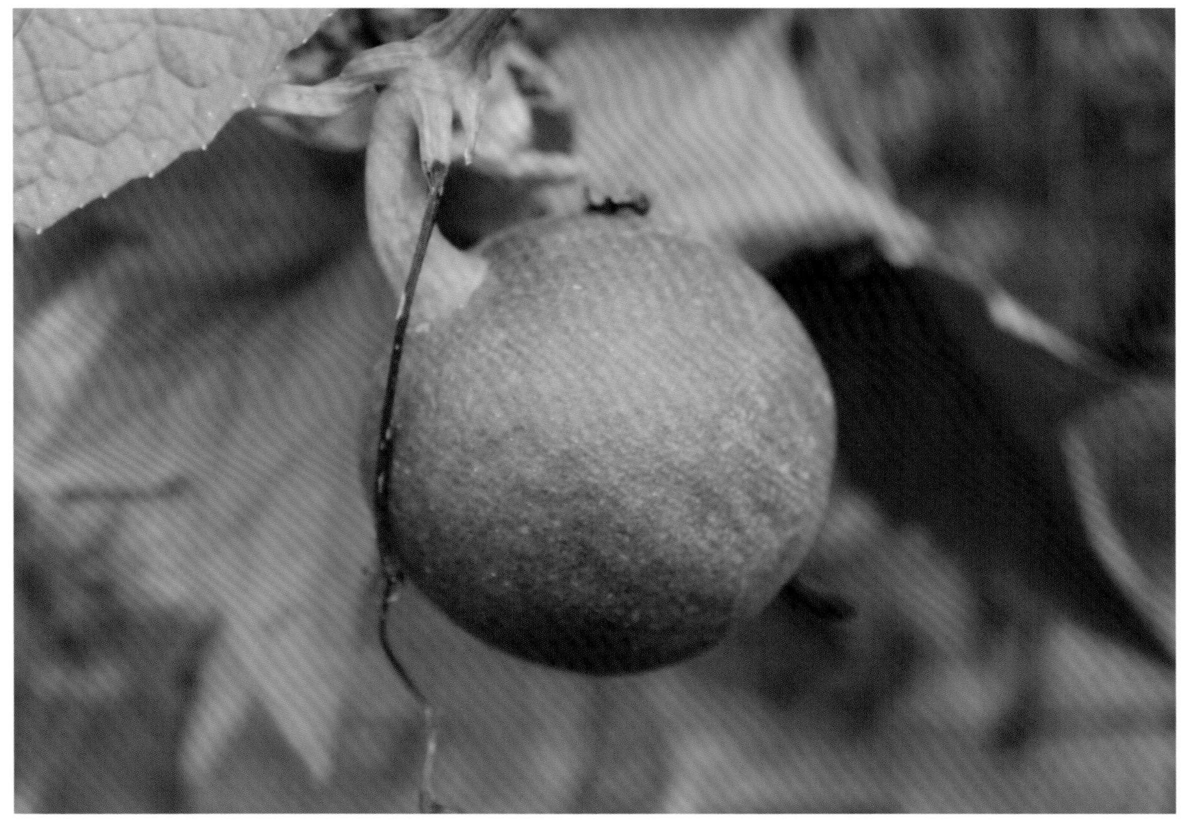

栝楼

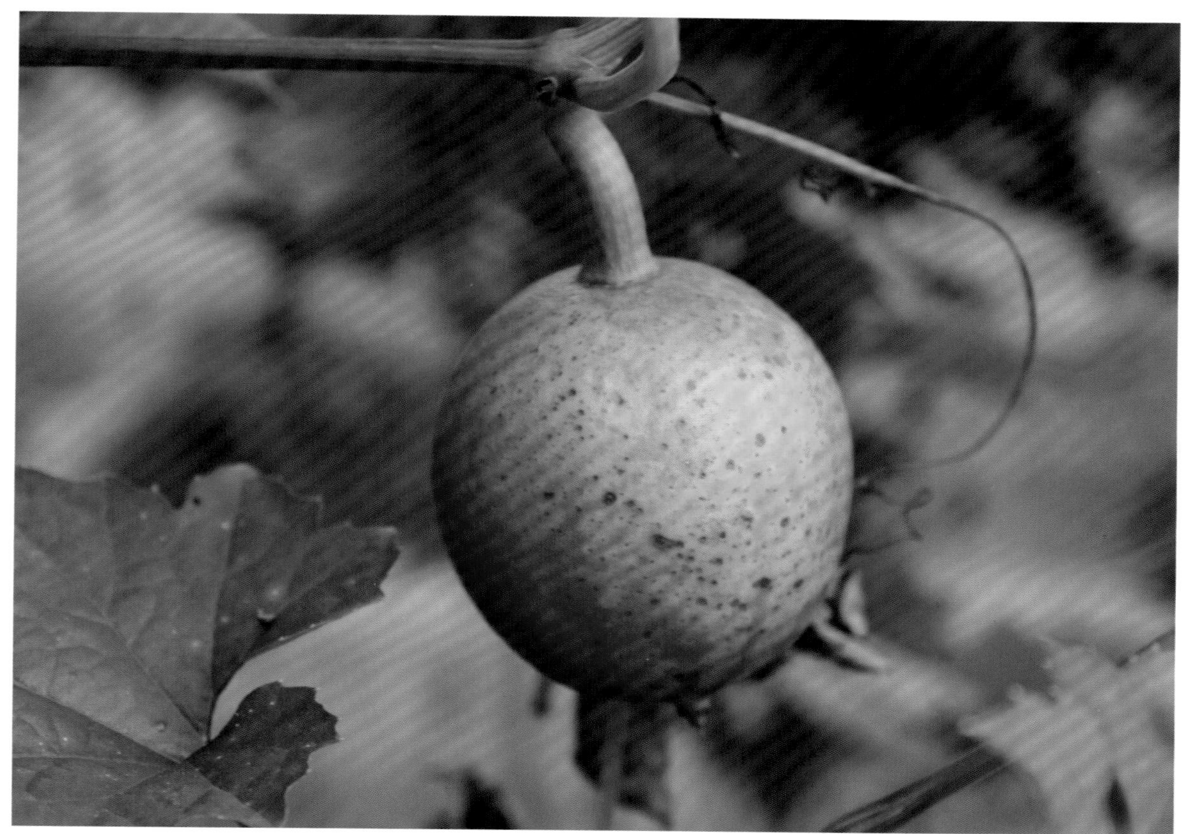

栝楼

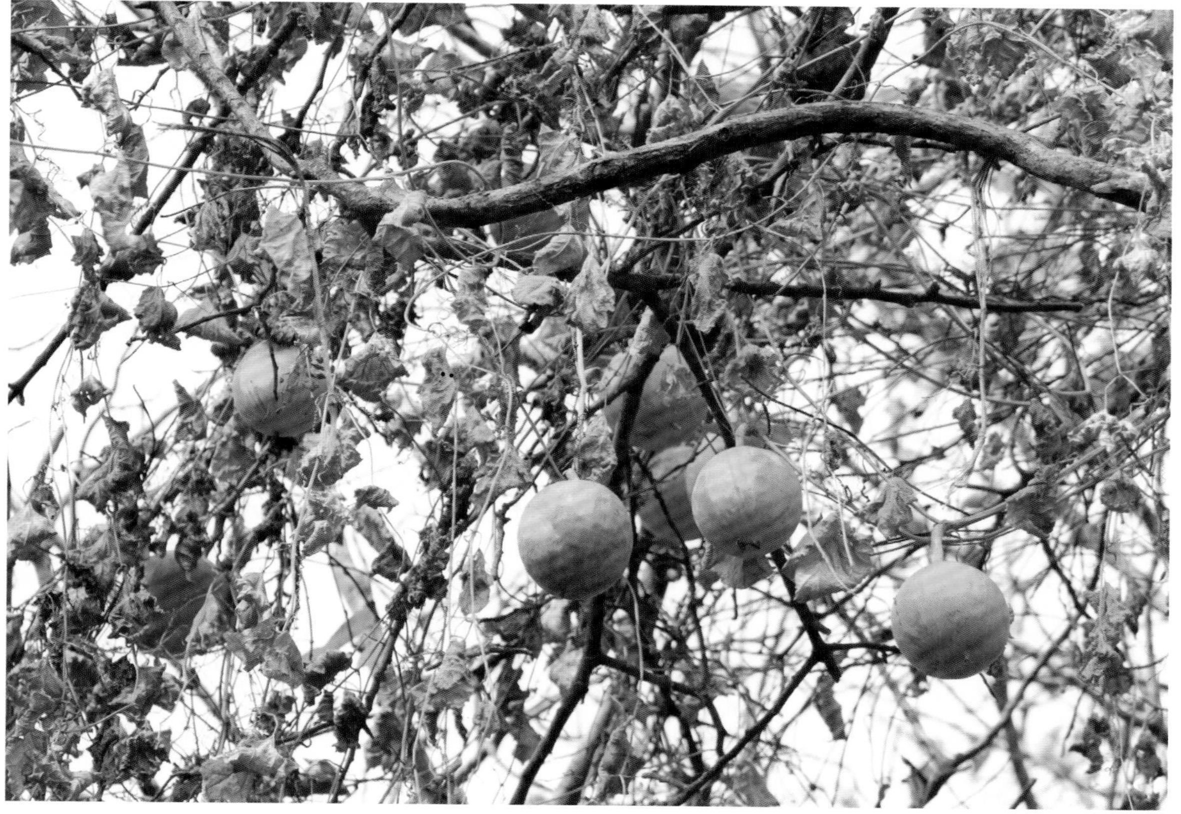

栝楼

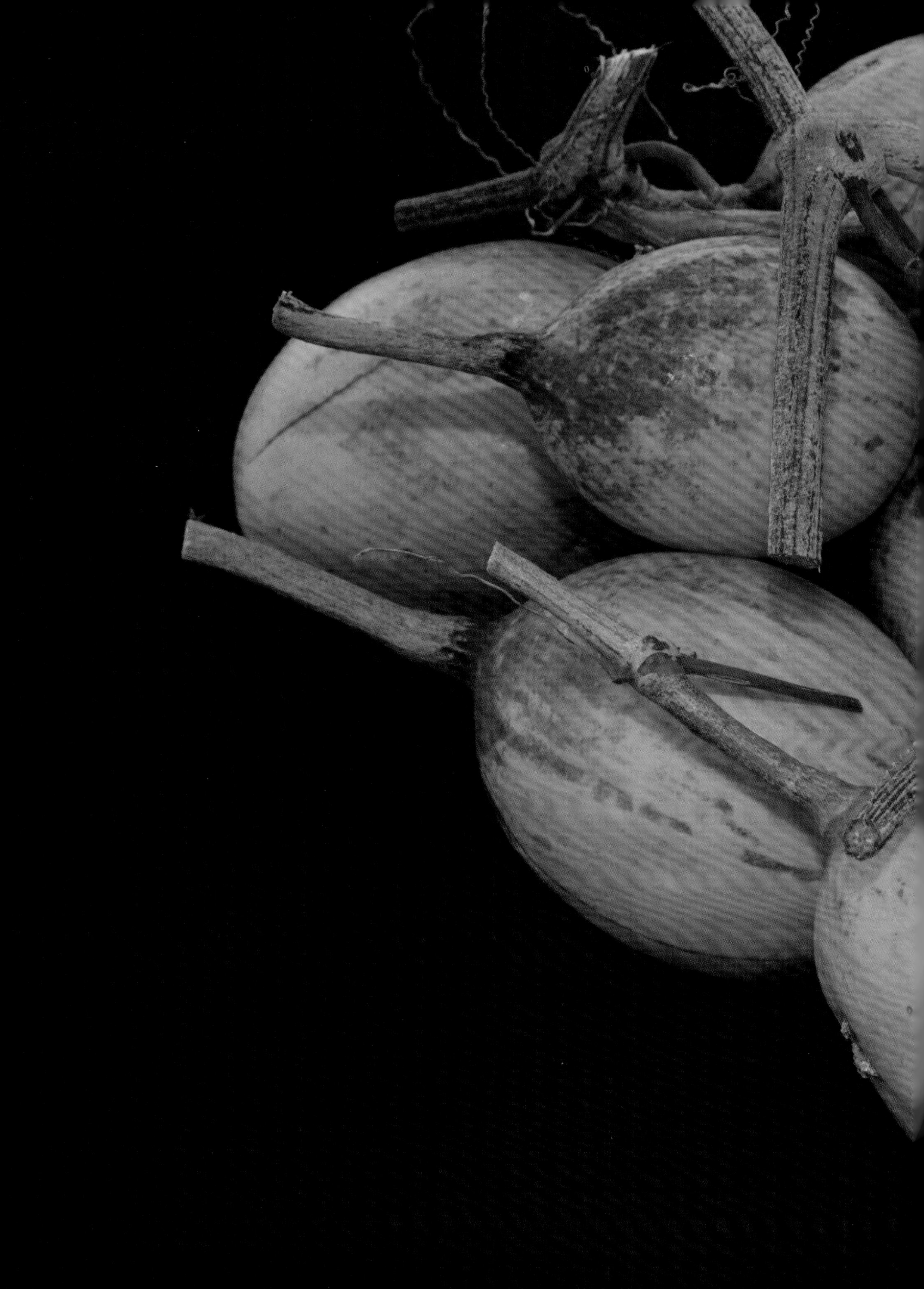

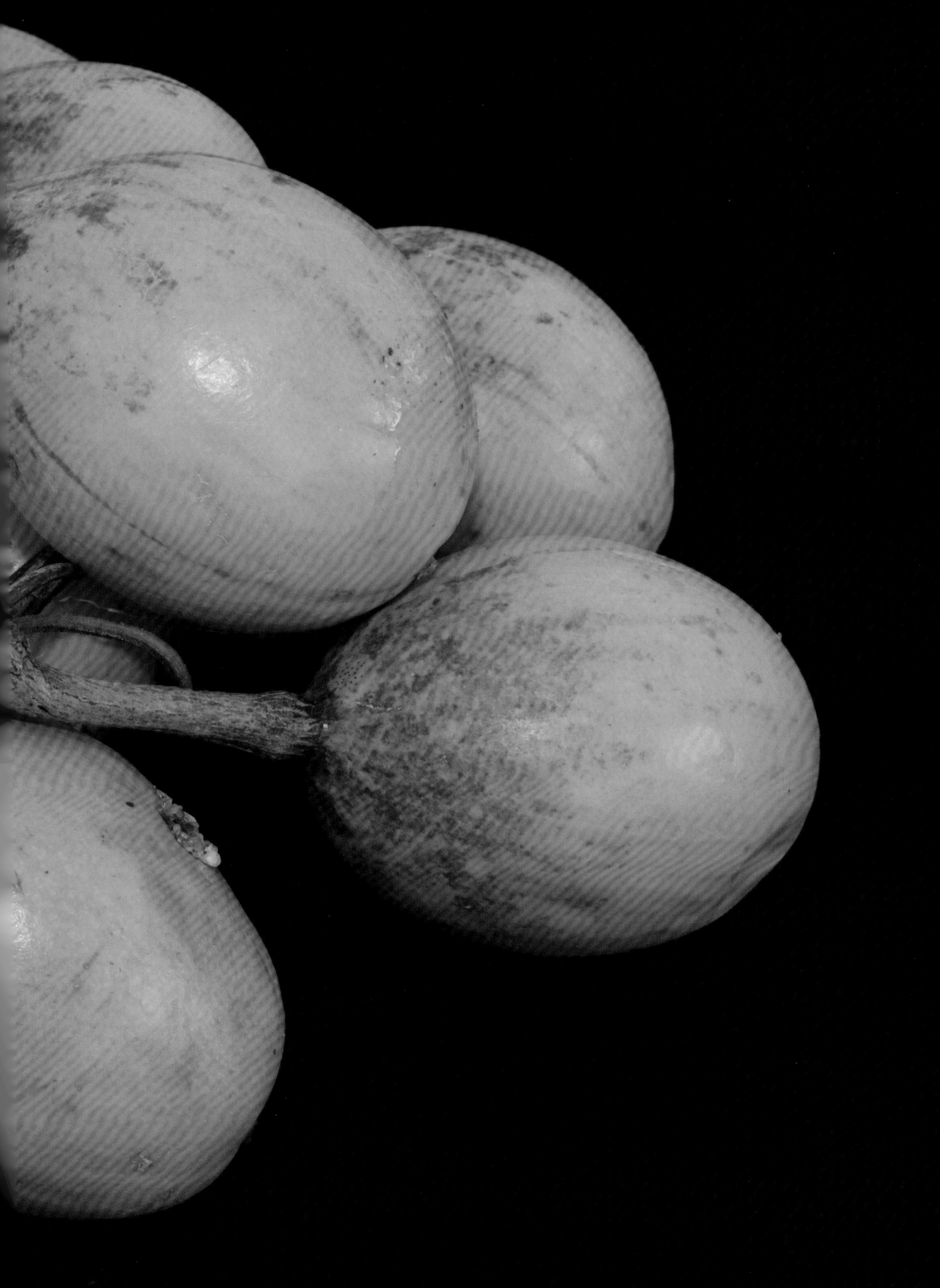

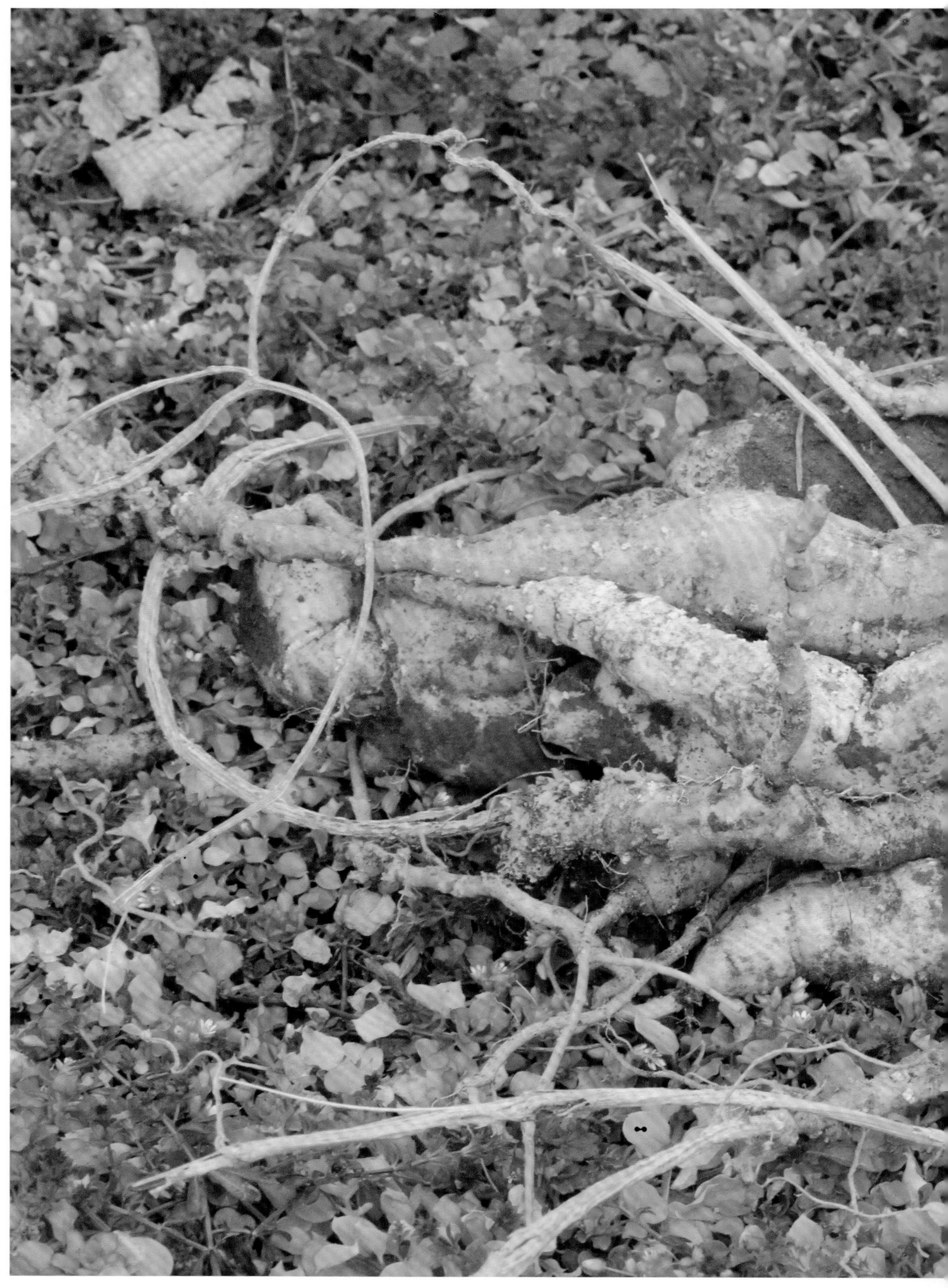

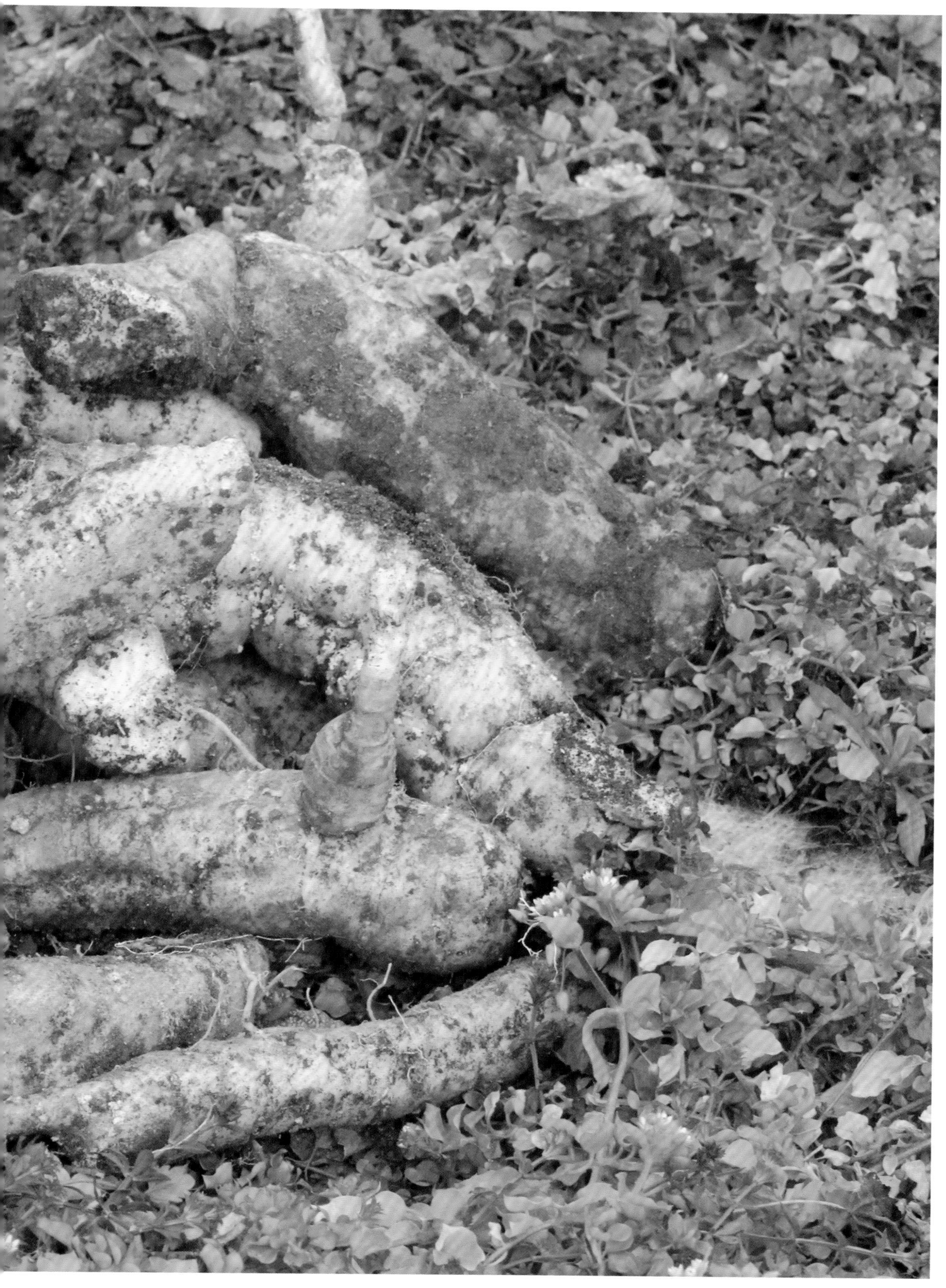

栝楼根药材

药材鉴别

果实类球形或宽椭圆形，长 7 ~ 10 cm，直径 6 ~ 8 cm。表面橙红色或橙黄色，皱缩或光滑，顶端有圆形的花柱残基，基部尖，具残存果梗。质脆，易剖开，内表面黄白色，有红黄色丝络，果瓤橙黄色，黏稠，与多数种子黏结成团。具焦糖气，味微酸甜。以个整齐、皮厚柔韧、皱缩、色杏黄或红黄、糖性足、不破者为佳。

功效主治

清热化痰，宽胸散结，润燥滑肠。主治肺热咳嗽，胸痹，便秘，痈肿疮毒。

用法用量

内服：煎汤，9 ~ 20 g；或入丸、散。外用：适量，捣敷。

民族药方

1. **烦渴** 栝楼根、葛根、白茅根各 10 g。水煎服。
2. **咳嗽** 栝楼壳 10 g，枇杷叶 25 g。水煎服。
3. **胸痛咳嗽** 栝楼壳、桑叶、柳叶白前、百部、桔梗各 10 g。水煎服。
4. **冠心病** 栝楼制成片剂（每片相当于生药 2.6 g）。口服，每次 4 片，每日 3 次。

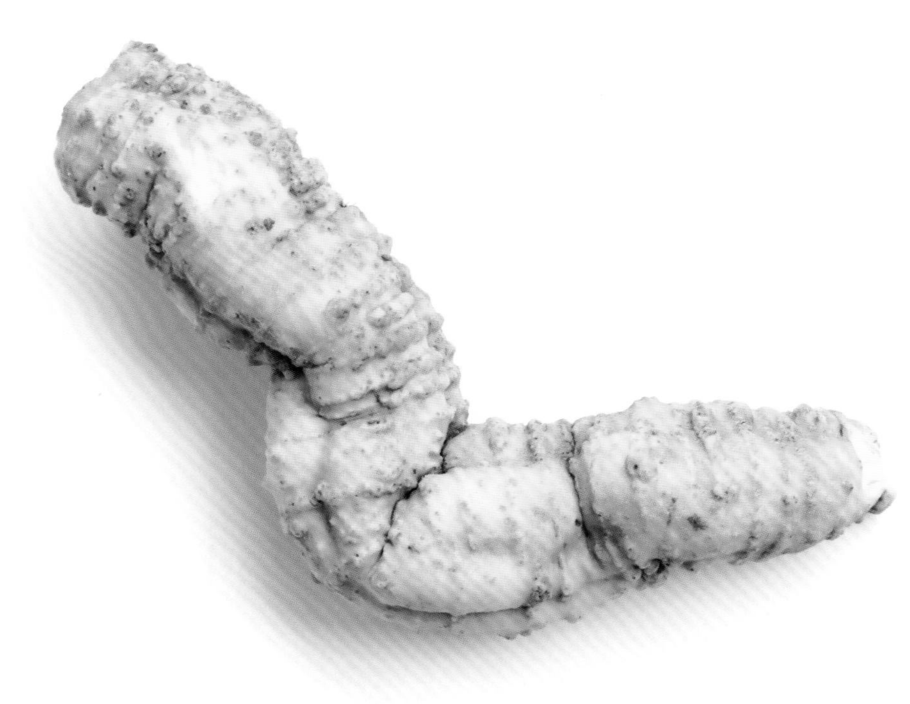

栝楼根药材

栝楼

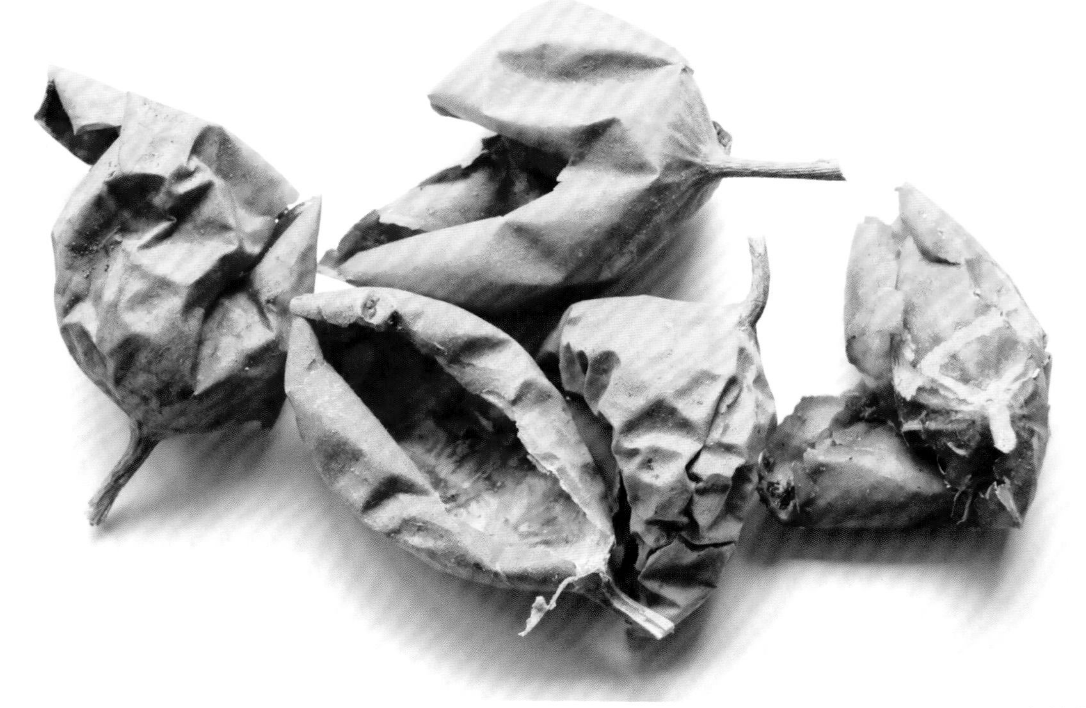

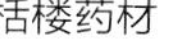

栝楼药材

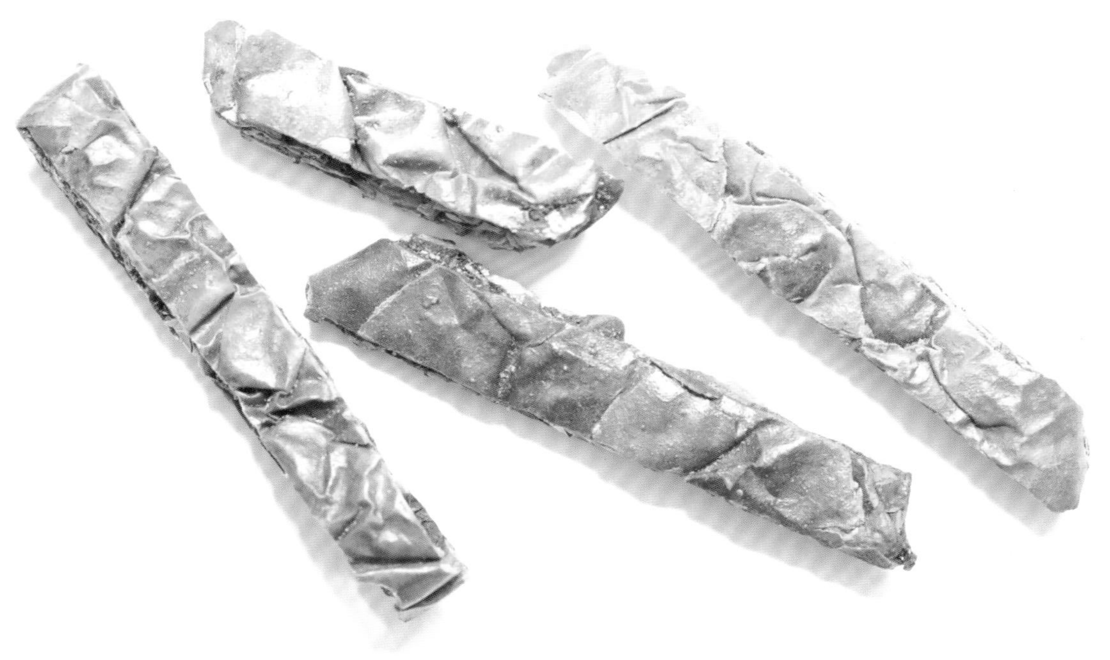

栝楼饮片

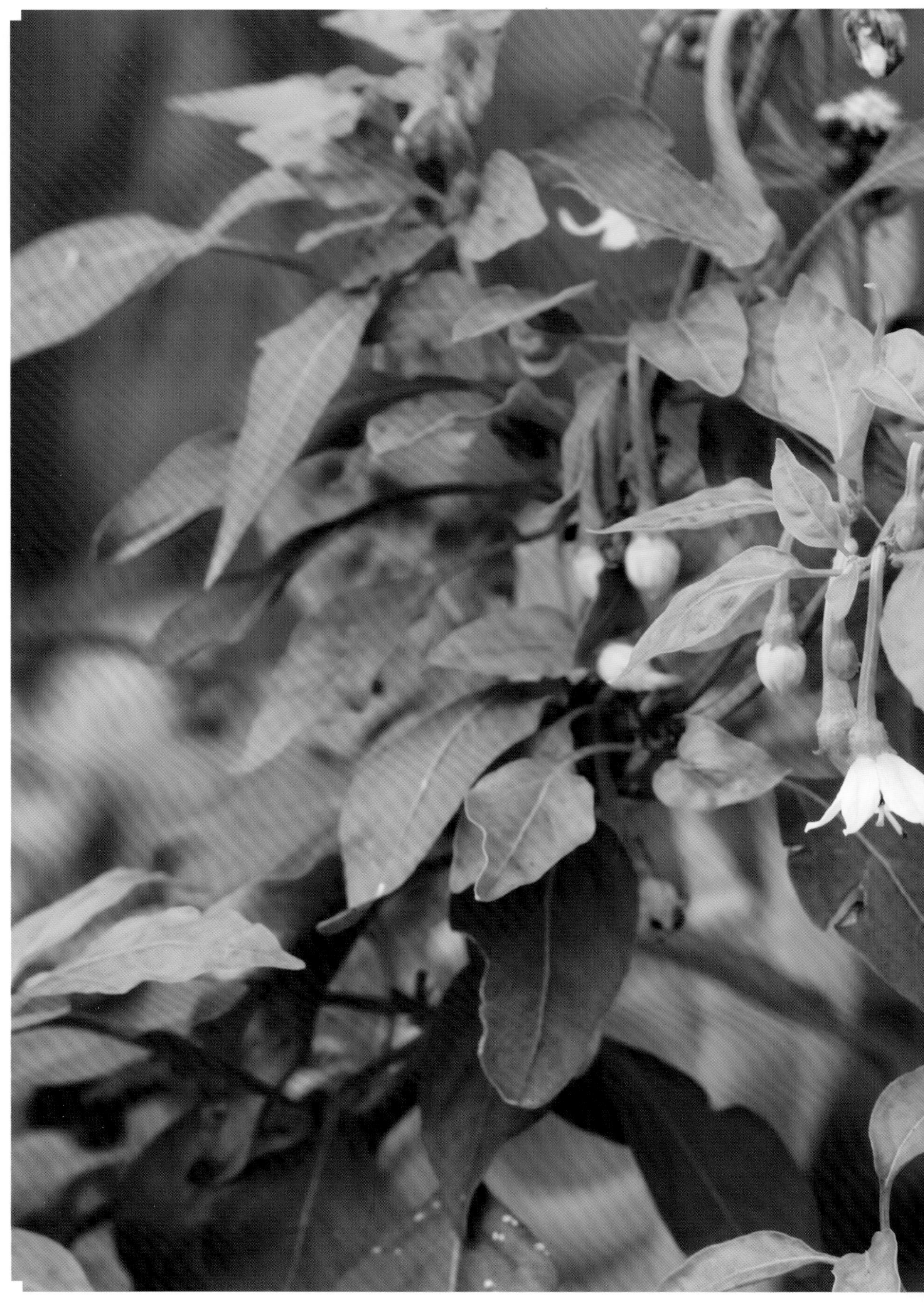

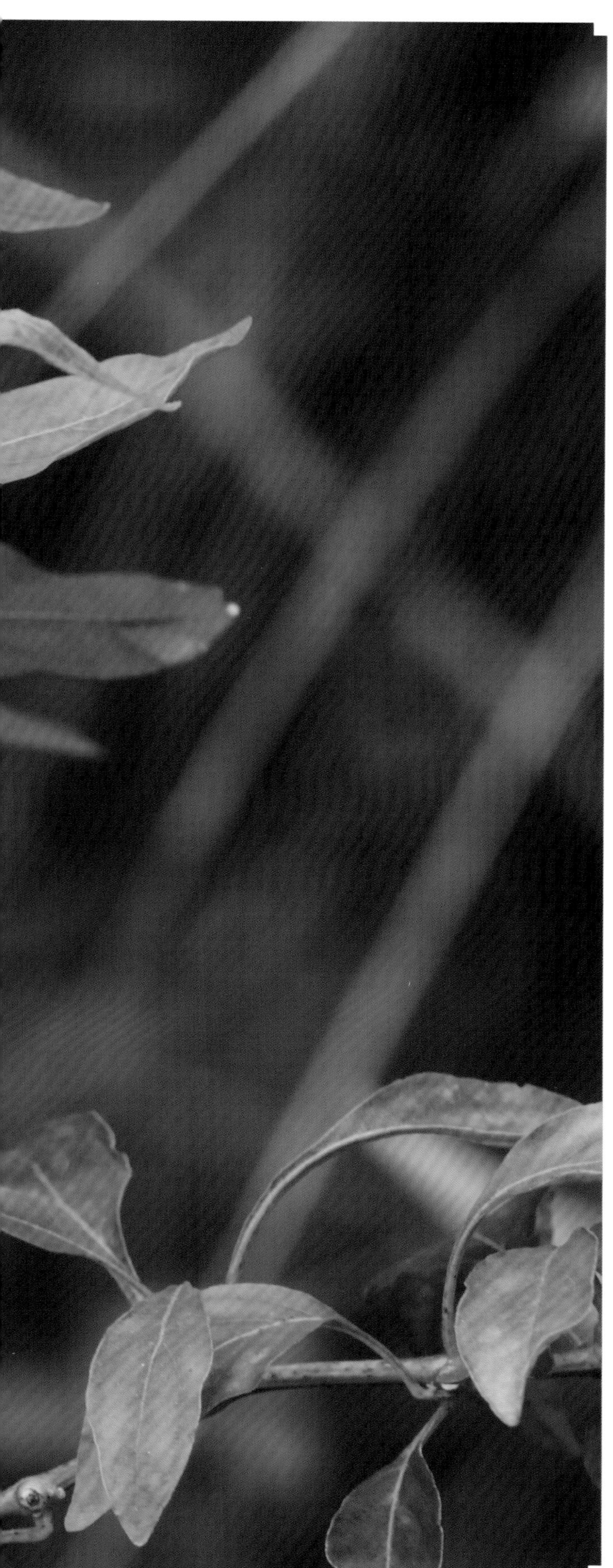

辣椒

【苗药名】乌索。

【别　名】辣茄、辣虎、海椒、辣角、班椒。

【来　源】本品为茄科植物辣椒 *Capsicum annuum* L. 的果实。

【性味归经】味辛、辣，性热。归冷经。

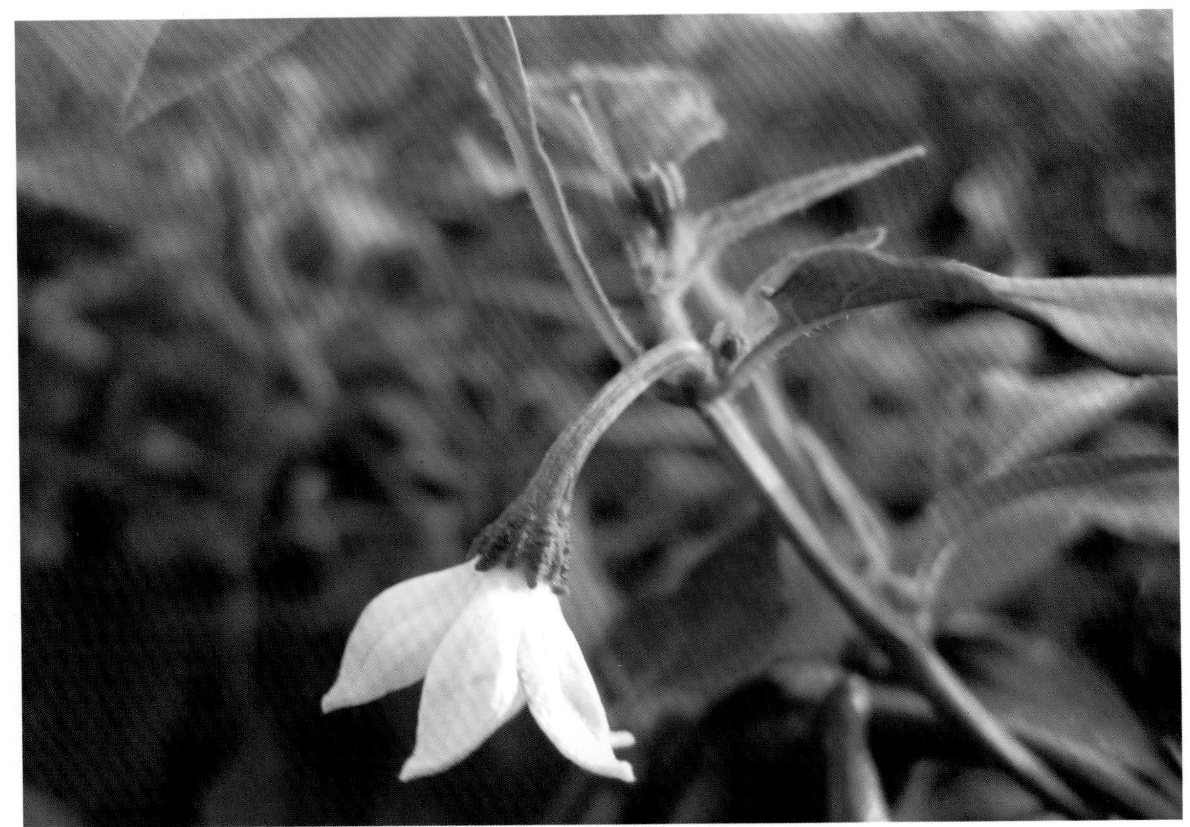

辣椒

识别特征

一年生或有限多年生草本植物，高 40 ~ 80 cm。单叶互生，枝顶端节不伸长而呈双生或簇生状；叶片长圆状卵形、卵形或卵状披针形，长 4 ~ 13 cm，宽 1.5 ~ 4.0 cm，全缘，先端尖，基部渐狭。花单生，俯垂；花萼杯状，不显著 5 齿；花冠白色，裂片卵形；雄蕊 5；雌蕊 1，子房上位，2 室，少数为 3 室，花柱线状。浆果长指状，先端渐尖且常弯曲，未成熟时绿色，成熟后呈红色、橙色或紫红色，味辣。种子多数，扁肾形，淡黄色。花、果期 5—11 月。

生境分布

我国大部分地区均有栽培。

采收加工

青椒一般于果实充分肥大、皮绿色转浓、果皮坚实而有光泽时采收；干椒可待果实成熟时一次采收。可加工成腌辣椒、清酱辣椒、虾油辣椒。干椒可加工成干制品。

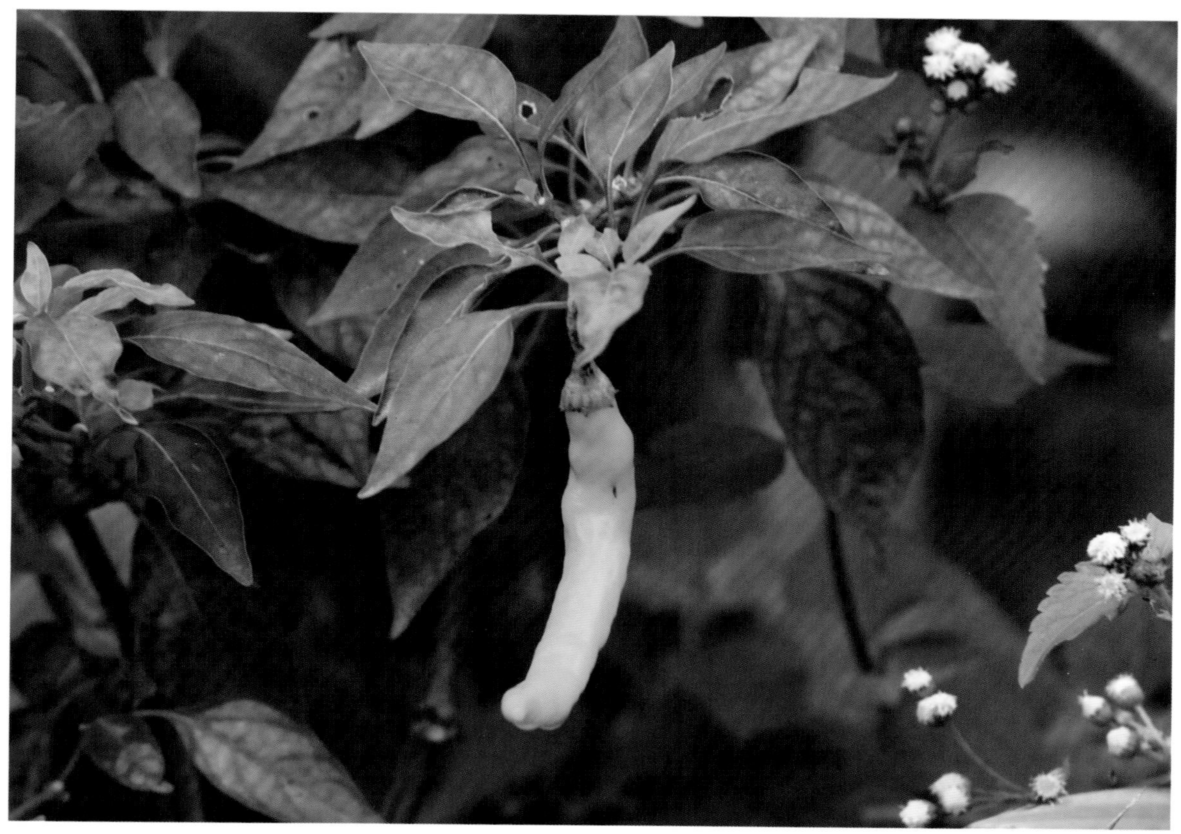

辣椒

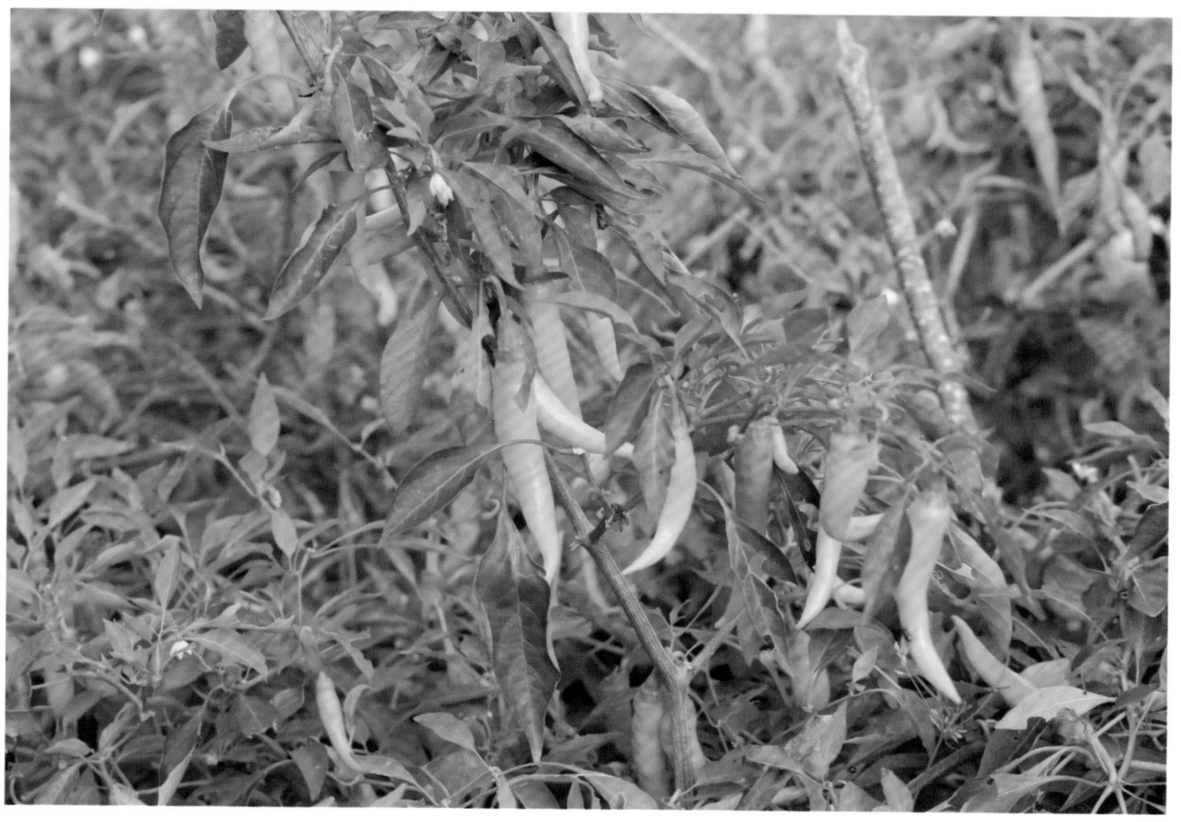

辣椒

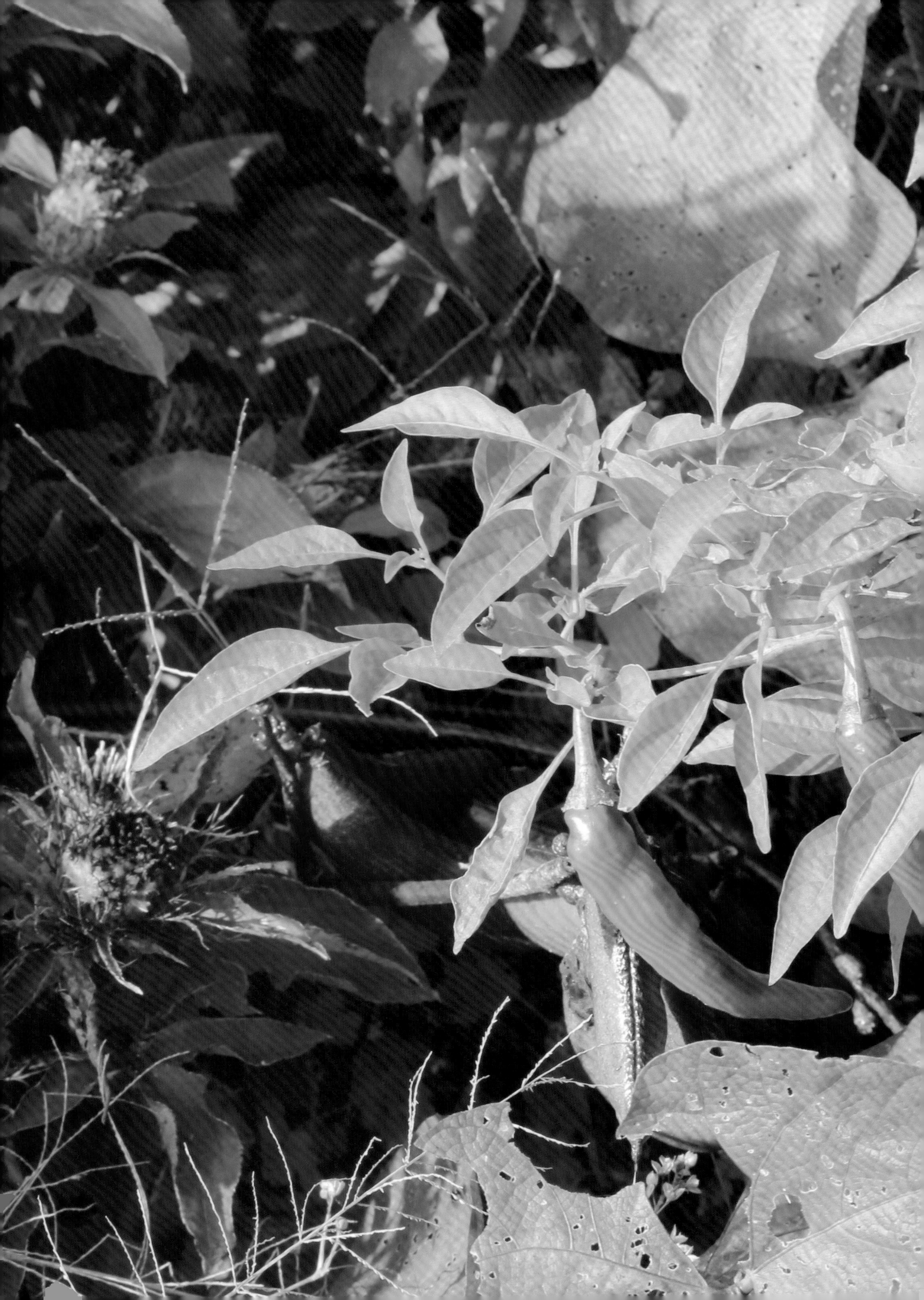

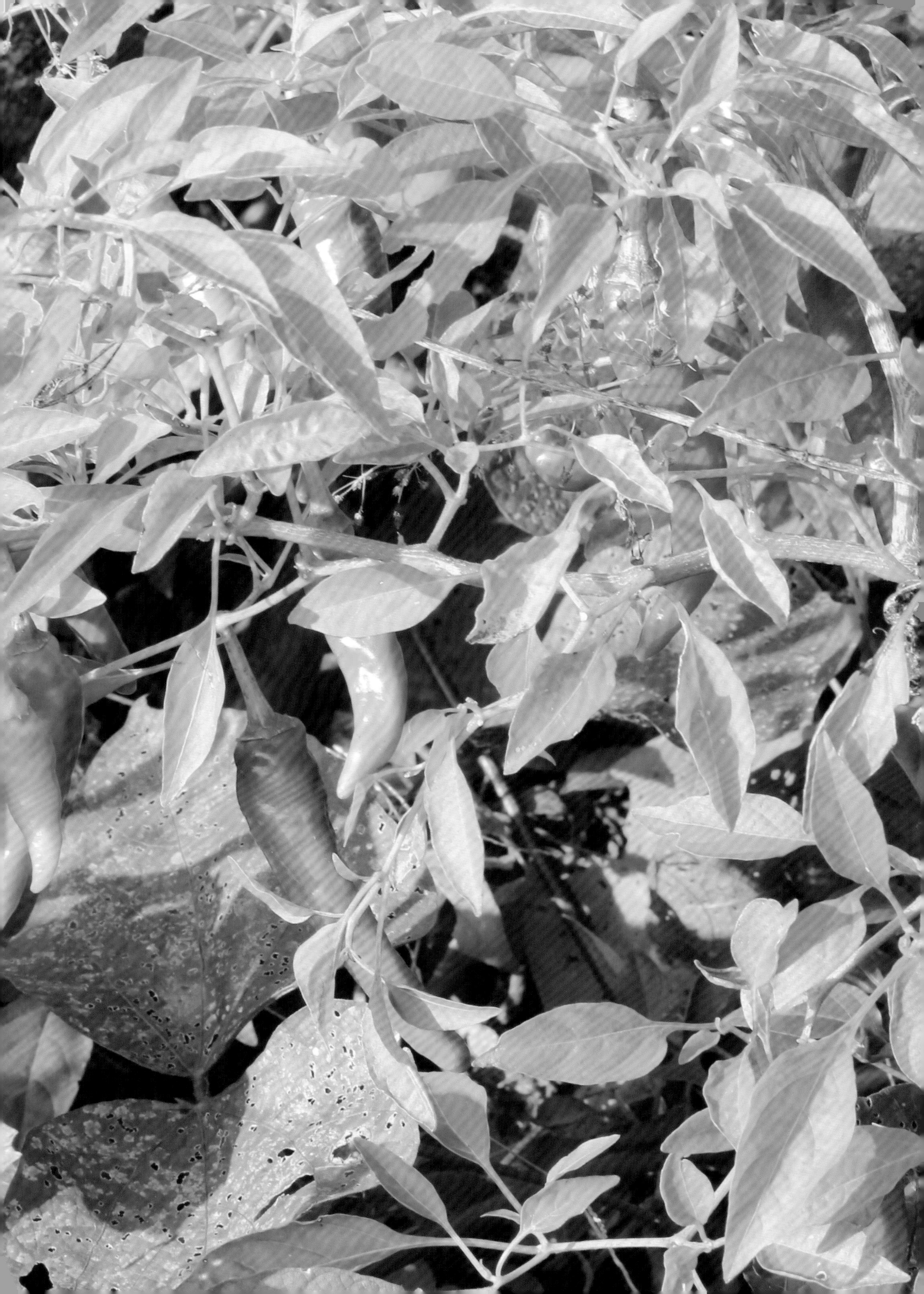

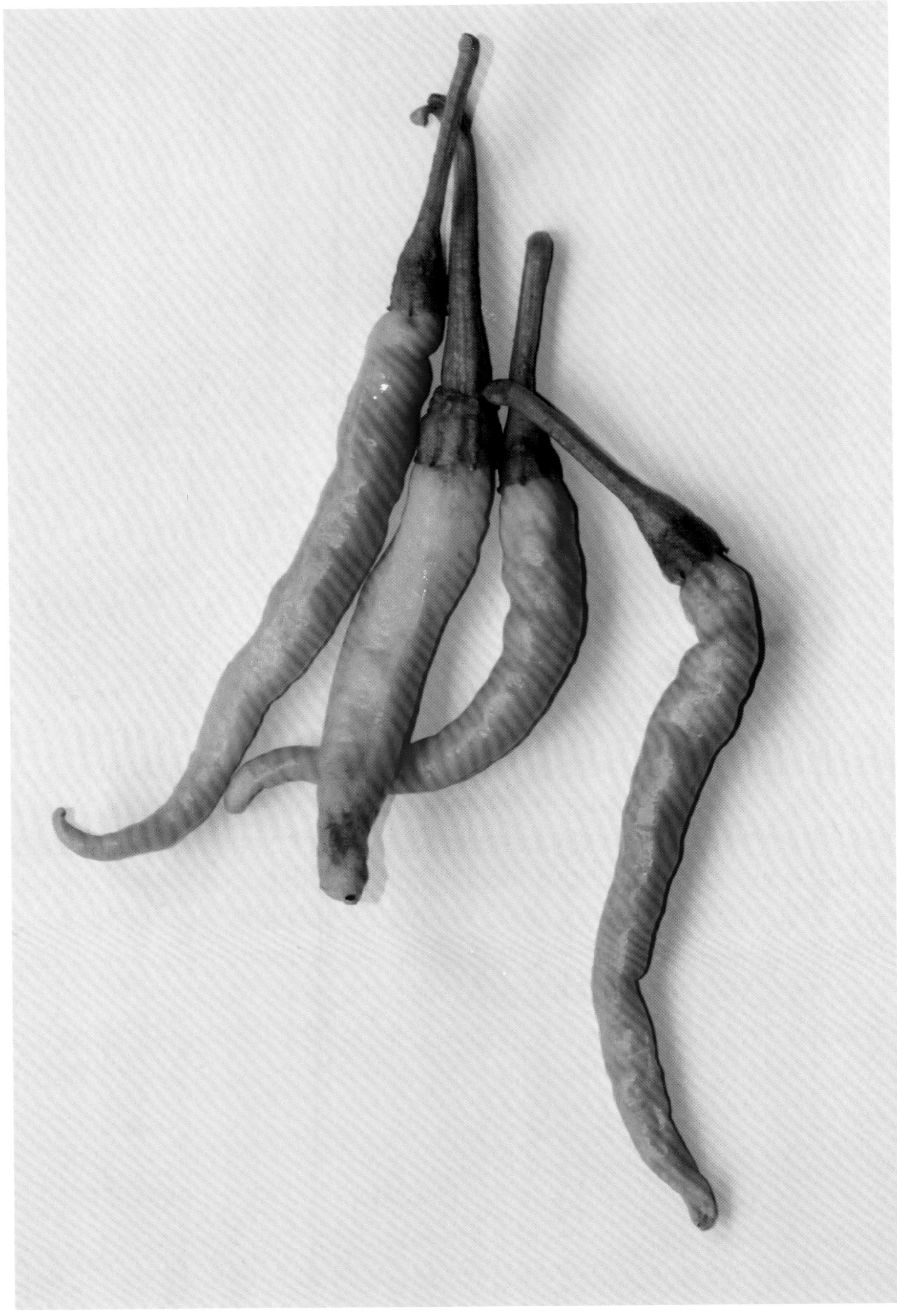

辣椒药材

药材鉴别

果实形状、大小因品种而异。一般为长圆锥形而稍有弯曲，基部微圆，绿棕色，具5裂齿的宿萼及稍粗壮且弯曲或细直的果柄。表面光滑或有沟纹，橙红色、红色或深红色，具光泽，果肉较厚。质较脆，横切面可见中轴胎座，有菲薄的隔膜分为2～3室，内含多数黄白色、扁平圆形或倒卵形种子。干品果皮皱缩，暗红色，果肉干薄。气特异，催嚏性，味辛辣如灼。

功效主治

温中散寒，下气消食。主治胃寒气滞，脘腹胀痛，呕吐，泻痢，风湿痛，冻疮。

用法用量

内服：入丸、散，1～3 g。外用：适量，煎水熏洗或捣烂外敷。

民族药方

1．预防冻疮　风雪寒冷中行军或长途旅行，可用20%辣椒软膏搽于冻疮好发部位，如耳轮、手背、足跟等处。如冻疮初起尚未溃烂，用辣椒适量煎水温洗；或用辣椒放在麻油中煎成辣油，涂患处。

2．风湿性关节炎　辣椒20个，花椒30 g。先将花椒煎水，数沸后放入辣椒煮软，取出撕开，贴患处，再用水热敷。

3．带状疱疹后神经痛　用0.025%辣椒素乳膏。在患部皮肤上涂敷，每日4次。

4．糖尿病性神经痛　用0.025%辣椒素乳膏。每日3次。

使用注意

阴虚火旺及诸出血者禁服。

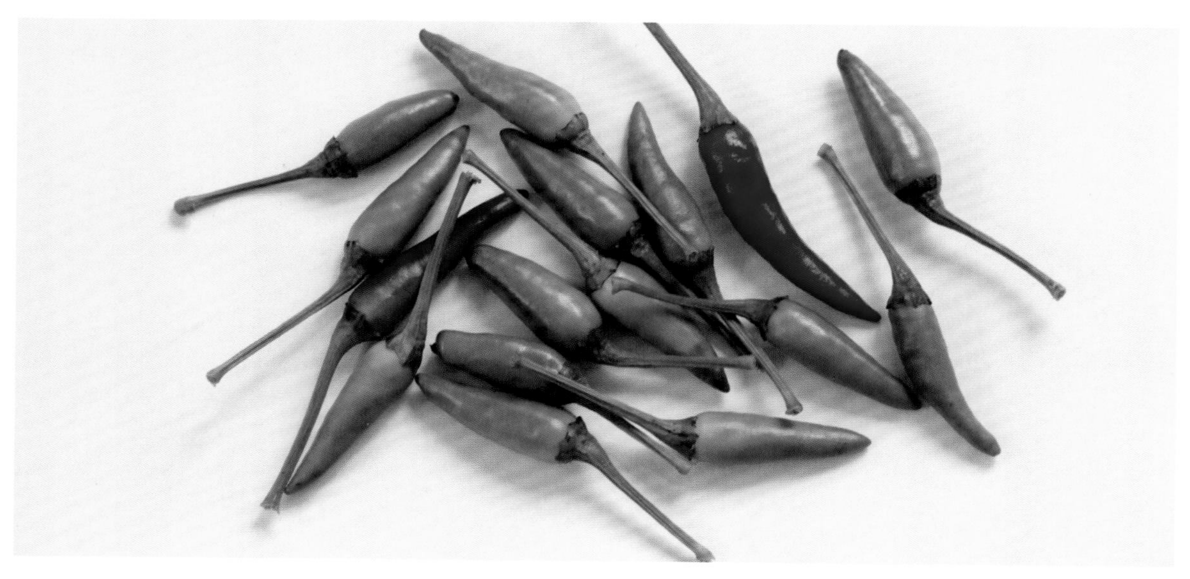

辣椒药材

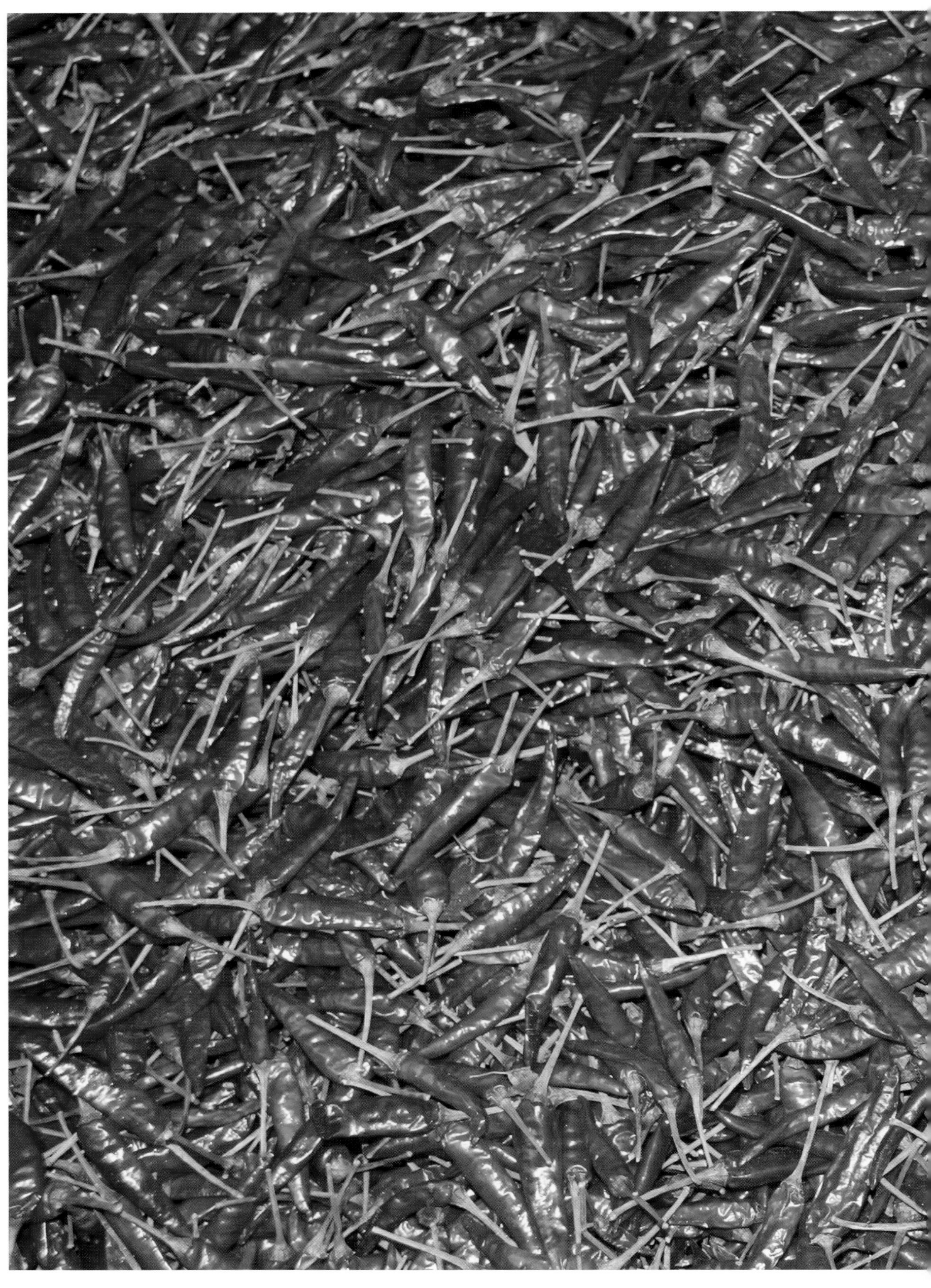

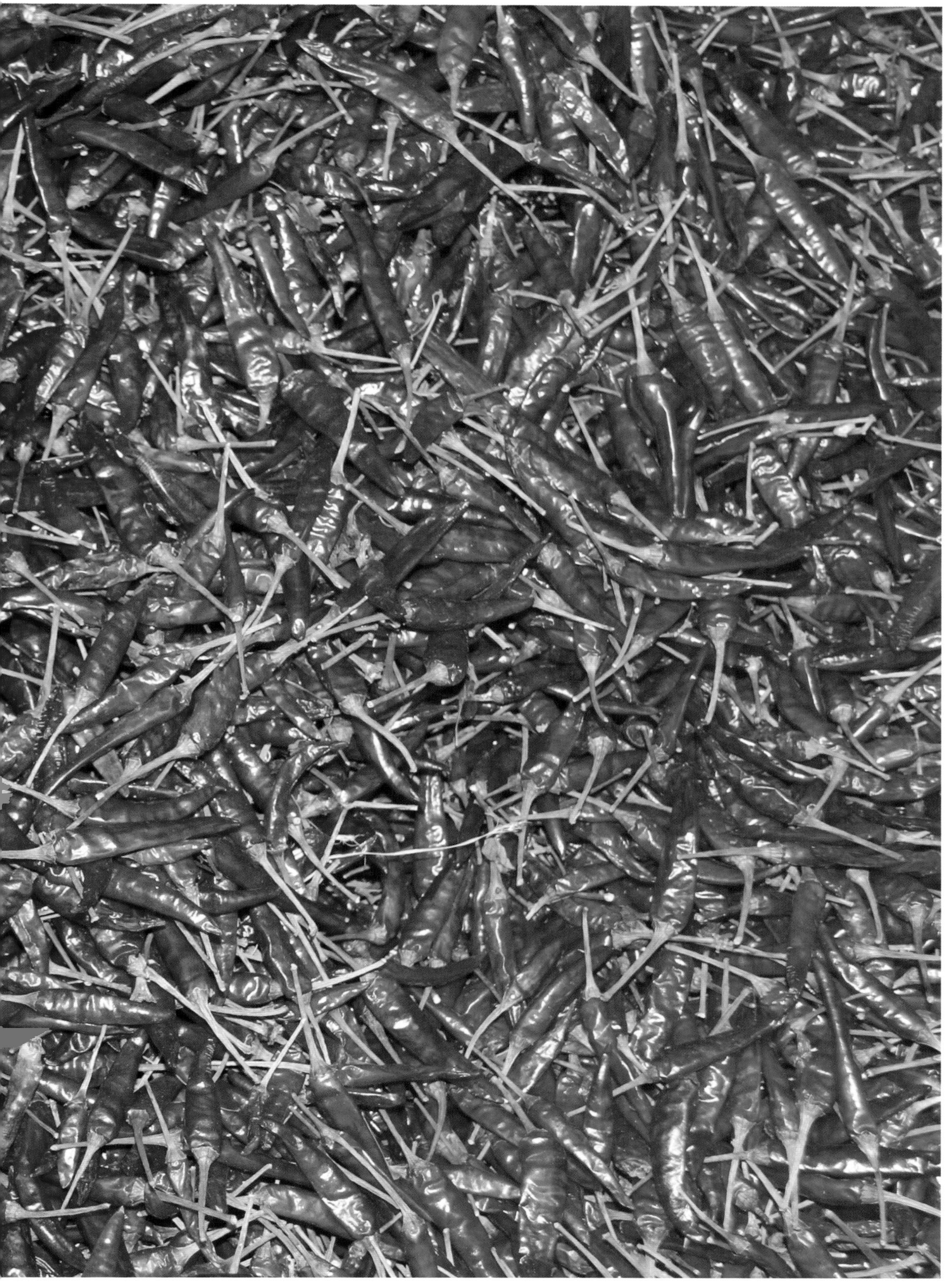

辣椒药材

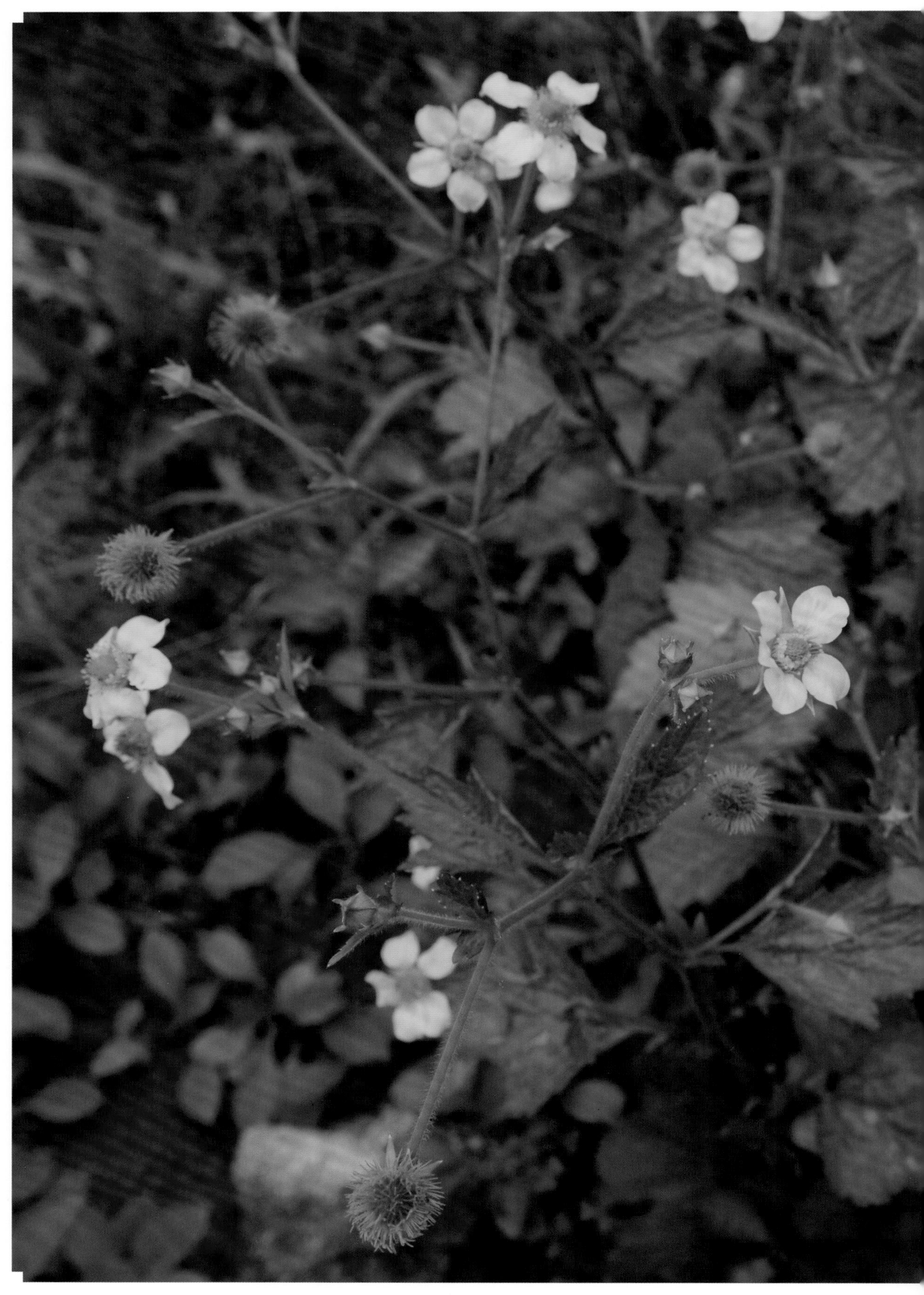

蓝布正

【苗药名】加灰柯。

【别　名】头晕药、香鸡归、凤凰窝、乌骨鸡。

【来　源】本品为蔷薇科植物路边青 *Geum aleppicum* Jacp. 或柔毛路边青 *Geum japonicum* Thunb. var. *chinense* Bolle 的干燥全草。

【性味归经】味辣、气香，性热。归冷经、快经、半边经。

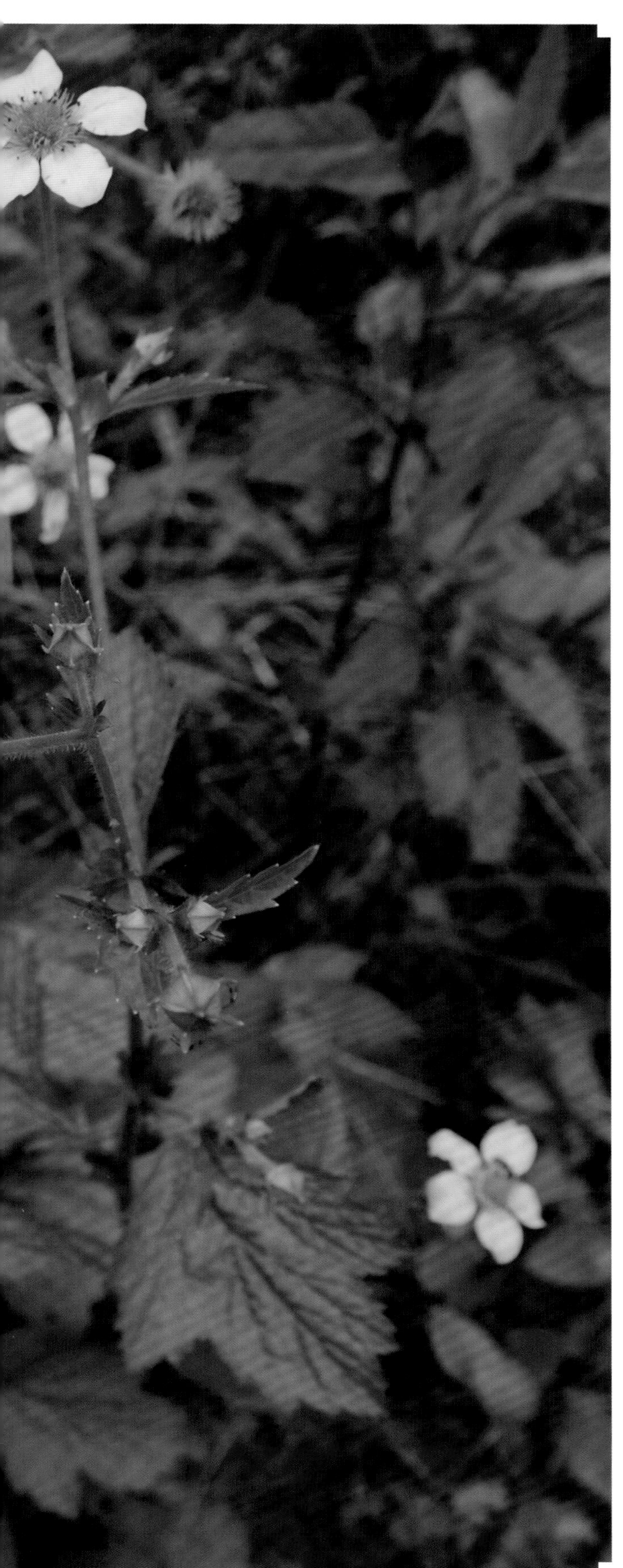

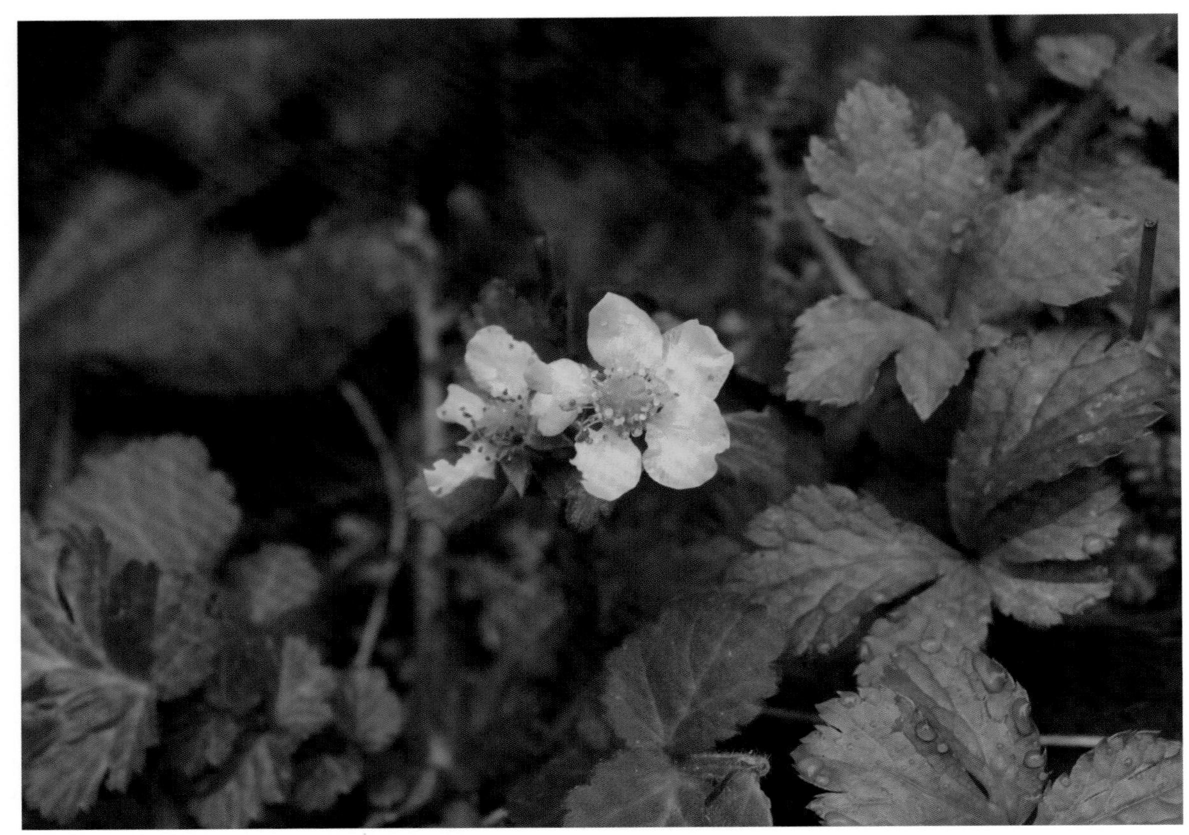

路边青

识别特征

多年生草本植物，须根丛生，全株密被白色柔毛。茎直立，高 40 ~ 80 cm。基生叶，具长柄，叶片羽状全裂或近羽状复叶，羽片大小不一，顶裂片最大，菱状卵形或宽卵形，长 5 ~ 10 cm，宽 3 ~ 10 cm，3 裂或具缺刻，先端钝，基部心形，边缘有圆锯齿，上面绿色，两面有柔毛，侧生裂片小，茎生叶卵形，无柄，3 浅裂或 3 深裂；托叶叶状。花 1 至数朵生于枝端；萼片 5，与副萼片间生，副萼片极小，花瓣 5，圆形，黄色；雄蕊及心皮多数。聚合瘦果近球形，有刚毛，先端弯曲有钩。花、果期 7—10 月。

生境分布

生长于海拔 200 ~ 2300 m 的山坡草地、田边、河边、灌木丛及疏林下。分布于华东、中南、西南及陕西、甘肃、新疆等省区。

采收加工

夏、秋二季采收，洗净，晒干。

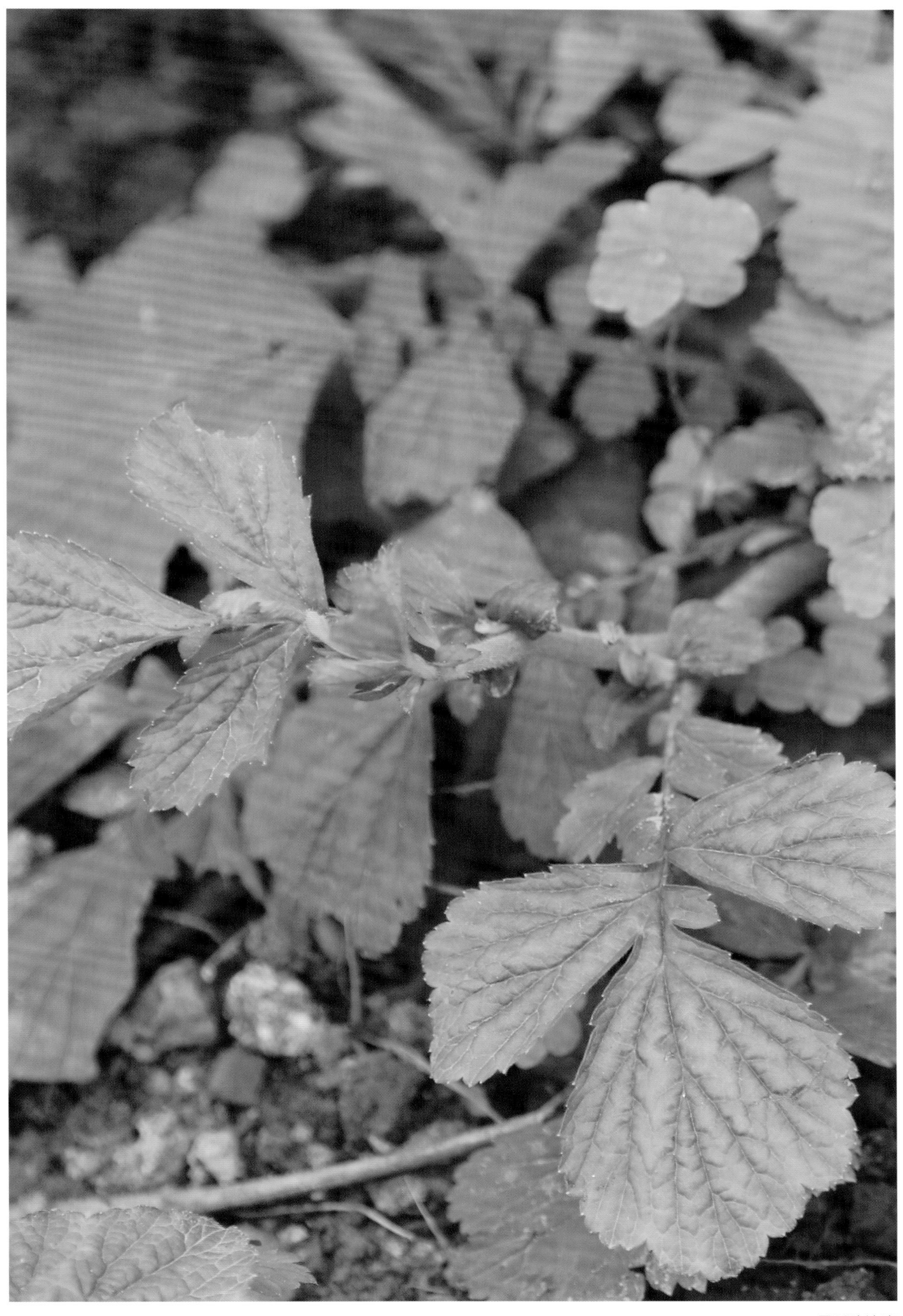

柔毛路边青

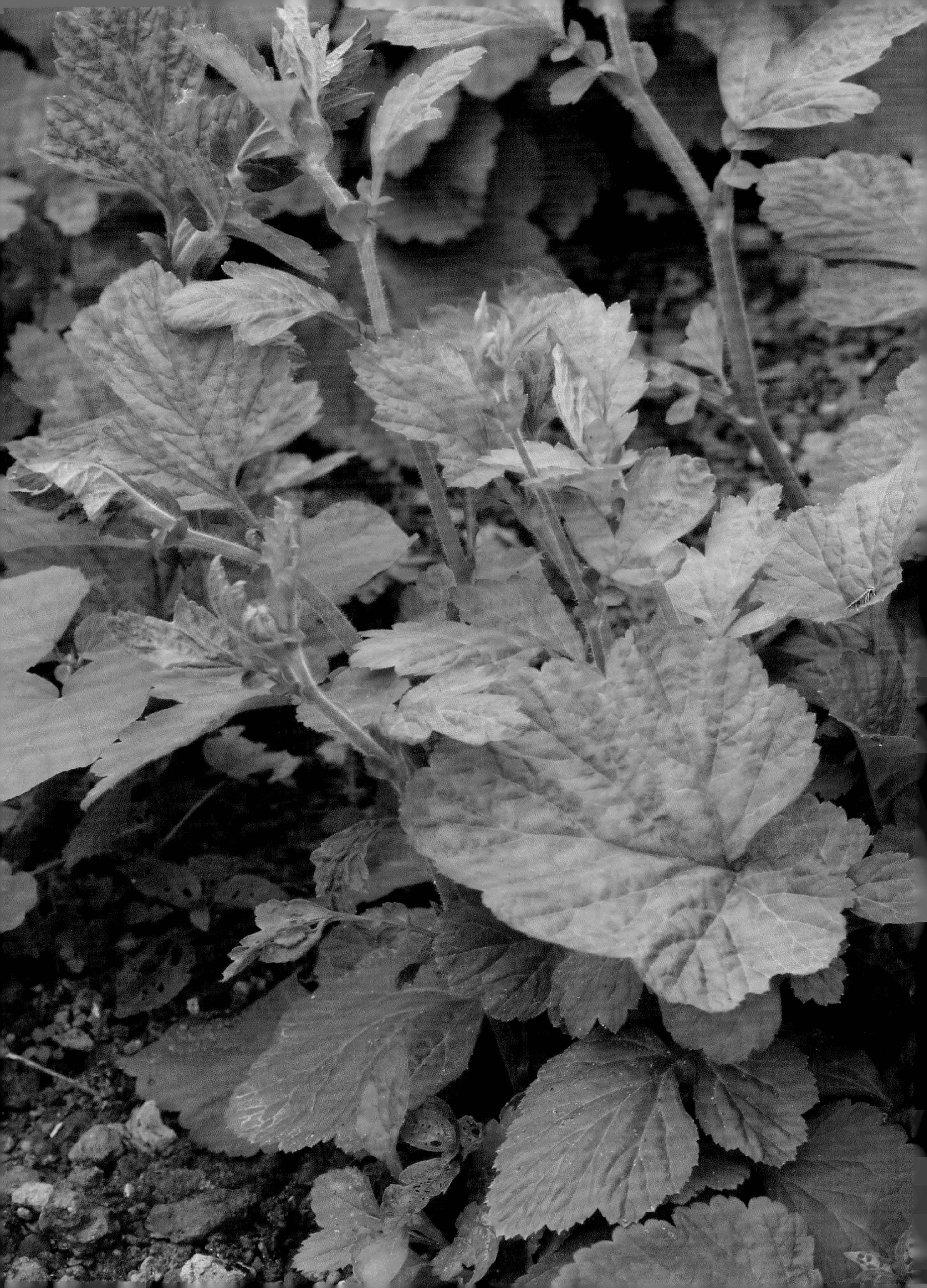

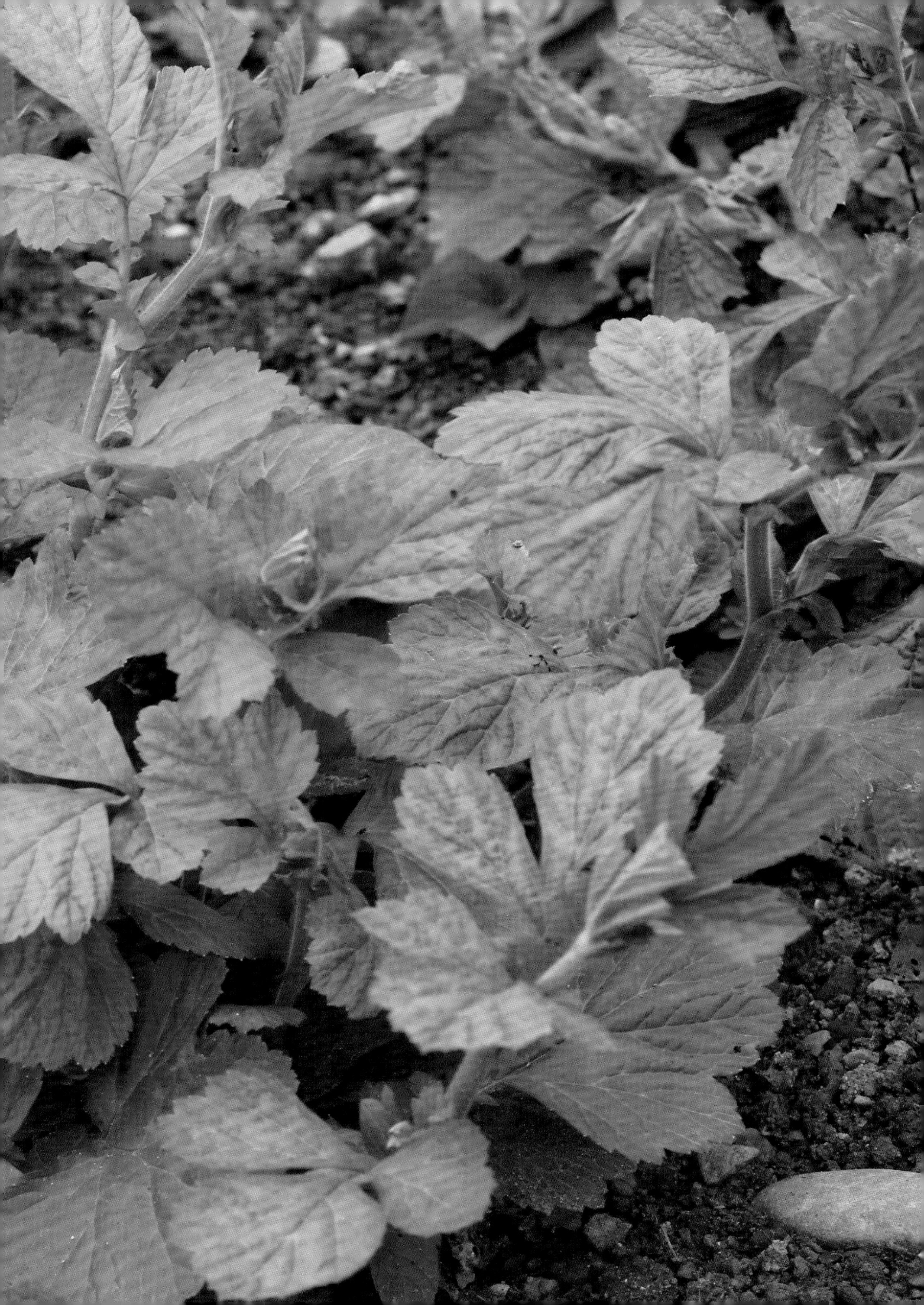

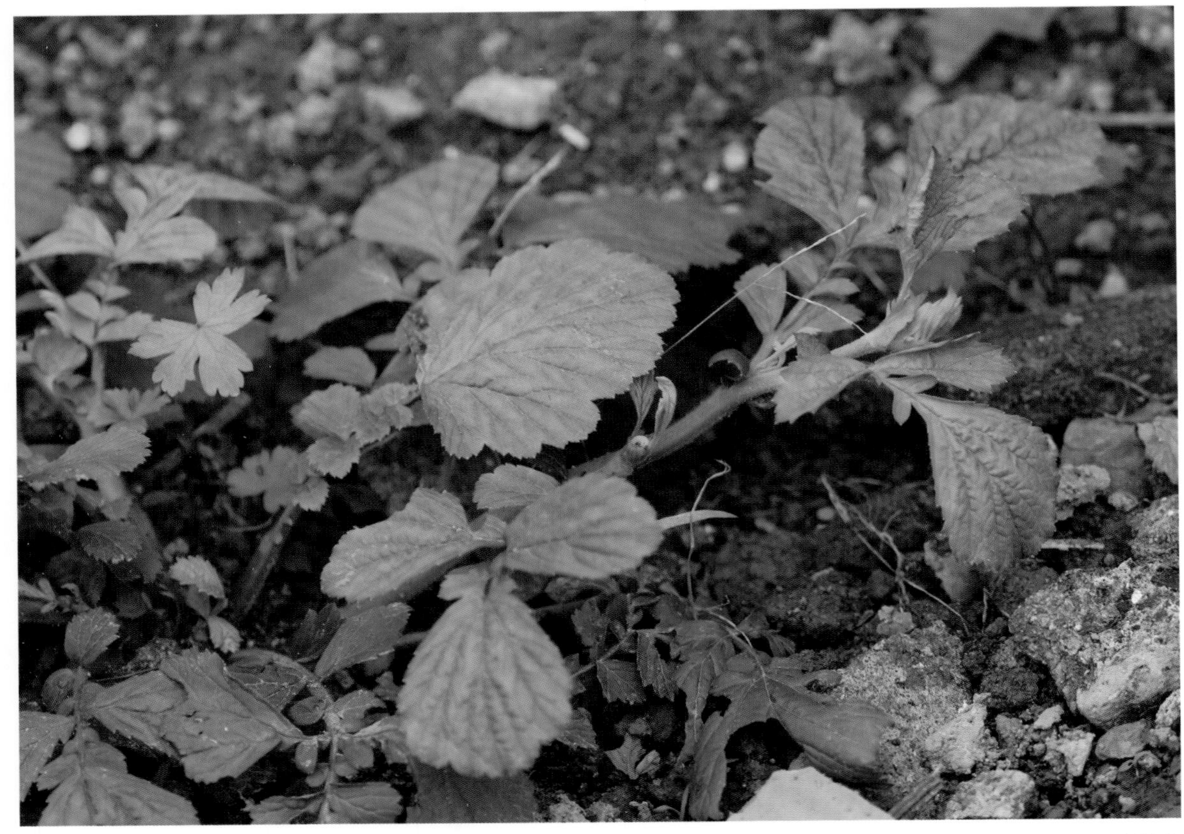

柔毛路边青

药材鉴别

根茎粗短，长 1.0 ~ 2.5 cm，有多数须根，均为棕褐色。茎圆柱形，被毛或近无毛。基生叶有长柄，羽状全裂或近羽状复叶，顶裂片较大，卵形或宽卵形，边缘有锯齿，两面被毛；侧生裂片小，边缘有不规则的粗齿；茎生叶互生，卵形，3 浅裂或羽状分裂。花顶生，常脱落。聚合瘦果近球形。气微，味辛、微苦。

功效主治

益气补血，养阴，祛风解表，活血解毒。主治虚损劳伤，虚弱咳嗽，月经不调，感冒，头晕，疔疮，肠炎。

用法用量

内服：煎汤，9 ~ 30 g。外用：适量，捣烂外敷。

民族药方

1．体虚头晕　蓝布正 15 g，仙桃草 10 g，猪脚 1 只。同炖肉服。

2．感冒　蓝布正 10 ~ 30 g，阎王刺根皮、生姜各 3 ~ 10 g，马鞭草 6 ~ 15 g，铁筷子 10 g。水煎服。

3．肾虚腰痛　蓝布正、朝天罐、阎王刺各 15 g。水煎服。

4．头晕　蓝布正 3 ~ 8 g，紫苏叶 9 g，一把伞、夏枯草各 10 g，芦根 15 ~ 30 g，八爪金龙 8 ~ 15 g。水煎服。

5．劳伤，虚弱　蓝布正、牛蒡子根各 15 g，竹根七 9 g，砂仁 6 g。虚弱炖肉吃，劳伤泡酒服。

6．月经不调　蓝布正、血当归各 12 g，龙牙草、元宝草、泽兰各 9 g，月季花 7 朵，酒 500 ml。泡服，早、晚各服 15 ml。

7．疔疮　蓝布正鲜品适量。捣烂外敷。

8．肾虚头痛、头晕　蓝布正根 30 g。炖肉吃。

9．贫血　蓝布正 12 g。红糖为引，水煎服或炖肉吃。

10．妇女小腹痛　蓝布正全草 9 ~ 15 g。水煎服。

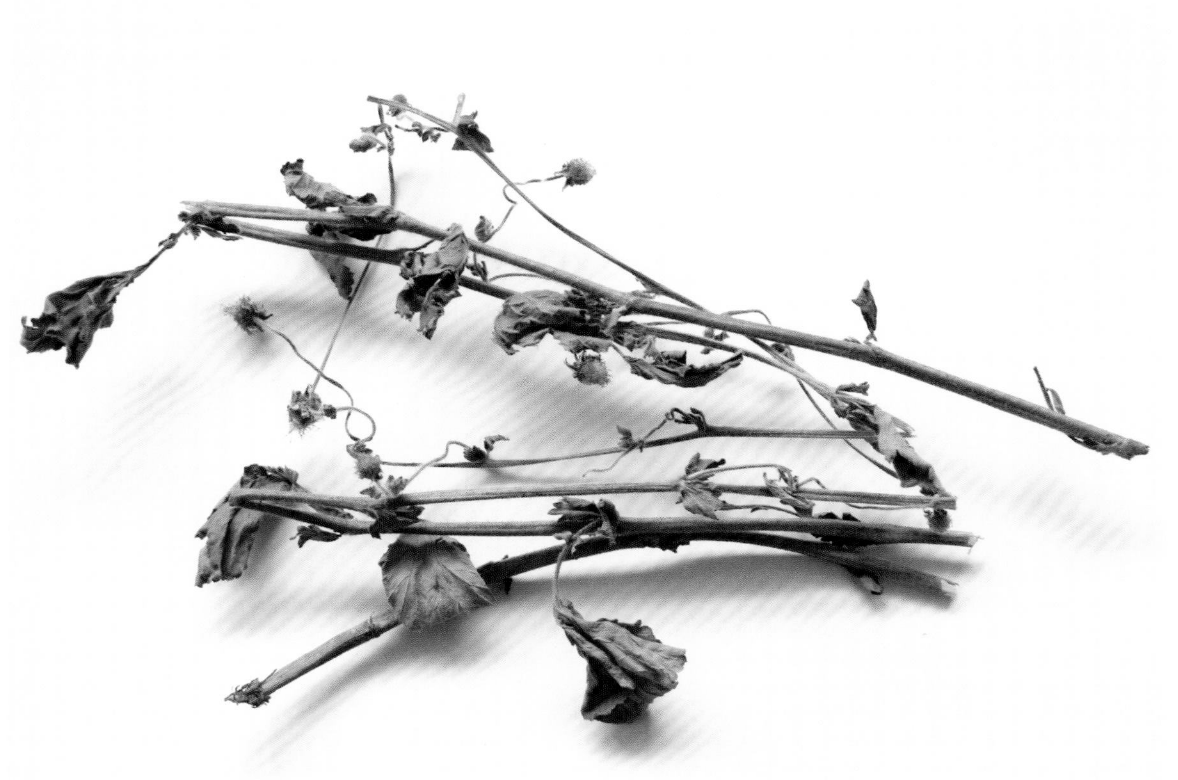

蓝布正药材

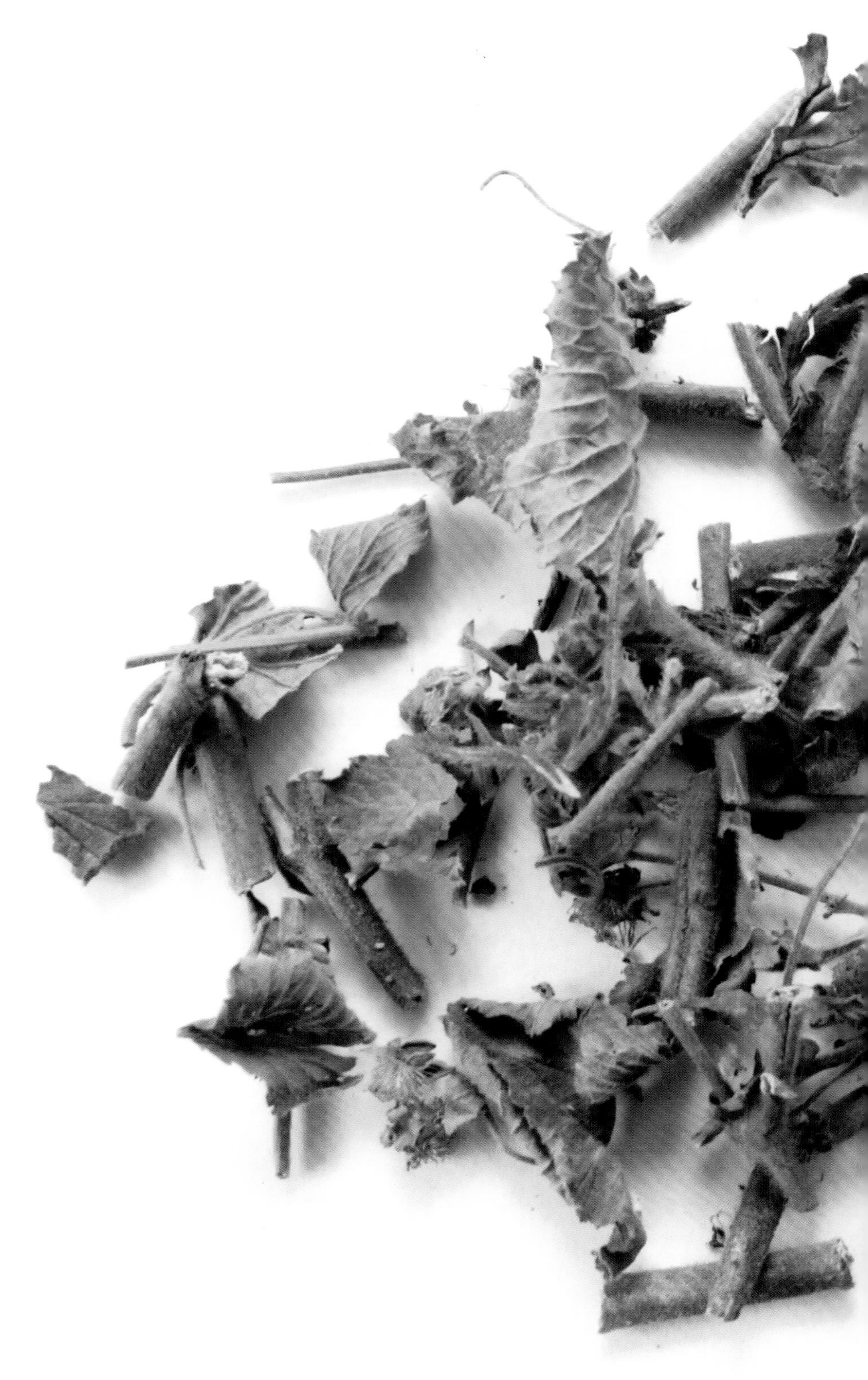

蓝布正

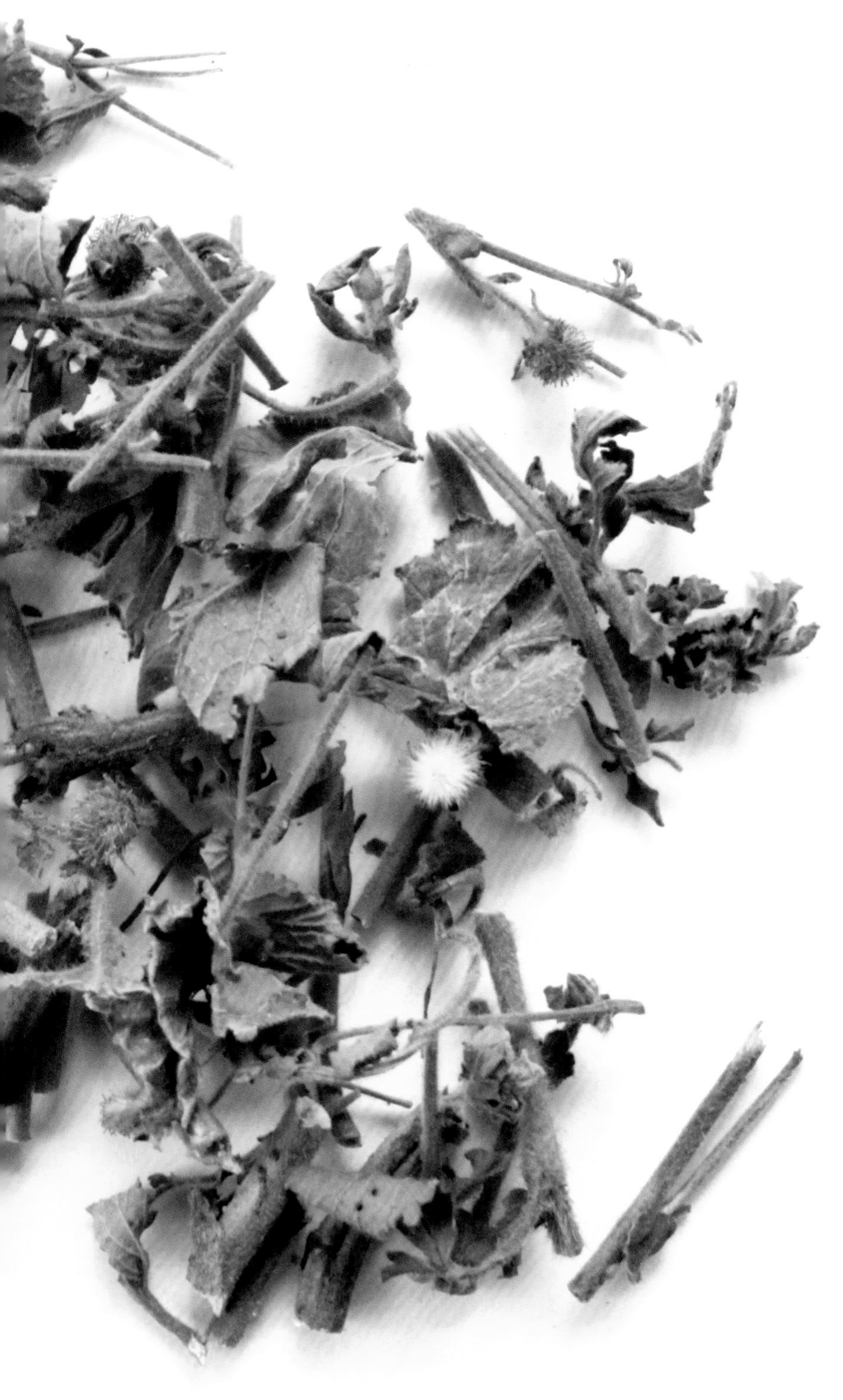

蓝布正饮片

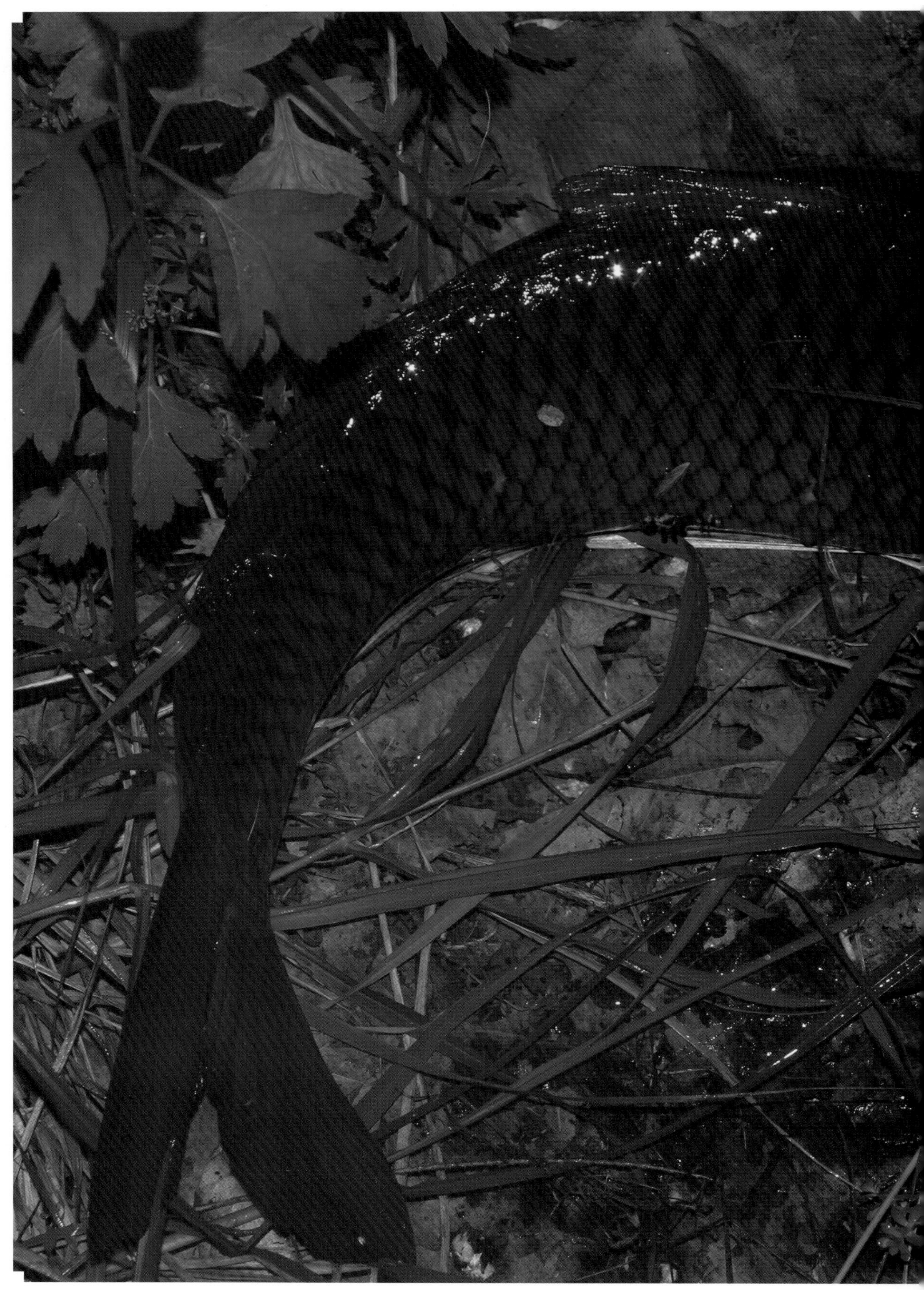

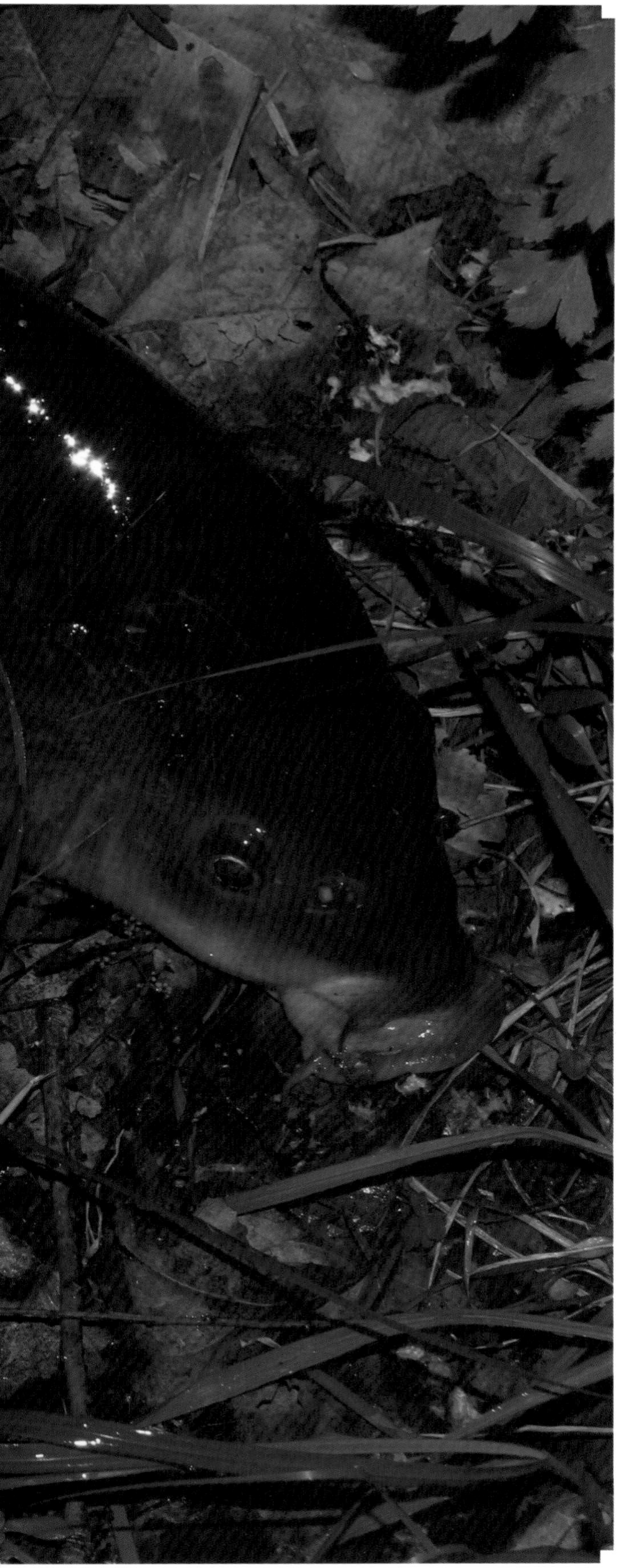

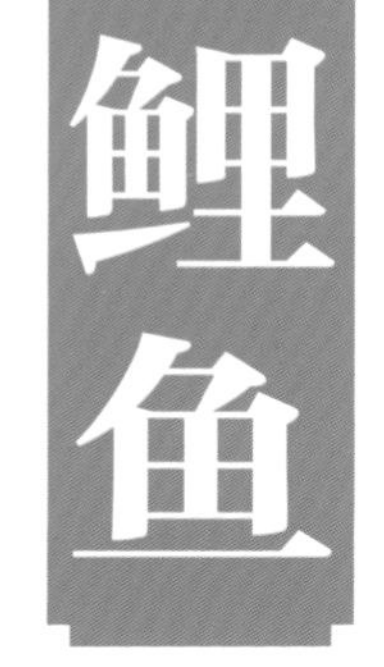

【苗药名】大美。

【别　名】鲤子、赤鲤鱼、鲤拐子。

【来　源】本品为鲤科动物鲤 *Cyprinus careapio* Linnaeus 的肉或全体。

【性味归经】味淡，性冷。归热经。

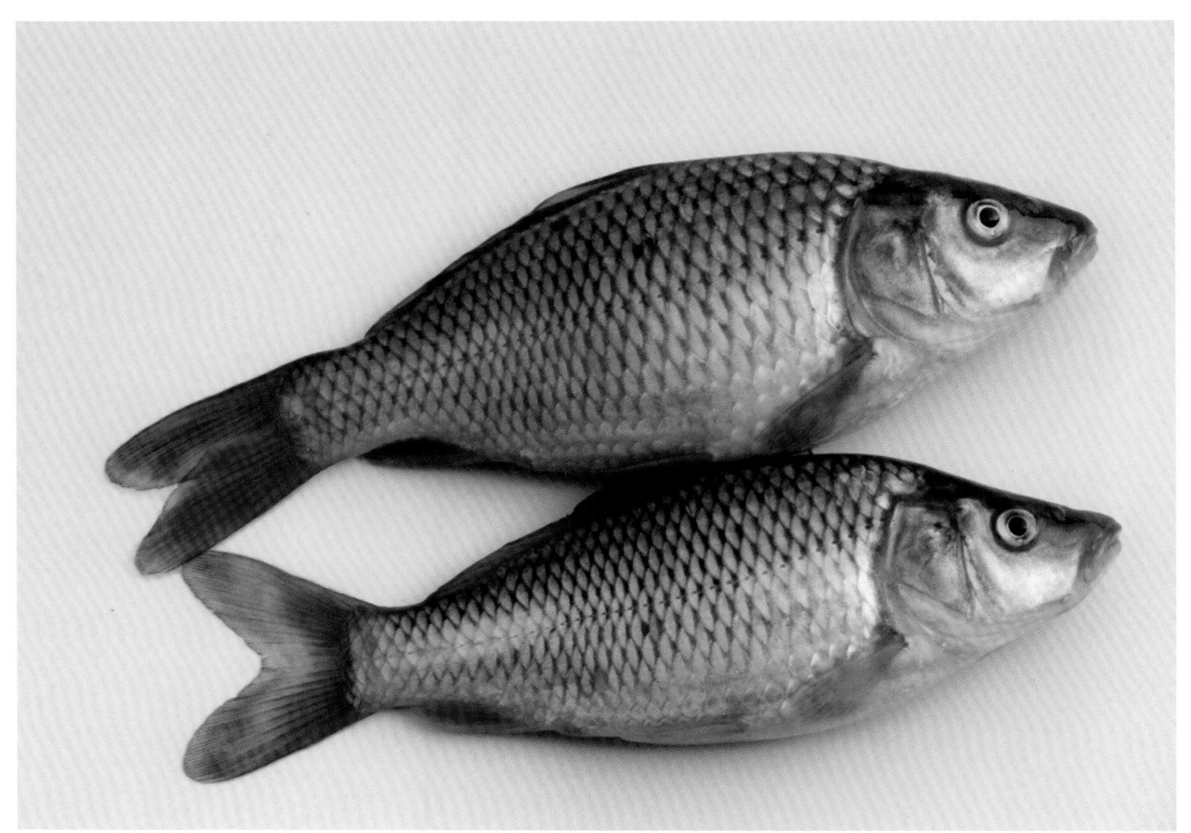

鲤鱼

原动物

体呈纺锤形，侧扁，腹部圆。头宽阔，吻钝，口端呈马蹄形，须 2 对，眼小，位于头纵轴的上方，下咽齿 3 行，内侧的齿呈臼齿形。鳞大，侧线鳞 33（5 ~ 6）/（5 ~ 6）39；鳃耙一般为 18 ~ 22；背鳍 3，15 ~ 21，第 3 硬刺竖硬，后缘有锯齿；臀鳍 3，5；第 3 硬刺后缘也有锯齿。身体背部纯黑色，侧线的下方近金黄色，腹部淡白色。背、尾鳍基部微黑，雄鱼尾鳍和臀鳍橙红色。

生境分布

多栖息于江河、湖泊、水库、池沼的松软底层和水草丛生处。除西藏外，全国各地均有分布。

采收加工

鲤鱼可用网捕、钓钩捕等。多为鲜鱼入药。

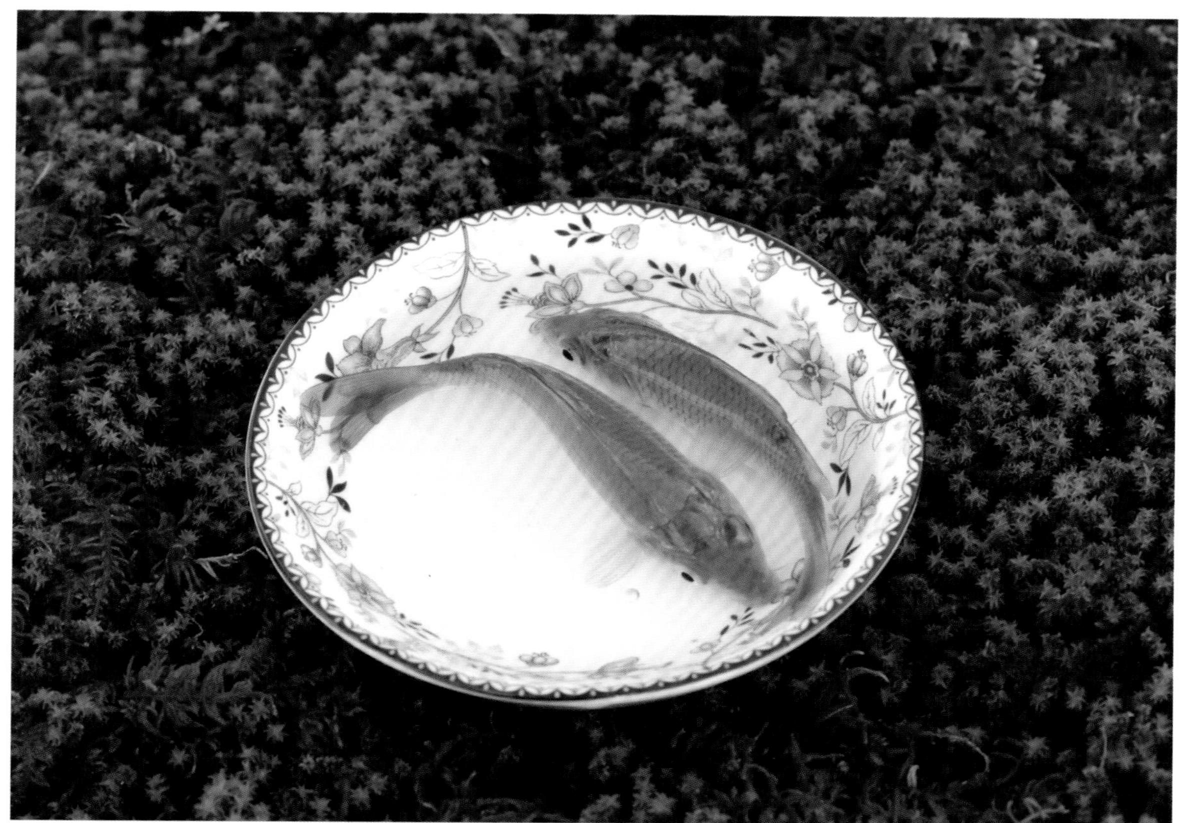

鲤鱼

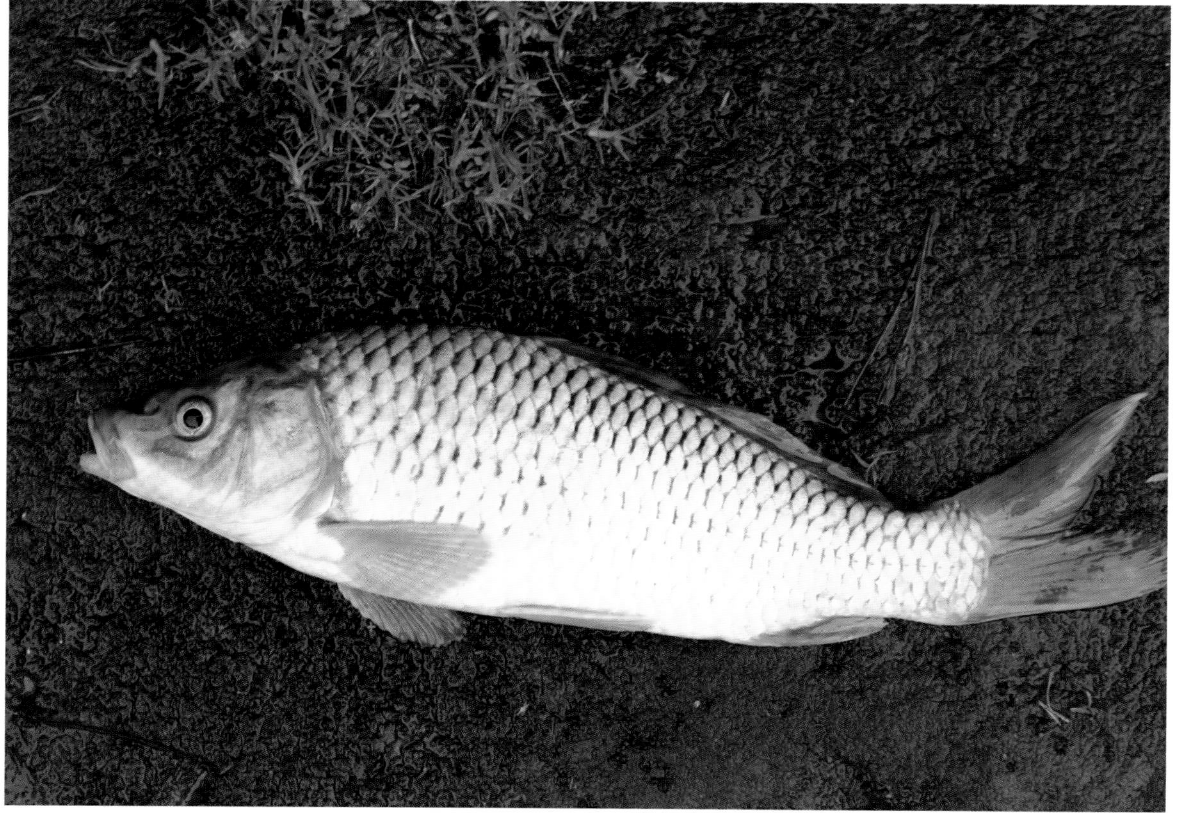

鲤鱼

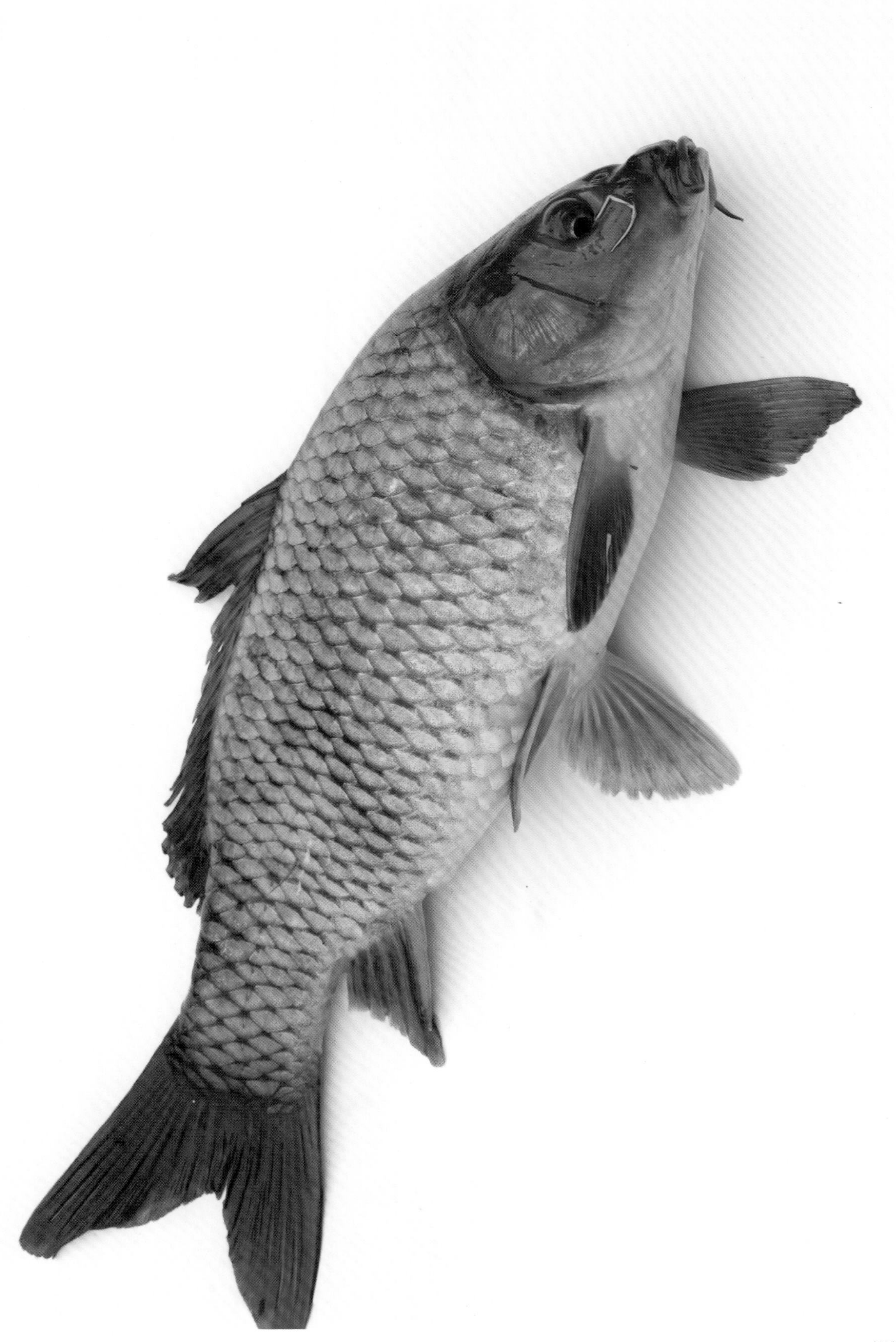

鲤鱼

功效主治

健脾开胃，利水消肿，通乳，安胎。主治胃痛，泄泻，水湿肿满，小便不利，脚气，黄疸，咳嗽气逆，胎动不安，妊娠水肿，产后乳汁稀少。

用法用量

内服：蒸汤或煮食，100 ~ 240 g。外用：适量，烧灰，醋调敷。

民族药方

1．黄疸　鲤鱼 1 条。去内脏炖服。

2．喘咳　鲤鱼泡童便。烧熟吃。

3．妊娠水肿　红鲤鱼 1 条（250 g 左右），茯苓 60 g。先把鲤鱼洗净去鳞，除掉鱼鳃和内脏，加入茯苓及清水 1000 ml，用文火煮至 500 ml，分 2 次温服，每日 1 剂，连服 20 日。

4．肾病综合征蛋白尿　红鲤鱼 1 条（500 g 左右），赤小豆、大蒜各 50 g。先把鲤鱼剖腹去内脏，拔鳞抽筋后，将大蒜和浸泡后的赤小豆装入其腹，不加水和姜、葱、盐等各种调料，文火加热 45 分钟即可。要求鱼、汤、豆、蒜全部服完，1 ~ 2 日 1 剂，连用 7 剂为 1 个疗程，可用 2 ~ 4 个疗程。

5．羊水过多　红鲤鱼 1 条（500 g 左右），白术 30 g，茯苓、白芍各 15 g，当归 10 g，生姜 6 g，大腹皮 9 g。加水 1200 ml，煮至 300 ml，连汤带鱼顿服，1 周为 1 个疗程。

使用注意

鱼胆汁有毒，禁服。

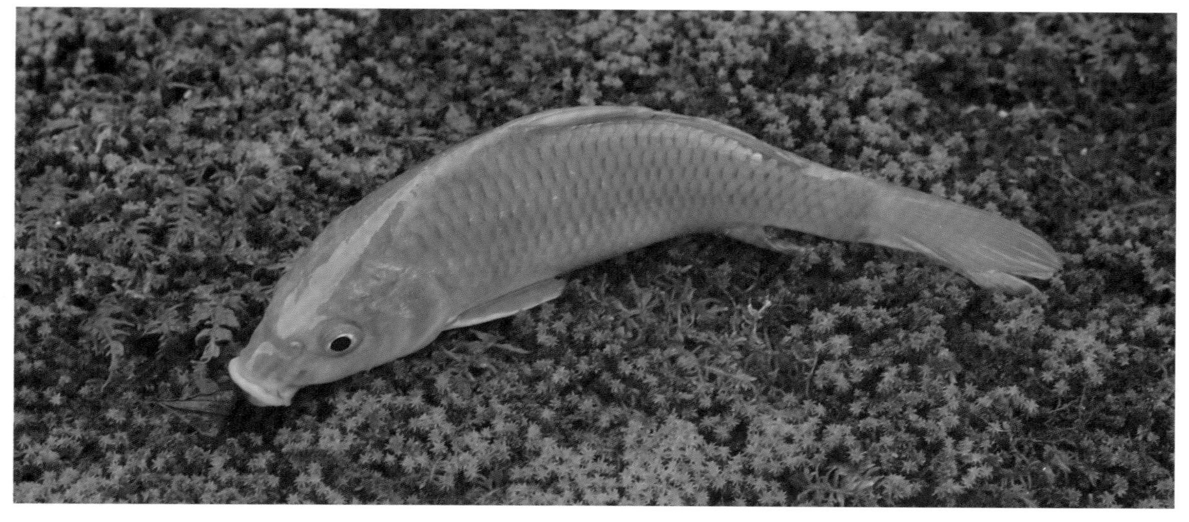

鲤鱼

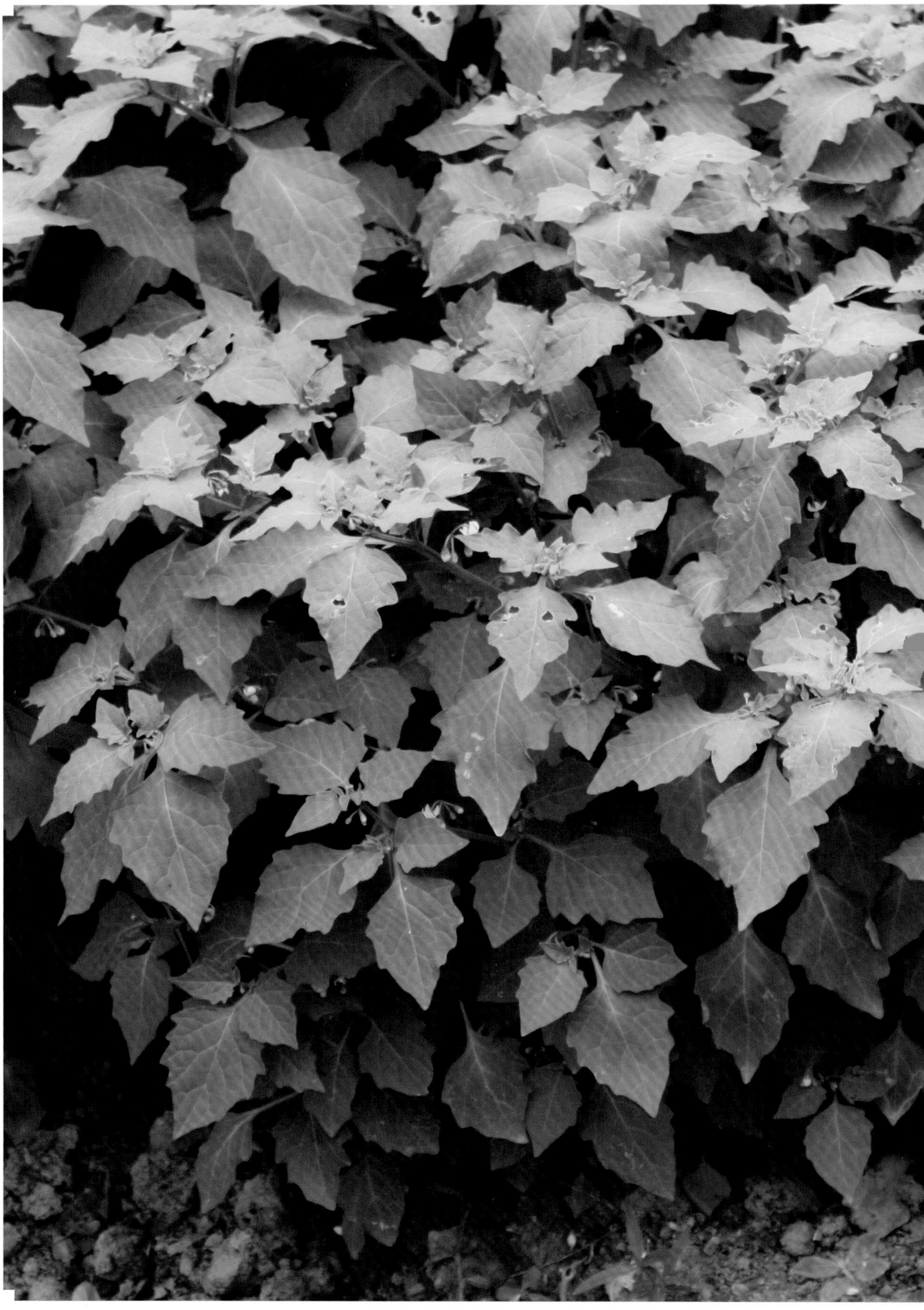

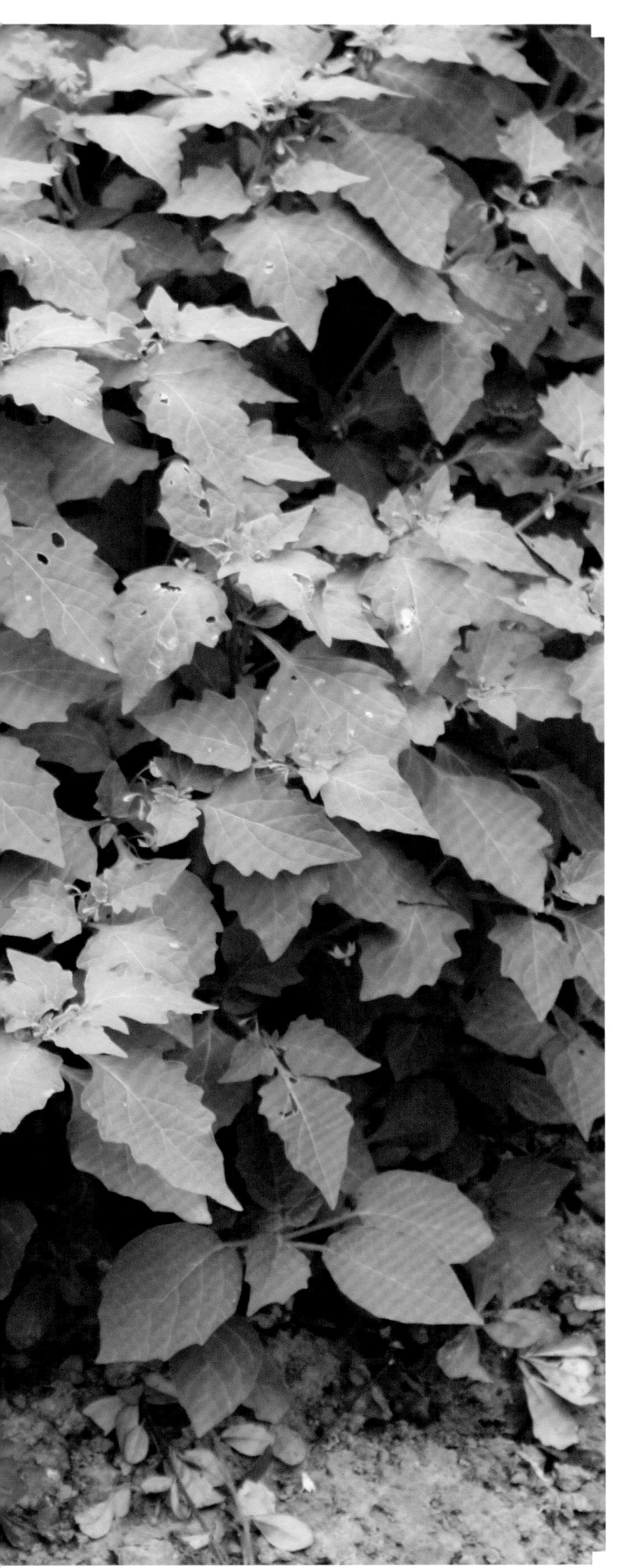

龙葵

【苗药名】乌索欧。

【别　名】苦葵、山海椒、天茄菜、野辣椒、老鸦眼睛草。

【来　源】本品为茄科植物龙葵 *Solanum nigrum* L. 的全草。

【性味归经】味苦，性冷；有小毒。归热经。

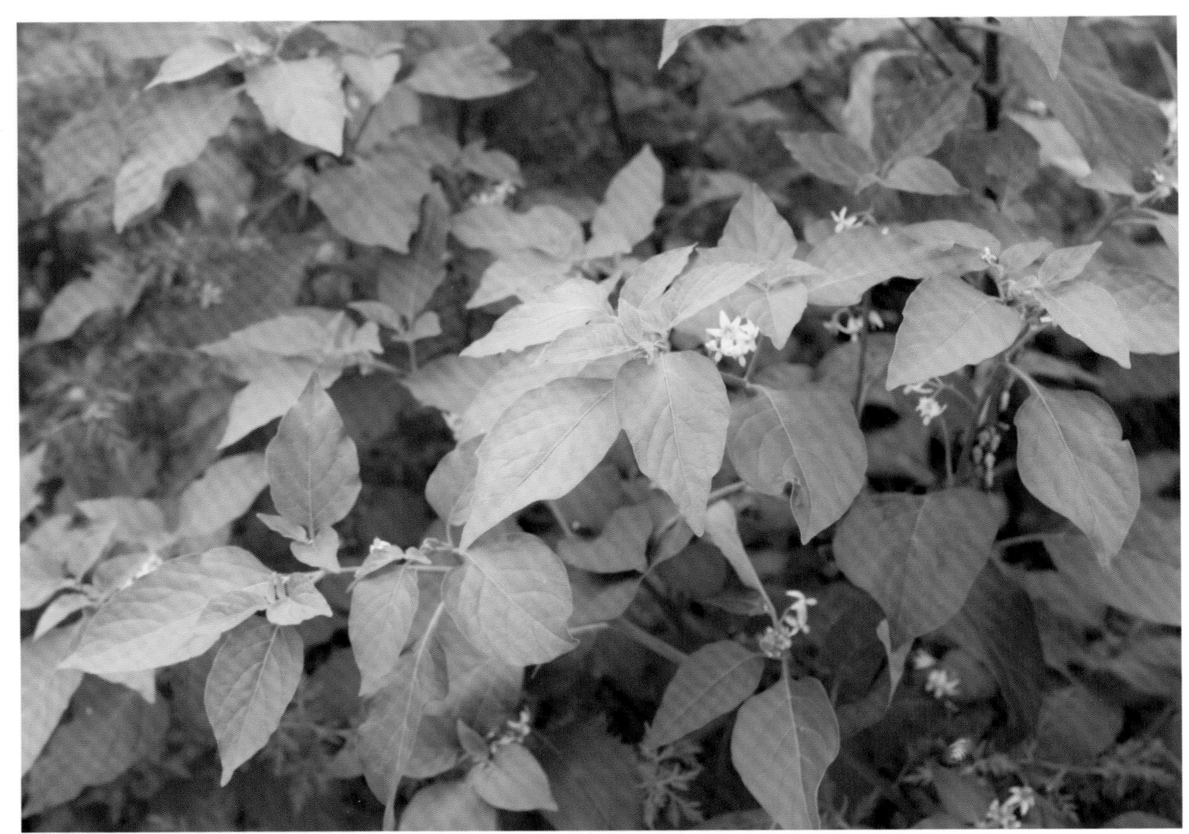

龙葵

识别特征

一年生草本植物，高 25 ~ 100 cm。茎直立，有棱角或不明显，近无毛或稀被细毛。叶互生；叶柄长 1 ~ 2 cm；叶片卵形，先端短尖，基部楔形或宽楔形并下延至叶柄，通常长 2.5 ~ 10.0 cm，宽 2.5 ~ 5.5 cm，全缘或具不规则波状粗锯齿，光滑或两面均被稀疏短柔毛。蝎尾状聚伞花序腋外生，由 3 ~ 6（ ~ 10）朵花组成；花梗长 1.0 ~ 2.5 cm；花萼小，浅杯状，外疏被细毛 5 浅裂；花白色，萼筒形，5 深裂，裂片卵圆形，长约 2 mm；雄蕊 5，着生花冠筒口，花丝分离，花药黄色，顶孔向内；雌蕊 1，球形，子房 2 室，花柱下半部密生白色柔毛，柱头圆形。浆果球形，有光泽，直径约 8 mm，成熟时黑色；种子多数扁圆形。花、果期 9—10 月。

生境分布

生长于田边、路旁或荒地。全国各地均有分布。

采收加工

夏、秋二季采收，鲜用或晒干。

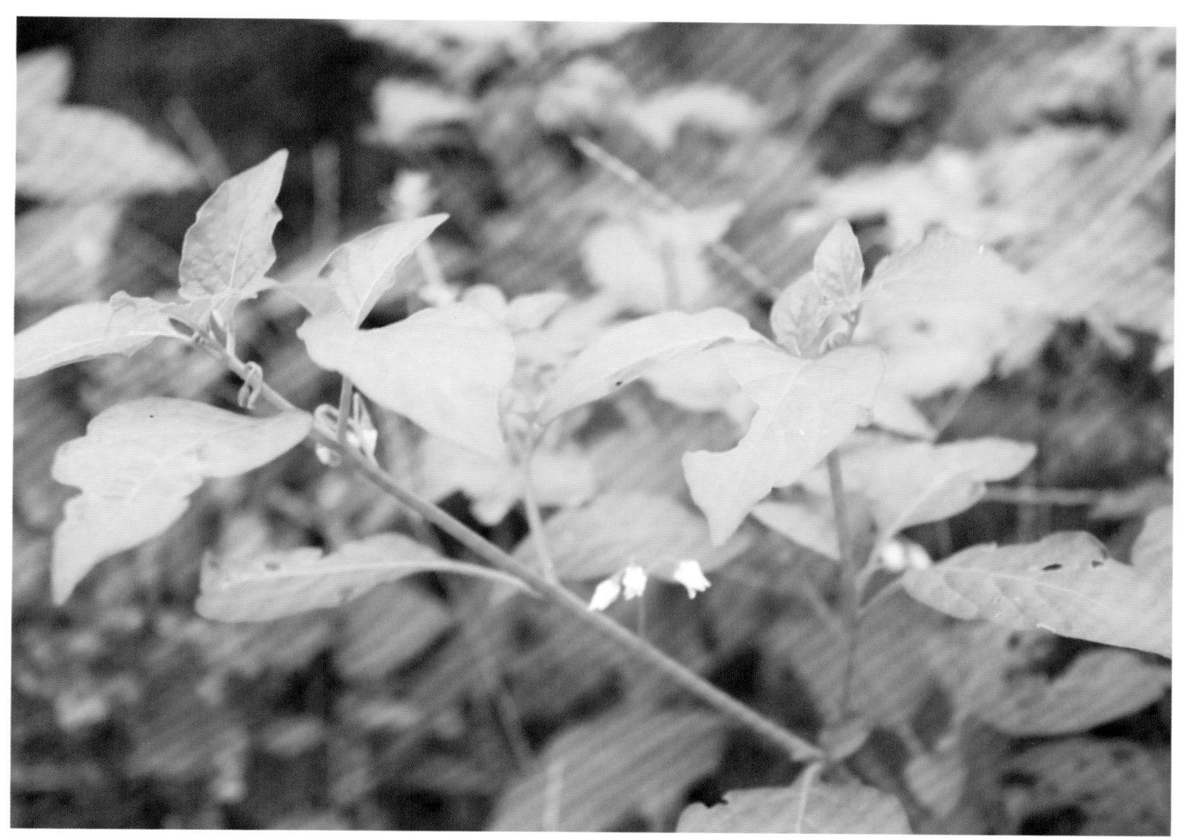

龙葵

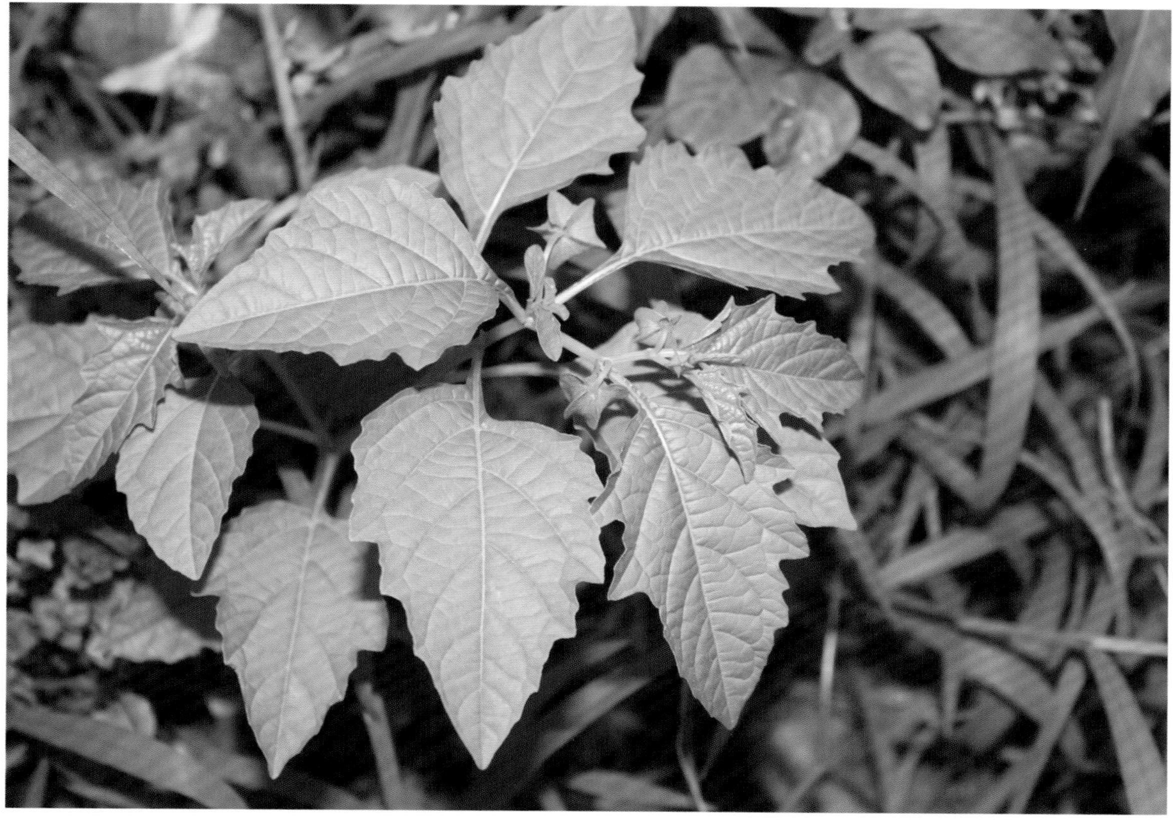

龙葵

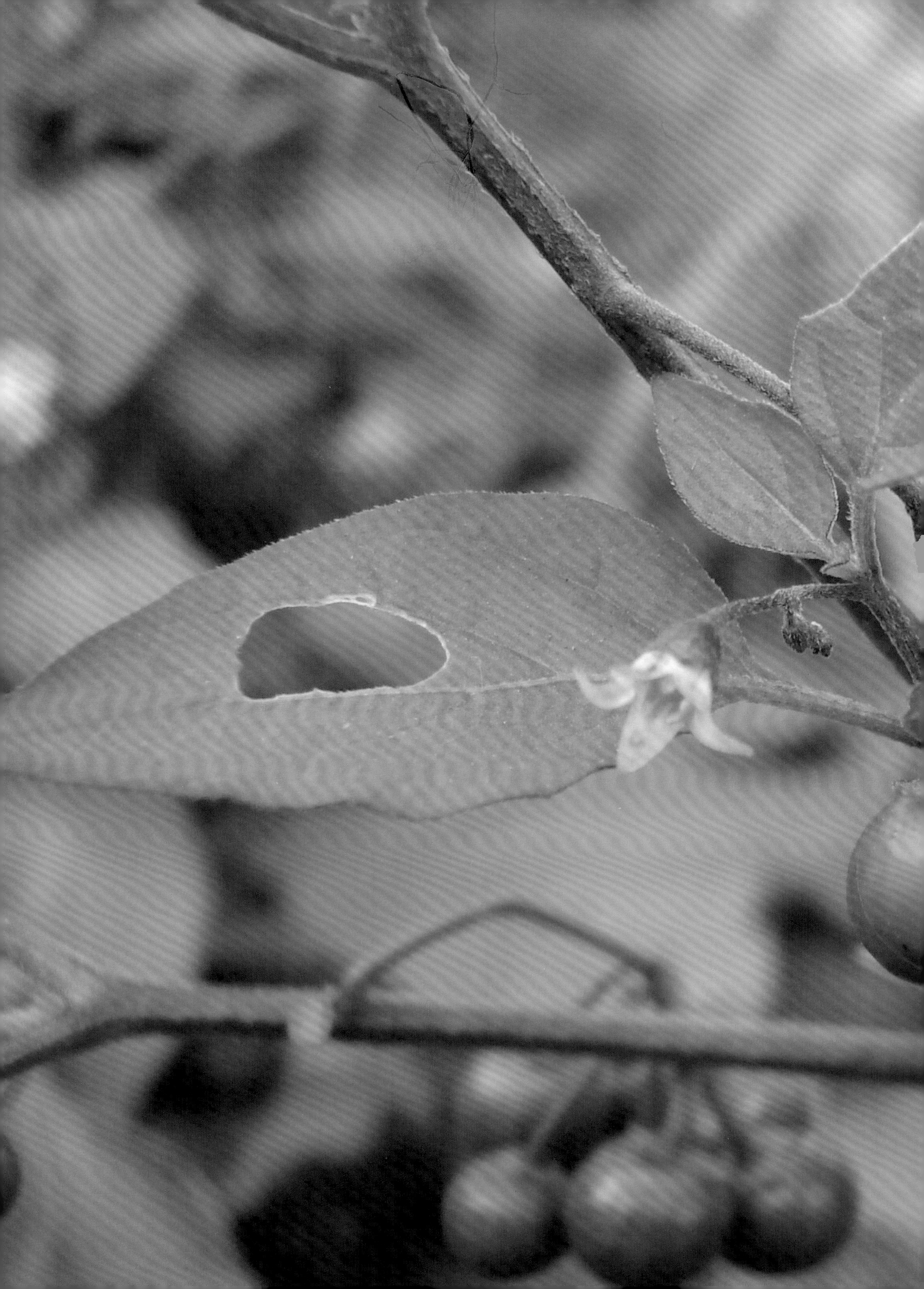

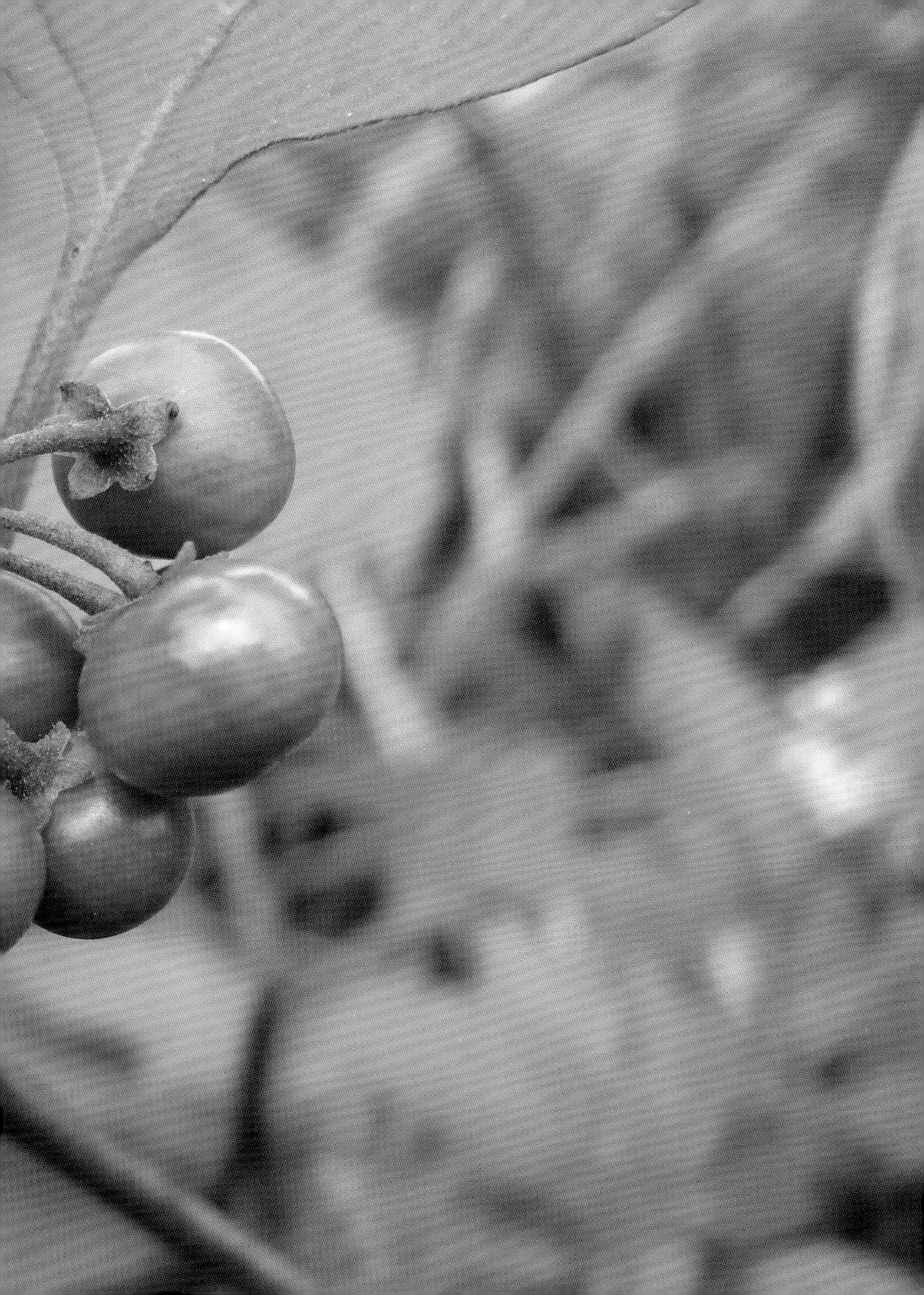

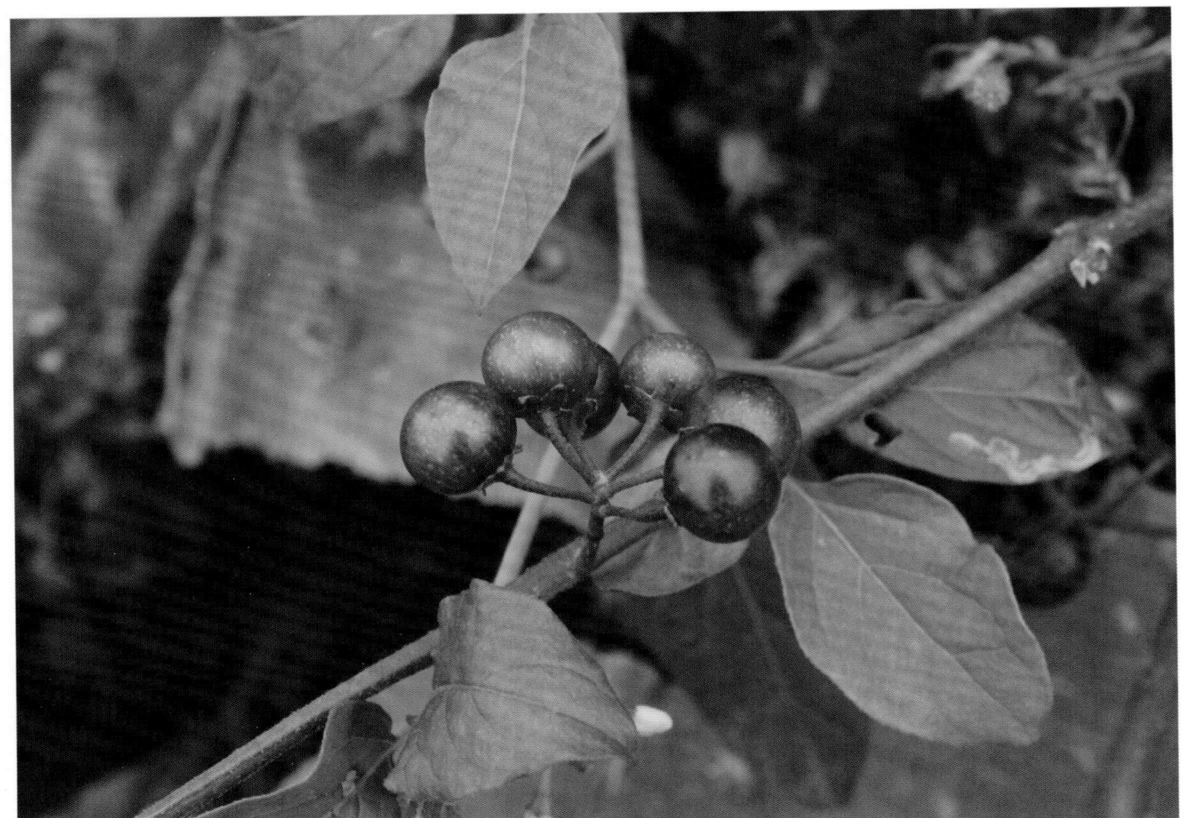

龙葵

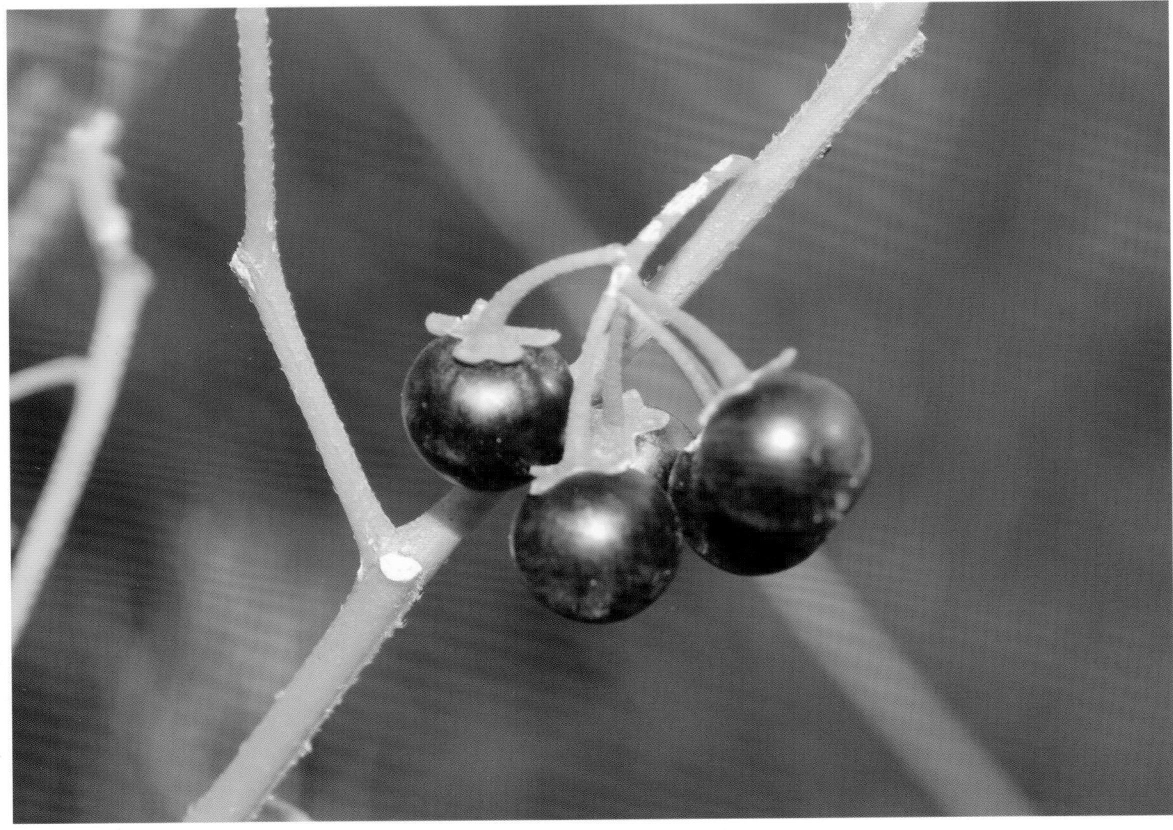

龙葵

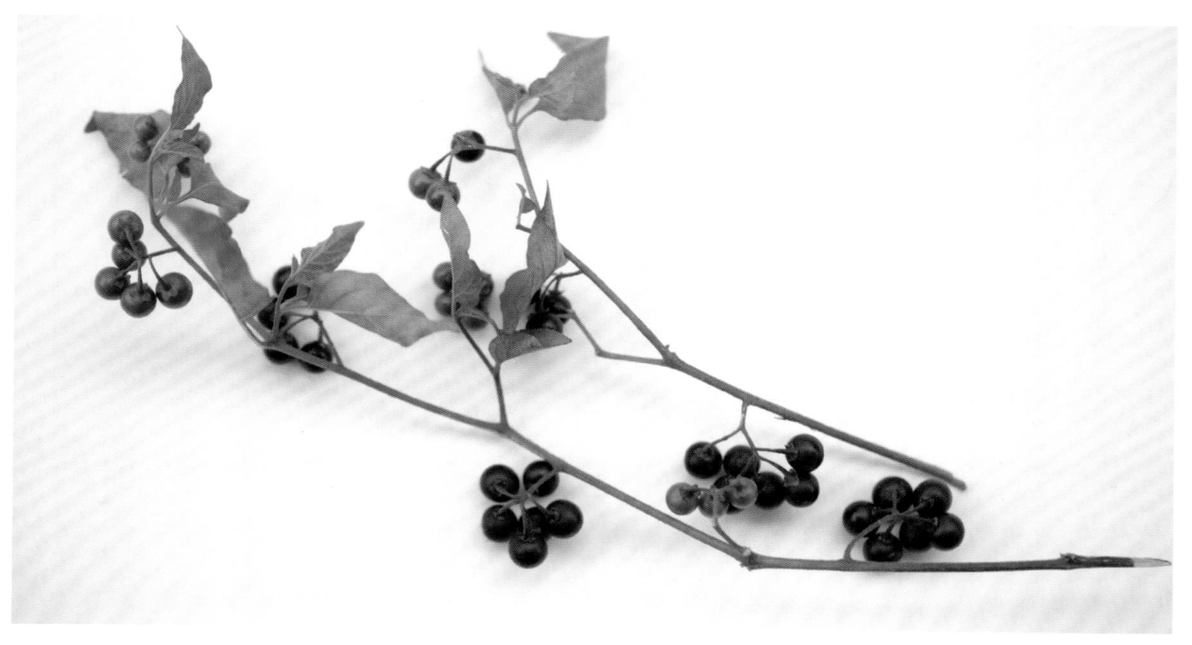
龙葵药材

药材鉴别

茎圆柱形，多分枝，长 30 ~ 70 cm，直径 2 ~ 10 cm，表面黄绿色，具纵皱纹。质硬而脆，断面黄白色，中空。叶皱缩或破碎，完整者呈卵形或椭圆形，长 2 ~ 5 cm，宽 2 ~ 6 cm，先端锐尖或钝，全缘或有不规则波状锯齿，暗绿色，两面光滑或疏被短柔毛。聚伞花序蝎尾状，花多脱落，花萼棕褐色，花冠棕黄色。浆果球形，黑色或绿色，皱缩。种子多数，棕色。气微，味淡。以茎叶色绿、带果者为佳。

功效主治

清热解毒，活血消肿。主治疔疮，痈肿，丹毒，跌仆扭伤，慢性气管炎，肾炎水肿。

用法用量

内服：煎汤，15 ~ 30 g。外用：适量，捣烂外敷或水煎洗。

民族药方

1．恶疮，痈肿　龙葵全草适量。捣烂敷。

2．毒蛇咬伤　龙葵、六月雪鲜叶各 30 g。捣烂取汁内服，药渣外敷，连用 2 日。

3．血崩不止　龙葵 30 g，佛指甲 15 g。水煎服。

4．癌症胸腔积液、腹水　鲜龙葵 500 g（或干品 120 g）。水煎服，每日 1 剂。

5．妇女湿热带下症　霜后龙葵全株适量。洗净切寸段，用 150 ~ 250 g。白带色见黄者加国槐鲜枝叶 50 ~ 100 g。白带色见红夹出血者，加凤眼草 50 ~ 100 g。上药加水 1500 ~ 2000 ml，炉火煮开 20 分钟。先熏局部，待温后再洗。每日 1 剂，熏洗 2 次。

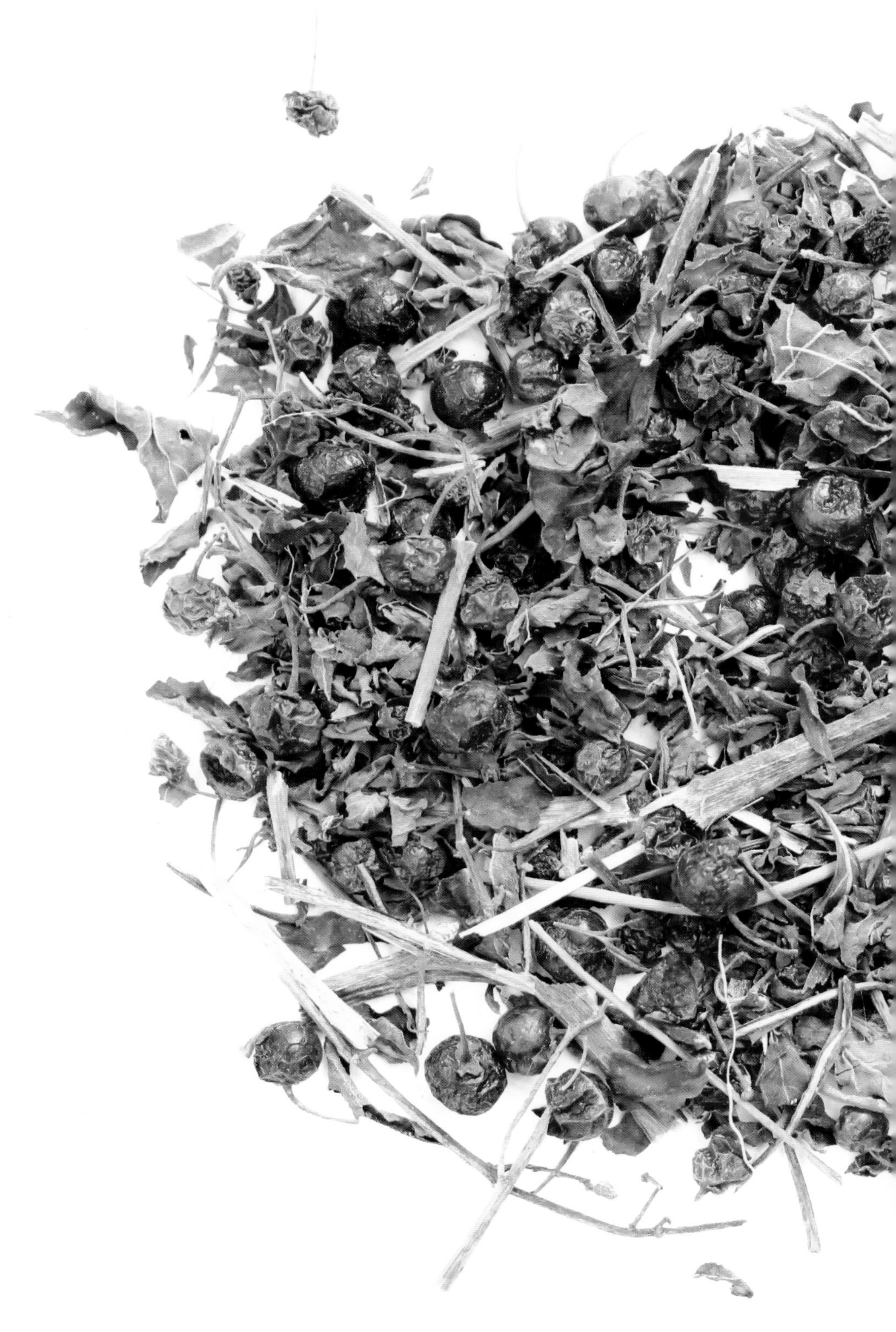

龙葵

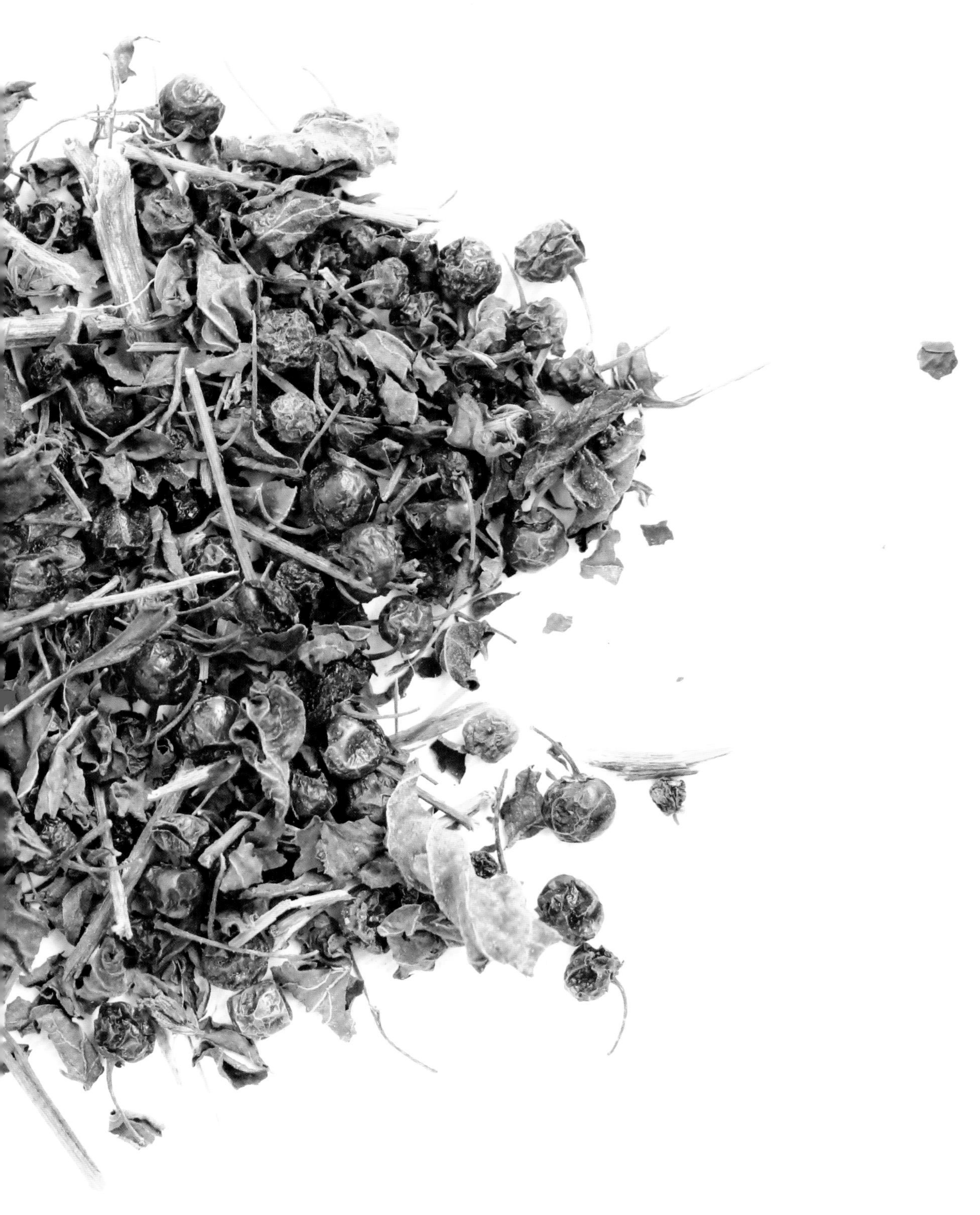

龙葵饮片

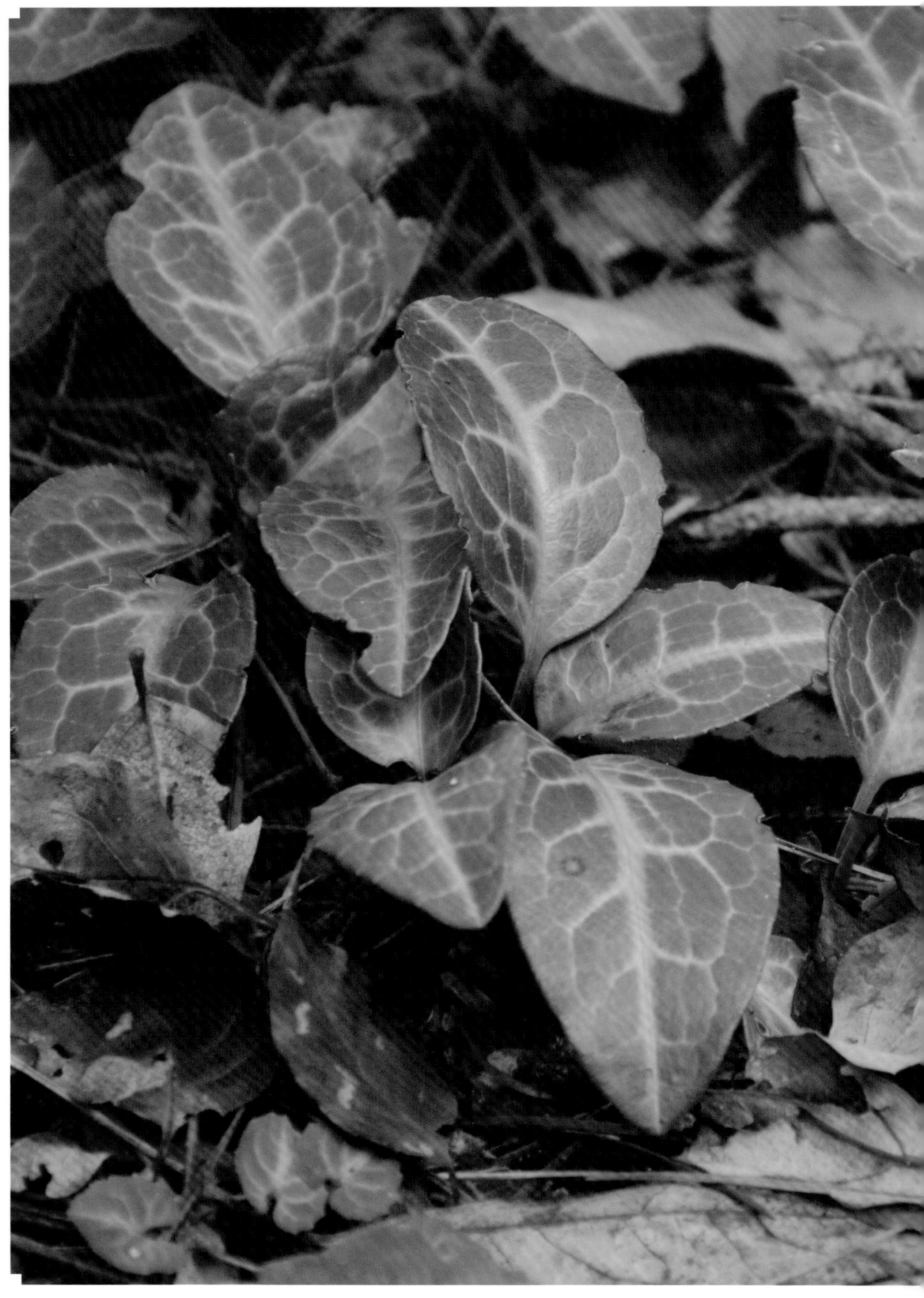

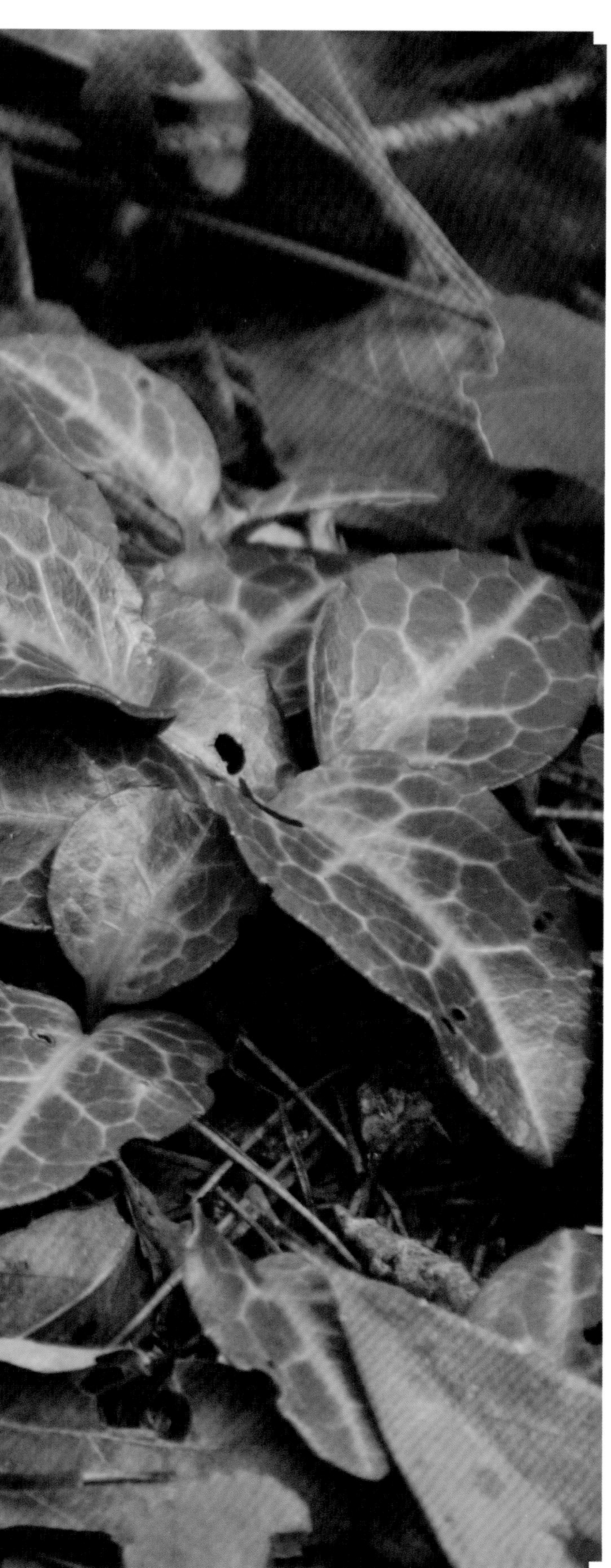

鹿衔草

【苗 药 名】锐巴麦棍。

【别　　名】鹿含草、肺心草、破血丹。

【来　　源】本品为鹿蹄草科植物鹿蹄草 *Pyrola calliantha* H. Andre. 的全草。

【性味归经】味甜、苦，性热。归冷经、慢经、半边经。

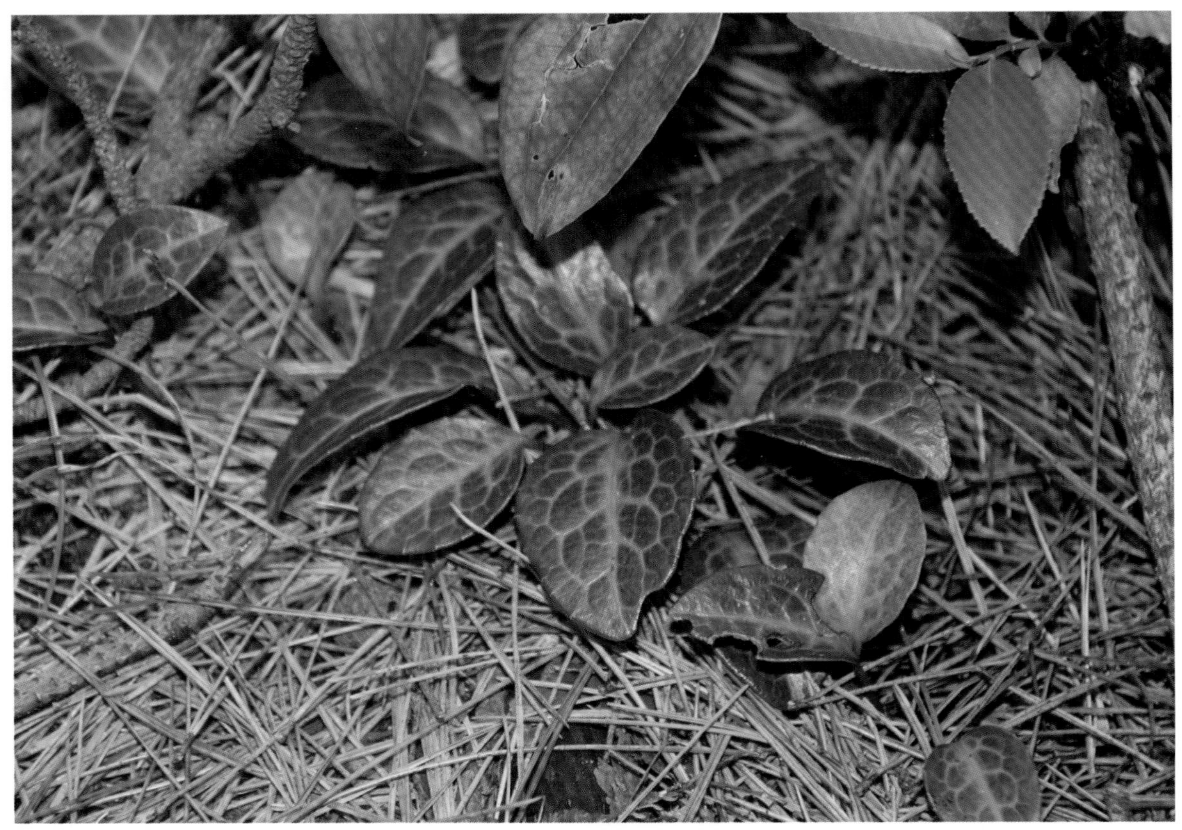

鹿蹄草

识别特征

多年生常绿草本植物。根状茎长而横生，斜升，连同花葶高 15 ~ 30 cm。叶基生、革质，4 ~ 7 片，叶柄长 2.0 ~ 5.5 cm；叶片椭圆形或卵形，长 3.0 ~ 5.2 cm，宽 2.2 ~ 3.5 cm，顶端圆钝，边缘近全缘或有疏齿，背面有白霜，有时带紫色。花葶有 1 ~ 2 枚鳞片状苞片；总状花序有花 9 ~ 13 朵，长 13 ~ 16 cm；小苞片长舌形，长 6.0 ~ 7.5 mm，萼片舌形，长 5.0 ~ 7.5 mm，边缘近全缘，花冠白色，直径 1.5 ~ 2.0 cm，花瓣倒卵状椭圆形，长 6 ~ 10 mm；雄蕊 10，花药长圆柱形，有小角，黄色，花柱淡红色，微伸出花冠。蒴果扁球形，高 5.0 ~ 5.5 mm，直径 7.5 ~ 9.0 mm。花期 6—8 月，果期 8—9 月。

生境分布

生长于林下或阴湿处。分布于贵州、湖南、湖北、云南、四川、河北、山西、陕西、甘肃、西藏等省区。

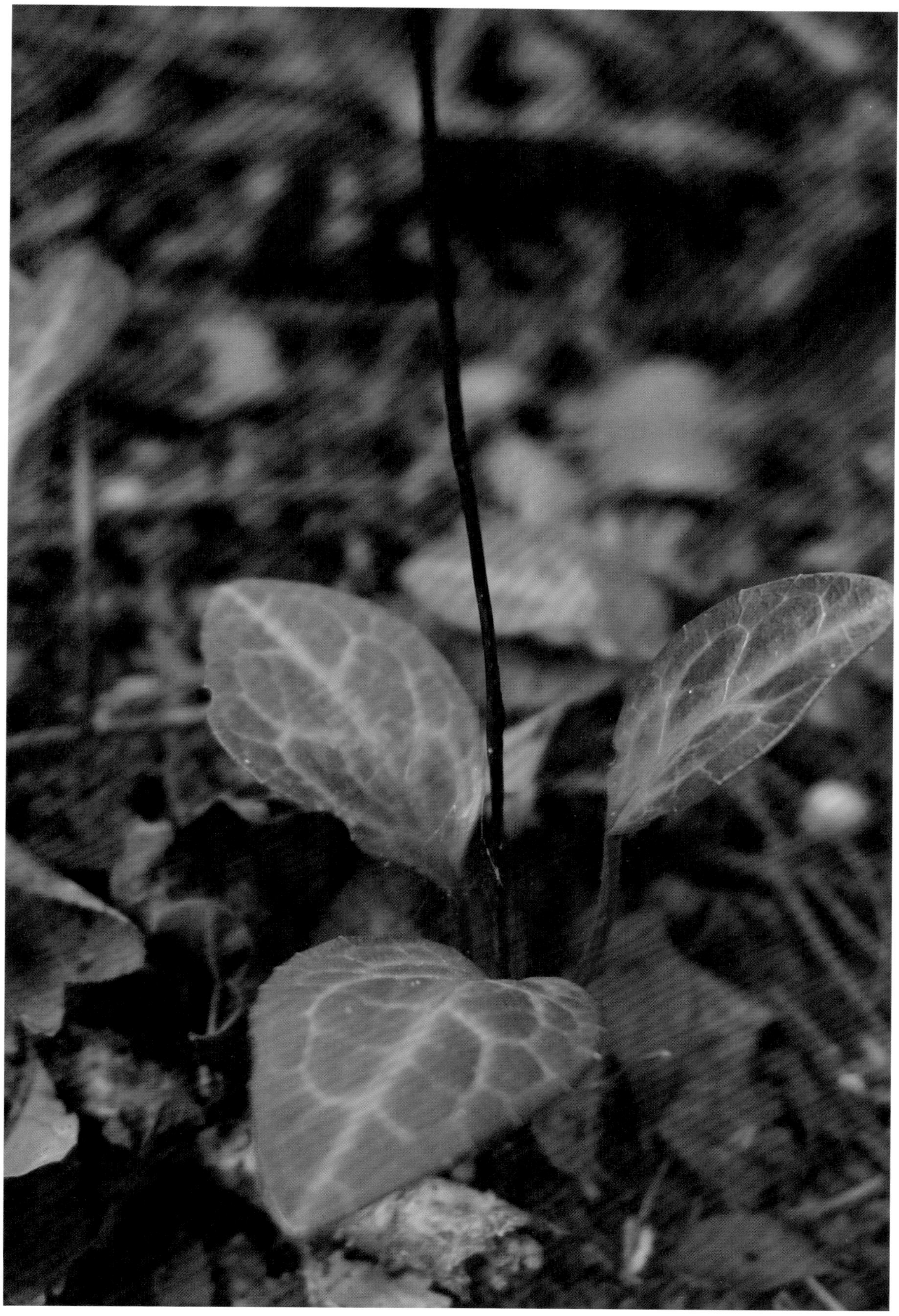

鹿蹄草

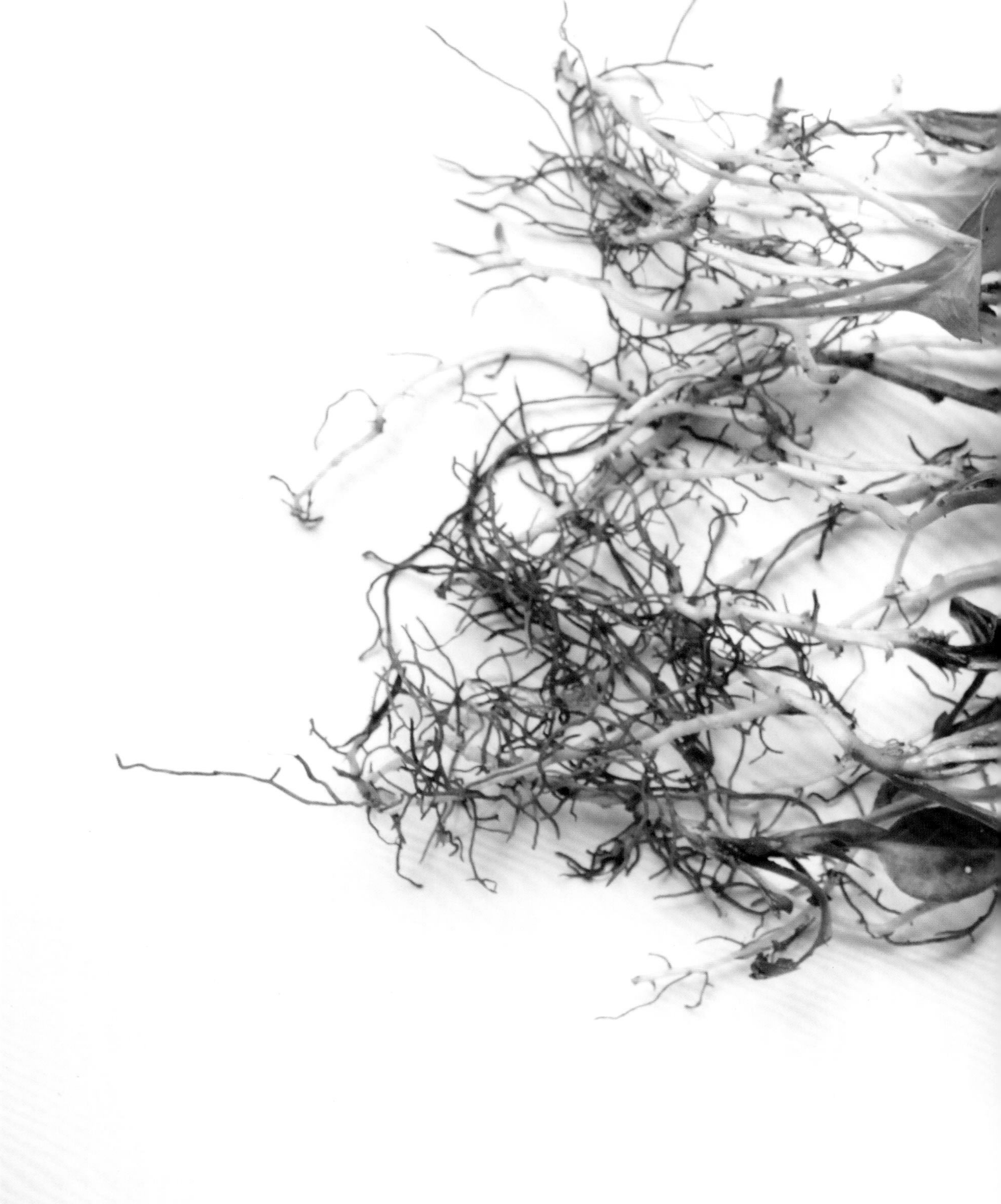

鹿衔草

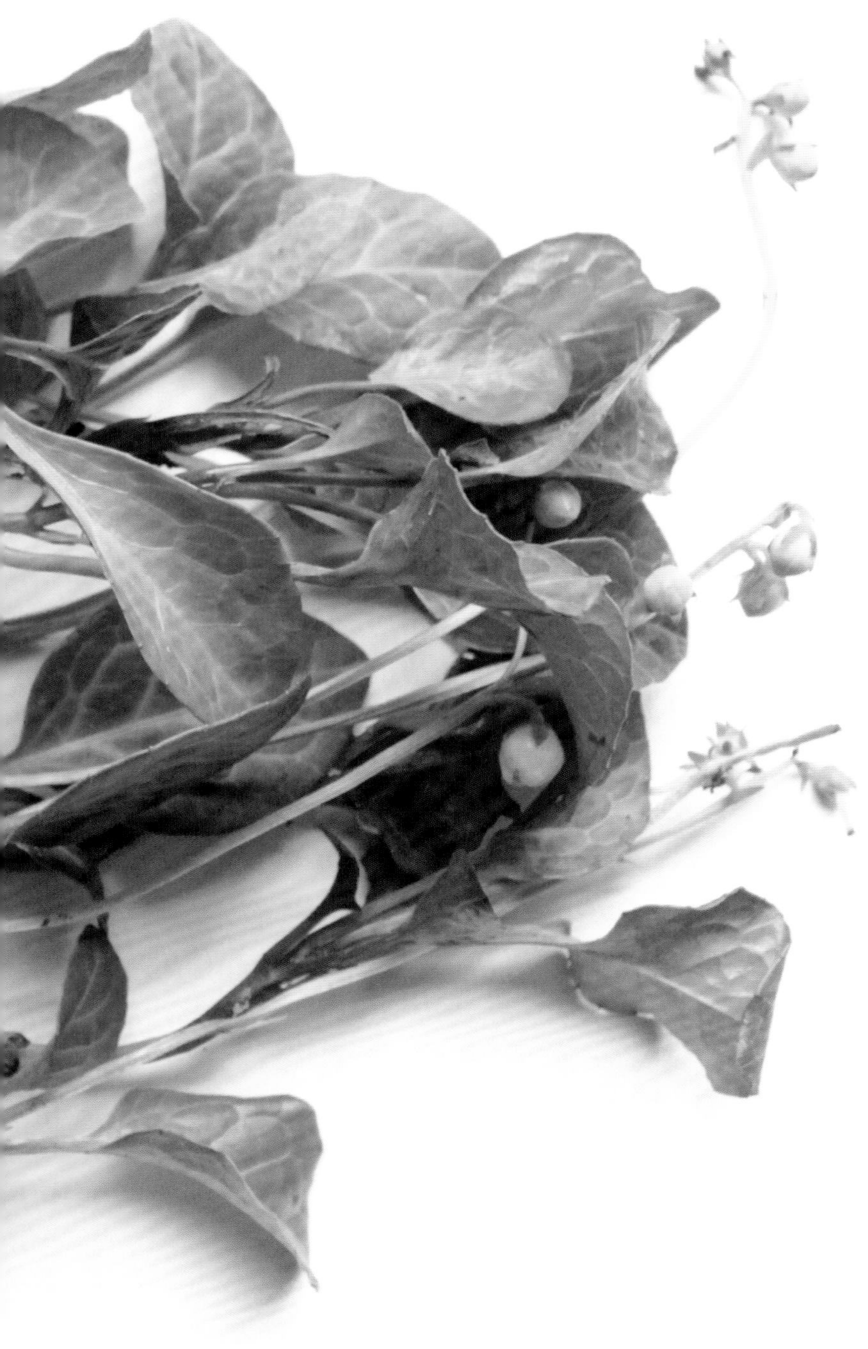

鹿衔草药材

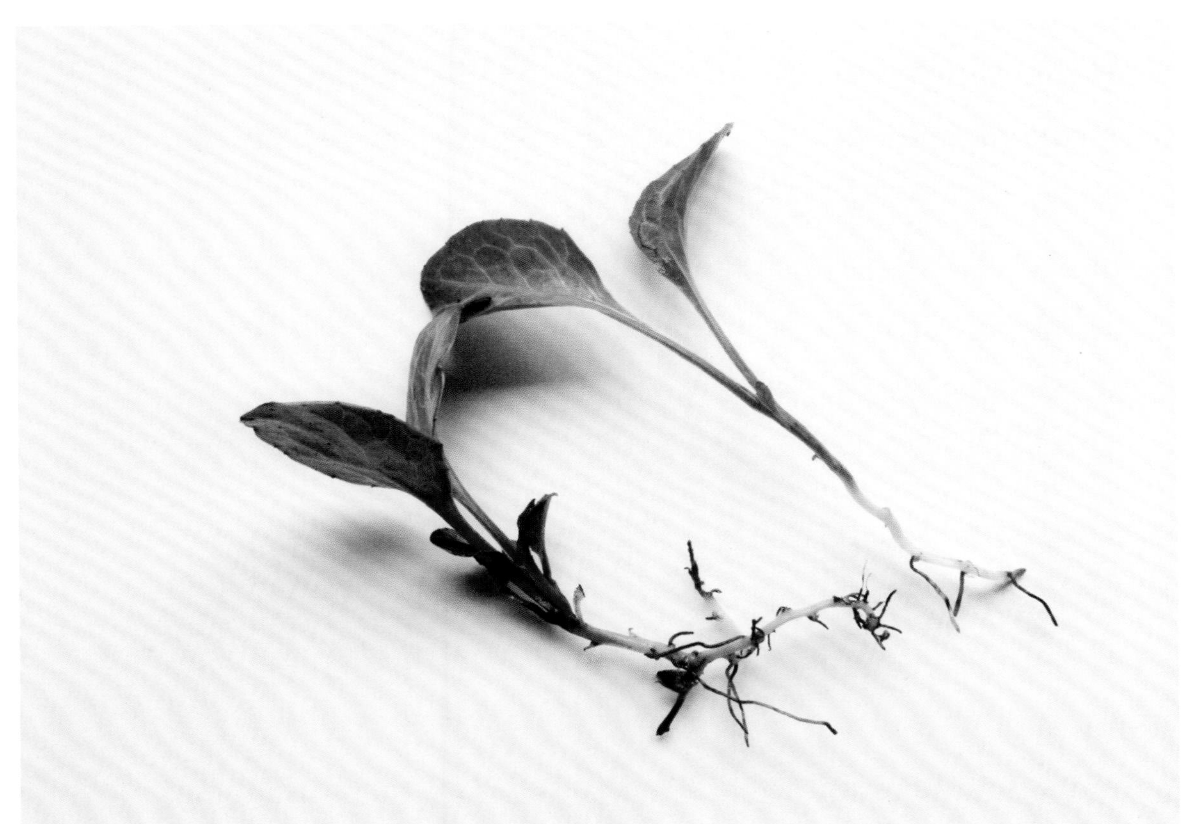

鹿衔草药材

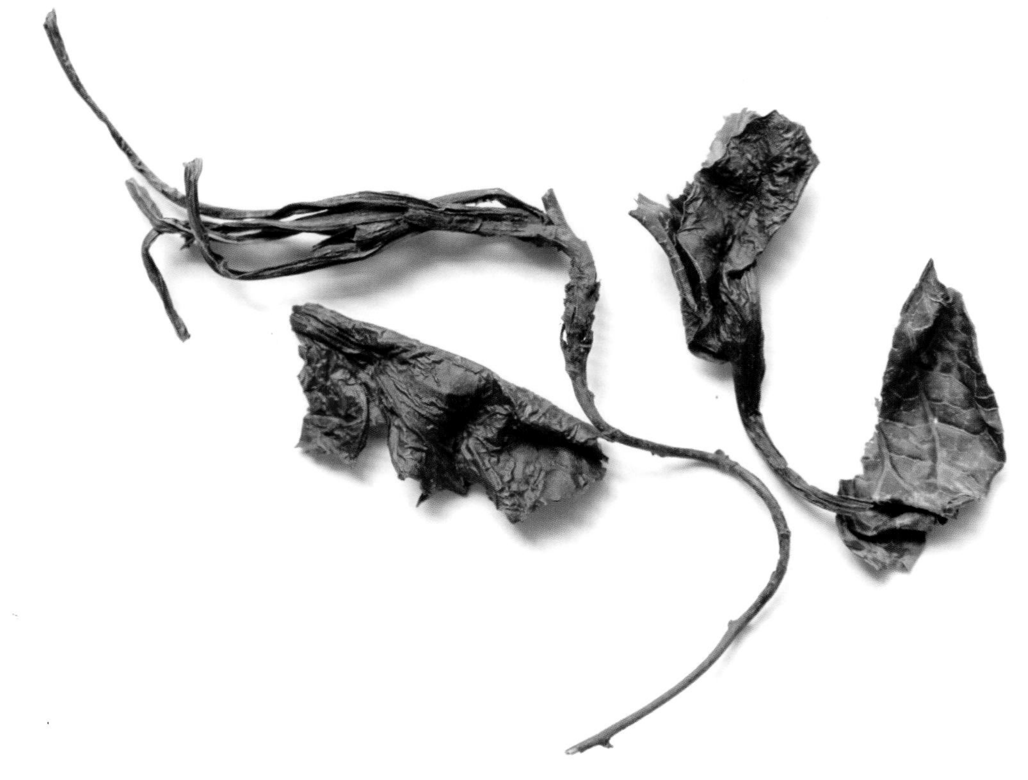

鹿衔草药材

采收加工

栽后 3 ~ 4 年采收，全年可采，一般在 4 月挖取全株。也可在 9—10 月结合分株进行，挖大留小，每隔 6 ~ 10 cm 留苗 1 株。以后每隔 1 年可采收 1 次。将采收的鹿衔草洗净泥土，晒至全叶片较软略抽缩时，堆压发汗，盖麻袋等物，至叶片两面变成紫红色或紫褐色，再晒或炕干即可。

药材鉴别

根茎细长。茎圆柱形或具纵棱，长 10 ~ 13 cm。叶基生，卵圆形或近圆形，长 2 ~ 8 cm，暗绿色或紫褐色，先端圆或尖，全缘或稀疏小锯齿，边缘略反卷，上表面有时沿脉有白色的斑纹，下表面有时有白粉。总状花序，有花 4 ~ 10 朵，花瓣下垂，萼片 5，舌形或卵状长圆形；花瓣 5，早落，雄蕊 10，花药基部有小角，顶孔开裂；花柱外露，有环状突起的柱头盘。蒴果扁球形，直径 7 ~ 10 mm，5 纵裂，裂瓣边缘有蜘丝状毛。气微，味淡、微苦。以叶片多、紫红色者为佳。

功效主治

补肾强骨，祛风除湿，止咳，止血。主治肾虚腰痛，风湿痹痛，筋骨痿软，新旧咳嗽，吐血，衄血，崩漏，外伤出血。

用法用量

内服：煎汤，15 ~ 30 g；研末，6 ~ 9 g。外用：适量，捣烂外敷或研末撒；或煎水洗。

民族药方

1．咳嗽，咯血　鹿衔草 30 g，见血青 15 g。煨水服，每日 3 次。

2．盗汗　鹿衔草、夜寒苏各 10 g。炖猪肉吃。

3．蛇风症　鹿衔草、水马鞭草各 10 g，菖蒲、蛇泡草各 5 g。水煎服。

4．崩漏　鹿衔草 100 g，猪肉 500 g。炖熟服用。

5．咳嗽，气喘　鹿衔草 15 g，贝母、紫苏子、桔梗、款冬花、陈皮各 9 g。水煎服。

6．小儿遗尿　鹿衔草 15 g，猪肉 250 g。加水炖烂，吃肉饮汤，每晚睡前服。连服 3 剂为 1 个疗程。

7．颈性眩晕　鹿衔草注射液。每支 2 ml，含生药 0.5 g，肌内注射，每次 4 ml，每日 2 次，1 周为 1 个疗程。

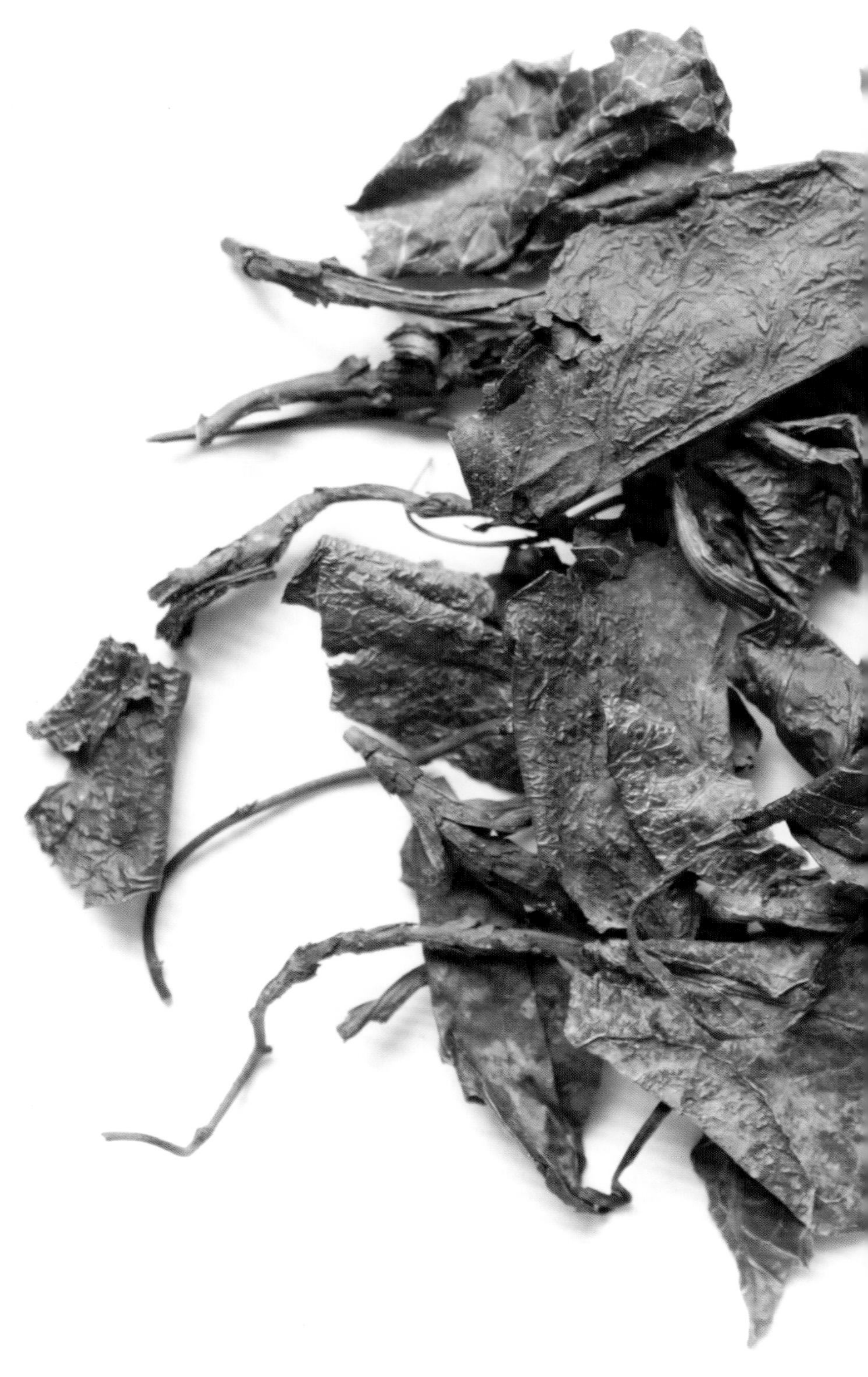

鹿衔草

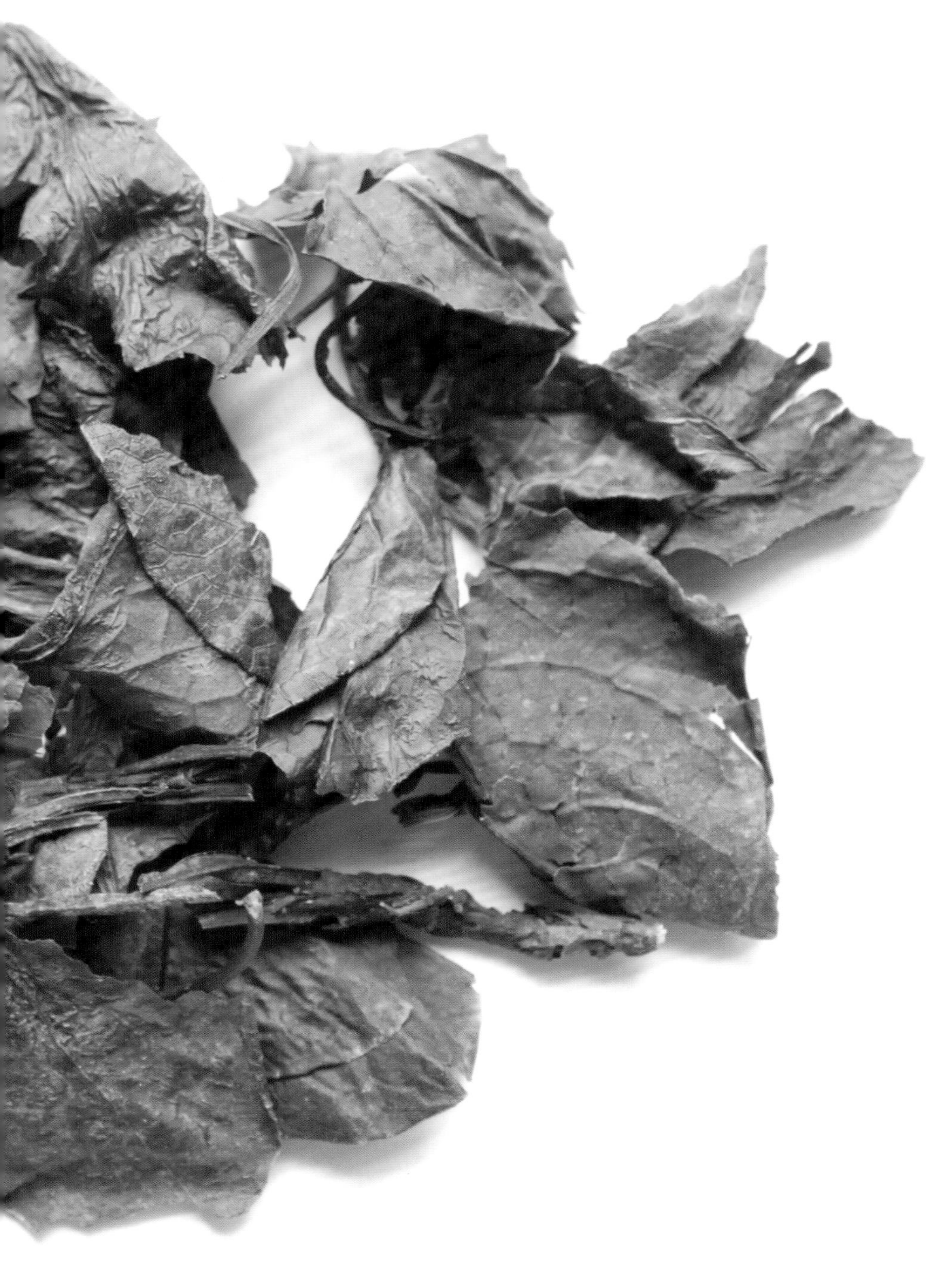

鹿衔草饮片

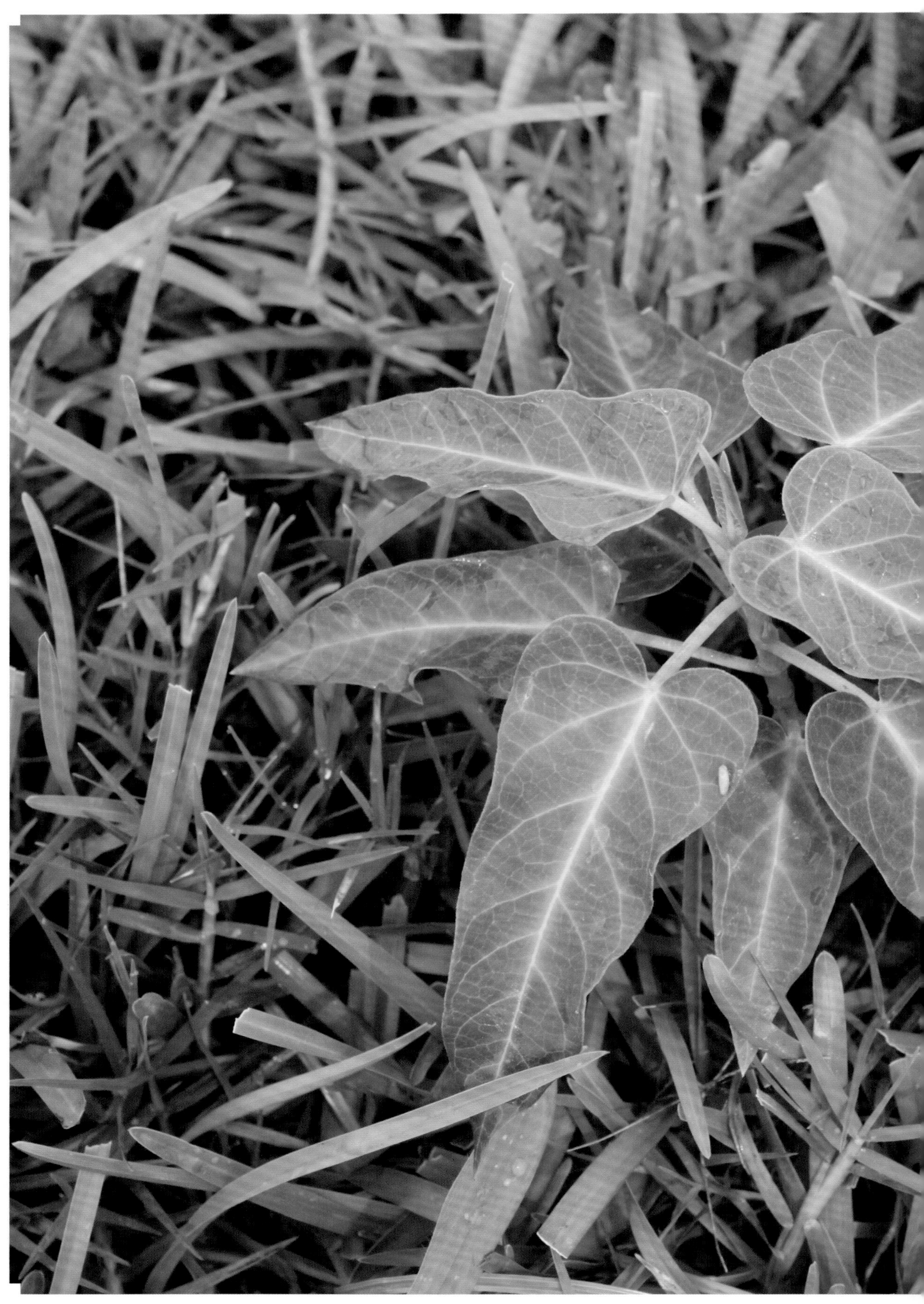

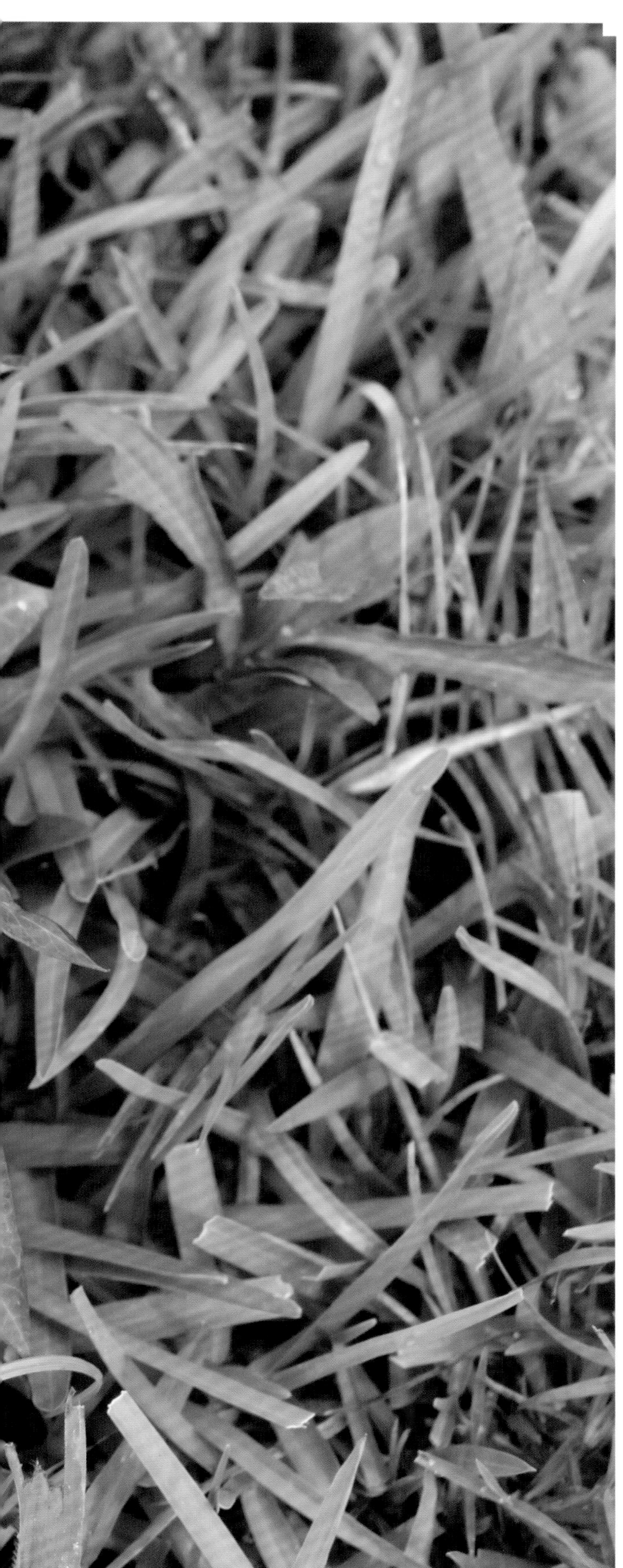

萝藦

【苗药名】锐角倒劳。

【别　名】奶浆草、奶浆藤。

【来　源】本品为萝藦科植物萝藦 *Metaplexis japonica*（Thunb.）Makino 的全草或根。

【性味归经】味甜、淡，性微热。归冷经。

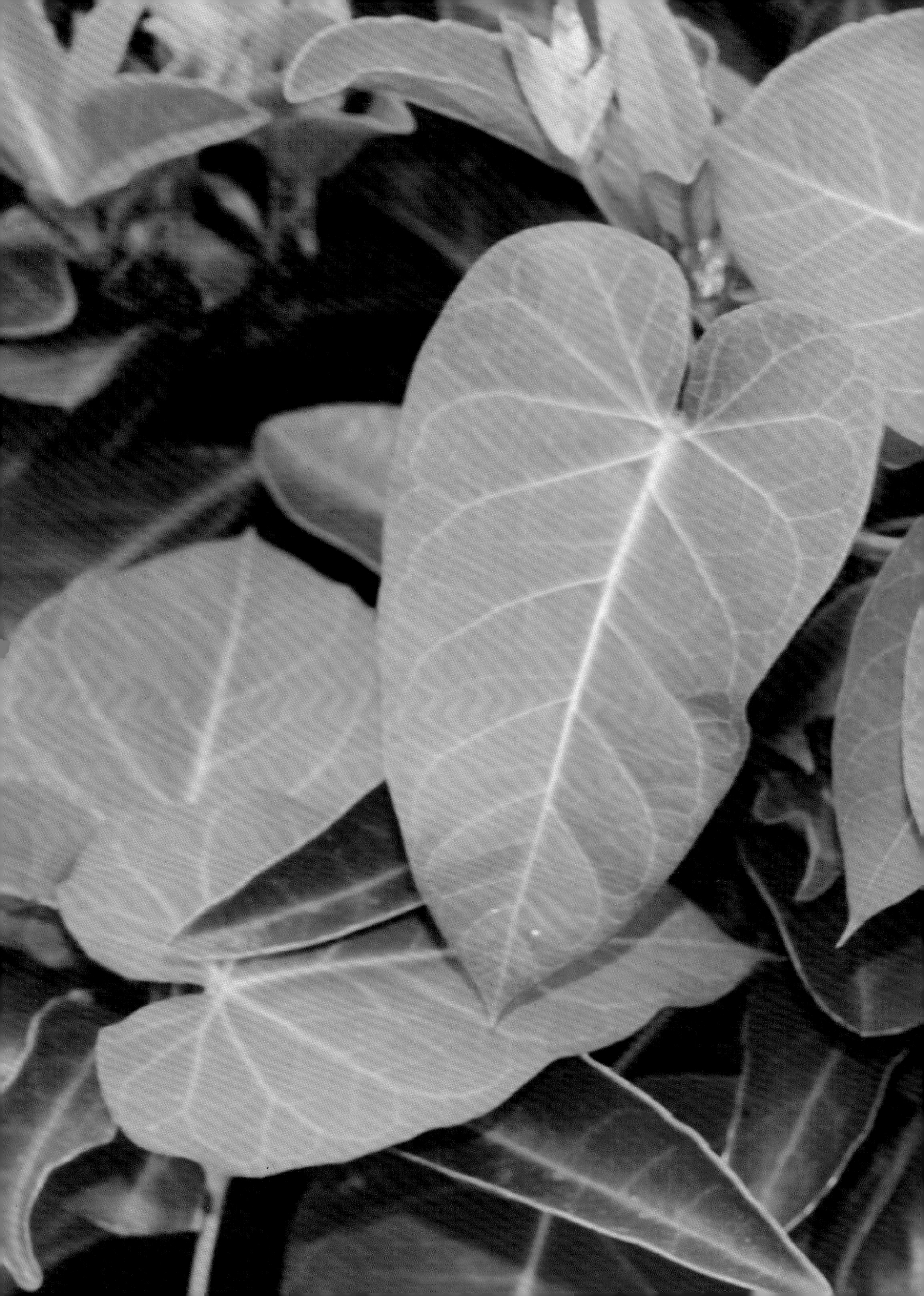

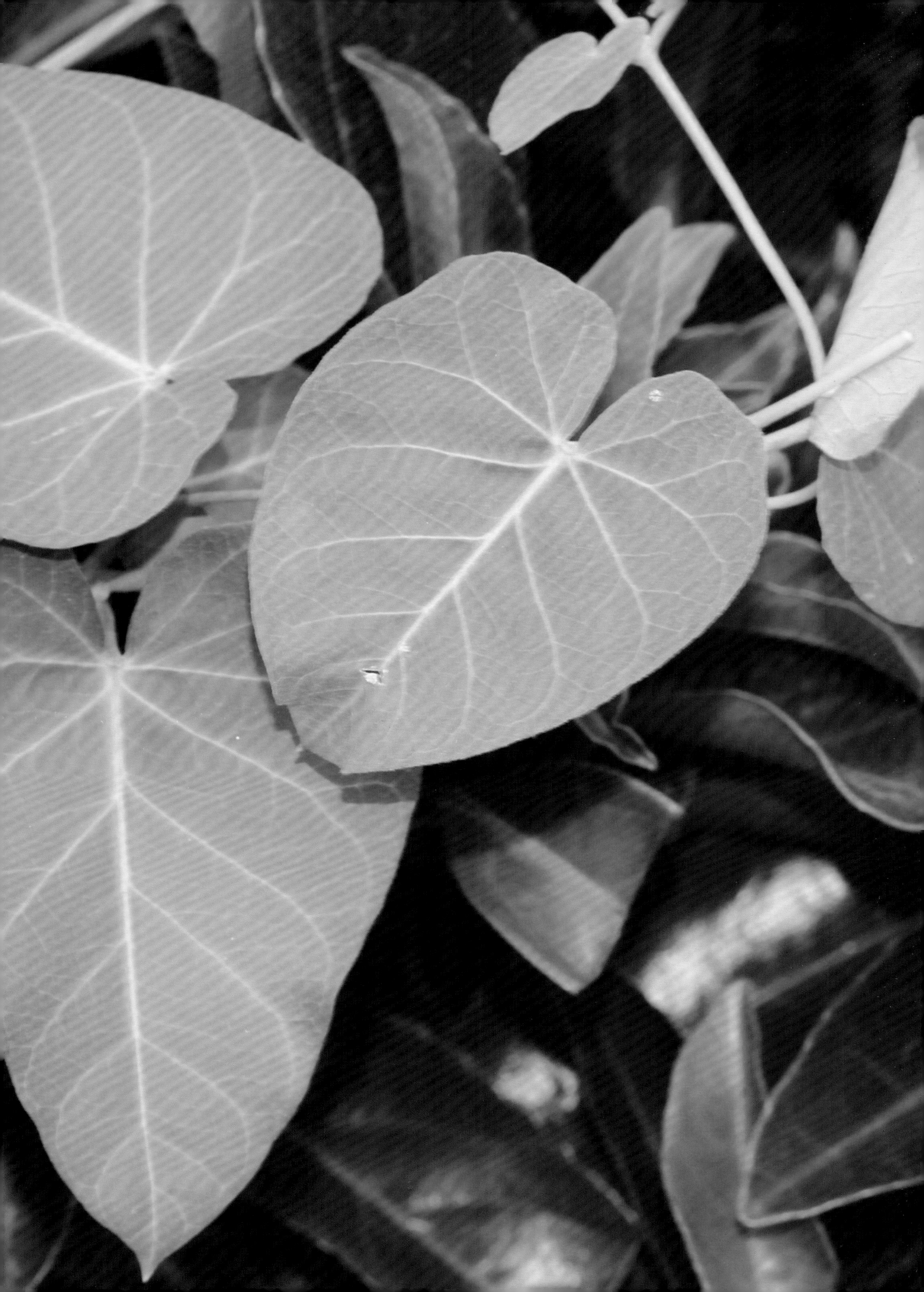

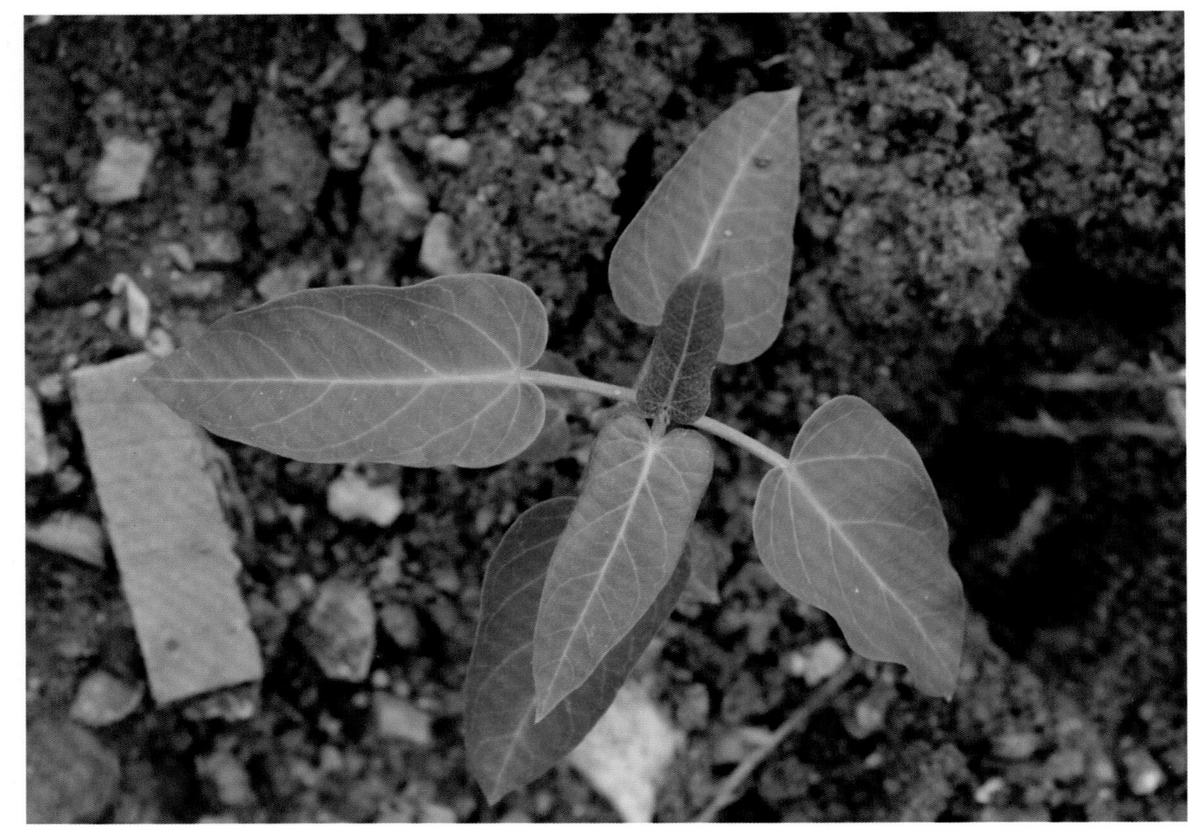

萝藦

识别特征

多年生草质藤本植物，长达 8 m，全株具乳汁。茎下部木质化，上部较柔韧，有纵条纹，幼时密被短柔毛，老时毛渐脱落。叶对生，膜质；先端具丛生腺体；叶片卵状心形，长 5 ~ 12 cm，宽 4 ~ 7 cm，先端短渐尖，基部心形，叶耳圆，长 1 ~ 2 cm，上面绿色，下面粉绿色，两面无毛；侧脉 10 ~ 12 条，在叶背略明显，叶柄长 3 ~ 6 cm。总状聚伞花序腋生或腋外生，总花梗 6 ~ 12 cm，被短柔毛，花梗长约 8 mm，被短柔毛，小苞片膜质，披针形，花萼裂片披针形，外面被微毛；花冠白色，有淡紫红色斑纹，近辐状；花冠裂片张开，先端反折，基部向左覆盖；副花冠环状；着生于合蕊冠上，短 5 裂，裂片兜状；雄蕊连生呈圆锥状，并包围雌蕊在其中；花粉块下垂，子房无毛，柱头延伸成一长喙，先端 2 裂。蓇葖果叉生，纺锤形，平滑无毛，长 8 ~ 9 cm，先端渐尖，基部膨大。种子扁平，褐色，有膜质边，先端具白色绢质种毛。花期 7—8 月，果期 9—12 月。

生境分布

生长于林边荒地、河边、路旁灌木丛中。分布于东北、华北、华东及陕西、甘肃、河南、湖北、湖南、贵州等省区。

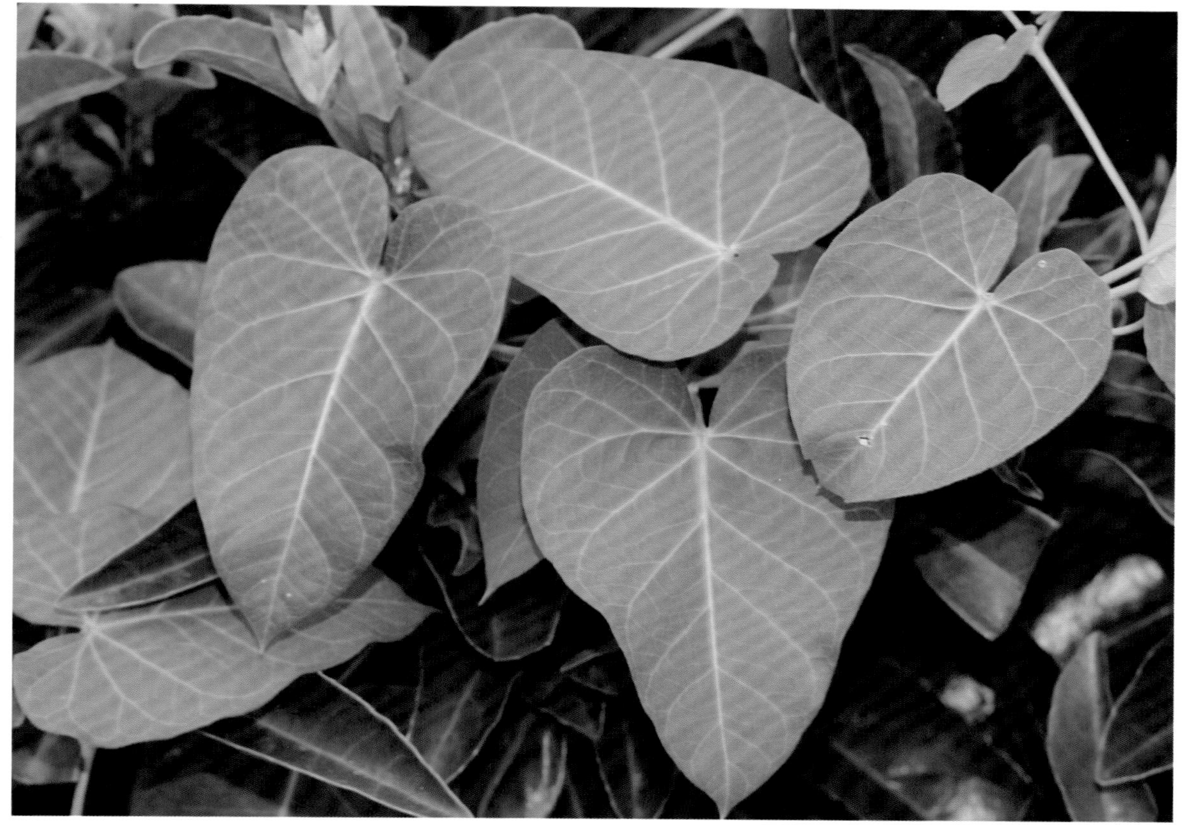

萝藦

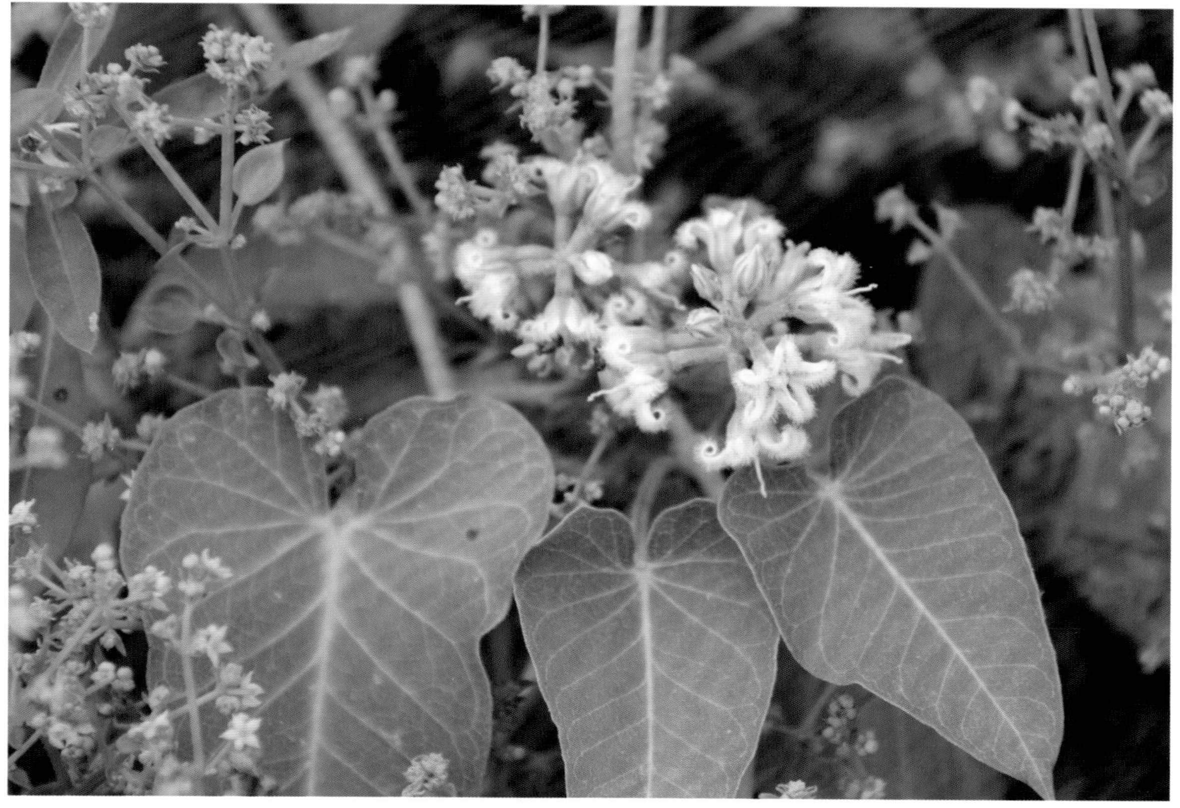

萝藦

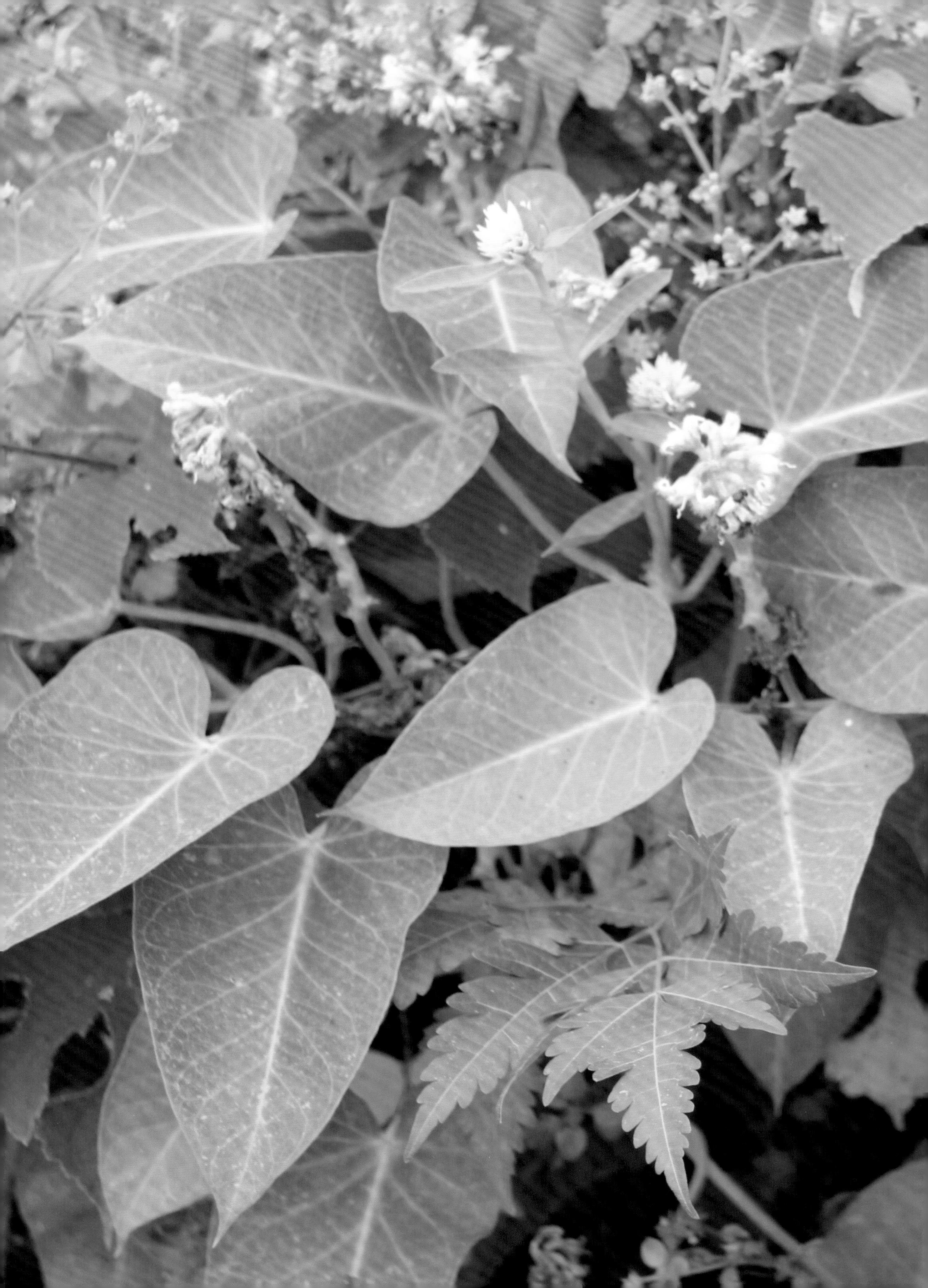

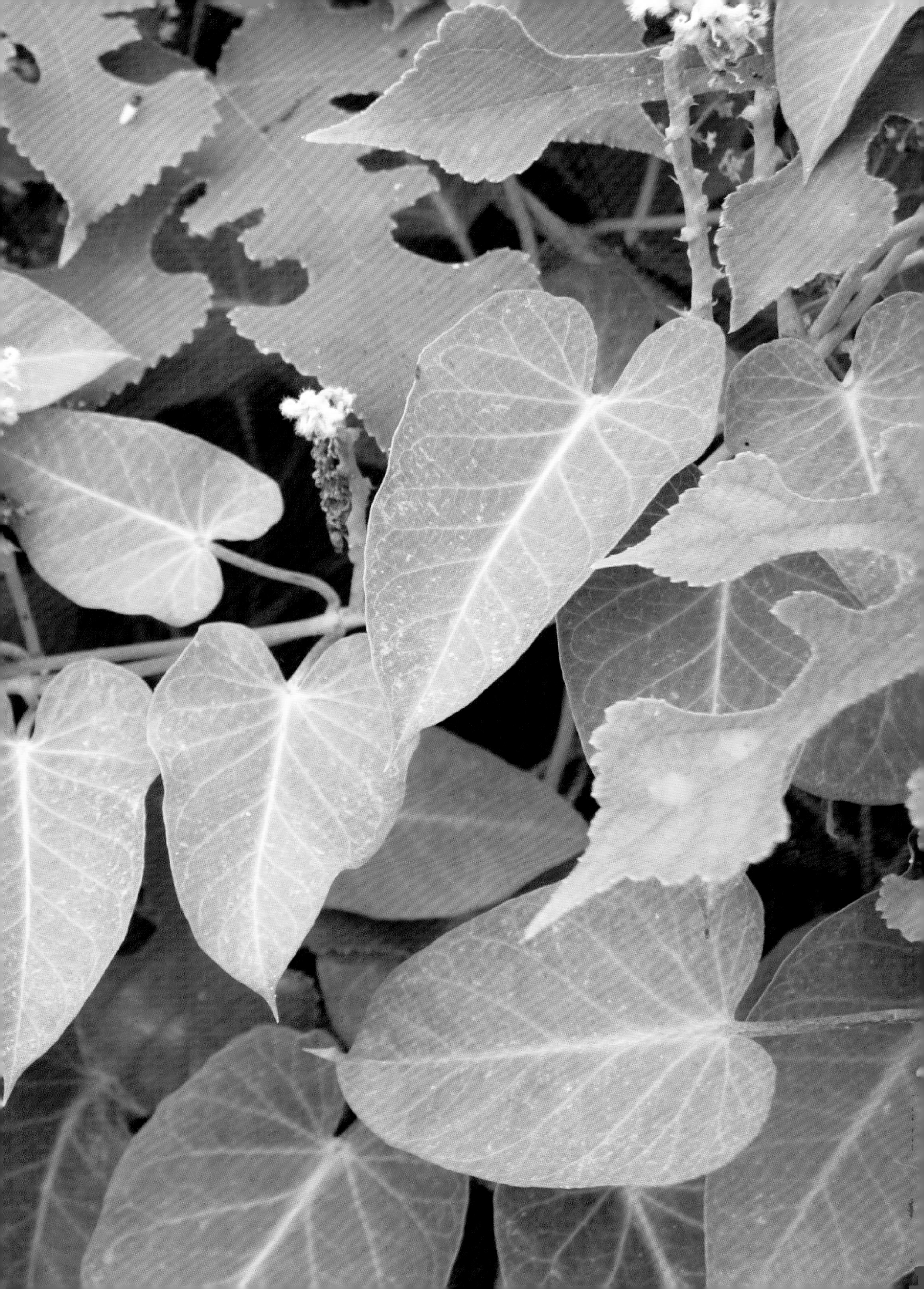

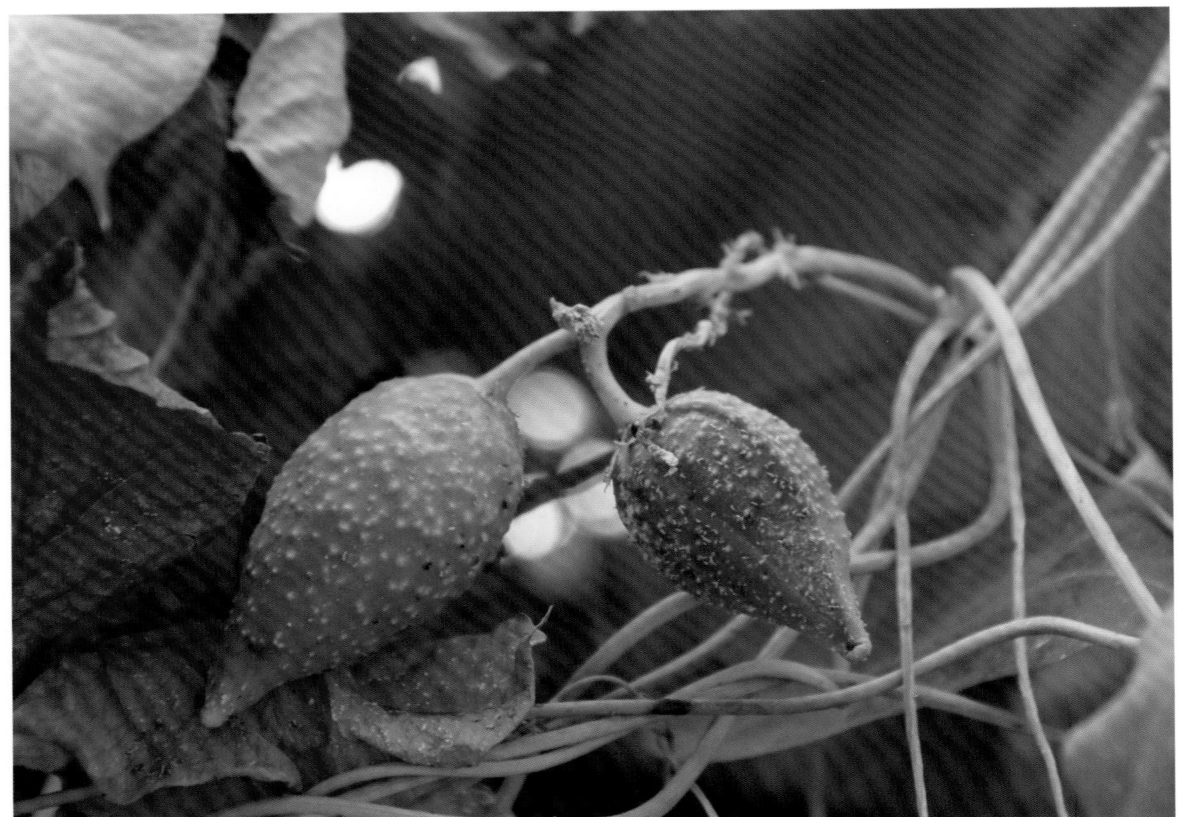

萝藦

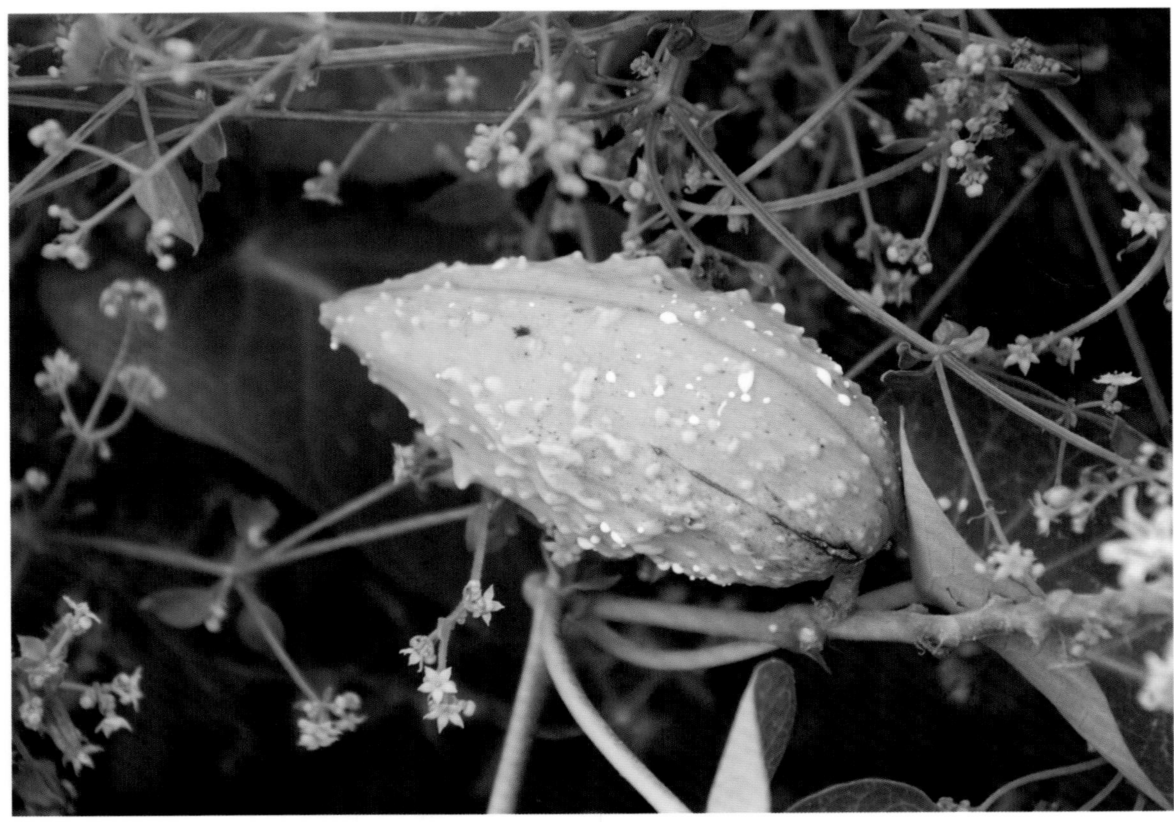

萝藦

药材鉴别

草质藤本，卷曲成团。根细长。直径 2 ~ 3 mm，浅黄棕色。茎圆柱形，扭曲，直径 1 ~ 3 mm，表面黄白色至黄棕色，具纵纹，节膨大；折断面髓部常中空，木部发达，可见数个小孔。叶皱缩，完整叶湿后叶片呈卵状心形，长 5 ~ 12 cm，宽 4 ~ 7 cm，背面叶脉明显，侧脉 5 ~ 7 对。气微，味甘平。

功效主治

补精益气，通乳，解毒。主治虚损劳伤，阳痿，遗精白带，乳汁不足，丹毒，瘰疬，疔疮，蛇虫咬伤。

用法用量

内服：煎汤，15 ~ 60 g。外用：鲜品适量，捣烂外敷。

民族药方

1. 乳汁不下　萝藦藤 9 ~ 15 g。水煎服。炖肉服可用 30 ~ 60 g。

2. 小儿疳积　萝藦藤 30 g，木贼草 15 g。研细末，每次用 15 g，蒸鸡肝吃，3 日吃 1 次，连吃 5 次。

3. 骨、关节结核　萝藦干根 30 ~ 45 g。加水适量，文火煎 6 ~ 8 小时，浓缩至 300 ml，去渣，服用时加酒适量，1 次服（解饮酒者加 45 ~ 60 g）。药渣同上法再煎服 1 次。3 个月为 1 个疗程，可连服 2 ~ 3 个疗程。小儿酌减。

4. 遗精，阳痿　萝藦全草 50 g，淫羊藿根 15 g。水煎服。

5. 产后乳汁不通　萝藦根 15 g，猪蹄 1 只。炖熟服用。

6. 疮痈　萝藦全草适量。捣烂敷患处。

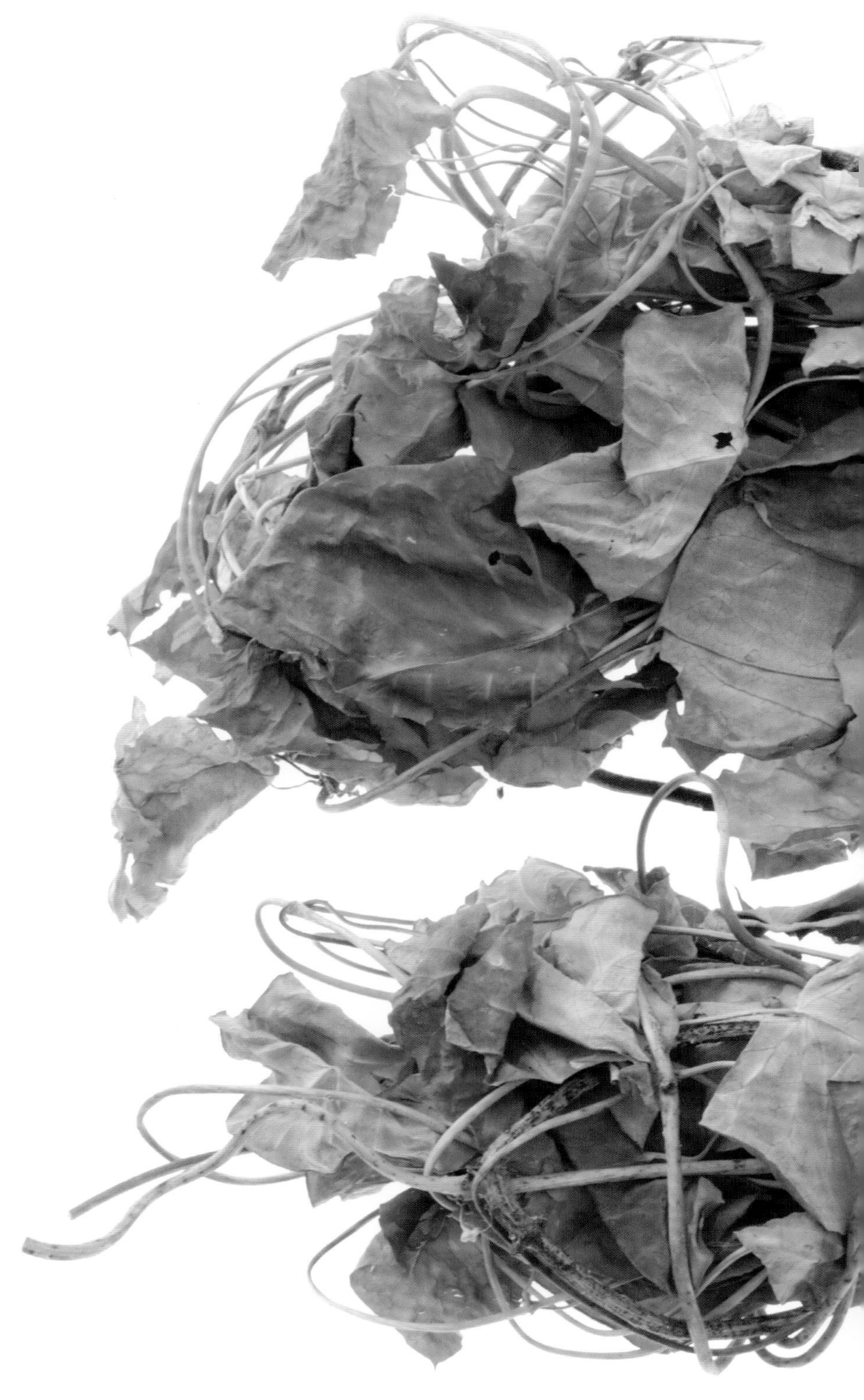

萝藦

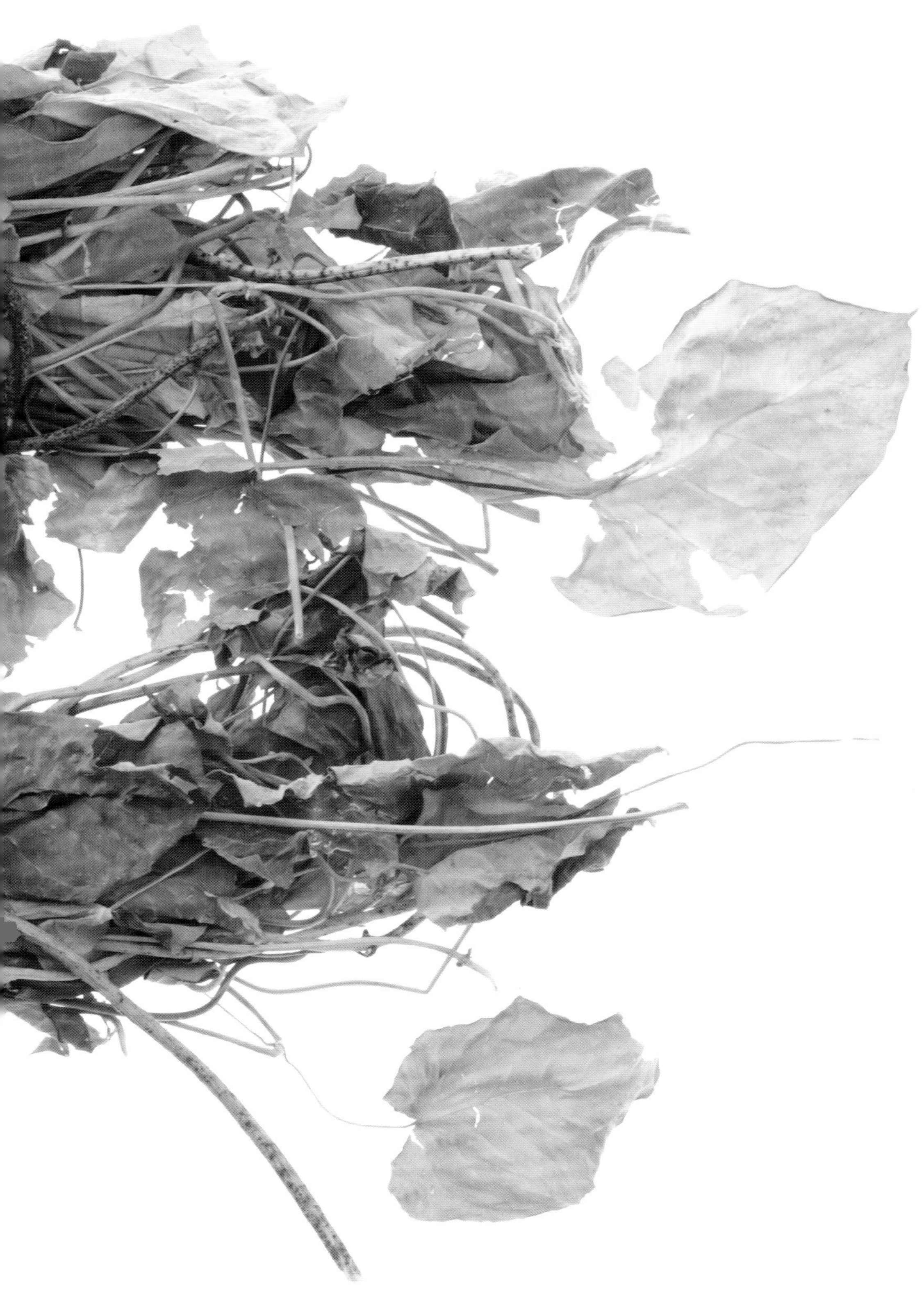

萝藦药材

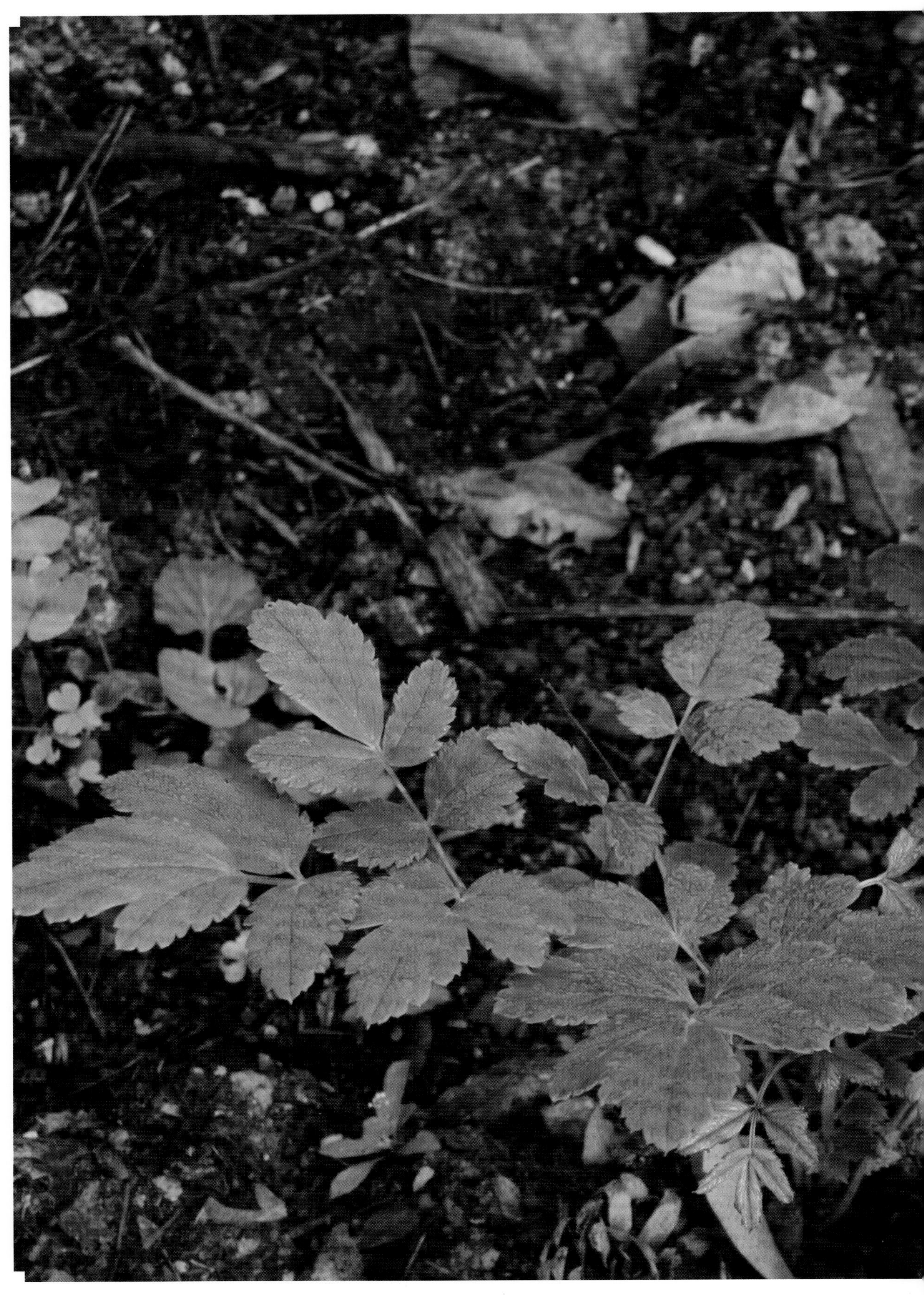

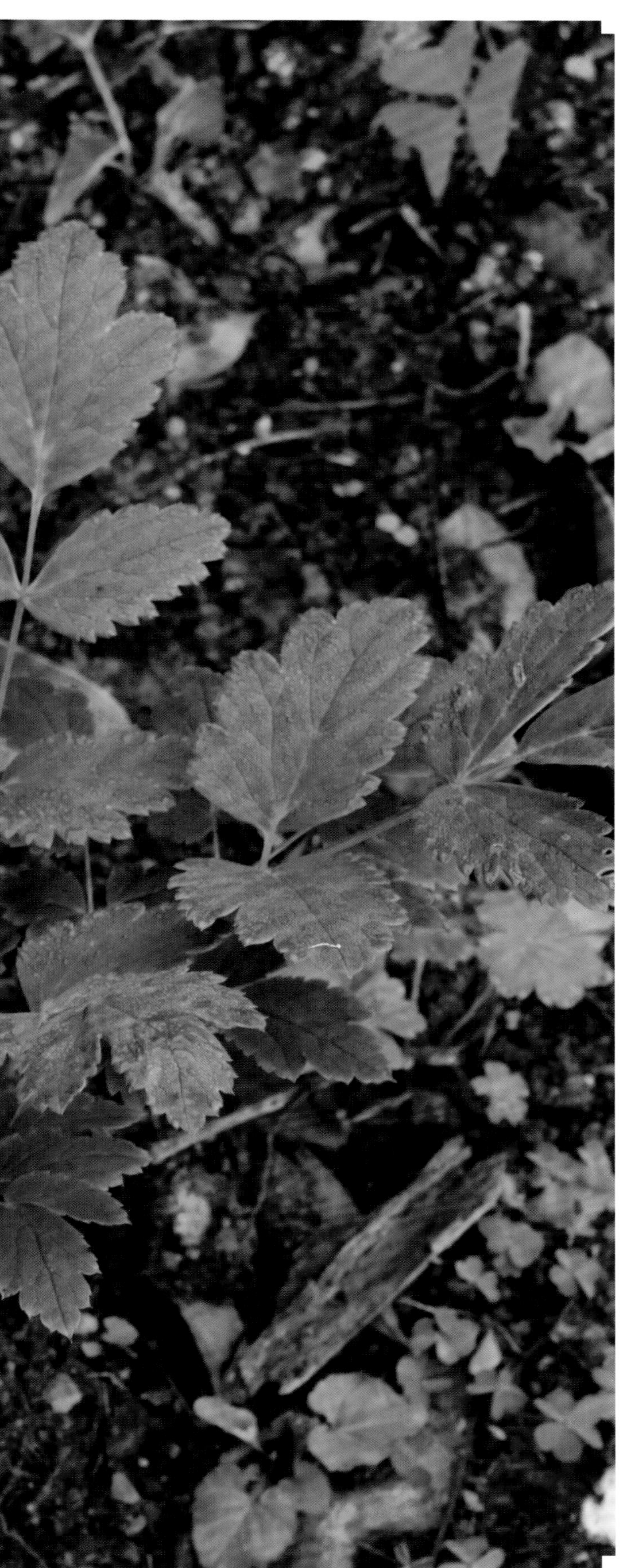

落新妇

【苗 药 名】锐沙老。

【别　 名】金尾蟮。

【来　 源】本品为虎耳草科植物落新妇 *Astilbe chinensis*（Maxim.）French. et Sav. 的全草及根茎。

【性味归经】味苦、涩，性冷。归热经。

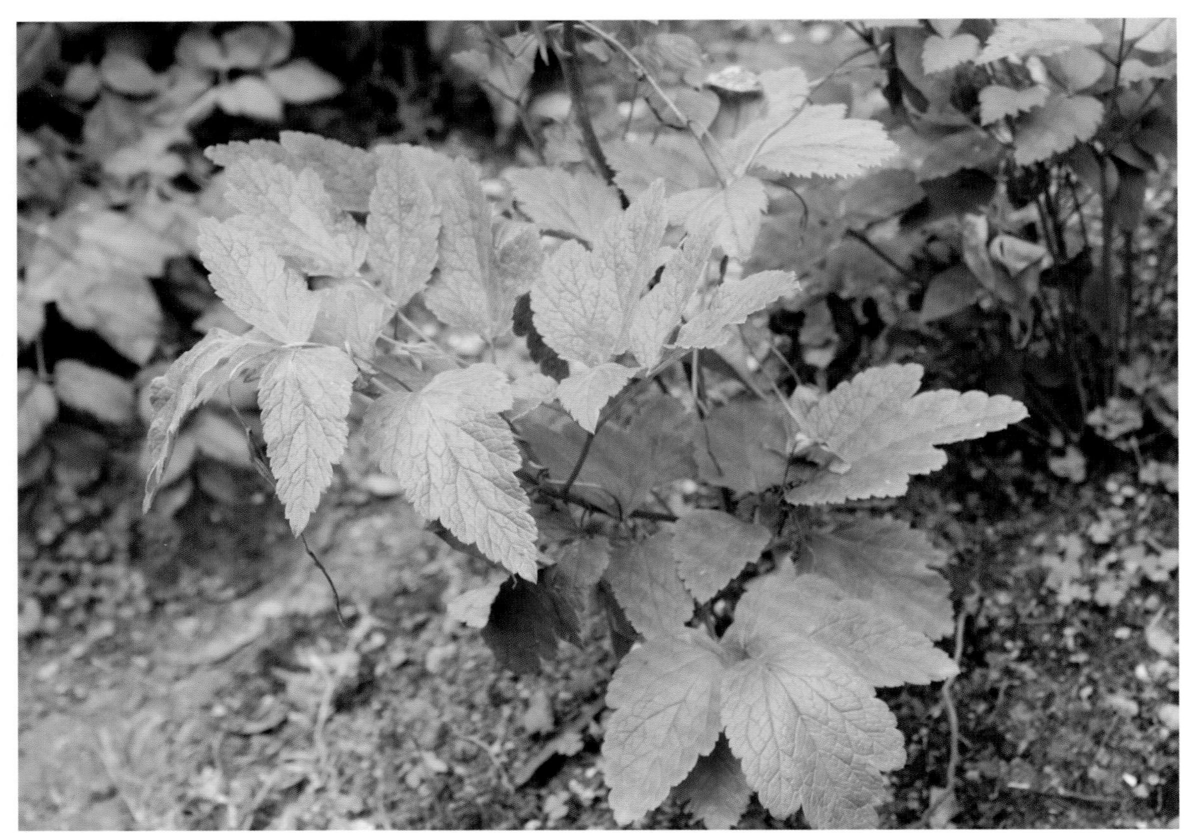

落新妇

识别特征

多年生草本植物，高 40 ~ 70 cm。茎直立，基生叶 2 ~ 3 回 3 出复叶或羽状复叶，有长柄，柄上有长柔毛，小叶卵形或卵状菱形，长 2 ~ 10 cm，宽 1 ~ 4 cm，先端渐尖，基部阔楔形，边缘有重锯齿，两面叶脉上疏生硬毛；茎生叶较小，2 ~ 3 片。圆锥花序，密生棕色长柔毛或间有腺毛，花密集；花萼筒状，5 裂；花瓣 5，狭条形，紫红色；雄蕊 10，花药青色。蒴果长 3 ~ 4 mm。种子多数，纺锤形，长约 2 mm。花期 6—7 月，果期 8—9 月。

生境分布

生长于海拔 1700 m 以下的山坡、路边草丛中或灌木林下阴湿地。分布于东北、华北及陕西、宁夏、甘肃、山东、贵州等省区。

采收加工

秋季采挖，除去须根，洗净，晒干或鲜用。

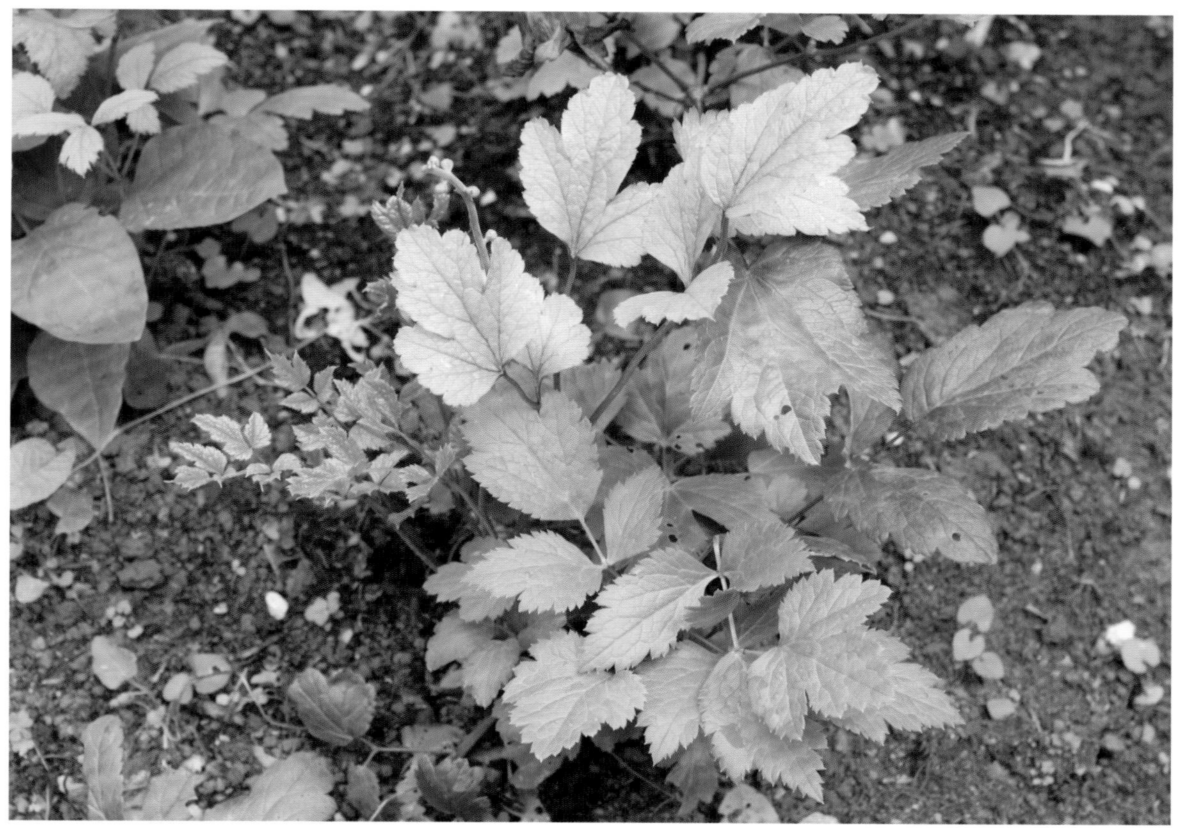

落新妇

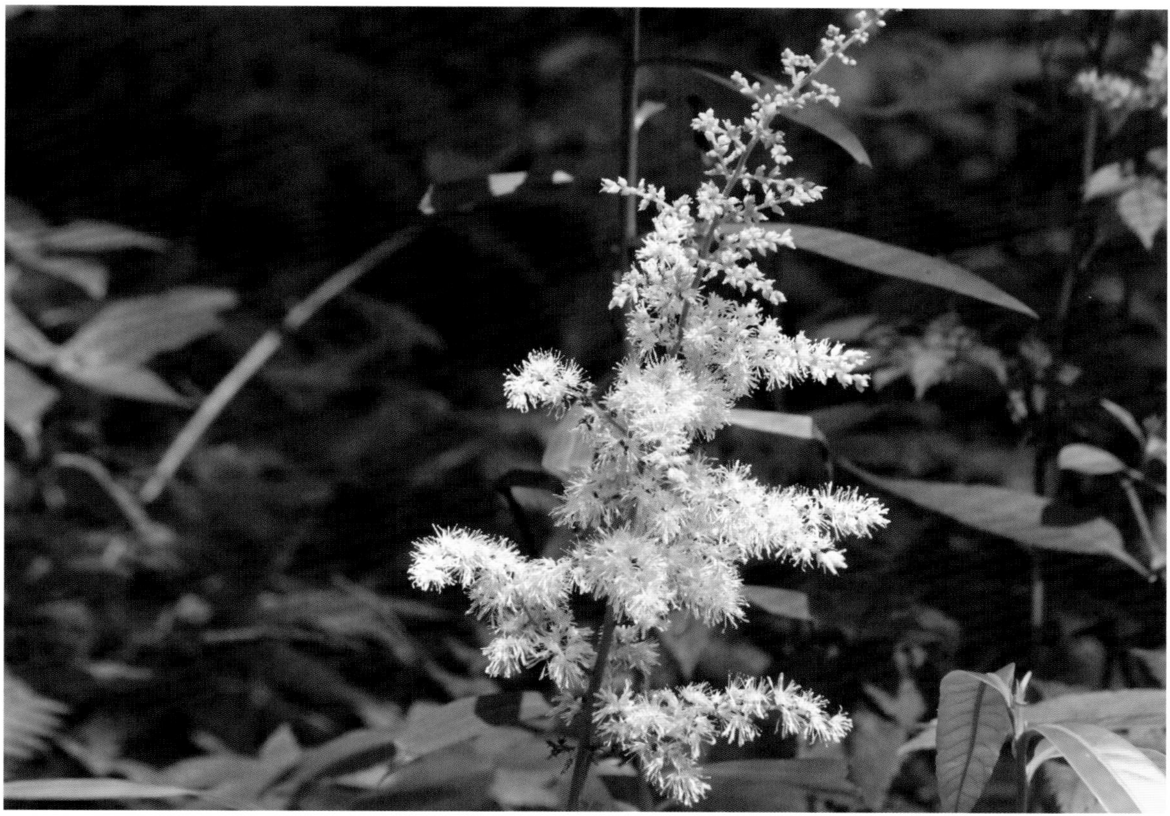

落新妇

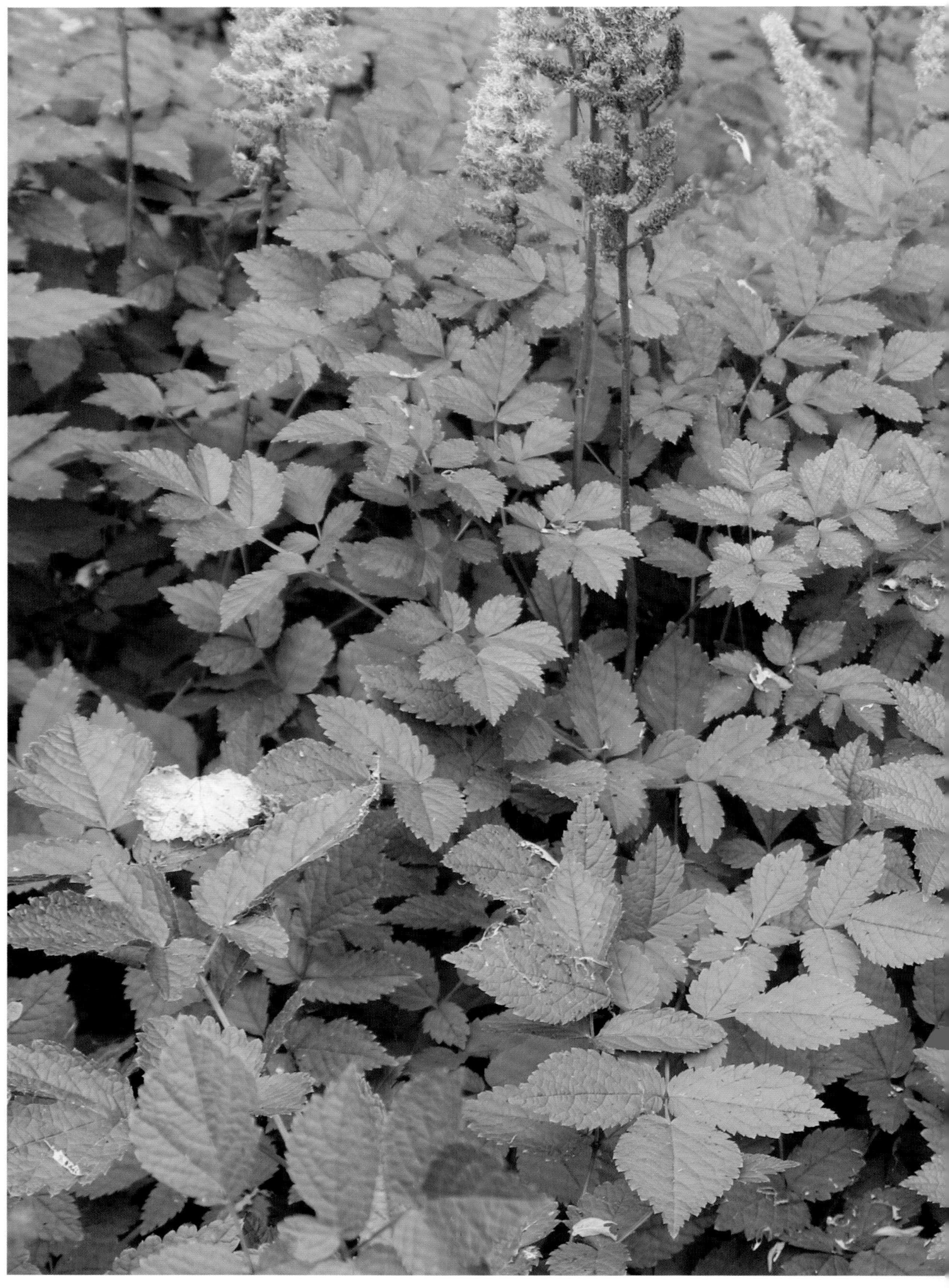

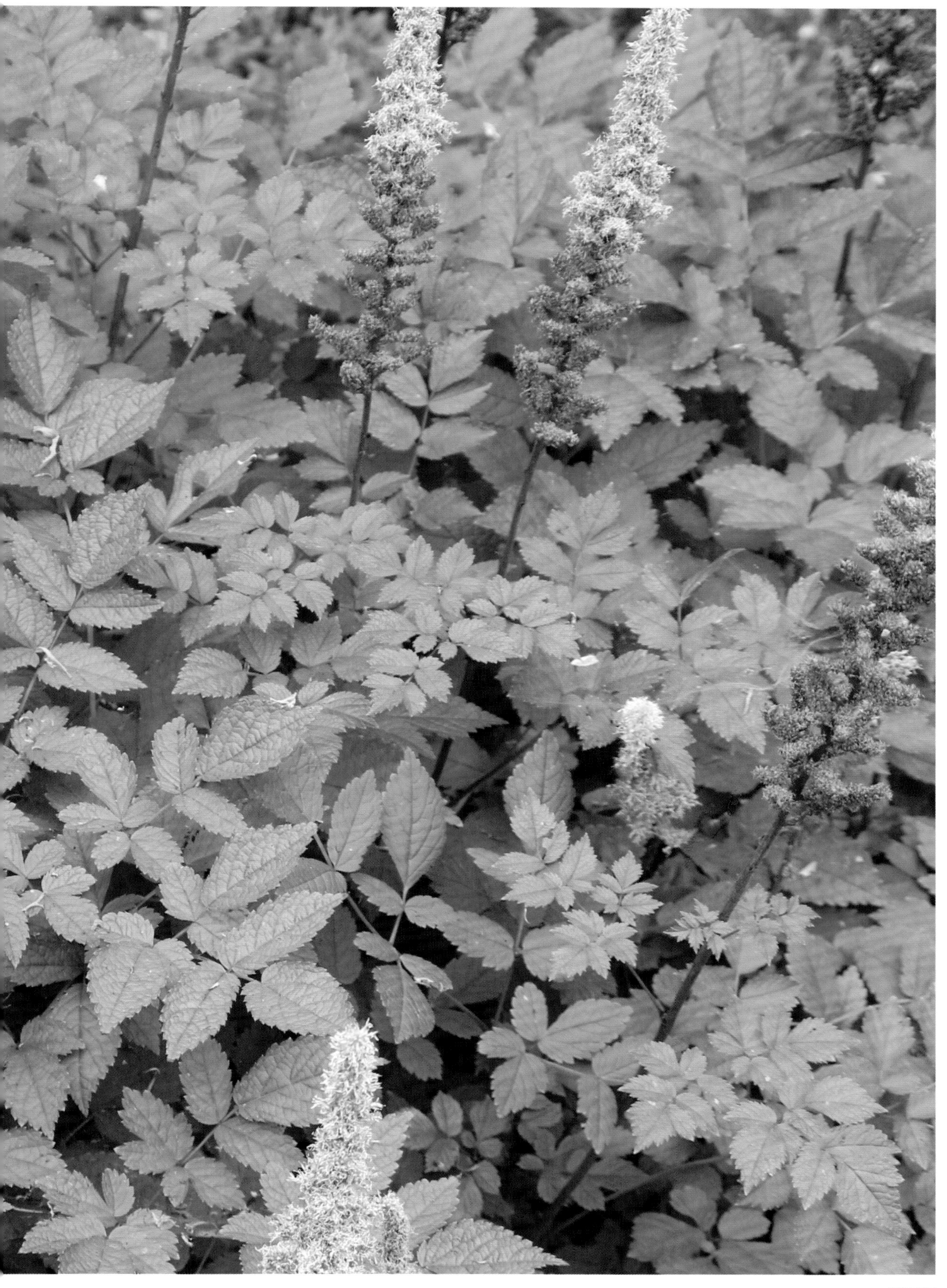

落新妇

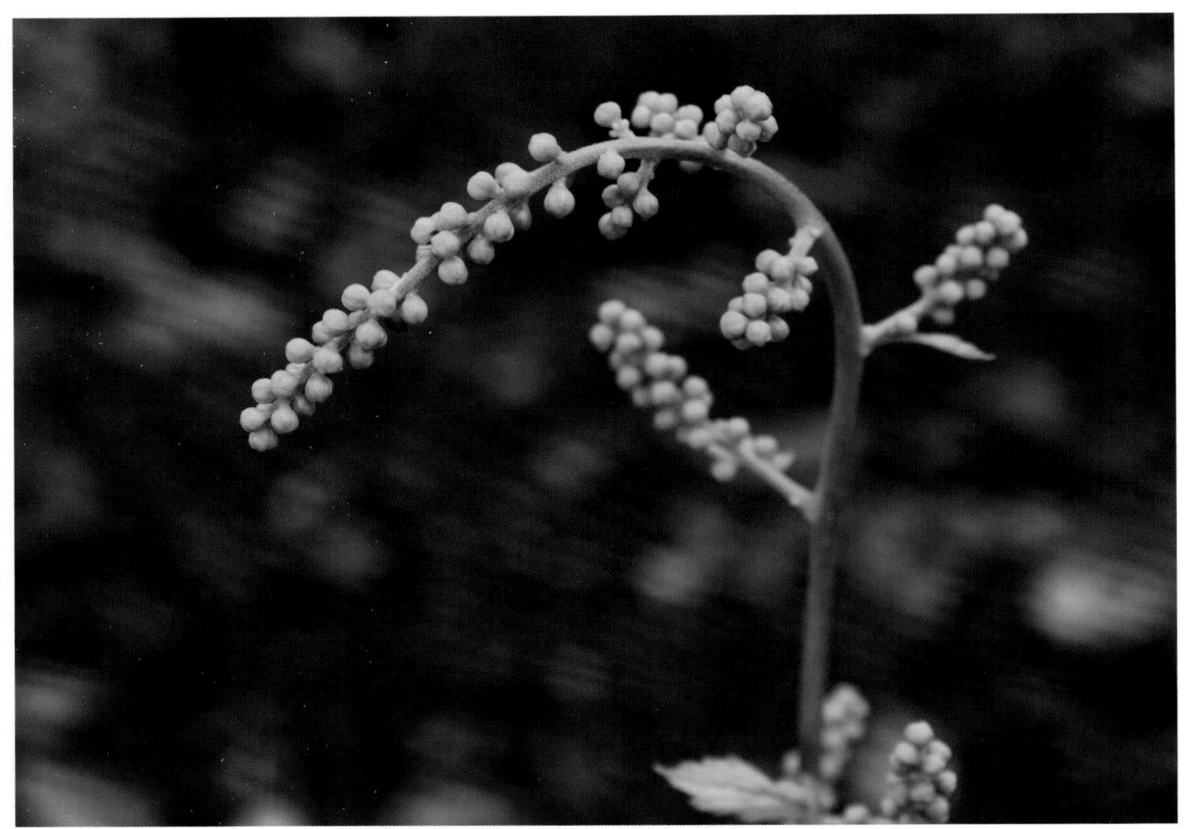

落新妇

药材鉴别

根茎不规则块状或长形，上面有数个圆形茎痕，有棕黄色茸毛，有时有棕黑色鳞片状苞片；外皮棕色或黑棕色，凹凸不平，有多数须根痕。质硬，不易折断，断面白色，微带红色或棕红色。气微辛，味涩苦。

功效主治

祛风，清热，止咳，止痛，活血散瘀。主治风热感冒，跌仆损伤，风湿关节痛，头身疼痛，发热咳嗽，肺痨咳血，盗汗，吐血。

用法用量

内服：煎汤，6 ~ 9 g，鲜品 10 ~ 20 g；或浸酒。

民族药方

1．肺痨咳血，盗汗　落新妇、白花前胡各15 g，地骨皮10 g，团经药20 g。煨水服。

2．吐血　落新妇 15 g。煨甜酒吃。

3．风寒感冒　落新妇 15 g。煨水服。

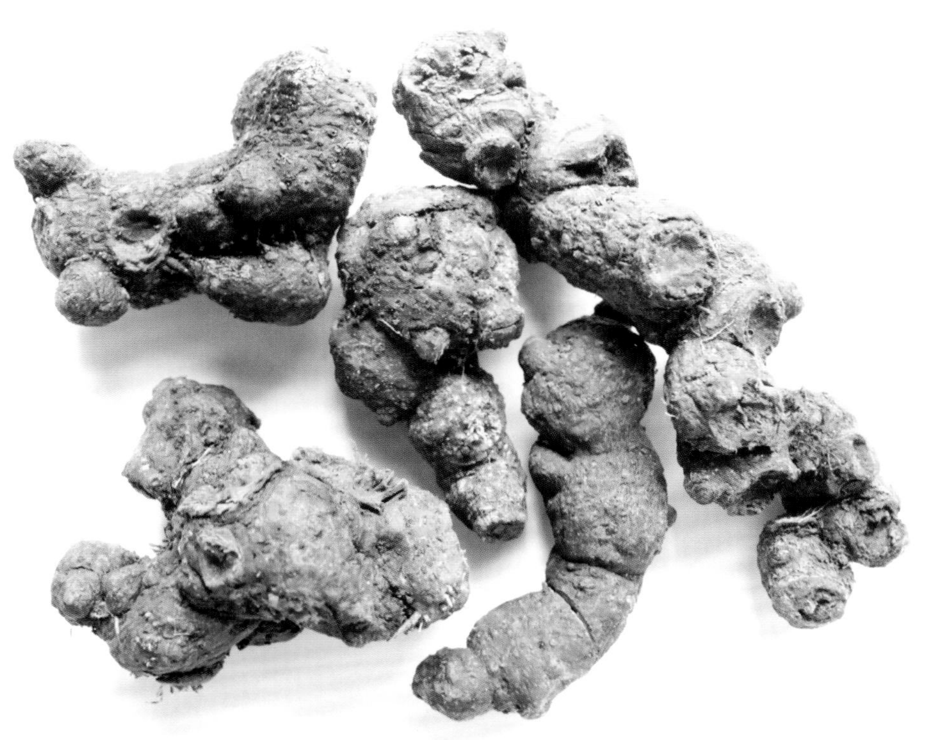

落新妇药材

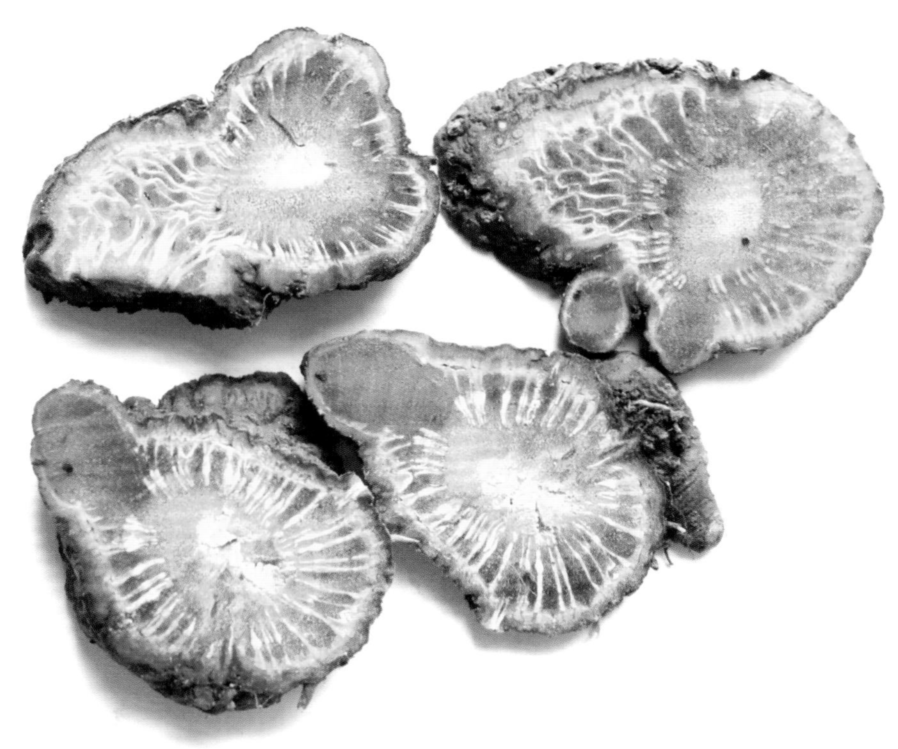

落新妇饮片

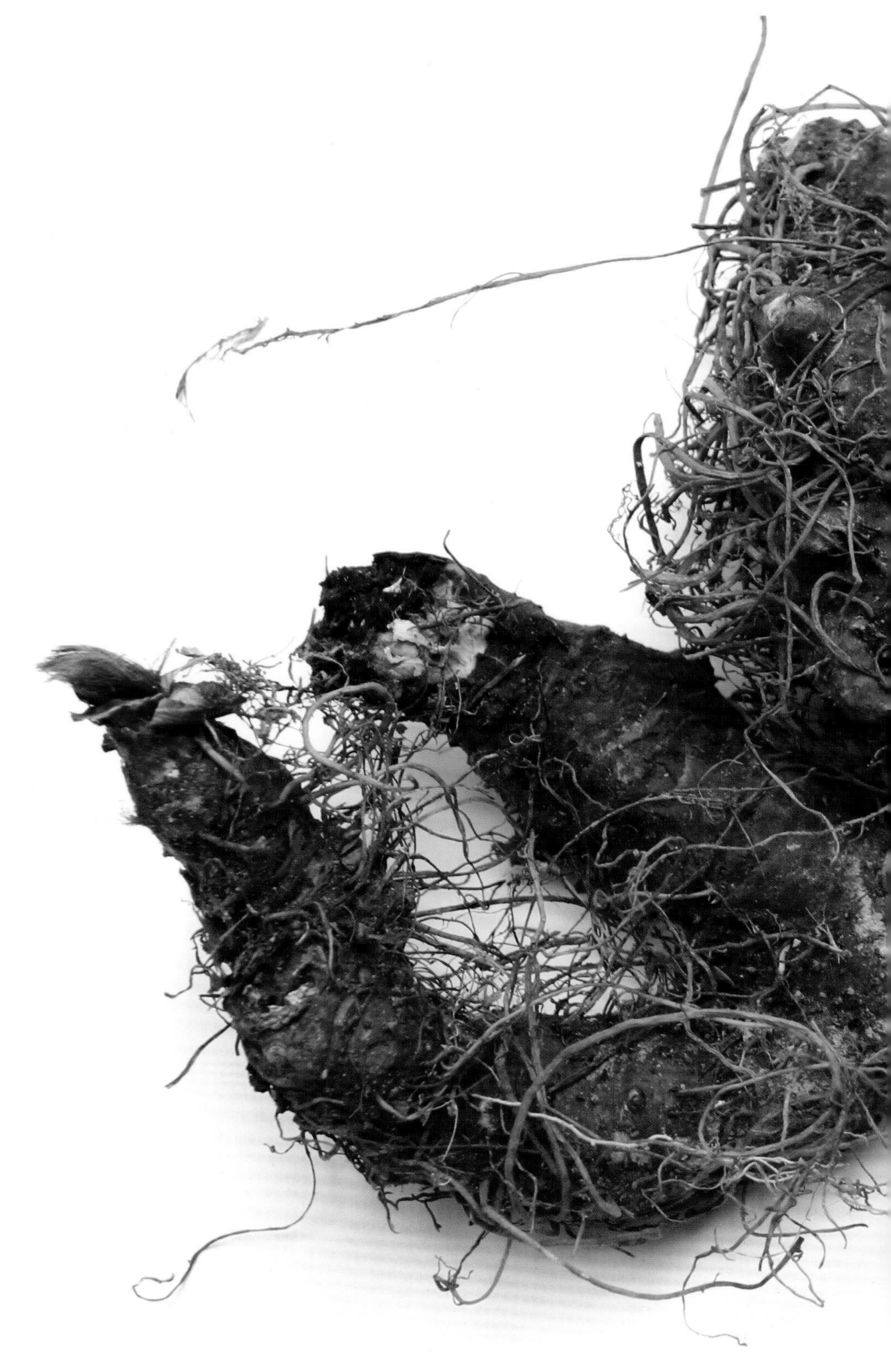

落新妇

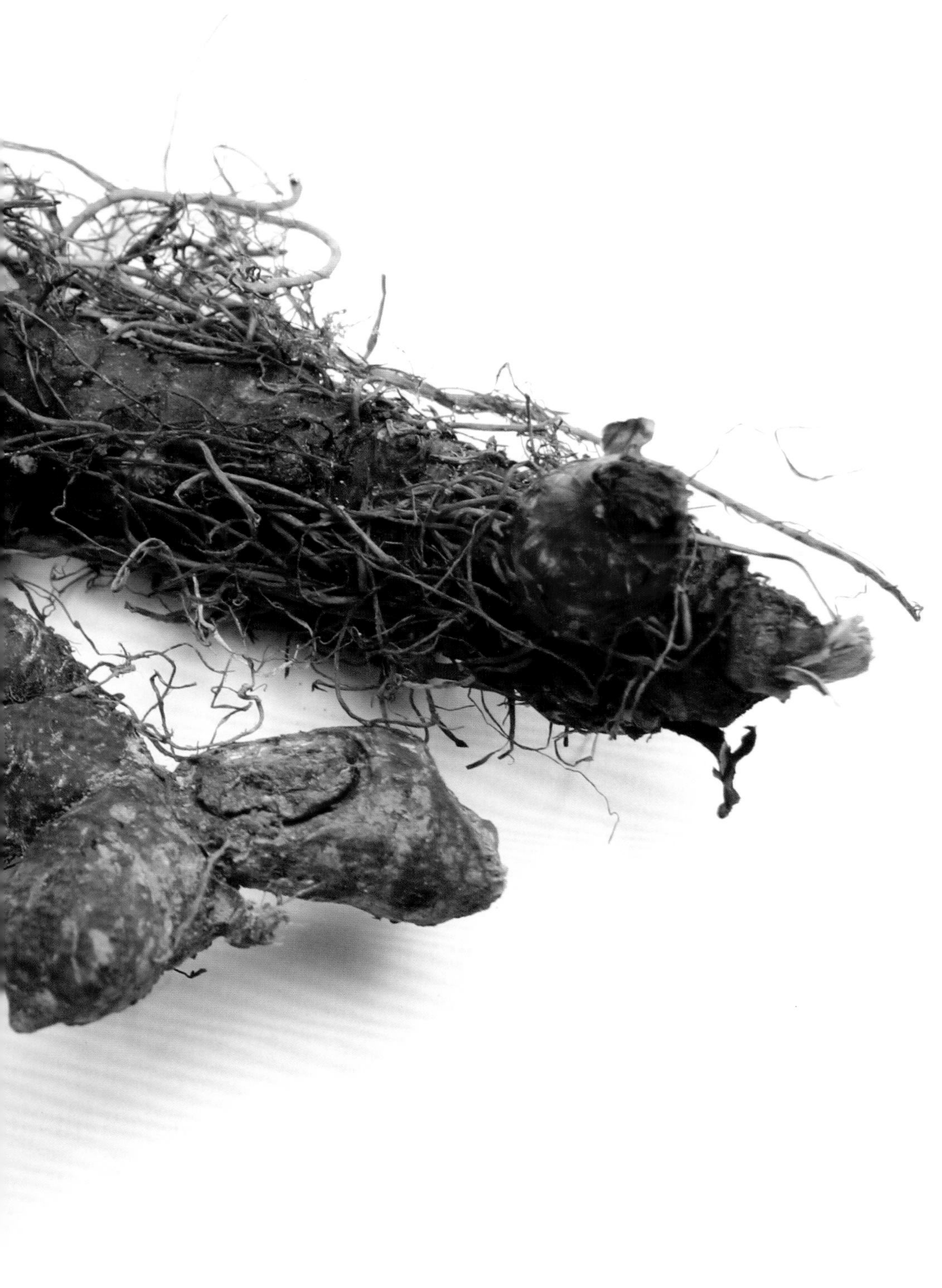

落新妇药材

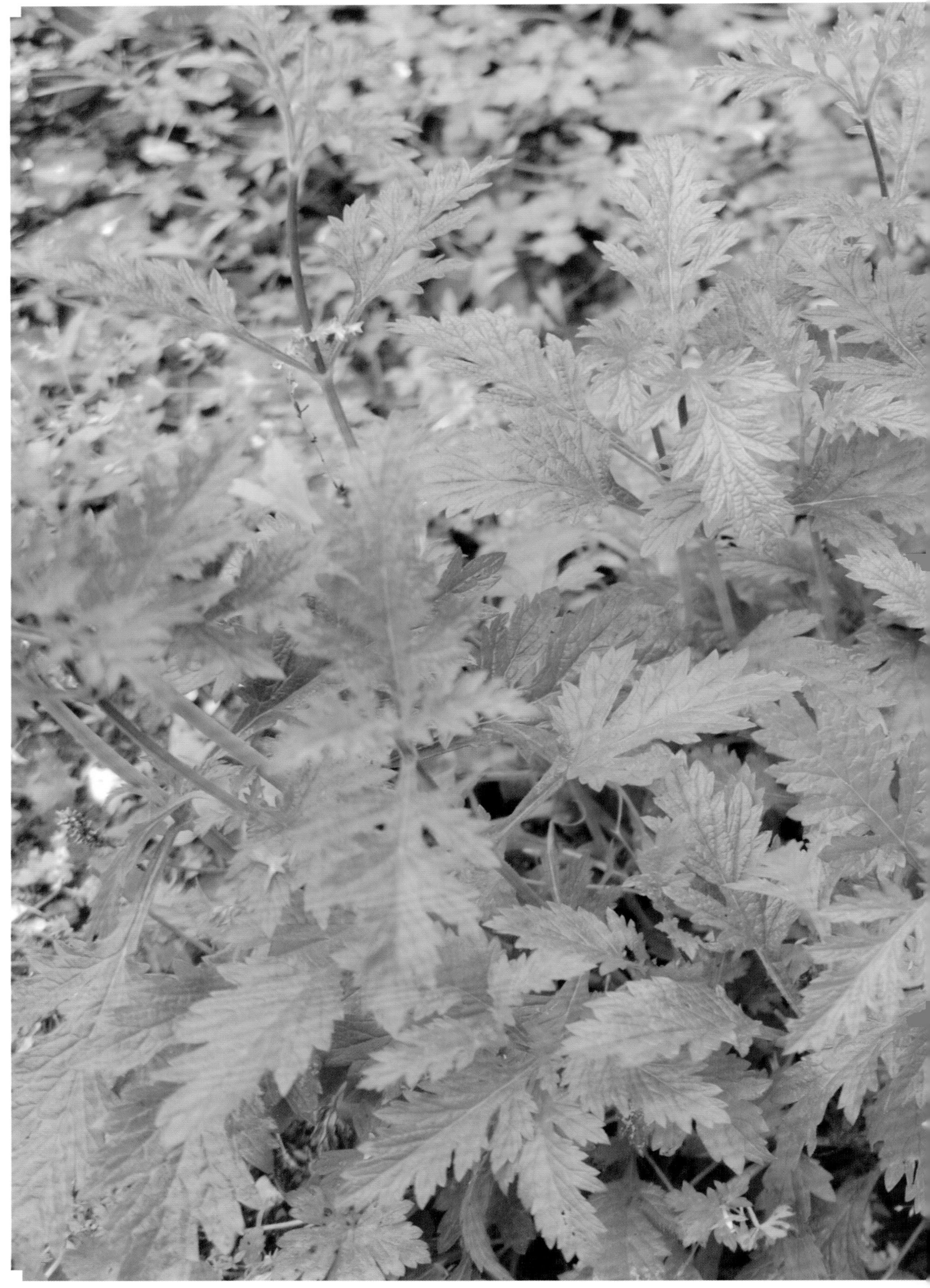

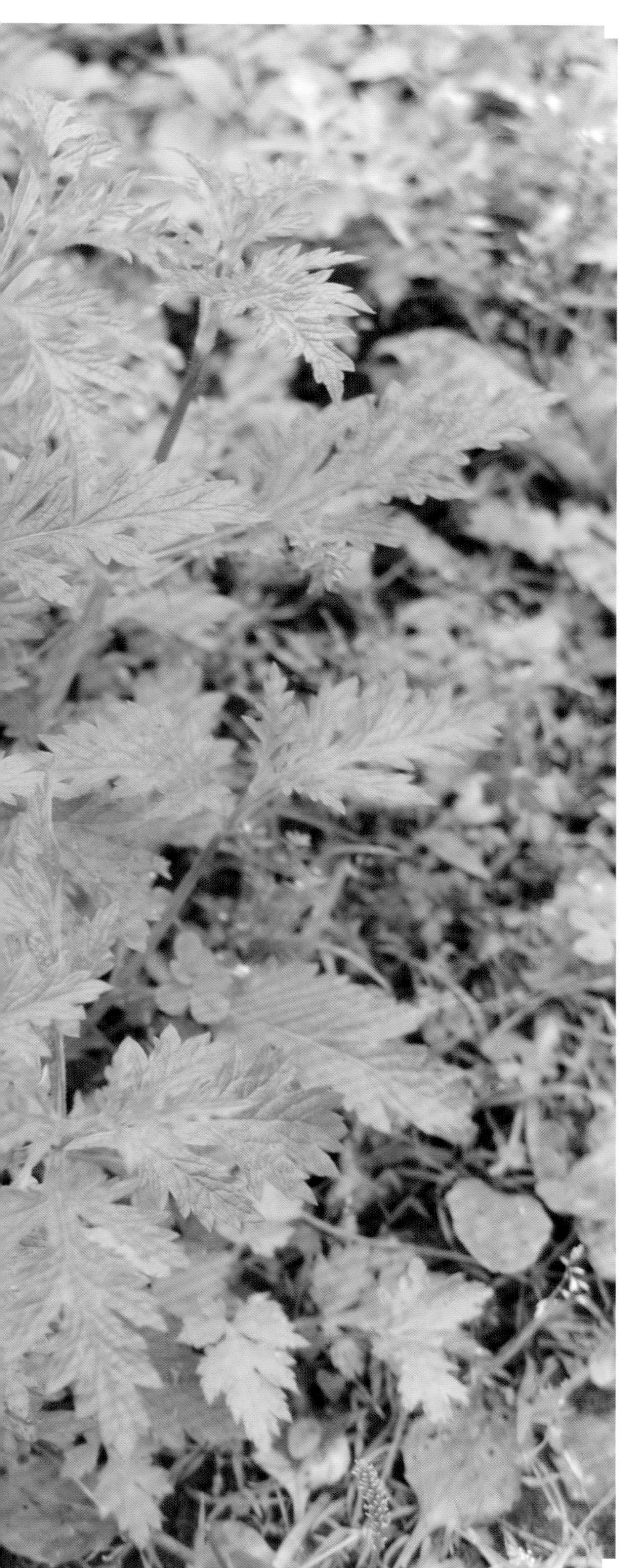

马鞭草

【苗药名】加洛根。

【别　名】马鞭洒、奥向阳。

【来　源】本品为马鞭草科植物马鞭草 *Verbena officinalis* L. 的全草。

【性味归经】味苦，涩，性冷。归热经。

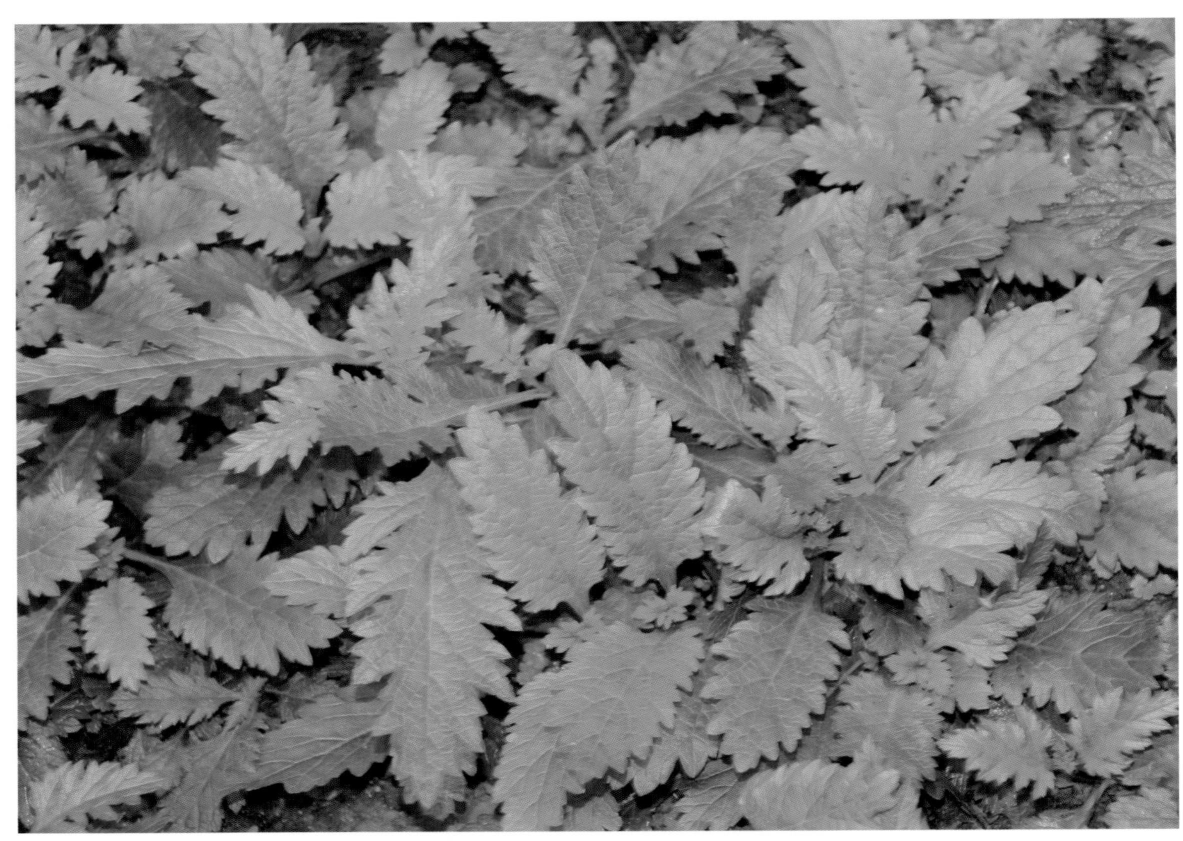

马鞭草

识别特征

多年生草本植物，高 30 ~ 120 cm。茎直立，多分枝，四棱形，枝、节上具硬毛。叶对生，叶片卵圆形至长椭圆形，长 3 ~ 8 cm，宽 1 ~ 5 cm，基生叶羽状分裂，茎生叶多为 3 深裂，裂片圆披针形，裂片边缘具粗齿状裂缺，两面被硬毛。穗状花序顶生或腋生，花小，紫蓝色，花间距随花轴生长由密而疏；苞片 1，披针形，花萼筒状，先端 5 齿，被硬毛；花冠唇形，裂片 5，类圆形；雄蕊 4，不外露；雌蕊 1，子房上位。蒴果柱形，成熟时裂开，内存小坚果 4。花期 6—8 月，果期 7—10 月。

生境分布

生长于山坡、草地或林边。分布于西南、中南及山西、陕西、甘肃、新疆、浙江、江苏、安徽、江西、福建等省区。

采收加工

6—9 月开花时采收，挖取全草，除净泥土和杂质，晒干。

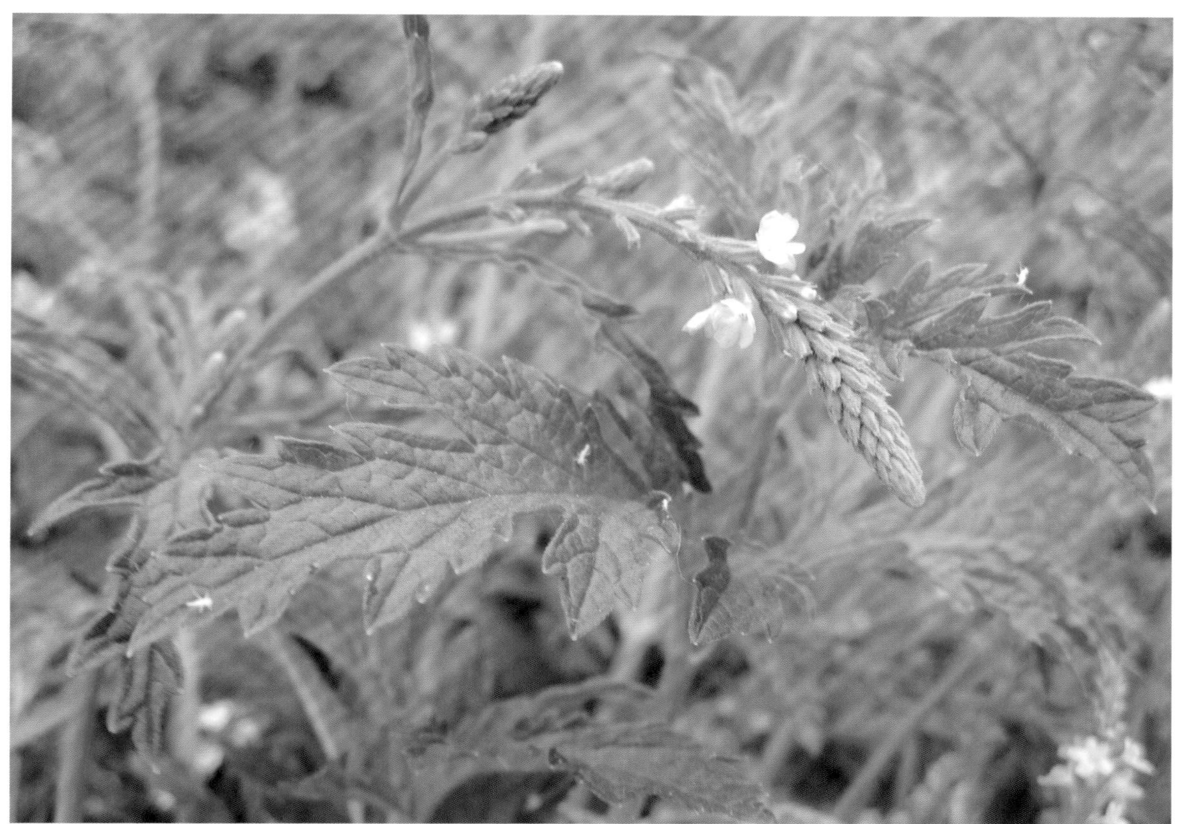

马鞭草

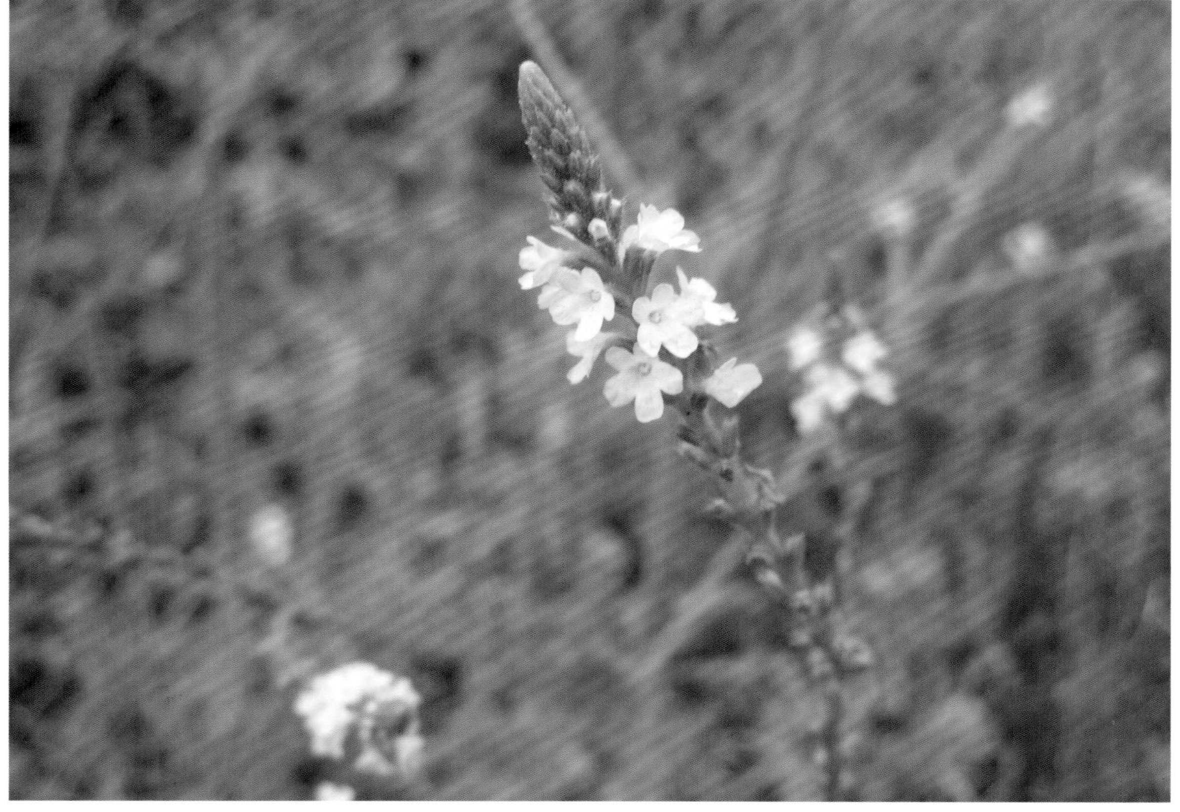

马鞭草

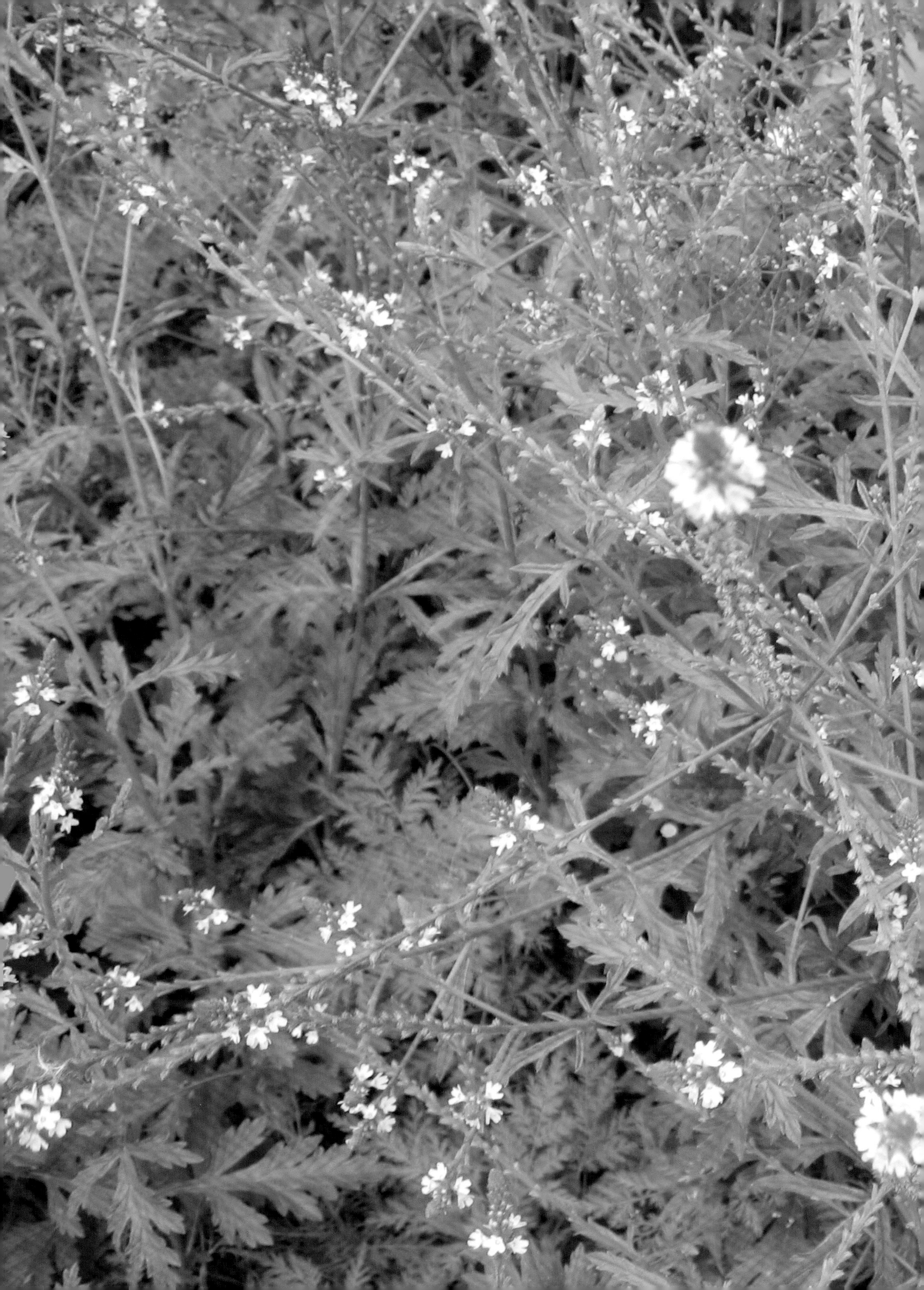

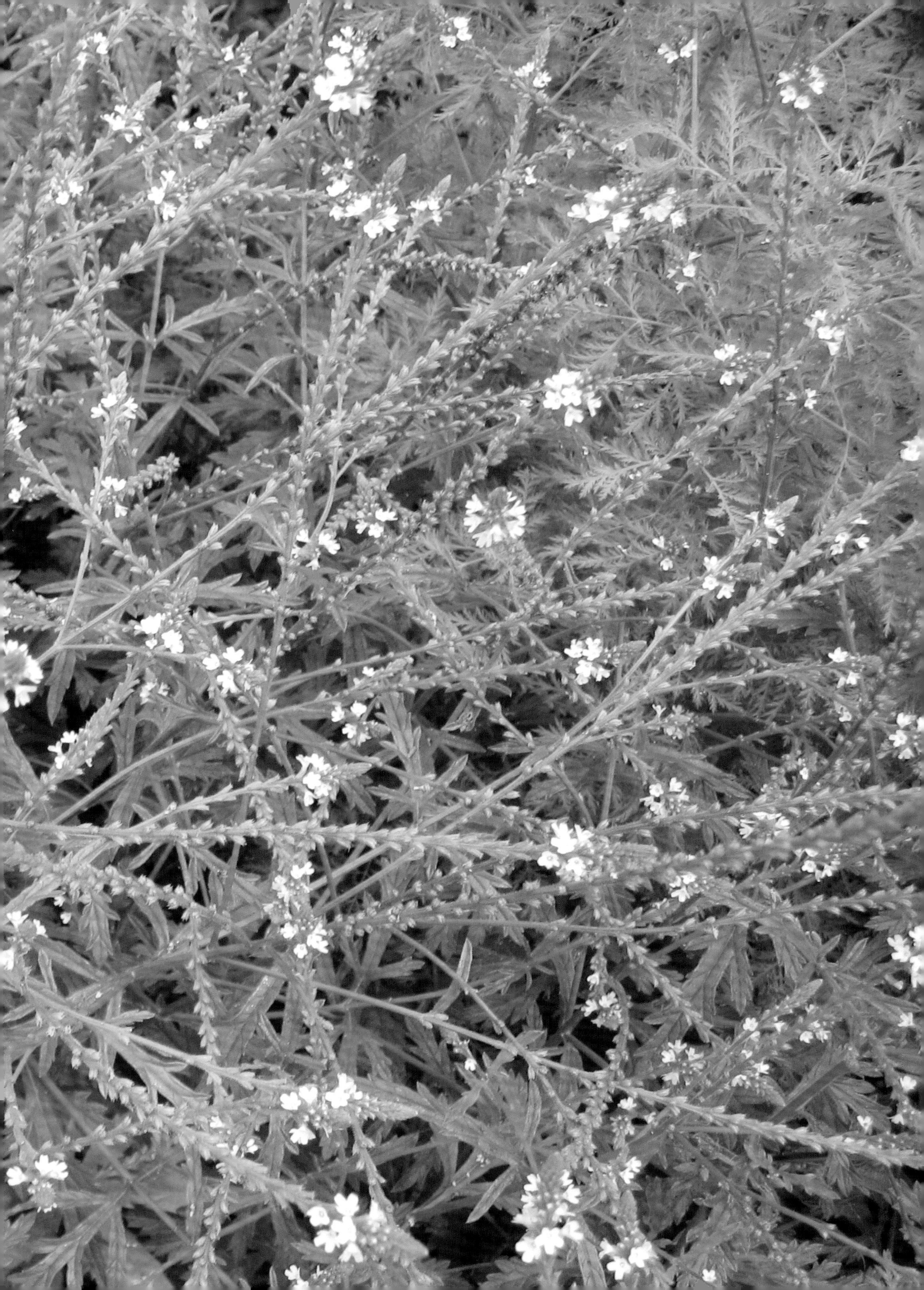

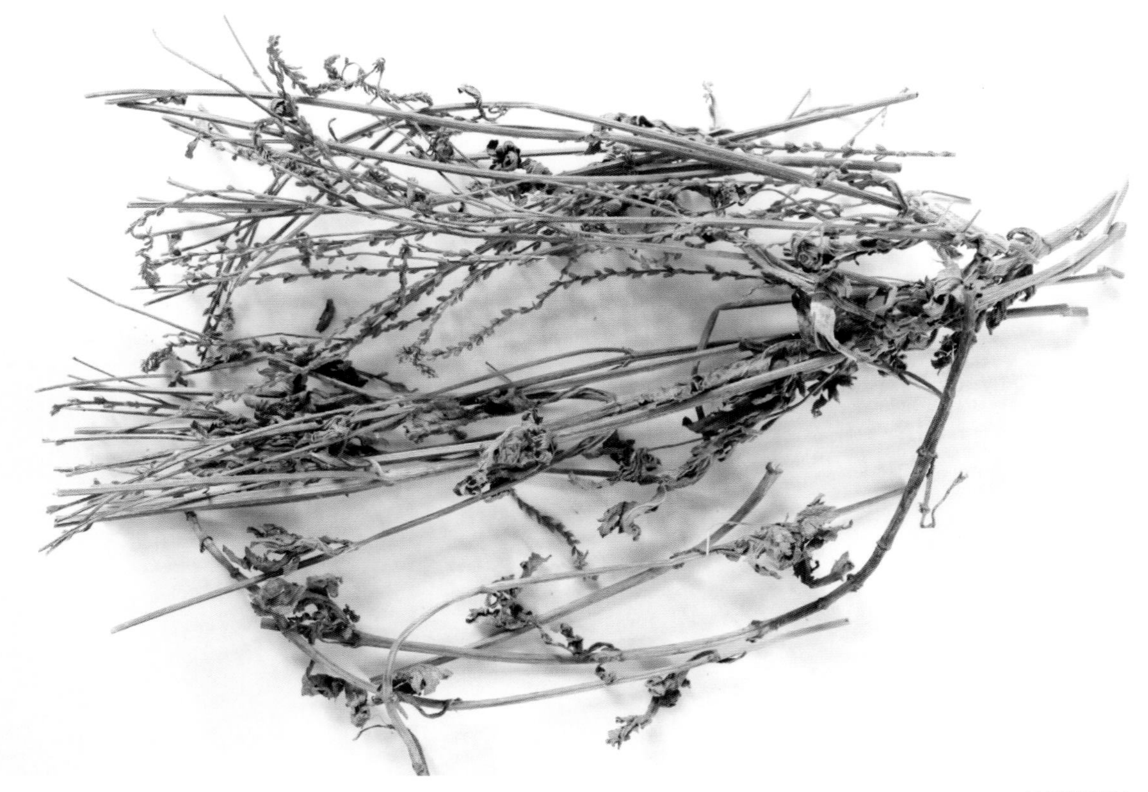

马鞭草药材

药材鉴别

根茎圆柱形，着生须根多数，土黄色。茎四棱柱形，表面黄绿色或灰绿色，有纵沟，具疏毛；质硬，易折断，断面纤维状，中空或留存白色茎髓。叶对生，多残破，两面具毛，灰绿色或棕黄色。花序穗状，花小密排，花瓣棕色；果序穗状，果实稀排，宿萼灰绿色，内有小坚果 4，棕色。气微，味微苦。

功效主治

清热解毒，活血止痛，利水消肿，截疟。主治外感发热，湿热黄疸，肝炎，泌尿道感染，水肿，咽喉肿痛，月经不调，经闭，腹痛，疟疾，痈肿疮毒，跌仆损伤，骨折。

用法用量

内服：10 ~ 30 g，煎服。外用：适量，捣烂外敷或煎水洗。

民族药方

1．流行性感冒 ①马鞭草、板蓝根、车前草各 15 g，银花藤 20 g，夏枯草 10 g，鱼鳅串 12 g。水煎服，每日 3 次。②马鞭草 15 g，虎杖、大青叶各 10 g。姜、葱为引，水煎服，每日 1 剂，连服 1 ~ 3 剂。

2．肝炎 马鞭草、山栀茶各 50 g，栀子 7 颗，车前草 25 g。水煎，分 3 次服，每日 1 剂。

3．腹痛 马鞭草 15 g。水煎服。

4．急性胃肠炎 鲜马鞭草 60 g，鲜鱼腥草 30 g。洗净，捣烂，加冷开水适量，搅匀后，绞取药汁，服药汁，每日 2 次。

5．腰痛 马鞭草 20 g，岩马桑 30 g。水煎服。

6．筋骨疼痛 鲜马鞭草 20 g。捣烂敷患处。

7．黄水疮 马鞭草、地蜂子、花椒、龙衣、对嘴泡根各等份。研末外敷。

8．真菌性阴道炎 ①马鞭草 30 g。加水煎煮、去渣，温水坐浴，浸泡阴道 10 分钟，同时用手指套以消毒纱布清洗阴道皱褶，每日 1 次，5 次为 1 个疗程。②紫花地丁、马鞭草各 30 g。煎液灌洗外阴及阴道，每日 1 剂。

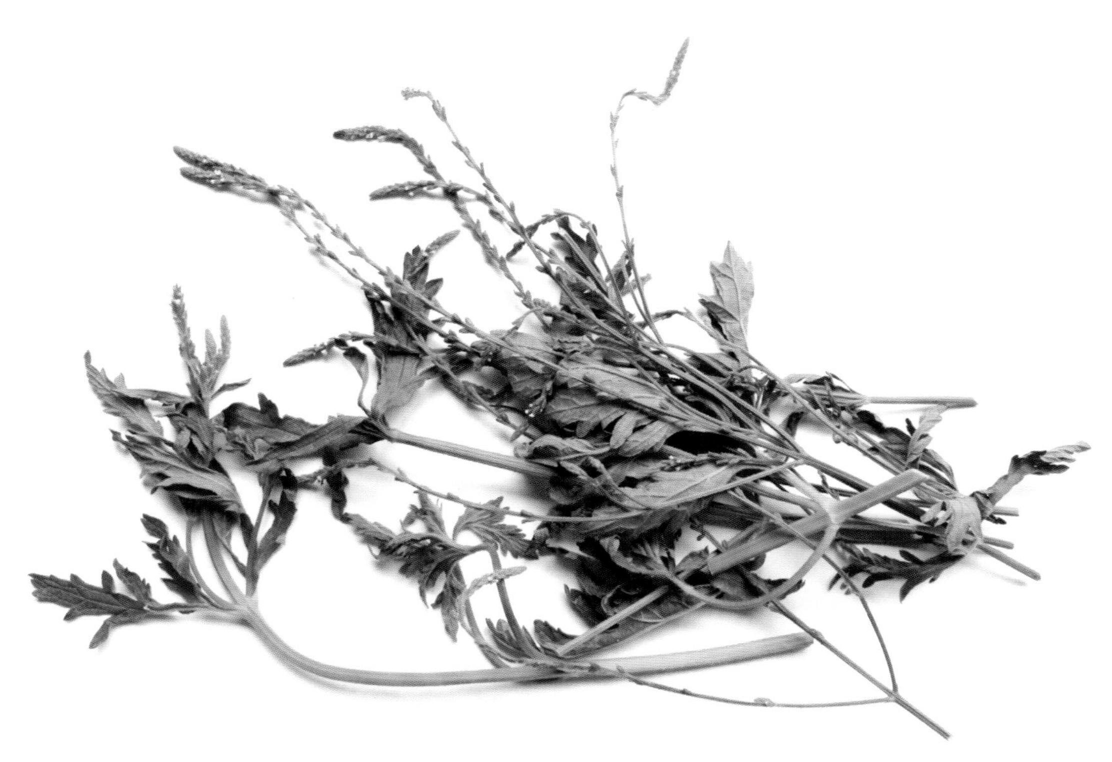

马鞭草药材

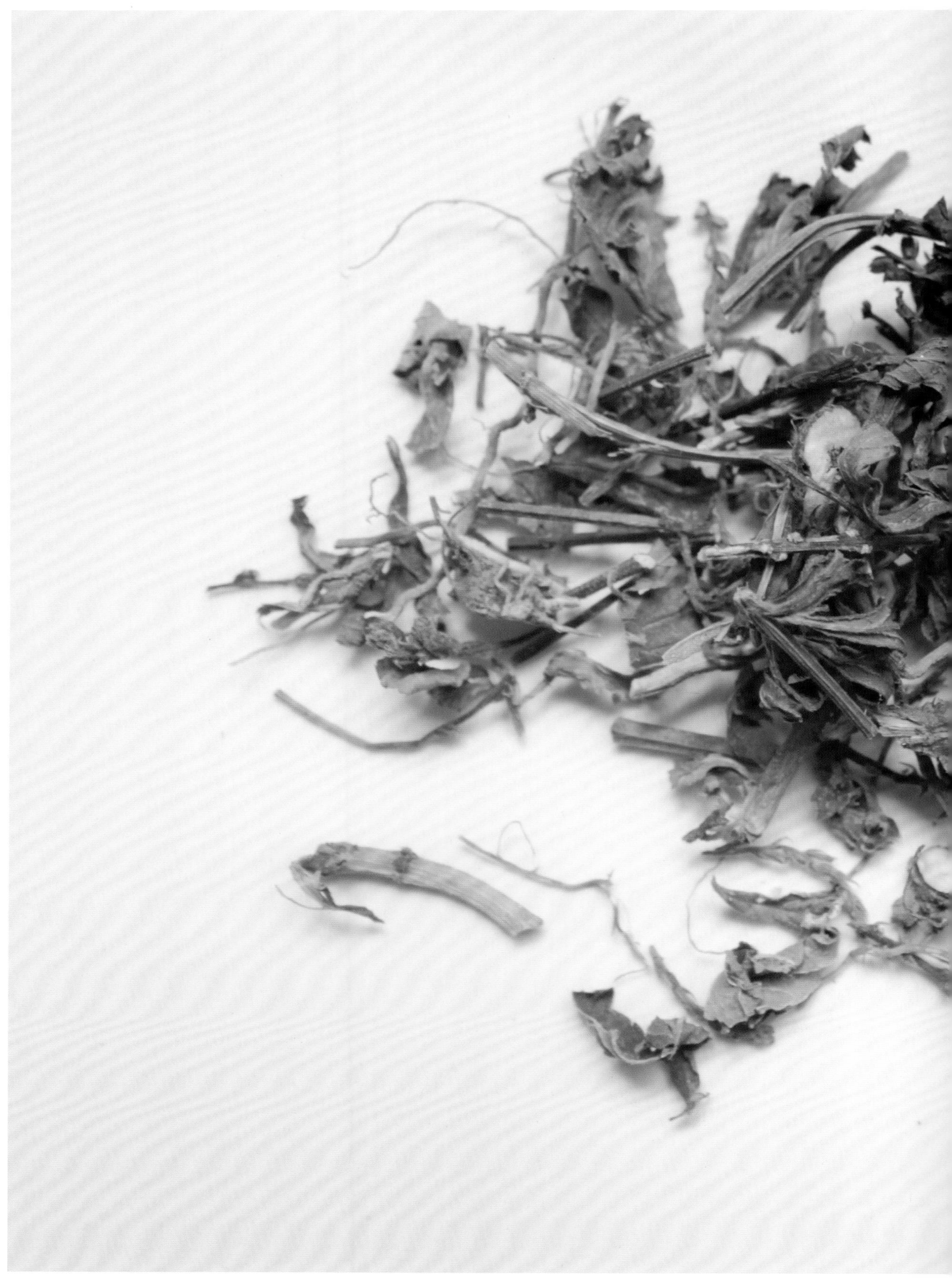

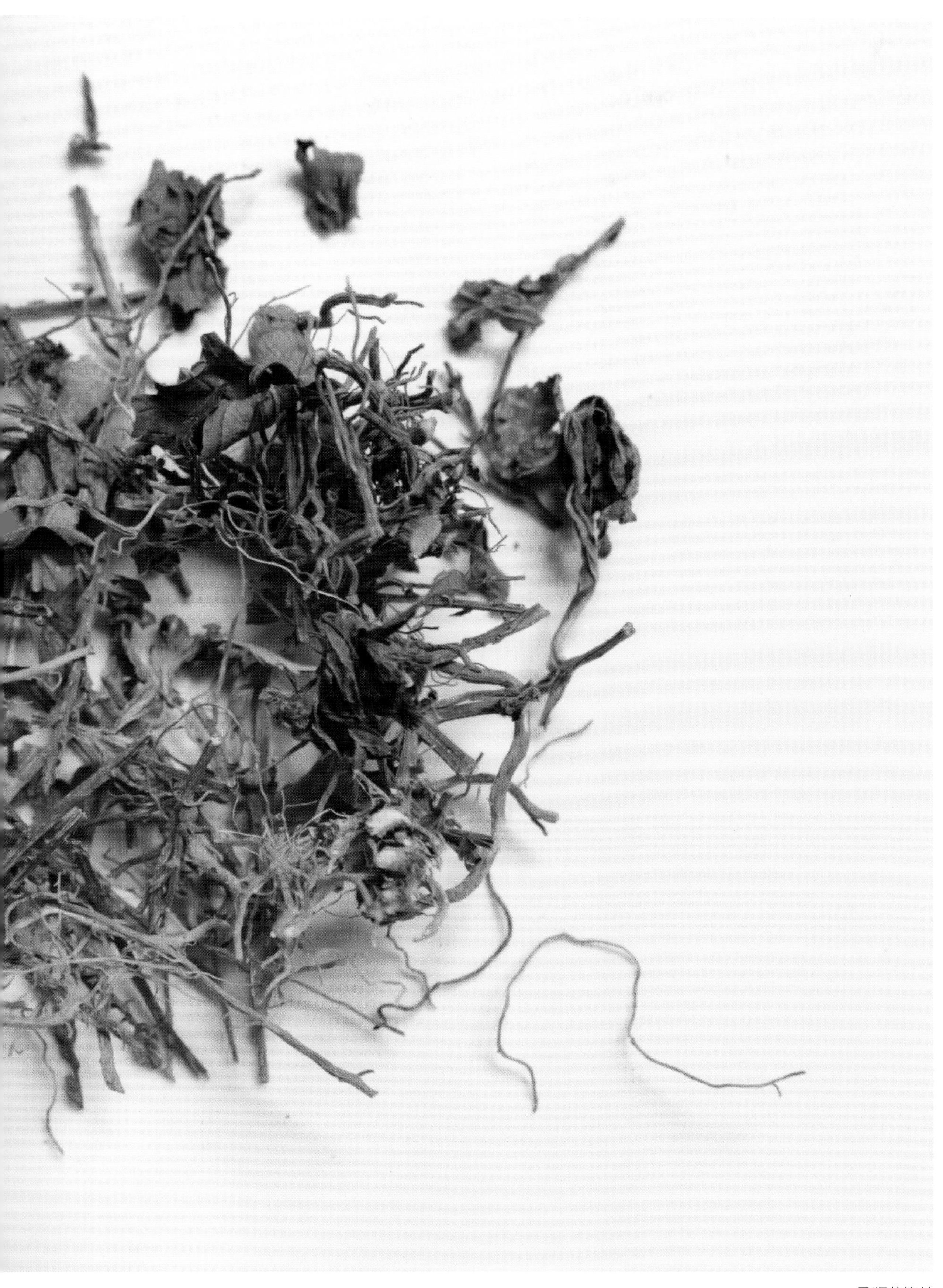

马鞭草饮片

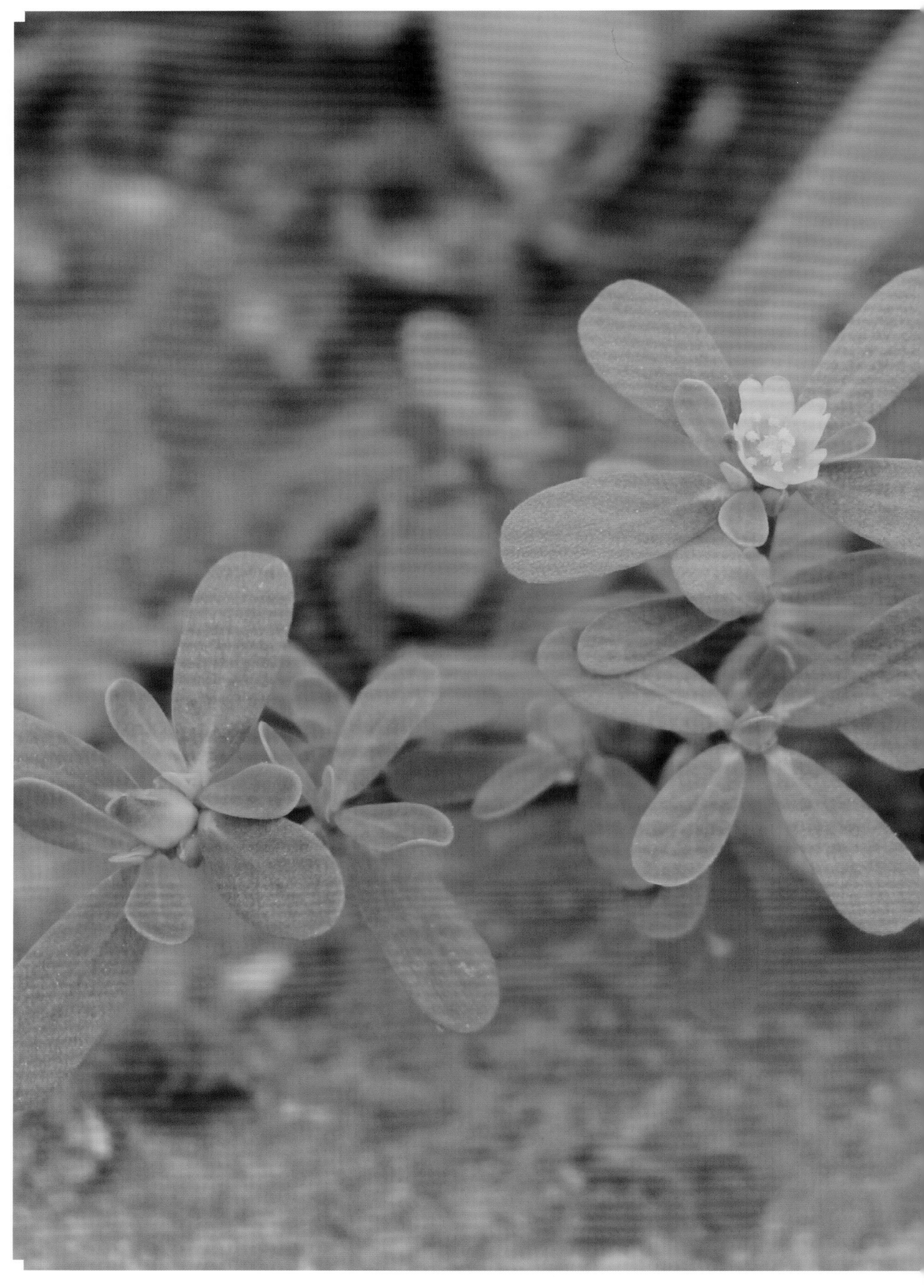

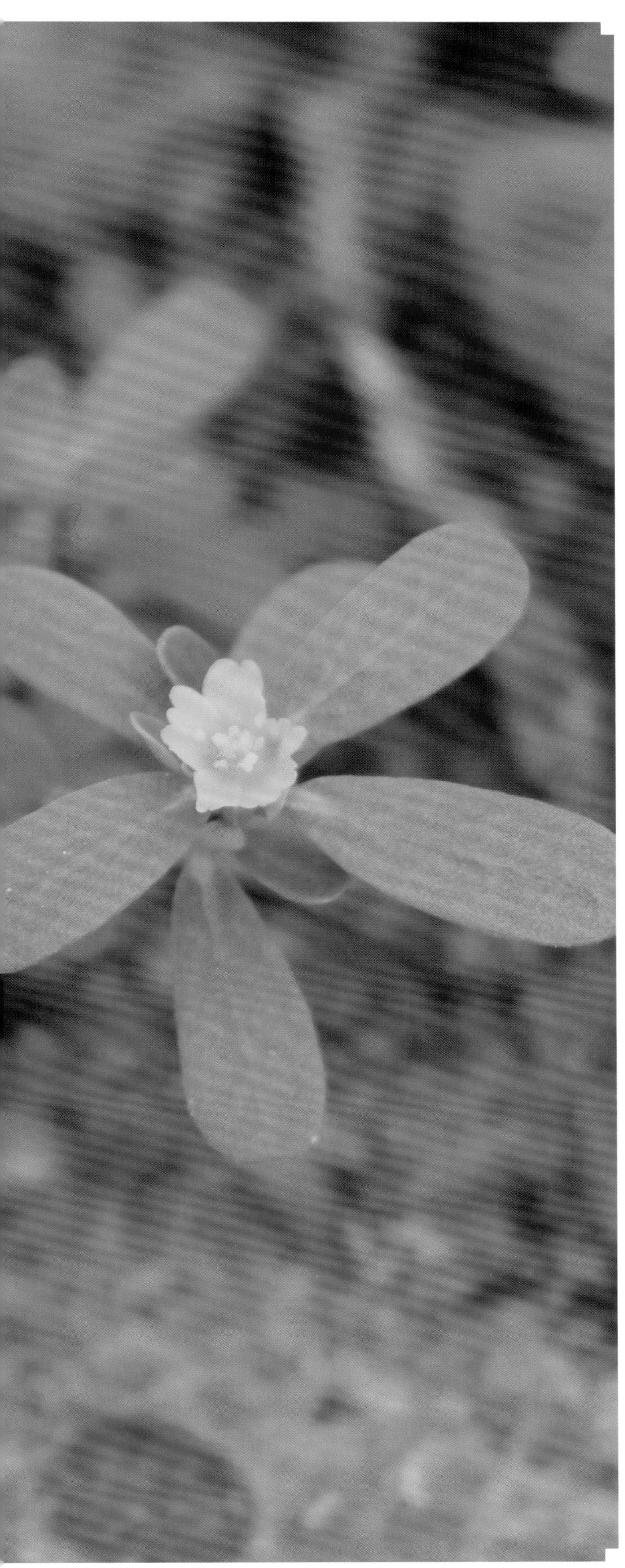

马齿苋

【苗 药 名】窝咪仰。

【别　 名】霍威、阿莽灭。

【来　 源】本品为马齿苋科植物马齿苋 *Portulaca oleracea* L. 的全草。

【性味归经】味酸，性冷。归热经。

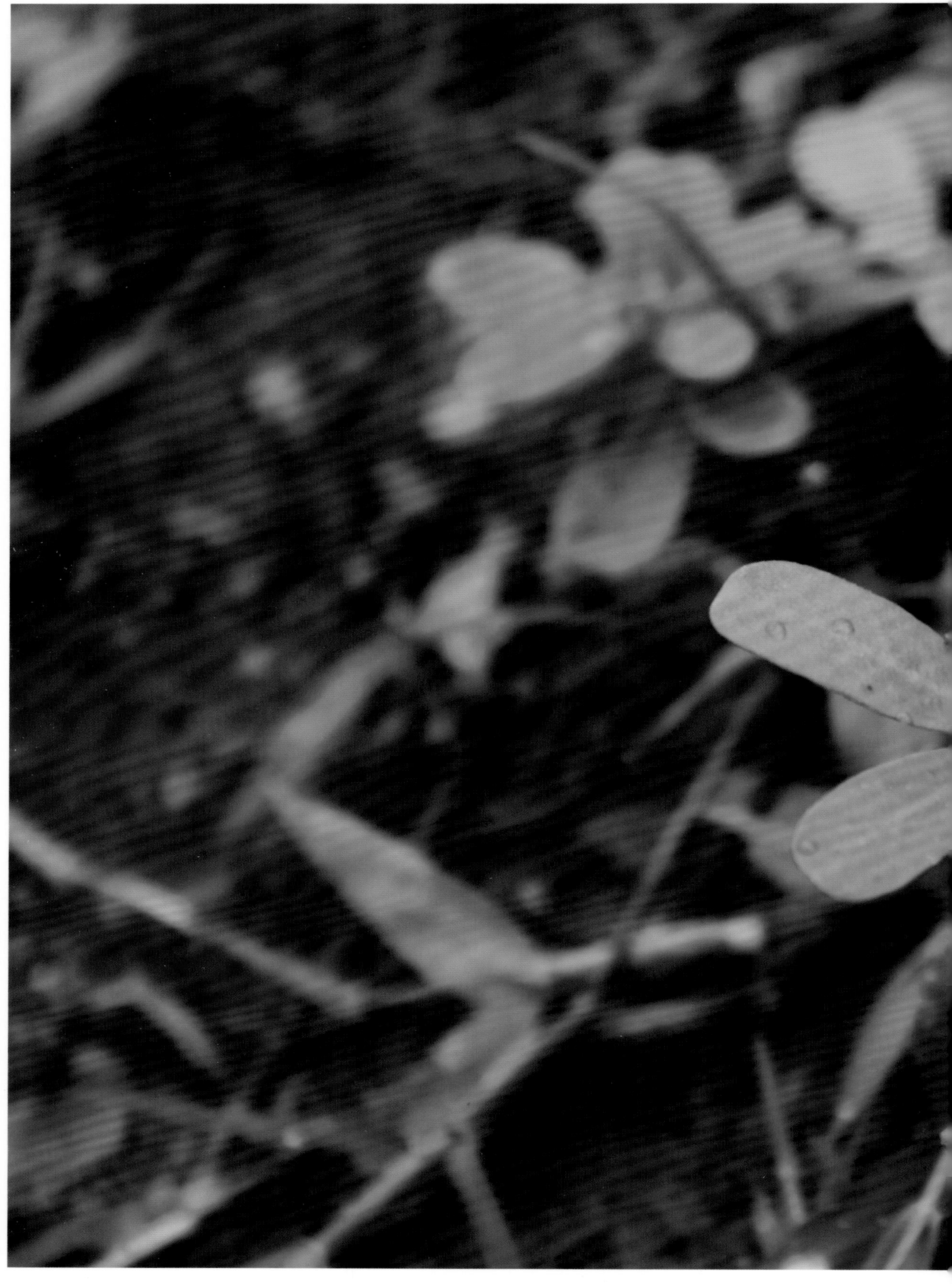

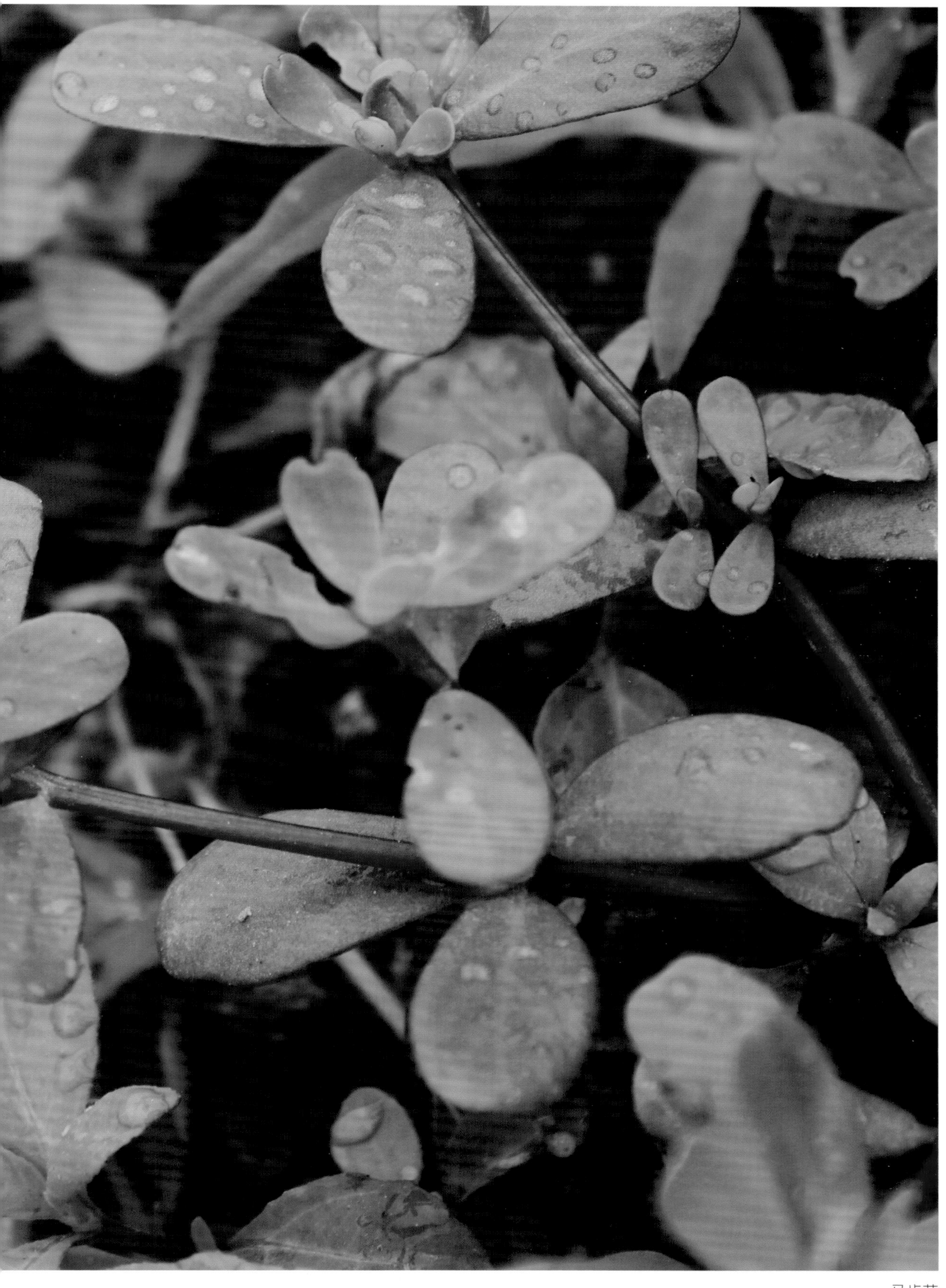

马齿苋

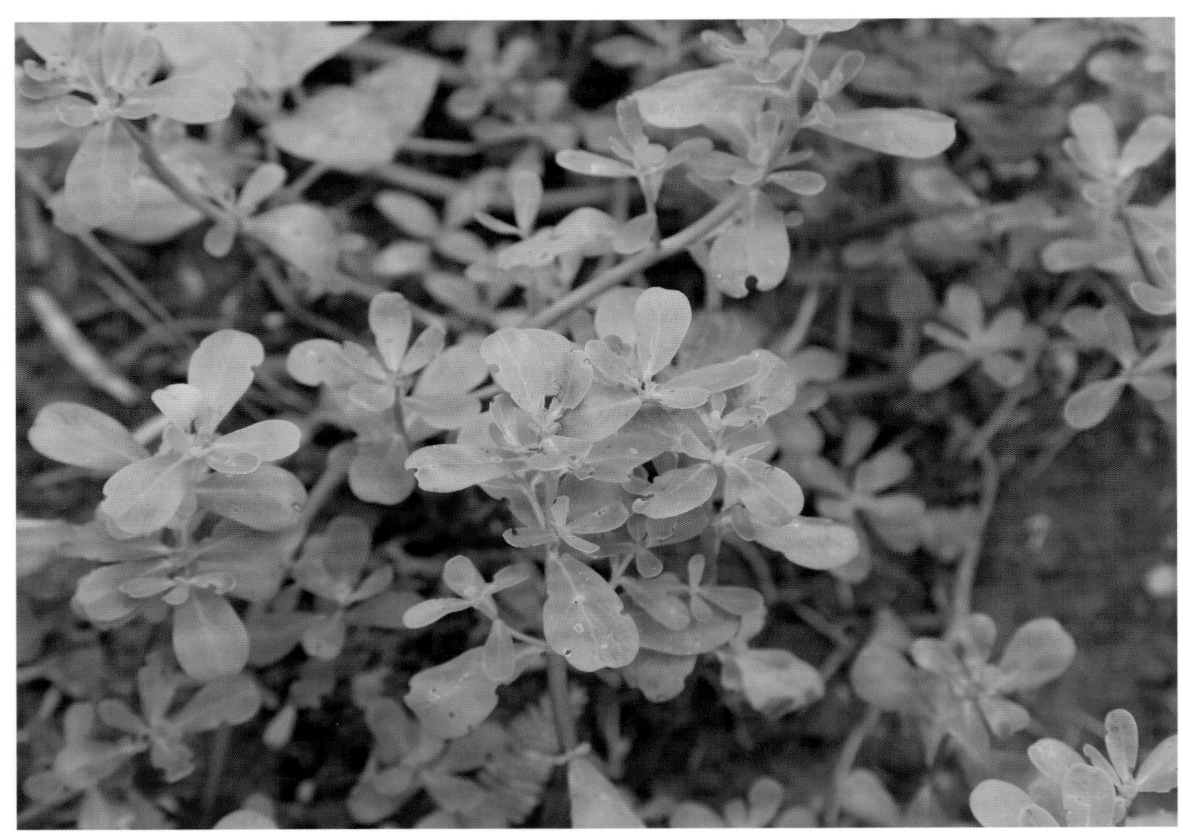

马齿苋

识别特征

一年生草本植物，肥厚多汁，无毛，高 10 ~ 30 cm，茎圆柱形，下部平卧，上部斜生或直立，多分枝，向阳面常带淡褐红色。叶互生或近对生，倒卵形，长圆形或匙形，长 1 ~ 3 cm，宽 5 ~ 15 mm，先端圆钝，有时微缺，基部狭窄成短柄，上面绿色，下面暗红色。花常 3 ~ 5 朵簇生长于枝端；总苞片 4 ~ 5 枚，三角状卵形；萼片 2，对生，卵形，长宽约 4 cm；花瓣 5，淡黄色，倒卵形，基部与萼片同生于子房上；雄蕊 8 ~ 12，花药黄色；雌蕊 1，子房半下位，花柱 4 ~ 5 裂，线形，伸出雌蕊外。蒴果短圆锥形，长约 5 mm，棕色，盖裂；种子黑色，直径约 1 mm，表面具细点。花期 5—8 月，果期 7—10 月。

生境分布

生长于田野路边及庭园废墟等向阳处。分布于全国各地。

采收加工

8—9 月割取全草，洗净泥土，拣去杂质，再用开水稍烫（煮）1 次或蒸，上气后，取出晒干或炕干；亦可鲜用。

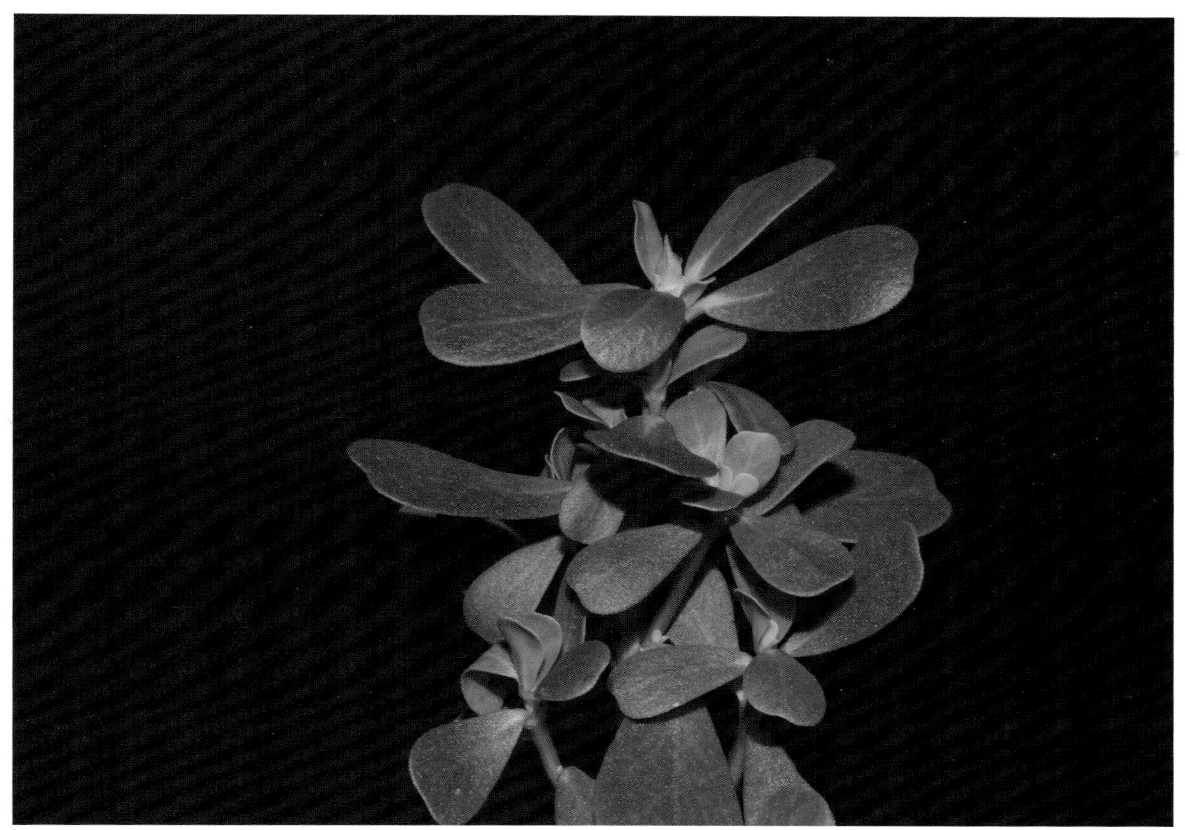

马齿苋

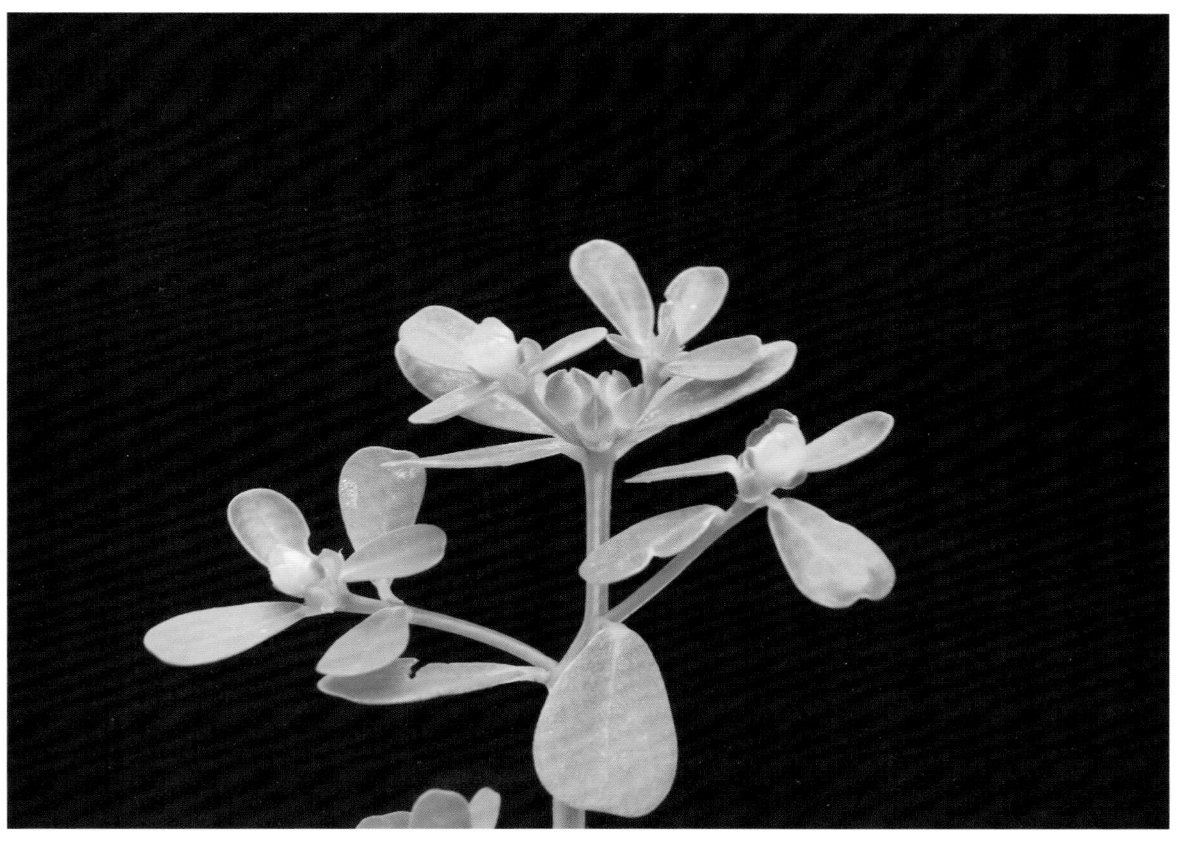

马齿苋

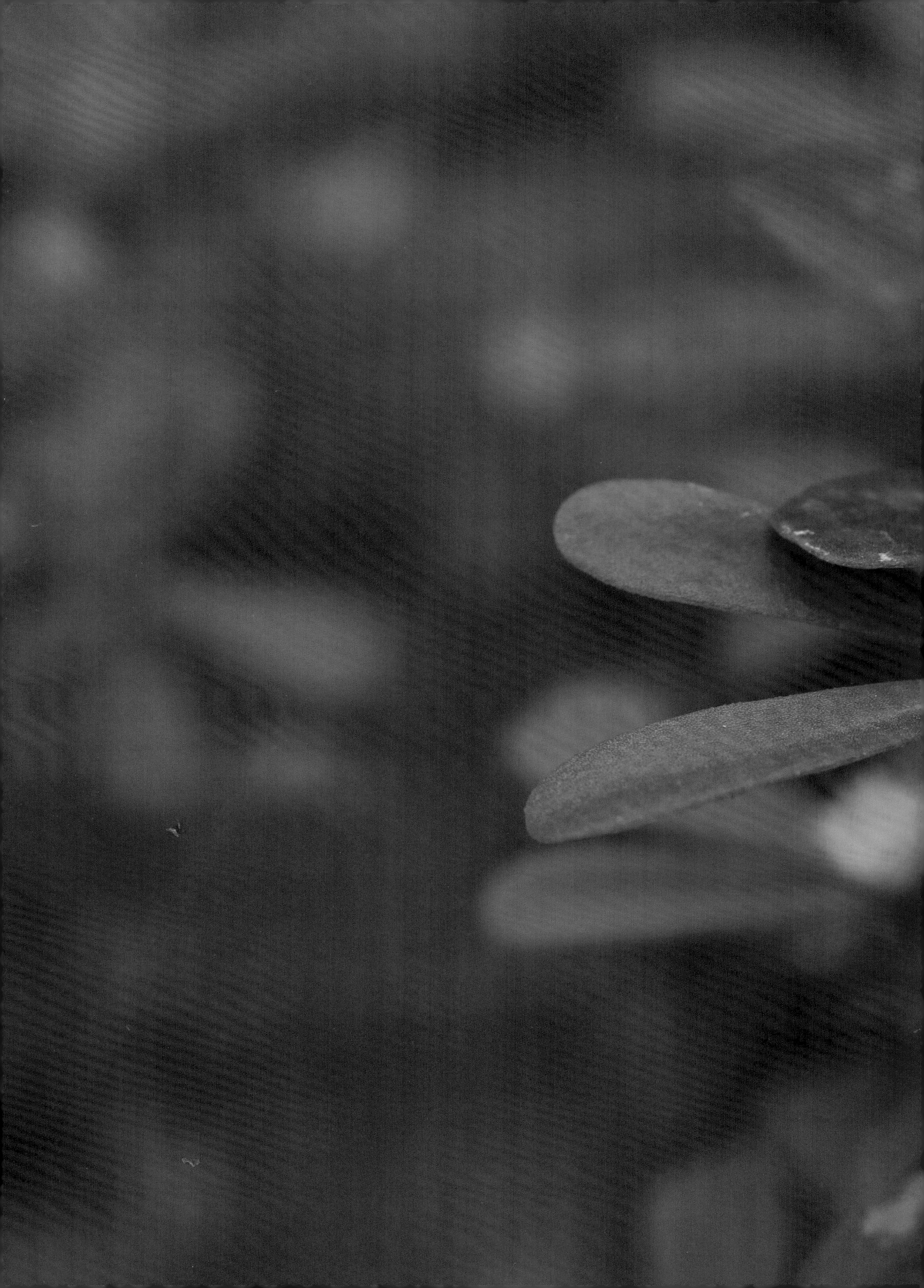

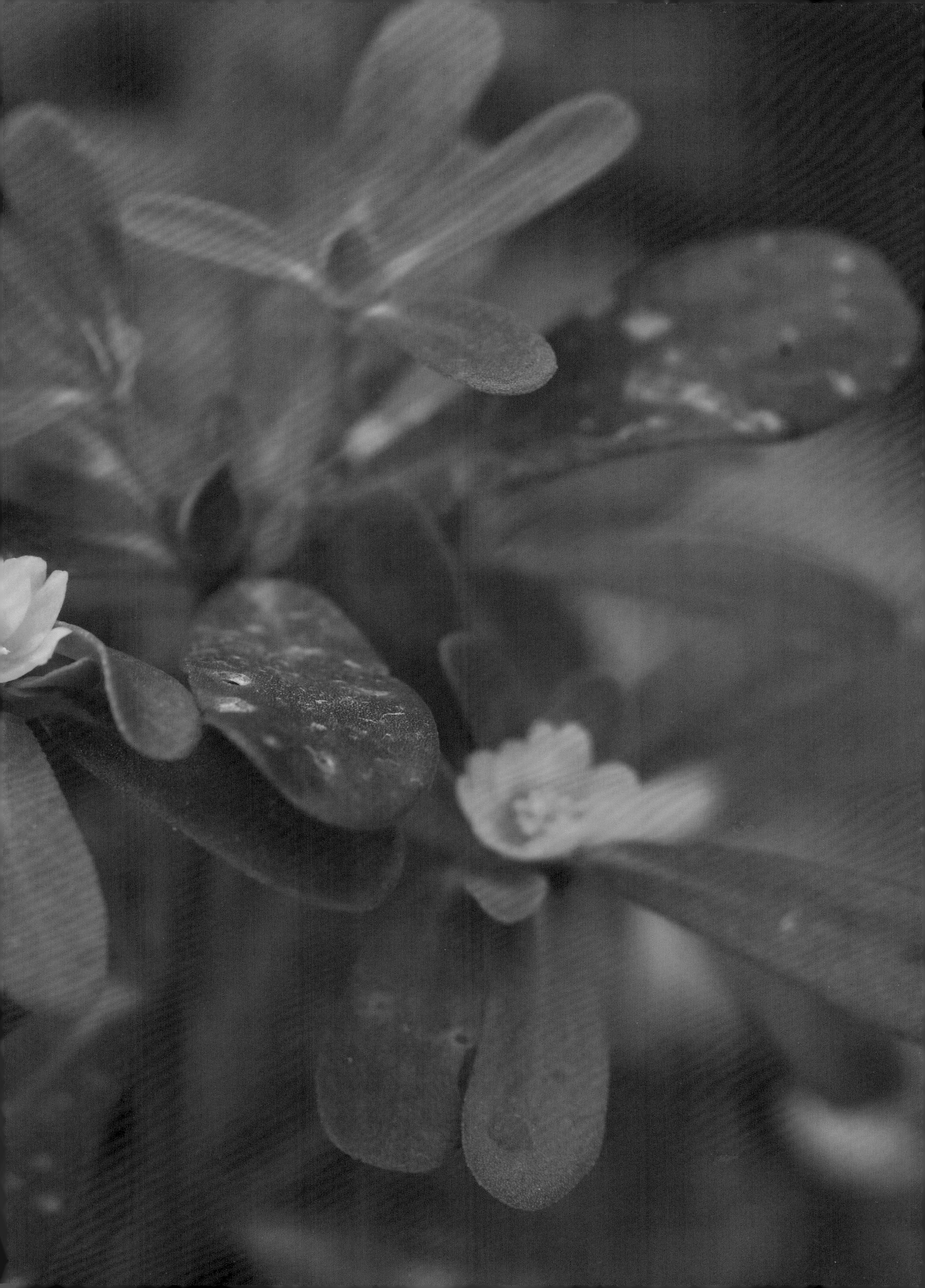

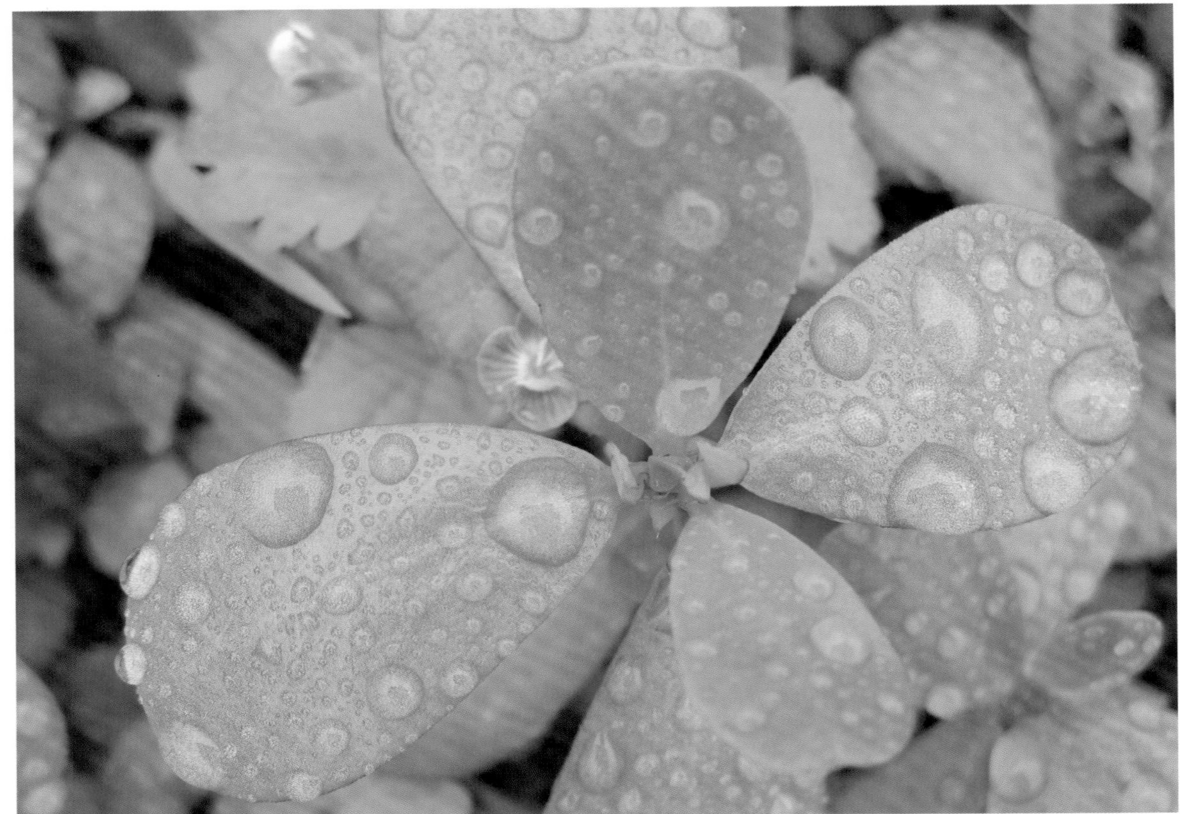

马齿苋

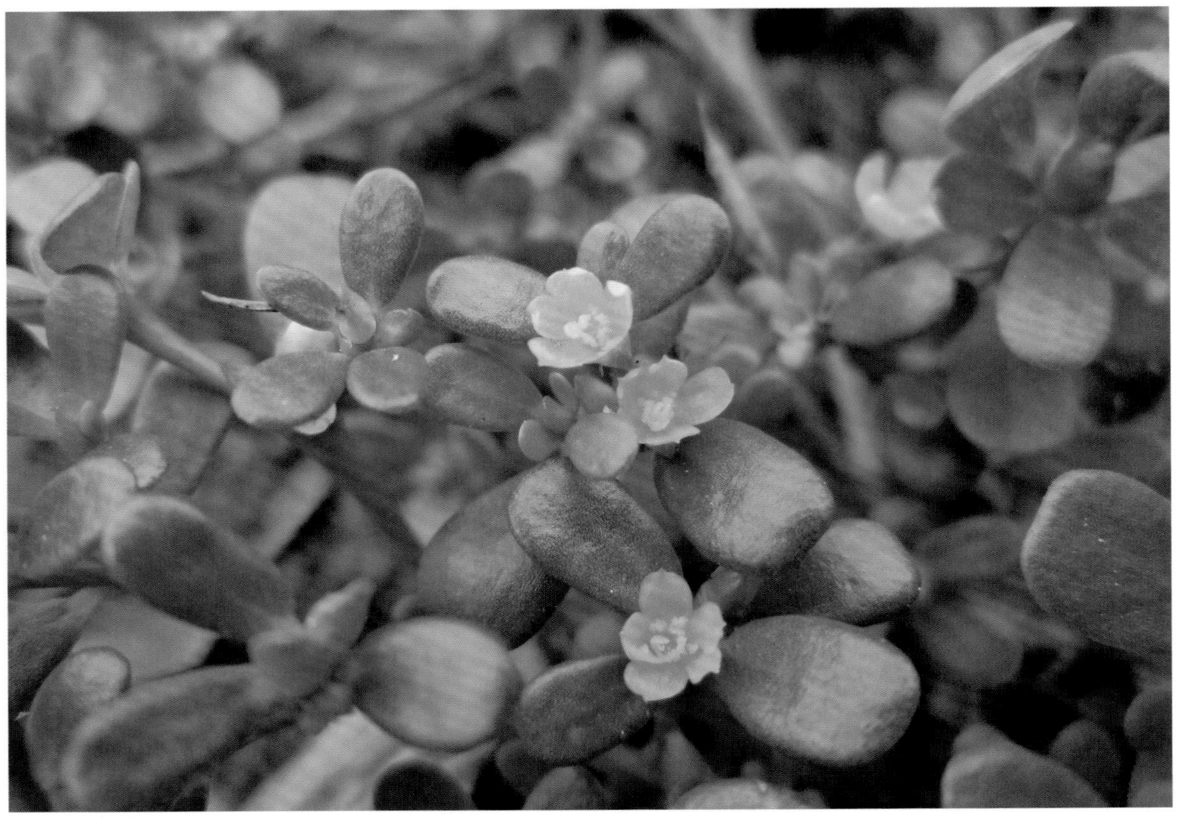

马齿苋

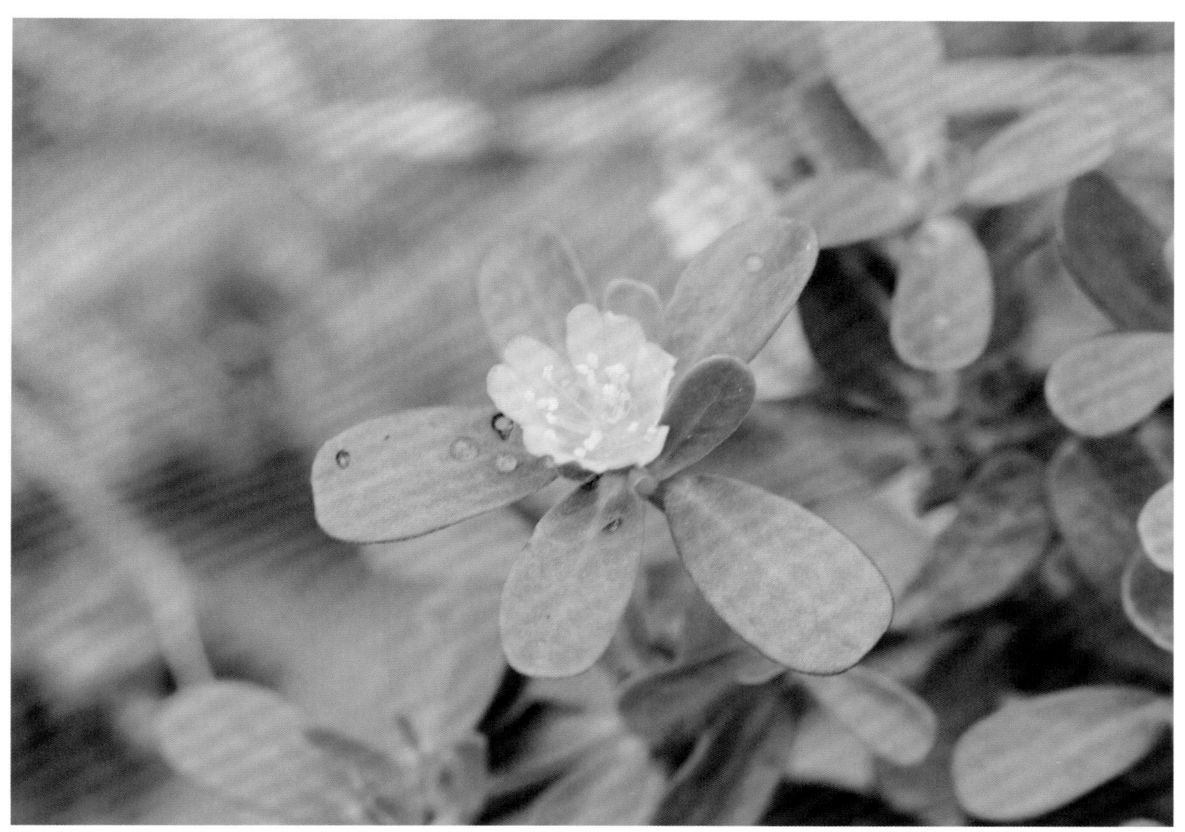

马齿苋

药材鉴别

全草多皱缩卷曲成团。茎圆柱形，长 10 ~ 25 cm，直径 1 ~ 3 mm，表面黄棕色至棕褐色，有明显扭曲的纵沟纹。叶易破碎或脱落，完整叶片倒卵形，绿褐色，长 1.0 ~ 2.5 cm，宽 0.5 ~ 1.5 cm，先端钝平或微缺，全缘。花少见，黄色，生于枝端。蒴果圆锥形，长约 5 mm，帽状盖裂，内含多数黑色细小种子，气微，味微酸而带黏性。以株小、质嫩、整齐少碎、叶多、青绿色、无杂质者为佳。

功效主治

清热解毒，凉血止痢，除湿通淋。主治热毒泻痢，湿热淋证，尿闭，赤白带下，崩漏，痔血，疮疡痈疖，丹毒，瘰疬，湿癣，白秃。

用法用量

内服：煎汤，干品 10 ~ 15 g，鲜品 30 ~ 60 g；或绞汁。外用：适量，捣烂外敷；烧灰研末调敷；或煎水洗。

民族药方

1. 痢疾　①马齿苋、小贯众各 15 g，青藤香 9 g。水煎服，每日 3 次。②马齿苋 30 g，绿豆适量，便血者加仙鹤草 30 g。水煎服，每日 3 次。

2. 腹泻，腹痛　鲜马齿苋 30 g。水煎服。

3. 中暑吐泻　马齿苋 15 g，加红糖适量。水煎服。

4. 红崩　马齿苋 30 g。蒸甜酒吃。

5. 无名肿毒　鲜马齿苋适量。捣烂包患处。

6. 食物中毒　马齿苋、崩大碗、墨旱莲各 30 ~ 50 g，甘草 10 g。水煎服，每日 1 剂。

7. 带状疱疹　鲜马齿苋适量。捣烂外搽患处，每日 5 ~ 6 次。

8. 小儿腹泻　鲜马齿苋 20 g。水煎服。

9. 痔疮出血　马齿苋 60 g，杨梅树根皮 30 g，椿树皮、土槐树根皮各 15 g。水煎服，每日 3 次。

10. 百日咳　鲜马齿苋 200 ~ 300 g。水煎 2 次浓缩至 100 ~ 150 ml，每日 1 剂，分 3 次口服，7 日为 1 个疗程。

11. 黄蜂蜇伤　马齿苋 150 g（或鲜品 360 g）。水煎服，每日 3 次，并用鲜品捣烂外敷患处。

12. 高脂血症，动脉硬化　鲜马齿苋（去根）250 g。用家用榨汁机打成浆，直接饮用。可长期服用。

13. 急性尿路感染　马齿苋 120 ~ 150 g 或鲜品 300 g，红糖 90 g。水煎 30 分钟，取药汁约 500 ml，趁热服下并卧床发汗，每日 3 次，每日 1 剂。

使用注意

脾虚便溏者及孕妇慎服。

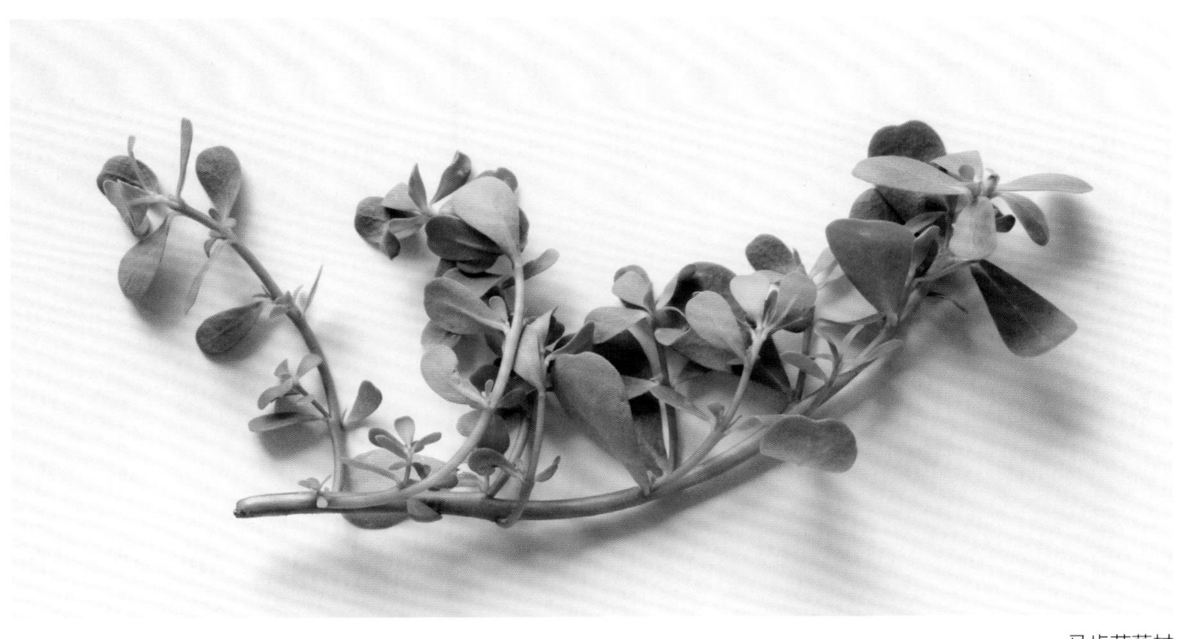

马齿苋药材

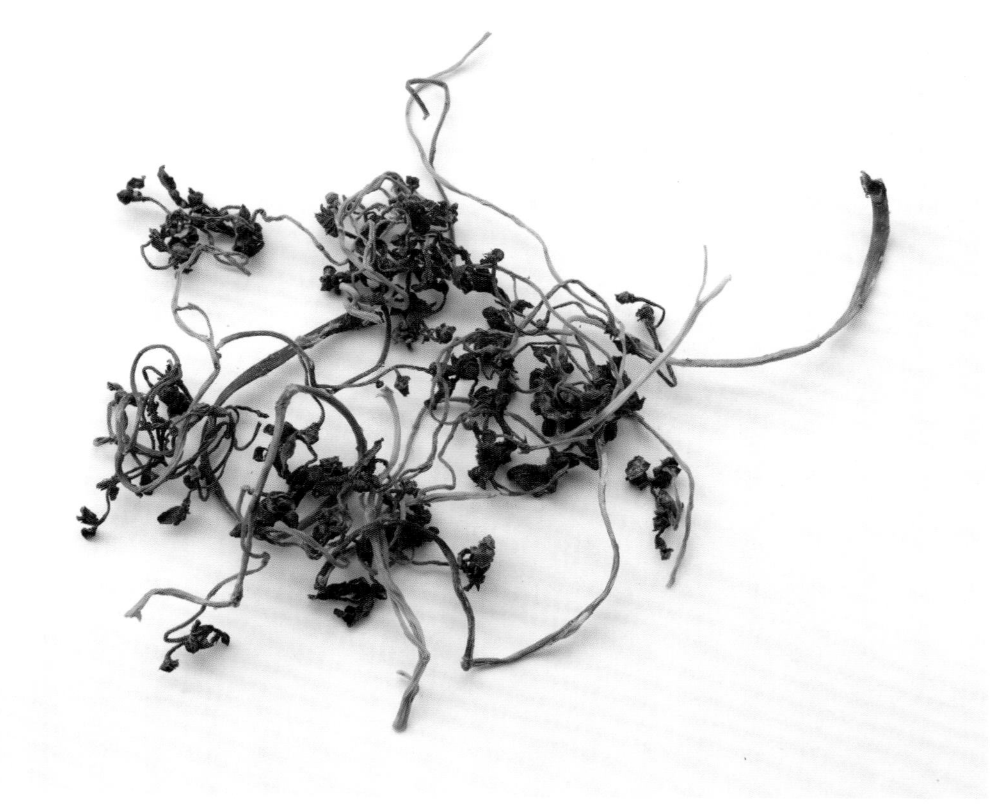

马齿苋药材

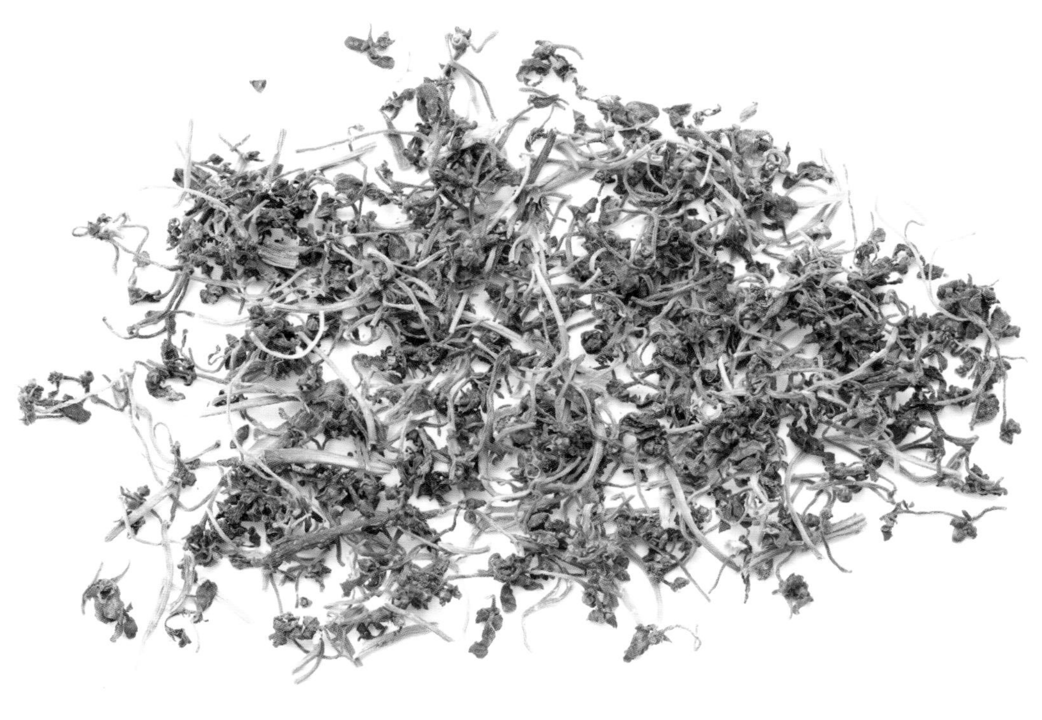

马齿苋饮片

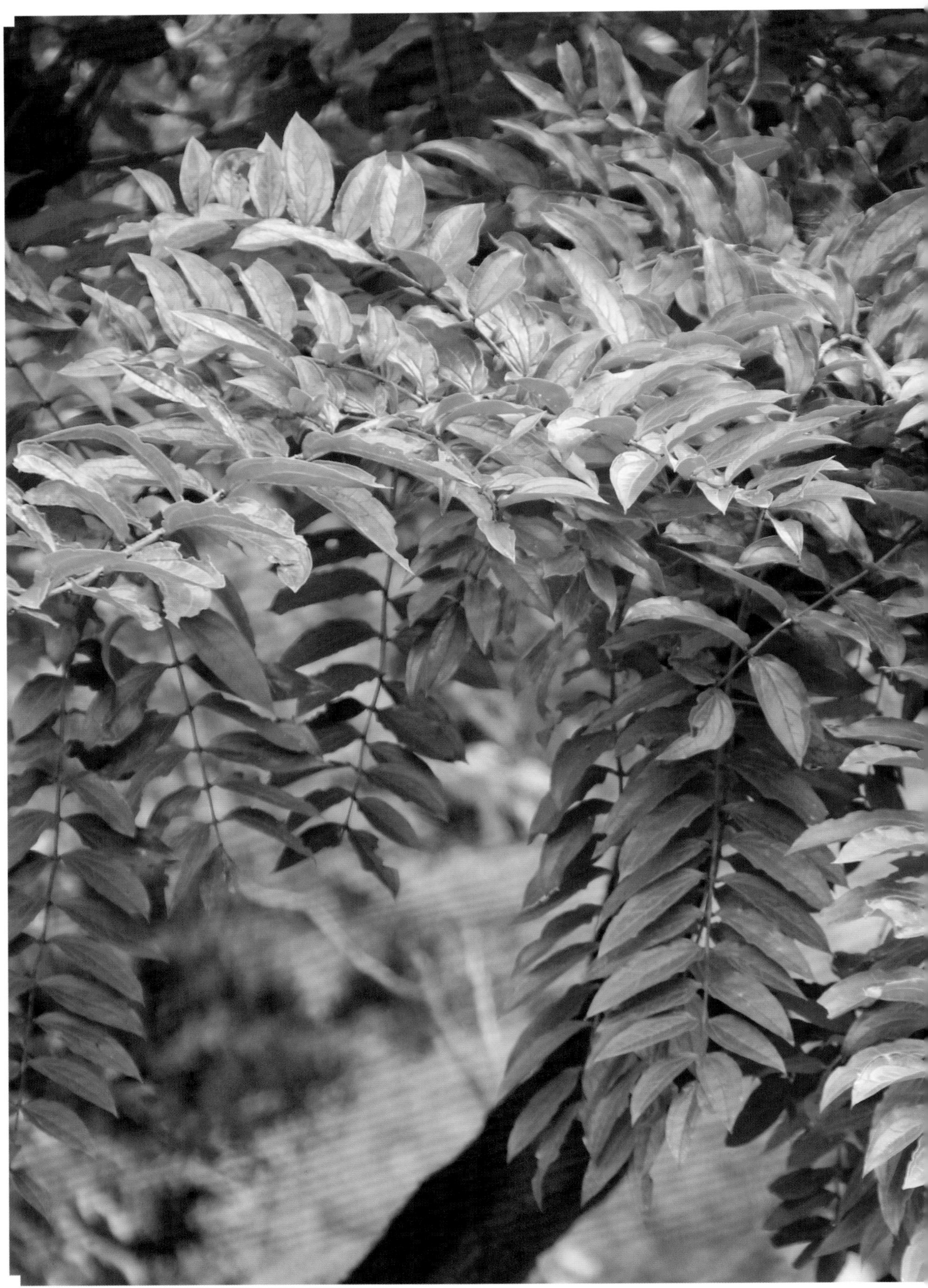

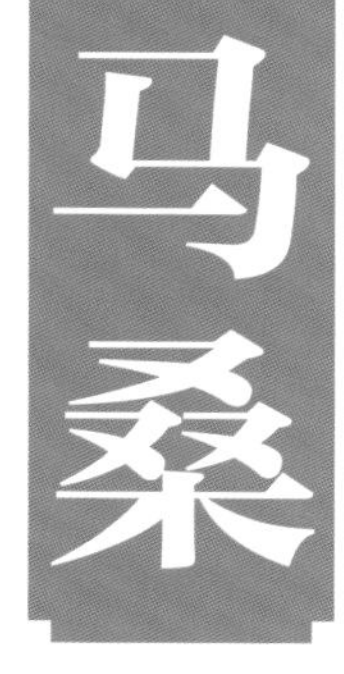

【苗药名】豆雨。

【别　名】水马桑、千年红、红马桑、醉鱼儿、闹鱼儿、乌龙须。

【来　源】本品为马桑科植物马桑 *Coriaria sinica* Maxim. 的叶、根。

【性味归经】味涩，性冷。有毒。归热经。

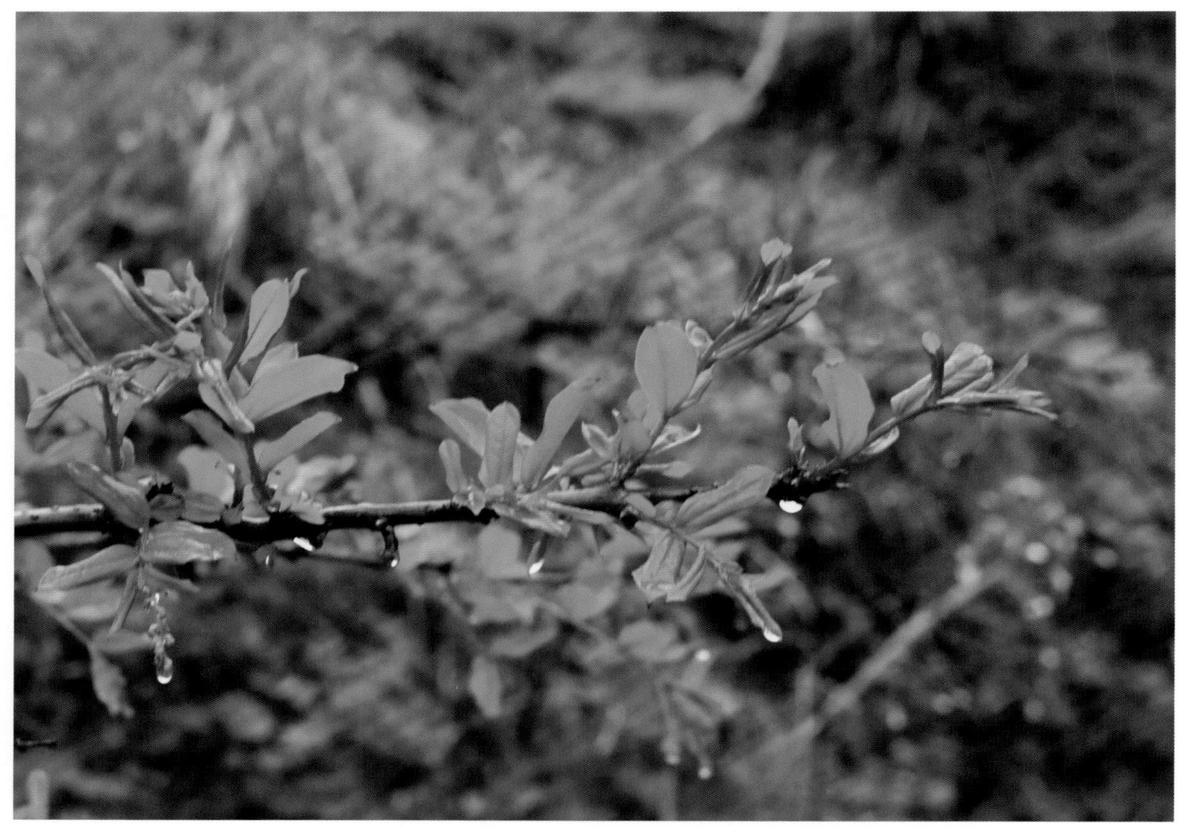

马桑

识别特征

落叶灌木，高可达 6 m。幼枝具棱，带紫红色。单叶对生，椭圆形或宽椭圆形，长 3 ~ 8 cm，宽 2 ~ 4 cm，先端急尖，基部圆形，全缘，两面无毛，基出 3 脉。总状花序侧生于上年生的枝上，花单性，雌雄同株；雄花先于叶开放，花小，绿紫色，萼片 5，花瓣 5，雄蕊 10；雌花后于叶开放，萼瓣同雄花，子房上位，心皮 5，分离，柱头丝状。瘦果 5，外被肉质花瓣，红色至紫黑色。花期 4—5 月，果期 7—8 月。

生境分布

生长于山坡、沟谷、灌木丛或林下。分布于西南及山西、陕西、甘肃、河南、湖北、湖南、广西等省区。

采收加工

根：夏、秋二季采挖，洗净、晒干。叶：夏季采收。鲜用四季可采。

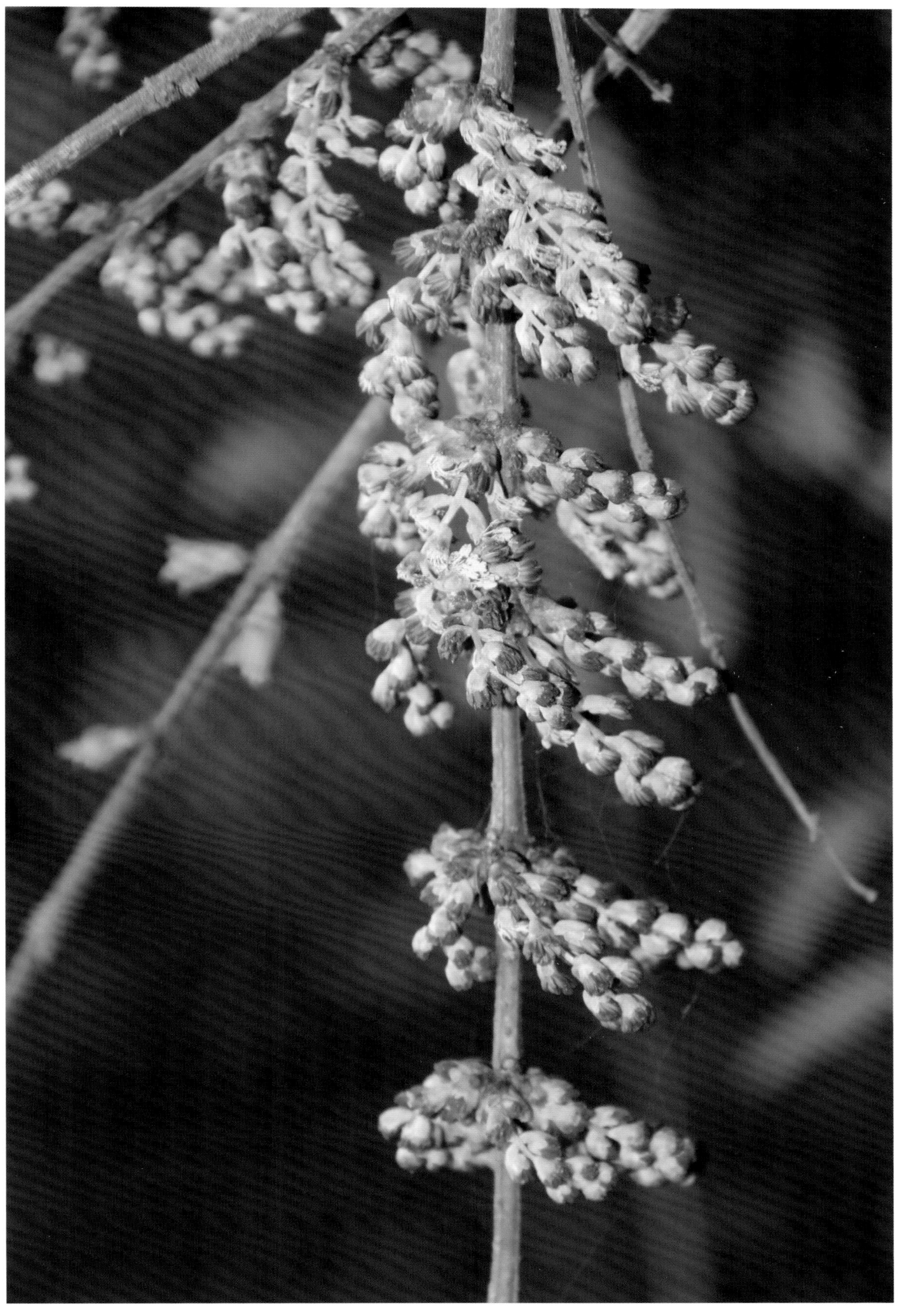

马桑花序

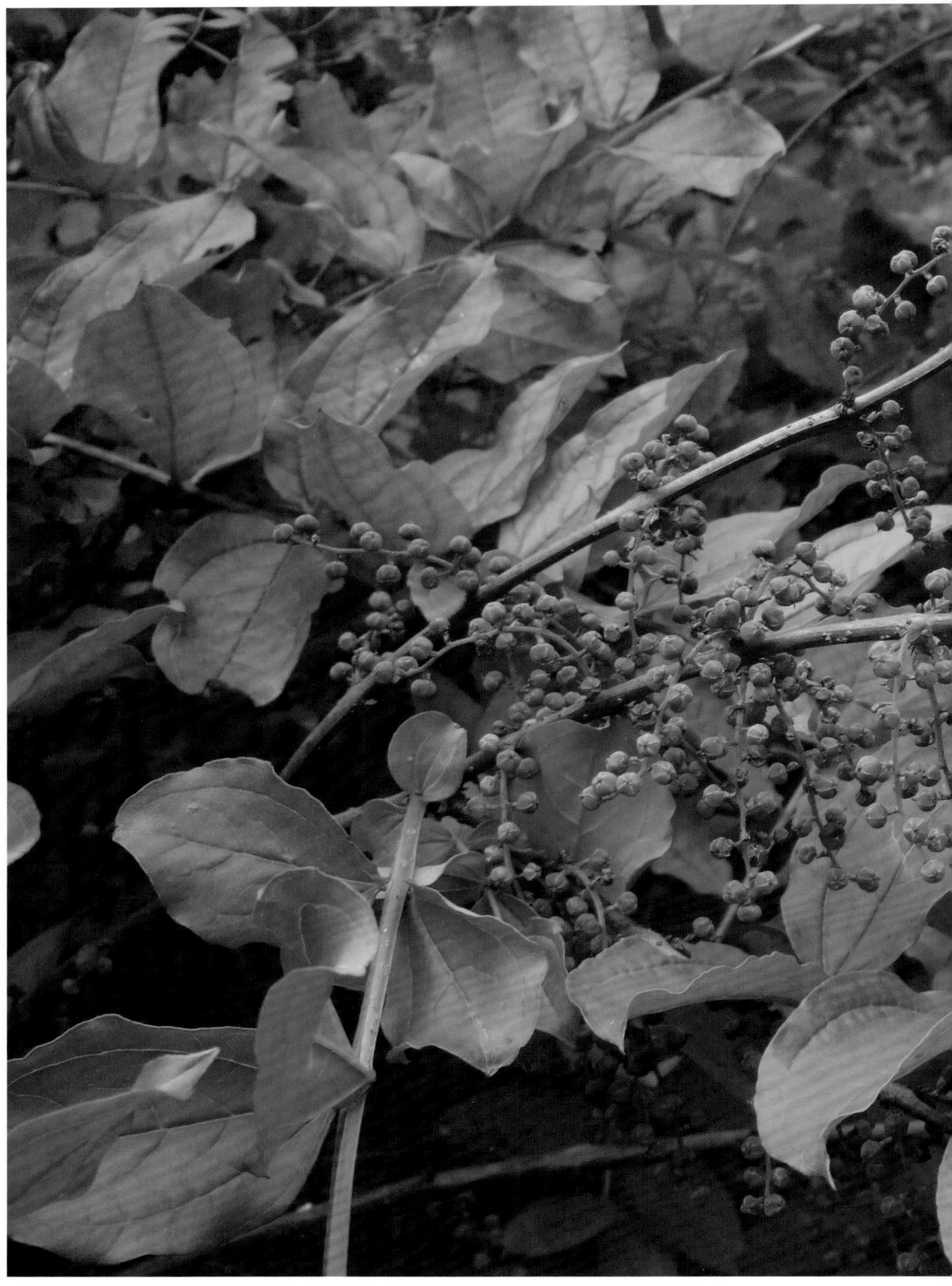

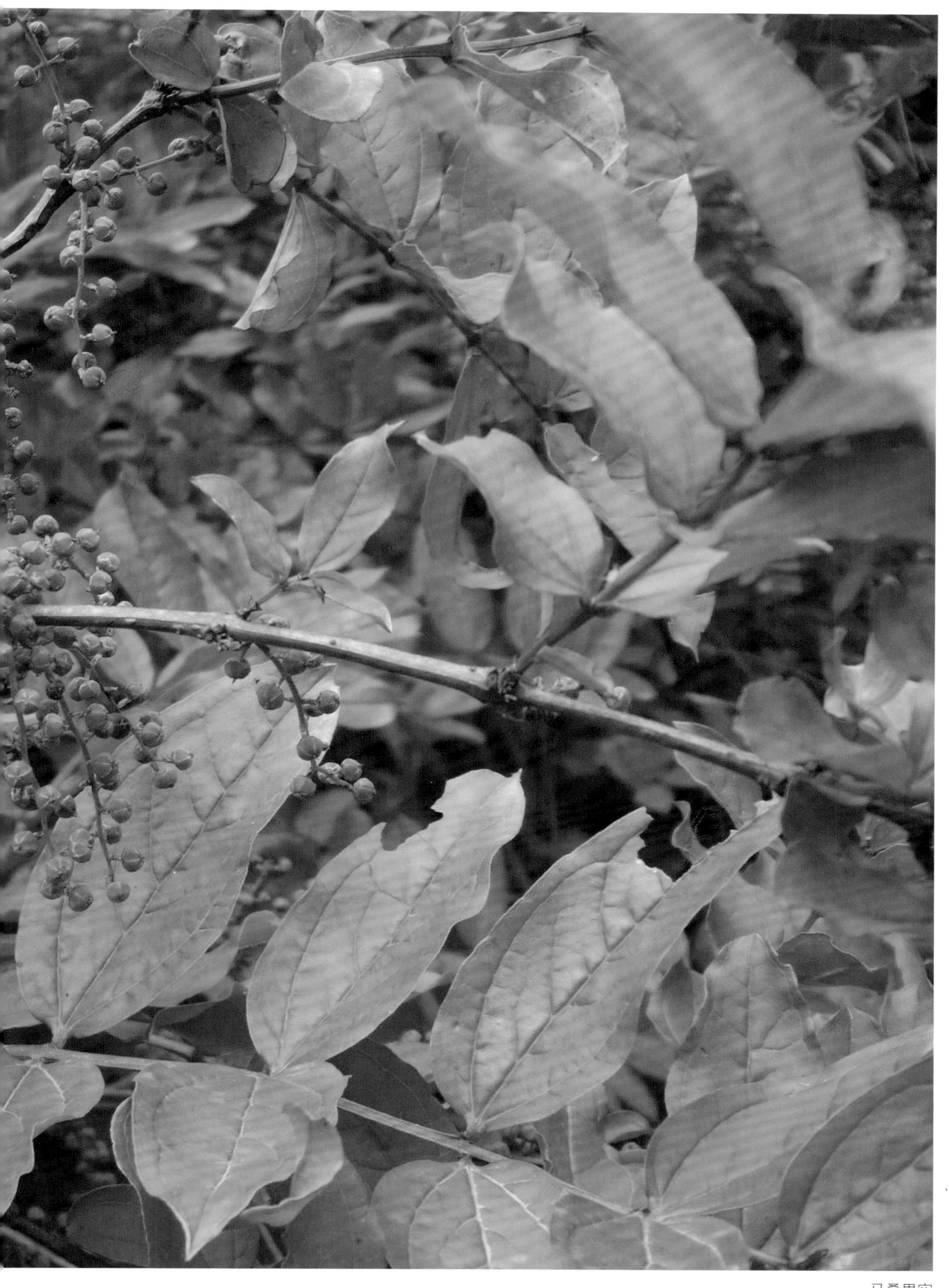

马桑果实

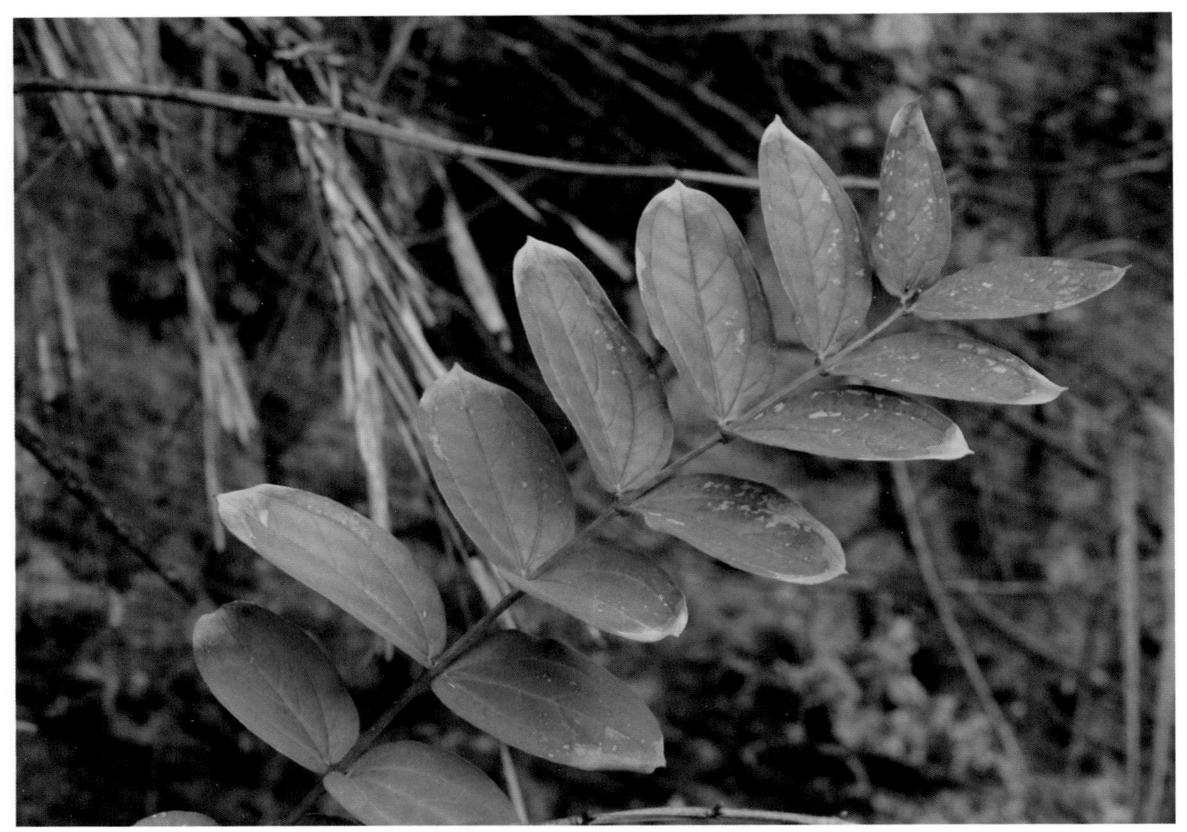

马桑

功效主治

叶：清热解毒，消肿敛疮，镇痛，杀虫，生肌。主治痈疽，肿毒，湿疹，疥癣，烧烫伤，黄水疮。根：清热解毒，消肿止痛，散瘀生肌。主治风湿痹痛，牙痛，痰饮，瘰疬，急性结膜炎，淋巴结结核，狂犬咬伤，跌仆损伤，烧烫伤。

用法用量

叶，外用：适量，煎水洗，捣烂外敷或研末调敷。根，内服：3 ~ 9 g，煎服。外用：适量，煎水洗或研末调敷。

民族药方

1．疔毒，疖肿　马桑叶 50 ~ 100 g。将上药用水煎汤，熏洗患处，亦可捣烂敷患处。

2．头癣　马桑叶、五倍子、苦参各等份。水煎洗患处。

3．疥癣　马桑干粉适量。用醋调搽患处。

4．牛皮癣　马桑叶、牛皮消根、米醋各适量。将药捣烂后浸入米醋中，用汁涂患处。

5．九子疡 马桑果、蜘蛛香、苍耳子各 10 g。将上药放入猪肠内煮熟（不放盐）内服，另将马桑叶捣烂外敷。

6．狂犬咬伤 马桑根、青蒿、黑竹根各 30 g，金钱草 15 g。水煎服，并洗患部。

7．痞块 马桑根 3 g，仙人掌 15 g。炖猪肉吃。

8．肥疮（俗称黄癞头，为顽癣之一） 马桑根皮 20 g（鲜者更佳，用 50 g），五倍子 40 g。用纱布包裹，置 800 ml 水中浸泡 20 分钟，再用文火煎 30 分钟，取药液待温，徐徐冲洗患处（冲洗前须剪短头发，露出肥疮），每剂煎 4 次，每日 2 次。至患部结痂、缩小、变薄时，可将药液浓缩，外搽或湿敷局部，每日数次，直至痊愈。

使用注意

本品有毒。内服慎用。

图书在版编目（CIP）数据

中国民族药用植物图典．苗族卷 / 肖培根，诸国本总主编． — 长沙 ：湖南科学技术出版社，2023.6

ISBN 978-7-5710-2251-8

Ⅰ．①中… Ⅱ．①肖… ②诸… Ⅲ．①民族地区－药用植物－中国－图集②苗族－中草药－图集 Ⅳ．①R282.71-64

中国国家版本馆 CIP 数据核字(2023)第 094552 号

“十四五”时期国家重点出版物出版专项规划项目

ZHONGGUO MINZU YAOYONG ZHIWU TUDIAN MIAOZU JUAN DI-ER CE

中国民族药用植物图典 苗族卷 第二册

总 主 编：肖培根 诸国本

主 编：李其信 谢 宇 周重建

出 版 人：潘晓山

责任编辑：李 忠 杨 颖

出版发行：湖南科学技术出版社

社 址：长沙市芙蓉中路一段 416 号泊富国际金融中心

网 址：http://www.hnstp.com

湖南科学技术出版社天猫旗舰店网址：

http://hnkjcbs.tmall.com

邮购联系：0731-84375808

印 刷：长沙沐阳印刷有限公司

（印装质量问题请直接与本厂联系）

厂 址：长沙市开福区陡岭支路 40 号

邮 编：410003

版 次：2023 年 6 月第 1 版

印 次：2023 年 6 月第 1 次印刷

开 本：889mm×1194mm 1/16

印 张：29

字 数：402 千字

书 号：ISBN 978-7-5710-2251-8

定 价：1280.00 元(共四册)